스파 바디워크 마사지 테라피스트를 위한 지침서

Spa Bodywork: A Guide for Massage Therapists

스파 바디워크

마사지 테라피스트를 위한 지침서

Spa Bodywork

A Guide for Massage Therapists

Anne Williams

영 문 출 판 사

■ **옮긴이** (가나다 순)

김수미 경복대학 미용예술학부 교수
김영주 오산대학교 피부미용과 교수
김효철 원광디지털대학교 한방미용예술학과 교수
성기석 경희대학교 대체요법과정 주임교수
송다해 경복대학 의료미용과 교수
장예선 제주관광대학교 관광뷰티디자인과 교수
전미란 안양대학교 뷰티에스테틱과 겸임교수
최영순 군장대학교 뷰티아트과 교수
한채정 영산대학교 미용예술학과 교수

Spa Bodywork: A Guide for Massage Therapists

by Anne E. Williams

스파 바디워크

2011년 1월 11일 초판인쇄
2011년 1월 18일 초판발행

지은이 : Anne E. Williams
옮긴이 : 김 효 철 외
발행인 : 박 병 조
발행처 : 도서출판 영문출판사
등 록 : 1987년 12월 21일 제2-419호
주 소 : 서울시 강남구 삼성동 69-1
전 화 : (02) 514-5590, 776-5590
팩 스 : (02) 756-8943
E-mail : yeongmunsa@empal.com
정 가 : 37,000원
ISBN 978-89-7224-274-1 93510

※ 파본은 교환해 드립니다.

나를 지지하고, 일이 순조로울 때는 용기를 주고, 어려움이 생길 때면 같이 노력해 주었던
나의 부모님 Marsha와 Lloyd, 나의 여동생 Cindy, 나의 남편 Keith, 나의 사촌 Natalie,
그리고 나의 소중한 친구 Erin에게 이 책을 바칩니다.

서 문

*스파 바디워크: 마사지 테라피스트를 위한 지침서*는 원래는 스파 프로그램을 수강 중인 마사지 교육생을 위한 것이다. 그러나, 이 책은 스파 산업에 종사하거나 개인 스파 숍에 스파 트리트먼트를 첨가하길 원하는 마사지 테라피스트들에게도 유용한 지침서가 될 것이다. 더 나아가 제품에 대한 이해를 넓히고 전신 스킨케어에 필요한 새로운 기술을 발전시키고자 하는 에스테티션들에게도 도움이 될 것이다.

책의 제목에서 보듯 *스파 바디워크*의 목표는 마사지와 스파 트리트먼트 사이의 강한 연관성을 설명하는 것이다. 이 책에서는 일반 트리트먼트에 대한 배경을 설명하면서 종종 미용 목적으로만 사용되지만 마사지에도 생리학적 효능을 발휘하고, 마사지 테크닉과 결합되어 상승 효과를 나타내는 제품도 소개할 것이다. 예를 들면, 해초는 혈액순환과 림프순환을 촉진하며, 인체의 독소배출 과정을 돕는다. 해초가 함유한 유용한 미네랄 성분이 피부를 통해 흡수되기 때문이다. 해초 트리트먼트는 갑상선에 강한 영향을 줄 수 있기 때문에 신중하게 사용해야 한다. 바로 이런 점들 때문에 제품과 시술 방법에 대한 풍부한 지식이 필요하다. 사해 머드나 무어처럼 항염 기능이 증명된 치료용 머드는 유럽에서 관절염과 근골격계 질환 치료에 이용되고 있다. 긴장 완화를 도와주고 스트레스를 줄여주는 이런 제품들은 부상 회복을 위한 트리트먼트에 이용할 수 있다.

이 책에서는 각각의 스파 트리트먼트를 이해하기 쉽게 단계별로 나누어서 테라피스트들에게는 신중하게 디자인한 효율적인 마사지의 기본을 제공하고, 고객에게는 만족스러운 경험을 제공하고자 한다. 이 책에서는 기본적인 시술 방법뿐 아니라 마사지 테라피스트가 제공하는 서비스를 독특하게 만들 수 있는 방법도 소개할 것이다. 이런 경우에는 마사지에 머드나 해초, 시어 버터, 에센셜 오일 같은 천연 치유용 재료들을 이용할 수 있도록 디자인 해야 한다. 그럼, 고객은 스파 트리트먼트를 즐기면서 마사지를 함께 즐길 수 있다.

기본적인 개념과 시술 방법을 설명한 다음, 한 단계 심화된 기술에 대해서는 뒷장에서 자세히 설명할 것이다. 이 책에서는 트리트먼트와 관련된 모든 사항을 다룰 예정이다. 트리트먼트의 목표, 금기 사항, 필요한 장비, 제품 선택법, 홍보 기술, 서비스들을 결합하는 기술, 그리고 트리트먼트 중에 가능한 고객 관리법까지 설명할 것이다.

비쉬 샤워와 같은 고가의 하이드로테라피 장비가 필요한 웨트룸 트리트먼트도 3장과 4장에서 다루고 있지만, 이 책에서 주로 다루고자 하는 것은 샤워가 필요없는 드라이룸 트리트먼트이다. 지금까지 드라이룸에서는 시술이 어렵다고 여겨진 해초, 머드 등의 트리트먼트를 값비싼 장비가 없는 작은 개인 스파나 데이 스파에서 시술하는 방법이 자세히 나와 있어서 다양한 사람들에게 유용한 지침서가 될 것이다.

이 책의 구성과 구조 Organization and Structure

이 책은 실용적이고 이해하기가 쉽다. 중요한 내용들이 일정한 형식에 따라 정리가 되어 있어서 강사들도 참고하기 쉽고, 자신들이 선택한 정보를 원하는 만큼 사용할 수 있을 것이다. 학생들은 트리트먼트 주의 사항이나 과정 부분이, 숙련된 테라피스트들은 스파 제품에 대한 자세한 설명이 유용하다고 느낄 것이다. 이 책의 주제는 다음과 같은 세 가지로 나눌 수 있다.

제1부: 스파의 기초는 마사지 테라피스트들에게 스파 세계를 탐험할 수 있는 뼈대를 제공할 것이다. 제1장, "스파 산업에 관한 개관"에서는 스파 산업의 역사와 일반적인 미국의 스파 종류를 소개하고 있다. 제2장 **"스파 트리**

트먼트의 준비"에서는 스파 트리트먼트 시술에 필요한 장비들과 위생 지침, 서류 절차, 그리고 스파 트리트먼트의 금기 사항들을 설명하였다. 대부분의 주에서 마사지 테라피스트들이 스킨케어를 제공하는 것을 금지하고 있기는 하지만, 스파에서 일하는 모든 테라피스트들은 피부에 대한 기본적인 지식을 가지고 있어야 한다. 이런 기본적인 지식은 제2장에서 제품의 종류, 중요한 제품 용어와 함께 소개 하였다.

제3장 "스파 트리트먼트 제공을 위한 기본 기술들"에서는 이 책의 트리트먼트에서 사용되는 주요 기술을 배울 수 있다. 주요 기술로는 스파 드레이핑, 제품 시술 시 고객의 자세, 드라이룸과 웨트룸에서의 제거 기술, 스파 마사지, 그리고 퍼밍 페이스 마사지와 파라핀 딥과 트리트먼트를 들 수 있다. 제4장 "워터 테라피"에서는 하이드로테라피의 기본적인 원칙들이 비쉬 샤워나 하이드로테라피 욕조와 같은 웨트룸 장비를 소개하였다.

스파 산업에 종사하는 사람들은 아로마테라피에 대해 완전히 이해해야 한다. 제5장 "스파 아로마테라피"에서는 아로마테라피와 에센셜 오일의 생리학적, 심리학적 효능, 기본적인 시술 방법, 그리고 모든 트리트먼트에 에센셜 오일을 추가하는 간단한 방법을 소개하였다. 아로마가 만들어내는 향기 풍경을 이용하면 테라피스트들은 고급스러운 스파 트리트먼트를 만들 수 있다. 이 개념도 정리가 되어 있기 때문에 독자들이 향기 풍경을 상상하고, 안전한 에센셜 오일을 블렌딩 하는데 도움이 될 것이다.

제2부: 스파 트리트먼트에서는 1부에서 배운 지식을 기초로 한 단계 발전된 기술을 습득할 수 있다. 대부분의 스파에서 일반적으로 실시하는 트리트먼트를 단계별로 설명하고, 6장에서는 "각질 제거 트리트먼트"를, 7장에서는 "바디 랩"을 다루고 있다. 제8장 "스파 발 트리트먼트"에서는 반사요법과 만족감을 주는 마사지 기술, 머드와 해초를 섞어서 발의 통증을 완화하는 법, 활력을 주는 발 서비스 등을 설명하고 있다. 각 섹션마다 샘플 트리트먼트란을 만들어서 기본 트리트먼트를 다양한 트리트먼트 개념과 조화시키는 법과 언제든지 이용할 수 있는 서비스법이 나와 있다.

치료를 목적으로 머드와 토탄을 이용하는 팡고테라피는 제9장 "팡고테라피"에서 다루었다. 유럽에서는 전통적인 방식으로 이용되고 있는 팡고와 미국에서 진화를 거듭하고 있는 팡고에 대해 알 수 있을 것이다. 급성, 준급성, 그리고 만성 근육 질환을 위한 팡고 시술 전에 이용되는 긴장완화 트리트먼트도 9장에서 설명하였다.

제10장 "딸라소테라피"에서는 해초의 치료적 효능을 이용한 유명한 서비스를 소개하였다. 각 장마다 전통적인 적용법과 마사지 테라피스트들이 사용할 수 있는 다양한 기술과 응용 방법이 함께 설명 하였다.

제2부의 마지막 장은 11장 "아유르베다"와 12장 "스톤 마사지"이다. 11장과 12장에 설명한 기술은 세심한 주의와 새로운 아이디어를 포용할 수 있어야 한다. 아유르베다는 5천년 이상의 역사를 가진 인도의 치료법으로 영적인 것과 웰빙을 추구하는 실질적인 방법이 결합 되어 있다. 독자들은 아비양가 마사지, 마르마 포인트 마사지, 인도 머리 마사지, 시로다라 (이마에 가는 기름 줄기를 붓는 트리트먼트), 그리고 우드바타나 (허브 반죽을 이용한 마사지) 등과 같은 독특한 바디 트리트먼트의 기초가 되는 아유르베다의 기본 개념을 배울 수 있을 것이다.

스톤 마사지는 미국의 모든 스파와 클리닉에서 인기 있는 마사지이다. 스톤 마사지 역시 집중과 헌신, 세심한 주의, 그리고 뛰어난 마사지 기술이 필요하다. 12장에서 소개한 기초는 많은 연습이 필요한 고급 마사지 기술을 배우기 전에 꼭 알아두어야 하는 스톤 마사지의 기본이라고 할 수 있다. 돌로 몸을 쓸어내리는 단순한 마사지에서 벗어나 딥티슈를 다루는 다양한 동작과 기술을 사용해서 만족도가 높은 트리트먼트를 습득하는 것이 목표이다.

제3부 종합은 트리트먼트 디자인과 특수 스파 트리트먼트에 대해 깊이 있게 살펴보는 13장 "트리트먼트 디자인과 특수 스파 트리트먼트"로 시작된다. 독자들은 자신들만의 특수한 서비스 개발 방법과 스파 트리트먼트를 예술작품으로 승화시키는 법에 대해 배울 수 있을 것이다. 제14장 "스파의 직업들"을 통해 자신만의 스파 철학을 갖게 되고, 이 철학을 바탕으로 스파 트리트먼트 수행 능력에 대해서 평가도 하고, 마사지 시술 , 또는 스파를 위한 스파 프로그램도 만들 수 있게 될 것이다. 스파 메뉴를 만드는 법과 마케팅, 제품 판매, 예산 문제와 같은 현실적인 문제도 다루었다.

교수법 Pedagogical Features

효과적인 학습을 위해 이 책의 각 장 앞에 개요와 주요 용어를 정의와 함께 실어놓았다. 트리트먼트 장들은 형식이 같기 때문에 정보를 금방 찾을 수 있을 것이다. 각 장들은 다음과 같이 구성되어 있다.

- **소개:** 각 장의 처음에 주제에 대한 소개와 트리트먼트 틀을 소개하였다. 딸라소테라피처럼 독특한 역사를 갖고 있는 트리트먼트는 역사를 간단히 다루었다. 11장 "아유르베다"처럼 주제가 광범위한 경우에는 주제에 대한 개요를 정리해 놓았다. 필요한 경우에는 제품에 대한 상세 설명도 다루었다. 예를 들면, 스파 트리트먼트에서는 다양한 종류의 팡고를 이용하는데, 모두 각기 다른 치료적 효능을 갖고 있고, 스파 서비스를 개발할 때 테라피스트가 충분한 정보를 가지고 있어야 원하는 치료 목표를 달성할 수 있는 팡고를 선택할 수 있다
- **트리트먼트 실시의 일반 주의 사항:** 이 섹션에서는 트리트먼트의 목표과 금지 사항, 그리고 모든 서비스를 시술할 때 특별히 고려해야 할 점을 설명하였다. 예를 들어, 바디랩을 할 때는 항상 폐소공포증을 염두에 둬야 한다. 폐소공포증을 겪은 적이 없는 고객이라도 랩을 하게 되면 폐소공포증이 발생할 수 있기 때문이다. 이 섹션에는 응급 상황의 발생 예방법과 대처법을 설명하였다.
- 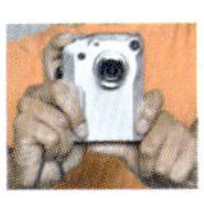 **트리트먼트 스냅샷:** 스냅샷에서는 각각의 서비스에 포함된 트리트먼트 목표와 주의 사항, 제품, 그리고 트리트먼트 단계를 한 눈에 볼 수 있다. 간단한 리스트를 만들어 정보를 빨리 검색하고자 하는 테라피스트들에게 도움이 될 것이다.
- **트리트먼트 과정:** 각각의 트리트먼트 과정에는 트리트먼트 준비 방법과 서비스 처음에 고객의 자세를 정하는 방법이 나와 있다. 트리트먼트는 쉽게 따라할 수 있도록 단계별로 나누었고, 고객의 자세 잡는 법, 제품 시술법 등의 사진을 함께 수록하였다. 다양한 트리트먼트 방법을 설명할 때는 사용 가능한 장비와 고객의 자세, 시간 제한, 특정한 트리트먼트를 다른 서비스와 결합시켰을 때 얻어지는 결과에 대해서도 설명하였다. ㅇ룸 트리트먼트에 대해서도 짧게 설명하였지만, 이 책의 모든 트리트먼트 단계는 드라이룸 시술을 기본으로 하고
- 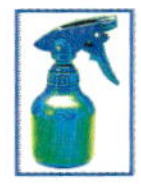 **위생지침:** 테라피스트들에게 청결과 위생을 상기시키기 위해 트리트먼트 과정 사이에 위생 지침을 적어 놓았다. 트리트먼트에 사용되는 특별한 장비의 청소 방법도 설명하였다.
-  **이해를 넓히기 위한 팁:** 몇몇 장에는 스파 테라피의 시술 범위를 넓히는데 도움이 될 만한 사항들을 적어 놓았다. 이 중에는 다른 나라에서 이용되고 있는 독특한 재료들 (예를 들면, 유럽에서의 팡고 이용법)에 대한 설명도 있고, 에스테티션들이 사용하는 트리트먼트나 기술에 대한 설명도 있다 (예를 들면, 페이셜이란 무엇인가?).
- **샘플 트리트먼트:** 기본적인 트리트먼트 과정, 또는 변형된 과정을 전체적인 트리트먼트 개념에 맞게 설명해 놓았다. 홍보 문구와 즉시 사용 가능한 레시피는 기본적인 마사지에 스파 서비스를 더해서 관심을 끄는 트리트먼트를 디자인하는데 도움을 줄 것이다. 주요 트리트먼트를 기본으로 다른 치료적인 요소를 첨가해 보라. 테라피트스들은 매우 독창적인 스파 서비스 개발법을 익힐 수 있을 것이다.
- **복습 문제:** 각 장의 마지막에 있는 복습 문제는 스파 교육생들이 지식과 이해 정도를 평가하는데 도움이 될 것이다. 부록에는 테라피스트들이 이 책에서 설명한 트리트먼트 시술에 필요한 것들을 쉽게 구할 수 있도록 에센셜 오일의 식물 이름과 제품과 장비 구입처 등을 실어 놓았다. 스파 협회도 같이 수록해 놓았다.

맺음말 Final Note

지난 10년 동안 마사지, 중국 전통 치료법, 침술, 아로마테라피, 명상, 요가, 하이드로테라피 등의 대체 요법이

대중들에게 널리 알려졌다. 동시에 직장의 스트레스도 증가하면서 결과적으로 근골격계 부상, 심장병, 고혈압, 공황 발작과 같은 질병의 발병률도 증가하였다. 현대는 테라피스트들이 스파 테라피를 홍보하기에 더 없이 좋은 시기이며, 스파 산업의 지속적인 팽창은 스파에 대한 수요가 늘고 있다는 증거이다. 고대 문명에서 발생한 스파에서부터 스파를 정착시킨 유럽에 이르기까지 스파가 웰빙을 추구하는 통합적인 시스템 안에 다양한 형태의 치료법을 흡수해 왔다는 것은 분명하다. 스파에서의 경험은 삶을 변화시킨다. 스파 테라피는 단순히 고급스러운 취미가 아니라, 더 나은 형태의 건강관리로 나아가는 첫 걸음이다. 스파의 미래는 고객들이 특별한 트리트먼트를 받는 동안, 삶의 균형과 축복을 경험할 수 있는 공간을 제공할 수 있는 능력을 가진 테라피스트들과 꿈이 있는 스파 경영인들의 손에 달려 있다.

이 책이 자신들의 서비스 품목에 스파 테라피를 넣고자 하는 마사지 테라피스트들과 도전적이고 보람 있는 스파 산업에 종사하고자 하는 사람들에게 영감을 줄 수 있기를 바란다. 이 책에서 설명한 제품과 트리트먼트를 이용하면 고객의 건강과 웰빙을 더욱 증진시킬 수 있을 것이다. 멋진 직업을 갖고 있는 재능 있는 테라피스트들과 스파 교육생들과 함께 스파에 관해 공유할 수 있는 기회를 갖게 되어서 정말 기쁘다. 테라피스트들이 가지고 있는 스파 경험과 최고의 기술, 제안 등을 함께 나누고 싶다. 언제든지 이 주소로 이메일을 보내기 바란다. anne@spabodywork.com

Sincerely,

Anne Williams

사용자 가이드

*스파 바디워크: 마사지 테라피스트를 위한 지침서*는 트리트먼트 시술 각 단계에 대한 지침을 제공할 것이다—여기에는 트리트먼트 목표와 시술시 금지 사항, 필요한 제품, 트리트먼트 룸 준비 방법, 그리고 특수한 단계에 대한 실용적인 조언 등이 포함되어 있다. 또, 이 책은 마사지 테라피스트들이 독특한 서비스를 개발하고 시술할 수 있도록 통합적인 마사지 기술과 스파 제품, 부가 서비스에 관한 아이디어도 제공할 것이다.

You' ll find these great features in the text:

350장이 넘는 컬러 사진들이 각각의 스파 기술과 트리트먼트를 이해하기 쉽게 도와준다. ►

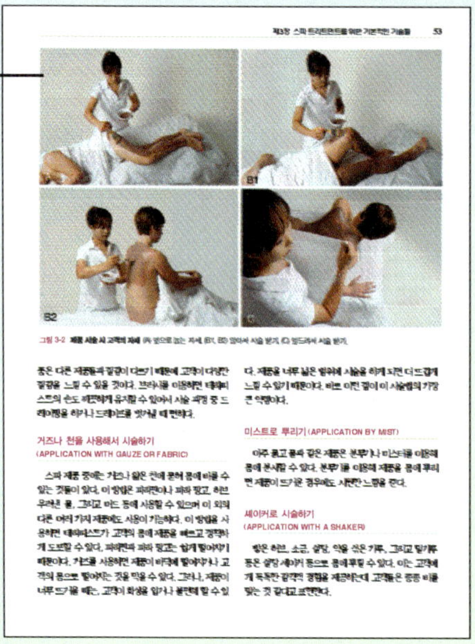

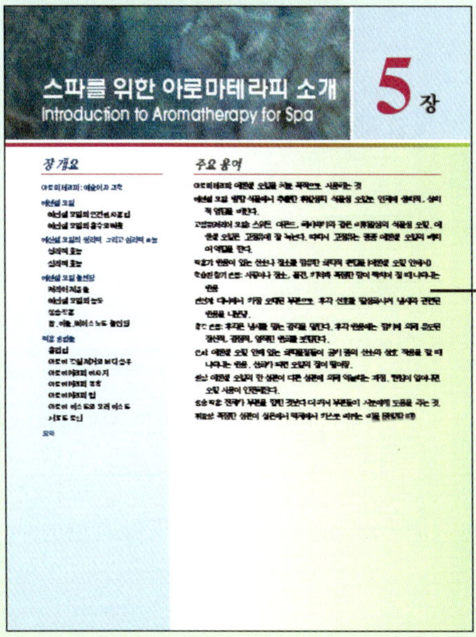

◄ 각 장 처음에 실린 **개요**와 **주요 용어** 설명이 그 장의 내용을 알려준다.

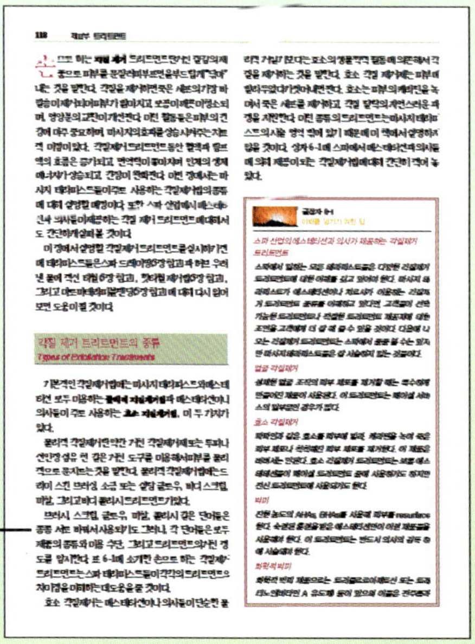

이해를 넓히기 위한 팁이 더 많은 정보와 대안들을 제공해 준다. ►

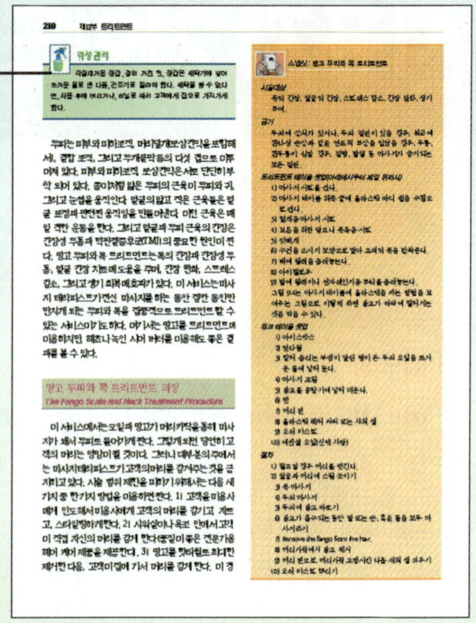

스냅샷은 트리트먼트 목표와 금지 사항, 트리트먼트 단계, 제품 등에 대한 설명과 함께 기본 트리트먼트에 대한 간단한 개요를 제공한다. **스냅샷** 다음에 기술에 대한 더 **자세한 설명**도 실어 놓았다. ►

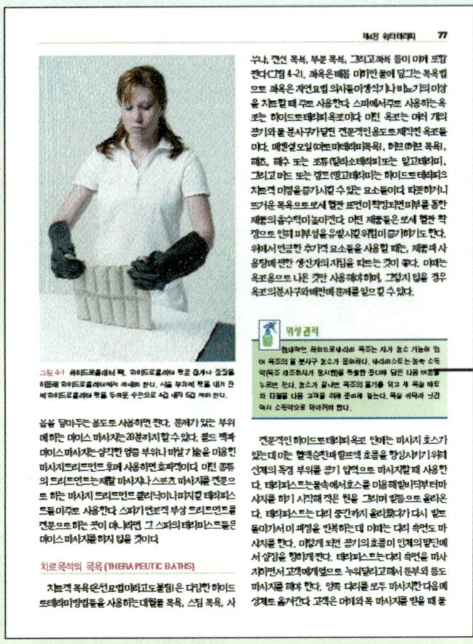

◄ **위생지침**은 청소 장비와 위생 관리에 대한 정보를 제공한다.

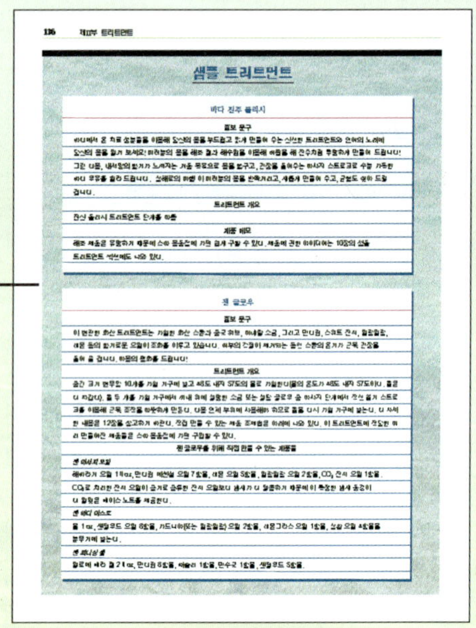

샘플 트리트먼트 섹션은 고객의 요구에 맞춘 심도 있는 트리트먼트 관리 정보를 제공한다. ►

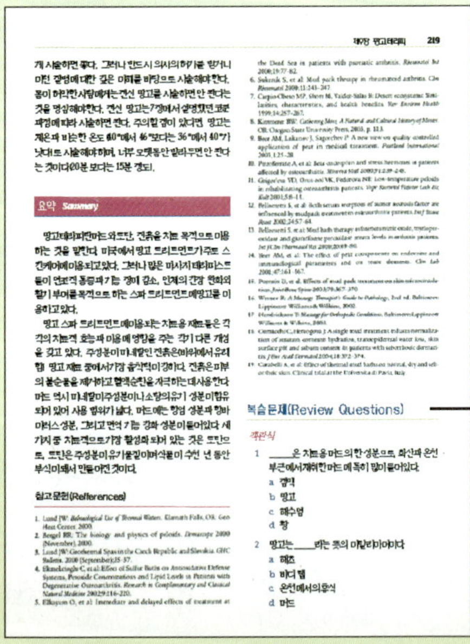

◄ 각 장 마지막에 있는 **복습 문제**로 여러분의 이해도를 측정해 보라.

감사의 말

*스파 바디워크*를 집필하고 출판하는데 많은 분들의 도움을 받았다. 그 중에는 내가 모르는 사람도 있다. 그 모든 분들에게 감사하며, 몇 분께는 이 자리를 빌어 감사의 말씀을 전하고 싶다.

리핀코트 윌리엄스와 윌킨스 팀과 일할 수 있는 기회를 얻게 된 것을 영광으로 생각하며 그들의 지칠 줄 모르는 열정과 노고에 감사한다. 특히 독창성과 비전과 통찰력이 넘치는 피트 다씨와 항상 사리가 분명하고 실용적인 (하지만 융통성이 넘치는) 데이비드 페인과, 그리고 끊임없는 지지와 관심을 보여준 수잔 스클로스타인에게 감사한다.

책을 집필하는 동안 *스파 바디워크*는 마사지 산업에 종사하는 많은 전문가들의 감수를 받았고, 모두 유용한 내용들을 더하도록 도와 주었다. 특별히 시간을 내서 도와주신 그 분들에게 감사의 마음을 전한다.

이 책에 멋진 사진을 실을 수 있게 도와준 마음씨 좋은 사진작가, 멜 커티스와 그의 팀원인 커티스와 더그에게도 감사한다. 몇 장의 사진을 제공해 준 유니버살 컴퍼니의 준 펜들턴과 루트거스 대학의 짐 사이먼에게도 감사의 마음을 전한다. 야외 촬영을 할 수 있게 허락해 준 사비 데이 스파 팀과 켈리 윌슨, 메리 윌슨에게도 감사한다. 주말을 포기하고 미끄러운 바닥 위에서 테라피스트들과 함께 최선을 다해준 모델들에게도 감사한다. 모델들은 데비 베이츠, 데스티니 해리슨, 캐서린 제이크먼, 써니 킴, 멜로디 리커트, 나탈리 메이어 이거, 페이단 맥비, 에린 머피, 얼 나브릿, 제이슨 프리스트, 키이스 쇼, 제니 시레스, 질 웰즈, 티파니 윌리엄스, 그리고 글로리라 메이어이다.

이 책의 자재들은 원래 네 가지 다른 스파 프로그램을 위해 개발한 것이지만 스파와 마사지 테라피스트들을 위한 아로마테라피 트레이닝에 신념을 갖고 이 프로그램 시작에 필요한 장비와 필수품에 기꺼이 투자를 해주신 분들에게 감사한다. 아쉬미드 칼리지의 첫 번째 프로그램에 펠리스 로드리게스아가 투자를 했고, 메러디스 기븐, 팀 로디안, 로린 힐, 시리 맥엘리엇, 그리고 에릭 라스무센이 아쉬미드 칼리지 (워싱턴과 오리건)의 두 번째 프로그램에 투자해 주었으며, 소머셋 마사지 테라피 학교 (뉴저지)의 크리스 프레올리치와 그의 팀, 오리건 마사지 테라피 학교 (오리건)의 질 스탠다드와 그의 팀도 투자를 해주었다. 또, 시애틀 반사요법 학교의 리사 헨셀은 발 반사 스파 워크샵에 투자를 하였다. 이 책에 관심과 지지를 보내준 코린디언 칼리지의 랜디 로저스와 존 스미스에게도 감사한다.

책 집필 때문에 시간을 같이 보내지 못하는 나를 이해해준 나의 가족들과 친구들에게도 감사의 마음을 전한다. 그들은 내가 책을 쓰는 동안 나에게 확고한 지지와 응원을 보내주었다.

또, 함께 일할 수 있는 기회를 주고, 많은 것을 가르쳐준 뛰어난 스파 교육 전문가들과 아로마테라피스트들, 관리 직원들, 워크샵 참석자들 모두에세 삼사한다. 특히 킴 바이런트, 앤서니 크놀, 멜로디 리커트, 재키 보디, 캐서린 애플야드, 주디 쉘러, 키티 로렌스, 알라 카머스, 잉그리드 마틴, 어린 머피, 데비 기스케, 아니타 하퍼, 링컨 하트송, 메리 브라이언, 안드레아 맥클레랜드, 신디 밥, 마지 밀러, 잭 엘리아스, 제랄딘 톰슨, 타니 비갈리, 케이트 브롬리, 페이단 맥비, 알리시아 챔프먼, 메건 로렌스, 크리스티 카엘, 제미니 샌포드, 제이드 슈츠, 줄리 카리코, 안드레아 니에메야, 베로니카 맥휴, 마샤 엘스톤, 섀넌 앨리아, 킴 마셜, 로즈 버넷, 아만다 플린, 셰릴 영, 크리스 다말라스, 테리 젤레푸자, 수잔 스미스, 태피 루이스, 졸리 그리핀, 빌 피, 에드나 시아엘렐라, 제니 시레스, 패티

글렌, 캐리 에블링, 앤지 콕슨, 데이비드 크리스티안, 그리고 앤지 슈나이더에데 감사한다. 나의 친구이자 비즈니스 파트너인 아로마 스톤 바디 테라피스트 빌 랭포드에게 특히 감사의 마음을 전한다. 그는 나에게 스톤 마사지를 가르쳐 주었고, 즐거움을 주었고, 워크샵에 사용한 모든 세트의 돌에 많은 정성을 쏟아 주었다.

헌 정

Kimberly Coleman, MEd
Massage Therapist
O' Fallon, Missouri

Linda Derrick, MA
Director of Education
CT Center for Massage Therapy
Andover, Connecticut

Susan Pomfret, MA
Lead Instructor, Massage Therapy Program
East Valley Institute of Technology
Mesa, Arizona

Timothy Starkey, LPN, LMT, CPT, CHT
Director of Education and Massage Department Head
Headhunter SpaTech Institute
Worcester, Massachusetts

Linda Derrick, MA
Department Head, Massage Therapy
Community Care College
Coweta, Oklahoma

역자 서문

지금으로부터 45억년 전, 뜨거운 액체로 뒤덮힌 지구라는 행성이 탄생했습니다. 그렇게 뜨겁던 지구는 서서히 식어갔고, 생물체들이 하나, 둘씩 모습을 나타냈습니다. 그리고, 마침내 가장 진화된 생물체인 인간도 지구에 둥지를 틀게 되었습니다. 생존을 위해 인간은 집단을 이루어 살았고, 그 때부터 아름다움에 대한 근원적인 추구가 시작되었습니다. 인간의 아름다움에 대한 추구는 끊임없이 계속 되었고. 세기에 세기를 거듭하며 뷰티 산업을 다양한 형태로 발전 시켰습니다. 인간은 사회가 점점 복잡해지면서 다양한 종류의 스트레스를 경험하게 되었고, 이제 뷰티 산업은 단순한 외모 관리가 아닌 정신적 안정과 건강한 신체 및 컨디션의 조화로운 균형을 추구하는 방향으로 발전하고 있습니다.

이 발전의 중심에 스파가 있습니다. 스파는 처음에는 물을 이용한 치료로 시작이 되었지만, 지금은 다양한 종류의 스파테라피가 행해지고 있습니다. 요즘, 길을 걷다 보면 아주 흔하게 '○○스파'라는 간판을 보게 됩니다. 언젠가 스파에서 관리를 받으면서 직원에게 스파에 대해서 물은 적이 있었습니다. 그 직원은 만족한 답변을 주지 못했습니다. 아직 우리 나라에는 스파에 대한 정확한 정보나 지식이 없기 때문이라고 생각했습니다.

이 책에는 스파에 대한 개념 및 역사. 워터테라피, 팡고테라피, 딸라소테라피 등 다양한 종류의 스파테라피에 대한 이론과 현장에서 활용할 수 있는 실기에 대한 지침이 담겨 있습니다. 그리고, 각 단원마다 중요한 팁과 현장에서 사용할 수 있는 다양한 상담 차트도 담겨 있습니다. 이 한 권의 책이 스파테라피스트를 꿈꾸는 모든 사람들에게 훌륭한 지침서가 될 것이라고 생각합니다.

끝으로, 이 책의 출판에 도움을 주신 지인들과 항상 격려와 응원을 아끼지 않는 가족에게 사랑과 감사의 마음을 전합니다.

역자 일동

주요 차례

상세 차례

제 I 부 스파의 기초 SPA FOUNDATIONS 1

제 II 부 트리트먼트 TREATMENTS 113

6장 각질 제거 트리트먼트 (Exfoliation Treatments) 115

7장 바디 랩 (Body Wraps) 139

8장 스파 발 트리트먼트 (Spa Foot Treatments) 165

9장 팡고테라피 (Fangotheraphy) 197

10장 딸라소테라피 (Thalassotherapy) 217

11장 아유르베다란 무엇인가? (Introduction to Ayurveda for Spa) 235

12장 스톤 마사지(Stone Massage) 271

제 III 부 종합 PUTTING IT ALL TOGETHER 295

제 I 부

스파의 기초
SPA FOUNDATIONS

스파 산업에 관한 개관
Overview of the Spa Industry

1 장

장 개요

주요 용어

에스테티션(esthetician): 이 단어는 aesthetician의 이형으로 미의 본성을 다루는 철학의 한 분야인 aesthetic에서 파생되었다. 에스테티션은 300 시간에서 750 시간의 훈련을 받은 미용전문가들이다. 이들의 시술 범위에는 스킨케어, 제모, 그리고 화장이 포함된다.

하맘(Hamam): 둥근 천장과 하라랏이라 불리는 가열이 된 높은 대리석 바닥이 특징인 이슬람 욕실. 하라랏은 마사지 또는 각질제거 시에 이용된다.

수치료(hydrotherapy): 세 가지 형태(액체, 고체, 또는 기체) 중 한 가지의 형태의 물을 치료 목적으로 사용하는 것.

커 시스템(the Kur system): 더 넓은 건강과 웰빙 시스템의 한 부분으로 스파 트리트먼트를 포함하는 독일 의료 시스템. 커 트리트먼트는 의료적으로 처방전이 발행되며 국립 건강 보험 시스템에 의해 요금이 지불된다.

럭셔리 스파(luxury spa): 특별한 편의 시설과 종합적인 트리트먼트, 최신 스파 기술, 웨트룸(wet-room) 시설, 그리고 잘 교육 받은 직원들이 있는 스파.

라돈(radon): 자연적으로 발생되는 대기 중의 방사성 가스로 바위와 토양이 분해될 때 우라늄으로 방출된다. 라돈은 유럽에서 관절염과 천식 트리트먼트에 소량 이용된다.

스파(spa): 건강과 웰빙 트리트먼트를 제공하는 상업적인 시설.

스피데라피(spa therapy): 건강과 웰빙을 지지하기 위해 다양한 세팅 안에서 여러 전문가들에 의해 이용되는 광범위한 스파 트리트먼트 방법 또는 기술을 일반적으로 이르는 말.

스파트리트먼트(spa treatment): 물, 특별한 제품들, 그리고 다양한 기술들 이용해 긴장 완화와 특정한 병의 치료, 그리고 일반적인 건강과 웰빙을 주기 위해 시행하는 트리트먼트를 일컫는 말.

썸(Terme): 온천욕. 그리스어인 Therme은 열을 의미하며, Thermia에는 '온천과 관련된' 이라는 뜻이 있다.

써멀 머드(thermal mud): 온천 근처에서 나오는 머드. 온천수 때문에 뜨거워져 있을 때 그 자리에서 발라도 되고, 다른 곳으로 가지고 와서 다시 데워서 사용해도 된다.

스파 산업은 역동적이며, 변화무쌍해서 정의를 내리거나 범주화하기가 쉽지 않다. 스파 산업은 의사, 카이로프랙터, 아유르베딕 의사, 마사지 테라피스트, **에스테티션**, 라이프 코치, 카운슬러, 영양사, 요가 강사, 영적 지도자, 미용사, 피부과 의사, 성형외과 의사, 자연의학자, 최면술사, 피트니스 강사 등과 같은 다양한 전문가들을 활용한다. 다양한 종류의 테라피들이 "**스파**"라는 이름 아래 다양한 공간에서 시술되고 있다. 이 장에서는 스파 산업의 역사적 뿌리와 미국에서 일어난 스파 혁명에 대해 간단히 알아보고자 한다. 스파 종류에 대한 대략적인 정의와 관련된 인물에 대해서도 소개할 생각이다. 또한 스파의 미래와 건강관리 시스템 내에서의 스파의 역할도 짚어보려고 한다.

스파의 역사에 관한 소고
A Brief History of Spas

스파 테라피의 기원을 꼬집어 말하기는 어렵다. 온천과 온천의 **진흙**(thermal muds)은 문명사회가 발달하기 오래 전부터 사용되었을 것이다. 예를 들면, 핀란드에서는 유목민들이 땅에 구멍을 파고 뜨거운 바위를 이용해서 덥힌 다음, 방수포를 덮어 따뜻하게 목욕할 곳을 만들기도 하였다.[1] 이런 사우나들은 생명의 탄생과 죽음이 이뤄지는 신성한 곳이었다. 북미 인디언 부족들도 아주 유사한 방식으로 땅 속에 일부분이 파묻힌 오두막이나 땀을 빼는 오두막을 지어 사용하였다. 커다란 바위를 뜨겁게 달궈 오두막 안으로 가져 가서 그 위에 물을 붓는 방식이었다. 초기 도시에는 목욕과 사회적 교류가 결합이 된 다양한 종류의 스파 목욕탕이 있었다. 러시아의 증기 목욕탕은 여전히 유럽에 남아 있는데, 이것은 뜨거운 공기와 보일러에 연결된 증기 파이프를 함께 이용한다. 이 안의 공기는 습도가 높은데 이는 목욕을 끝낸 인체가 일정 시간 동안 계속 땀을 흘리도록 하기 위한 것이다.

전통적으로 아랍인들은 찬물로만 목욕을 하고 목욕통은 사용하지 않았다.[2] 목욕통을 사용하는 것은 불결하다고 여겼기 때문이다. 청결은 이슬람 문화와 뗄래야 뗄 수가 없다. '***하맘***(목욕)'은 모하메드가 땀을 내는 목욕을 권장한 뒤, 600년 경에 유행하기 시작하였다. 그 후 목욕은 종교적으로 중요해졌으며, 목욕탕을 주로 이슬람 사원 근처에 지었다. 아랍인들이 시리아를 점령했을 때, 뜨거운 물과 증기를 이용하는 로마와 그리스의 목욕 문화를 빠르게 받아들였다. 그 결과, 냉수 목욕은 구식이 되었다. 하맘은 지역 사회의 중심이 되어 묵상과 사교의 장이 되었다. 아름다운 아치형의 천장에 구멍을 내서 목욕을 하는 사람들이 자연광을 즐길 수 있도록 했는데, 이는 로마인들의 목욕탕보다 훨씬 간소했다. 목욕을 하러 온 사람들은 처음에는 샘 근처에 있는 '카메칸'이라는 작은 방에 들어가 옷을 갈아입은 다음, 뜨거운 대리석 목욕탕인 '하라랏'으로 들어갔다. 목욕하러 온 사람들은 하라랏을 덥히기 위해 사용되었던 나무나, 석탄 아궁이 위에 놓인 하라랏 위에 누워 마사지를 받거나 거친 천을 이용하는 각질 제거, '케세(kese)'를 받았다.

공중 하맘을 이용하는 사람들은 감소하고 있지만, 이스탄불을 찾은 관광객들은 여전히 각질 제거 스크럽과 간단하지만 원기를 북돋아 주는 마사지를 받을 수 있는 터키식 목욕탕을 경험할 수 있다. 베요글루에 있는 갈라타사레이 하맘과 같은 역사적인 하맘에 가면 찬란했던 오스만 제국의 명성도 확인할 수 있다.

가장 유명한 고대 스파는 아마 로마 제국의 스파일 것이다. 로마 문화의 일부였던 공중목욕탕은 로마인들에게 사회적 기능뿐 아니라, 위생적인 기능까지도 제공하는 장소였다. 로마 문화에서의 스파의 중심적 역할은 하이드로테라피의 발달로 이어졌다. 요새는 주로 온천 근처에 지어졌는데 전쟁에서 다친 부상자들을 치료하기 위한 것이었다. 43년 경까지 로마 사람들은 목욕을 긴장완화와 건강 유지를 위한 수단으로 생각했다. 5세기 초에는 로마에만 900개의 목욕탕이 있었다. 모든 사람들이 마사지를 받을 수 있는 것은 아니었지만, 모든 계급의 사람들이 목욕탕을 이용했다. 목욕탕은 목욕탕 역할뿐만 아니라, 커뮤니티 센터, 식당, 피트니스 센터, 술집 역할도 했으며 때로는 광대들과 가수들의 공연을 볼 수 있는 공연장 역할도 하였다.

18, 19세기 유럽의 스파
(EUROPEAN SPAS IN THE 18TH AND 19TH CENTURIES)

18,19세기의 유럽인들은 "물"이 류머티즘이나 호흡기 질환과 같은 가벼운 병을 치료해 준다고 믿었다. 한적한 산마을에 지어진 스파는 방문객들에게 멋진 경치와 함께

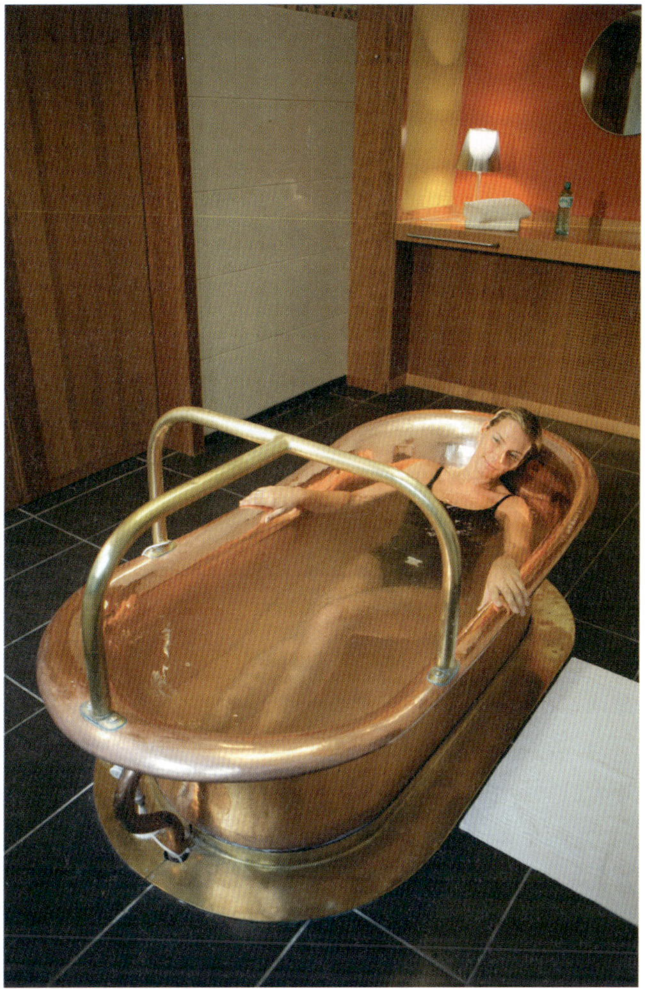

그림 1-1 벨기에 스파. 이 구리 욕조는 1800년대부터 벨기에의 텀스 디 스파(Terms de Spa)에서 사용되었다. (벨기에 텀스 드 스파 제공)

밝은 공기를 마시며 산책을 할 수 있는 기회를 제공하였다. 당시의 스파는 방문객의 질병을 세심하게 관찰하는 의료 전문가를 고용하였다. 또한 식당과 카지노, 극장, 경마장 등과 같은 오락 시설이 들어서면서 스파의 규모도 커졌다. 그 중에서도 벨기에의 스파라는 곳에 매우 유명한 온천이 있었다(그림 1-1). 부자들과 귀족들, 유명인들은 16세기부터 이 스파에 있는 미네랄 온천을 찾았다. 작가였던 빅토르 위고 역시 스파의 치유효과가 뛰어난 물에 반해서 이 곳을 자주 찾았다. 물결 모양의 언덕과 미네랄이 풍부한 샘과 강으로 둘러싸여 있으며, 나무가 많은 계곡에 위치한 이 도시는 지금도 여전히 휴식과 휴양을 원하는 이들이 즐겨 찾는 곳이다. 어떤 사람들은 "스파"라는 단어가 이 도시에서 나왔다고 생각한다. 하지만 "스파"라는 이 도시의 이름은 샘이라는 뜻의 라틴어인 espa나 sparsa(spargere, 혹은 거품이 이는)에서 왔을 가능성이 더 크다. sanus per aquam(SPA)는 라틴어로 "물에 의한, 혹은 물을 통한 건강"이라는 뜻이며 solus per aqua(SPA)는 "오직 물만으로"라는 뜻이다.

물을 이용하는 것은 오랫동안 **스파테리피**의 기본이었다. 왜냐하면 미네랄이 풍부한 물에서 목욕을 하는 것은 몸에 긍정적인 영향을 미치기 때문이다. "물을 접함"으로써 얻어지는 의학적 혜택이 유럽에서 발전하게 된 것은 1800년대 초, 두 명의 자연 치유사의 역할이 컸다. 첫 번째 자연치유사는 오스트리아의 빈센트 프라이스니츠(Vincent Priessnitz, 1799-1852)인데 그는 "냉수 치료법"을 장려했다. 이 "치료법"은 많은 양의 냉수를 마시고, 냉수로 목욕을 하며, 담백한 식사를 하고, 열린 공간에서 육체적 활동에 참여하는 것으로 구성되어 있다. 프라이스니츠는 냉수 치료법을 그 당시 의사들이 치료가 불가능하다고 생각했던 상해를 치료하는데 사용했다. 1826년, 프라이스니츠는 실레지아 산맥에 있는 그라펜베르그(Grafenberg)에 하이드로테라피 시설을 열었는데, 많은 저명한 의사들의 냉수 치료법을 적용해서 병을 치료했다.[3]

두 번째 자연 치유사는 세바스티안 크나이프(Father Sebastian Kneipp, 1824-1897)라는 독일의 신부로 얼음이 얼어 있는 다뉴브 강에서 목욕을 한 후에 자신의 폐결핵을 치료하고 자신의 몸에 충격을 줘서 건강을 되찾고자 했다. 그는 집필한 여러 권의 책 중에서 "나의 수치료(My Water Cure, 1894)에, "신부로서, 내 인생의 첫 번째 목표는 불멸의 영혼을 구원하는 것이었다. 그러나, 마지막 3,40년 동안은 죽을 수밖에 없는 인간의 몸을 치료하는데 나의 시간과 정력을 쏟았다"라고 적고 있다.[4] 그는 죽음을 앞둔 병든 사람들에게 종부성사를 베푸는 대신, 물과 허브를 이용해 그들을 치료했다. 운동과 담백한 음식, 하이드로테라피, 허브로 구성된 크나이프의 치료 시스템은 현대적 자연요법의 기초가 되었다. 그는 "젖은 잠옷" 치료로도 유명하였는데, 소금이나 헤이플라워(Hayflower) 물에 담가뒀던 셔츠를 입히는 치료법이었다.

현대 유럽의 스파 (MODERN EUROPEAN SPAS)

유럽의 현대적 스파들은 여전히 프라이스니츠와 크나이프가 발전시킨 하이드로테라피 원리를 기본으로 하고 있다. 예를 들면, 오스트리아에 있는 바트 호프가스타인

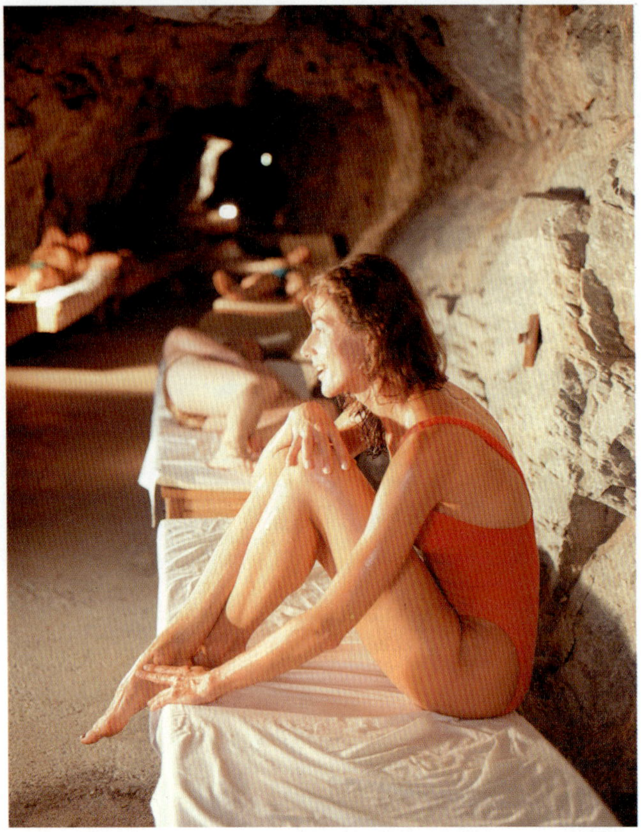

그림 1-2 오스트리아 바트 호프가스타인 스파의 바트 호프가스차인 라돈 동굴 (오스트리아 바트 호프가스타인 스파 제공)

(Bad Hofgastein)스파를 찾은 사람들은 산에서 흘러내려온 물이 공급되는 실내 온천이 있는 편안한 호텔에 머문다. 이 스파에서는 월풀과 사우나, 터키식 목욕, 머드 트리트먼트, 마사지, **라돈**(radon) 목욕을 할 수 있으며 스파 안에 벽난로가 있는 바가 있다. 스파를 찾은 관절염 환자들은 "가스타인 치료"를 받게 되는데, 이 치료법 중에는 관절염과 비염, 그리고 천식 치료에 효과가 있다는 라트하우스베르그 산(Radhausberg mountain)의 라돈 동굴 방문이 포함되어 있다(그림 1-2). 라돈은 우라늄이 깨지면서 바위와 흙, 그리고 물 등에서 자연적으로 방출이 되는 방사능 가스이다. 라돈은 산에 있는 동굴 깊은 곳의 습도가 70% 내지 80%일 때, 호흡과 피부를 통해 아주 미량이 인체로 흡수된다. 극미량의 라돈이 있는 동굴을 치료에 이용하는 것은 유럽에서는 흔한 일이다. 사실, 몇몇 연구 결과를 보면, 라돈 흡입과 라돈 목욕을 천식과 고혈압, 퇴행성관절염과 당뇨병의 치료에 사용하는 것을 권장하고 있다.[5-8]

프랑스 오르베뉴에 있는 작은 스파 "르 몽 도르(Le Mont Dore)를 찾은 방문객들은 콧구멍에다 튜브를 꽂고 라돈이 풍부한 공기를 흡입할 수 있다. 이들은 근처에 있는 온천에서 끌어온 가스를 마시는 것이다. 이 가스의 대부분은 이산화탄소이지만, 평균 이상의 라돈이 농축되어 있다. 라돈은 혈행을 촉진하고, 알러지를 완화시키며, 소화를 촉진하고, 면역 체계를 강화시켜 주는 것으로 알려져 있다.[9]

베네토에 있는 넓고 푸른 초원이 펼쳐진 에우가네안 언덕(Euganean Hills) 북동쪽에 위치한 아바노(Abano)와 몬테그로토(Montegrotto), 갈지냐뇨(Galzignano), 바탈랴(Battaglia)와 같은 이탈리아 도시들은 고대부터 내려온 온천 목욕으로 유명하다. 몬테그로토에는 로마시대부터 스파가 있었는데, 그 지역에는 아직도 로마식 스파의 유적이 남아 있다. 아바노 온천은 전 세계에서 가장 오래된 스파 센터이다. 전설에 따르면, 아바노의 물은 태양의 후손인 페이튼이 미네랄 온천에 떨어지면서 데워진 것이라고 한다. 휴화산인데도 그 지역에는 130개의 온천이 있으며, 여전히 섭씨 86°나 되는 물이 공급되고 있다. 손님들은 의료진의 감독 하에 온천 치료를 받을 수 있다. 에우가네안 언덕에서 나오는 머드는 관절염과 섬유화, 신경염, 통풍, 그리고 신진대사 이상 치료에 이용한다.

대부분의 유럽 스파와 마찬가지로 이탈리아에서도 손님들이 3주 동안 스파에 머물면서 매일 치료를 받는 것이 일반적이다. 독일에서는 스파 테라피가 의학 치료법으로 간주되며, 건강이 좋지 않을 때는 예방책으로 여겨지고 있다. 일년에 9백만 명이 넘는 독일인들이 "**커**(the Kur)"의 혜택을 누리고 있다. 사람들은 자신에게 맞는 기후를 골라 커 시스템 안에서 2주 내지 4주 동안 머문다. 이 기간 동안, 마사지를 포함하여 머드, 허브, 해조류 랩과 흡입 테라피, 그리고 미네랄수와 온천수를 이용한 광범위한 트리트먼트를 받는다. 트리트먼트 중에는 아름답게 가꾸어진 자연 속에서 시간을 보내는 것도 포함되어 있다. 장기간의 연구에 의하면, 커 치료를 받은 독일 노동자들은 병가로 인한 휴가일이 평균 60% 이상 줄어들었다고 한다.[10] 또, 의약품 소비와 다른 건강 관련 비용도 감소되는 것으로 나타났다. 커 시스템의 장기적인 효과는 조기 퇴직의 감소와 개인의 노동 생활 전반에 걸친 생산성 향상으로 나타나고 있다.

미국의 스파 (SPAS IN THE UNITED STATES)

산업혁명 후에, **스파 치료**(spa treatments)는 효과도 빠르고 의학적으로 증명이 가능한 약에 비해 덜 과학적인 것으로 여겨졌다. 그 결과, 유럽식 스파는 대서양을 건너지 못했다. 하이드로테라피가 1800년대 중반, 미국에서 급속도로 유행했지만, 스파와 "보조적인" 테라피들은 전혀 다른 방향으로 발전이 되었다.

1900년대 초반, 하이드로테라피 센터는 육류를 뺀 식단과 약을 먹지 않는 치료법 등과 같은 새로운 의학적 아이디어의 집합소였다. 이들은 현재 대체 의학이라고 알려진 것들 중에서 선조격에 해당하는 것들이다. 존 하비 켈로그 박사(Dr. John Harvey Kellogg)는 미시건주에 있는 배틀 크릭 요양소에서 현대 의학에서 증명이 된 여러 가지 치료법들을 개발했다. 켈로그 박사는 양질의 채식 식단과 규칙적인 운동, 올바른 자세, 맑은 공기, 그리고 적당한 휴식을 취하라고 경고했다. 그는 여성들에게 코르셋을 벗고, 패션 따위엔 신경 쓰지 말고 호흡을 고쳐야 한다고 말하였다. 또 그는 전기요법이나 라듐 치료와 같은 의심스러운 치료법들도 실험을 하였다. 그 결과, 많은 사람들이 그를 미국 최고의 외과 의사라고 생각하면서도 사기꾼이라고 비난하였다. 켈로그의 프로그램은 주로 부자들과 유명인들이 참여하는 고급스럽고, 편안하고 우아한 분위기를 제공하였다.[11]

1934년, 엘리자베스 아덴(Elizabeth Arden)은 메인주에 있는 자신의 여름 별상을 "메인 챈스(Maine Chance)라는 이름의 미용과 건강 스파로 개조했다.[12] 그는 두 그룹의 여성을 목표로 삼았는데, 중년이면서 젊음을 되찾고자 노력하는 그룹과, "단지 지금 현재 아름답게 보이기"를 추구하는 평범한 여성 그룹이었다. 주요 상품인 화장품과 함께, 아덴은 다이어트와 운동, 스포츠, 요가, 얼굴 관리, 마사지, 뷰티 트레이닝 등을 집중적인 스파 프로그램 안에 통합시키는 시도를 하였다. 과학과 기술을 이용해서 자신의 뷰티 컨셉을 발전시켰고, 이 컨셉을 2천만 달러짜리 산업으로 발전시켰다. 오늘날, 아덴의 상징인 레드 도어 살롱은 전 세계에 진출해 있다.

1960년대 초반, 스파는 부유층 여성들이 살을 빼고, 해독 (때로는 마약이나 알코올 중독으로부터 벗어남)을 하는 "팻 팜(fat farm, 체중 감량 도장)"으로 낙인찍혔다.[13] 이 팻 팜이라는 낙인은 스파 산업의 성장을 둔화시키기도 했지만, 팸퍼링 트리트먼트, 미용과 균형을 이룬 피트니스와 다이어트, 그리고 건강한 라이프스타일이 통합적인 스파 프로그램이라는 컨셉을 확립시키는 계기가 되었다. 이런 통합적인 접근은 미국 스파를 의학적인 여건을 다루는데 초점이 맞춘 유럽 스파와 차별화하였다.

1970년대에 사업 확장을 노리던 미용실은 일반적인 미용 서비스 외에 '아 라 까르떼(a la carte, 메뉴에서 선택하는)' 스파 트리트먼트를 제공하기 시작했다. 미용실을 데이 스파로 변신시키는 아이디어는 노엘 드 카프리오(Noel De Caprio)의 아이디어였다.[14] 가끔 유럽의 스파를 이용하였던 카프리오는 자신의 미장원을 찾은 고객들에게 편리하게 미니 스파를 경험할 기회를 주고자 하였다. 또, 그는 미국인들에게 3,4주 동안 유럽의 스파를 찾아갈 수 있는 시간적, 금전적 여유가 없다는 것도 재빠르게 간파하였다. 이런 서비스를 가까운 곳에서 받을 수 있는 반나절 혹은 하루짜리 패키지를 만들어 인기를 얻기 시작했다. 그러자, 다른 미용실 주인들도 카프리오를 따라했다. 2004년 현재 미국에는 12,100개의 스파가 성업 중인데, 이들 중 70%는 데이 스파인 것으로 추정된다.[15]

지난 10년 동안, 마사지, 전통 중국 치료법, 침술, 아로마테라피, 명상, 요가 그리고 하이드로테라피 등과 같은 보완 테라피들이 일반인들에게 인정을 받기 시작하였는데, 특히 현대 의학으로는 효과적인 치료가 불가능한 질병이나 외상의 경우에는 더욱 인정을 받았다.[16] 미국인들은 건강관리 선택에 있어 너 많은 정보를 제공받게 되었다. 그 결과, 건강을 향상시키고 질병과 싸우기 위해 많은 스파에서 공통으로 시행해 오던 대체, 보완 치료법들에 대한 통합적인 접근이 이루어지기 시작하였다.[17] 스파 산업이 성장할 수 있었던 다른 요인으로는 미국인들의 일반적인 스트레스 수치가 높아진 것과 여가 시간의 감소를 들 수 있는데,[18] 스파가 고객들의 건강을 증진시키면서 스트레스를 감소시키는 방법을 제공해 주었기 때문이다.

국제 스파 협회(ISPA)가 실시한 조사에 따르면, 2003년에만 1억 3천 6백만 명의 관광객들이 미국의 스파를 찾았다고 한다. 그 결과 112억 달러의 부가가치가 창출되었다. 스파는 지난 5년 동안 연 19%의 비율로 성장하였다. 스파는 쇼핑몰과 유람선, 그리고 피트니스 클럽에도 들어서고 있으며 대형 호텔과 리조트 등의 주요 사업이 되고 있다. 스파는 부유하고 특별한 사람만이 즐길 수 있었지만, 오늘날에는 누구나 가격대 별로 즐길 수 있다. 역동적이고 창조적인 미국 스파의 운영자들은 다양한 치유 방법과 영적인 체계, 그리고 문화적 영향에서 영감을 얻어 손님들에게 특별한 체험을 하게 만든다.

기본적인 스파의 종류 Basic Spa Categories

현재, 스파 산업 안에 포함되는 스파 종류가 다양하기 때문에, 명확하게 종류를 나누기 것은 쉽지 않다. 예를 들면, 고객이 스파에 머무는 시간에 따라 그룹을 나눌 수도 있고, 스파 프로그램에 따라 나눌 수도 있기 때문이다. 데스티네이션 스파는 체중 감량 스파도 될 수 있고, 영적 묵상의 장소도 될 수 있다. 리조트 스파는 건강한 사람들을 위한 어드벤처 스파나 어른과 아이들을 위한 프로그램을 갖춘 패밀리 스파가 될 수도 있다. 스파 중엔 비싼 트리트먼트와 고급 장비를 갖춘 **럭셔리 스파**(luxury spas)도 있고, 적당한 가격의 서비스와 편안함을 주는 인테리어를 갖춘 저렴한 스파도 있다. 다음에 설명하는 스파 종류는 독자들이 기본적으로 스파의 다양성을 이해하는데 도움을 줄 것이다.

데스티네이션 스파 (DESTINATION SPAS)

데스티네이션 스파를 찾는 손님들은 일주일 혹은 4일, 또는 그 보다 더 긴 시간을 스파에서 보내면서 생활 방식을 바꾸거나 완전한 휴식을 취하길 원한다. 스파 프로그램은 피트니스와 건강한 식단, 독소 배출, 그리고 생활방식 교육 등에 집중된다. 몇몇 데스티네이션 스파는 육체적인 회복뿐만 아니라, 영적 회복을 위한 강의와 서비스를 제공하기도 한다. 데스티네이션 스파는 대부분의 스파 프로그램과 거의 모든 뷰티 서비스를 제공하는데, 뉴욕에 있는 '뉴에이지 헬스 스파'가 좋은 예라고 할 수 있다(그림 1-3). 이 데스티네이션 스파는 주의력 깊은 생활과 고요한 정신, 그리고 강한 육체를 철학으로 내세우고 있다. 고객들에게 영적이며 건강하고, 영양이 풍부하며 자연을 즐길 수 있는 프로그램을 제공한다. 이 스파의 하루는 아침 명상과 4.8 km 하이킹, 그리고 요가 강습 등으로 이루어지며, 독소 배출을 원하는 고객들에게는 일반적인 식사 대신 주스를 제공한다. 바디 트리트먼트 역시 거의 모든

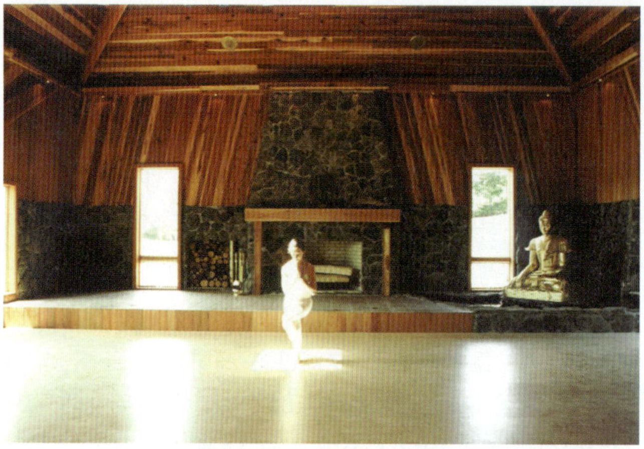

그림 1-3 뉴욕 뉴에이지 건강 헬스 스파 (뉴에이지 헬스 스파 제공)

서비스를 갖추고 있는데 시로다라(Shirodhara) 영적 트리트먼트와 아로마테라피 바디 랩, 그리고 메이플 슈거 바디 스크럽 등이 대표적이다. 이름처럼 데스티네이션 스파는 육체적인 경험과 영적인 경험을 동시에 추구하는 고객들이 주로 찾는다.[19]

리조트 스파 (RESORT SPAS)

리조트 스파는 스파 서비스 외에 하이킹, 암벽 등반, 수상 스포츠, 쇼핑, 테니스, 골프, 승마와 같은 다양한 여가 활동의 기회를 제공한다. 종종 스파 시설 주변의 아름다운 자연 경관이 리조트 스파를 찾는 이유가 되며, 스파 또한 리조트나 호텔이 제공하는 다양한 활동 중의 하나가 되기도 한다. 리조트 스파 중에는 데스티네이션 스파와 호텔 스파를 접목시킨 것도 있는데, 이 스파에서는 헬스 프로그램이 제공되며, 고객들은 저지방 스파 요리 또는 전통적인 요리를 선택할 수 있다. 텍사스 주 샌안토니오에 있는 '워터마크 호텔 앤 스파'는 샌안토니오의 유명한 리버워크 옆에 위치한 리조트 스파이다(그림 1-4). 고객들은 샌안토니오 강을 따라 2.5마일의 하이킹을 즐길 수도 있고, 쇼핑도 할 수 있고, 알라모로 소풍을 갈 수도 있다. 호텔 2층 전체를 사용하는 이 스파는 다양한 뷰티 서비스와 마사지, 그리고 하이드로테라피를 제공하고 있다.[20]

어메너티 스파 (AMENITY SPAS)

어메너티 스파는 한때 대부분 호텔 안에 있으면서 기본적인 서비스만을 제공했다. 대형 호텔들도 별로 중요하지

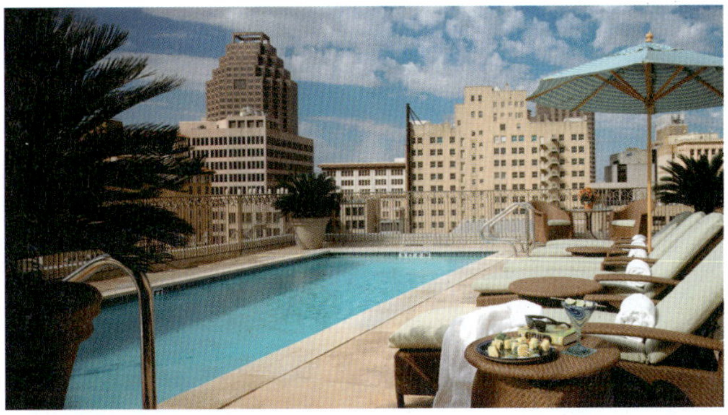

그림 1-4 텍사스 주 샌안토니오에 있는 워터마크 호텔과 스파 (워터마크 호텔과 스파 제공)

않게 생각했기 때문에 마사지 룸과 러닝머신 외에 몇 가지 기구가 놓인 간단한 피트니스 센터와 기본적인 테라피 룸만 고객들에게 제공하였다. 그러나, 최근 많은 호텔들이 스파 서비스를 중요한 기본 서비스로 인식함에 따라[21] 완벽한 서비스 시설을 제공하기 시작하였다. 침대와 아침 식사만 주는 작은 호텔들도 방에서 받는 마사지를 제공하고 있으며, 완벽한 서비스 스파를 위한 공간이 없을 때는 이동식 스파 서비스를 제공하기도 한다.

메디컬 스파 (MEDICAL SPAS)

메디컬 스파는 손님들이 편안하고 아름다운 공간에서 건강 관련 서비스를 받는 유럽의 스파와 반대되는 개념이라고 할 수 있다. 몇몇 병원들은 말기 환자들의 불안감을 해소하고 환자의 통증 관리를 위해 스파를 추가하고 있다. '스파파인더'는 메디컬 스파(종종 메디스파로 불리는)를 세 종류로 분류하고 있다.[22]

첫 번째 종류는 에스테틱이 주가 되는 메디컬 스파로 이 스파는 보톡스나 콜라겐 주입, 화학적 필링, 레이저 제모, 레이저 스킨 트리트먼트, 지방흡입, 성형수술, 그리고 경화요법(거미줄 모양 실핏줄 제거) 등의 서비스를 제공한다. 이 스파에서는 의료용 화장품과 치료를 위한 피부 미용 테라피와 회복을 돕기 위한 리바이탈라이징 트리트먼트(마사지 등)가 함께 제공된다. '주바 헬스 앤 웰니스 센터'와 연계되어 있는 '주바 메디스파'가 좋은 예이다.[23] 이들은 안티에이징과 피부 손상 트리트먼트, 보톡스 주입, 지방흡입, 그리고 유방 확대술 등의 서비스를 통해 피부 건강과 아름다움을 추구하고 있다. 이들은 또한 심신의 균형와 심신의 균형이 건강에 미치는 영향을 하이드로

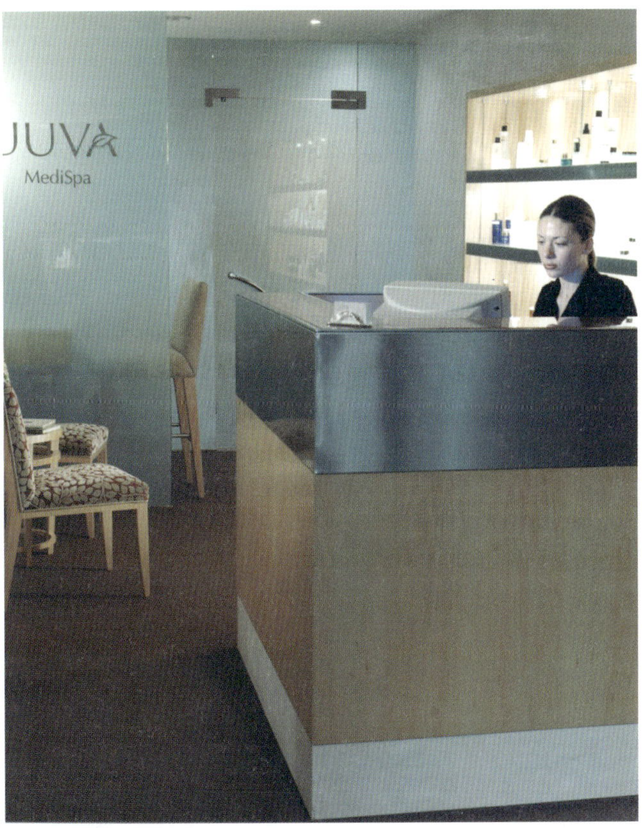

A

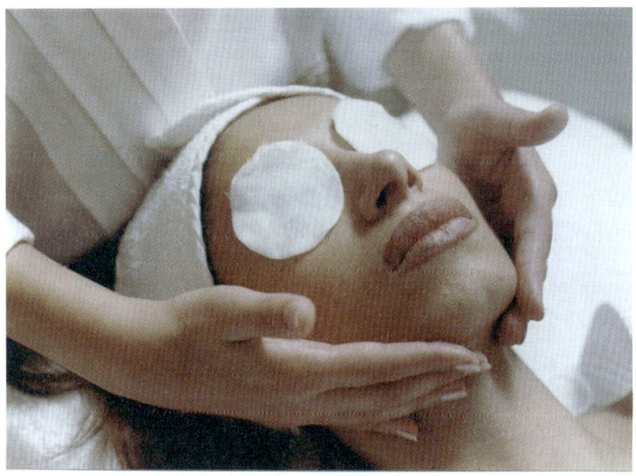

B

그림 1-5 뉴욕 쥬바 메디스파 (브루스 카츠 박사 제공, 메디스파는 브루스 카츠 박사의 상표로 등록되어 있음)

테라피와 심리요법, 피트니스 트레이닝, 영양 상담을 통해 다루고 있다(그림 1-5).

두 번째 종류의 메디컬 스파는 대체요법 스파로, 아유르베다나 중국 전통 치료법과 같은 대체요법 시스템에 따라 각각의 고객에게 맞춤 프로그램을 제공한다. 자연요법, 영양 테라피, 서양 허브요법, 침술 등이 모두 포함된다. 매사추세츠 주 랭카스터에 있는 '마하리시 베이딕 헬스 센터'는 독특한 아유르베다 트리트먼트를 질병 예방과 만성 질환 치료에 사용한다.[24] 베이딕 맥박 진단과 같은 전통적인 진단 과정을 트리트먼트와 스파 식이요법을 짜는데 이용한다. 또, 고객들은 요가 수업과 건강한 요리 강좌, 그리고 밤에 열리는 마하리시 베이딕 요법 강의에 참여할 수 있다.

세 번째 종류의 메디컬 스파는 질병 발생 예방을 위한 헬스케어 스파로 이곳에서는 트리트먼트 프로그램을 짜기 전에 전문 의료진들이 고객을 대상으로 혈압 측정, 골밀도 검사 등과 같은 다양한 검사를 한다. 이런 스파중에는 체중 감량, 통증 관리, 혹은 산전/산후 관리 등과 같은 일반적인 서비스를 집중적으로 제공하는 곳도 있다. 또, 당뇨병 환자나 고혈압 환자, 만성 불면증을 앓고 있는 환자들에게 특별한 프로그램을 제공하기도 한다. 애리조나 주 투산에 이는 '캐년 랜치 헬스 리조트'는 유명한 고급 스파인 캐년 랜치 스파에 헬스와 힐링 스파를 접목시킨 것이다(그림 1-6). 특별 웰빙 프로그램은 4일간의 헬스 프로그램으로 종합 건강 검진과 생활 방식 평가까지 포함되어 있다. 캐년 랜치는 고객들이 장기간에 걸쳐 건강한 생활을 하도록 유도, 질병의 발생을 낮추는 것을 목표로 삼고 있다.[25]

이 책을 집필할 당시에는 (2004년), 미국 스파 산업 중에 메디컬 스파가 차지하는 비중은 3%에 불과했다. 그러나, 2002년과 2004년 사이에 메디컬 스파가 여러 종류의 스파 중 가장 빠르게 성장하였다.[26]

데이 스파 (DAY SPAS)

데이 스파는 스파 서비스를 '아 라 까르떼(a la carte, 메뉴를 선택하는)' 혹은 반나절이나 1일 패키지로 제공하는 미니 스파를 말한다. 데이 스파 협회는 데이 스파를 마사지와 바디 트리트먼트, 하이드로테라피, 에스테틱 서비스, 체중 관리, 요가, 명상, 헤어 케어, 매니큐어와 패디큐

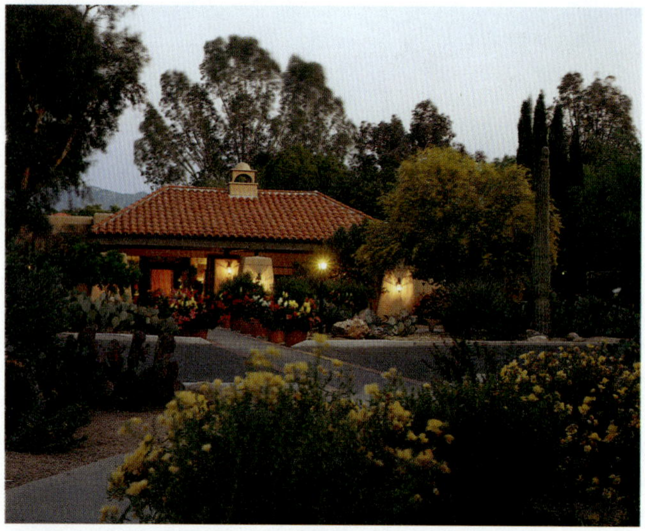

그림 1-6 캐년 랜치 스파 이그제큐티브 헬스 프로그램 (애리조나 주 캐니아 랜치 스파 제공)

어 등 모든 종류의 트리트먼트를 제공하는 스파로 정의한다. 많은 사업주들은 "데이 스파"라는 용어를 아름다움과 웰빙 혹은 이 두 가지에 집중이 된 시설을 가리키는 말로 사용한다. 조지아 주 데카터(Decutar)에 있는 데이 스파인 '임바디워크(Embodywork)'에 가면 창조적인 데이 스파 컨셉을 경험할 수 있는데, 이곳은 "좋은 삶은 우리 자신을 아끼는 것에서 시작 된다"라는 원칙을 가지고 1일 서비스를 제공하고 있다(그림 1-7). 고객들은 반나절 혹은 1일 프로그램을 선택할 수 있는데, 이 프로그램은 건강과 다이어트, 인간관계, 운동 목표 등에 관한 대화로 시작된다. 그런 다음, 의식적인 호흡 운동으로 시작, 전신 마사지와 바디 폴리쉬(polish)를 받게 된다. 점심을 먹은 뒤, 고객은 얼굴 관리, 반사요법, 그리고 발 관리, 혹은 바디 랩 등을 마지막 서비스로 선택해서 받을 수 있다.[27]

온천 스파 (HOT SPRING SPAS)

온천 스파는 스파 요법과 트리트먼트에 온천에서 끌어온 천연 온천수를 사용하는 스파를 말한다. 뉴멕시코에 있는 '오조 칼리엔테 스파'는 오조 칼리엔테 온천에 둘러싸여 있다(그림 1-8). 이 온천은 아직도 그 곳에 살고 있는 '테와' 부족의 조상들에게는 신성한 곳으로 여겨진다.[28] 미네랄 수영장은 입장료만 내면 입장이 가능하며, 스파 고객들은 개인용 수영장과 얼굴관리, 바디 마사지, 바디 랩 등이 포함된 스파 트리트먼트를 선택해서 받을

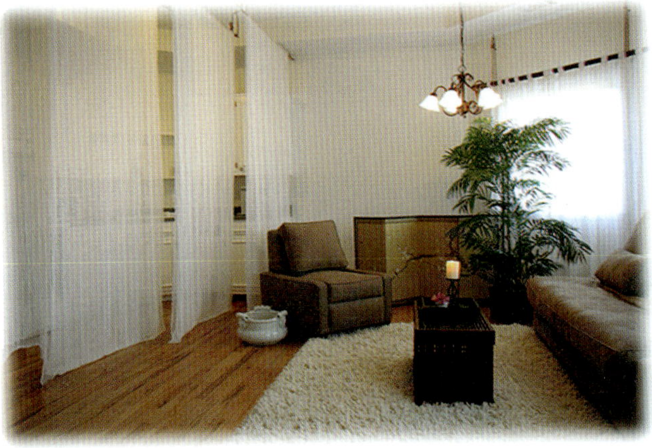
A

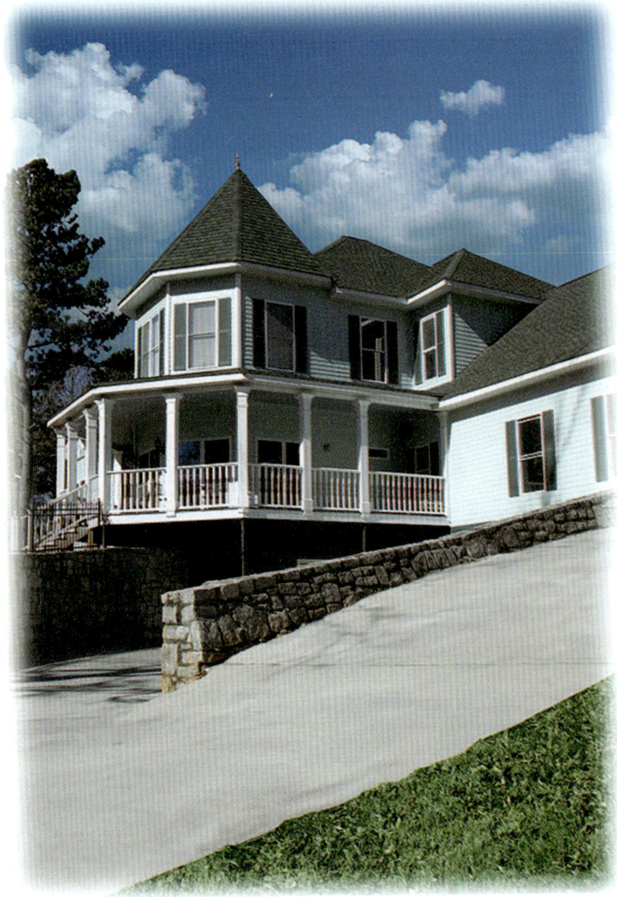
B

그림 1-7 **Embodywork, 조지아 주 디카터에 있는 창조적인 데이 스파 콘셉트** (조지아 주 엠바디워크 제공)

수 있다.

모바일 스파 (MOBILE SPAS)

모바일 스파는 고객들이 집과 사무실, 호텔 방, 파티장 등에서 데이 스파 서비스를 받을 수 있는 스파를 말한다. 트리트먼트의 종류는 미리 정해지며 지정된 장소에서 실시하는데, 특히 총각 파티나 졸업 파티, 직장 회식 등에서 인기를 끌고 있다. 앉아서 받는 마사지, 매니큐어, 패디큐어, 반사요법, 페이셜, 그리고 다이어트 상담 등을 받을 수 있다.

스파 고객들 Spa Clients

로마 시대에 스파는 지역 사회의 구심점 역할을 했으며 모든 사회 계층이 이용했다. 유럽에는 아직도 이런 경향이 남아 있는데 유럽에서는 스파가 건강관리 시스템의 일부분으로 인식되고 있다. 미국 스파 산업이 스파는 모든 사람들을 위한 것이라는 인식이 확산되고 있지만, 미국에서는 스파를 찾는 사람들의 사회적 위치가 편향된 것이 사실이다.

1960년대와 70년대의 미국 스파 고객들은 주로 부유층의 비만 여성이었다. 체중 감량과 운동, 그리고 스파 트리트먼트를 받으며 휴식을 취하기 위해서 스파를 찾았다. 최고의 서비스를 받길 원했으며, 다른 고객들을 차별하였다.[13] 미국 스파가 다양한 고객을 끌기 위해서 노력하지만, 국제 스파 협회(ISPA)의 2003년 스파 고객 조사에 의하면 미국 스파의 주요 고객은 여전히 연간 수입이 72,200달러가 넘는 중산층 혹은 중산층 이상의 여성으로 나타났다.[30] 고객들 대부분은 백인이었으며(87%), 흑인들과 아시아인들의 비중이 9%정도로 나타났다. 더 다양한 고객을 끌기 위해 여러 스파가 지점을 늘리고 있으며, 스파 경영인들은 다양한 수입과 연령대의 고객을 공략하고 있다. 스파를 찾는 남성 고객들의 숫자도 빠르게 증가하고 있으며 스파 사업에서 남성이 차지하는 비율은 29%이다. 10대를 위한 제품과 서비스 역시 증가 추세이다.

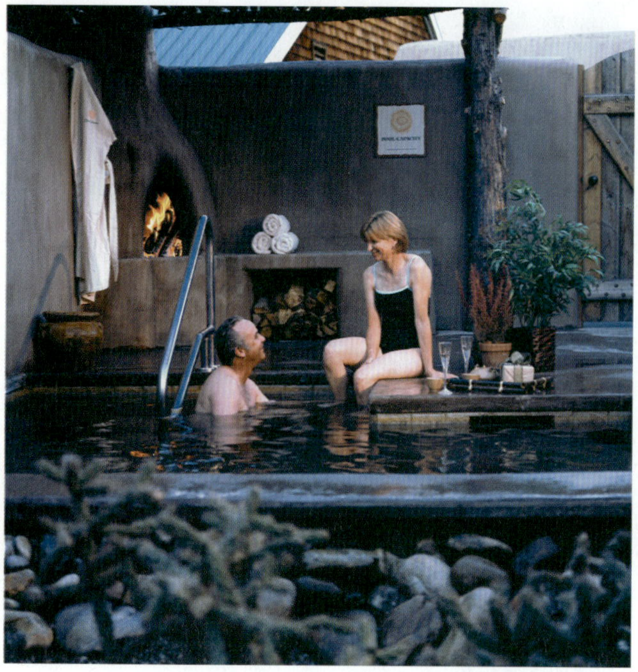

그림 1-8 오조 칼리엔테 온천 (오조 칼리엔테 온천 제공)

마사지를 스파에서 가장 보편적인 트리트먼트로 인식하지만, 얼굴관리과 매니큐어, 패디큐어도 인기를 얻고 있다. 설문 조사에 의하면, 고객들은 스파에서 건강과 피트니스, 항노화, 에너지 충전, 스트레스 감소를 원하는 것으로 나타났다.[31] 스파를 찾는 고객들 대부분은 활력을 되찾고 업무 스트레스에서 벗어나 휴식을 취하고 싶어한다. 아유르베딕 요법과 미국 원주민의 지혜, 그리고 아시아 문화 등도 스파 트리트먼트에 영감을 주고 있으며, 지구촌에서 환경의 중요성을 정립하는 데도 이용된다.

일반적으로 특정한 고객을 대상으로 다양한 서비스를 제공하는 경영 철학이 있는 스파가 고객을 끌고 있다. 직원들과 스파의 외관, 시설, 가격 또한 고객을 끄는 중요한 요소이다. 고객은 자신이 찾은 스파의 종류를 정확히 정의하기가 어려울 것이다. 스파가 특정한 종류의 고객을 끌기 위해서 다양한 프로그램을 만들기 때문이라고 일어나는 현상이라고 할 수 있다.

여성을 위한 스파 (SPAS FOR WOMAN)

여성을 위한 스파에는 여러 형태가 있다. 보통 고가의 스킨 케어와 독소배출, 채식식단, 그리고 요가 등을 제공한다. 즉, 거의 모든 것이 가능하다. 신부를 위한 스파, 엄마와 아기를 위한 스파, 운동선수를 위한 스파, 할머니를 위한 스파도 있다. 유타 주 시온 국립공원 근처에 있는 '바디샵 스파'는 18세에서 65세 사이의 여성으로 체중을 줄이고 싶어하며, 야외 활동을 즐기는 스파 서비스를 받을 수 있는 경제력이 있는 여성 고객을 주고객으로 삼고 있다(서비스 가격은 적당하다). 이 스파의 프로그램은 7가지 철학을 바탕으로 하고 있는데, 영양과 인내심, 용기, 유연성, 자기 인식, 교육 그리고 휴식 등이다. 매니큐어와 페디큐어, 마사지를 받을 수 있으며 일반 스파 서비스 대신 암벽 등반과 하이킹 등을 선택할 수 있다.[32]

워싱턴에 있는 '올림퍼스 헬스 스파'는 여성 전용 스파로 옷을 입지 않고 스파 전체를 이용할 수 있다. 바디 스크럽과 마사지를 로마식 목욕탕에서 받을 수 있고, 온수 수영장이나 사우나 등에서 다른 고객들과 대화를 나눌 수 있다. 또, 다른 사람들과 함께 음식을 먹으면서 휴식을 취하는 동안 새로워지는 자신을 경험하는 기회도 제공하고 있다. 이 스파는 "여성만을 위한" 경험을 사업 목표로 삼고 있다.[33]

남성을 위한 스파 (SPAS FOR MEN)

'스파 파인더' 조사에 따르면 29%에 달하는 남성들이 스스로 스파 예약을 하며, 1987년 이후 스파를 찾는 남성들의 숫자가 세 배 이상 늘어난 것으로 나타났다. 국제 스파와 피트니스 협회는 스파 트리트먼트를 헬스, 피트니스와 연계시키고, 남성 고객들만을 위한 할인 트리트먼트를 제공하고, 사업상 회의를 하면서 스파 트리트먼트를 제공받는 식으로 남성 고객들을 끌라고 제안한다. 청색과 은색으로 장식이 된 뉴욕 시에 있는 '니켈 스파'는 남성만을 위해 디자인 된 스파이다. 이 스파는 남성들의 특별한 요구에 맞춘 마사지와 피부관리를 제공하고 있는데 러브핸들 랩(뱃살 관리), 바디빌더 스페셜이라 불리는 전신 제모, 그리고 15가지의 스킨케어 등이 있다.[34]

가족을 위한 스파 (SPAS FOR FAMILIES)

가족을 주고객으로 하는 이 스파는 모든 가족 구성원들의 요구에 맞춘 서비스를 제공한다. 이 스파는 남성과 여성, 그리고 10대를 위한 서비스까지 모두 갖추고 있다. 어린 자녀를 돌봐주는 시설을 갖춘 스파에서는 어린 자녀에게 승마와 하이킹 등의 서비스를 제공한다. 애리조나 주 피닉스에 있는 '포인트 힐튼'은 가족 스파의 가장 좋은 예이다. 이 호텔은 풀서비스 스파와 어린이를 위한 코요테 캠프, 가족 전용 수영장, 그리고 골프장 등을 갖추고 있다.[35]

10대를 위한 스파 프로그램 (SPA PROGRAMS FOR TEENS)

언젠가 스파는 지성 피부를 위한 트리트먼트, 여드름, 운동으로 인한 부상 치료 등 10대들의 요구에 초점을 맞추게 될 것이다. 스파 졸업 파티는 젊은 여성과 남성들에게 스파 트리트먼트의 이점을 소개할 수 있는 좋은 기회이다. 10대들은 친구들과 함께 매니큐어와 패디큐어, 얼굴 관리, 바디 랩 등을 받으며 중요한 이벤트를 즐겁게 준비하는 경험을 할 수 있을 것이다.

스파의 미래 Spas in the Future

스파는 탄생에서 보더라도 정의하기가 불가능하고, 계속 변화하고 있으며, 다양하며, 진화하는 것이 특징이다. 테라피스트들과 고객들은 스파 트리트먼트를 건강과 웰빙 증진을 위한 수단으로 생각한다. 일반인들도 점점 스파 트리트먼트에 대해 같은 인식을 하고 있다. 스파 산업의 성장률은 큰 붐이 일었던 과거와 달리 점점 둔화하고 있으며, 안정적으로 발전할 것으로 예상된다. 또, 스파는 통합적인 치료 형태를 더우 발전시킬 것으로 예상된다. 최근, 미국인의 3분의 1이 대체 요법에 찬성하고 있으며, 대체 요법이 전통 의료 시스템 테두리 안에서 광범위하게 사용된다. 이런 트렌드는 유럽에서도 나타나고 있는데 벨기에 국민의 60%, 영국 국민의 74%가 웰빙을 위해 대체 요법을 사용하고 있다. 스파는 전통적인 요법과 함께 통합된 특별한 고객 맞춤형 케어를 제공하고 있다. 자발적으로 스파 관리를 받아 스스로 자신을 관리하는 것은 스파 치료의 중요한 요소이다. 스파가 여전히 고급스러운 취미로 여겨지는 것은 사실이지만, 스파 서비스가 빠르게 변하는 현대인들의 생활방식에 꼭 필요한 것이라는 인식도 확산되고 있다.

국제스파협회(ISPA) 교육 위원회는 스파 경험을 구성하는 10가지 구성요소의 이미지를 만들었다(그림 1-9 참조).[36] 목표는 "모호하고 계속 변화하는 스파 경험을 정의하는데 도움을 주고 증가하는 스파 관련 인구를 위한 기초적이고 공통적인 언어과 초보 스파 전문가를 위한 방침을 만드는 것"이다. 협회의 궁극적 목표는 스파의 실행에 중요한 컨셉들이 10가지 구성요소이미지 주변에 있는 것을 보면 파악할 수 있다. 가장 중요한 것은 "통합"일 것이다. 모든 것들은 연결된다. 아름다움을 느끼고, 즐거움을 느끼고, 건강함을 느끼고, 에너지가 넘친다는 것은 균형 잡힌 생활을 하고 있다는 증거이다. 균형 잡힌 생활은 생각과 행동을 동시에 필요로 한다. 스파는 고객들에게 이미지 안에 있는 구성 요소들을 경험할 수 있는 공간을 제공하며 자신의 삶과 죽음에 대해 생각할 수 있는 시간을 갖게 한다. 움직임과 접촉, 아름다움에 대한 감사, 환경과의 교류, 문화적 표현, 사회적 공헌, 물의 치료 속성, 육체와 전신 모두 가득 차는 느낌 등은 스파 테라피가 창출하는 중요한 컨셉이다. 스파에서의 경험은 삶을 변화시킨다. 스파 테라피는 고급스럽고 사치스러운 행위가 아니라, 좀 더 바람직한 형태의 건강관리로 나아가는 첫걸음인 것이다. 스파 산업의 미래는 고객들에게 특별한 관리를 받으며 삶의 균형과 기쁨을 느낄 수 있는 공간을 제공하고자 하는 테라피스트들과 통찰력을 가진 스파 경영인들에게 달려있다.

요약 Summary

스파 테라피의 기원을 한 마디로 요약하기는 어렵다. 왜냐하면 미네랄 온천과 온천 머드는 문명이 발달하면서 역사가 처음으로 기록되기 전부터 사용되었기 때문이다. 많은 도시는 사회적 교류와 청결의 기능을 갖춘 다양한 스파 목욕탕을 갖추고 있었다.

1960년대에 미국에서 발달한 스파는 부유층 여성이 살을 빼고, 독소배출을 하며, 휴식을 취하는 고급스러운 장소였다. 그 후, 미국 스파는 질병 예방과 웰빙, 영적 경험, 피트니스, 재활 그리고 아름다움 등과 관련된 다양한 테라피를 흡수하며 발전하였다. 스파의 주고객이 여전히 중상류층 여성이기는 하지만, 미국의 스파 산업은 남성과 10대들을 흡수하면서 범위를 넓혀가고 있다. 스파는 고객

스파 경험을 구성하는 10가지 구성 요소

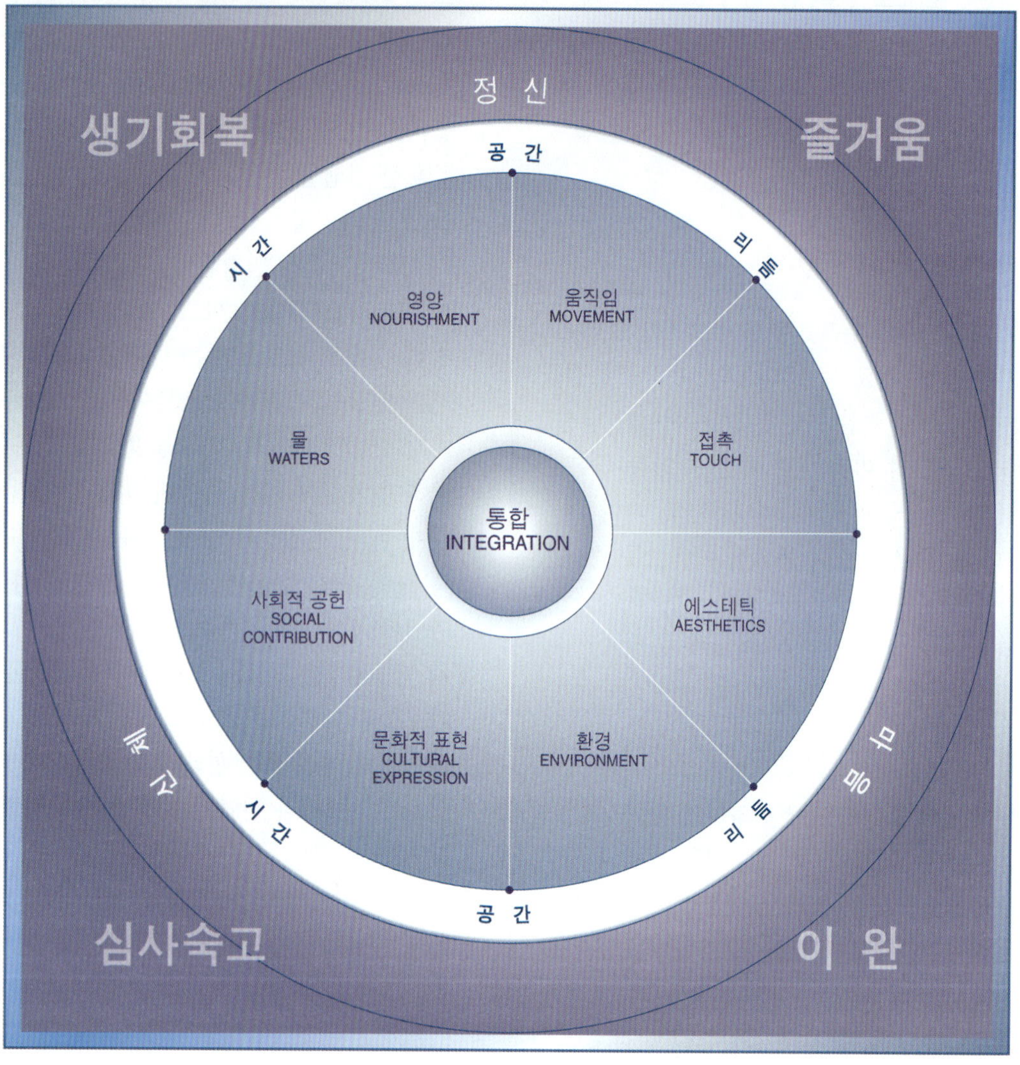

물(waters): 다양한 형태의 물을 내복용, 외용으로 사용.

영양(nourishment): 우리가 먹는 것; 음식, 허브, 보충제, 약.

움직임(movement): 움직임과 운동, 스트레칭, 피트니스 등을 통해 얻는 생기와 활력.

접촉(touch): 접촉과 마사지, 바디 동작을 통해 얻어지는 연대감, 의사소통.

통합(integration): 정신과 육체, 환경 사이의 개인적이며 사회적인 관계.

에스테틱(aesthetics): 식물들과 육체의 생화학적 요소와의 연결과 아름다움에 대한 우리의 컨셉.

환경(environment): 위치, 배치, 기후 패턴, 물의 성질, 자연력, 사회적 책임.

문화적 표현(cultural expression): 영적 믿음 체계, 예술과 과학에 대한 가치 그리고 시대에 대한 정치적 생각.

사회적 공헌(social contribution): 사교, 자원봉사 그리고 웰빙과 관련된 것을 추구함.

시간, 공간 리듬(time, space rhythms): 공간과 시간에 대한 인지, 자연 순환, 리듬과 연관된 인지에 대한 관계.

Circle concept created by R. Zill for ISPA 2001

ISPA would like to thank the ISPA education committees past and present.

그림 1-9 ISPA 10가지 구성 요소 이미지 (출처: the international SPA Association. Circle concept created by R. zill for ISPA 2001.)

들에게 휴식을 취하고, 생각을 하며, 균형 잡힌 삶으로 나아가는 긍정적인 생활 태도의 변화를 이끌어 낼 수 있는 공간을 제공한다. 건강에 관한 통합적인 접근이 계속된다면, 스파는 사람들의 건강관리에 대한 요구를 충족시키는 데 더 큰 역할을 하게 될 것이다.

참고문헌 References

1. Aaland M: *Finnish sauna: History of the Nordic bath.* Available at http://www.cyberbohemia.com
2. Aaland M: Sweat: *The Illustrated History and Description of the Finnish Sauna, Russian Bania, Islamic Hamam, Japanese Mushi-Buro, Mexican Temescal, and Americ.* Santa Barbara: CAPRA Press, 1978.
3. Buchman DD: *The Complete Book of Water Healing.* New York: McGraw-Hill, 2002.
4. Kneipp S: *My Water-Cure,* 3rd ed. Kempten, Bavaria: Jos. Koesel Publishers, 1894.
5. Mitsunobu F, et al. Elevation of antioxidant enzymes in the clinical effects of radon and thermal therapy for bronchial asthma. *J Radiation Res* 2003;44:95-99.
6. Marshalik BE, Fen'ko AN: The use of air-radon baths for rehabilitating the immune system of patients with bronchial asthma [translated from Russian]. *Vopr Kurortol Fizioter Lech fiz Kult* 1991;6:6-10.
7. Yamaoka K, et al: Basic study on radon effects and thermal effects on humans in radon therapy. *Physiol Chem Phys Med NMR* 2001;33: 133-138.
8. Yamoka K, et al: Effects of radon inhalation on biological function-lipid peroxide level, superoxide dismutase activity, and membrane fluidity. *Arch Biochem Biophys* 1993;302:37-41.
9. Emsley J: *Nature's Building Blocks: An A-Z Guide to the Elements.* Oxford, UK: Oxford University Press, 2001.
10. Hyde F: *The German Way.* New York: McGraw-Hill, 1996.
11. Great American Quacks: The Museum of Questionable Medical Devices. Available at http://www.mtn.org/quack/amquack/kellogg.html
12. Elizabeth Arden. Available at http://www.enterprisingwomanexhibit.org/beauty/adreu.html
13. Miller ET: *Salon Ovations: Day Spa Techniques.* Albany, NY: Milady Publishing, 1996.
14. Noelle Spa, Stamford, CT. Available at http://www.noelle.com
15. *The ISPA* 2004 Spa Industry Executive Summary. Available at http://www.experienceispa.com/media/industrystudy-011805.html
16. Peeke PM: *The Birth of Integrative Medicine.* Available at http://www.experienceispa.com/confrenses/articles/birth.html
17. Peeke PM: *The American Spa: A Renaissance of Ancient Wisdom and Modern Medicine.* Available at http://www.experienceispa.com/articles/renaissance.html
18. *Americans and Stress.* Available at http://www.stress.org
19. The New Age Health Spa, Neversink, NY. Available at http://www.newagehealthspa.com
20. The Watermark Hotel and Spa, San Antonio, TX. Available at http://www.watermarkhotel.com
21. Wylie J: *Today's Spas are More Than an Amenity at Hotels and Resorts.* Available at http://www.e-hospitality.com
22. *Medical spas.* Available at http://www.spafinder.com/spas/medical/procedures.is
23. *The Juva Medi Spa in New York.* Available at http://www.juvaskin.com
24. *Maharishi Vedic Health Center, Lancaster, MA.* Available at http://www.landcasterhealth.com
25. The Canyon Ranch Health Resort in Tucson, Arizona, accessed 03.02.05. Available at http://www.canyonranch.com/tucson/index.asp
26. The ISPA 2004 Spa Industry Study. Available at http://www.experienceispa.com/learn/resources.html
27. Embodywork Spa, Decatur, GA. Available at http://www.embody.com
28. The Ojo Caliente Hot Spring Spa, New Mexico. Available at http://www.ojocalientespa.com
29. Brown MT: *Spa and Medicine: Mindful of the Past, Movement of the Future.* Available at http://www.spamangament.com/les%20cadres/medi/introduction.html
30. *Key Findings of the 2003 ISPA Spa Goer Survey.* Available at http://www.discoverspas.com
31. Monteson P, Singer J: What today's spa client seeks. *ISHC Lodging Hospitality* 1998 (November).
32. The Body Shop Spa, St. George, UT. Available at http://www.bodyshopspa.com
33. The Olympus Spa, Tacoma, WA. Available at http://www.olympusspa.com
34. The Nickel Spa in New York, NY. Available at http://www.nickelformen.com
35. The Point Hilton Resort, Phoenix, AZ. Available at http://www.pointhilton.com
36. *Pulse Magazine.* January/February 2002. Available at http://www.experienceISPA.com

복습문제(Review Questions)

객관식

1. 많은 초기 문명사회는 다양한 "이것"을 갖고 있었다. "이것"은 무엇인가?

a. 스파 샤워
b. 각질 제거 트리트먼트
c. 명상 센터
d. 스파 목욕탕

2. 로마 목욕탕은 원래 전쟁터에서 부상을 입은 병사들을 치료하기 위해 지었다. 서기 43년까지, 로마 목욕탕은 누가 이용했나?

a. 병사들만
b. 황제들만
c. 로마 제국 사람들 누구나
d. 남성들만

3. 터키식 목욕탕은 이것으로 불렸다.

a. 땀을 내는 오두막
b. 요새
c. 하맘
d. 카메칸

4. 18세기와 19세기에, 유럽인들은 류머티즘과 호흡기 질환을 치료하기 위해 스파 도시들을 찾았다. 이런 관행은 뭐라고 불렸나?
   a. 진흙을 취한다.
   b. 물을 취한다.
   c. 치료를 받는다.
   d. 공기를 마신다.

5. 스파라는 단어의 기원은?
   a. 벨기에에 있는 미네랄 온천 도시 Spa
   b. 라틴어 샘(espa)
   c. 라틴어 오직 물로만(solus per aqua)
   d. 라틴어에서 왔다는 것 외에는 정확하게 알려지지 않았다.

빈 칸을 채우시오.

6. 독일에서는 스파 테라피가 전통적인 치료법으로는 치료를 할 수 없는 환자들을 위한 대안이라는 인식이 널리 퍼져 있다. 이 시스템의 이름은 ________ 시스템이다.

7. 오스트리아의 빈센트 프라이스니츠는 ________ 치료의 주창자였다.

8. 자연치유 요법은 독일인 신부 __________의 치료법에 근간을 두고 있다.

9. 바트 호프가스타인에서는 관절염과 비염, 만성 천식을 앓고 있는 환자들이 "가스타인 치료"에 참가한다. 이 치료법은 __________를 소량 흡입할 수 있는 동굴을 방문하는 것이 포함한다.

10. 국제스파협회(ISPA)가 2003년에 실시한 스파 고객 조사에 의하면, 스파의 주요 고객은 중상류층 이상의 __________이었다.

스파 트리트먼트의 준비
Preparation for Spa Treatment Delivery

2장

장 개요

기본적인 드라이룸 장비와 셋업
- 핫타월 히팅 기기
- 제품 워머
- 파라핀 딥
- 바디랩 재료
- 바디워밍 설비
- 스파 의류

위생 규약
- 테라피스트의 위생 상태
- 트리트먼트 룸
- 트리트먼트 룸과 장비, 제품 용기의 위생
- 스파의 청소

기본 서류

금지 사항들

테라피스트들이 피부와 스파 제품에 대해 알아야 할 것들
- 피부
- 기초 스파 제품들
- 주요 제품 용어들
- 제품 탐험

요약

주요 용어

살균제(antiseptic): 미생물들의 성장을 억제하고 예방하는 약품

장벽 기능(barrier function): 조직을 손상시키거나 순환을 방해할 수 있는 세균과 화학 물질의 침투를 막는 피부의 기능. 피부의 장벽 기능을 또한 수분 손실도 줄여준다.

소독약(disinfectant): 해로운 미생물을 파괴하는 화학물질; 일반적으로 바닥, 벽, 주방의 조리대와 같은 무생물의 사물 소독에 사용한다.

위생 규약(sanitation protocol): 영업시간 동안 시설을 청결하고 소독된 상태로 유지하기 위한 스파 또는 클리닉의 조치.

각질층(stratum corneum): 피부의 표피 중에서 가장 바깥쪽 층으로 피부에 장벽 기능을 제공한다.

일반적 지침(Universal Precautions): 질병 관리 센터(CDC)의 혈액과 체액에 관한 정책으로 혈액과 체액은 후천성 면역 결핍 증후군, B형 간염, 그리고 기타 혈액성 병원군의 잠재적 감염원이다.

제2장에서는 새로운 스파 테라피스트들이 스파 혹은 클리닉에서 스파 트리트먼트를 할 때 주의해야 할 점을 소개하고자 한다. 우선, 드라이룸(dry room) 트리트먼트에 필요한 다양한 장비 선택에 대해서 알아보는 것이 좋을 것 같다[웨트룸(wet room) 장비에 대해서는 4장에서 자세히 설명하겠다]. 테라피스트들은 스파 장비의 감염을 막고 스파 제품의 감염 예방을 위해 **위생 규약**에 따라 반드시 평가서를 작성해야 하며, 필요한 경우에는 시정해야 한다. 고객의 상태와 적용 스파 트리트먼트를 기록할 수 있는 양식도 있어야 한다. 스파 트리트먼트가 고객의 상태에 어떤 영향을 미치는지 이해하는 것도 중요하지만, 언제 트리트먼트를 중단해야 하는지, 언제 다른 서비스를 제안해야 하는지를 아는 것도 중요하다. 마지막으로, 피부에 대한 기본적인 이해와 함께 스파 제품 성분의 효과에 대해서도 알아두면 유용하다. 이런 지식은 테라피스트가 고객들에게 어떤 전문적인 스킨케어가 필요한지 제안하는데 도움이 되고, 고객들이 편하게 트리트먼트를 받는데도 도움이 된다. 또, 트리트먼트를 안전하게 시술하는데도 도움이 된다.

기본적인 드라이룸 장비와 셋업
Basic Dry Room Equipment and Setup

고급스럽고 규모가 큰 스파가 스파 체험의 질과 분위기를 더 좋게 만드는 것은 분명하다. 그러나, 세심한 곳에도 주의를 기울이고, 기능적인 환경에 더 관심을 둔다면, 소규모 스파나 마사지 클리닉에서도 과도한 지출 없이 만족스러운 트리트먼트를 제공할 수 있다.

진정 효과가 있는 색으로 방의 색조를 통일하는 것이 좋다. 색상 조합은 스파의 종류나 스파에서 제공하는 트리트먼트의 종류에 따라 선택하는 것이 좋다. 피트니스 센터 안에 있는 스파는 유리와 철을 이용해 첨단을 달린다는 느낌을 주면 좋다. 이런 스타일은 유선형의 도시적 컨셉와 잘 어울린다. 요즘엔 자연스러운 질감의 소품(나무 바구니, 라탄 매트, 대나무, 돌 등)을 강조한 차분한 인테리어도 인기이다. 문화에 기반을 둔 트리트먼트를 이런 자연적인 배경의 스파에서 시술하는 것이 현대 스파 산업의 트렌드이다. 부드러운 조명 여러 개를 사용하는 것이 밝은 등 하나를 사용하거나, 트리트먼트 룸의 조명을 너무 어둡게 하는 것보다 더 편안한 느낌을 준다. 양초는 근사한 분위기를 자아내기는 하지만, 노출된 불꽃은 소방법 위반 요소가 되기도 한다. 양초는 처음에 불을 붙였을 때는 아름답게 보이지만, 녹기 시작하면 지저분해 보이는 단점이 있다. 양초보다는 차라리 티(tea)라이트가 낫다.

방의 중앙에 트리트먼트 테이블을 놓고 아마포로 만든 덮개를 덮는다. 트리트먼트 가격이 저렴한 스파라면, 대중적인 시트와 커다란 목욕 타월을 깔아도 무방하다. 베이지색이나 크림색 시트와 차분한 색의 타월을 사용하면 흰색 시트와 화려한 비치 타월을 사용했을 때보다 더 우아한 인상을 줄 수 있다. 다양한 톤의 색깔을 이용해 질감과 깊이를 주는 것도 좋은 방법이다. 고급 스파라면 이집트면과 거기에 어울리는 덮개, 장식용 쿠션을 놓아두는 것도 좋다. 스파용품 전문점에 가면 기본적인 것에서부터 비싼 린넨까지 모두 살 수 있다. 양털 테이블보는 부드럽고 따뜻한 분위기를 만들어준다. 젤로 채워진 페이스 크레이들 커버는 고객을 편하게 만들어 주고 환영 받는다는 느낌을 주기 때문에 갖추어 두는 것이 좋다.

가능하면 커다란 장비는 트리트먼트 룸 바깥에 두거나 사용하지 않을 때는 눈에 띄지 않게 두는 것이 좋다. 트리트먼트 중에 스파 제품을 올려놓을 수 있는 이동식 웨건이 있으면 많은 도움이 된다. 스파 제품이 반쯤 남아 있는 용기는 깨끗하게 보이지 않는다. 위생적이고, 깨끗하며, 새 것처럼 보이는 용기를 사용하거나 헌 용기에 담겨 있는 제품들은 우아한 일본 접시나 화려한 유리 그릇, 흠집이 없는 스테인리스, 순백색의 자기에 담아 사용하면 좋다. 집 근처의 수입상품점에 가면 트리트먼트 룸의 분위기를 고급스럽게 만들 수 있는 매력적인 용기를 찾을 수 있을 것이다. 바닥이 단단한 나무나 타일, 석판이면 유리 용기는 떨어뜨리면 잘 깨지기 때문에 피하는 것이 좋다. 때로는 간단한 것들이 커다란 변화를 만들기도 한다. 덮개를 예쁘게 접어 안에 꽃을 넣어둔다거나, 과일을 담은 접시를 옆에 놓아두는 것도 트리트먼트 룸을 새롭고 편안한 공간으로 만드는데 도움을 준다.

다음 장부터 트리트먼트 과정을 설명하려고 한다. 모든 트리트먼트 설명에 첨부한 그림은 독자들이 서비스에 대해 이해하는 데 도움을 줄 것이다. 필요 목록도 그림으로 첨부해 놓았다. 스파 트리트먼트를 처음 시작하는 테라피스트들에게는 장비와 장비 선택을 상세하게 설명하는 것

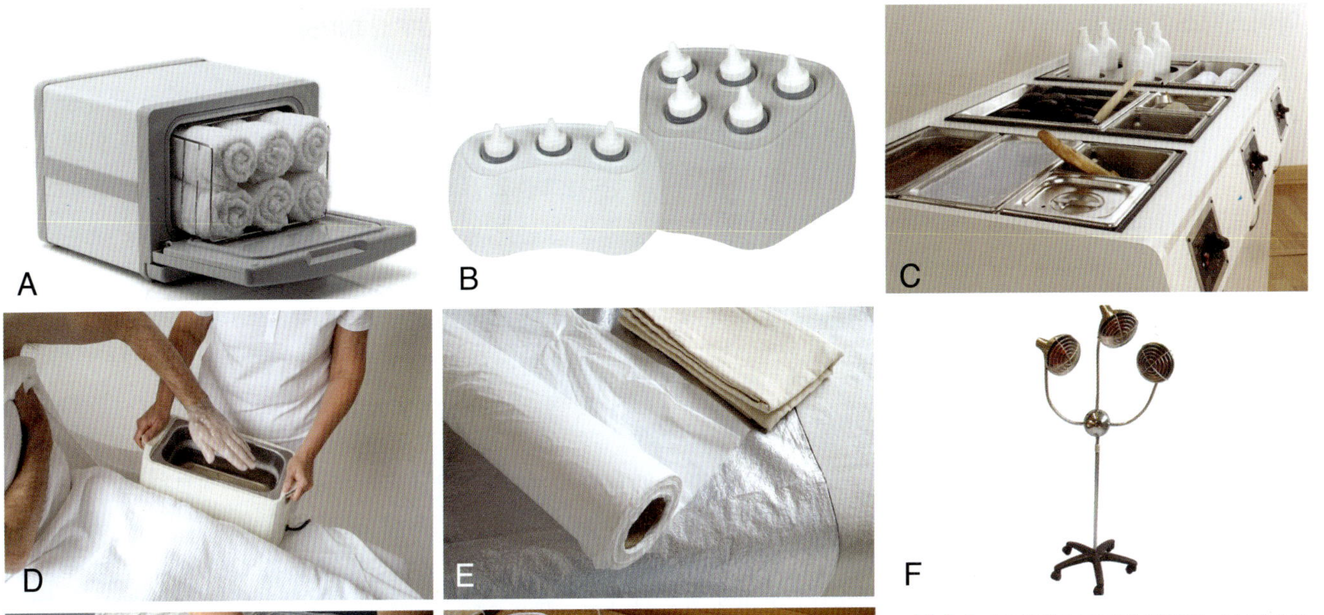

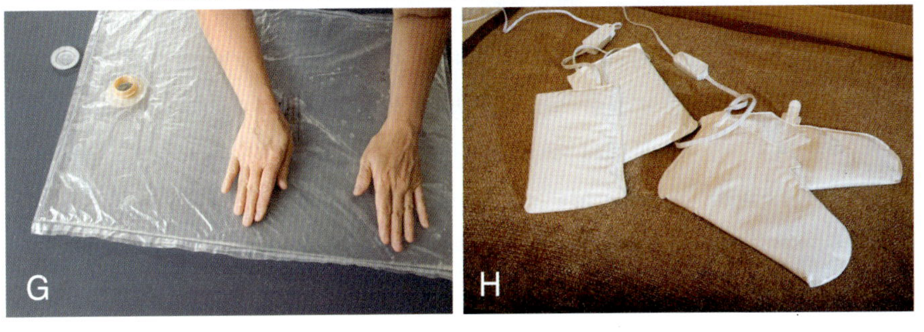

그림 2-1 드라이룸 장비와 비품들. (A) 핫타월 캐비닛(캐비). 기타 수건 가열 도구로는 하이드로콜래터, 오븐, 크록팟(crock pot)이 있음. (B) 제품 워머. (C) 트리트먼트 바. (D) 파라핀 딥. (E) 헤비랩 재료들: 울 담요, 서멀 스페이스 담요, 웨트 랩 시트, 플라스틱 바디 랩 시트. (F) 프리 스탠딩 히팅 램프. (G) 포멘텍(fomentek) 물주머니: 포멘텍은 트리트먼트 테이블 위에 평평하게 놓을 수 있게 디자인되어있다. (H) 전자(열) 부티와 장갑.

이 도움이 될 것 같아 혼동하지 않도록 사진을 첨부했다. 스파용품 공급업체와 장비 업체는 부록 B에 적어 놓았다.

핫타월 히팅 기기(HOT TOWEL HEATING UNIT)

핫타월은 스파 바디 트리트먼트를 하는 동안 계속 필요하며, 샤워 시설이 있는 곳에서도 필요하다. 테라피스트들은 여러 가지 방법으로 타월을 데우고 따뜻하게 보관할 수 있다. 핫타월 온장고를 이용해도 되고, 하이드로콜래터(hydrocollator), 오븐, 아이스박스를 사용해도 된다(그림 2-1A).

핫타월 온장고 [Hot towel Cabinet(Cabbi)]

핫타월 온장고는 수건이 6개 들어가는 소형에서부터 72개까지 넣을 수 있는 대형까지 크기가 다양하다. 작은 냉장고처럼 생겼으며 트리트먼트 테이블 근처에 두고 사용하면 편리하다.

하이드로콜래터(Hydrocollator)

하이드로콜래터는 주로 핫팩으로 이용한다(4장에 자세히 설명함). 가끔 바디 랩을 할 때나 핫타월이나 핫시트 용도로도 사용하는데 물의 온도를 74°C로 일정하게 유지시켜 준다. 손님이 많은 스파에서는 발을 담그는 욕조에 뜨거운 물을 지속적으로 공급해야 할 때 사용하면 편리하다.

오븐 (Roaster Oven)

예산이 넉넉하지 않은 스파에서는 물을 채운 오븐을 이용하면, 비싼 온장고를 구입하지 않고 효과적으로 핫 타월을 만들 수 있다. 오븐에는 수건을 20장까지 넣을 수 있으며 핫시트 랩과 스파 제품, 뜨거운 스톤 마사지에 이용하는 스톤을 데우는 용도로도 사용할 수 있다. 오븐에서 꺼낸 수건을 아이스박스에 넣기 전에 뜨거운 물을 조금 뿌려두면, 수건을 뜨겁게 보관할 수 있다. 수건이 조금 필요할 때는 전기 솥을 이용해도 된다.

아이스박스(Soda Cooler)

테라피스트가 스파 제품을 핫타월로 제거할 때, 수건이 가까운 곳에 있어야 빠르고 효과적으로 트리트먼트를 할 수 있다. 핫타월을 가지러 온장고에 왔다갔다 하다 보면 트리트먼트의 흐름이 끊기고 시간도 더 많이 소요된다. 이럴 때에는 온장고에서 수건을 꺼내서 9~12쿼트의 아이스박스에 넣어 트리트먼트 테이블 근처에 놓고 사용하면 편리하다.

제품 워머(PRODUCT WARMERS)

스파 제품을 차가운 상태로 고객의 몸에 발라야 할 때도 있지만 대부분의 경우, 스파 제품을 바르기 전에 따뜻하게 데워 놔야 한다. 스파 제품 워머에도 여러 종류가 있다. 어떤 제품엔 두 개의 보일러와 두 개의 용기가 달려 있어서 스파 제품을 물이 들어 있는 더 큰 가열용 용기 안, 혹은 전기로 가열하는 바깥쪽 용기 안에 있는 작은 용기 안에 넣고 데울 수가 있다. 로션 워머는 스파 제품을 50° 정도로 데울 수 있고, 온도 조절 장치가 있어서 온도를 조절할 수 있다(그림 2-1B). 오븐 한쪽에는 수건을 넣고, 다른 한쪽에는 철이나 강화유리로 된 용기에 스파 제품을 넣어 데워도 좋다. 이런 용기를 오븐 안에 넣을 때는 오염 방지를 위해 뚜껑을 덮는 것이 좋다. 철제 워머는 해초나 머드에 오염이 될 수 있으므로, 이런 제품들은 파이렉스 유리 용기에 넣어 뜨거운 욕조에 넣고 데운 다음, 트리트먼트하기 직전에 플라스틱 용기로 옮겨 담는 것이 좋다(유리는 깨지기 쉬워서 위험하다). 스파 제품을 데울 때는 전자레인지는 절대 사용하면 안되는데, 전자파가 제품의 치료 효과에 영향을 줄 수 있기 때문이다. 최근에 나오는 제품들은 워머 안에 너무 오래 넣어두면 부서지는 경향이 있다.

트리트먼트 바는 비싸기는 하지만, 몇 가지 제품을 동시에 데울 수 있기 때문에 사용하기 편하다. 트리트먼트 바는 트리트먼트 룸 안에 붙박이로 장착이 가능하고, 뷔페식당에서 사용하는 음식 히터처럼 커다란 히터 안에 팬이 내장되어 있다. 히터 팬 안에 다양한 품목을 보관할 수 있는데 수건과 뜨거운 돌, 스파 제품들, 손을 씻는데 쓰는 뜨거운 비눗물, 핫랩 시트, 그리고 제품을 바르는 붓 등을 보관할 수 있다(그림 2-1C).

파라핀 딥(PARAFFIN DIPS)

손과 발에 시술하는 파라핀 딥은 관절염과 관절통 등을 치료하고 다른 스파 서비스 효과를 향상시키기 위해 사용한다(그림 2-1D). 롤링 스탠드가 장착된 좋은 품질의 제품을 쓰는 것이 가정용으로 나온 일반 제품을 쓰는 것보다 낫다. 가정용은 온도가 올라가는 데 시간이 많이 걸리고 온도 조절도 용이하지 않기 때문이다.

바디랩 재료(BODY WRAP MATERIALS)

많은 스파의 바디 트리트먼트에서 제품의 흡수와 침투력을 증가시키기 위해 고객의 몸을 "감싼다." 바디랩에 사용되는 재료는 바디랩이 효과를 나타낼 수 있도록 보관해야 하며, 체온과 트리트먼트 제품의 사용법에 따라 양이 달라진다. 무거운 재료를 겹겹이 발라 고객이 트리트먼트를 받는 동안 땀을 흘릴 수 있게 해야 한다. 고객의 몸에서 땀을 낼 필요가 없을 때는, 면으로 된 담요를 이용해도 된다. 머드나 꿀과 같은 재료를 이용할 때는 플라스틱이나 호일과 비슷한 마일라 등으로 먼저 몸을 감싸주는 것이 좋다.

두꺼운 모직 담요(Heavy Wool Blanket)

두꺼운 모직 담요는 독소 배출 랩을 하면서 고객이 땀을 흘려야 할 때 사용하면 좋다. 담요는 몸집이 큰 사람도 감쌀 수 있도록 커다란 것을 사용하는 것이 좋다(240에서 270 cm면 충분하다). 한 번 사용한 후에는 세탁을 해야 하기 때문에 물세탁이 가능한 모직이 좋다.

보온 "스페이스" 담요(Thermal "Space" Blanket)

보온 "스페이스" 담요는 두꺼운 비상용 담요이다. 이 담요는 겉에는 플라스틱이, 안에는 호일이 있어서 열의 손실을 막아준다.

랩 시트(Wrap Sheets)

핫(혹은 콜드) 웨트 랩 시트(허브와 커피, 우유와 꿀 등의 웨트 랩)는 100% 면이나 두꺼운 옥양목, 아마와 면, 양털을 섞은 천으로 만든다. 플란넬 면은 핫 웨트 시트 랩에는 절대 사용하지 않는데, 물기를 완전히 짜기 힘들어서 고객이 화상을 입을 수 있기 때문이다.

바디랩 플라스틱과 마일라(Body Wrap Plastic and Mylar)

플라스틱과 마일라 시트는 해초나 머드와 같은 제품의 바디랩에 사용한다. 몸을 다른 천 등으로 감싸게 되면 몸이 아닌 천이 제품을 흡수하기 때문이다. 플라스틱과 마일라는 커다란 롤로 구입해 고객당 약 1.8 m로 잘라서 쓴다. 마일라가 체온을 더 따뜻하게 유지하지만, 가격이 플라스틱보다 약간 비싸다.

바디워밍 장비(BODY-WARMING EQUIPMENT)

스파 바디 트리트먼트 시 수건 두 장으로 고객의 가슴과 생식기 부위를 가린다. 고객의 몸을 따뜻하게 하는 방법에는 여러 가지가 있는데, 히트 램프를 사용하거나, 전기장판, 옥수수, 쌀, 아마씨 팩, 핫팩, 포멘텍 물주머니 등을 사용한다.

히트 램프(Heat Lamps)

히트 램프는 트리트먼트 테이블 위에 올려 놓는데, 온도 조절 장치가 있어서 더 뜨겁거나 덜 뜨겁게 만들 수 있다. 연결 부위가 구부러지는 장점이 있지만, 아래 부분이 크고 무겁기 때문에 트리트먼트 룸의 공간을 많이 차지하는 단점이 있다(그림 2-1F).

테이블 워머(Table Warmers)

전기 테이블 워머는 고객이 트리트먼트 테이블 위에 눕기 전에 시트를 데우는데 사용한다. 바디랩 트리트먼트를 할 때, 고객은 보온 담요나 보식갭 남요 위에 놓인 플라스틱 시트 위에 눕게 된다. 이렇게 여러 겹의 담요를 사용할 경우, 전기 테이블 워머는 고객의 몸을 충분히 따뜻하게 만들지 못하는 단점이 있다. 그리고, 많은 테라피스트들은 열을 내는 원소들이 고객들의 전자기장을 방해한다고 생각한다. 이런 점이 문제라면, 포멘텍을 사용해 고객들의 몸을 따뜻하게 만드는 것도 좋다. 포멘텍은 트리트먼트 테이블 위에 올려놓을 수 있도록 만들어진 커다란 물주머니이다(그림 2-1G). 이 주머니를 베개 아래에 놓거나 플라스틱 시트 또는 웨트시트 바로 아래에 넣어둔다. 이렇게 하면 바디랩을 하는 동안 따뜻함과 편안함을 제공할 수 있다. 옥수수와 쌀, 아마씨 팩을 전자레인지로 데워서 사용하는 것도 좋은 대안이다. 핫팩은 사용하지 않는 것이 좋은데 핫팩 위에 바로 눕게 되면 고객이 화상을 입을 수 있기 때문이다. 대신 핫팩은 고객의 발 아래에 놓아 인체 중심부의 온도를 올리는 것이 낫다.

전기 보온 양말과 장갑[Electric (Thermal) Booties and Mitts]

전기 양말과 장갑은 스파 제품이 발라진 손과 발의 온도를 따뜻하게 유지하는데 이용하면 좋다(그림 2-1H). 고객의 몸을 따뜻하게 만들어야 할 때 언제든지 이용할 수 있다. 그러나, 너무 오래 사용하면 고객의 손과 발이 부을 수 있으므로 주의해야 한다. 전기 양말과 장갑은 사지 말단의 혈관 확장을 일으킬 수 있으므로 이들을 제거한 뒤에는 심장 방향으로 플러싱 스트로크(flushing stroke)를 해주는 것이 중요하다.

스파 의류(SPA CLOTHING)

많은 고객들이 바디랩을 할 때도 노출되는 것을 꺼리기 때문에 1회용 속옷을 이용하는 것이 좋다. 소형, 중형, 대형 사이즈의 여성용 팬티와 가죽끈, 브라, 그리고 남성용 팬티와 박서를 갖춰 놓을 필요가 있다. 웨트룸(wet room) 트리트먼트 시에는 어두운 청색이나 검정색의 1회용 속옷을 입게 하는 것이 좋은데, 흰색은 젖으면 비칠 수 있기 때문이다. 작은 구멍이 있어서 제품이 피부에 스며들 수 있도록 고안된 1회용 속옷을 착용하면 스파 제품을 속옷 위에 발라도 무방하다. 넉넉한 타월 가운과 스파용 슬리퍼, 타월 머리 수건, 타월 바디랩을 비치해 놓으면 고객들이 스파 안을 돌아다니거나 룸에서 룸으로 이동할 때 편하다.

위생 규약 Sanitation Protocols

테라피스트가 고급 스파에서든, 혹은 작은 사설 클리닉에서든 스파 트리트먼트를 시행할 때는 반드시 철저한 위생 규약에 따라야 한다. 마사지 주(state)위원회, 미용 위원회, 주보건부, 그리고 미국 질병통제예방센터(CDC)는 위생 규약에 관한 유용한 정보를 제공하고 있다. 이 위생 규약에는 테라피스트의 위생 상태와 트리트먼트 룸, 장비, 제품 용기의 위생, 그리고 스파의 일반적인 청결 상태까지 포함한다.

테라피스트의 위생 상태 (THERAPIST HYGIENE)

건강관리 분야에서 일하는 사람들은 샤워를 매일 해야 하고 머리를 정기적으로 감아야 한다. 머리는 뒤로 묶어 트리트먼트를 하는 동안 고객의 몸에 닿지 않게 해야 한다. 더 나은 위생과 고객의 편의를 위해 손톱은 짧게 잘라야 하고, 손톱 끝은 부드럽게 다듬어야 한다. 손톱을 길러도 안되고, 매니큐어를 바르거나 인조 손톱을 붙여도 안 된다. 테라피스트들이 입었던 유니폼과 옷은 하루 일과가 끝나면 세탁을 해야 한다. 긴 소매 옷보다는 짧은 소매 옷이 나은데, 소매가 고객의 피부에 닿아 감염을 일으킬 수 있기 때문이다. 반지와 손목시계, 팔찌, 목걸이와 같은 장신구도 착용하지 않는 것이 좋다. 이런 장신구에는 작은 틈과 날카로운 모서리가 있어 박테리아들이 기생할 수도 있고, 고객에게 상처를 낼 수 있다. 손을 청결하게 유지하는 것은 테라피스트들을 위한 위생 규약 중 가장 중요한 부분이라고 할 수 있다.

미국 질병통제예방센터는 건강관리 종사자들에게 비항균성 또는 항균성 비누를 사용해 15초에서 30초 동안 손을 비벼 거품을 내서 피부 표면에 있는 오염물질을 씻어내도록 권장하고 있다. 또한 다른 사람이 한 번도 사용하지 않은 네일 브러쉬를 이용해서 손톱도 청소해야 한다. 손을 씻을 때는 손가락 사이뿐 아니라, 팔뚝과 팔꿈치까지 씻어야 한다. 팔과 손을 흐르는 물에 깨끗하게 헹구고 1회용 종이휴지를 이용해 물기를 닦는다. 같은 종이휴지를 사용해 물을 잠그고, 트리트먼트 룸까지 가는 동안에도 그 종이휴지로 손잡이를 잡고 문을 열어야 한다. 트리트먼트를 하기 전이나 트리트먼트 사이 사이, 그리고 트리트먼트를 마친 다음에는 알코올이 함유된 손소독제(hand rub)로 손을 닦아 오염물질을 제거하는 것이 좋다. 알코올이 함유되지 않은 손소독제는 미국 질병통제예방센터에서 사용을 권하지 않고 있다. 장갑을 끼기 전이나 장갑을 벗은 후에도 손을 씻어 오염물질을 제거해야 한다. 트리트먼트 도중 오염이 많이 된 신체 부위(발 같은 곳)에서 깨끗한 신체 부위(얼굴 같은 곳)로 옮겨갈 때에도 알코올 손소독제로 손을 소독하는 것이 좋다. 제품 용기 같이 위생적이지 못한 물건과 접촉을 한 다음에 고객의 피부를 만질 때도 위와 같은 위생 지침을 따라야 한다. 마지막으로 식사 전후와 화장실 사용 후에도 손을 씻어 손의 오염물질을 제거해야 한다.

모든 고객은 같은 시설물 안에 있는 테라피스트나 다른 고객에게 전염될 수 있는 박테리아나 바이러스성 질환을 가지고 있을 수 있다. 고객들이 맨발로 스파 바닥을 걸어 다니면 무좀이 쉽게 전염될 수 있고 간염도 전염될 수 있다. 이런 전염을 피하기 위해서 테라피스트들은 항상 **위생 지침**을 실행에 옮겨야 한다.

미국 질병통제예방센터(CDC)의 위생 지침은 혈액과 체액에 관한 내용을 담고 있다.[2] 이 지침의 목적은 근로자들에게 상처 난 피부나 점막을 통해 감염이 되는 혈액 매개 감염 질병으로부터 자신을 보호할 것을 상기시키기 위한 것이다. 테라피스트의 손에 상처가 났거나 베인 곳이 있다면, 테라피스트는 반드시 장갑을 끼어야 한다. 고객의 피부에 상처가 있거나, 고객이 간염이나 HIV와 같은 혈액매개 감염 질병을 가지고 있다고 이야기 하면, 피부가 건강해 보이더라도 테라피스트들은 반드시 장갑을 끼어야 한다. 라텍스 장갑은 기름이나 로션, 크림 제품에 닿으면 쉽게 찢어진다. 따라서 라텍스 장갑 대신 PVC나 니트릴 고무, 네오프렌 장갑을 사용하는 것이 좋다. 장갑은 테라피스트의 손을 민감하게 만드는 스파 제품으로부터 손을 보호해 주는 2차적 기능도 있다.

테라피스트가 알러지가 있거나 기침이 심하면, 마스크를 반드시 착용해야 한다. 옷이나 수건이 혈액, 체액 등에 오염이 됐다면 염소 표백제를 이용해 세탁을 해야 한다. 표백제는 장갑을 끼고 만져야 하며 되도록 빨리 세탁을 하는 것이 좋다.

트리트먼트 룸과 장비, 제품 용기의 위생 (SANITATION OF THE TREATMENT ROOM, EQUIPMENT AND PRODUCT CONTAINERS)

트리트먼트를 시작하기 전에 테라피스트는 자신의 손의 오염물질을 제거한 다음, 트리트먼트 구역과 장비, 도구에 있는 오염물질까지 제거해야 한다. 위생에는 눈에 보이는 오염물질을 제거하는 청소 단계와 붙박이 시설물의 병원성 유기체를 제거하는 소독 단계가 포함된다. 선반과 장비, 트리트먼트 의자와 테이블, 바닥, 그리고 손잡이, 핸들, 수납장 등의 표면은 인증된 **살균제**를 이용해서 닦아야 한다. 대부분의 인증된 살균제들은 EPA 인증을 받은 것으로 HIV와 간염균, 결핵균 등을 제거할 수 있다. 여러분이 일을 하고 있는 주의 건강 위원회와 상담을 하는 것도 좋다. 몇몇 주에서는 건강관리 시설에서 특정한 종류의 살균제를 사용할 것을 요구하고 있기 때문이다.

모든 스파 제품을 소독한 숟가락이나 주걱을 이용해 원래 담겨 있던 용기에서 퍼낸 다음, 미리 소독을 한 용기에 담아 트리트먼트를 하는 동안 쓸 수 있게 준비해 놓는다. 스파 제품은 플라스틱 랩으로 덮어 사용 전에 오염이 되는 것을 막아야 한다. 테라피스트들이 트리트먼트를 하는 동안 손을 이용해 스파 제품을 덜거나 원래 용기에 손을 넣게 되면, 스파 제품이 쉽게 오염이 된다. 남은 스파 제품은 원래 용기에 다시 담지 말고 버리는 것이 좋다. 몇몇 제품은 고객의 손에 직접 떨어뜨려 주는 것이 좋다. 이런 경우에는 제품 용기가 트리트먼트 전후로 오염이 되지 않도록 하는 것이 중요하다.

바디 또는 페이셜 트리트먼트 시, 쓰레기를 잘 버리는 것도 중요하다. 거즈나 스펀지, 플라스틱 바디 랩 등은 1회만 사용하는 물품이다. 이런 물품은 사용 후, 바로 뚜껑이 있는 휴지통에 버려야 한다. 사용한 수건과 시트, 작업복, 그리고 헤어 랩 등은 세탁장소로 옮길 때까지 뚜껑이 있고 통기가 잘 되는 용기 안에 보관해야 한다. 트리트먼트가 끝나면 온수에 세탁한 다음 열을 이용해서 건조한 후에 수납장 안에 보관해야 한다. 철제 혹은 플라스틱 그릇, 주걱, 브러쉬, 그리고 아이스박스와 같이 재사용이 가능한 물품은 모두 뜨거운 비눗물로 씻은 다음, 알코올로 소독해야 한다. 고객과 직접적으로 접촉하지 않았던 장비의 표면도 트리트먼트가 끝나면 소독을 해야 한다. 이 트리트먼트 테이블과 보온용 담요 등은 청소 단계에서 빠뜨리기 쉽다. 보온용 담요에 알코올을 뿌린 다음, 널어 말린 후 접어서 수납장 안에 보관한다.

고객은 스파 안에서 1회용 혹은 세탁할 수 있는 슬리퍼를 신고, 가운을 입고 돌아다닌다. 고객이 한 번 사용한 후에는 샤워실을 청소하고 소독한 다음 건조시켜야 한다. 샤워 커튼과 샤워실 밖 바닥도 소독을 해야 한다. 모든 수건과 샤워실 밖에 있는 매트도 교체한다. 또, 액체 비누와 샤워 젤만 사용해야 한다. 한 사람 이상이 사용한 비누는 위생적이지 않기 때문에 샤워실이나 손을 닦는 곳에는 두지 않는 것이 좋다. 하이드로테라피 욕조도 고객이 한 번 사용한 후에 청소하고 소독한 다음, 건조시켜야 한다. 욕조에 분사구가 있을 때는, 표백제나 욕조 제조사의 지침에 따라 특정한 **소독약**을 사용해서 씻어야 한다. 페디큐어 도구나 분사구가 있는 발 담그는 욕조도 같은 방법으로 소독을 해야 한다.

스파용품 전문점에 가면 다양한 종류의 소독약을 살 수 있다. 제조사는 함께 사용하면 최상의 효과를 낼 수 있는 소독약과 장비를 추천하기도 한다. 표 2-1은 스파에서 흔하게 사용하는 청소 제품을 적어 놓은 것이다. 그러나, 이것은 예시라는 것을 기억해두기 바란다. 미 노동 안전 위생국(OSHA)은 스파에서 사용하는 화학 약품의 위험성을 스파 직원들에게 주지시킬 것을 요구한다. 따라서 위험한 화학물질이 있는 곳에는 반드시 물질안전보건자료(MSDS)가 있어야 한다. 스파 직원은 청소 시 두꺼운 청소용 장갑을 착용해야 하며, 청소용 제품을 다룰 때는 눈 보호 안경을 써야 한다.

스파의 청소 (CLEANLINESS OF THE FACILITY)

청소와 관련된 점검 목록을 만들어 놓으면, 스파 또는 클리닉을 운영하는데도 도움이 된다. 청소 점검 목록은 다음과 같은 항목을 포함해야 한다.

1. 모든 그릇과 기구, 브러쉬, 접시, 그리고 그 외의 모든 장비를 뜨거운 비눗물에 씻은 다음 알코올로 닦아 캐비닛 안에 넣었는가?
2. 가운과 슬리퍼, 손수건, 목욕 수건, 샤워 매트 등을 적절한 세제를 이용해서 뜨거운 물로 빤 다음, 열을 이용해 말려서 수납장 안에 보관하였는가?
3. 선반과 트리트먼트 테이블, 거울, 바닥, 스파 장비, 손잡이, 싱크대, 그리고 필요한 경우 벽까지 소독약을 이용해 닦았는가?
4. 고객이 사용한 후, 샤워실과 하이드로테라피 욕조, 그리고 모든 웨트룸(wet room) 장비를 소독한 다음, 깨끗한 수건과 매트로 교체해 놓았는가?
5. 모든 화장실을 청소하고 소독했는가?
6. 제품 병과 용기를 알코올로 닦아 적절한 곳에 보관해 두었는가?
7. 매일 업무가 끝난 다음, 모든 쓰레기통을 비우고 소독했는가?

전염성이 있는 질병에 대한 새로운 정보가 계속해서 나오기 때문에 CDC의 웹사이트를 방문해서 가장 최근의 표준과 가이드라인에 근거한 데이터를 수집해 놓는 것도

표 2-1 스파에서 일반적으로 사용하는 세제들

이름	설명
제사급암모늄화합물(quats)	다양한 무생물 표면의 병원균을 죽이기 위해 조제한 살균제. 직업안전위생관리국(OSHA)이 제시한 혈액 또는 체액 제거를 위한 혈액원성 감염균 기준에 부합함. 슈도모나스, 포도상구균, 살모넬라 등과 HIV-1, B형과 C형 간염균과 같은 특정 바이러스에 효과적임. 청소부에 대한 독성이 약함.
페놀(크레졸이라고도 불림)	결핵에 특히 효과적인 살균지로 OSAH가 제시한 혈액 또는 체액 제거를 위한 혈액원성 감염균 기준에 부합함. quats에 비해 청소부에 대한 독성이 강함.
알코올	에틸과 이소프로필 알코올은 박테리아와 균류에 대한 항미생물제로 주로 사용됨. 하지만 세균성 포자에는 효과가 없음.
미환경보호국의 인증을 받은 살균제	미환경보호국(EPA)는 살균제품을 모니터해 항미생물제로서의 효능을 증명할 수 있는 실험 데이터 제출할 것을 요구하고 있음.
캐비사이드	EPA의 인증을 받은 병원급의 살균제로 바이러스성, 세균성, 균성 병원균 등에 광범위하게 쓰임. 이 제품은 또한 결핵에도 효과가 있음.
마비사이드	EPA가 인증한 살균제로 HIV-1, 무좀균, 사상균, 곰팡이, 단순포진 1형과 2형에 효과가 있음.
시트러스 2	감귤류 에센셜 오일로 만든 무독성의 천연 세제. 일반적인 살균 효과로 대부분의 표면에 사용됨. 이 제품은 환경에도 무해함.
마다사이드-FD 살균용액	알코올에 섞어 뿌리는 전염 컨트롤 스프레이로 HIV와 결핵균을 죽임.
에어로사이드 폼 클렌저	감염을 예방하고 세균을 죽이기 위해 딱딱한 물체의 표면을 살균하고 청소하는 데 이용되는 병원급의 살균 폼.

EPA = 미 환경 보호국, OSHA = 직업 안전 위생 관리국

중요하다. 트리트먼트에 관한 장에도 위생에 관한 항목이 있으므로 어떻게 청소를 해야 하는지에 대한 힌트를 얻을 수 있을 것이다.

기본 서류 Basic Documentation

스파 트리트먼트는 고객을 맞는 과정도 마사지만큼 중요하다. 모든 고객은 트리트먼트를 받기 전에 신체 상태에 대한 평가를 받아야 한다. 테라피스트는 고객에게 허브차를 대접하거나, 예쁜 용기에 고객의 발을 담그게 해서 편안한 분위기를 만들어주면 좋다. 그리고, 이 시간을 활용해서 테라피스트는 자신을 고객에게 소개하고, 고객이 받게 될 트리트먼트에 대해서 설명하면 좋다. 이런 과정이 적절하게 이루어지면, 테라피스트는 고객이 장기간의 건강 목표를 세우는 것을 도울 수 있고, 이런 목표를 달성하는데 스파나 클리닉이 어떤 역할을 할 수 있는지도 파악할 수 있다. 고객을 맞는 과정에서 얻은 정보는 테라피스트가 고객에게 필요한 홈케어 제품이나 다른 스파 서비스를 추천하는데도 도움을 준다.

건강 기록에 포함되는 정보의 종류는 스파의 규모, 스파에서 제공하는 서비스, 그리고 특정한 트리트먼트에 대한 테라피스트의 요구 등에 따라 달라진다. 영양학자는 고객의 식이요법과 관련된 질문을 할 것이고, 에스테티션은 피부 상태에 초점을 맞춘 질문을 할 것이다. 마사지 테라피스트라면 근육 상태에 대해 물어 볼 것이다. 스파는 각각의 테라피스트나 서비스에 맞춰 한 가지 또는 여러 가지 종류의 고객 인터뷰 양식을 사용할 수 있다. 모든 테라피스트는 트리트먼트를 시작할 때마다, 그 고객이 지난주에 왔다고 하더라도, 고객의 현재 상태에 대해 의논하

는 시간을 가져야 한다. 고객 건강 차트를 만들고 트리트먼트를 기록하는 주요한 목적은 고객의 건강 상태를 체크하고 적절한 트리트먼트를 찾아내며, 선택한 트리트먼트가 적합한지 확인하기 위해서이다.

금지 사항들 Contraindications

스파 고객들 중에는 마사지와 스파 트리트먼트가 완전히 금지되는 고객이 있고, 의사의 허가가 없으면 금지되는 고객도 있다. 특정한 신체 부위에만 금지되는 고객도 있고, 스파가 아닌 다른 관리법을 사용해야 하는 고객도 있고 매우 조심스럽게 관리해야 되는 고객도 있다.

일반적으로 마사지가 금지되는 경우에는 스파 트리트먼트도 금지 된다. 반대의 경우도 성립하는 경우가 있다. 멍은 좋은 예이다. 테라피스트들은 새로 멍이 생긴 곳(72시간 이하)은 마사지를 하지 않고 멍이 빨리 없어질 수 있게 해초나 특별한 에센셜 오일(예를 들면, *헬리크리섬*, 레몬 등)이나, 치료효과가 있는 머드를 발라야 한다. 햇볕에 탔을 때도 마찬가지이다. 이 때도 마사지를 해서는 안되며, 대신 진정효과가 있는 알로에 베라나 저먼 카모마일 에센셜 오일 등을 발라야 한다.

특별한 트리트먼트를 위해 선택된 스파 제품을 사용할 때는, 도포할 신체 부위의 표면과 고객의 전반적인 컨디션 모두를 세심하게 살펴야 한다. 몸 전체에 제품을 바르지 않고 부분적으로 바르는 것이 안전하다. 제품이나 혹은 제품의 성분이 피부 속으로 침투해서 순환기에 들어갈 수 있다면(예를 들면, 에센셜 오일), 더욱 조심스럽게 사용하여야 한다. 이런 경우에는, 부분적으로 발랐을 때보다 몸 전체에 발랐을 때 제품이 몸속으로 더 많이 스며들게 될 것이다.

해초 트리트먼트는 갑상선 약물에 영향을 줄 수 있으므로 갑상선 기능저하증이나 항진증 환자들에게는 해초 트리트먼트를 하지 않는 게 좋다(의사 지시 하에 할 경우는 예외이다). 박하, 유칼립투스, 로즈마리 에센셜 오일은 비슷한 치료법을 사용 중인 고객들에게는 역효과를 줄 수 있으므로 시술하지 말아야 한다. 고객이 더위나 추위, 통증, 압박감 등을 완화하기 위해 처방전을 받아 약을 구입했거나 일반의약품을 복용 중일 경우에는 트리트먼트를 연기하는 것이 좋다. 마약이나 알코올에 중독된 고객들은 트리트먼트를 받으면 안된다. 또, 트리트먼트나 스파 패키지의 일부로 와인이나 샴페인, 혹은 다른 종류의 알코올이 함유된 음료를 제공하는 것은 고객들을 위험에 빠뜨릴 수 있으며, 클리닉이나 스파의 법적인 책임을 불러일으킬 수 있다.

임신을 했거나 몸이 허약해져 있는 고객, 신경병 환자와 심장병 환자, 고혈압, 저혈압 환자는 의사의 지시가 없으면 하이드로테라피는 받지 말아야 한다. 그리고 이런 고객들은 머드나 허브 핫 시트 랩, 해초 랩 등 전신 스파 트리트먼트를 할 때도 의사의 허가를 받아야 한다.

고혈압은 지속적으로 혈압이 높은 상태를 말한다. 고혈압이 있으면 중풍과 심장마비가 발생할 위험이 높아진다. 신속하게 독소를 배출하게 만들고, 혈액 순환을 자극하는 스파 트리트먼트는 고혈압을 가진 고객에게는 위험할 수 있다. 고객이 고혈압 위험 인자를 갖고 있거나 고혈압 병력이 있다면, 테라피스트는 트리트먼트 전후와 마사지 전에 고객의 혈압을 측정해야 한다. 고혈압 위험 인자로는 임신, 심장질환 병력, 심근경색, 협심증, 동맥경화, 신부전증, 당뇨, 갑상선 기능 항진증과 같은 대사성 질환, 흡연, 과도한 스트레스, 나트륨 과다 섭취, 그리고 비만 등이 있다. 고객이 중등도 또는 심도 고혈압을 갖고 있어서(최고혈압 159 mmHg 이상, 최저혈압 99 mmHg 이상) 트리트먼트 시에 의사의 허가가 요구되는 경우에는 트리트먼트 온도와 시간을 조절해야 한다. 트리트먼트 온도는 체온과 비슷하게 하는 것이 안전하며, 장시간의 트리트먼트보다는 단시간의 트리트먼트를 하는 것이 좋다.

어떤 고객이든 테라피스트는 고객의 고통이 증가하는지, 불편한 점은 없는지, 동요와 메스꺼움, 두통, 그리고 어지러움 등을 느끼는지 살펴야 한다. 이런 증상들이 트리트먼트 중에 나타나면, 트리트먼트를 즉시 중단하고 고객이 상온의 조용한 곳에서 쉴 수 있게 조치해야 한다. 고객을 계속해서 살피고, 증상이 완전히 사라진 후에 집에 가도록 조치 한다. 종종 메스꺼움과 두통과 같은 증상들은 빠른 독소 배출의 결과로 나타나기도 한다. 이런 증상들이 트리트먼트 후에도 지속이 되면, 의사와 상담을 해야 한다. 이런 증상들이 트리트먼트 후에 급속도로 악화되면, 고객이 위험하다는 뜻이므로 테라피스트는 응급 서비스를 요청해야 한다.

스파 건강 정보

고객 이름 ______________________ 날짜 ______________

주소 ______________________ State ________ Zip ________

전화번호 ______________ 직업 ______________

비상 연락 ______________________ 번호 ______________

과거 주치의

이름 ______________________ 번호 ______________

주소 ______________________ State ________ Zip ________

현재 건강 정보

주치의에 의해 최근에 발견된 모든 질병을 나열하시오.

____

____

오늘 복용한 약을 적으시오 (진통제와 허브 치료약도 포함됨).

____

____

최근 3개월 안에 복용한 약을 적으시오.

____

____

다음 항목에 대해 간단한 설명을 적으시오 (날짜와 받았던 치료도 포함됨).

수술 ____

____

사고 ____

____

주요 질환 ____

____

흡연: □현재 □과거 □Nerver 설명 ______________

음주: □현재 □과거 □Nerver 설명 ______________

마약: □현재 □과거 □Nerver 설명 ______________

최근에 생리를 했나요? □ 네 □ 아니오

전에 스파 트리트먼트를 받은 적이 있나요? □ 네 □ 아니오

받은 적이 있다면 어떤 종류의 스파 트리트먼트를 받으셨나요? ______________

____

그림 2-2 스파 건강 양식.

현재와 과거의 질병들

현재나 과거에 앓았던 질병들에 모두 표시하고 이 서식 마지막에 있는 설명란에 짧게 설명하시오.

현재	과거	
☐	☐	두통
☐	☐	통증
☐	☐	수면 장애
☐	☐	피로
☐	☐	전염병
☐	☐	발열
☐	☐	부비동 질환
☐	☐	피부 질환
☐	☐	무좀
☐	☐	사마귀
☐	☐	피부 민감성
☐	☐	일광 화상
☐	☐	화상
☐	☐	멍
☐	☐	냄새 혐오
☐	☐	오일 혐오
☐	☐	알레르기
☐	☐	세제에 민감함
☐	☐	추위 혐오
☐	☐	폐소 공포증
☐	☐	류머티스 관절염
☐	☐	골관절염
☐	☐	척추 문제
☐	☐	디스크 문제
☐	☐	낭창
☐	☐	건염, 점액낭염
☐	☐	섬유근통
☐	☐	현기증, 이명
☐	☐	의식 혼돈
☐	☐	저림
☐	☐	신경염
☐	☐	신경통
☐	☐	좌골 신경통, 콕콕 쑤심
☐	☐	우울증
☐	☐	불안, 공황 발작
☐	☐	심장 질환
☐	☐	혈전
☐	☐	뇌졸증

현재	과거	
☐	☐	림프부종
☐	☐	고혈압
☐	☐	저혈압
☐	☐	혈액순환 장애
☐	☐	부어오른 발목
☐	☐	정맥류성 정맥
☐	☐	천식
☐	☐	배변 장애
☐	☐	배뇨 장애
☐	☐	복통
☐	☐	갑상선 장애
☐	☐	당뇨
☐	☐	임신
☐	☐	섬유 낭종
☐	☐	박동 조율기
☐	☐	정맥염
☐	☐	레이노 증후군

다른 질병들 :

____

____

____

____

____

설명 :

____

____

____

____

____

____

테라피스트 성명 ____________________

서명 ____________________

날짜 ____________________

표 2-2 금기 차트

질환[a]	금지	의사의 허가	각질제거	하이드로테라피	해초	머드	진흙	토탄	마사지	스톤 마사지	파라핑고	핫랩	웜랩	쿨랩	시로다라	우드바타나	발 트리트먼트	스킨케어 전문가에게 보내기
낙태(최근)			UC	AU	UC	UC	UC	UC	UC	C	UC	C	UC	UC	▲	UC	▲	
여드름			C	UC	SC	SC	SC	SC	SC	SC	SC	UC	UC	UC	SC	SC	▲	X
말단비대증		X	UC	UC	UC	UC	UC	UC	UC	UC	UC	C[b]	UC	UC	▲	UC	UC	
에디슨병		X	UC	UC	UC	UC	UC	UC	UC	UC	UC	C	UC	UC	▲	UC	UC	
에이즈 (고객의 상태가 좋을 때)		X	UC	UC	UC	UC	UC	UC	UC	UC	UC	UC	UC	UC	▲	UC	UC	
알레르기: 조개, 요오드, 해산물			▲	▲	C	▲	▲	▲	▲	▲	▲	▲	▲	▲	▲	▲	▲	
알츠하이머병		X	UC	UC	UC	UC	UC	UC	UC	UC	UC	C	C	C	UC	UC	UC	
무월경			▲	▲	▲	▲	▲	▲	▲	▲	▲	▲	▲	▲	▲	▲	▲	
안기나협심증		X	UC	C	UC	UC	UC	UC	UC	C	C	C	UC	C	UC	UC	UC	
신경성 식욕부진 충수염		X	UC	UC	C	▲	▲	▲	UC	C	UC	C	▲	C	▲	UC	▲	
불안장애		X	▲	UC	▲	▲	▲	▲	▲	▲	▲	C	C	C	UC	UC	▲	
천식			▲	UC	▲	▲	▲	▲	▲	▲	▲	C	▲	UC	▲	▲	▲	
동맥경화증		X	UC	C[b]	UC	UC	UC	UC	UC	UC	UC	C	UC	C	▲	UC	UC	
죽상 동맥경화증		X	UC	C[b]	UC	UC	UC	UC	UC	UC	UC	C	UC	C	▲	UC	UC	
무좀			C	SC	▲	SC	SC	SC	SC	SC	SC	▲	▲	▲	▲	SC	SC	
욕창		X	SC	AU	SC	SC	SC	SC	SC	SC	SC	C	UC	UC	▲	SC	SC	
쌍극성장애		X	UC	UC	UC	UC	UC	UC	UC	UC	UC	C	C	C	UC	UC	UC	
종기			SC	UC	SC	SC	SC	SC	SC	SC	SC	UC	UC	UC	SC	SC	SC	X
기관지염			▲	UC	▲	▲	▲	▲	▲	▲	▲	UC	▲	UC	▲	▲	▲	
타박상			SC	SC	▲	▲	▲	▲	SC	SC	SC	SC	▲	▲	▲	SC	SC	

[a] 질병에 대한 설명은 병리학 교과서를 참고하기 바람

[b] 의료진의 감독 하에 있거나 고급 트레이닝을 받았거나 특별한 이해가 있을 경우에는 제외됨.

* ▲ = 바람직한/안전한; AU = 고급 이해가 요구됨; C = 금기; SC = 부분적 금기; UC = 주의

화상(최근)		X	SC	C	SC	SC	SC	SC	SC	SC	SC	SC	SC	SC	SC	SC	SC	
일반 감기(급성으로 발병한 후 2~3일간)			UC	UC	UC	UC	UC	UC	UC	UC	UC	UC	▲	UC	▲	UC	UC	
심장 정지, 병력이 있는		X	UC	C^{b}	UC	UC	UC	UC	UC	C	C	C	UC	C	UC	UC	UC	
봉와직염		X	SC	C	SC	SC	SC	SC	SC	SC	SC	C	SC	SC	▲	SC	SC	
뇌성마비	X^{b}																	
수두	X																	
담낭	X^{b}																	
간경화증	X																	
대장염			UC	UC	UC	UC	UC	UC	UC	UC	UC	C	UC	UC	▲	UC	▲	
변비			▲	▲	▲	▲	▲	▲	▲	▲	▲	UC	▲	▲	▲	▲	▲	
크론씨병		X	UC	UC	UC	UC	UC	UC	UC	UC	UC	C	UC	UC	▲	UC	UC	
만성 피로 증후군			▲	UC	▲	▲	▲	▲	▲	UC	UC	C	▲	UC	▲	UC	▲	
울형성 심부전	X^{b}																	
결막염	X																	
접촉 피부염			SC	UC	SC	SC	SC	SC	SC	SC	SC	C	C	UC	SC	SC	SC	
타박상, 진탕(최근)	X																	
관상 동맥질환		X	UC	C^{b}	UC	UC	UC	UC	UC	C	C	C	UC	C	▲	UC	UC	
쿠싱병		X	UC	UC	UC	UC	UC	UC	UC	C	UC	C	UC	UC	UC	UC	UC	
낭포성 섬유증		X	UC	AU	UC	UC	UC	UC	UC	UC	UC	UC	UC	UC	▲	UC	UC	
방광염(만성, 급성 C형)			▲	UC	▲	▲	▲	▲	▲	UC	▲	C	▲	▲	▲	▲	▲	
우울증		X	▲	UC	▲	▲	▲	▲	▲	UC	▲	UC	UC	UC	UC	▲	▲	
요붕증		X	UC	C^{b}	C^{b}	UC	UC	UC	UC	UC	UC	C	UC	UC		UC	UC	
당뇨병		X	UC	C	C	UC	UC	UC	UC	C	C	C	UC	C	▲	UC	UC	
설사	X^{b}																	
게실염		X	UC	UC	UC	UC	UC	UC	UC	UC	UC	C	UC	UC	▲	UC	UC	
게실증		X	UC	UC	UC	UC	UC	UC	UC	UC	UC	C	UC	UC	▲	UC	UC	
월경 불순			▲	UC	▲	▲	▲	▲	▲	▲	▲	▲	▲	▲	▲	▲	▲	
습진			SC	UC	UC	SC	UC	SC	UC	UC	UC	UC	▲	▲	UC	SC	UC	X
색전증		X	UC	C^{b}	UC	UC	UC	UC	UC	C	C	C	UC	C	▲	UC	UC	
폐기종			▲	UC	UC	UC	UC	UC	▲	UC	UC	C	▲	UC	▲	UC	▲	
심장 내막염	X																	
자궁 내막증			▲	▲	▲	▲	▲	▲	▲	▲	▲	▲	▲	▲	▲	▲	▲	
간질		X	UC	UC	C^{b}	UC	UC	UC	UC	UC	UC	C	C	C	UC	UC	UC	
발열	X																	

(계속)

표 2-2 *(계속)*

질환[a]	금지	의사의 허가	각질제거	하이드로테라피	해초	머드	진흙	토탄	마사지	스톤 마사지	파라핑고	핫랩	웜랩	콜랩	시로다라	우드바타나	발 트리트먼트	스킨케어 전문가에게 보내기
유방 섬유낭종			▲	▲	▲	▲	▲	▲	▲	▲	▲	▲	▲	▲	▲	▲	▲	
섬유종			▲	▲	▲	▲	▲	▲	▲	▲	▲	▲	▲	▲	▲	▲	▲	
섬유근종			▲	AU	▲	▲	▲	▲	▲	UC	▲	UC	▲	UC	▲	UC	▲	
이완성 근육			▲	AU	▲	▲	▲	▲	▲	UC	▲	UC	▲	▲	▲	▲	UC	
모낭염			SC	UC	UC	SC	UC	SC	SC	SC	SC	UC	UC	UC	SC	SC	▲	X
위염(만성, 급성 C형)			UC	UC	UC	UC	UC	UC	UC	UC	UC	C	UC	UC	▲	UC	UC	
위장염	X																	
위식도 역류질환			UC	UC	UC	UC	UC	UC	UC	UC	UC	C	UC	UC	▲	UC	UC	
갑상선종			UC	UC	C	▲	▲	▲	▲	UC	▲	UC	▲	▲	▲	UC	UC	
통풍			C	AU	AU	AU	AU	AU	SC	SC	SC	C	▲	▲	▲	SC	C	
그레이브스 병		X	UC	UC	C	UC	UC	UC	UC	UC	UC	UC	UC	UC	▲	UC	UC	
심잡음		X	UC	UC	UC	UC	UC	UC	UC	UC	UC	C	UC	UC	▲	UC	UC	
혈관종			SC	UC	SC	SC	SC	SC	SC	SC	SC	UC	UC	UC	▲	SC	SC	
혈종			SC	C[b]	SC	SC	SC	SC	SC	SC	SC	C	UC	UC	▲	SC	SC	
혈우병		X	C	C	UC	UC	UC	UC	UC	C	C	C	UC	C	▲	UC	UC	
출혈	X																	
간염(만성, 급성 C형)		X	UC	C[b]	UC	UC	UC	UC	UC	UC	UC	C	UC	UC	▲	UC	UC	
탈장		X	SC	UC	SC	SC	SC	SC	SC	SC	SC	C	SC	SC	▲	SC	▲	
추간판 헤르니아 디스크		X	SC	AU	SC	SC	SC	SC	SC	SC	SC	C	UC	UC	▲	SC	▲	
단순 포진			SC	SC	SC	SC	SC	SC	SC	SC	SC	SC	SC	SC	UC	SC	▲	
고콜레스테롤혈증		X	UC	C[b]	UC	UC	UC	UC	UC	UC	UC	C	UC	C	▲	UC	UC	
고혈합		X	UC	C[b]	UC	UC	UC	UC	UC	C	UC	C	UC	C	▲	UC	UC	
갑상선 기능 항진증		X	UC	UC	C	UC	UC	UC	UC	UC	C	C	UC	UC	▲	UC	UC	

저혈압증		X	UC	C^b	UC	UC	UC	UC	UC	C	UC	C	UC	C	C	UC	UC	
갑상선 기능 저하증		X	UC	UC	C	UC	UC	UC	UC	UC	UC	C	UC	UC	▲	UC	UC	
심상선 어린선			UC	UC	UC	UC	UC	UC	UC	UC	▲	C	▲	▲	UC	UC	UC	X
농가진	X																	
염증, 급성			C	AU	AU	AU	AU	AU	SC	SC	SC	C	C	AU	UC	C	SC	
염증, 만성			▲	▲	▲	▲	▲	▲	▲	▲	▲	▲	▲	▲	▲	▲	▲	
염증, 아급성			C	AU	AU	AU	AU	AU	UC	SC	AU	C	UC	UC	UC	SC	UC	
인플루엔자	X																	
불면증			▲	▲	▲	▲	▲	▲	▲	▲	▲	▲	▲	▲	▲	▲	▲	
장폐색	X																	
과민성 대장 증후군			UC	UC	UC	UC	UC	UC	UC	UC	UC	UC	UC	UC	▲	UC	▲	
황달	X																	
신장결석(급성 C형)		X	▲	UC	▲	▲	▲	▲	▲	▲	▲	UC	▲	UC	▲	▲	▲	
이	X																	
루게릭병	X^b																	
완화기의 낭창		X	UC	C	UC	UC	UC	UC	UC	C	C	C	UC	C	I	UC	UC	
라임병			UC	UC	UC	UC	UC	UC	UC	UC	UC	UC	UC	UC	▲	UC	UC	
임파선염	X																	
림프부종	X^b																	
뇌막염	X																	
폐경기			▲	UC	▲	▲	▲	▲	▲	UC	UC	UC	▲	▲	▲	▲	▲	
단핵구증	X^b																	
다발성 경화증	X^b																	
근위축증		X	UC	UC	UC	UC	UC	UC	UC	UC	UC	C	UC	UC	▲	UC	UC	
심근 경색증(병력이 있는)		X	UC	C^b	UC	UC	UC	UC	UC	C	C	C	UC	C	UC	UC	UC	
심근염	X																	
신경병증		X	SC	C	SC	SC	SC	SC	SC	C	C	C	UC	UC	▲	SC	SC	
비만			▲	AU	UC	▲	▲	▲	UC	UC	UC	C	▲	UC	▲	UC	▲	
골관절염		X	UC	UC	▲	▲	▲	▲	▲	UC	▲	UC	UC	UC	▲	UC	UC	
난소 낭포			▲	▲	▲	▲	▲	▲	▲	▲	▲	▲	▲	▲	▲	▲	▲	
췌장염(만성, 급성 C형)		X	UC	UC	UC	UC	UC	UC	UC	UC	UC	C	UC	UC	▲	UC	UC	
마비	X^b																	
파킨스씨병		X	UC	UC	UC	UC	UC	UC	UC	UC	UC	C	C	C	UC	UC	UC	

(계속)

표 2-2 *(계속)*

질환[a]	금지	의사의 허가	각질제거	하이드로테라피	해초	머드	진흙	토탄	마사지	스톤 마사지	파라핑고	핫랩	웜랩	쿨랩	시로다라	우드바타나	발 트리트먼트	스킨케어 전문가에게 보내기
골반내 감염	X																	
심낭염	X																	
가벼운 말초 혈관 질환		X	SC	C	SC	SC	SC	SC	SC	C	C	C	UC	C	▲	SC	SC	
복막염	X[b]																	
정맥염		X	SC	C	SC	SC	SC	SC	SC	C	C	C	UC	C	▲	SC	SC	
비세균성 늑막염		X	UC	C[b]	UC	UC	UC	UC	UC	UC	UC	C	UC	UC	▲	UC	UC	
다낭신 질환		X	▲	UC	▲	▲	▲	▲	▲	UC	▲	C	▲	▲	▲	▲	▲	
자간전증	X																	
임신			UC	AU	C	UC	UC	UC	UC	UC	UC	C	UC	C	C	C	UC	
고위험 임신		X	UC	C	C	C	C	C	UC	C	C	C	UC	C	C	C	UC	
월경 전 증후군			▲	▲	▲	▲	▲	▲	▲	▲	▲	▲	▲	▲	▲	▲	▲	
전립선염			▲	▲	▲	▲	▲	▲	▲	▲	▲	UC	▲	▲	▲	▲	▲	
가성 좌골 신경통		X	UC	UC	UC	▲	▲	▲	▲	UC	▲	UC	▲	▲	▲	UC	▲	
건선			SC	AU	UC	UC	UC	UC	UC	UC	▲	UC	UC	UC	▲	UC	UC	X
폐수종	X[b]																	
신우신염	X																	
레이노 증후군			UC	C[b]	UC	UC	UC	UC	UC	UC	UC	C	UC	C	▲	UC	UC	
류머티즘성 관절염		X	UC	AU	UC	UC	UC	UC	UC	C	SC	C	UC	UC	▲	UC	UC	
백선	X																	
옴	X																	
오래된 흉터			UC	▲	▲	▲	▲	▲	▲	▲	▲	▲	▲	▲	▲	▲	▲	
흉터, 최근		X	SC	AU	UC	UC	UC	UC	UC	UC	UC	UC	UC	UC	UC	UC	UC	

피부 경화증		X	UC	AU	UC	▲	▲	▲	UC	UC	▲	C	UC	UC	UC	UC	▲	
지루성 낭포			UC	UC	UC	UC	UC	UC	SC	SC	UC	UC	▲	▲	▲	UC	▲	X
피부 tabs			UC	▲	▲	▲	▲	▲	UC	UC	▲	▲	▲	▲	▲	UC	▲	X
겸상 적혈구병		X	UC	C	UC	UC	UC	UC	UC	C	C	C	UC	C	▲	UC	UC	
부비동염(열은 나지 않음)			▲	▲	▲	▲	▲	▲	▲	▲	▲	▲	▲	▲	▲	▲	▲	
진균			SC	SC	UC	SC	SC	SC	SC	SC	SC	▲	▲	▲	▲	SC	SC	
뇌졸증		X	UC	C[b]	UC	UC	UC	UC	UC	C	UC	C	UC	C	UC	UC	UC	
약물남용으로부터 회복 중		X	▲	UC	▲	▲	▲	▲	▲	▲	▲	UC	UC	UC	▲	▲	▲	
일광 화상			C	AU	C	C	C	C	C	C	C	C	C	▲	SC	C	SC	
폐쇄혈전혈관염		X	SC	C	SC	SC	SC	SC	SC	C	C	C	UC	C	▲	SC	SC	
혈전성 정맥염		X	SC	C	SC	SC	SC	SC	SC	C	C	C	UC	C	▲	SC	SC	
편도선염	X																	
결핵(전염성이 없는)		X	▲	UC	▲	▲	▲	▲	▲	▲	▲	UC	▲	▲	▲	▲	▲	
궤양			▲	▲	▲	▲	▲	▲	▲	▲	▲	UC	▲	▲	▲	▲	▲	
요도염	X																	
정맥류성 정맥			SC	UC	UC	UC	UC	UC	UC	SC	UC	UC	UC	UC	▲	UC	UC	

표 2-3은 마사지 테라피스트들이 알아야 할 피부 종류와 상태를 적어놓은 것이다. 그리고 각각의 조건에 따라 사용할 수 있는 에센셜 오일도 명기해 놓았다. 이 정보를 이용해 마사지 테라피스트들은 다양한 방법으로 안전하게 전신 마사지를 하고, 에스테티션은 스킨케어 트리트먼트에 에센셜 오일을 섞어 사용하면 유용할 것이다. 또, 피해야 할 제품에 대한 주의사항도 적어 놓았다. 여기에 대해서는 아로마테라피와 바디 랩, 팡고테라피와 딸라소테라피를 다루는 장에서 더 자세히 설명하도록 하겠다.

피부 (THE SKIN)

피부는 인체의 기관 중에서 가장 큰 기관이고, 다양한 중요 기능을 가지고 있다(그림 2-4). 피부는 창백해지고, 붉어지고, 울퉁불퉁해지고, 누렇게 되는 등 전반적인 건강 상태에 따라 색깔과 질감이 변하는데, 이는 내부 질환의 신호가 되기도 한다. 뾰루지와 발진은 영향의 균형이 맞지 않는 식사 습관과 스트레스, 알러지, 그리고 민감성의 표출이라고 할 수 있다.

피부의 가장 바깥층을 표피라고 한다. 표피에는 혈관은 없지만 많은 신경 말단이 분포되어 있다. 표피는 여러 겹의 층을 가지고 있다. 표피의 가장 아래층은 기저층으로, 여기에서 새로운 세포들이 만들어진다. 표피의 80~90%를 이루고 있는 각질 형성 세포에서 각질이 생성된다. 각질 형성 세포가 성숙하면, 수분이 줄어들면서 평평하게 되는데, **각질층**(stratum corneum)이라 불리는 표피의 가장 바깥층에 도착하면 탈락한다. 각질층은 피부에 **장벽 기능**(barrier function)을 제공하며, 인체에 미생물이 침투하는 것을 막고 부상을 막아준다. 또한 인체가 수분을 잃는 것을 막아준다. 인체의 각질층은 살아있는 유기체의 어떤 막보다 1000배나 강력한 불침투성 막이다.

세포들이 빽빽하고 질서정연하게 놓여 있는 건강한 각질층은 종종 피부의 벽돌과 시멘트라고 불린다. 여기서 벽돌은 케라틴으로 가득 찬 죽은 세포를 말한다. 시멘트는 세포들을 "접합시켜"주는 피부 사이에 있는 지질을 가리킨다. 각질층이 손상 되면, 세포들이 얇아지면서 고르지 않은 형태로 놓이게 되는데, 손상이 된 각질층에는 피부 관리 제품이 더 빠르게 스며들게 된다. 그렇게 때문에 건성 피부에 제품을 바르게 되면 타는 듯한 느낌이 드는 것이다.

각질층 위에서 피지와 땀, 그리고 수용성 산들이 pH 4.4에서 5.6의 산성막을 만들어서 세균의 침투를 막아준다. 연구 결과, 각질층의 pH가 낮으면 각질세포의 화농이 빨라지는 것으로 나타났다(각질층을 이루고 있는 각질로 가득 찬 세포들의 화농).

피부의 내부층인 진피는 표피보다 두꺼우며, 콜라겐과 엘라스틴을 함유하고 있는 결합조직이다. 콜라겐은 진피의 대부분을 차지하고 있으며(70%), 피부를 이루는 세포와 혈관을 지지하는 역할을 한다. 콜라겐은 망상 섬유질 조직을 이루는데 이로 인해 피부가 늘어났다 줄어들었다 한다. 또, 콜라겐은 상처 치료를 돕는 역할도 한다. 콜라겐 조직을 유연하게 유지하는 데는 수분이 중요한 역할을 한다.

한선, 피지선, 대부분의 감각 수용기, 그리고 신경 말단 등이 진피의 망상층에서 모두 발견된다. 피지선은 피지를 분비하는데, 피지는 피부를 매끄럽게 하는 여러 종류의 지질로 구성된 기름기 있고 미끄러운 물질을 말한다. 보편적으로 피지는 모낭으로 이어진 피지선을 통해 흐른다. 피지가 딱딱해지면 모낭이 막히게 되는데 이것이 블랙헤드를 일으킨다. 유선에서 유분이 과다하게 분비되면, 지루성이 되어 피부에 문제가 생긴다. 감정적인 스트레스는 피지의 분비를 증가시킨다.

1960년대까지 피부에는 대부분의 화학물질이 스며들지 않는다고 생각했다. 하지만 60년대에 디메틸술폭시드(DMSO)가 피부 장벽을 뚫고 혈류 속으로 들어가 다른 물질들을 운반한다는 것이 밝혀졌다. 따라서 스파 제품성분 중 어떤 성분은 피부를 통해 혈류 속으로 들어가기도 한다는 것을 이해하는 것이 중요하다. 이런 성분이 인체의 생리적 수준에 영향을 미칠 수 있기 때문이다. 여러 가지 요인들이 피부의 성분 침투에 영향을 준다. 친유성 성분은 친수성 성분보다 더 침투가 잘 된다. 에센셜 오일은 친유성이기 때문에 피부에 빨리 흡수가 된다. 해초에 들어있는 다당류들도 피부에 빨리 흡수가 된다. 작은 크기의 분자가 큰 크기의 분자보다 흡수가 잘 되는 것은 당연한 일이다. 또, 점성이 있는 제품은 액체보다 흡수가 느리다. 각질층에 축적이 된 죽은 세포와 지질뿐만 아니라 피지의 pH, 피부 두께 또한 특정한 물질의 피부 흡수율에 영향을 준다. 천연성분들은 피부 흡수율을 높이기도 한다. 이런 천연성분으로는 리놀레인산(달맞이꽃 오일이나

표 2-3 중요한 피부 종류와 상태

기본적인 피부 타입 또는 피부 상태	설명	추천 트리트먼트
보통 피부	피부가 맑고, 톤과 질감이 일정하며 얼굴색이 좋고, 여드름이 없다.	라벤다, 네롤리, 로만 또는 저먼 카모마일, 제라늄, 자스민, 프랭킨센스, 또는 로즈등의 에센셜 오일을 섞어 전신 마사지를 한다. 시트러스 오일도 적당히 사용해도 된다. 해초, 진흙, 머드, 토탄은 100% 농도로 사용할 수 있다.
지성 피부	지성 피부의 특징은 피지의 과잉생산이다. 넓어진 모공은 눈으로 볼 수 있는 지방과 이물질로 채워진다. 얼굴이나 등에 여드름이 난다.	버가못, 티트리, 레몬, 자몽, 라벤더, 제라늄, 저먼 카모마일, 호호바 베이스 안의 시더우드 등의 에센셜 오일을 섞어 전신을 마사지한다. 염증성 여드름이 있을 경우, 제품을 묽게 희석하거나, 트리트먼트 진행 전에 에스테티션에게 보내야 한다. 해초에 알로에베라나 진흙을 섞어 사용해도 된다. 머드와 토탄은 피해야 한다.
유분 부족 피부	피지 생산이 느려져 피부가 천연 오일을 충분히 받지 못하고 있는 상태. 피부가 건조하고 수분이 부족해 보인다.	시어 버터 또는 스위트 아몬드와 같은 진한 캐리어 오일에 섞은 라벤더, 저먼 카모마일, 제라늄, 로즈, 캐롯씨드 오일, 프랭킨센스, 몰약 그리고 로만 카모마일 등으로 전신 마사지를 한다. 이런 제품들을 피부에 바른 다음에는 랩으로 덮거나 수분을 보충해 주어야 하며, 진흙, 토탄, 해초 등이 마르면 안된다. 고객을 에스테티션에게 보내 전문 스킨케어 평가를 받게 한다.
수분 부족 피부	수분 부족 피부는 유분은 충분한테 수분이 부족한 피부를 말한다. 피부가 얇고, 작은 모세관들이 부분적으로 드러나 있다. 이런 종류의 피부는 잔주름이 생기기 쉽고, 일찍 주름이 생기며, 푸석푸석해 보인다.	캐롯씨드, 해초 에센셜 오일, 프랭킨센스, 몰약, 저먼 카모마일, 로만 카모마일, 야로우, 헬리크리섬, 장비, 또는 제라늄 등의 에센셜 오일을 섞어 전신을 마사지한다. 진흙 사용은 피해야 하며, 대신 머드, 토탄, 해초, 시어 버터 또는 꿀을 직접 고객에게 발라준다. 고객을 에스테티션에게 보내 전문 스킨케어 평가를 받게 한다.
민감성 피부	민감성 피부는 예민하며 붉은 기와 홍조가 있으며 모세 혈관이 확장되어있다. 민감성 피부는 강한 화학성분, 클렌징 제품, 색소, 향수 등에 예민한 반응을 보인다.	헬리크리섬, 캐롯씨드, 라벤더, 로즈, 프랭킨센스, 스위트 아몬드 오일 또는 압축 착유한 해바라기 오일에 섞은 제라늄(캐리어 오일 2 oz에 최대 12방울 정도) 등의 에센셜 오일로 전신을 마사지한다. 염색약이나 인공향이 첨가된 제품은 피한다. 시트랩이나 파라팡고와 같은 뜨거운 트리트먼트도 피해야 한다. 해보를 50% 농도로 희석한 다음 알로에베라 젤이나 윗점 오일에 섞어 사용한다. 피부 염증이 발생할 때에 대비해 히드로코르티손크림을 손에 들고 있는 것도 좋다.
등의 여드름	블랙헤드, 화이트헤드, 뾰루지, redness, 그리고 염증 등이 있을 수 있다. 여드름이 빨개지거나 열이 나면 그 부위에는 제품을 바르지 않는다.	상태가 나쁘지 않다면 마사지 테라피스트가 마사지나 바디 트리트먼트를 시술해도 된다. 지성 피부와 여드름에 좋은 전신 마사지 블렌딩 오일로는 호호바나 대마 오일에 섞은 티트리, 라벤더, 저먼 카모마일, 로만 카모마일, 야로우, 자몽, 버가못, 레몬 등이 있다. 토탄, 파라핀, 파라팡고, 그리고 머드의 사용은 피해야 하며, 대신 고객에게 진흙이나 해초를 직접 발라준다.

표 2-3 *(계속)*

기본적인 피부 타입 또는 피부 상태	설명	추천 트리트먼트
건선	피부 세포들이 보통 피부보다 더 빨리 분할되기 때문에 그 결과 은빛 비늘이 있는 둥글고, 붉은 반흔이 생긴다. 건선을 일반적으로 팔꿈치나 무릎, 허리, 귀, 그리고 두피에 발생한다.	광범위한 범주의 에센셜 오일을 사용할 수 있는데, 많은 이들이 건선을 스트레스와 관련이 있는 질병으로 생각하기 때문이다. 염증을 일으키지 않는 오일로는 네롤리, 일랑일랑, 로즈, 라벤더, 사이프러스, 힐레크리섬, 야로우, 그리고 프랭킨센스가 있다. 이런 오일들을 섞은 것을 대마씨 오일, 살구씨 오일, 또는 압축 착유한 해바라기 오일에 섞어 사용해도 된다. 건선이 심하지 않을 경우에는 스파 제품에 의해 염증이 발행하지 않을 수도 있지만, 머드와 토탄은 피하는 것이 좋다, 고객에게 진흙과 파라팡고, 파라핀, 꿀, 시어 버터 또는 희석한 해초를 직접 발라준다. 고객을 피부과 전문의에게 보낸다.
습진과 피부염	이 용어들은 다양한 만성, 염증성 피부 질환들을 설명하는데 사용된다. 딱지와 여드름(뾰루지) 생성, 붉은 삼출성 소포 등이 열감, 가려움과 함께 나타난다.	상태가 나쁘지 않다면 마사지 테라피스트는 전신 마사지를 하거나 제품을 몸에 바를 수 있다. 저먼 카모마일, 로만 카모마일, 야로우, 프랭킨센스, 헬리크리섬, 라벤더, 몰약 등의 에센셜 오일을 시어 버터나 스위트 아몬드 오일, 대마씨 오일 또는 보리제 오일에 섞어 사용할 수 있다. 해초는 염증을 일으킬 수 있으므로 희석해서 사용해야 한다. 머드와 토탄 사용은 피해야 하지만 진흙이나 파라팡고는 이용할 수 있다. 인공 향이나 색소가 들어있는 것은 피한다. 한다. 고객을 피부과 전문의에게 보낸다.

다른 종자유에서 발견됨), 올레인 산(아몬드와 간유 등에서 발견됨), 멘톨(박하와 같은 에센셜 오일에서 발견됨). 그리고 스쿠알렌(올리브와 맥아 오일, 상어간 오일에서 발견됨) 등이 있다.

기본적인 스파 제품들 (SPA PRODUCT BASICS)

스파 제품들은 아래와 같이 분류할 수 있다. 클렌저와 토너 또는 아스트린젠트, 각질제거 제품들, 마스크(트리트먼트 제품), 그리고 모이스처라이저이다.

클렌저 (Cleansers)

클렌저는 피부의 죽은 세포와 과다하게 분비된 피지, 먼지, 그리고 다른 불순물들을 없애주는 제품을 말한다. 피부 표면과 모공에 있는 불순물을 동시에 없애야 효과적인 클렌저라고 할 수 있다. 비누는 알칼리성이기 때문에 피부의 산성막을 탈락시키며, 피부의 적절한 pH 레벨을 깨고 피부를 건조하게 만든다. 또, 비누는 피부 표면에 안색을 칙칙하게 만드는 막을 만든다. 따라서 부드러운 클렌저를 사용한 다음, 깨끗하게 헹구는 것이 중요하다. 트리트먼트 시작 단계에서 마스크와 같은 두 번째 제품 시술 전에 클렌저를 사용해서 피부를 깨끗하게 만든다. 스웨디쉬 마사지를 실시할 때는 클렌저에 미지근한 물을 섞어 충분히 부드럽게 만든 다음 사용하는 것이 좋다. 이렇게 하면 근육이 이완되고, 혈액순환이 촉진되어 고객이 느끼는 감각적인 효과가 증가된다. 마사지를 할 때 물을 사용하면 인체가 자극을 받아 에너지가 넘치게 된다.

토너와 아스트린젠트(Toners and Astringents)

토너는 클렌징 단계를 완성하고 피부의 산성막을 복구하는 역할을 한다. 토너는 대부분 글리세린을 기초로 만들어지며, 알코올은 들어있지 않다. 따라서 토너는 건성 피부에 알맞다. 아스트린젠트는 지성 피부를 위해 더 강하게 만든 토너라고 할 수 있다. 대부분의 아스트린젠트는 과다한 유분을 없애주는 알코올이 함유한다. 토너는 피부에 맑고 시원한 느낌을 남긴다. 알코올은 피부를 매우 건조하게 만든다. 하지만 부드러운 토너를 마사지하듯 발라주면, 피부에 활력이 생기면서 상쾌한 느낌이 든다. 독자들은 스킨 토너가 종종 트리트먼트 단계에서 사용된다는 것을 알아차렸을 것이다. 이는 좋은 스킨케어 습관이자 안전한 방법이기도 하다. 토너는 피부의 pH 균형을 맞춰주고, 해초와 같은 강한 트리트먼트 제품에 대한 고객 피부의 민감성을 줄여주는 역할도 한다.

각질 제거 제품들 (Exfoliation Products)

각질 제거 제품의 목표는 피부에 있는 불순물들 제거해서 죽은 피부 세포를 탈락시키고 피부 표면을 부드럽게 만들어, 혈액 순환과 림프액 흐름을 자극시키고 긴장을 풀어주는 것이다. 소금 글로우(salt glow)는 전통적인 하이드로테라피 기법 중에서 마찰법으로 개발된 가장 고전적인 각질 제거법이다. 당시 각질 제거의 주요한 목적은 피부를 부드럽게 만드는 것이 아니라 인체의 생체 에너지를 높이는 것이었다. 그러나, 각질을 주기적으로 과도하게 제거하면, 표피가 두꺼워지면서 피부가 "가죽처럼" 보일 수도 있다. 에스테티션은 특별한 트리트먼트 목표가 없는 한, 일주일에 한 번 정도만 피부 각질 제거를 해야 한다.

트리트먼트 제품들 (Treatment Products)

트리트먼트 세품들, 또는 "마스크"는 대부분 특별한 용도나 트리트먼트 목표가 있을 때 시술한다. 파라팡고(Farafango) 마스크는 형태를 만드는 만성 근육(chronic muscular)을 이완하고, 관절통을 완화하고 움직임을 놀라울 정도로 개선한다. 파라팡고 마스크는 셀룰라이트 감소 트리트먼트에 사용해도 효과가 좋다. 전신 해초 마스크는 섬유근통 또는 활력이 없을 때 사용하면 효과적인 트리트먼트이다. 몇몇 제품에 있는 미네랄 성분은 피부를 통해 흡수가 되어 전신의 건강관리에 도움을 준다. 에스테티션은 얼굴 또는 몸의 피부에 마스크를 도포해 늘어진 피부를 조이고, 과도하게 분비된 유분을 흡수하며, 피부에 수분을 주고, 염증이 발생한 피부를 진정하고, 피부를 아름답게 만들 수 있다. 마사지 테라피스트들은 트리트먼트 제품을 몸의 활력을 북돋거나 긴장 완화를 위해, 또는 부드러운 조직에 생리적 효과를 높이기 위해 사용한다.

마무리 제품들 (Finishing Porducts)

마무리 제품은 트리트먼트 마지막 단계에서 사용하는 제품을 말한다. 피니싱 제품은 트리트먼트의 목표 달성에 도움을 주어야 하며 우리 몸이 상쾌해졌다는 느낌을 줄 수 있어야 한다. 테라피스트는 해초 랩이나 독소 제거 허브 랩 마지막 단계에서 해초 젤을 사용한다. 해초 젤은 가볍고 흡수가 빠르며, 혈액 순환과 림프액 흐름을 촉진시켜 트리트먼트의 치료적 효과 증대에 도움을 준다.

모이스처라이저는 천연 피부 오일을 대체하거나 다른 트리트먼트 단계에서 소실된 수분을 보충하는데 쓰이는 마무리 제품이다. 일반적으로 모이스처라이저는 피부의 수분 손실을 예방하며, 피부를 환경으로부터 보호하는 역할을 한다. 모이스처라이저에는 오일과 유화제가 물과 함께 들어있어 피부를 부드럽게 하고 노화를 예방한다.

중요한 제품 용어들 (IMPORTANT PRODUCT TERMS)

스파 테라피스트들는 제품 레이블 읽는 법을 배우는 것도 중요하다. 제품 레이블에는 해초의 종류, 거기에 첨가된 식물 성분이 적혀 있다, 또한 색소나 향이 첨가되었는지, 특정한 고객에게 알리지를 일으킬 수 있는 성분이 들어있는지 적혀 있으며, 원하지 않는 첨가물이나 화학물질을 함유하는지 여부를 알 수 있다. 나탈리아 미캘룬(Natalia Michalun)의 〈여성의 피부 관리와 화장품 성분 사전〉은 제품 성분에 대한 훌륭한 지침서라고 할 수 있다. 다음에 나오는 용어들은 넓은 의미로 사용하기 때문에 기본적인 설명이 필요하다.

pH

제품의 pH는 제품의 산성, 알칼리성의 정도를 나타내는 수치이다. pH는 산에서 알칼리까지를 1에서 14 등급으로 측정하는데, pH 7은 중간 단계로 중성이다. 제품의 pH가 7보다 낮으면, 산성이 강하다. pH가 7보다 높으면, 이 제품은 알칼리성이 강하다. 피부는 보통 약산성이며 피부 타입에 따라 pH가 4에서 6사이이다. 일반적으로

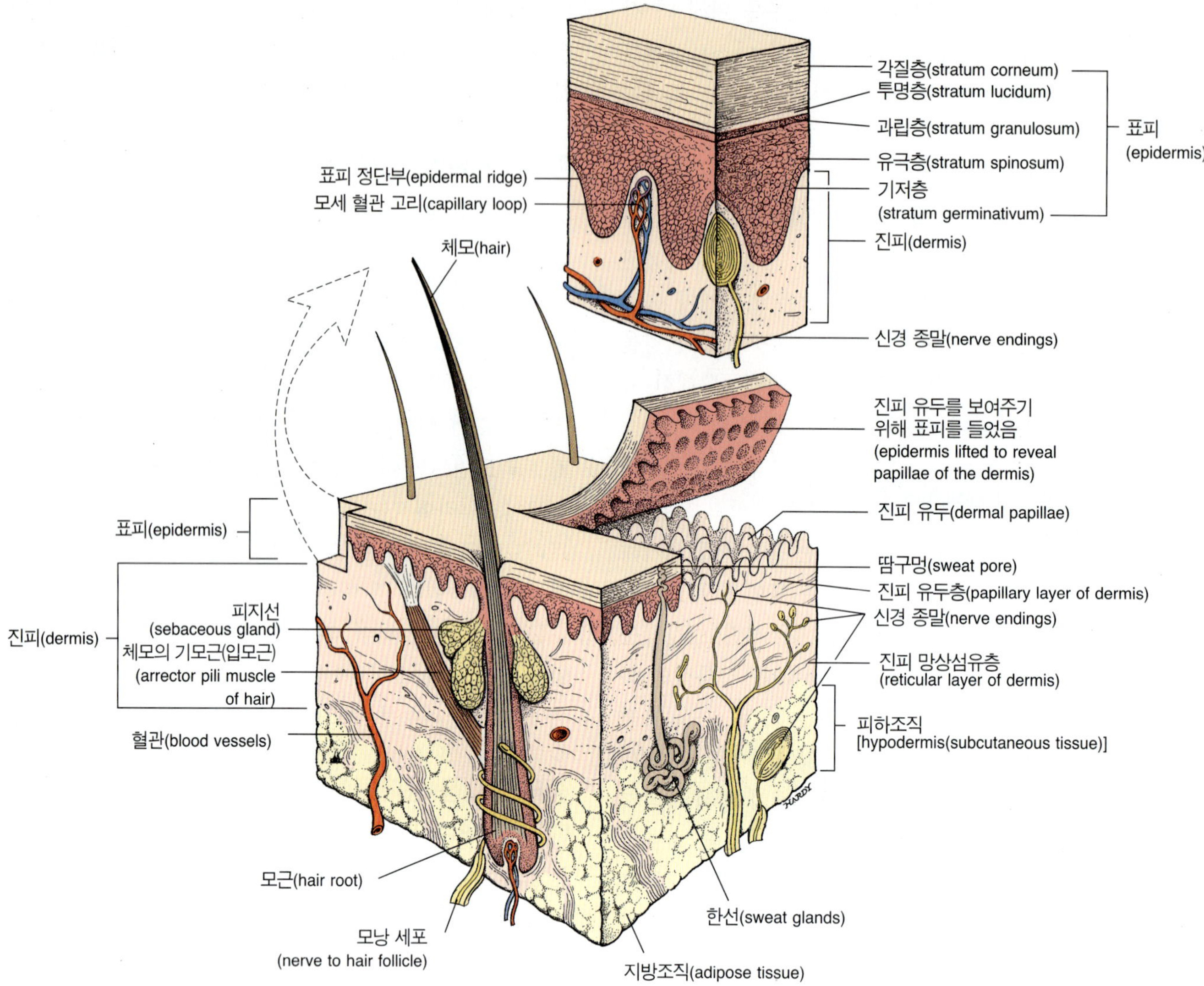

그림 2-4 피부. (출처: Premkumar K: The massage Connection. Baltimore: Lippincott Williams & Wilkins, 2004, p.57.)

덜 산성인 피부(pH 수치가 높은 경우)는 염증이 일어나기 쉽고, 민감성인 경우가 많다. 산성이 강한 피부(pH 수치가 낮은 경우)는 덜 민감하다(그림 2-5).

항산화제 (Antioxidants)

항산화제는 활성산소로 인해 세포와 DNA가 손상을 입는 것을 막아주는 물질을 말한다. 활성산소는 산화와 관련된 세포의 화학 작용으로 인해 발생되는 합성물이다. 일반적인 신진대사 작용과 자외선과 같은 외부적인 요인들, 그리고 농약과 같은 화학물질에 노출, 공기 오염, 약물, 흡연 등이 활성산소를 만든다. 세포의 생화학 활동을 방해하는 활성산소는 노화와 관련된 질병들, 즉 심장병이나 암과도 깊은 관계가 있다. 활성산소는 지방과 탄수화물, 단백질, 효소뿐만 아니라 진피에 있는 콜라겐도 공격한다. 이런 과정이 반복되면서 피부의 탄력과 유연성이 감소하는 것이다. 일반적인 황산화제로는 비타민 E와 C, 카로티노이드(라이코펜, 루테인, 베타카로틴), 셀레늄, 녹차, 그리고 꿀 등이 있다. 이런 성분들은 노화방지 화장품과 애프터선 제품 등에 흔히 들어있다.

식물성분들 (Botanicals)

식물성분은 특정한 치료 목적을 달성하기 위해 스파 제품에 사용되는 식물 추출물을 말한다. 식물 추출물을 제품에 첨가하는 이유는 이런 성분은 항염증성이면서 진정

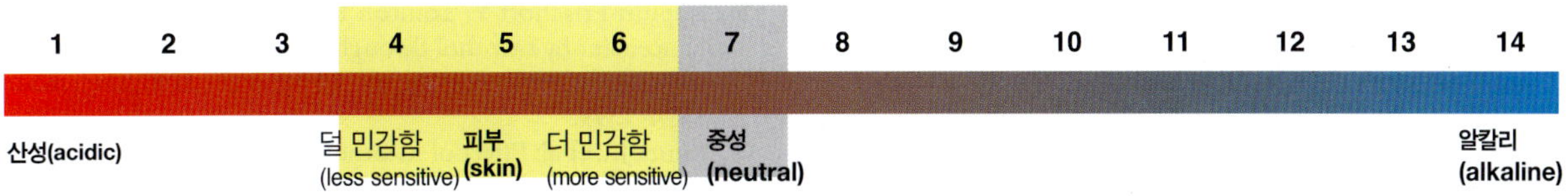

그림 2-5 pH 그래프.

효과가 있고, 살균제 역할을 하기 때문이다. 식물 추출물은 종류에 따라서 다양한 작용을 한다. 식물 추출물과 다른 성분의 농도는 전반적인 치료 수준을 결정한다. 어떤 추출물은 마케팅 목적을 위해 첨가하기도 하는데, 이 경우에는 극히 소량이 첨가가 되며, 제품의 치료적 특성을 살리는데 이용한다. 어떤 제품의 경우에는 식물 추출물의 화학적 성분만 분리해서 넣기도 한다.

향 (Fragrance)

향은 제품의 냄새를 더욱 좋게 만드는 것으로, 해초와 진흙 제품에는 종종 향을 첨가하기도 한다. 이때 사용되는 향은 천연향도 있고 인공향도 있다. 천연향은 주로 천연 에센셜 오일이나 식물 추출물을 기본으로 한다. 인공향은 인공적으로 합성이 된 몇 가지 혼합물로 구성이 되는데 인공향은 피부 염증과 두통, 혹은 경미한 인후염과 같은 부작용을 일으키기도 한다. 아로마테라피가 유행하면서 비싼 스킨케어에 에센셜 오일 사용이 증가하고 있지만 현재 사용되고 있는 에센셜 오일의 품질과 순수성을 확신하기에는 어려운 점이 많다.

천연 성분들 (Natural ingredients)

'천연' 이라는 단어는 화장품 산업에서 규제 없이 사용하고 있다. 화장품 회사들은 어떤 제품이든 자신들이 원하기만 하면 '천연' 이라는 단어를 제품 앞에 합법적으로 붙일 수 있다. 모든 성분이 "천연"이라고 주장하는 제품 라인에도 합성 성분과 색소, 방부제 등이 들어 있다. 아로마테라피에서 사용하는 에센셜 오일은 같은 종류라도 병마다 향이 다르다는 것은 잘 알려진 사실이다. 에센셜 오일의 향은 방향 식물이 자라는 시기의 기후 조건과 수확 시기, 추출 기술자의 기술, 그리고 저장하고 운반하는 방법에 따라 달라지기 때문이다. 이런 모든 주변 환경이 에센셜 오일의 마지막 화학적 구성과 치료적 기능, 그리고 향에 영향을 준다. 만약 오일의 향이 병마다 같다면, 소비자는 더 좋은 향기를 만들어내기 위해 인공 첨가제를 넣어 제품의 품질을 낮춘 것은 아닌가 의심해 봐야 한다. 천연 제품이라고 주장하는 제품의 향기가 일정하다면, 이는 다른 화학물질이나 표준화된 인공향을 첨가하지 않고는 불가능한 일이다.

제품 탐험 (PRODUCT EXPLORATION)

테라피스트는 자신이 사용하는 제품에 대해 알고, 제품을 고객에게 사용하기 전에 가지고 "노는"것은 매우 중요하다. 해초들은 각각 다른 배합 방법과 도포 방법을 가지고 있다. 어떤 종류의 진흙은 고객의 몸에서 제거하기가 쉽지 않다. 이런 제품은 피부에서 떼어내려면 폼클렌저를 사용해야 한다. 어떤 제품들은 빨리 마르기 때문에 수분을 유지하기 위해 플라스틱 랩을 덮어놓아야 한다. 이런 특성들을 트리트먼트 동안 알아내는 것은 바람직하지 않다. 새로운 스파 제품을 주문해서 사용해 보는 것이 새로운 트리트먼트와 제품사용의 새로운 방법을 익히는 최선의 길이다. 제품을 가지고 정기적으로 연습을 하는 것만이 트리트먼트 단계와 단계 사이의 변화를 쉽게 만들어 줄 것이다. 시중에 나와 있는 각질 제거 제품이 처음엔 젖은 상태였다가 문지르는 동안 마른다고 해보자. 이럴 때는 마른 수건으로 털어내기만 하면 된다. 이런 경우, 전신을 닦아내는데 수건 한 장이면 충분하다(보통은 8장이 필요하다). 이런 방법은 뜨거운 수건으로 닦아내야 하는 "젖은" 각질제거제보다 더 빠르고 쉬운 방법이며, 건조한 피부 브러쉬(dry skin brushing)보다 더 만족스러운 느낌을 줄 것이다.

요약 Summary

고급스러운 분위기가 스파 체험을 더 즐겁게 만들어 주기는 하지만, 규모가 작은 스파에서도 만족스러운 스파 트리트먼트를 받을 수 있으며 개인 마사지 고객도 많은 비용을 들이지 않고 트리트먼트를 받을 수 있다. 스파의 규모에 상관없이 모든 테라피스트들과 종업원들은 적절한 위생 절차를 통해 유해한 병원균이 퍼지는 것을 예방해야 한다. 위생 규약은 OSHA나 CDC, 주 미용위원회, 주 마사지 위원회, 주 건강관리국 등 스파 산업을 담당하는 부서의 가이드라인과 기준을 따라야 한다.

고객의 안전을 위해 건강 기록과 트리트먼트 기록은 파일로 보관을 해야 하며, 방문 할 때마다 새로 작성해야 한다. 일반적으로 마사지를 받을 수 없는 사람은, 트리트먼트도 받을 수 없다. 그러나, 늘 그런 것은 아니다. 테라피스트들은 현대 의학 사전, 약품 참고 서적, 병리학 서적 등을 가까이 두고 익숙하지 않은 질병과 약물 치료에 대해 찾아봐야 한다. 트리트먼트를 받으면서 고객의 통증이 증가하거나 고객이 불편해하고 동요한다거나, 메스꺼움과 두통, 어지러움 등을 호소하면 즉시 트리트먼트를 중단하고 의사와 상의하는 것이 좋다.

어떤 종류의 스파 영역이든지 스파에서 일하는 모든 테라피스트는 피부와 피부 관리에 대해 기본적으로 이해해야 한다. 마사지와 바디 제품은 마사지 테라피스트의 의도와는 관계없이 피부에 영향을 줄 수 있기 때문이다. 어떤 스킨케어 제품은 피부 속으로 침투해 인체에 생리적 영향을 미친다. 스파 제품과 제품 성분을 이해하는 것도 스파 트리트먼트를 성공적으로 제공하는데 아주 중요하다.

참고문헌 References

1. The Centers for Disease Control: *Guideline for Hand Hygiene in Health-Care Settings. Recommendations of the Healthcare Infection Control Practices Advisory Committee and the HICPAC/SHEA/APIC/IDSA Hand Hygiene Task Force.* Available at http://www.cdc.gov.
2. The Centers for Disease Control and Prevention. Available at http://www.cdc.gov
3. The Occupational Safety and Health Administration. Available at http://www.osha.gov
4. Potts RO, Francoeur ML: The influence of stratum corneum morphology on water permeability. *J Invest Dermatol* 1991(Apr);96(4):495-499.
5. Tanojo H, Bouwstra JA, Junginger HE: In vitro human skin barrier modulation by fatty acids: Skin permeation and thermal analysis studies. *Pharm Res* 1997;14:42-49.
6. Loftsson T, et al. Effect of various marine lipids on transdermal drug delivery: In vitro evaluation. *Bollettino Chimico Farmaceutico* 1997;136:640-650.
7. Shao Jun J, Young Koo K, Seung Hun L. The ultrastructural changes of stratum corneum lipids after application of oleic acid in propylene glycol. *Ann Dermatol* 1998(July);10(3):153-158.
8. Kaplun-Frischoff Y, Touitou E. Testosterone skin permeation enhancement by menthol through formation of eutectic with drug and interaction with skin lipids. *J Pharm Sci* 1997(December);86(12):1394-1399.
9. Kunta JR, et al: Effect of menthol and related terpenes on the percutaneous absorption of propranol across excised hairless mouse skin. *J Pharm Sci* 1997(December);86(12):1369-1373.
10. Dreher F, Maibach H: Protective effects of topical antioxidants in humans [abstract]. *Curr Probl Dermatol* 2001;29:157-164.
11. Aiol A, et al: Effects of vitamin E and squalene on skin irritation of a transdermal enhancer, lauroyl sarcosine. *Int J Pharmacol* 1993;93:1-6.
12. Michalun N, Michalun MV: *Skin Care and Cosmetics Ingredients Dictionary*, 2nd ed. Albany, NY: Milady, Thomson Learning, 2001.
13. *Paula Begoun: The cosmetic cop.* Myth Busters Available at http://www.cosmeticcop.com
14. McFadden R: *Cleaning and Maintenance Management Online. Dealing with Blood-Borne Pathogens.* Available at http://www.cmmonline.com
15. U.S. Environmental Protection Agency. Available at http://www.epa.gov

복습문제(Review Questions)

1. 핫랩의 목적을 달성하려면, 어떤 종류의 재료가 필요한가?
   a. 면 담요와 플란넬 시트
   b. 모직 담요와 체온 손실을 막아주는 특별한 린넨 시트
   c. 모직 담요와 대부분의 열을 잡아두는 보온 담요
   d. 전기 담요와 플란넬 시트

2. 테라피스트의 위생을 위해 테라피스트의 손톱은 어때야 하나?
   a. 손톱 끝을 매끄럽게 만들기 위해 매니큐어를 한다.
   b. 짧게 자른 다음, 매니큐어를 하지 않고 파일로 손톱 끝을 매끄럽게 다듬는다.
   c. 길고 가늘어야 한다.
   d. 매력적으로 보이기 위해 인조 손톱을 붙인 다음 매니큐어를 한다.

3. 일반적 지침에 대해 가장 잘 설명한 것은?
   a. 해가 될 수 있는 화학약품들의 확인을 위해 MSDS를 이용하는 것.
   b. 트리트먼트가 끝날 때마다 장비 표면을 적절한 방법으로 소독하는 것
   c. 트리트먼트 동안 젤 타입의 손 전용 살균제를 사용하는 것
   d. 혈액과 체액과 관한 CDC의 정책

4. __________ 비누는 한 사람 이상의 고객이 사용하면 비위생적이기 때문에 샤워장이나 손 씻는 곳에 둬서는 안된다. 대신 __________ 비누를 사용해야 한다.

5. 건강이 좋지 않은 고객에게 해초를 ______에 시술하는 것은 국소적인 트리트먼트를 하는 것보다 위험할 수 있다.

6. 약한 메스꺼움과 두통은 대부분 ______의 신호이다. 하지만 이런 증상이 계속될 경우에는 의사와 반드시 상의해야 한다.

7. 스파 고객들은 항상 몸을 감싸고 있어야 한다. 고객들은 ________ 속옷을 더 많은 노출이 요구되는 트리트먼트 동안 이용할 수 있다.

8. 고객이 중등도 또는 심도 고혈압을 갖고 있다면, 이들의 최고 혈압은 _____ 이상이고, 최저혈압은 ______ 이상일 것이다.

9. 마사지 테라피스트가 주기적인 트리트먼트를 통해 피부 상태가 나아질 수 있는 고객을 맞게 됐다면, 테라피스트는 어떻게 해야 될까?
   a. 적절한 에센셜 오일을 골라 스킨케어를 한다.
   b. 고객에게 스킨케어에 관한 조언과 트리트먼트를 제공할 수 있는 에스테티션을 추천해 준다.
   c. 피부 조건에 맞는 해초를 사용한다. 해초는 문제성 피부를 치료해주기 때문이다.
   d. 고객의 피부를 트리트먼트 하기 전에 스킨케어 서적을 보여준다.

10. 토너의 올바른 사용법은?
   a. 에스테티션만이 스킨케어 단계에서 사용한다.
   b. 스파 트리트먼트를 하는 에스테티션과 마사지 테라피스트들 모두 피부의 pH 상태를 되돌리고 피부 염증을 방지하는 안전 수단으로 사용한다.
   c. 의사들만이 미용 성형 시술 전에 사용한다.
   d. 미용 성형을 받은 고객들이 태양으로부터 피부를 보호하기 위해 사용한다.

스파 트리트먼트를 위한 기본적인 기술들

Foundation Skills for Spa Treatment Delivery

3장

장 개요

주요 용어

분무기(atomizer): 액상 제품을 입자가 작은 연무로 쪼개 인체에 뿌릴 수 있게 만들어 주는 장치.

드라이룸(dry room): 샤워 설비나 수치료 장비가 없는 트리트먼트 룸. 대신 고객의 몸에서 제품을 제거할 때 핫 타월을 사용하거나 고객이 다른 곳에서 샤워를 해야 한다.

허브 우려낸 물(herbal infusions): 허브를 물에 담가 우려낸 것을 말한다. 시트, 목욕 타월, 또는 핸드 타월을 허브 우려낸 물에 담가 치료적 목적을 위해 인체에 적용한다.

파라팡고(parafango): 진흙을 이르는 이탈리아어. 이 용어는 머드, 토탄, 클레이가 포함된 제품들을 광범위하게 부를 때 이용된다.

스위스 샤워(Swiss shower): 사면에 모두 파이프가 있는 샤워부스로 각각의 파이프에는 8개에서 16개의 샤워헤드가 달려 있다.

비쉬 샤워(Vichy shower): 구멍이 나거나 샤워헤드가 있는 수평 막대로 웨트테이블 위에서 고객에게 물이 쏟아짐.

웨트룸(wet room): 고객의 몸에 있는 스파 제품을 씻어낼 수 있는 샤워기와 수치료 욕조, 스카치 호스와 같은 특별한 수치료 장비들을 갖추고 있는 트리트먼트 룸.

이번 장에서는 스파 바디 트리트먼트를 시술하는데 필요한 기본적인 기술에 대해 다룰 것이다. 먼저 테라피스트들이 스파 트리트먼트를 제공하기 전에 조사하고 생각해야 할 시술 범위 제한에 대해 논의하며 고객들을 우아하고 효율적으로 드레이핑하는 법에 대해 설명할 것이다. 이렇게 설명하는 목적은 고객에게 스파 제품을 바를 때 수선을 피우지 않고 고객이 품위를 유지할 수 있도록 하기 위해서이다. 그 다음에는 몸에 스파 제품을 시술하는 다양한 방법과 제품을 바를 때 고객이 테이블 위에 어떤 자세로 누워야 하는지에 대해서 다룰 것이다. 마지막으로, **드라이룸**(dry room)과 **웨트룸**(wet room)에서의 제거 기술을 설명할 생각이다. 이런 기본적인 기술을 습득하고 나면, 더 독창적인 스파 서비스를 발전시키기 위해 다양한 트리트먼트를 선택할 수 있게 될 것이다.

스파 트리트먼트의 시술 범위
Scope of Practice Considerations

스파 산업이 빠르게 성장하면서 스파 서비스를 제공하는 테라피스트들 사이에서 시술 범위에 대한 혼란이 생기고 있다. 이런 경향은 특히 마사지 테라피스트들과 에스테티션들에게 집중된다. 많은 주의 미용 위원회는 마사지 테라피스트들이 해초 랩이나 바디 폴리쉬 등의 서비스를 제공하기 시작하면서 에스테티션의 시술 영역이 침범당하고 있다고 우려하고 있다. 반면 다른 몇몇 주에서는, 에스테티션들이 스파 제품을 시술하면서 연부조직을 마사지하는 기술을 이용하기 때문에 자신들의 영역이 잠식당하고 있다며 마사지 테라피스트들이 우려를 표명하고 있다. 이런 문제가 일어나게 된 원인은 스파 산업에서 사용하고 있는 많은 제품이 근육 조직과 인체의 건강에 생리적인 영향을 미치기 때문이며, 피부 외양과 건강에도 영향을 주기 때문이다. 해초 랩은 긴장 완화를 위해 사용할 수 있지만, 섬유근통이나 근육통, 또는 활력이 없을 때 적극적인 트리트먼트로 사용할 수도 있다(일반적인 마사지 시술 범위에서). 해초 랩은 또한 피부를 부드럽게 하고 수분을 공급하며, 아름답게 만드는데 사용할 수 있다(일반적인 에스테틱 시술 범위에서). 바디 폴리쉬는 혈액순환과 림프액 흐름을 자극하며 근육 섬유를 조율해주며, 전통적인 마찰을 이용한 마사지는 인체의 생체 에너지를 증가시켜준다(일반적인 마사지 시술 범위에서). 바디 폴리쉬는 각질 제거 트리트먼트이기 때문에 딥클린징 효과를 주며 피부를 부드럽고 매끄럽고 아름답게 만들어준다(일반적인 에스테틱 시술 범위에서).

주마다 법률과 규칙이 모두 다르기 때문에 이런 문제는 갈수록 더 복잡해지고 있다. 어떤 주에서는 마사지 테라피스트의 영역에 속하는 트리트먼트가 다른 주에서는 금지 사항이 되기도 한다. 예를 들면, 대부분의 주에서는 마사지 테라피스트들이 클렌징이나 각질 제거, 마스크, 안면 조직 조율 등을 하는 것이 금지되어 있다. 크림이나 로션은 (에센셜 오일을 포함해) 마사지를 하는 동안에 얼굴에 바를 수 있다. 많은 주에서 마사지 테라피스트들은 페이셜 마사지를 하면서도 "페이셜"이라는 단어를 사용할 수 없다(대신 페이스 마사지라고 해야 한다). 하지만 몇몇 주에서는 마사지 테라피스들이 특정한 타입의 제품을 이용한 페이셜 트리트먼트 제공을 허락하고 있다. 일반적으로(항상은 아니지만), 마사지 테라피스트들이 혈액순환을 개선하고 림프액 흐름을 원활하게 하며 긴장 완화를 위해 소금을 이용해서 몸의 각질을 제거하기도 한다(얼굴은 제외). 또한 해초나 머드 같은 제품을 연부조직의 변화와 긴장완화, 생기부여를 위해 사용하기도 한다.

많은 주에서는 에스테티션들이 제품을 고객의 몸에 바를 때 쓰다듬기 외의 마사지 기술을 사용하지 못하게 하고 있다. 미용을 위해서라면 얼굴과 팔에서부터 팔꿈치, 발에서부터 무릎, 데콜테에 다양한 스트로크를 사용할 수 있다. 그러나, 연부조직을 자극하면 안되기 때문에 근육을 확장하고 안마하고 리프팅하는 스트로크는 사용하면 안된다. 이런 규제가 적용이 되지 않는 주도 있는데, 이런 주에서는 에스테티션들이 전신 마사지 트레이닝을 받기도 한다.

이 책은 스파 바디 트리트먼트가 "함께 행하는 연습"이라는 전제하에 집필하였다. 대체로 마사지 테라피스트는 바디 트리트먼트 효과에 더 집중하고, 에스테티션은 스킨 트리트먼트 효과에 더 집중할 거라고 생각한다. 마사지 테라피스트의 트리트먼트 단계와 에스테티션의 트리트먼트 단계는 같다. 그러나, 트리트먼트의 목표(즉, 테라피스트의 의도)는 다를 것이다. 이런 차이점은 고객에게 트리트먼트를 광고하는 문구에도 잘 나타난다. 마사지 테라피스트가 바디 트리트먼트 시장에 더 집중하는 반면, 에스테티션은 스킨 트리트먼트 시장 공략에 더 집중한다.

트리트먼트를 다루는 장에서는, 미용적으로 기원이 된 정보를 "이해를 넓히기 위한" 영역에 포함하였다. 이 정보는 본문과 분리시켜 놓았는데, 시술 범위를 정하지 못한 새로운 스파 테라피스트들의 혼란을 막기 위해서이다. 이 책을 참고 서적으로 이용하는 에스테티션들은 피부에 쓰이는 머드와 해초 등의 제품의 특성에 대해 이해하고 있어야 한다. 트리트먼트에 대한 전반적인 이해를 넓히고자 하는 마사지 테라피스트들은 트리트먼트와 피부와의 관계를 이해하여야 한다.

테라피스트는 자신이 영업을 하는 주의 관리 기관에서 어떤 종류의 트리트먼트와 시술을 법적으로 금지하고 있는지도 확인하여야 한다. 또한 배상 책임 보험으로 자신들이 행하는 트리트먼트를 어디까지 책임질 수 있는지도 확인해야 한다.

스파 드레이핑 Spa Draping

마사지 관리 동안, 일련의 기술을 시술할 때는 수건이나 천으로 팔과 다리를 단단하게 싸거나 고객으로 하여금 잡고 있게 해야 한다. 천으로 몸을 감싸는 스파 트리트먼트는 일반 마사지와는 약간 다르다. 고객의 몸을 천으로 감싸는 이유는 트리트먼트를 받는 동안 고객의 품위와 체온을 유지하기 위해서이다. 스파 드레이핑은 빠르고, 우아하고, 효율적이어야 한다. 고객들의 신체가 많이 노출될 때는 1회용 속옷을 사용하는 것이 좋다. 어떤 스파와 고객은 드레이핑에 너그러운 경우가 있다. 좋은 드레이핑은 훌륭한 전문적 영역을 구축에 필수적이다. 테라피스트들은 구직 면접을 할 때부터 스파의 드레이핑 규칙에 대해 논의하고, 그 규칙을 따를 수 있는지 결정해야 한다. 다음에 나오는 드레이핑 방법은 효과가 좋다. 드레이핑 방법은 그림 3-1에 나와 있다.

뒷다리 (POSTERIOR LEG)

뒷다리의 가리개를 제거하려면, 대전자와 발목에서 천을 모은다. 천 아래쪽 끝을 반대쪽 다리 방향으로 접는데, 이 때 천은 대전자를 중심점으로 해서 잡고 있으면 된다. 아래쪽 손으로는 천이 접힌 곳을 잡아서 반대쪽 다리 허벅지 아래로 밀어 넣으면 된다. 천의 위쪽 부분을 등을 가로질러 접은 다음, 둔부는 노출한 채로 둔다. 반복 연습을 하면 이 드레이핑 동작은 세 번에 끝낼 수 있으며, 이렇게 하면 스파 제품을 발가락 끝에서부터 후상장골극까지 깔끔하게 시술할 수 있다.

앞다리 (ANTERIOR LEG)

뒷다리의 가리개를 제거하려면, 천을 전상장골극과 발목에 모은다. 천 아래쪽 부분을 반대쪽 다리 방향으로 접는데, 이 때 위쪽에 있는 손으로 전상장골극을 중심점으로 해서 천을 잡으면 된다. 아래쪽 손으로는 천이 접힌 부분을 잡아 반대쪽 다리 허벅지 아래로 밀어 넣으면 된다. 천의 위쪽 부분은 배를 가로질러 접어, 전상장골극을 노출시켜 놓는다.

가슴 드레이프 (BREAST DRAPE)

메인 드레이프의 위쪽 가장자리를 가슴 드레이프로 사용할 핸드 타월이나 베개 커버의 아래쪽 가장자리와 일직선이 되게 놓는다. 메인 드레이프를 당겨 내리면 가슴 드레이프가 끝나게 된다.

앞골반 드레이프 (ANTERIOR PELVIC DRAPE)

가슴 드레이프가 자리를 잡으면 메인 드레이프를 배가 드러날 때까지 아래로 잡아당긴다. 메인 드레이프가 접힌 곳과 앞 골반 드레이프로 사용할 핸드 타월이나 베개 커버의 아래쪽 가장자리와 일직선이 되게 놓는다. 메인 드레이프를 아래로 당기면 앞골반 드레이프가 자리를 잡게 된다. 앞골반 드레이프의 아래쪽을 다리 사이에 끼워 넣는데, 드레이프를 끼우는 손과 생식기는 안전거리를 유지해야 한다.

터번 드레이프 (TURBAN DRAPE)

이 드레이프는 고개의 머리카락을 스파 제품으로부터 보호하고, 트리트먼트 동안 머리가 빠지는 것을 막기 위한 것이다. 트리트먼트를 시작하기 전에 목욕 수건을 테이블에 깔아 놓는다. 목욕 수건을 고객의 머리 위로 올려 이마와 눈을 가린다. 손으로 드레이프 양쪽을 번갈아 누

표 3-1 스파에서 일반적으로 사용하는 세제들

보험 판매사와 연락처	아로마테라피	하이드로테라피	스파트리트먼트	예외
노스 아메리칸 스튜디오 얼라이언스(NAMASTA) http://www.namasta.com, 877-626-2782	적용	적용	약간 적용	주 법의 제한을 받을 경우 스파트리트먼트는 보장하지 않음.
USMTO 보험사, http://www.usmto.lockton.com, 877-240-2670	비적용	하이드로콜래터 팩과 같은 기본적인 하이드로테라피	비적용	핫스톤 마사지는 보장 안함
국제마사지 협회 http://www.holisticbenefits.com/ima/international-massage-association.htm, 866-243-1707	적용	적용	허브 랩만	마사지테라피스트의 스파 트리트먼트는 보장 안함
마사지 매거진 헤즈-온 트레이즈 프로텍션 플랜 http://www.massagemag.com, insurance.htm,800-533-4263	적용	적용	약간 적용	트리트먼트 제공 전에 제한 사항 체크
아메리칸 마사지 협회 800-500-3930	에센셜 오일을 마사지와 함께 제공할 때만	약간 적용	비적용	트리트먼트 제공 전에 하이드로테라피에 대한 제한사항 체크
어소시에이티드 바디 워크 앤 마사지 프로페셔널스 http://www.abmp.com/membership/index.html, 800-458-2267	적용	적용	적용	주 법의 제한을 받을 경우 스파 트리트먼트는 보장 안함
아메리칸 마사지테라피 협회 http://www.amtamassage.org/membership-intro.html, 877-905-2700	적용	적용	적용	주 법의 제한을 받을 경우 스파 트리트먼트는 보장 안함

른 다음, 목 주위에 남아 있는 드레이프를 바디 드레이프 위쪽에 밀어 넣는다.

둔부 드레이프 (GLUTEAL DRAPE)

등을 드러낸 다음 드레이프를 둔부 사이를 향해 접는다. 메인 드레이프의 접힌 부분과 둔부 드레이프에 사용할 핸드 타월이나 베개 케이스의 아래쪽을 잡는다. 메인 드레이프를 둔부가 드러날 때까지 잡아당겨 내린 다음, 그 자리에 핸드 타월이나 베개 커버를 놓는다. 둔부 드레이프의 아래쪽을 드레이프를 끼우는 손과 생식기의 안전거리를 유지해가며, 다리 사이로 밀어 넣는다. 둔부 드레이프의 가장자리를 접어 제품 시술에 용이하도록 깔끔하게 마무리한다.

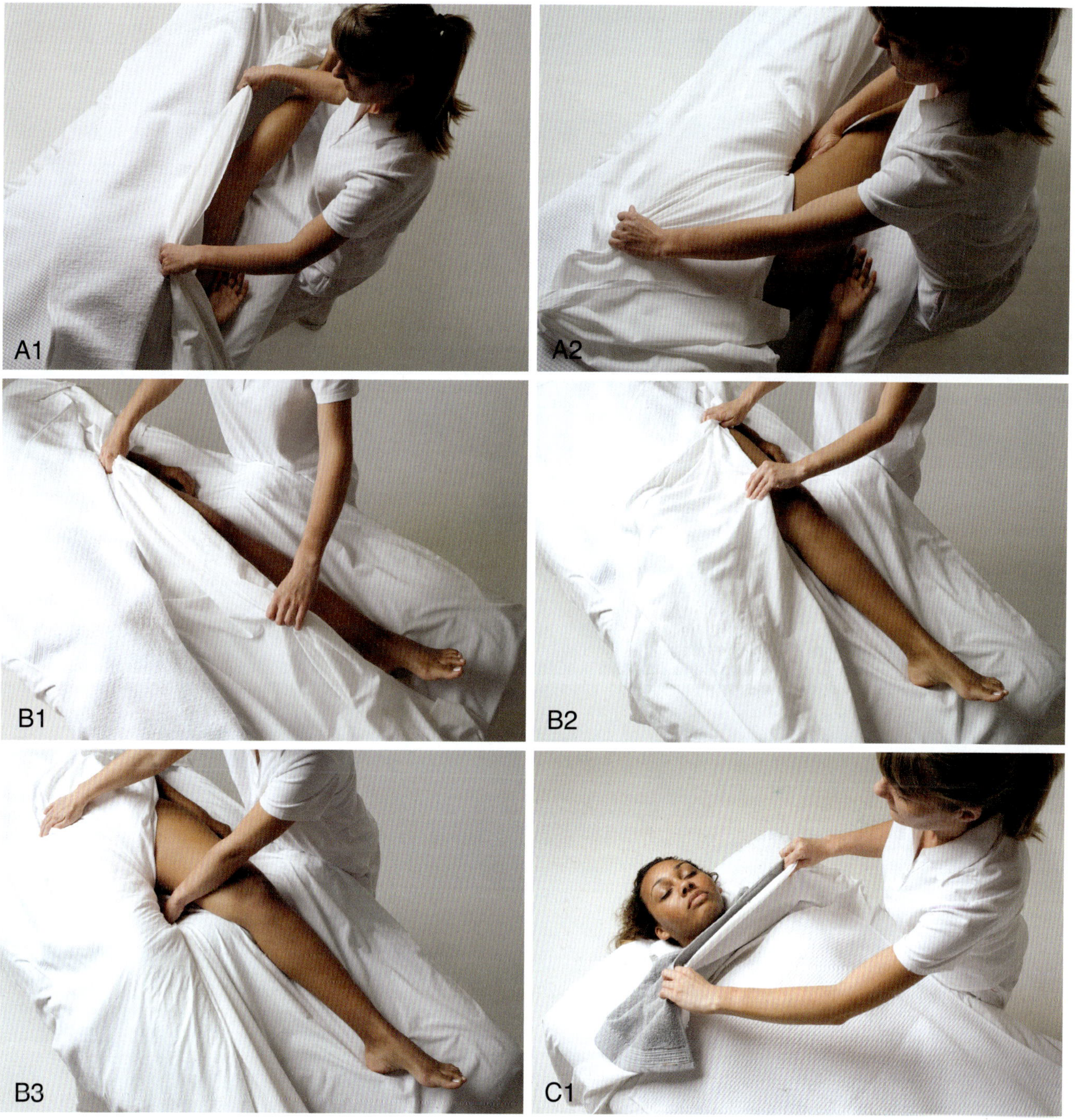

그림 3-1 드레이핑 기술 (A1, A2) 뒷다리 드레이프, (B1, B2, B3) 앞다리 드레이프, (C1, C2) 가슴 드레이프, (D1, D2, D3) 앞골반 드레이프, (E1, E2) 터번 드레이프, (F1, F2) 둔부 드레이프.

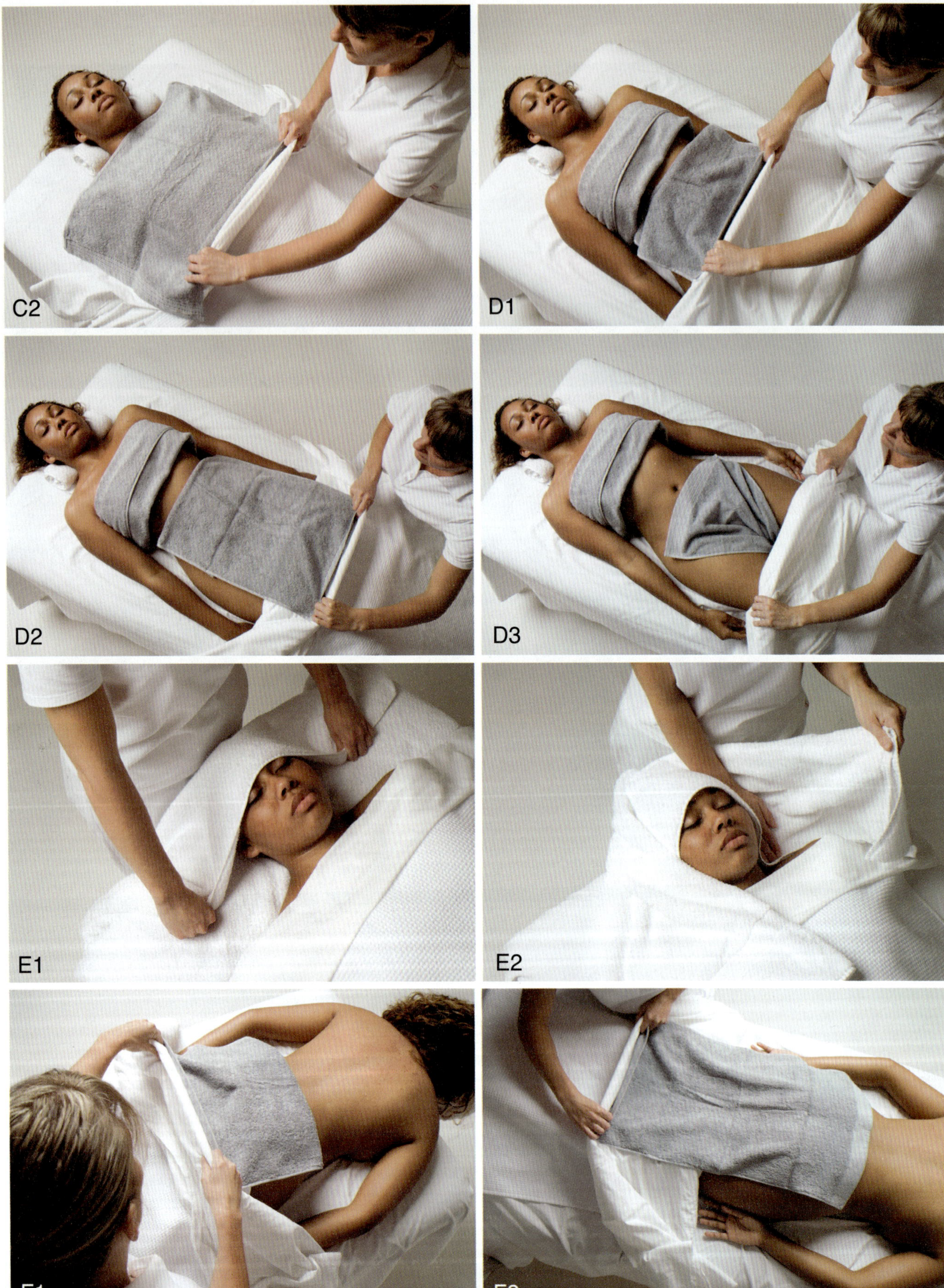

그림 3-1 *계속*

심플 헤어 드레이프 (SIMPLE HAIR DRAPE)

대각선으로 핸드 타월의 양쪽 끝을 잡고 접어서 타월을 삼각형으로 만든다.

고객이 오기 전에 미리 만들어서 트리트먼트 테이블 위에 놓아 둔다. 이 드레이프를 가장자리를 머리에 두른 다음, 머리핀으로 고정시키거나 수건 끝자락을 접은 곳에 밀어 넣어 고정시킨다.

옆으로 누운 자세의 드레이프 (SIDE-LYING DRAPE)

스파 제품 중에는 고객을 옆으로 눕게 해 시술해야 하는 것들이 있는데, 이때의 드레이프는 마사지를 위한 것과는 다르다. 이때는 고객의 품위 유지를 위해 고객에게 1회용 속옷을 착용해 달라고 요청하는 것이 중요하다. 시트는 고객이 옆으로 누운 자세를 취할 때까지 덮고 있어야 한다. 고객 상체의 가리개를 제거한 다음(여성은 1회용 브라를 착용하거나 수건으로 가슴을 가리는 것이 바람직하다), 목욕 수건을 고객의 엉덩이에 대각선으로 놓는다. 메인 드레이프의 접힌 부분과 목욕 수건의 아래쪽 끝을 잡는다. 접힌 메인 드레이프를 둔부가 드러날 때까지 당기면, 목욕 수건이 그 자리에 놓이게 될 것이다. 그러나, 다음에는 시트를 완전히 제거해도 된다. 고객은 1회용 속옷을 착용할 필요가 있는데, 목욕 수건을 사용하기는 하지만 다리 사이에 끼우지 않기 때문이다.

제품 시술을 위한 고객들의 자세 잡기 Positioning the Client for Product Application

유명한 수피 시인인 루미(1207-1273 C.E.)는 이렇게 말했다. "대지에 무릎을 꿇고 키스하는 방법에는 수 천 가지가 있다." 스파 트리트먼트도 마찬가지이다. 같은 트리트먼트를 시술하는 방법이 수 천 가지이기 때문이다. 좋은 테라피스트는 트리트먼트를 완전히 파악하고, 최대한 유동적으로 완벽한 시술을 하기 위해서 트리트먼트 단계를 다양한 방법으로 배열할 것이다. 각각의 테라피스트에 따라 트리트먼트는 차별화된다. 그리고 개인적인 훈련을 통해 기본적인 단계를 익힌 다음, 트리트먼트를 더욱 발전시켜 독특하고 창조적인 방법을 만들어 낸다. 그러나, 대부분의 스파에서는 테라피스트들이 매번 같은 트리트먼트를 같은 방법으로 시술하기를 원한다. 고객이 스파를 다시 찾게 하기 위해서는 일관성을 유지하는 것이 중요하기 때문이다. 다음에 설명하는 기술들은 효과가 좋다. 그러나, 이 기술들은 여러 방법으로 변형이 가능하다. 다시 한 번 강조하지만, 자신에게 맞는 방법을 찾아내기 위해서는 다양한 방법을 시도해 보는 것이 중요하다.

트리트먼트 시술 방법은 드라이룸에서 하는 것과 웨트룸(wet room)에서 하는 것이 다르다. 웨트룸에서는 스파 제품을 특별한 샤워기나 손샤워기로 씻어낼 수 있다. 샤워기로 씻어내는 것이 테라피스트들에게는 핫타월을 이용하는 것보다 더 빠르고 쉬운 방법이다. 그러나, 핫타월의 온도가 뜨겁다면(미지근한 것보다는 뜨거운 것이 낫다), 핫타월로 닦아내는 것이 훨씬 기분이 좋고, 테라피스트가 신속하게, 세세한 부분까지 신경을 써서 닦아주는 것이 더 기분이 좋다.

많은 바디 트리트먼트는, 치료적인 목적과 관계없이 동일한 기본 단계를 가지고 있다: 각질 제거, 트리트먼트 제품 시술, 트리트먼트 제품이 스며드는 시간 갖기, 트리트먼트 제품 제거하기, 그리고 피니쉬 제품 바르기 등이다(보통 모이스처 로션과 젤, 크림 등을 사용한다). 가끔은 몸을 부분별로 트리트먼트하는 것이 더 효과적인데, 제품을 바꾸는 과정에 따라 트리트먼트가 더욱 부드럽게 진행될 수 있기 때문이다. 테라피스트들은 어떻게 고객이 몸을 많이 돌리지 않게 하면서 여러 종류의 제품을 시술할 것인지에 대한 계획을 짜야 한다. 각각의 장에 있는 트리트먼트의 설명에서 각각의 트리트먼트에 맞는 자세를 설명할 것이다. 테라피스트들은 3가지 다른 시술 자세를 익혀두는 것이 좋다. 그 3가지 자세는 옆으로 누운 자세, 앉아서 받는 방법, 그리고 엎드려서 받는 방법 등이다(그림 3-2).

옆으로 누운 자세 (THE SIDE-LYING POSITION)

고객은 트리트먼트 시작 시에는 반듯이 누운 자세로 각질 제거를 받는다. 앞몸의 각질 제거가 끝나면 고객을 옆으로 눕게 해서 뒷몸 각질을 제거한다. 고객은 트리트먼트 제품을 시술하는 동안 옆으로 누워 있어야 한다. 제품을 모두 바르고 나면, 랩핑을 하기 전에 고객을 다시 돌아눕게 만들어야 한다. 이 트리트먼트를 하는 동안에는 고객이 반드시 깨어 있어서 돌아누울 수 있어야 한다. 스파

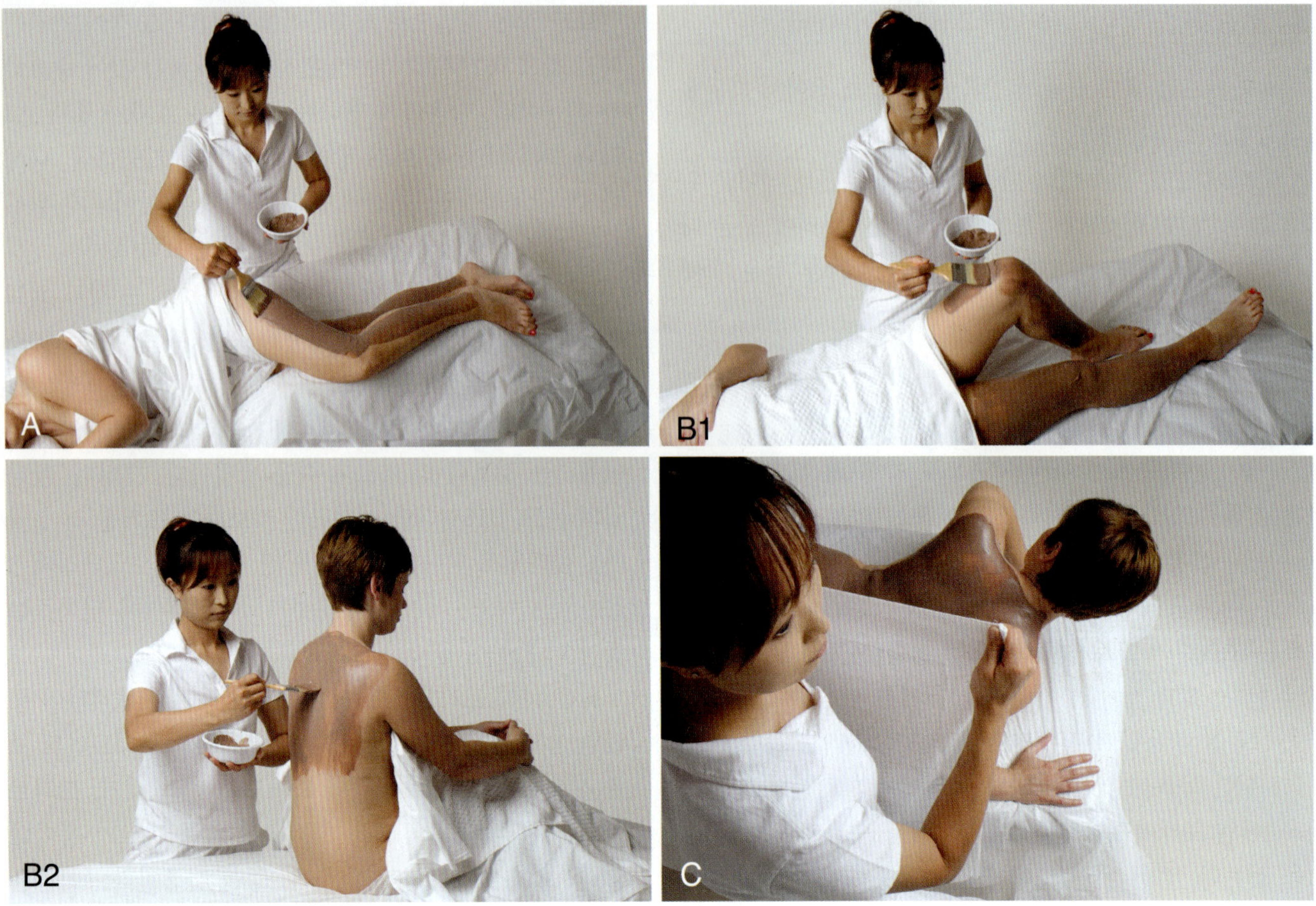

그림 3-2 제품 시술 시 고객의 자세 (A) 옆으로 눕는 자세, (B1, B2) 앉아서 시술 받기, (C) 엎드려서 시술 받기.

제품을 모두 제거하면, 고객은 다시 돌아눕기를 반복하며 수건으로 몸을 닦아야 한다(드라이룸의 경우).

앉아서 받는 방법 (THE SIT-UP METHOD)

고객은 트리트먼트 시작 단계에서는 엎드린 자세로 있어야 뒷몸의 각질을 제거할 수 있다. 그런 다음, 누운 자세를 취해 앞몸의 각질도 제거할 수 있게 한다. 고객의 무릎을 구부리게 해서 트리트먼트 제품을 다리 앞쪽과 뒤쪽에 모두 시술한다. 그리고 고객의 다리를 펴게 해서, 랩으로 다리를 감싸준 후 고객에게 일어나 앉아 달라고 부탁한다. 트리트먼트 제품을 등과 둔부에 바른 다음, 다시 누워달라고 요청한다. 마지막으로 배와 가슴 위쪽, 팔에 제품을 바른 다음, 고객의 상반신을 랩으로 감싼다. 제품은 동일한 방법을 이용해서 제거하며, 고객은 트리트먼트를 받는 동안 한 번만 몸을 뒤집으면 된다. 고객들 중에는 복부 근육이 약하거나 허리에 이상이 있어 앉아있을 수 없는 고객도 있다. 고객에 따라 가장 안전하고 쉬운 시술 자세를 선택하는 것이 좋다.

엎드려서 받는 방법 (THE FLIP-OVER METHOD)

엎드려서 받는 방법을 쓰게 되면 고객이 트리트먼트 첫 단계인 각질 제거를 엎드린 자세로 받게 된다. 고객이 돌아눕기 전에 트리트먼트 제품을 바른다. 고객에게 돌아누워 달라고 요청한다(이렇게 하는 이유는 고객이 돌아눕는 동안 스파 제품이 여기저기 묻지 않도록 하기 위해서이다). 테라피스트는 수건을 잡고 고객의 프라이버시를 위해 시선을 먼 곳에 둔다. 앞몸의 각질을 제거한 다음, 고객의 몸에 랩핑을 하기 전에 트리트먼트 제품을 바른다. 이 방법은 고객이 얌전하게 돌아눕지 않으면 주위가 지저분해지는 단점이 있다. 시트나 목욕 수건도 제품이 묻기 때문에 사용하기가 힘들다. 이런 이유 때문에 고객은 반드시 1회용 속옷을 착용해야 한다. 트리트먼트 제품은 고객의 앞몸을 트리트먼트 하는 동안 등과 뒷다리에 적어도 10분 동안 시술해 두어야 한다. 이 방법은 몇몇 제품과는 잘 맞지 않는다(아주 강한 해초 등).

기본적인 시술 기술
Basic Application Techniques

시술 기술을 선택할 때는 제품의 두께, 시술하는 속도, 그리고 제품이 몸에 스며드는 느낌 등을 모두 고려해야 한다. 그림 3-3에 효과적인 방법들을 예시해 놓았다.

손으로 시술하기 (APPLICATION BY HAND)

쓰다듬기 방법을 이용해 제품을 부드럽게 피부에 흡수시킨다. 제품 중에는 모든 스트로크 방법을 사용해 마사지를 할 수 있을 만큼 충분히 미끄러운 제품들도 많이 있다. 마사지를 하면 트리트먼트 효과가 커지고, 고객도 트리트먼트를 즐길 수 있게 된다. 스파 제품을 고객의 몸에 바를 때 테라피스트는 장갑을 끼고 바를 것인지, 제품을 바른 후에 바로 손을 씻을 것인지 결정해야 한다. 장갑을 끼는 것이 빠르기는 하다.

한손에 장갑 끼고 바르기 (APPLICATION WITH ONE HAND GLOVED)

가끔은 장갑을 낀 손으로는 제품을 고객의 몸에 바르고, 장갑을 끼지 않은 손으로는 드레이프를 벗겨 내거나 제품 용기를 들고 시술하는 경우도 있다. 이 방법은 조금 전에 설명했던 엎드려서 받기 방법 때 사용하면 좋다.

브러쉬로 시술하기 (APPLICATION BY BRUSH)

고객이 햇볕에 탔거나, 민감성 피부를 가졌고, 제품을 브러쉬를 이용해 얇게 펴 바를 수 있으면 브러쉬를 이용하는 것이 좋다. 커다란 브러쉬를 쓰는 것이 작은 얼굴용을 쓰는 것보다 더 효과적이고 시간도 절약된다. 마사지가 이 트리트먼트 안에 포함이 된다면, 브러쉬로 바른 제품은 다른 제품들과 질감이 다르기 때문에 고객이 다양한 질감을 느낄 수 있을 것이다. 브러쉬를 이용하면, 테라피스트의 손도 깨끗하게 유지할 수 있어서 시술 과정 중 드레이핑을 하거나 드레이프를 벗겨낼 때 편하다.

거즈나 천을 사용해서 시술하기 (APPLICATION WITH GAUZE OR FABRIC)

스파 제품 중에는 거즈나 얇은 천에 묻혀 몸에 바를 수 있는 것들이 있다. 이 방법은 파라핀이나 **파라 팡고**, **허브 우려낸 물**, 그리고 머드 등에 사용할 수 있으며 이 외의 다른 여러 가지 제품에도 사용이 가능하다. 이 방법을 사용하면 테라피스트가 고객의 몸에 제품을 빠르고 정확하게 도포할 수 있다. 파라핀과 파라 팡고는 쉽게 떨어지기 때문이다. 거즈를 사용하면 제품이 바닥에 떨어지거나 고객의 몸으로 떨어지는 것을 막을 수 있다. 그러나, 제품이 너무 뜨거울 때는, 고객이 화상을 입거나 불편해 할 수 있다. 제품을 너무 넓은 범위에 시술을 하게 되면 더 뜨겁게 느낄 수 있기 때문이다. 바로 이런 점이 이 시술법의 가장 큰 약점이다.

미스트 적용 (APPLICATION BY MIST)

아주 묽고 물과 같은 제품은 **분무기**나 미스터를 이용해 몸에 분사할 수 있다. 분무기를 이용해 제품을 몸에 뿌리면 제품이 뜨거운 경우에도 시원한 느낌을 준다.

셰이커로 시술하기 (APPLICATION WITH A SHAKER)

빻은 허브, 소금, 설탕, 약을 섞은 가루, 그리고 밀가루 등은 설탕 셰이커 등으로 몸에 뿌릴 수 있다. 이는 고객에게 독특한 감각적 경험을 제공히는데 고객들은 종종 비를 맞는 것 같다고 표현한다.

드라이룸 제거 기술
Dry Room Removal Techniques

드라이룸에서는 뜨겁고 젖은 타월을 이용해 트리트먼트 제품을 고객의 몸에서 닦아내야 한다. 이때 수건들이 김이

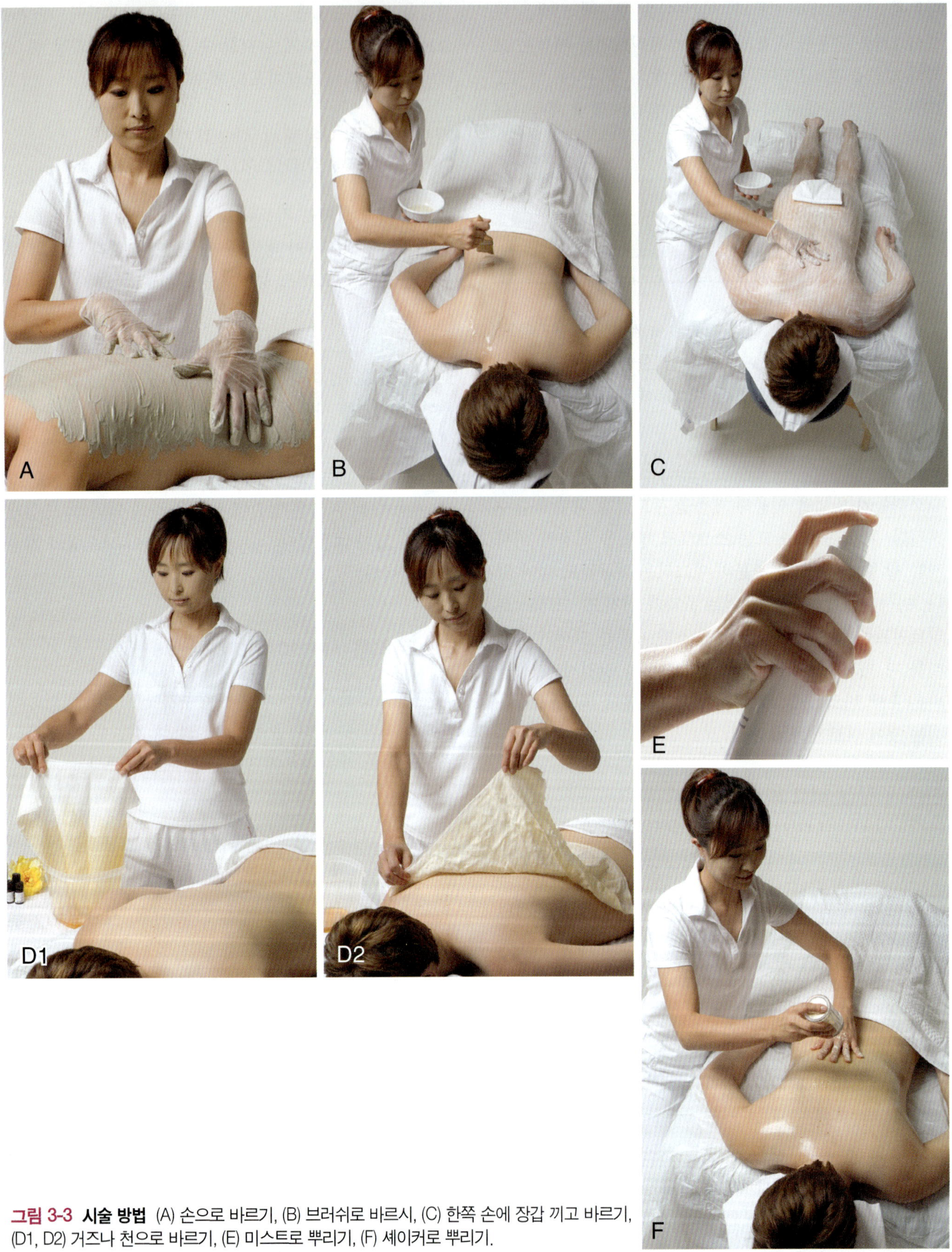

그림 3-3 시술 방법 (A) 손으로 바르기, (B) 브러쉬로 바르시, (C) 한쪽 손에 장갑 끼고 바르기, (D1, D2) 거즈나 천으로 바르기, (E) 미스트로 뿌리기, (F) 셰이커로 뿌리기.

날 정도로 뜨겁고 테라피스트가 길고 우아한 스트로크를 이용해 닦아냈다면, 고객에게 따뜻하고 만족스러운 경험이 될 것이다. 수건은 상표를 모두 제거한 다음, 길게 반으로 접어 소시지처럼 돌돌 말아 준비한다. 상표를 모두 제거하는 것이 중요한데 고객의 몸에 상처를 낼 수 있기 때문이다. 수건은 74°C의 하이드로쿨래터나 핫타월 캐비닛, 오븐 등에 20분 동안 넣어둔다. 써말 장갑을 끼고 수건을 물에서 꺼낸 다음 꼭 짜서, 아이스박스 안에 넣어 둔다. 아이스박스 뚜껑을 잘 닫아서 트리트먼트를 실시하는 동안 수건이 계속해서 뜨거운 상태를 유지할 수 있게 신경 쓴다. 수건을 허브 우린 물에 담그거나 사용 직전에 수건에 에션셜 오일을 떨어뜨리면 트리트먼트 효과가 상승된다. 어떤 테라피스트들은 트리트먼트에 따라 수건의 색깔을 달리하기도 한다(해초 트리트먼트에는 녹색 수건, 머드 트리트먼트에는 갈색 수건, 허브 우려낸 물 트리트먼트에는 베이지색 수건 등). 이는 제품의 얼룩을 감추기 위한 것이다.

로즈마리 스팀 타월 (STEAMY ROSEMARY TOWELS)

수건으로 가득 찬 아이스박스에 로즈마리 에션셜 오일을 3~5방울 떨어뜨린다. 수건을 꺼낼 때마다 트리트먼트 룸에 신선한 향기가 가득찰 것이다. 유칼립투스나 세이지, 스패니시 세이지, 타임, 그리고 레몬 오일은 향이 좋다. 하지만 일랑일랑이나 자스민과 같은 꽃향기는 스팀과 섞이게 되면 향이 좋지 않다. 수건에 묻은 에센셜 오일은 피부에 문제를 일으키지 않는다. 에센셜 오일은 휘발성이기 때문에 아이스박스 안에 있는 핫타월에 떨어뜨리는 순간, 증발해 버리기 때문이다. 떨어뜨린 오일 대부분은 첫 번째 수건을 사용하기도 전에 날아가 버릴 것이다. 따라서 피부에 염증을 일으킬 가능성은 극히 적다.

허브 우려낸 물에 담근 타월 (HERBAL-INFUSED TOWELS)

향이 좋은 허브로 채운 모슬린 주머니는 수건에 향을 입힐 때에도 사용된다. 허브가 담긴 모슬린 주머니를 수건을 데우는 물에 넣는다. 유칼립투스 잎과 로즈마리, 정향 꽃, 노간주나무 열매 등을 섞으면 아주 좋다. 허브 반 컵으로 허브 우려낸 물을 18리터 정도 만들 수 있다. 취향에 따라 허브 양을 더하거나 빼도 된다. 허브 우려낸 물에 수건을 담그게 되면 약간의 얼룩이 생길 수 있다.

핫타월 리무벌 (HOT TOWEL REMOVAL)

다리 (Legs)

아이스박스에서 수건을 꺼내 양끝을 잡는다(뜨겁기 때문이다). 수건을 약간 식힌 다음, 다리 위쪽에 놓는다(앞다리든 뒷다리든). 수건을 다리 위에 놓고 식을 때까지 손을 대지 않는다(약 30초 정도). 그런 다음 두 손으로 수건을 잡고 다리 아래쪽으로 당겨 발에서 걷어낸다. 수건을 뒤집어 깨끗한 쪽으로 다시 한 번 닦아준다(그림 3-4A).

발 (Feet)

고객의 양쪽 발에 핫타월을 올려놓아 기분 좋은 느낌을 즐기게 한 다음, 한 번에 발 하나씩 닦아준다(그림 3-4B).

등 (Back)

허리에 핫타월을 수평으로 놓은 다음, 만지지 말고 식을 때까지 기다린다. 수건에 양 손을 올리고 수건을 머리 쪽으로 민다. 수건이 목에 닿으면 한 쪽을 들어 고객의 머리카락에 제품이 묻지 않게 주의하면서 어깨에 묻어 있는 제품을 닦아낸다. 수건을 뒤집어 깨끗한 쪽으로 다시 닦은 다음, 반대쪽 어깨에 묻어 있는 제품도 닦아낸다.

팔 (Arms)

팔의 위쪽에 핫타월을 수직으로 놓은 다음, 수건을 손 쪽으로 밀면서 제품을 닦아낸다. 고객의 손을 잡고 팔을 든 다음, 깨끗한 면으로 반대쪽에 묻어 있는 제품을 닦아낸다.

배와 가슴 (Abdominal area and upper chest)

배에 핫타월을 수평으로 놓고 왼쪽에서 오른쪽으로 잡아당긴다. 수건을 뒤집어 이번에는 오른쪽에서 왼쪽으로 잡아당긴다. 핫타월을 가슴 위에 놓고 수건을 양쪽으로 잡아당겨 제품을 닦아낸다(그림3-4E, F).

기타 드라이룸 리무벌 테크닉 (OTHER DRY ROOM REMOVAL TECHNIQUES)

드라이룸에서는 해면과 미지근한 물도 제품을 닦아내

는데 사용할 수 있다(그림 3-4G). 이 경우에는 트리트먼트 테이블 옆에 있는 카트에 따뜻한 물을 담은 양동이를 놓아두면 좋다. 해면이나 커다란 미용 스펀지, 또는 빨 수 있는 천에 물을 묻혀 제품을 닦아낸다. 제품을 닦아낸 뒤에는 마른 수건으로 고객의 몸을 말려줘야 한다. 해면 사용의 문제점은 고객의 몸 아래에 있는 시트가 축축해진다는 것이다. 어떤 테라피스트들은 이 트리트먼트 전에 두꺼운 수건을 시트 위에 깔아 두었다가 해면으로 닦은 다음 고객의 몸을 일으켜 수건을 빼내기도 한다.

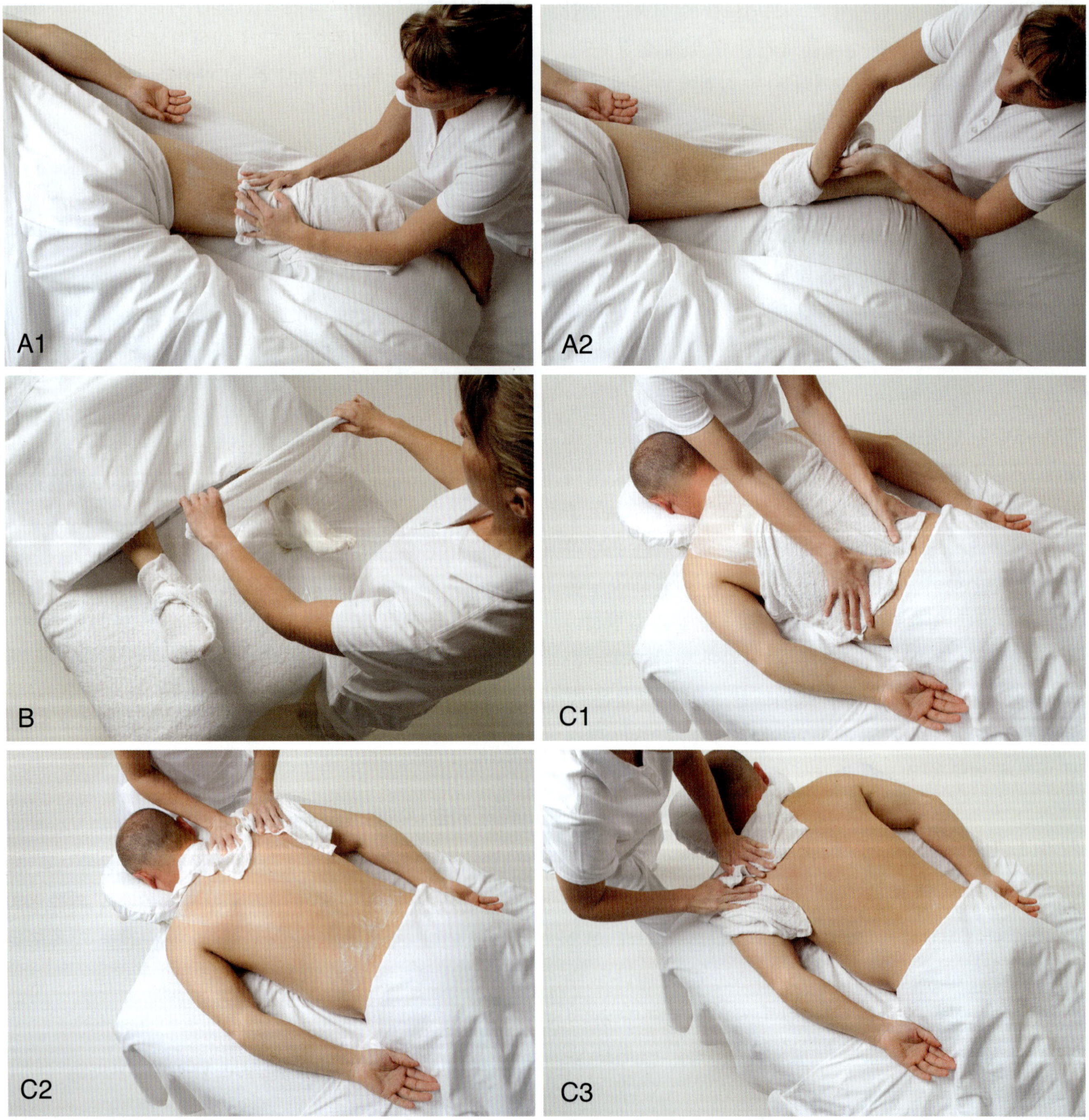

그림 3-4 핫타월 리무벌 (A1, A2) 다리, (B) 발, (C1, C2) 등, (D) 팔, (E) 복부, (F) 윗가슴, (G) 스펀지와 뜨거운 물로 제품 제거하기.

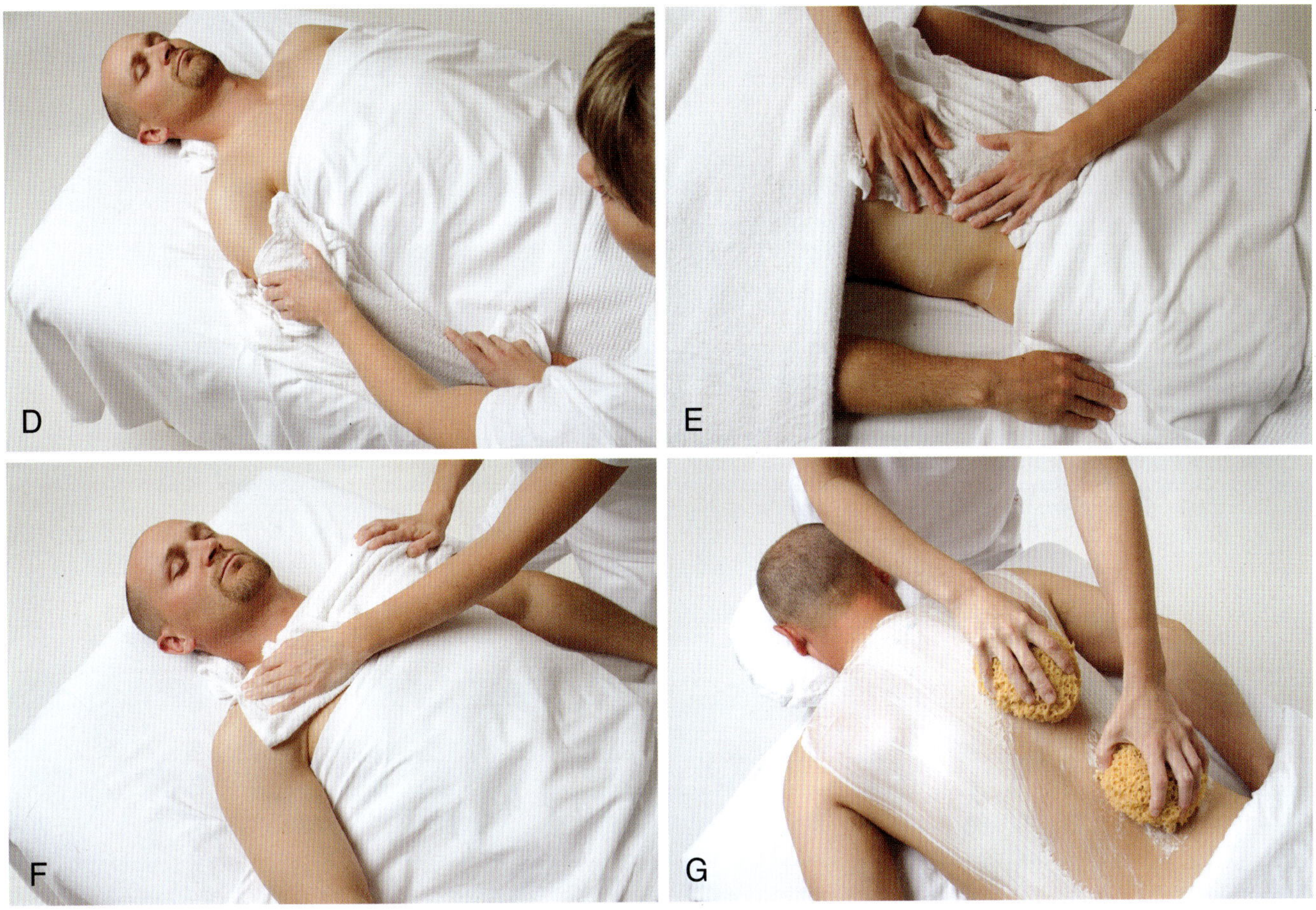

그림 3-4 *계속*

고객의 몸에서 랩 벗겨내기 (MOVING A CLIENT FROM PLASTIC TO A PRESET MASSAGE SHEET)

다양한 종류의 바디 랩 트리트먼트 시, 고객들은 스파 트리트먼트 제품을 몸에 바른 다음, 랩으로 몸을 감싼다. 트리트먼트 제품을 제거하고 나면 피니쉬 제품들을 고객의 몸에 바르게 되는데, 종종 전신 마사지를 하면서 바른다. 드라이룸의 테라피스트는 고객이 트리트먼트 테이블 위에 있을 때, 더러워진 랩을 고객의 몸 아래에서 빼내야 된다(깨끗한 마사지 시트를 플라스틱 아래에 미리 깔아둬야 한다). 이렇게 하려면, 랩을 벗긴 다음, 랩을 하기 전에 고객에게 드레이프 했던 가슴과 둔부에 올려놓은 수건은 그대로 둔 채(1회용 속옷을 착용하게 해도 좋다) 랩을 빼내면 된다(그림 3-5). 고객의 팔과 가슴, 복부에서 제품을 제거한 다음 고객에게 가슴 드레이프를 잡고 일어나 앉아 달라고 부탁한다. 더러운 랩을 제품이 묻어 있는 쪽이 안으로 가게 한 다음, 랩이 둔부에 밀착될 때까지 말아준다. 그런 다음, 고객에게 깨끗한 마사지 시트 위에 누우라고 말한다. 아래쪽 다리로 내려와 발을 핫타월로 닦아준다. 고객에게 무릎을 굽혀 달라고 요청한다. 고객의 발아래에 있는 더러워진 랩을 돌돌 만다. 깨끗해진 고객의 발을 랩 아래에 준비해 둔 마사지 시트 위에 올려놓는다(다리는 여전히 굽힌 상태이다). 깨끗해진 다리를 마사지 시트 위에 펴 놓게 한 다음, 시트나 수건으로 다리를 덮어 준다. 그런 다음 고객은 다시 마사지 시트 위에 누워 랩을 빼낼 수 있게 엉덩이를 살짝 들어준다.

웨트룸 리무벌 기술
Wet Room Removal Techniques

웨트룸에서는 특별한 샤워기로 고객의 몸에 바른 스파

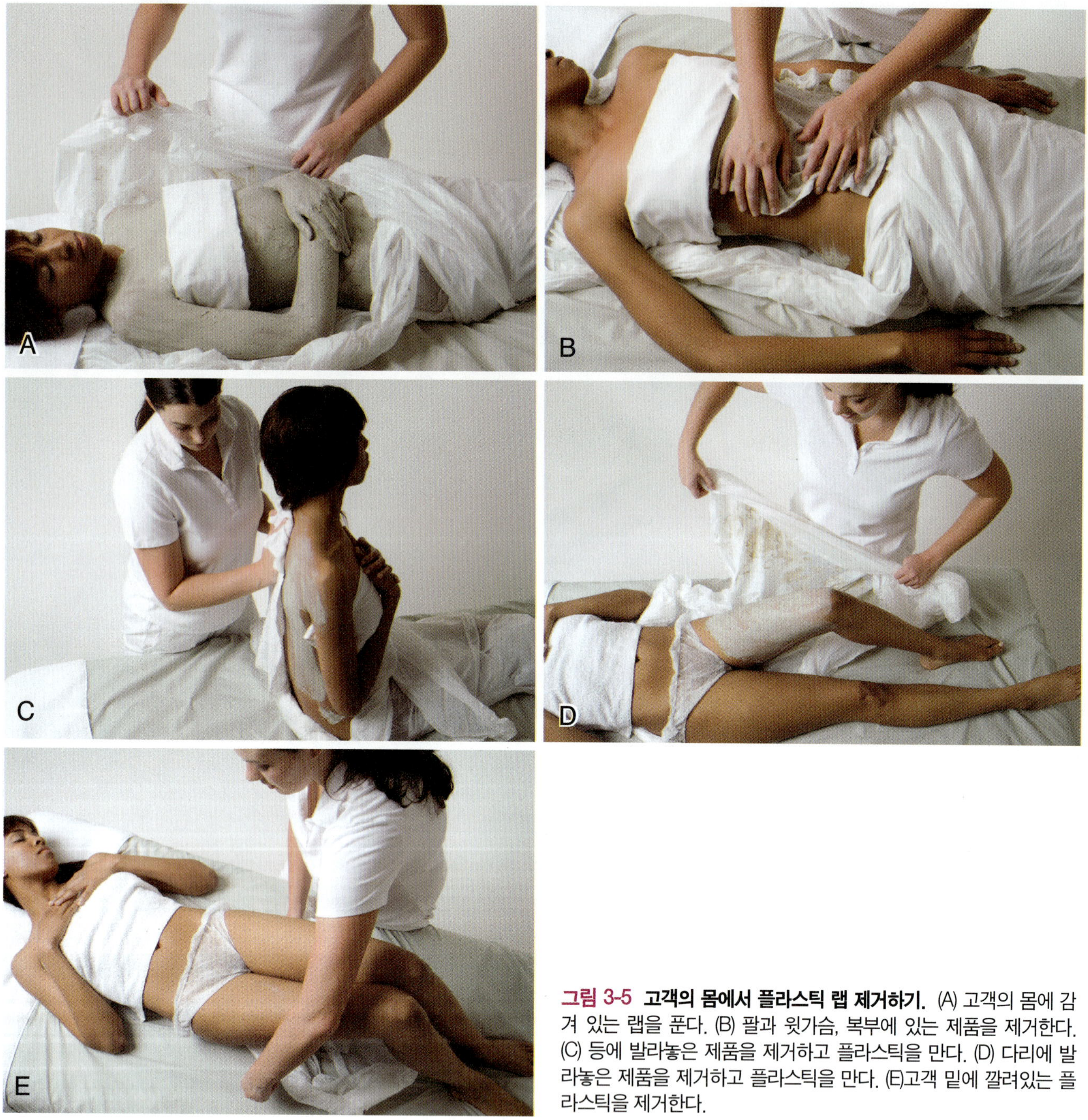

그림 3-5 고객의 몸에서 플라스틱 랩 제거하기. (A) 고객의 몸에 감겨 있는 랩을 푼다. (B) 팔과 윗가슴, 복부에 있는 제품을 제거한다. (C) 등에 발라놓은 제품을 제거하고 플라스틱을 만다. (D) 다리에 발라놓은 제품을 제거하고 플라스틱을 만다. (E)고객 밑에 깔려있는 플라스틱을 제거한다.

제품들을 닦아낸다. 특별한 샤워기 중에는 손으로 들고 사용하는 샤워기와, 일반적인 샤워기, **스위스 샤워기**, **비쉬 샤워기** 등이 있다. 특별한 장비를 사용할 때는 사용하기 전에 항상 제작자의 제품 설명서를 읽는 것이 좋다. 특별한 샤워기를 사용할 때는 적어도 두세 번 정도 미리 사용해 보는 것이 좋다. 그래야 물의 온도와 수압 등이 고객이 느끼기에 편안하고 안전한지 가늠할 수 있기 때문이다. 웨트룸 리무벌 기술은 그림 3-6에 나와 있다. 웨트룸(wet room) 장비는 4장에서 다시 설명하겠다.

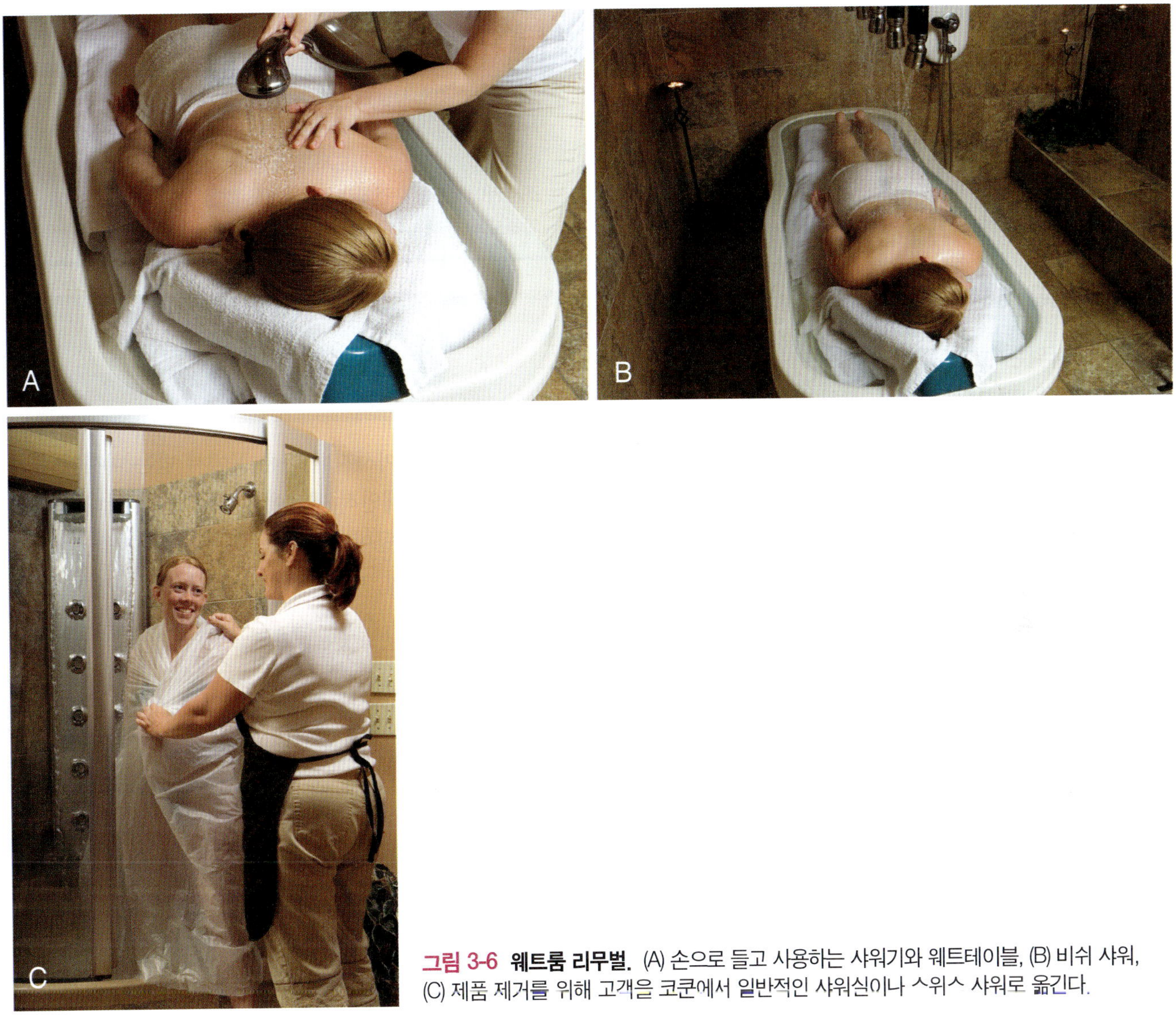

그림 3-6 **웨트룸 리무벌.** (A) 손으로 들고 사용하는 샤워기와 웨트테이블, (B) 비쉬 샤워, (C) 제품 제거를 위해 고객을 코쿤에서 일반적인 샤워실이나 스위스 샤워로 옮긴다.

손으로 들고 사용하는 샤워기 (THE HANDHELD SHOWER)

손으로 들고 사용하는 샤워기를 웨트테이블과 함께 사용하면 스파 제품을 쉽게 제거할 수 있다. 이런 샤워기 중에는 마사지 기능이 있는 것도 있으며 각질 제거를 할 수 있는 바디 브러쉬를 부착할 수 있는 것도 있다. 웨트테이블은 물이 테이블 아래로 흘러나갈 수 있도록 특별한 표면을 가지고 있다. 때로는 웨트룸 바닥에 배수 설비가 된 곳도 있다. 웨트테이블은 단단한 플라스틱이나 아크릴로 제작이 돼 청소가 쉽고 위생적이다. 부드럽고 방수가 되는 천을 깔아놓으면 고객이 더 편안하게 느낄 것이다. 따뜻한 물을 양동이에 담아 고객에게 뿌려 스파 제품을 제거해도 된다. 이런 경우 고객은 활력이 돋는 듯한 느낌을 받을 수 있을 것이다. 하지만 고객이 추위를 느끼지 않게 반드시 빨리 몸을 닦아줘야 한다.

일반적인 샤워 (THE STANDARD SHOWER)

일반 가정에서 사용하는 샤워기는 스위스나 비쉬 샤워기처럼 비싸지 않다. 하지만 조절이 불가능하다는 단점이 있다. 수압과 물의 세기, 물의 온도 등을 테라피트스가 조절할 수 없다. 트리트먼트를 마친 고객은 마사지 테이블에서 일어나 샤워를 하러 가야 한다. 각질 제거를 한 다음, 고객의 몸에 마른 브러쉬로 해초를 발랐을 경우, 고객은 해초 성분이 몸에 흡수되기를 기다렸다가 샤워실로 가

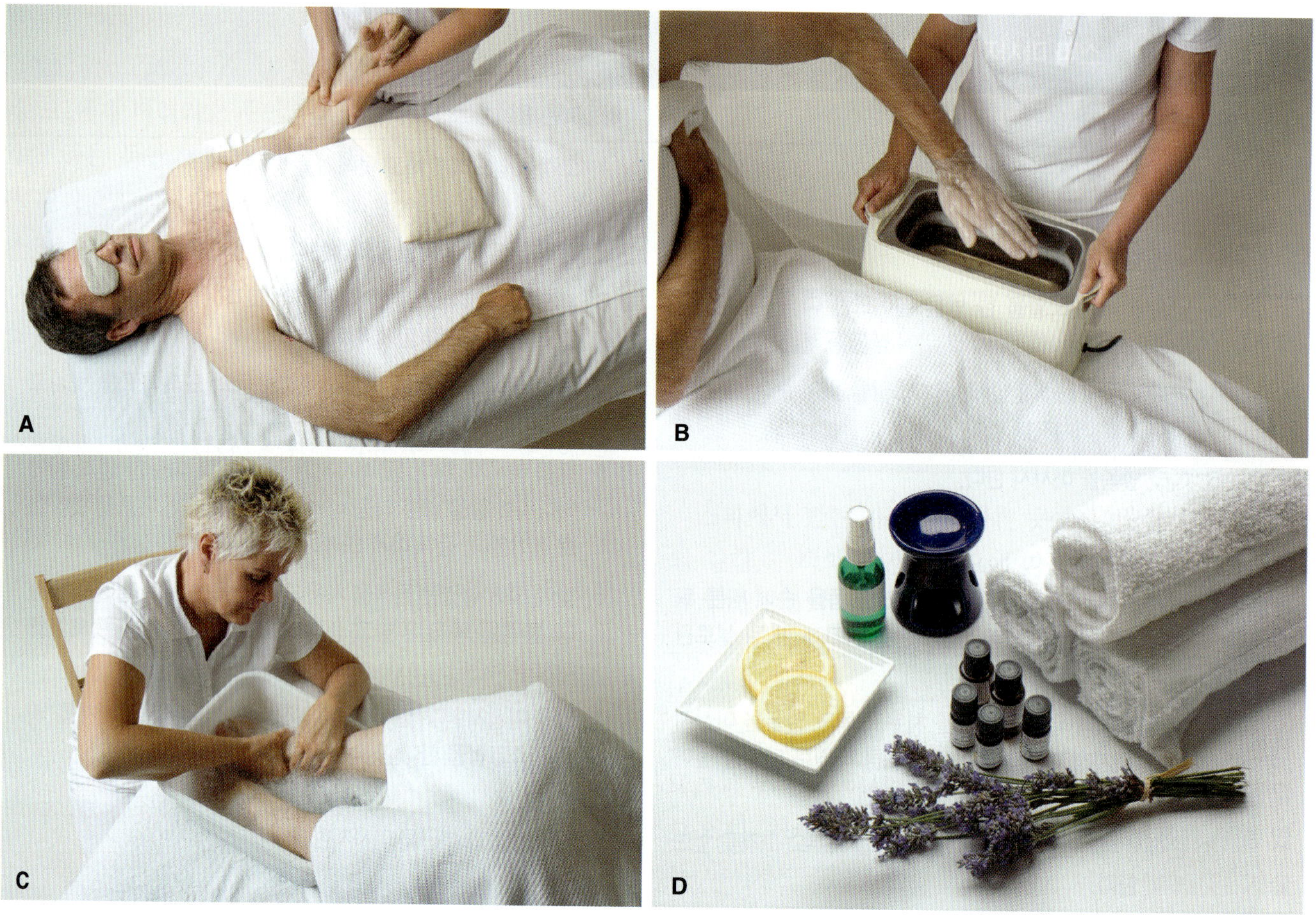

그림 3-7 스파 마사지 부가 서비스들. (A) 벨리 팩과 눈가리개가 포함된 웜팩. 웜네크링이나 풋워머를 이용해도 된다. 고객이 엎드려 있을 때는 등과 발밑에 웜팩을 놓아주면 된다. (B) 간단한 발과 손 트리트먼트. 파라핀 딥과 같은 보충적인 트리트먼트를 제공하면 고객의 경험을 특별한 것으로 만들 수 있다. (C) 족욕. 족욕은 세션 초기에 고객이 테이블 위로 올라가기 전이나, 사진에서처럼 세션 도중에 이용할 수 있다. (D) 아로마 서비스. 아로마 스팀 타월, 아로마 미스트, 아로마 흡입 등은 세션을 즐거운 향기로 채워줄 것이다.

지 필드)를 방해한다고 느끼기 때문이다. 뜨거운 스톤을 긴장 완화 마사지 단계에서 사용해 고객에게 열감과 무게감을 느끼게 하는 것도 좋다. 스톤에 대해서는 12장에서 다시 설명하겠다.

아로마 스팀 타월 (STEAMY AROMATIC TOWELS)

앞에서 스파 제품 제거 방법 설명 시 로즈마리 스팀 타월과 허브 우려낸 물에 담근 수건 사용에 대해 설명을 했다. 이런 아로마 스팀 타월은 전신 긴장 완화 마사지를 할 때 사용하면 즐거움을 상승시킨다. 예를 들어, 아로마 스팀 타월을 등 마사지 직전에 등 위에 올려놓는 것이다. 이렇게 하면 인체 조직이 따뜻해지면서 큰 만족감을 느끼게 된다. 등 위에 핫타월을 올려 사용하는 다른 방법으로는 바디워쉬 젤이나 각질 제거 크림을 따뜻한 물과 함께 등 마사지 마지막에 바르는 것이 있다. 젤이나 크림을 손으로 거품을 낸 다음, 거품을 핫타월로 닦아주면 된다. 이 마사지는 1분 정도밖에 소요되지 않지만, 고객에게는 잊을 수 없는 순간이 될 것이며, 트리트먼트 후 고객에게 몸이 미끌거린다는 느낌을 남기지 않아 좋다. 아로마 스팀 타월은 발 마사지 전에 이와 동일한 방법으로 사용될 수 있으며, 서비스 마지막 단계에서 마침 표시로 얼굴에 사용해도 된다.

간단한 손과 발 트리트먼트 (A SIMPLE HAND OR FOOT TREATMENT)

긴장 완화 마사지 동안, 간단한 손과 발 트리트먼트를

표 3-3 손쉬운 아로마테라피

마사지 블렌딩 오일	아로마 미스트	흡입
아래에 나오는 블렌딩 오일에 압착유(헤이즐넛, 스위트아몬드, 해바라기) 1 fl oz나 일반 마사지 크림을 추가해도 된다. 옆의 숫자는 방울 수를 표시한 것이다.	아래의 블렌딩에 증류수 1 oz를 섞을 수 있다.	다음의 블렌딩 오일들은 섞을 수도 있고 희석하지 않은 채(1 방울) 양손에 떨어뜨려 아로마 흡입에 사용할 수 있다.
긴장완화 블렌딩 프랭킨센스 4 만다린 8 일랑일랑 2 사이프러스 2	**래디언스** 아틀라스 시더우드 5 네롤리 2 라벤더 4 그레이프프루트 6	**영감** 로즈 1 만다린 10 클로브 1
리프레싱 로즈마리 2 클라리세이지 2 레몬 7 제라늄 1	**리바이탈라이즈** 그레이프프루트 8 유칼립투스 1 사이프러스 2 스위트오렌지 6	**열정** 로즈마리 2 제라늄 1
시트러스의 향연 그레이프프루트 11 자스민 1	**여름** 만다린 6 레몬 7 제라늄 1	**불꽃** 페퍼민트 1 그레이프프루트 8
근육 이완 스위트 비치 3 주니퍼베리 2 라벤더 6 레몬 6	**비** 주니퍼베리 4 타임 2 라벤더 6 사이프러스 3	**낮잠** 라임 7 자스민 1
독소배출 스위트 펜넬 5 주니퍼베리 4 그레이프프루트 10	**마음의 활력** 루즈마리 바질 레몬	**안식** 네롤리 2 클라리세이지 5 샌달우드 10
몸의 활력 페퍼민트 1 티트리 2 라벤더 6 레몬 6	**달콤한 꿈** 네롤리 2 라벤더 7 만다린 10	**기상** 페퍼민트 2 로즈마리 2 바질 1

해주면 마사지를 더욱 특별하게 만들 수 있다. 이런 부가 서비스들은 마사지 시간은 짧지만, 고객들에게 기억할만한 경험의 시간을 만들어 준다. 간단한 발 트리트먼트를 위해 고객의 발이 놓이는 테이블 끝에 목욕 타월을 놓은 다음, 뜨거운 스팀 타월을 아이스박스에 넣어 미리 준비해 놓는다. 발 마사지를 하기 전에 발을 덮은 수건을 걷고 각질제거 크림을 양발에 조금 발라준다. 각질제거 크림으로 각질을 제거한 다음, 핫타월을 발 위에 올려놓는다. 발이 타월 안에서 데워지면 수건을 이용해 각질제거 제품을 닦아낸 다음, 발 마사지를 실시한다. 손 트리트먼트 역시 같은 방법으로 하면 된다. 일단 각질제거 크림을 손에서부터 팔꿈치까지 바른 다음, 핸드 타월을 양손 위에 올려

놓았다가 마사지 직전에 각질 제거 제품을 닦아낸다.

파라핀 딥 (PARAFFIN DIP)

파라핀은 왁스 타입의 물질로 나무와 석탄, 석유, 또는 혈암 오일을 증류한 것을 말한다. 파라핀은 피부에 코팅을 해서 열의 손실을 막고 피부 표면을 촉촉하게 만드는 데 사용된다. 파라핀은 혈액순환을 증진시켜 관절의 운동성을 향상시키고 파라핀을 사용하기 전에 시술된 모든 스파 제품의 흡수를 증가시키는 역할을 한다. 파라핀은 만성 관절염과 긴장된 근육, 관절 통증 치료에 효과적이다. 파라핀은 또한 피부를 부드럽게 만들며 따뜻하고 호화스런 느낌을 준다.

파라핀에 담글 때는, 시술 전에 파라핀에 담글 부위를 물로 씻거나 알코올이 든 미스트를 사용해 적절한 방법으로 소독을 해야 한다. 그리고 파라핀에 담글 때는 파라핀이 살짝 굳은 다음에 담그기를 반복해야 한다. 어떤 부위든 다섯 번 정도 담그면 충분하다. 파라핀으로 감싼 손이나 발에 랩이나 비닐 봉투를 씌운 다음, 보온 장갑이나 따뜻한 수건으로 싸준다. 파라핀을 제거할 때는 굳은 파라핀과 랩을 한꺼번에 벗기면 된다. 손은 고객이 엎드려 있거나 약간 누운 자세일 때 파라핀에 담근다. 발은 고객이 테이블 위에 누워있을 때 담그면 된다. 랩핑을 한 고객의 몸에 붓이나 거즈를 이용해 파라핀을 발라도 된다.

손쉬운 아로마테라피 부가 서비스들 (EASY AROMATHERAPY ENHANCEMENTS)

아로마테라피 부가 서비스를 실시하면, 긴장완화 마사지의 순간이 더욱 빛난다. 에센셜 오일 마사지를 함께 하게 되면, 후각적 반응이 더해져 고객의 긴장을 더욱 깊고 쉽게 완화시킬 수 있다. 3개에서 5개 정도의 오일 중에서 고객이 마음에 드는 것을 고를 수 있도록 하는 것도 좋은 방법이다. 아로마 미스트는 좋은 향기를 사용해서 마사지의 즐거움을 상승시킬 수 있는 또 다른 방법이다. 아로마 미스트는 대부분 증류수에 에센셜 오일을 조금 섞어 만든다. 증류수 대신 하이드로졸을 사용해도 된다. 이 미스트는 고객이 누워 있을 때 위에다 뿌려 트리트먼트 룸에 상쾌한 향기가 가득하도록 만들면 좋다. 매번 향의 종류를 다르게 해서 고객의 후각적 심미안을 자극하는 것도 좋은 방법이다.

아로마 흡입은 마사지 처음이나 끝, 아무 때나 해도 된다. 에센셜 오일을 한 방울 떨어뜨리거나 여러 가지 오일을 섞은 블렌딩 오일을 한 방울 떨어뜨린 다음, 손을 빨리 비빈다. 그래야 향기가 날아가지 않아 고객이 크게 숨을 들이마시는 동안 향을 음미할 수 있기 때문이다. 테라피스트는 이 단계를 마치고 마사지를 시작하면 된다. 표 3-3은 고객들에게 인기가 많은 아로마테라피 블렌딩 오일을 정리해 놓은 것이다. 이 블렌딩 오일들은 일반적인 마사지 크림에 섞어 사용해도 되고, 식물성 오일에 섞어 마사지에 사용해도 좋으며, 물과 섞어 아로마 미스트를 만들어도 좋다. 이 표에는 또한 아로마 흡입에 좋은 블렌딩 오일 종류도 나와 있다. 아로마 테라피와 에센셜 오일 블렌딩에 대해서는 5장에서 다시 설명하겠다.

퍼밍 페이스 마사지 기술 (FIRMING FACE MASSAGE TECHNIQUES)

마사지 학원에서 학생들은 종종 얼굴 마사지를 하는 동안 근육 조직을 풀어주라고 교육을 받는다. 이는 특히 고객이 턱이나 이마에 긴장감을 느낄 때 사용하기에 적절한 방법이다. 스파에서는, 스킨케어가 우선이기 때문에 테라피스트들은 가벼운 마사지 테크닉을 사용하도록 지시받는다. 퍼밍 페이스 마사지 기술은 고객을 편안하게 만들어 줄 수 있는 일련의 리프팅과 토닝, 그리고 스티뮬레이팅 마사지 스트로크로 이뤄진다. 페이스 퍼밍 마사지를 받게 되면 얼굴이 단단해지고, 새로워지는 느낌을 받는다. 다음에 나오는 마사지 기본 기술은 그림 3-8처럼 손가락 끝을 사용해 가볍고 부드럽게 시술해야 한다.

고객이 화장을 한 상태로 마사지를 받으러 왔다면, 마사지 과정에 얼굴 마사지가 포함되어 있는지 물어봐야 한다. 고객이 그렇다고 대답하면 고객에게 메이크업 리무버를 주고 화장실로 보내 화장을 지우고 오게 해야 한다(테라피스트가 고객의 얼굴 화장을 지워주는 것이 합법적이지 않은 주라면). 이 트리트먼트에는 영양이 풍부한 에몰리엔트 얼굴 크림이나 거품을 낸 시어버터를 사용하면 좋다. 마사지 오일, 마사지 크림, 또는 마사지 젤은 사용하지 않는 것이 좋은데 이런 제품들을 사용하면 얼굴 피부가 막히고 처지는 느낌이 들기 때문이다.

고객의 얼굴을 만지기 전에 테라피스트는 손을 알코올이 든 소독제로 반드시 소독해야 한다. 이렇게 소독하면 몸이나 트리트먼트 룸에 있는 세균들이 민감한 얼굴 피부에 침투하는 것을 막을 수 있다. 또한 테라피스트의 손에서 청결한 냄새가 나도록 해야 한다. 테라피스트는 앞에서 설명한 헤어 드레이핑 방법을 이용해서 고객의 머리카락을 감싸 얼굴 크림이 머리에 묻는 것을 방지해도 좋다.

1단계 : 아로마 타월로 얼굴 감싸기 (Step 1: Apply an aromatic towel to the face)

아이스박스에서 로즈마리 스팀 타월이나 허브 우려낸 물에 담근 수건을 꺼내 턱에서부터 이마 쪽으로 펼치면서 얼굴을 감싸준다. 수건을 얼굴 위에 1분 정도 올려놓은 다음, 고객이 열기를 느낄 수 있게 수건을 가볍게 눌러준다. 얼굴에서 수건을 들어낸 다음, 필요할 경우 두 번째 수건으로 같은 과정을 다시 한 번 반복한다.

2단계 : 얼굴 마사지하기 (Step 2: Massage the face)

영양이 풍부한 에몰리엔트 얼굴 크림을 턱부터 바르기 시작해 입 주위, 코 주위, 코에서부터 이마에 바른 다음 볼까지 발라준다. 이 테크닉을 6회에서 8회 반복해 크림이 얼굴 피부에 골고루 퍼지게 만든다.

- 눈썹 사이는 크로스 스트로크로 부드럽게 마사지한다. 그런 다음 S-보우 스트로크를 이용해 이마 전체를 마사지한다(그림 3-8B와 C).
- 손가락을 원을 그리듯 움직여 코 양쪽을 마사지해 코 윗부분과 아랫부분에 있는 프레셔 포인트(pressure point)를 활성화시킨다. 이 동작을 3회에서 6회 반복한다(그림 3-8D).
- 손가락으로 가볍게 누르면서 손가락으로 작은 8자를 그린다(small finger eights). 얼굴 전체와 턱, 이마에 이 테크닉을 적용한다(그림 3-8E)
- 손에 힘을 빼고 한쪽 눈 주위를 원을 그리듯 마사지한 다음, 눈 옆쪽을 톡톡 두드리는 동작으로 마무리한다. 이 동작을 4회 반복한 다음, 반대쪽 눈으로 이동한다(그린 3-8F)
- 양쪽 눈 주위에 동시에 작은 원을 그린 다음, 턱도 손가락으로 작은 원을 그리듯 마사지한다.
- 턱선은 가볍게 주물러주고 턱은 S-보우(S-bow)로 마사지한다. 그런 다음 턱에는 엄지 교차 테크닉을 사용한다.
- 양손의 검지와 엄지를 이용해 윗입술과 아랫입술에 리프팅 테크닉을 적용한다(그림 3-8G와 H).
- 한 손의 엄지와 검지로 입 주위를 5회에서 7회 마사지해 입 양쪽에 있는 조직을 부드럽게 만든다(그림 3-8I).
- 손과 손목의 힘을 빼고 턱 아래쪽을 가볍게 두드리듯 마사지한다. 턱선 위쪽과 볼도 가볍게 두드리는 스트로크를 써서 마사지한 다음 다시 턱 아래쪽을 마사지한다(그림 3-8J1과 J2).
- 가볍게 두드리는 스트로크를 "움켜쥐는" 스트로크로 바꿔 턱선과 양볼에 적용한다. 이 스트로크를 배우려면, 엄지와 검지로 꼬집는 동작을 해야 하는데 이때는 손가락끼리 부딪치게 않게 하면서 얼굴 위로 끌어올리듯 움직여야 한다(그림 3-8K1과 K2).
- 이마를 향해 가볍게 위로 쳐올리는 스트로크로 얼굴 양쪽을 진정시킨다(그림 3-8L).
- 귀 바깥쪽 끝을 부드럽게 마사지한 다음, 귀를 앞으로 밀었다가 잡아당긴다. 귀 바로 뒤쪽도 마사지한 다음, 목을 한 쪽으로 돌린 후, 목에서부터 시작해 어깨와 팔까지 길게 마사지하는 것으로 끝낸다(그림 3-8M1과 M2).
- 시간이 긴 얼굴 마사지의 경우 이런 동작들을 순서대로 3번 반복하면 된다. 얼굴 마사지를 끝낼 때는 박하 오일이나 레몬 오일을 한 방울 손에 떨어뜨려 비빈 다음, 30초 동안 고객의 코에 가볍게 대준다. 두 번째 아로마 스팀 타월을 얼굴에 놓거나 차갑게 식힌 수건을 얼굴에 놓는 것으로 마사지를 끝낸다.

요약 Summary

스파 트리트먼트를 공부하는 학생 테라피스트들이 중요한 스파 트리트먼트를 시술하기 위해서는 기본적인 스파 기술을 연습해야 한다. 이런 기술에는 우아한 스파 드레이핑과 제품을 바를 때 고객에게 취하게 해야 하는 자세에 대한 이해, 다양한 시술 방법 사용, 그리고 핫타월을 이용해 부드럽고 효과적으로 스파 제품들을 제거하는 것 등이 포함된다. 아로마 스팀 타월과 퍼밍 페이스 마사지, 그리고 간단한 발 트리트먼트와 같은 부가 서비스는 스파

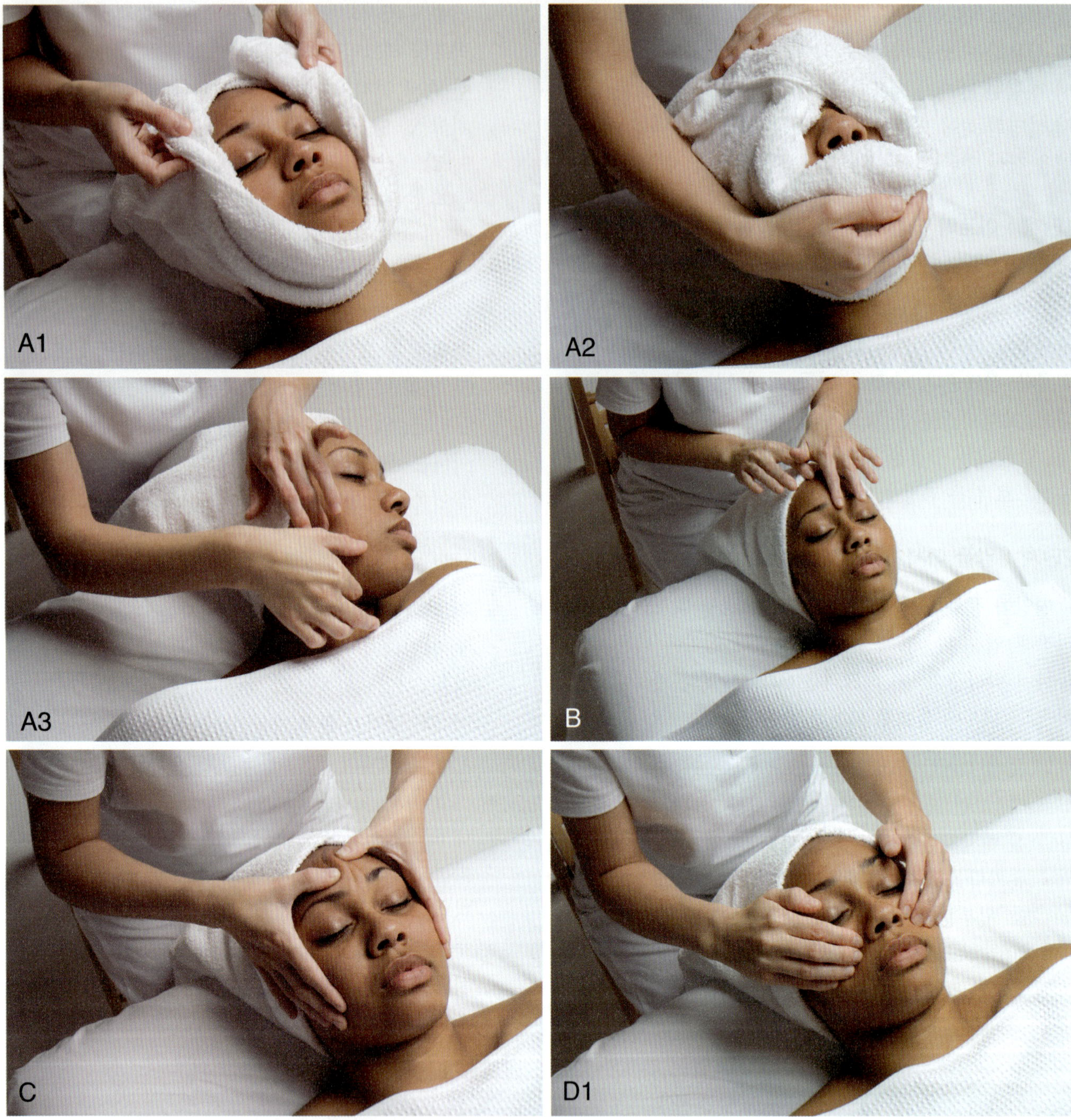

그림 3-8 얼굴 마사지 순서. (A1, A2, A3) 얼굴을 만지기 전에 손을 살균한다. 아로마 타월로 얼굴에 스팀을 쐬어 준다. 영양분이 풍부한 페이스 크림을 턱선 아래에서부터 볼 위를 지나 이마까지 발라준다. (B) 미간을 크로스 스트로크로 마사지한다. (C) 이마는 S-보우(S-bow)로 마사지한다. (D1, D2) 코 양쪽을 따라 내려가 광대뼈를 마사지해 압력점을 활성화시킨다. (E) 얼굴 표면에 8자를 그리면서 마사지한다. (F1, F2) 손을 동그랗게 해 눈 주위에 대준다. 손가락으로 양 눈 주위에 원을 그린다. (G) 턱선을 주물러준다. (H) 턱을 S보우로 마사지한다. (I) 엄지손가락을 교차시키는 기술을 이용해 턱을 마사지한다. (J1, J2) 빠르게 톡톡 두드려준다. (K1, K2) 빠르게 톡톡 두드려준다. (L) 턱선에서부터 이마까지 부드럽게 위로 마사지한다. (M1, M2) 목을 이완시킨다. 목을 한쪽으로 돌린 다음 이완을 시키면서 팔까지 마사지를 한다. 다른 쪽도 똑같이 반복한 다음 아로마 미스트나 아로마 흡입으로 세션을 마무리한다.

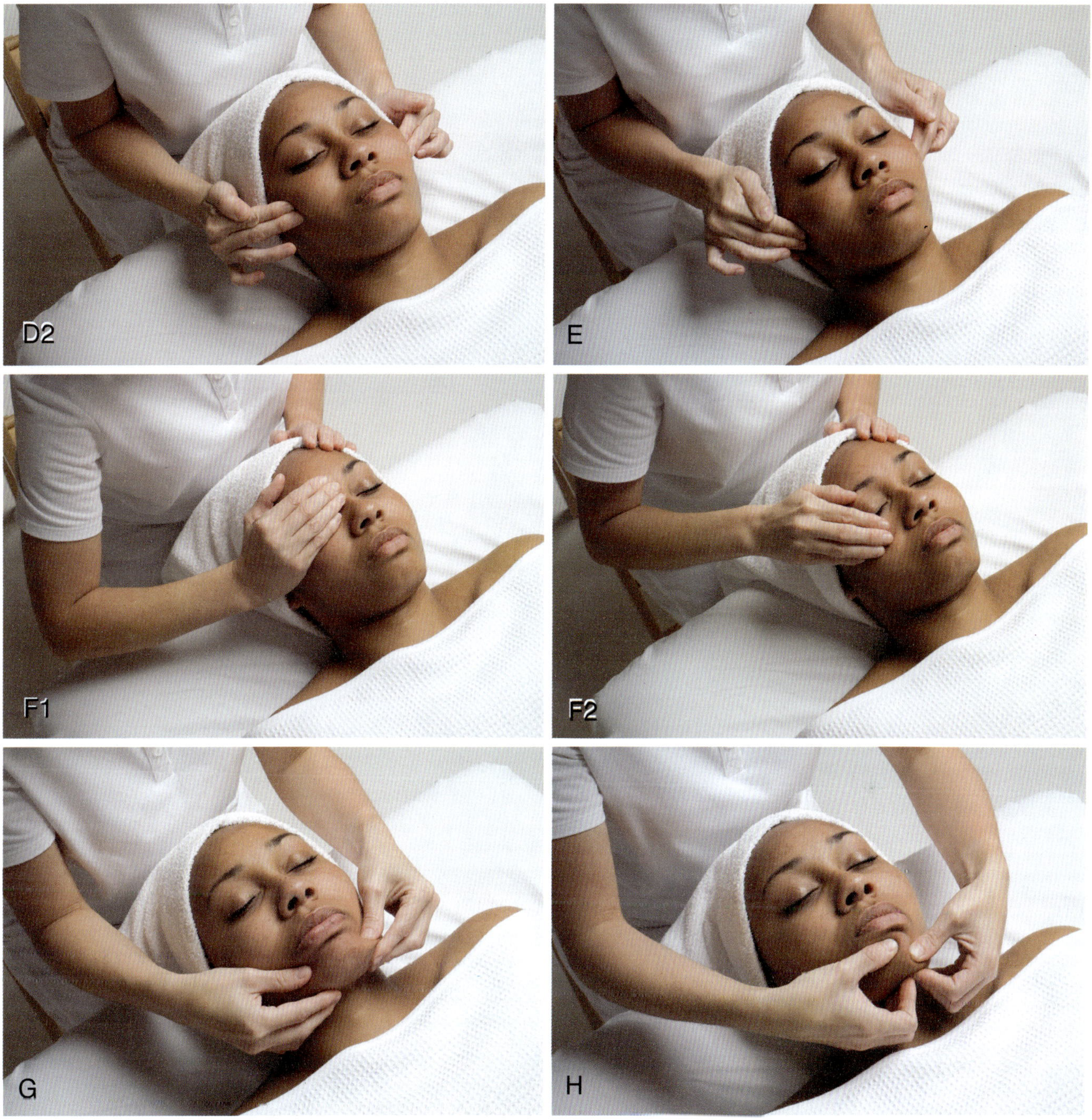

그림 3-8 *계속*

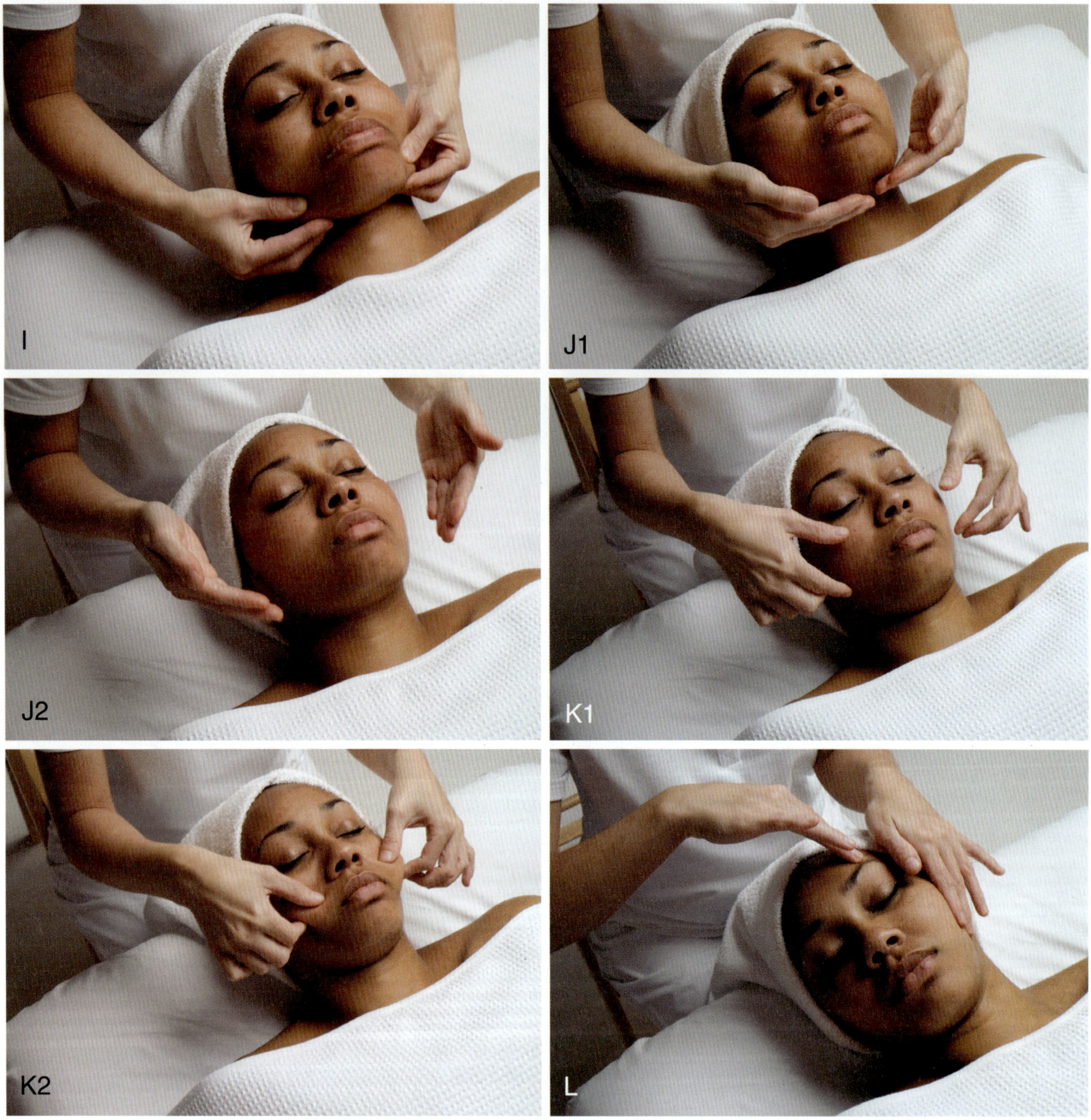

그림 3-8 *계속*

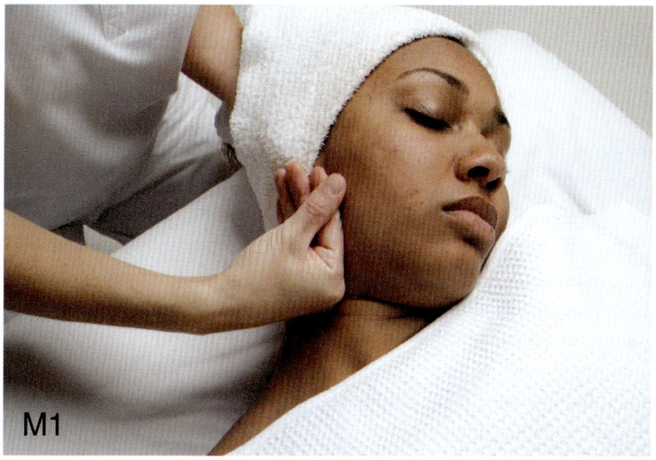

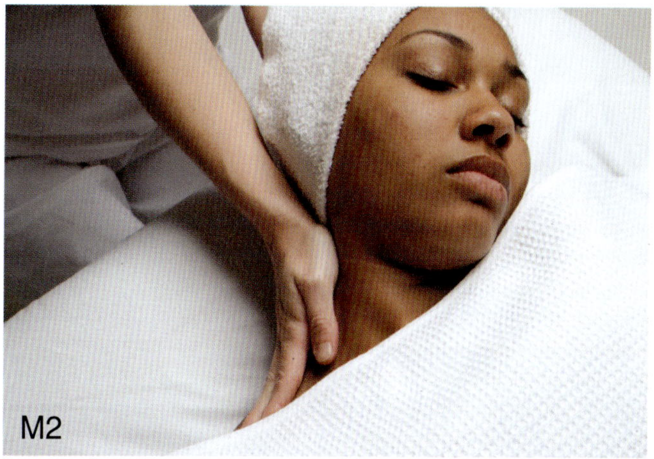

그림 3-8 *계속*

마사지에 특별함을 더해줄 것이다. 신참 스파 테라피스트들은 스웨디쉬 긴장 완화 마사지를 완벽하게 익혀 마사지의 흐름을 깨지 않는 범위 내에서 몇 가지 부가 서비스를 제공할 수 있게 연습해야 한다. 웨트룸에서 스파 제품을 닦아낼 때에는 특별한 장비 사용법을 미리 익혀 고객이 수온과 수압을 안전하고 편하게 느끼는지 확인해야 한다. 이런 기술을 익히고 나면 신참 스파 테라피스트들도 독특한 서비스를 개발하는 등 더욱 창조적으로 트리트먼트를 할 수 있을 것이다. 모든 테라피스트들은 자신이 일하고 있는 주의 법과 규칙을 체크해 자신들이 적법한 범위 내에서 서비스를 제공하고 있는지 확인해야 한다.

복습문제(Review Questions)

맞는 것끼리 이으시오.

1. 비쉬 샤워 ____ A. 샤워부스 사방에 달린 파이프로 하는 샤워(각각의 파이프에는 8개에서 16개의 샤워헤드가 있음)

2. 스위스 샤워 ____ B. 웨트테이블과 함께 사용하는 손으로 들고 사용하는 샤워기

3. 핸드 샤워기 ____ C. 일반 가정집에 있는 보통 샤워기

4. 일반적인 샤워기 ____ D. 웨트테이블 위에서 물이 쏟아지는 샤워

참과 거짓을 가리시오.

5. _______ 스파 트리트먼트에서 몸은 일반적인 마사지를 할 때만 드레이핑을 한다.

6. _______ 테라피스트는 트리트먼트시 어떤 자세가 고객에게 적합한지 결정해야 한다. 고객 중에는 앉아 있을 수 없는 고객도 있기 때문에 옆으로 눕거나 엎드리는 자세도 사용을 해야 한다.

7. _______ 고객이 햇볕에 탔거나 제품이 묽을 때, 그리고 테라피스트의 손을 청결하게 유지해야 할 때는 커다란 브러쉬를 이용해 제품을 발라주는 것이 가장 좋다.

8. _______ 핫타월과 에센셜 오일을 함께 사용하는 것은 바람직하지 않다. 에센셜 오일을 핫타월에 떨어뜨리면 피부염을 일으킬 수 있다.

9. _______ 드라이룸에서는 앉아서 받는 방법을 사용하는 것이 효과적이다. 트리트먼트 동안 고객은 한 번만 몸을 돌리면 되기 때문이다.

10. _______ 스파 제품은 절대로 피부에 직접 마사지하면 안된다. 스파 제품의 용도는 피부에 얹어 놓기만 하는 것이지 마사지를 위한 윤활제가 아니기 때문이다.

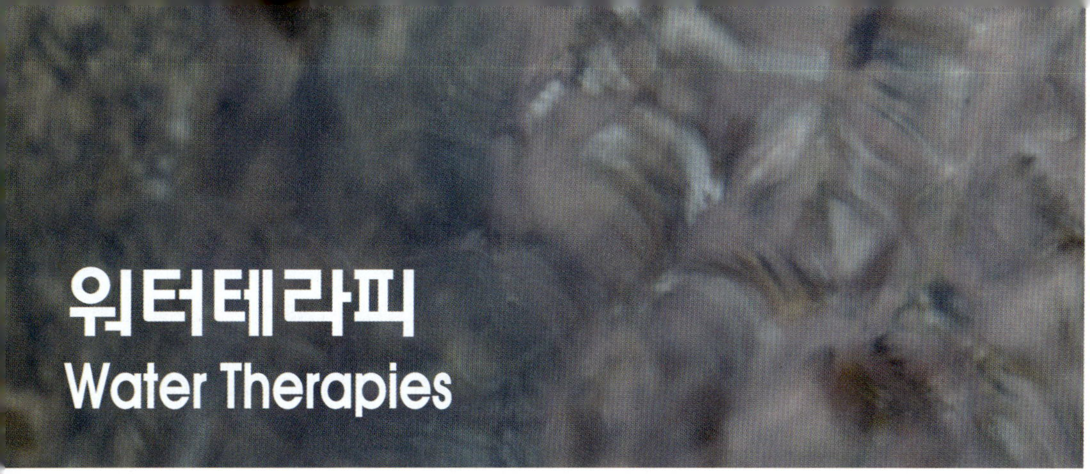

워터테라피
Water Therapies

4 장

장 개요

하이드로테라피의 기본 원칙

원칙 1 : 몸과 물의 온도 차이가 클수록 인체에 미치는 생리적 영향이 커진다.

원칙 2 : 시술 시간이 인체의 생리적 기능에 영향을 준다.

원칙 3 : 더 많은 신체 부위를 치료할수록 인체에 미치는 생리적 영향이 커진다.

원칙 4 : 하이드로테라피는 인체에 생리적 효능과 반사적 효능을 불러 일으킨다.

온수의 효능

중간 온도 시술의 효능

냉수의 효능

상반되는 온도의 효능

물의 기계적 효능

물의 정수학적 효능

하이드로테라피 금지 대상

일반적인 시술법

핫팩 또는 콜드팩

치료목직의 목욕

치료목적 샤워

스카치 호스

마찰 트리트먼트

웨트 시트

요약

주요 용어

냉동요법(cryotherapy): 치료를 위해 낮은 온도를 적용시키는 것.

세바스티안 크나이프 신부(Father Sebastian Kneipp): 독일의 성직자로 프라이스니츠의 트리트먼트를 현대화하고 허브 트리트먼트와 수치료를 결합시켰다.

항상성(homeostasis): 변화하는 외부 조건에도 불구하고 인체가 내부 환경을 비교적 일정하게 유지하려고 하는 경향.

수렵작용(hunting reaction): 추위에 대한 반응으로 수축과 확장의 순환이 번갈아 일어나는 것.

기계적 효과(mechanical effect): 압력을 받아 스프레이, 월풀, 또는 분출구를 통해 나오는 물이 인체에 미치는 영향.

써모테라피(thermotherapy): 열기를 치료적으로 적용하는 것.

혈관 수축(vasoconstriction): 혈관의 관강이 수축되면, 혈관의 직경이 줄어들고 인체 부위로 흘러드는 혈류가 감소된다.

혈관 확장(vasodilatation): 혈관이 관강이 이완되면, 혈관의 직경이 늘어나고 인체 부위로 흘러드는 혈류가 증가된다.

빈센트 프라이스니츠(Vincent Priessnitz): 오스트리아 농부로 많은 양의 차가운 물을 마시고, 차가운 물을 습포로 적용하거나, 차가운 물에 몸을 담그고, 냉수로 관주법을 실시하는 냉수치료로 유명해졌다.

건강과 웰빙을 위해 물을 사용하는 것 (하이드로테라피)은 스파 경험의 역사의 기본을 이루고 있다. 1장에서 논의한 바와 같이, 생기를 회복시키는 물의 효능은 전 세계의 고대 문명에서도 잘 알려져 있다. **빈센트 프라이스니츠**(Vincent Priessnitz)와 **세바스티안 크나이프 신부**(Father Sebastian Kneipp)는 하이드로테라피에 대한 이해를 바탕으로 하이드로테라피 방법과 과정을 발전시켰다. 스파 트리트먼트를 비쉬 샤워나 하이드로테라피 욕조와 같은 룸 장비 없이 제공한다 하더라도, 하이드로테라피 원칙을 알아두는 것은 테라피스트들에게 많은 도움이 될 것이다. 스파에서 일하면서 하이드로테라피 트리트먼트를 제공하는 테라피스트들은 고객에게 안전하고 효율적인 관리를 제공하기 위해 하이드로테라피에 대한 이해가 필수적이다.

하이드로테라피의 기본 원칙
Basic Principles of Hydrotherapy

하이드로테라피는 물을 치료 목적으로 사용하는 것을 말한다. 전통적으로 물은 다음의 3가지 형태로 사용이 되었다; 고체(얼음), 액체(물), 그리고 수증기(스팀). 물은 외용법으로도 사용이 되었고(예로, 목욕), 내복용으로도 사용되었다(예로, 미네랄워터를 마시는 것, 관주법). 고객들에게 마사지 후에 물의 섭취를 늘이도록 충고하는 일반적인 관행을 제외하고는 물을 내복용으로 사용하는 것(예로, 관장제나 관주법)은 마사지 테라피스트들의 시술 범위 밖에 있다.

하이드로테라피의 기본 원칙은 이해하기가 어렵지 않다. 뜨거운 물로 샤워를 하고, 얼굴을 차가운 물로 헹구고, 뜨거운 허브차를 마시는 것은 모든 사람들이 일상생활 속에서 이미 경험한 것들이기 때문이다. 매년 겨울, 많은 사람들이 북극곰 수영대회에 참가한다. 그들은 얼음처럼 차가운 물에 뛰어들었다가 다시 나온다. 이런 이벤트에서 얻는 즐거움은 대부분 차가운 물이 주는 원기를 돋우는 효능 때문이다. 차가운 물에 뛰어드는 것은 하이드로테라피 트리트먼트의 고전적인 예이다. 하이드로테라피의 핵심 원칙을 지금부터 설명하겠다.

원칙 1 : 몸과 물의 온도 차이가 클수록 인체에 미치는 생리적 영향이 커진다.
(PRINCIPLE 1: THE GREATER THE TEMPERATURE DIFFERENCE BETWEEN THE BODY AND THE WATER, THE GREATER THE PHYSIOLOGICAL EFFECT ON THE BODY)

하이드로테라피에서는 인체의 반응이 체온과 온도가 높거나, 비슷하거나, 낮은 물에 의해 바뀐다. 어떤 사람이 체온과 비슷한 36°C의 물에 목욕을 한다고 하자. 이런 경우에는 테라피스트도 고객도 생리적 변화를 크게 느끼지 못할 것이다(중간 온도로 시술을 하면 가벼운 강장 효능은 볼 수 있다). 같은 고객이 43°C의 물에 들어갔다면, 고객과 테라피스트 모두 몸의 생리적 변화를 금방 알아차릴 것이다. 이때는 맥박이 증가하고, 피부가 홍조를 띠며, 체온이 상승하고, 신진대사가 원활해지고, 혈액은 알칼리성에 더 가깝게 되고, 백혈구가 증가한다. 고객은 긴장이 되거나 흥분이 돼 뜨거운 물에서 나오고 싶어 할 것이다.

원칙 2 : 시술 시간이 인체의 생리적 기능에 영향을 준다.
(PRINCIPLE 2: THE LENGTH OF THE APPLICATION INFLUENCES THE PHYSIOLOGICAL EFFECT ON THE BODY)

고객이 아주 찬 물(0°C에서 12°C 사이의)에 몸을 담그게 되면, 트리트먼트 시간에 따라 고객은 아주 다른 두 가지 반응을 보일 것이다. 트리트먼트 시간이 1분보다 짧다면, 체온 손실을 막기 위해 인체는 **혈관을 수축**했다가, 바로 **혈관 확장**을 해서 몸을 따뜻하게 만들려고 할 것이다. 근육 긴장도가 증가되면서 고객은 웰빙 느낌을 받았다고 얘기할 것이다.

트리트먼트 시간이 이보다 더 길어지면, 모세혈관과 동맥의 혈관 수축이 일어나서 혈액이 인체의 중심으로 몰리게 된다. 20분에서 30분 동안 계속해서 찬물 속에 있게 되면, 혈관 확장이 일어나 혈액 순환이 증가된다(**난조반응**). 이때 일어나는 혈액 순환 증가는 찬물에 처음 들어갔을 때 일어나는 것 이상으로는 증가하지 않는다. 인체의 생리적 활동이 줄어들기 때문에 고객을 찬물에서 나오게 하지 않으면 사망할 수도 있다.

원칙 3 : 더 많은 신체 부위를 치료할수록 인체에 미치는 생리적 영향이 커진다. (PRINCIPLE 3: THE LARGER THE BODY AREA TREATED, THE GREATER THE PHYSIOLOGICAL EFFECT ON THE BODY)

하이드로테라피는 전신에 시술할 수도 있고 국부적으로 시술할 수도 있다. 위에서 말한 것처럼 몸을 물에 담그게 되면, 슬와인대와 같은 신체 일부에 콜드 팩을 올려 놓았을 때보다 효과가 더 확실하다. 찬물에 전신을 담그게 되면, 수렴반응이 심하게 일어날 것이다. 인체가 말초의 조직 손실을 늦추는데 중심부에 있는 열을 이용하려고 하기 때문이다. 찬물을 슬와인대에만 뿌리게 되면, 난조반응이 일종의 펌프 역할을 해서 조직 내의 신진대사 찌꺼기를 배출시키고 신선한 산소와 영양이 풍부한 혈액이 그곳으로 몰려들 것이다.

수렴반응에는 혈관수축과 확장이 교대로 일어난다. 아이스팩을 특정 부위에 올려두면, 인체는 다양한 생리적 반응을 나타낸다. 처음에는 혈관이 수축돼서 그곳으로 흘러드는 혈액의 양이 감소한다. 이로 인해 그 부위의 부종이 줄어들면서 피부가 창백해진다. 그 다음에는 인체가 혈액 순환을 증가시키기 위한 혈관 확장을 통해 그 부위를 따뜻하게 만들려고 할 것이다. 아이스팩을 계속 그 부위에 올려두게 되면, 혈관 수축이 다시 일어나면서 다시 이런 주기가 반복된다.

원칙 4 : 하이드로테라피는 인체에 생리적 효능과 반사적 효능을 불러 일으킨다. (PRINCIPLE 4: HYDROTHERAPY APPLICATIONS HAVE REFLEXIVE AS WELL AS PHYSIOLOGICAL EFFECTS ON THE BODY)

인체는 내부의 생리적 안전성을 유지할 수 있다. 이런 현상이 나타나는 것은 복잡한 관리 메카니즘이 계속 인체의 내부 환경을 모니터하고 조절하기 때문이다(이것이 항상성이다). 얼굴은 주위 온도에 의해 변화가 큰 반면, 인체 중심부의 온도는 비교적 일정하다. 인체는 중심부의 온도가 낮아지면 열을 생산한다. 그리고 중심부의 온도가 높아지면 열 손실이 증가한다. 생리적 효능은 인체가 원래 상태로 돌아가려고 하는 시도의 결과로 발생한다. 인체에 열을 가했을 때 나타나는 일반적인 생리적 효능은 혈관확장과(그 결과 중심부 온도가 내려간다) 그 부위로 흘러드는 혈액량의 증가이다. 찬 것을 댔을 때 나타나는 일반적인 생리적 효능은 그 부위의 부종과 통증이 줄어드는 것이다. 부종이 줄어드는 것은 혈관수축의 결과이며(인체 중심부 온도가 올라갔기 때문에), 통증이 줄어드는 것은 신경 전도 속도가 감소했기 때문이다.

하이드로테라피는 또한 반사적 효과(reflexive effect)가 나타나기도 한다(종종 공감 반사라고 언급되기도 한다). 이런 반응이 나타나는 것은 신경 시스템이 트리트먼트에 반응하기 때문이다. 반사적 효능은 국부적인 하이드로테라피를 하지 않은 부위에서 일어나는데, 보통 피부와 내장 사이에서 일어난다. 즉, 한쪽 팔이나 다리에 열을 가했을 때 반대쪽 팔이나 다리의 혈액 순환이 증가하는 것이다. 피부와 내장 기관 사이의 반사적 관계는 구획적 연결(segmental connection) 때문에 생겨난다. 두 기관 모두 같은 척수 신경이 지배하기 때문이다. 배에 뜨거운 것을 올려놓게 되면, 장의 활동이 줄어드는 것이 대표적인 예이다. 차갑거나 뜨거운 것을 흉골에 올려놓게 되면, 식도의 기능이 영향을 받는다.[1]

표 4-1 뜨겁고 차가운 정도

중간 ~ 매우 차가움		따뜻함 ~ 매우 뜨거움	
중간	32~36°C	따뜻함	36~37°C
시원함	21~32°C	뜨거움	37~40°C
추움	13~21°C	매우 뜨거움	40~43°C
매우 추움	0~13°C	뜨거움(사용불가)	43°C 이상

* 파라핀(50°), 파라팡고(48~50°), 치료용 머드와 토탄(46°)와 같은 몇몇 제품들은 43° 이상으로 시술할 수 있다. 이런 제품들은 인체에 열을 천천히 전달하기 때문에 고객에게 화상을 입히지 않는다.

인체에 시술한 물의 온도에 따라 반사적, 생리적 효능은 다양해진다. 표 4-1은 하이드로테라피에서 일반적으로 사용하는 물의 온도를 적어 놓은 것이다.

온수의 효능 Effects of Heat

온수에 대한 인체의 생리적 반응은 체온 상승을 막기 위한 시도의 결과이다(표 4-2). 온수를 짧게 가하면 인체가 자극을 받지만, 오랫동안 가하게 되면 인체를 진정시킨다. 치료적 목적을 가지고 온수를 외부에서 가하는 것을 **온열요법**이라고 한다.

전신을 욕조에 담그거나, 스팀 목욕, 핫팩, 또는 부분목욕(예로, 족욕)을 통해 인체에 열을 가하게 되면, 말초혈관들이 팽창하면서 인체는 땀을 흘리기 시작한다. 이 부위로 흘러드는 혈액의 양이 눈에 띄게 증가하고 조직이 홍조를 띤다. 심박수와 맥박수, 호흡수와 전반적인 신진대사가 증가해서 조직의 산소 소비가 늘어난다. 인체 중심부의 온도 상승으로 인공적인 열이 발생되며, 그 결과 면역 체계가 자극이 돼서 백혈구 수가 늘어나고 박테리아와 바이러스의 성장이 억제된다. 그 부위로 유입되는 혈액이 많을수록 근육이 이완되고 근육 경련이 줄어들며, 콜라겐의 확장력이 커지고, 표면의 근막이 "이완되며", 관절의 운동 반경이 넓어지고, 통증이 줄어들며, 점차적으로 긴장이 완화된다.

표 4-2 뜨겁고 차가운 정도

뜨거움	차가움
발한	혈액순환 감소
혈액순환 증가	조직 대사 감소
조직 상기	부종 감소
심박수 증가	저림 증가
맥박수 증가	통증 감소
신진대사 증가	초기 호흡수 증가
인제 조직의 산소 소비 증가	초기 심박수 증가
백혈구 수치 증가	초기 혈압 증가
면역체계 자극	호흡수, 심박수, 혈압 점차적으로 감소
근육 긴장완화	근육 긴장 증가
근육경련 감소	Short applications 자극
운동 범위 증가	Long applications 진정
통증 감소	
Short applications 자극	
Long applications 진정	

중간 온도 시술의 효능 Effects of Neutral Applications

중간 온도로 시술하는 것은 체온과 비슷한 온도의 물을 가지고 하는 하이드로테라피로 강장과 균형을 맞춰 주는 효과가 있다. 이 하이드로테라피는 신경 시스템을 진정시키기 때문에 불면증과 신경과민증, 불안감, 우울증 등에 효과가 크다. 이 하이드로테라피는 뜨겁거나 차가운 하이드로테라피의 처음 또는 마지막에 사용이 되는데, 이는 인체가 더 쉽게 뜨겁거나 차가운 온도에 적응하도록 하는 준비 단계라고 할 수 있다. 체온과 비슷한 온도의 물을 치료적 목적을 가지고 시술하는 것을 "뉴트로테라피"라고 부르기도 한다.

냉수의 효능 Effects of Cold

냉수에 대한 인체의 생리적 반응은 체온 하강을 막기 위한 시도의 결과이다. 온수와 마찬가지로, 냉수에 짧은 시간 노출이 되면 인체는 자극을 받지만, 오랫동안 노출이 되면 진정이 된다. 치료적 목적을 가지고 냉수를 외부에서 가하는 것을 가끔은 **냉동요법**이라고 부른다.

냉수는 열보다 더 깊이 조직 속으로 스며든다. 혈관이 수축되면서 국부적인 혈액순환 감소와 조직 신진대사 감소가 일어나기 때문이다. 이는 또한 백혈구가 모세혈관벽을 통해 이동하는 것을 감소시켜 그 부위의 부종과 통증 감소를 돕는다. 처음에는 호흡수와 심박수, 혈압, 그리고 근육 긴장도가 증가한다. 하지만 냉수에 오래 노출될수록 이런 증상들은 점차 줄어든다. 신경 전도 속도의 감소는 감각을 무디게 해서 통증을 줄여준다. 냉수 안에 계속 있게 되면, 혈관확장과 혈액순환이 짧게 자극 받는다.

상반되는 온도의 효능 Effects of Contrasting Temperatures

상반되는 온도 시술에는 핫팩과 콜트팩을 같은 인체 부

위에 번갈아 시술하는 것이 포함된다. 이렇게 하면 혈관 발열(vascular flush)이 일어나 독성이 없는 조직들이 증가하는데 말초혈관의 수축과 확장이 반복적으로 일어나기 때문이다. 보통 이 트리트먼트는 온수에서 3분, 냉수에서 1분을 세 번 반복하는 패턴을 따른다. 이 트리트먼트는 항상 냉수에서 마치는데 이는 국부 조직의 충혈을 예방하기 위한 것이다. 가끔은 더 긴 시간 동안 시술을 하기도 하는데 핫팩을 10분에서 15분 올려놓은 다음, 콜드팩을 10분에서 15분 동안 올려놓는다. 이때도 역시 콜드팩으로 트리트먼트를 마쳐야 한다. 또한 상처가 난 부위에는 콜드팩을 올려놓고, 그 콜드팩 주위에 핫팩을 올려놓는 방법도 있다. 이렇게 하면 고객의 긴장 완화를 돕고, 고객의 냉기에 대한 반응을 줄이는데도 효과적이다.

물의 기계적 효능 Mechanical Effects of Water

스프레이, 샤워, 하이드로테라피 분사기, 월풀 등으로 물에 압력을 가하면 피부 표면과 근육 조직에 닿는 물의 힘이 세져서 근육의 긴장이 줄어들고, 일반적인 기능이 자극되며, 몸에 활력 에너지가 넘치게 된다. 이런 것을 물의 **기계적 효능**(mecanical effect)이라고 한다.

물의 정수학적 효능 Hydrostatic Effects of Water

하이드로테라피의 정수학적 효능은 물이 몸의 한 부분에서 다른 곳으로 움직이면서 조직의 충혈을 줄여주는 것을 말한다. 이의 전통적인 예로는 뜨거운 족욕을 하게 되면 감기 때문에 막힌 코가 뚫리는 것을 들 수 있다. 민간요법에서는 편두통 치료에 따뜻한 족욕을 하면서 목에 아이스팩을 올려놓는 방법을 사용하기도 한다. 인체 한 부위의 혈관이 확장되면, 다른 곳에 있는 충혈 부위의 체액이 줄어들기 때문이다.

하이드로테라피 금지 대상 Contraindications to Hydrotherapy

냉수와 온수를 사용하면 안되는 특별한 경우에 관한 사항은 표 4-3에 정리해 놓았다. 일반적으로 하이드로테라피는 심장과 혈액순환, 신경계 또는 시스템 컨디션에 심각한 질병이 있는 개인에게는 금지된다. 개방성 상처나 피부 발진이 있는 경우에도 극도로 뜨겁거나 차가운 물을 사용하면 안된다. 이런 경우 에스테티션이나 피부과 전문의들은 적당한 온도의 물과 함께 특별한 제품을 이용하기도 한다.

고객을 하이드로테라피에 노출시키는 시간은 고객의 전반적인 건강 상태와 활력에 따라 달라져야 한다. 건강이 약해져 있거나 노인인 경우에는 욕조 트리트먼트나 스팀 룸, 그리고 사우나 등에 15분 이상 들어가 있으면 안된다. 건강한 사람은 이런 트리트먼트를 20분에서 30분 정도 받아도 무방하다. 고객을 20분 이상 너무 차가운 물에 노출시키는 것은 바람직하지 않다. 이렇게 되면 조직 손상과 동상, 또는 저체온증을 일으킬 수 있기 때문이다. 몸이 차갑게 식어 있는 고객의 경우에는 콜드 트리트먼트가 도움이 되지 않는다.

고객이 트리트먼트 마지막에 어지러움이나 메스꺼움, 두통, 현기증 등을 호소하면 고객을 실온에서 안정을 취하게 하면서 관찰을 하도록 한다. 고객에서 시원한 물을 권하거나 고객의 반응을 파일에 기록해 두는 것도 좋다. 이런 증상들이 더 심해지거나 계속되면 의사와 상의해야 한다.

일반적인 시술법 Common Methods of Application

하이드로테라피의 일반적인 방법으로는 핫 또는 콜드팩, 치료적 샤워, 목욕, 마찰 트리트먼트, 그리고 웨트시트 랩 등이 있다. 일반적인 스파에서는 하이드로테라피가 고객의 긴장을 완화시키고 인체에 활력을 되찾아 주고, 제품을 닦아내는데 주로 쓰인다. 메디컬 스파와 특정한 종류의 웰빙 센터, 그리고 많은 유럽 스파에서는 하이드로테라피가 의사의 지시에 따라 특별한 조건이나 병리에 이용된다.

핫팩 또는 콜드팩 (HOT OR COLD PACKS)

팩은 하이드로테라피 트리트먼트에서 사용되는 습포, 젤 팩, 하이드로콜래터 팩, 포멘테이션 팩, 또는 시판용

표 4-3 하이드로테라피 금기

뜨거운 시술 금기	차가운 시술 금기
고혈압 또는 저혈압	고혈압 또는 저혈압
심한 부상 또는 염증	심장 질환
심장 질환	순환기 질환
순환기 질환	임신
임신	뇌졸중
화상(일광화상 포함)	당뇨병
뇌졸중	레이노병
면역계 질환(낭창)	갑상선 기능 부전증
발작	신장 기능 저하
당뇨병	냉과민성
정맥류성 정맥	개방성 상처 또는 피부 질환
개방성 상처 또는 피부 질환	골관절염
정맥염	류머티스성 관절염
부종	비만, 쇠약 또는 허약한 상태
류머티스성 관절염	특정 암이나 암 치료
비만, 쇠약 또는 허약한 상태	감각 지각 감소
특정 암이나 암 치료	정신 질환
감각 지각 감소	천식
정신 질환	
자가면역 질환	

BP = 혈압(blood pressure)

화학적 콜드 또는 핫팩 모두를 이르는 말이다. 어떤 팩들은 전기를 띠며, 어떤 것들은 전자레인지로 가열할 수 있다. 또 어떤 것들은 특별한 장비가 요구되기도 한다. 가장 효과적인 팩은 하이드로콜래터 팩이라고 할 수 있다(그림 4-1). 이 팩은 열을 30분 정도 유지할 수 있는 실리콘 과립과 점토 입자를 캔버스 천으로 싼 것이다. 이 팩은 하이드로콜래터라 불리는 특수한 히팅 장치 안에 있는 73°C의 물에 담가 놓았다가 사용한다. 이 팩을 하이드러콜래터에서 꺼내 두꺼운 수건으로 4겹 내지 6겹 싼다. 이것을 치료할 부위에 20분 동안 올려놓는다. 하이드로콜래터 팩은 주로 마사지할 부위의 만성 근육통을 완화시키는데 사용된다. 이 팩을 올려놓은 다음에는 고객이 화상을 입지 않도록 자주 살펴야 한다. 고객은 하이드로콜래터 팩 위에 눕지 않도록 한다.

젤이 들어있는 시판용 팩 또는 가정에서 만든 아이스팩은 효과적인 콜드 팩이 될 수 있다. 콜드 팩은 얇은 단열재 위에(핫팩을 이용할 때는 두꺼운 것 위에 놓는 것과 반대다) 20분 동안 놓아둔다. 아이스 마사지 시에는 물을 가득 채워 얼린 스티로폼 컵을 사용한다. 컵의 가장자리는 벗겨져 나가지만 컵 아래쪽은 그대로 남아 있다. 컵 아래쪽은 문제가 있는 부위를 원을 그리듯 마사지할 때 얼음을 담아두는 용도로 사용하면 된다. 문제가 있는 부위에 하는 아이스 마사지는 20분까지 할 수 있다. 콜드 팩과 아이스 마사지는 심각한 염증 부위나 마찰 기술을 이용한 마사지 트리트먼트 후에 사용하면 효과적이다. 이런 종류의 트리트먼트는 재활 마사지나 스포츠 마사지를 전문으로 하는 마사지 트리트먼트 클리닉이나 피지컬 테라피스트들이 주로 사용한다. 스파가 연조직 부상 트리트먼트를

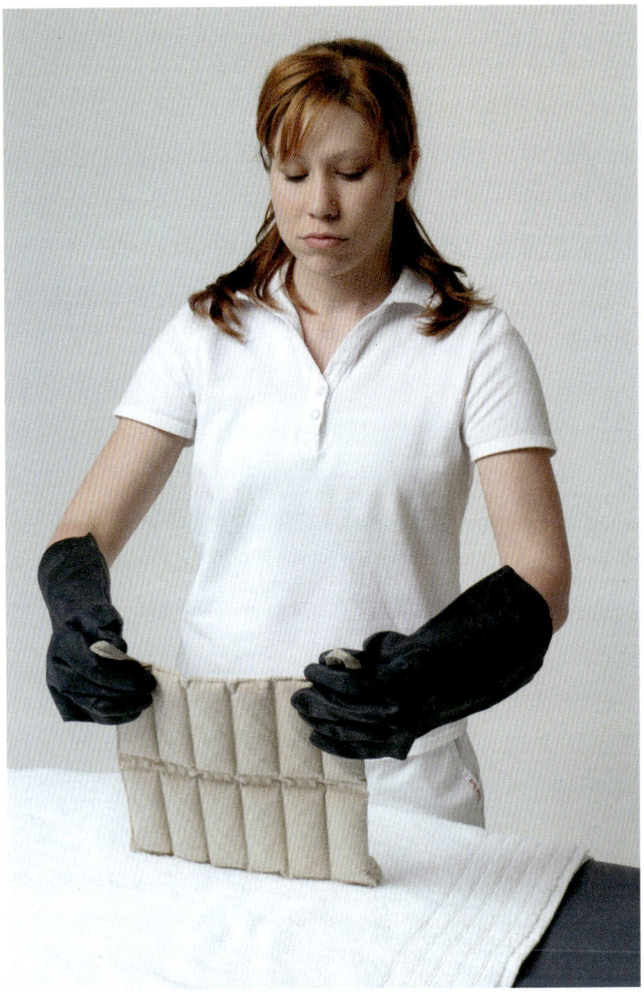

그림 4-1 하이드로콜래터 팩. 하이드로콜래터 팩은 집게나 장잡을 이용해 하이드로콜래터에서 꺼내야 한다. 시술 부위에 팩을 대기 전에 하이드로콜래터 팩을 누꺼운 수건으로 4겹 내지 6겹 싸야 한다.

선문으로 하는 곳이 아니라면, 그 스파의 테라피스트들은 아이스 마사지를 하지 않을 것이다.

치료목적의 목욕 (THERAPEUTIC BATHS)

치료적 목욕(온천요법이라고도 불림)은 다양한 하이드로테라피 방법들을 사용하는데 월풀 목욕, 스팀 목욕, 사우나, 전신 목욕, 부분 목욕, 그리고 좌욕 등이 이에 포함된다(그림 4-2). 좌욕은 배꼽 이하만 물에 담그는 목욕법으로 좌욕은 자연요법 의사들이 생식기나 비뇨기의 이상을 치료할 때 주로 사용한다. 스파에서 주로 사용하는 욕조는 하이드로테라피 욕조이다. 이런 욕조는 여러 개의 공기와 물 분사구가 달린 전문적인 용도로 제작된 욕조들이다. 에센셜 오일(아로마테라피 목욕), 허브(허브 목욕), 해초, 해수 또는 조류(딸라소테라피 또는 알고테라피), 그리고 머드 또는 점토(팡고테라피)는 하이드로테라피의 치료적 이점을 증가시킬 수 있는 요소들이다. 따뜻하거나 뜨거운 목욕으로 모세 혈관 표면이 확장되면, 피부를 통한 제품의 흡수력이 높아진다. 어떤 제품들은 모세 혈관 확장으로 인해 피부염을 유발시킬 위험이 증가하기도 한다. 위에서 언급한 추가적 요소들을 사용할 때는, 제품과 사용량에 관한 생산자의 지침을 따르는 것이 좋다. 이때는 욕조용으로 나온 것만 사용해야 하며, 그렇지 않을 경우 욕조의 분사구와 배관에 문제를 일으킬 수 있다.

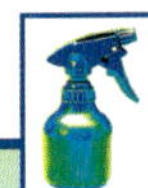

위생관리

현대적인 하이드로테라피 욕조는 자가 청소 기능이 있어 욕조의 물 분사구 청소가 용이하다. 테라피스트는 농축 소독약(욕조 제조회사가 명시한)을 특별한 홀더에 담은 다음 버튼을 누르면 된다. 청소가 끝나면 욕조의 물기를 닦고, 새 욕실 매트와 타월을 다음 고객을 위해 준비해 놓는다. 욕실 바닥과 난간 역시 소독약으로 닦아줘야 한다.

전문적인 하이드로테라피 욕조 안에는 마사지 호스가 있는데 이는 혈액순환과 림프액 흐름을 향상시키기 위해 신체의 특정 부위를 공기 압력으로 마사지할 때 사용한다. 테라피스트는 물속에서 호스를 이용해 발바닥부터 마사지를 하기 시작해 작은 원을 그리며 발등으로 올라온다. 테라피스트는 다리 중간까지 올라왔다가 다시 발로 돌아가서 이 과정을 반복하는데, 이때는 다리 측면도 마사지를 한다. 이렇게 되면 공기의 흐름이 인체의 말단에서 심장을 향하게 된다. 테라피스트는 다리 측면을 마사지하면서 고객에게 옆으로 누워달라고 해서 둔부와 등도 마사지를 해야 한다. 양쪽 다리를 모두 마사지한 다음에 상체로 옮겨간다. 고객은 어깨와 목 마사지를 받을 때 물속에 최대한 낮게 누워있어야 한다. 호스가 물 밖으로 나오게 되면 물이 튈 수 있기 때문이다.

스팀 목욕, 스팀 샤워, 그리고 스팀 캐비닛 역시 중요한 목욕법이다. 왜냐하면 고객들이 수증기로 목욕을 하기 때문이다. 스팀의 열기와 축축한 공기는 발한 작용을 촉진시키고 막힌 모공을 여는데 도움을 주어, 만성적인 피부 질환 치료에 유용하다.

웨트테이블이나 마사지 테이블 위에 씌우는 스팀 캐노

피는 랩을 할 때 사용하는 보온용 담요로 대체해도 된다. 스팀 캐노피 안의 열기와 수분은 제품의 흡수력을 높이고 고객의 체온을 따뜻하게 유지시켜 준다. 에센셜 오일은 호흡기를 강화시켜주는데(예로, 유칼립투스, 로즈마리, 파인, 주니퍼, 타임, 레몬, 스패니시 세이지 등), 스팀 목욕과도 잘 어울린다. 자스민이나 네롤리, 장미, 제라늄과 같은 꽃향기는 스팀 목욕과는 잘 맞지 않는 경향이 있다. 스팀 목욕 후에는 모이스처라이저를 가지고 피부에 수분을 보충해 주는 것이 좋다. 노인이나 몸이 약한 고객은 스팀 목욕 시간을 5분에서 15분 사이로 제한해야 한다.

사우나는 뜨거운 공기(76~98°C)와 낮은 습도를 이용해서 신진대사를 자극하고, 인체 중심부의 온도를 상승시키며, 독소배출을 촉진한다. 사우나 안의 습도는 10% 이하로 내려가지 않게 유지시키는 것이 중요하다. 습도가 너무 낮으면 뜨거운 공기 때문에 점막이 건조해지기 때문이다. 몸이 약한 사람과 한 번도 사우나를 이용한 적이 없는 사람들은 반드시 15분 안에 사우나에서 나와야 한다. 건강한 사람들은 30분까지 들어가 있을 수 있다. 사우나 트리트먼트 동안에는 물을 마셔야 한다. 스팀 목욕처럼 사우나 역시 다른 트리트먼트를 받기 전에 몸을 덥히는 용도로 사용할 수 있다. 에센셜 오일도 스팀 목욕 시처럼 함께 사용하면 좋다. 에센셜 오일은 열원 근처의 물에 떨어뜨리면 된다(약 4리터의 물에 3방울 떨어뜨리면 적당하다). 물은 양동이에 담긴 것을 떠서 열원에 부어야 하는데, 한 번 부을 때 적은 양을 떠서 부어야 한다. 에센셜 오일은 물에 희석하지 않고 열원에 직접 떨어뜨리면 안된다. 왜냐하면 오일은 가연성이라 잘못 사용하면 불이 붙을 수도 있고, 튈 수도 있기 때문이다.

위생관리

소형의 1인용 스팀 캐비닛은 다음 고객이 오기 전에 반드시 소독약으로 닦아야 한다. 더 큰 스팀 룸이나 스팀 샤워, 바닥과 의자도 역시 다음 고객이 오기 전에 소독을 해야 한다. 하지만 벽은 영업시간이 끝난 후에 소독을 해도 괜찮다.

전통적인 하이드로테라피에서는 열탕 족욕(37~40°C)을 내장 기관과 머리의 충혈을 제거하고, 울혈성 두통과 가슴 울혈을 완화시키는데 사용하였다. 열탕 족욕은 몸을 따뜻하게 만들고 땀을 나게 한다. 족욕은 감기나 독감 기운이 있을 때 집에서도 하면 좋다. 전통적인 족욕에서는 발을 25분 동안 물에 담그는데 물의 온도 유지를 위해 계속해서 뜨거운 물을 부어줘야 한다. 족욕이 끝나면 찬물을 발에 부어 기분 좋게 말려준다. 편두통이나 집중형 두통, 긴장성 두통이 있는 사람들에게 족욕 시 차가운 습포를 목 뒤에 올려놓으면 반응이 더 빨리 온다. 당뇨나 동맥경화, 동상, 고혈압, 신장 질환, 위궤양, 암, 좌골 신경통, 신경통, 전립선 염증, 류머티즘 관절염, 통풍, 급성 골반 내 감염, 방광염 등을 앓고 있는 사람들은 족욕을 하면 안된다. 대부분의 스파에서는 온수 족욕을 허브 바디 랩과 같은 두 번째 트리트먼트를 하기 전에 몸을 따뜻하게 하는 용도로 사용한다. 족욕은 고객을 맞이하는 단계에서도 사용하는데 족욕을 하면서 건강 기록을 작성하거나, 혹은 다음 단계의 트리트먼트로 넘어가기 전에 쉬는 시간을 가질 때도 실시하면 좋다.

냉수 족욕(15~25°C)은 전통적으로 발과 발목의 염증 치료를 위해 사용하였다. 하지만 이때는 발을 아주 짧은 시간 동안만 물에 담가둬야 한다. 고객이 혈관 기능 부전을 겪고 있다면, 냉수 족욕은 아무리 짧게 하더라도 시술해서는 안된다. 긴장 완화를 위한 족욕에 관해서는 8장에서 다시 자세히 설명하겠다.

위생관리

물 분사구가 없는 욕조는 뜨거운 비눗물로 닦으면 된다. 그런 다음 물기를 닦고 알코올을 뿌려서 자연 건조시킨다. 욕조에 물 분사구가 있다면 적절한 소독약을 사용해서 청소해야 한다.

치료목적 샤워 (THERAPEUTIC SHOWERS)

치료목적 샤워는 고객의 몸에 묻은 제품을 닦아내고, 생리적, 반응적 효능을 증가시키며, 다른 트리트먼트를 위해 몸을 따뜻하게 만들고, 트리트먼트 마지막에 몸을 식힐 때 사용한다. 스파의 웨트룸(wet room)에서는 네 가지 종류의 샤워가 사용된다. 웨트테이블과 함께 손으로 들고 사용하는 샤워기가 있고, 일반적인 샤워기가 있으며 스위스 샤워와 비쉬 샤워가 있다(그림 4-3). 스위스나 비쉬 샤워는 조절판이 있어서 테라피스트가 물의 온도를 조절할 수 있다. 일반적인 샤워에서는 고객이 수온을 조절

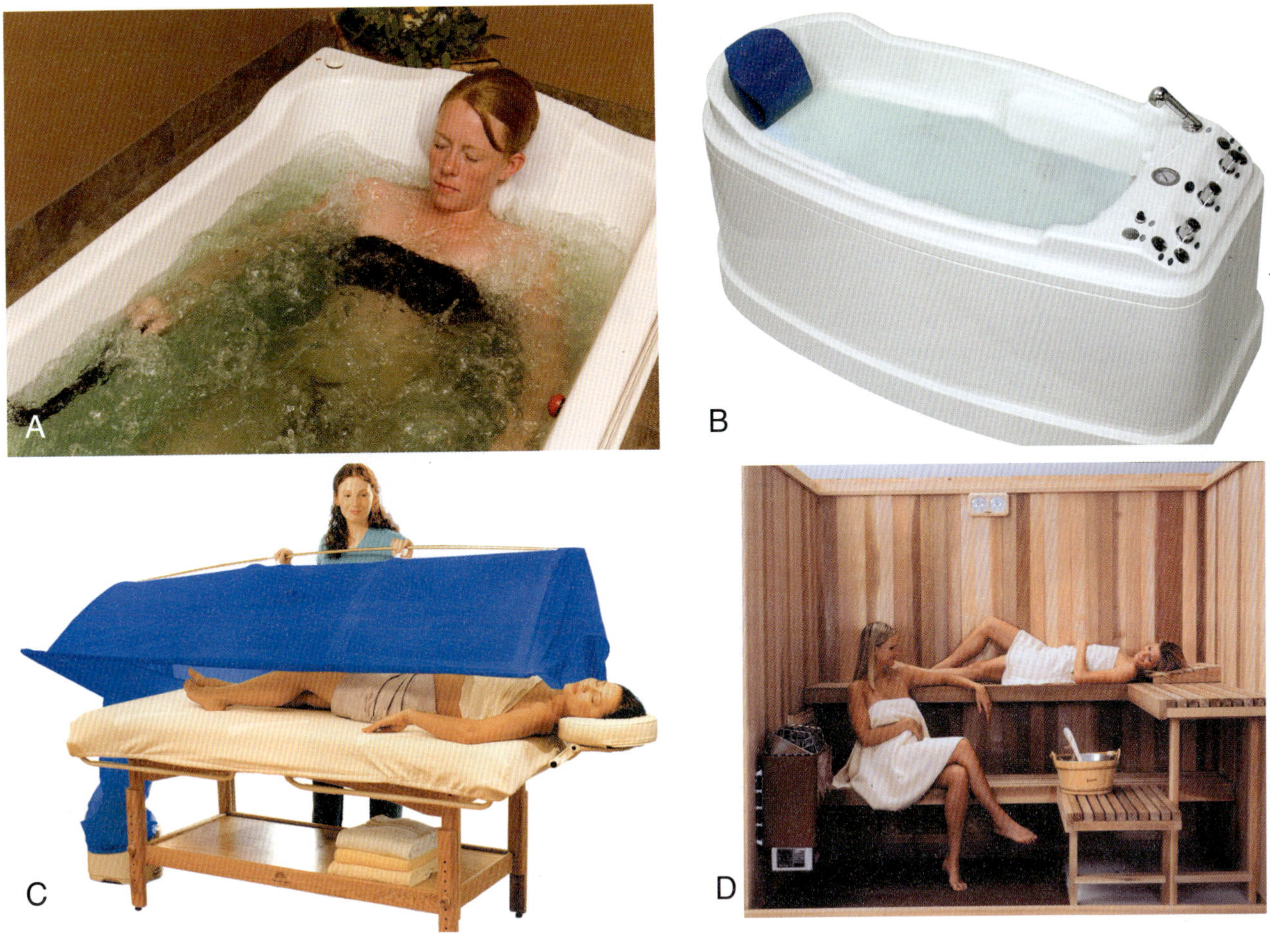

그림 4-2 **치료용 욕조들.** **(A)** 월풀, 전문 수치료 욕조, soaking tub 등에는 전신을 담글 수 있다. 여기에는 해초나 광고, 허브 등의 입욕제가 첨가된다. **(B)** 언더워터 마사지 기증이 있는 전문 수치료 욕조, **(C)** 스팀 목욕은 1인용 증기 목욕탕이나 한증탕에서 할 수도 있고, 이 그림에서처럼 스팀 캐노피 아래에서도 할 수 있다. **(D)** 사우나.

하기 때문에 수온이 정확하지 않다. 이런 특별한 샤워기에 대해서는 3장에서 설명했다.

샤워 온도 (Showers Temperatures)

뜨거운 물 샤워(37~40°C)는 인체를 자극하고 통증을 완화시킨다. 이는 고객의 몸 중심부의 온도를 높여 다음 단계의 트리트먼트를 준비하는데도 이용된다(예를 들면, 허브 랩). 뜨거운 물 샤워는 37°C로 시작한다. 고객이 수온에 익숙해지기 시작하면, 수온을 점차적으로 올린다. 건강한 고객은 43°C나 되는 뜨거운 물도 견딜 수 있다(수온은 43°C를 넘으면 안된다). 고객이 견딜 수 있는 가장 뜨겁고 안전한 수온의 물로 2분 동안 샤워를 하게 한 다음, 즉시 수온을 낮춰 중간 온도로 샤워를 마치게 한다.

마침 샤워는 스팀 목욕이나 사우나처럼 오랫동안 지속된 히팅 트리트먼트 후에 몸을 식힐 때 사용한다. 수온은 38°C에서 시작해서 고객이 견딜 수 있는 뜨거운 온도까지 빨리 올려야 한다. 뜨거운 물로 2분 동안 샤워한 다음, 수온을 낮춰 다시 올릴 때까지 시간차를 둔다. 이 간격은 1분에서 3분 사이로 한다. 마지막 샤워 물의 온도는 26~29°C 정도로 하면 된다. 이 온도로 4분 동안 샤워한 다음 샤워를 마친다.

차가운 물 샤워(13~21°C)는 근육과 피부를 자극하고 강장효과를 주기 위한 것이다. 이 샤워는 몸에 열을 가하는 트리트먼트(핫시트 랩, 셀룰라이트 트리트먼트 등) 후에 몸을 상쾌하게 만들기 위해서 주로 이용한다. 샤워 시간은 짧아야 하며 건강한 사람들에게만 허락해야 한다.

뜨거운 물과 차가운 물을 번갈아 사용하는 샤워는 신진대사를 촉진시키고, 혈액순환을 증가시키며 몸에 활력을

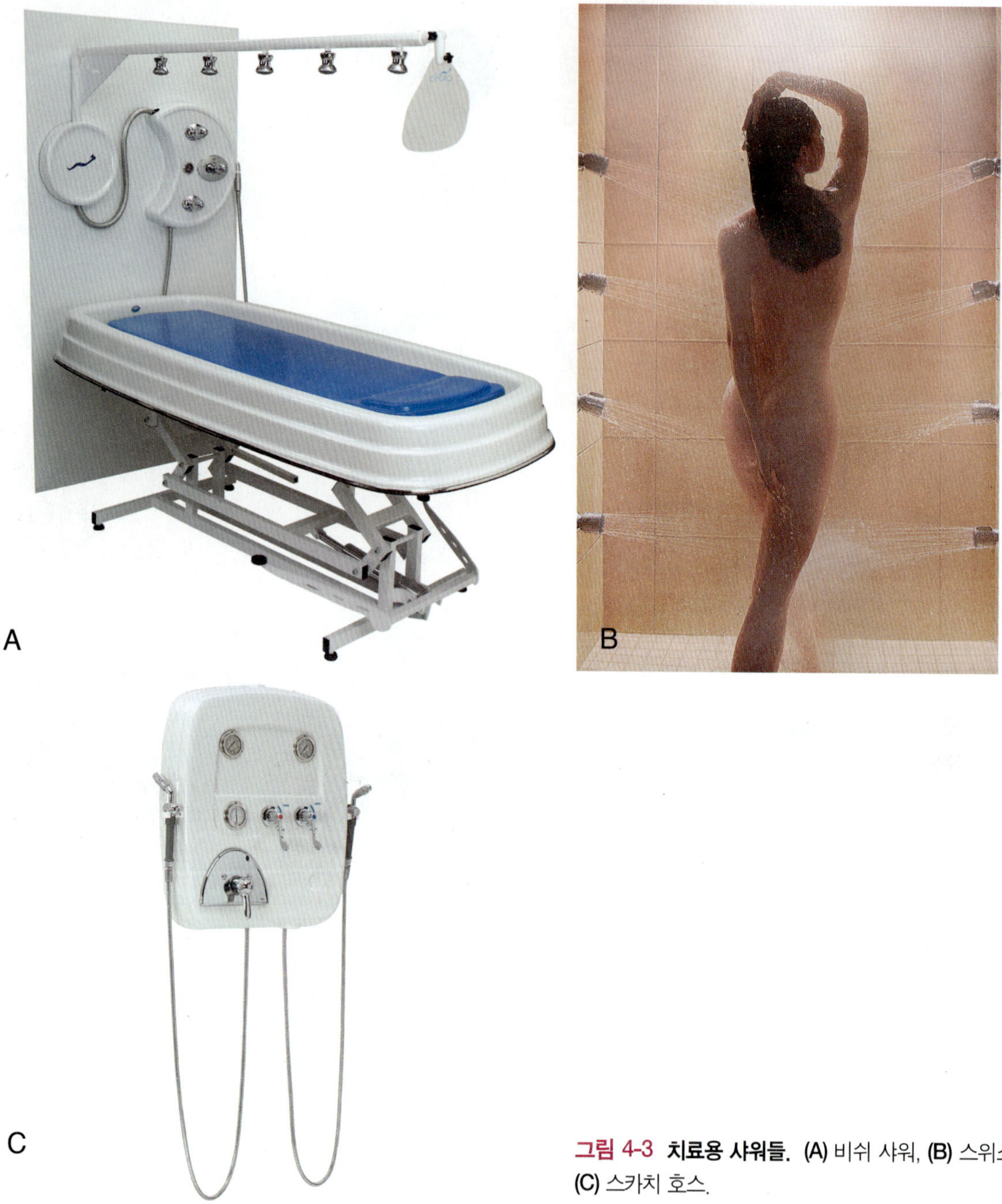

그림 4-3 치료용 샤워들. (A) 비쉬 샤워, (B) 스위스 샤워, (C) 스카치 호스.

준다. 몸이 피곤하거나 정신적으로 탈진했을 때, 그리고 활력이 없을 때 이 샤워를 하면 좋다. 뜨거운 물과 차가운 물을 번갈아 가며 3번씩 샤워한다(간격은 1~3분 사이가 적당하다). 이 트리트먼트는 찬물 샤워를 끝으로 끝내야 한다.

스카치 호스 (SCOTCH HOSE)

스카치 호스는 강한 물줄기의 물을 고객에게 직접 분사해 혈액순환을 증가시키고, 기능을 자극하고, 근육을 강화시키고, 통증을 줄이며, 특정 신체 부위의 울혈을 완화하는데 사용한다. 이는 셀룰라이트가 뭉친 부위에 시술하면 효과적인 트리트먼트이다. 고객은 웨트룸 끝에 서서 벽에 달린 손잡이를 잡는다. 테라피스트는 고객의 몸에 일정한 간격에 따라 압력을 가한 물줄기를 분사한다(그림 4-4). 물은 따뜻한 것에서부터 시작해 뜨거운 물과 차가운 물을 번갈아 분사한다. 호스의 압력 역시 조절 가능하다. 가슴과 얼굴을 피해 발에서부터 어깨까지 길고, 부드럽게 호스를 움직인다.

마찰 트리트먼트 (FRICTION TREATMENTS)

전통 하이드로테라피에서는 고객이 받는 마찰 트리트먼트의 종류를 조심스럽게 선택했다. 마찰 트리트먼트는 부드럽고 건조하거나(파우더를 사용함), 상쾌하고 활력이 넘쳤다(젖은 소금과 식초, 또는 러빙 알코올과 함께 시술되었을 것이다). 원하는 치료 효과를 얻기 위해 이 트리트먼트의 온도와 고객의 상태가 계속 모니터됐다. 고객이 심각하게 허약할 때는, 고객의 안전을 위해 마찰 트리트먼트를 아주 정확한 방법으로 시술해야 했다. 콜드 미트 마찰은 아직도 감기 예방과 면역력 증진, 혈액순환 증가, 지구력 증가, 그리고 인체의 활력을 돋우고 싶을 때 광범위하게 사용하고 있다. 시트와 담요로 드레이핑 한 고객을 트리트먼트 테이블에 눕힌다. 테라피스트는 손에 장갑을 낀 다음 손을 얼음물에 담근다. 장갑을 앞뒤로 움직여서 몸을 강하게 문지른 다음, 문지른 부위를 수건으로 닦는다. 테라피스트는 문지른 부위를 다시 드레이프 한 후, 다음 부위를 문지른다. 고객의 건강과 트리트먼트 목표에 따라 1회 트리트먼트 시 한 부위만 문질러도 되고, 여러 부위를 문질러도 된다. 고객이 추위를 느껴 떤다면, 트리트먼트를 중지해야 한다. 크나이프로부터 전승된 하이드로테라피의 규칙 중 하나는 몸이 차가운 고객은 콜드 트리드먼트를 받으면 안된다는 것이다.

오늘날, 마찰 트리트먼트는 여러 형태로 발전되었는데, 피부만을 목적으로 하기도 하고 혈액순환이나 림프액 흐름, 근육 강화를 위해 사용하기도 한다. 현대적인 마찰 트리트먼트를 고전적인 마찰 트리트먼트와 함께 사용해 원기를 북돋고, 생기를 회복시키고, 진정시키고, 긴장완화를 시킬 수 있다. 부드러운 천연 강모 브러쉬, 루파, 거친 질감의 천, 또는 입자가 거친 제품 등을 말라있는 피부, 젖어있는 피부 모두에 사용할 수 있다. 피부를 아름답게 하기 위한 마찰 서비스는 주로 에스테티션들이 시술하는 반면, 마사지 테라피스트들이 시술하는 마찰 트리트먼트는 근육을 강화하고, 혈액순환을 증가시키며, 림프액 흐름을 증가시키고, 독소를 배출시켜 주는 효과가 있다. 바디 폴리쉬, 루파 스크럽, 드라이 스킨 브러싱, 그리고 소금과 설탕 글로우과 같은 일반적인 마찰 트리트먼트는 6장에서 자세히 설명하겠다.

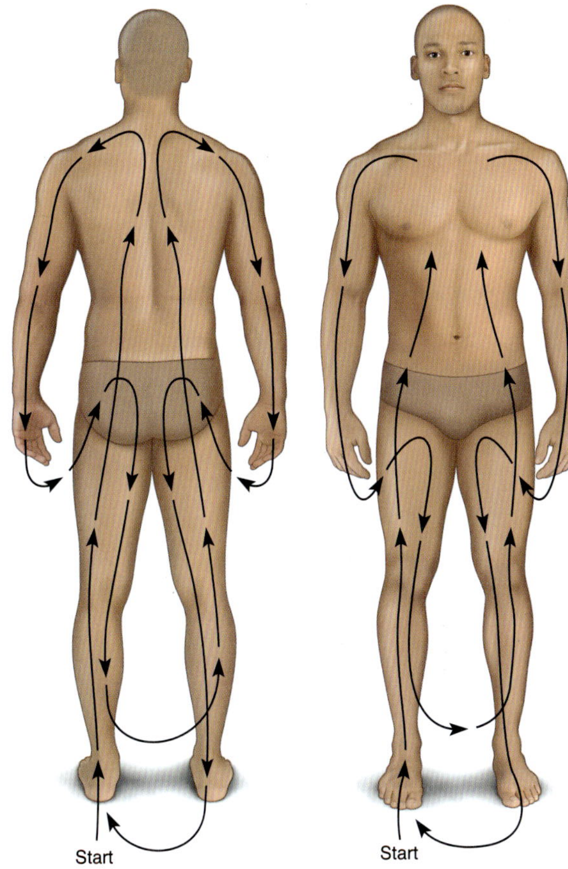

그림 4-4 스카치 호스 트리트먼트 방향.

웨트 시트 (WET SHEETS)

크나이프는 다양한 조건에 있는 환자의 몸을 강하게 만드는데 차가운 웨트시트 트리트먼트를 사용했다. 바디 랩의 초기 형태인 이것은, 고객을 차가운 웨트시트 위에 눕히거나 고객의 몸을 차가운 웨트시트로 감싼 다음, 담요로 말아 한 시간 동안 두었다. 환자는 몸 중심부의 온도가 상승하면서 그 온도를 낮추기 위해 땀이 나면서 몸이 식는 혈관 홍분 효능을 경험한다. 크나이프는 차가운 웨트시트를 월경곤란증과 소화불량, 발열, 허약 체질, 요통, 그리고 일반적인 병의 치료에 사용했다. 현대의 스파 역시 다양한 병들을 치료할 수 있는 여러 바디 랩을 제공하고 있다. 차가운 웨트시트는 이런 스파에서는 가장 인기 있는 트리트먼트는 아니다. 크나이프는 허브 핫시트 랩도 사용했는데, 이 랩은 피부 건강과 독소 배출, 그리고 바디 슬리밍에 광범위하게 이용하고 있다. 7장에서 다양한 바디 랩 트리트먼트에 대해 깊게 다룰 예정이다.

요약 Summary

하이드로테라피는 병의 치료에 물을 사용하는 것을 말한다. 하이드로테라피가 현대에 형식을 갖추게 된 것은 빈센트 프라이스니츠(Vincent Priessnitz)와 세바스티안 크나이프 신부(Father Sebastian Kneipp) 덕분이다. 하이드로테라피는 전통적으로 인체 외부에 적용되거나(목욕, 팩 등), 내부에 적용되었다(관장제, 관주법 등). 하지만 내부에 적용하는 것은 마사지 테라피스트들의 시술 범주에는 포함되지 않는다. 물은 외용법으로 사용할 때 다음과 같은 3가지 형태 중 하나로 사용한다: 액체(물), 고체(얼음), 수증기(스팀).

하이드로테라피의 효능은 시술되는 물의 온도와 시간, 치료를 받는 신체 부위의 너비, 그리고 고객의 전반적인 건강 상태에 따라 달라진다. 하이드로테라피는 인체에 생리적, 반사적 효능을 미친다. 생리적 효능은 뜨겁거나 차가운 물을 시술했을 때, 몸이 내부 상태를 일정하게 유지하려고 노력하면서(**항상성**) 나타난다. 반사적 효능은 신경 시스템이 물에 반응하기 때문에 나타난다. 같은 척수의 지배를 받으며 감각 신경 분포를 공유하는 신체 부위는 반사적으로 연결이 되어 있다, 배에 열을 가하면 장의 활동이 감소되는 것이 그 예이다.

써모테라피(열), 뉴트로테라피(체온과 비슷한 온도의 물을 사용하는 테라피), 냉동요법(차가운 물)의 시술에는 팩, 목욕, 샤워, 마찰, 그리고 시트 랩 등의 방법을 사용한다. 이런 트리트먼트들은 심장, 순환계, 신경계, 시스템 컨디션에 심각한 문제가 있는 개인에게는 시술하면 안된다. 또한 개방성 상처나 피부 발진이 있는 경우, 허약 체질의 경우에도 시술해서는 안된다. 트리트먼트 도중 메스꺼움, 두통, 현기증 등을 호소하면 트리트먼트를 중단하고 고객의 상태를 다시 평가하는 것이 바람직하다. 건강한 고객이라도 트리트먼트를 받은 시간만큼 휴식을 취하게 해야 한다.

참고문헌 References

1. Moor FB: *Manual of Hydrotherapy and Massage*. Boise, ID: Pacific Press Publishing Association, 1964.
2. Bjerke HS, Tevar A: *Frostbite*. Available at http://www.emedicine.com/med/topic2815.htm
3. Premkumar K: *The Massage Connection, Anatomy and Physiology*, 2nd Ed. Baltimore, MD: Lippincott Williams & Wilkins, 2004.
4. Fahey T, Romero J: *Thermal modalities*. Available at http://www.sportscience.org/encyc/drafts/thermal-modalities.doc
5. Kellogg JH: *Rational Hydrotherapy*, Vol. 2, 2nd Ed. Philadelphia, F.A. Davis Company, 1903.
6. Miller ET: *Salon Ovations: Day Spa Techniques*. Albany, New York: Milady Publishing, 1996.
7. Kneipp S: *My Water-Cure*, 3rd Ed. (English). Kempten, Bavaria: Jos. Koesel Publishers, 1894.

복습문제(Review Questions)

객관식

1. 하이드로테라피를 가장 바르게 정의한 것은?
   a. 웨트시트 랩을 치료를 위해 사용하는 것
   b. 뜨거운 온도를 치료를 위해 사용하는 것
   c. 하이드로콜래터 팩을 치료를 위해 사용하는 것
   d. 물을 치료를 위해 사용하는 것

2. 하이드로테라피는 전통적으로 3가지 형태의 물을 사용했다. 무엇인가?
   a. 고체, 액체, 수증기
   b. 수증기, 시럽, 허브 혼합물
   c. 얼음, 허브 럽, 액체
   d. 스팀 목욕, 마찰 럽, 얼음

3. 북극곰 수영대회는 하이드로테라피의 한 형태라고 할 수 있다. 이를 가장 바르게 묘사한 것은?
   a. 써모테라피
   b. 냉동요법
   c. 뉴트로테라피
   d. 아라모테라피

4. 난조반응을 가장 잘 설명한 것은?
   a. 지속적인 혈관 수축
   b. 지속적인 혈관 확장
   c. 찬 것에 오래 노출되어 심장이 수축하는 것
   d. 찬 것에 오래 노출되었을 때 혈관수축과 확장이 교대로 나타나는 것

5. 하이드로테라피를 시술했을 때 나타나는 두 가지 효능을 고르시오.
   a. 차갑고 뜨거운 효능
   b. 강장과 비강장 효능
   c. 생리적, 반사적 효능
   d. 반사적, 정신 신체적 효능

빈 칸을 채우시오.

6. 몸과 물의 ______ 차이가 클수록, 신체의 생리적 효능은 커진다.

7. ______ 시술은 신체의 생리적 효능에 영향을 준다.

8. ______ 신체 부위에 시술할수록, 신체의 생리적 효능은 커진다.

9. ______ 효능은 신경 시스템이 트리트먼트에 반응하기 때문에 일어난다.

10. 하이드로테라피 시술에서 생리적 효능이 일어나는 것은, 몸이 ______을 유지하기 위해 노력하기 때문이다.

스파를 위한 아로마테라피 소개
Introduction to Aromatherapy for Spa

5장

장 개요

아로마테라피 : 예술이자 과학

에센셜 오일
- 에센셜 오일의 안전한 사용법
- 에센셜 오일의 흡수와 배출

에선셜 오일의 생리적, 심리적 효능
- 생리적 효능
- 심리적 효능

에센셜 오일 블렌딩
- 캐리어 제품들
- 에센셜 오일의 농도
- 상승효과
- 탑, 미들, 베이스 노트 블렌딩

적용 방법
- 흡입
- 아로마 각질 제거와 바디 샴푸
- 아로마테라피 마사지
- 아로마테라피 목욕
- 아로마테라피 랩
- 아로마 미스트와 오러 미스트
- 서포트 로션

요약

주요 용어

아로마테라피(aromatherapy): 치료를 위해 에센셜 오일을 이용하는 것.

에센셜 오일(essential oils): 방향 식물에서 추출한 휘발성의 식물성 오일로 인체에 생리적, 심리적 영향을 미친다.

고정유(캐리어 오일)(fixed oils): 스위트 아몬드, 해바라기와 같은 비휘발성의 식물성 오일. 에센셜 오일은 고정유에 잘 녹는다. 따라서 고정유는 종종 에센셜 오일의 캐리어 역할을 한다.

작용기(functional group): 반응이 있는 산소나 질소를 함유한 화학적 혼합물(에센셜 오일 안에서)

학습된 향기 반응(learned-odor response): 향기가 특정한 사람, 장소, 물건, 또는 기억과 연결되어 형성될 때 나타나는 반응.

변연계(limbic system): 뇌의 가장 오래된 부분으로 여기서 후각 신호가 냄새와 관련된 반응을 활성화한다.

후각 반응(olfactory response): 후각은 냄새를 맡는 감각을 말한다. 후각 반응에는 향기에 의해 유도된 정신적, 감정적, 영적인 변화를 포함한다.

산화(oxidation): 에센셜 오일 안의 화학물질이 공기 중에 있는 산소와 상호 작용할 때 일어나는 반응. 산화는 오일의 품질을 떨어뜨리는 결과를 초래한다.

퀀칭(quenching): 에센셜 오일 내의 한 성분의 작용이 다른 성분에 의해 억제될 때 일어나는 과정으로 그것에 의해 오일 사용이 더 안전하게 된다.

상승 작용(synergy): 전체가 그것의 부분들의 합보다 더 크고 이러한 부분들이 상호적으로 가치를 높일 때

휘발성(volatility): 특정한 성분이 실온에서 액체에서 가스로 바뀌는 비율(증발할 때)

아로마테라피는 복잡한 학문의 한 분야와 다양한 스파 서비스에 첨가할 수 있는 간단한 인핸싱 테크닉 둘 모두를 이르는 말이다. 이 장의 목표는 아로마테라피에 대한 개관을 제공하고, 집중적인 훈련을 받지 못한 스파 종사들에게 **에션셜 오일**의 안전하고 효과적인 이용 방법을 소개하는 것이다. NAHA(The National Association of Holistic Aromatheraphy)는 전문 테라피스트들은 적어도 230시간의 정규 수업을 받아야 한다고 제안한다. 이 책 마지막에 테라피스트들이 오일을 정확하게 주문하는 것을 돕기 위해 에센셜 오일의 일반적인 이름을 식물 이름과 함께 표로 만들어 명기해 놓았다. 어떤 경우에는 확실히 하기 위해 라틴어 학명도 같이 표시해 놓았다. 이렇게 한 이유는 혼돈을 막기 위해서인데, 일반명이 한 가지 이상의 식물 종류를 지칭하는 경우도 있고, 다른 종류의 식물에 아주 비슷한 이름을 사용하고 있기 때문이다. 예를 들면, 세이지 같은 이름도 혼란을 초래할 수 있다. 세이지는 클라리 세이지와 스패니시 세이지와 다르다. 세이지에는 튜존(thujone)이 42%나 들어있는데, 이는 위험한 케톤으로 노인들과 임산부, 몸이 허약한 사람, 그리고 아이들에게는 사용이 금지되어 있다. 세이지 오일은 약한 농축액 상태로 만들어 건강한 사람들에게 국부적으로 사용하면 위험하지 않다. 하지만 메틸 카비콜이 들어있기 때문에 염증을 일으킬 수 있다. 클라리 세이지 오일은 75%의 에스터를 함유하고 있는데, 이는 긴장완화와 스트레스 감소에 도움을 준다. 그리고 이것은 자유롭게 사용해도 안전하다. 스패니시 세이지는 캄포와 시네올을 함유하고 있는데 위의 세이지 오일 중에서 호흡기에 가장 큰 도움을 준다.

에션셜 오일이 전문적인 의료 트리트먼트를 대신할 수 있다고 생각하서는 안된다. 에션셜 오일은 마사지 테라피스트들이 고객들에게 일반적인 트리트먼트를 제공하기 위해 사용하는 것이다. 많은 질병의 증상에 따라 에센셜 오일을 섞어 사용할 수도 있다. 하지만 테라피스트들은 항상 잘못된 주장을 하지 않도록 주의해야 하며, 자신의 시술 영역을 벗어나서도 안된다.

아로마테라피: 예술이자 과학
Aromatherapy: An Art and Science

여러 저자들이 내린 아로마테라피에 대한 다양한 정의 중에서 시술 현실과 가장 가까운 정의는 NAHA의 회장이었던(2000-2004년) 제이드 슈츠(Jade Shutes)의 정의라고 할 수 있다. 그는 아로마테라피를 다음과 같이 정의했다: "아로마테라피는 몸과 마음과 정신을 에센셜 오일을 통해 치유하는 예술이자 과학이다."

고객은 모두 다르다. 따라서 아로마테라피스트들은 깊이 생각하고 여러 가지 정보를 조합해 고객의 기운을 가장 잘 북돋울 수 있는 에센셜 오일을 선택해야 한다. 이를 위해서는 직관과 창조성, 그리고 정보를 이론적으로 처리하는 능력, 그리고 이것을 서포트 플랜에 "넣을 수"있는 능력이 요구된다. 다시 말해서, 아로파테라피를 시술하는 것은 일종의 예술이다.

아로마테라피는 또한 과학이다. 에센셜 오일에는 화학적 혼합물들이 복잡하게 섞여 있다. 능력이 뛰어난 아로마테라피스트는 에센셜 오일의 생물학적 효능에 기초해 오일을 선택한다(표 5-1). 각각의 에센셜 오일이 인체에 미치는 영향을 이해하려면, 열심히 연구하고 주의 깊게 관찰해야 한다. 경험이 풍부한 시술자들은 어떤 성분들은 특정한 조건하에서는 인체에 부정적인 영향을 준다는 것을 알고 있다. 오일을 어떻게 선택하고, 다양한 오일들을 어떻게 블렌딩할 것인지를 이해하는 것도 역시 예술이고 과학이다.

마지막으로, 아로마테라피는 우리 몸뿐만 아니라 마음과 정신에도 영향을 미친다. 에센셜 오일의 심리적 영향은 종종 아로마에 의해 상기되는 강력한 감정과 기억에 기인한다.

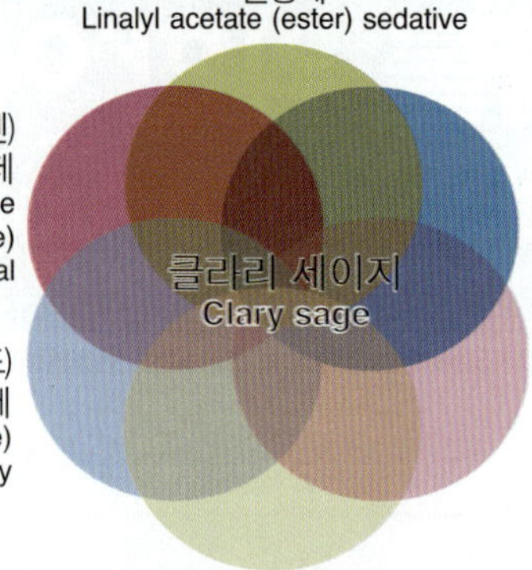

그림 5-1 에센셜 오일은 화학적 복합체이다. 이 그림은 클라리 세이지에서 발견되는 화학 성분들과 이 화학 성분들의 일반적 특징을 나타낸 것이다.

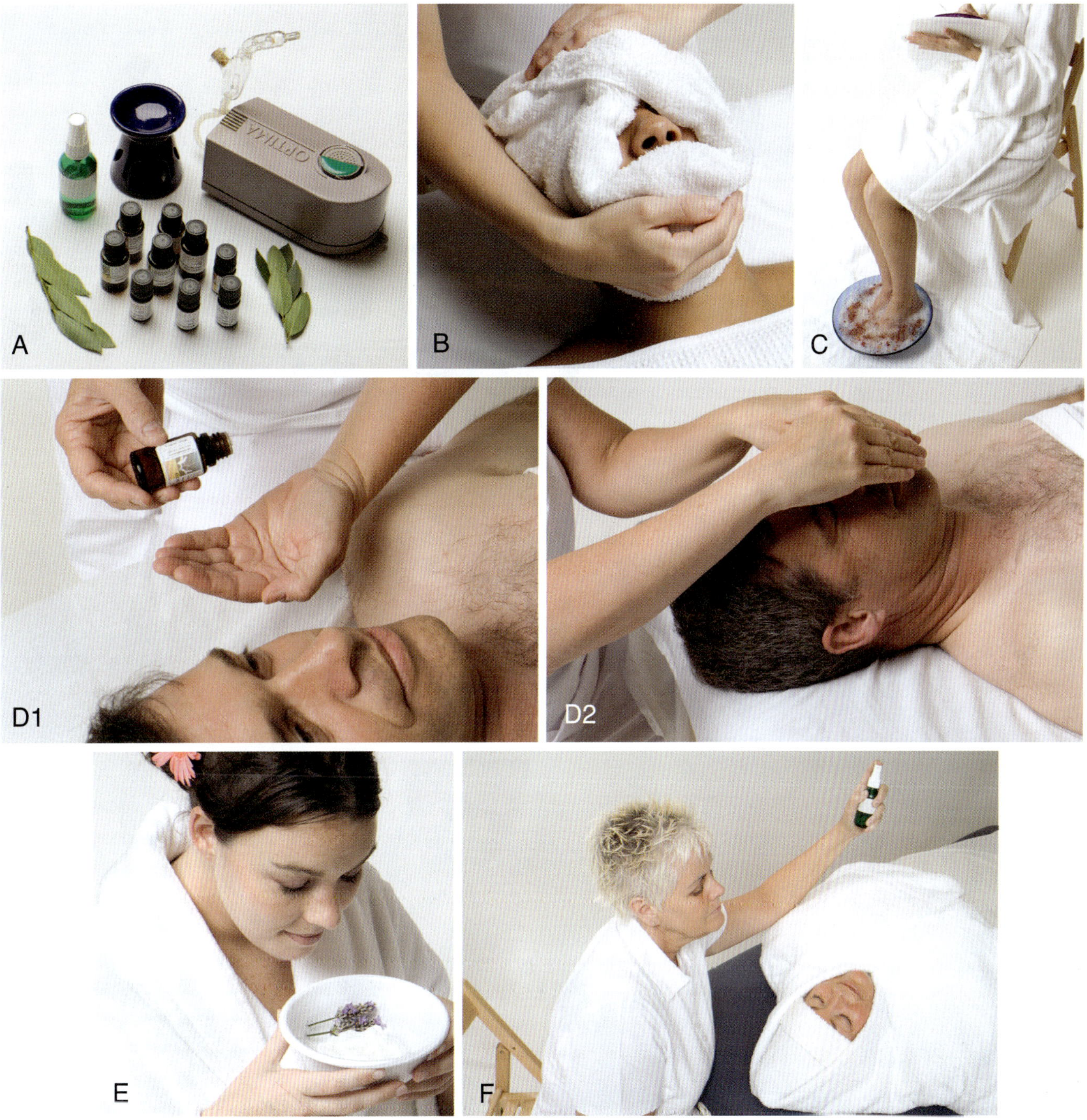

그림 5-2 트리트먼트에 아로마테라피를 추가하는 간단한 6가지 방법. **(A)** 트리트먼트 룸에 오일을 확산시킨다. 고객이 깨끗하고 향기가 나는 트리트먼트 룸에 들어서게 되면, 스파와 트리트먼트에 대한 고객의 인식이 좋아진다. 레몬, 만다린, 라벤더와 같은 은은한 향기를 사용하되, 몇몇 고객들이 싫어할지도 모르는 일랑일랑 또는 재스민과 같은 강한 향기는 피한다. **(B)** 아로마 스팀 타월. 뜨겁고 축축한 수건에 에센셜 오일의 향을 입힌다. 이런 타월들은 제품에 사용할 수도 있고, 트리트먼트 단계 전에 악센트를 주기 위해 사용할 수도 있다(예로, 얼굴 마사지를 하기 전에 로즈마리 스팀 타월을 사용한다), **(C)** 향기로운 족욕. 고객이 건강력(health history form)을 작성하는 동안, 아로마테라피 족욕을 제공하면 좋다. 족욕은 따뜻하며 긴장을 완화시킨다. **(D1, D2)** 아로마테라피 흡입. 트리트먼트 시작 단계에서 아로마오일 한 방울을 손 사이에 떨어뜨린다. 양손을 비빈 다음, 손을 아치 모양으로 만들어 고객의 코 위에 올리고 고객에게 심호흡을 하게 한다. **(E)** 냄새 풍경. 냄새 풍경은 트리트먼트 주제에 맞게 창조된 아로마 풍경을 말한다. 에센셜 오일을 신중하게 골라 고객에게 사용하는 기본 제품들에 첨가하면 독특한 후각적 경험을 선사할 수 있다. **(F)** 아로마 미스트. 트리트먼트 도중 언제라도 아로마 미스트를 고객의 몸 위에 뿌려 고객의 몸을 상쾌하게 만들고, 트리트먼트 룸을 활기가 넘치는 향기로 채워주면 좋다.

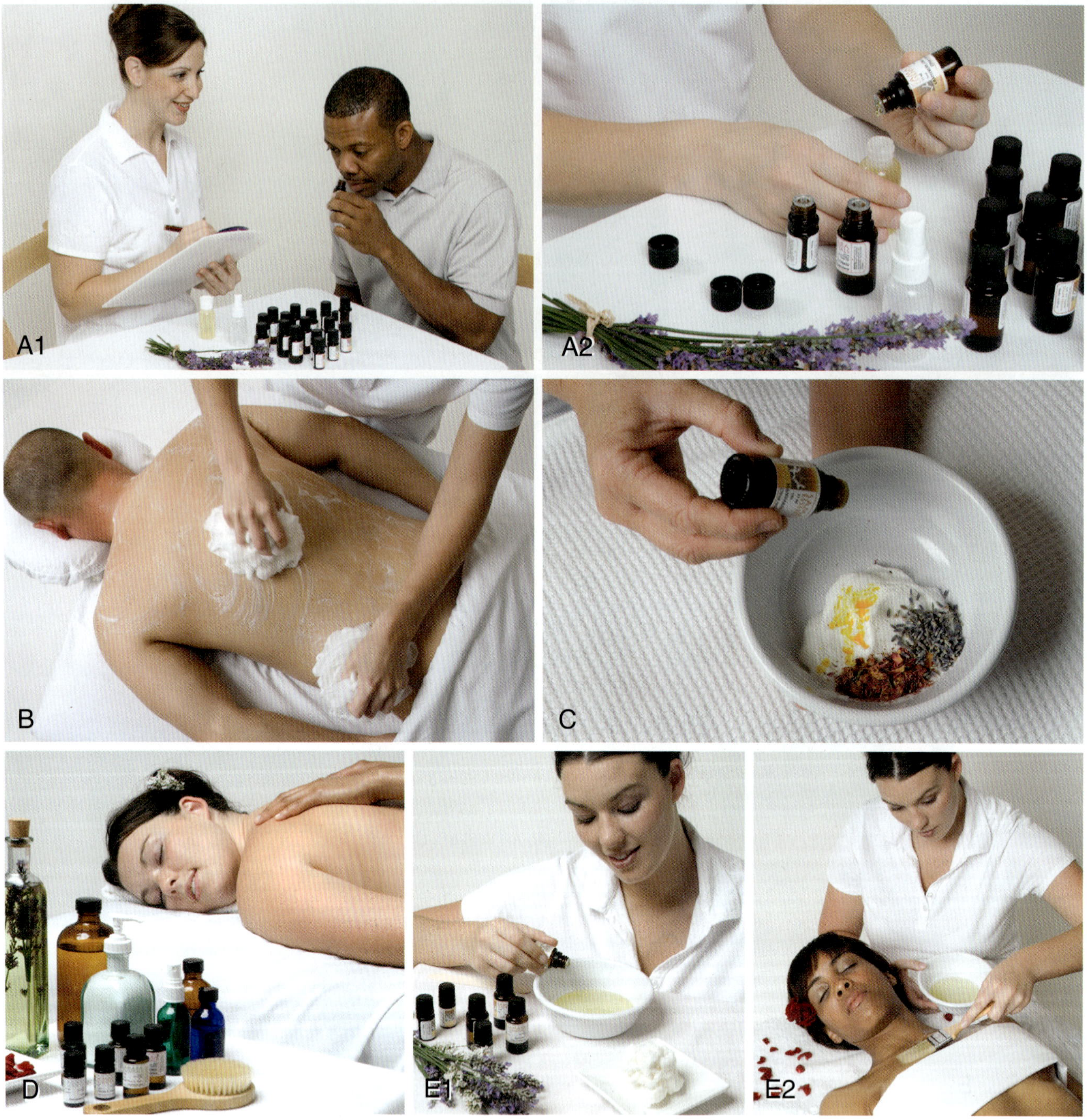

그림 5-3 일반적인 아로마테라피 트리트먼트. **(A1, A2)** 아로마테라피 상담. 상담 시에 고객을 위해 특별한 블렌딩 오일이 창조된다. 블렌딩 오일은 목욕, 마사지 등에 다양한 방법으로 사용할 수 있다. **(B)** 아로마테라피 바디샴푸. 에센셜 오일을 포밍 클렌저에 섰으면 활력을 주는 바디 샴푸가 된다. **(C)** 아로마테라피 바디 폴리쉬. 에센셜 오일을 다양한 종류의 알갱이가 있는 각질제거제에 첨가하면 향기로운 바디 폴리쉬가 탄생한다. **(D)** 아로마테라피 마사지. 에센셜 오일은 중앙 신경계의 균형을 찾아주고 인체의 긴장을 완화시켜주는 것으로 유명하다. 에센셜 오일을 가장 대중적으로 이용하는 것이 마사지이다. **(E1, E2)** 아로마테라피 바디 랩. 에센셜 오일은 다양한 종류의 랩에 사용할 수 있다. 예를 들어, 에센셜 오일을 녹인 시어 버터에 첨가한 다음, 브러쉬로 바르고 랩을 하면 된다.

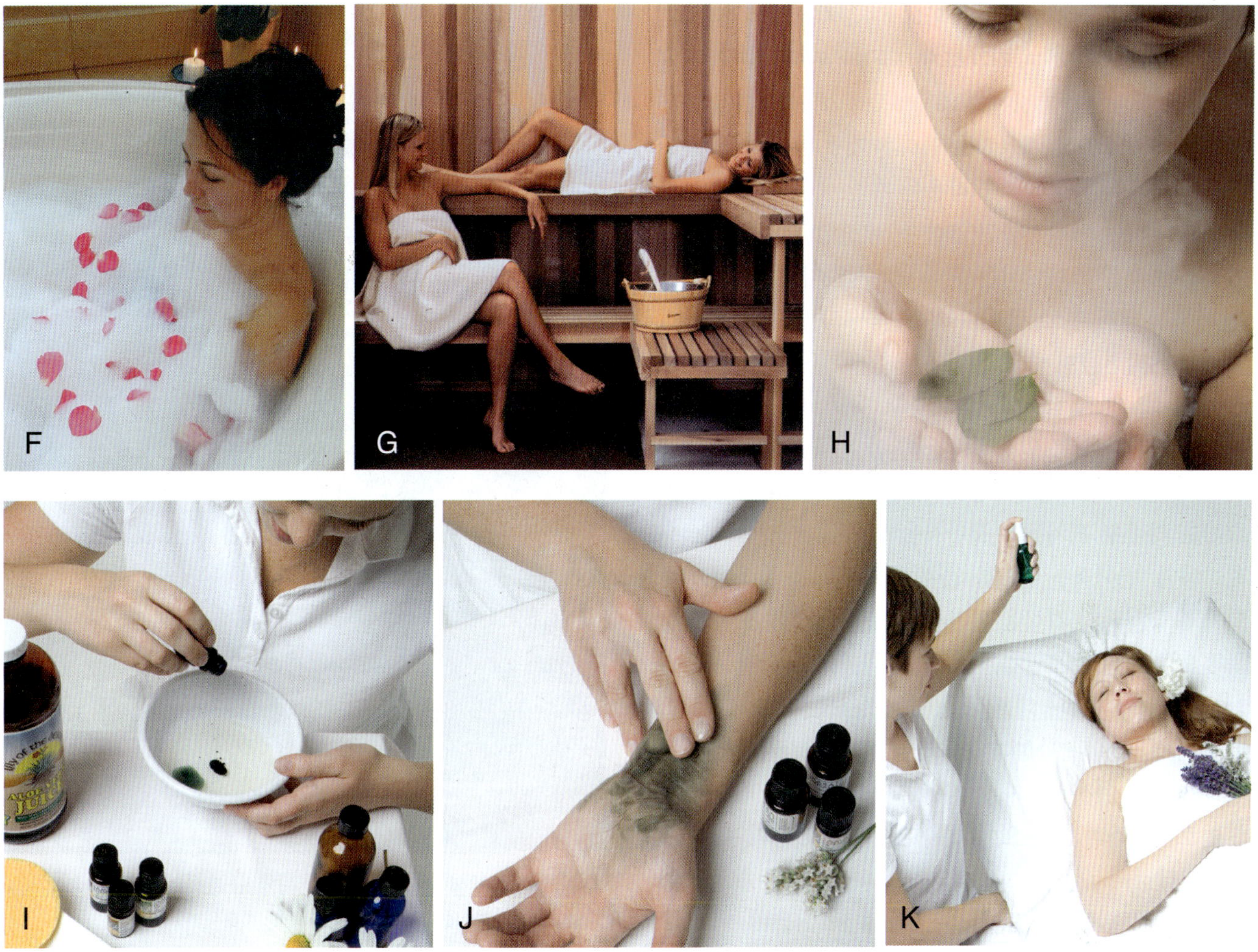

그림 5-3 *(계속)* **(F)** 아로마테라피 목욕. 에센셜 오일은 수치료 욕조나 치료를 목적으로 목욕을 할 때 일반 욕조에도 첨가할 수 있다. 에센셜 오일을 유화제나 캐리어 제품에 섞어 사용해야 피부염이나 오일이 물 위에 뜨는 것을 막을 수 있다. **(G)** 아로마 사우나. 에센셜 오일을 사우나의 열원에 붓는 물에 추가한다. 호흡기에 좋은 소나무나 유칼립투스 오일이 주로 사용된다. **(H)** 아로마 스팀. 에센셜 오일은 스팀룸, 스팀 캐비닛, 스팀 캐노피 등에 사용할 수 있다. **(I)** 일광 화상 진정. 항염 작용과 피부 진정 작용이 있는 에센셜 오일을 알로에에 첨가해 브러쉬로 피부에 발리주면 일광 화상을 입은 피부의 조직을 치료해준다. **(J)** 한 방울 떨어뜨리기. 저먼 카모마일과 같은 에센셜 오일은 손목굴증후군과 같은 특정한 질병에 진한 농도로 사용할 수 있다. 자몽, 주니퍼 베리, 타임과 같은 오일은 셀룰라이트 트리트먼트에 사용하면 좋다. **(K)** 아로마를 이용한 명상. 에센셜 오일은 명상이나 최면 도중 심리적 영향을 주기 위해 사용 할 수 있다.

에센셜 오일은 긴장완화를 위해 주로 사용되며, 트리트먼트 부위를 깨끗하고 건강하게 만들기 위해서도 사용된다. 다양한 분야의 건강관리 종사자들이 에센셜 오일을 무척 다양한 방법으로 사용하고 있다는 것을 주목하자. 프랑스의 의사들은 특별한 약리작용을 가진 에센셜 오일을 복용하도록 하는 처방전을 발급한다. 에센셜 오일을 이렇게 이용하는 것은 스파에서는 흔히 볼 수 없다. 에센셜 오일은 마사지 테라피스트들이나 카운슬러, 라이프 코치, 그리고 에스테티션들이 주로 많이 사용한다. 마사지 테라피스트들은 스트레스 감소와 상처 재활, 독소 배출, 연부조직 병리와 관련이 있는 만성 증후군의 감소를 돕기 위해 에센셜 오일을 국부적으로 사용한다. 심리학자들과 카운슬러, 그리고 라이프 코치들은 불안감을 줄이고, 감정의 정화를 촉진하며, 방어적인 관계를 없애고, 분위기를 향상시키며, 향기와 긍정적인 경험을 연결시켜 다음 세션에 도움을 줄 목적으로 에센셜 오일을 사용한다. 마지막으로 전문 스킨케어 라인(아베다나 데콜라 등)을 사용하는 에스테티션들은 에센셜 오일과 활성 성분들을 혼합해 스킨케어의 치료적 효능을 증가시키고자 할 때 오일을 사용한다.

아로마테라피는 주요한 테라피(아로마테라피 마사지, 아로마테라피 랩 등)로 인식되기도 하고, 다른 포커스를 가진 트리트먼트에 특징을 부여하는 것(아로마 미스트, 셀룰라이트 크림, 아로마 족욕 등)으로 인식되기도 한다. 이 모든 것들은 스파 경험을 더욱 풍부하게 만들어 준다. 그림 5-2는 모든 트리트먼트에 아로마테라피를 접목시키는 손쉬운 6가지 방법을 설명한 것이며, 그림 5-3은 스파에서 흔히 볼 수 있는 아로마테라피 트리트먼트를 소개한 것이다. 수잔 어빈은 〈향수의 미스터리〉에서 이렇게 썼다. "향기는 문을 지나고 벽에서 스며 나와 경계를 지난다. 향기는 통제가 불가능하며, 사람과 사람 사이에 존재하는 누군가의 상징이다."

에센셜 오일 Essential Oils

에센셜 오일은 화학적 혼합물들이 복잡하게 섞여있는 것으로 방향 식물에서 나온다. 에센셜 오일 안에 들어있는 혼합물들은 대부분 터핀이다. 터핀은 화학적 혼합물로 살아있는 식물 조직에 독성을 띤다. 따라서 선(gland)나 관, 아린, 털과 같은 특별한 구조 속에 보관돼야 한다.

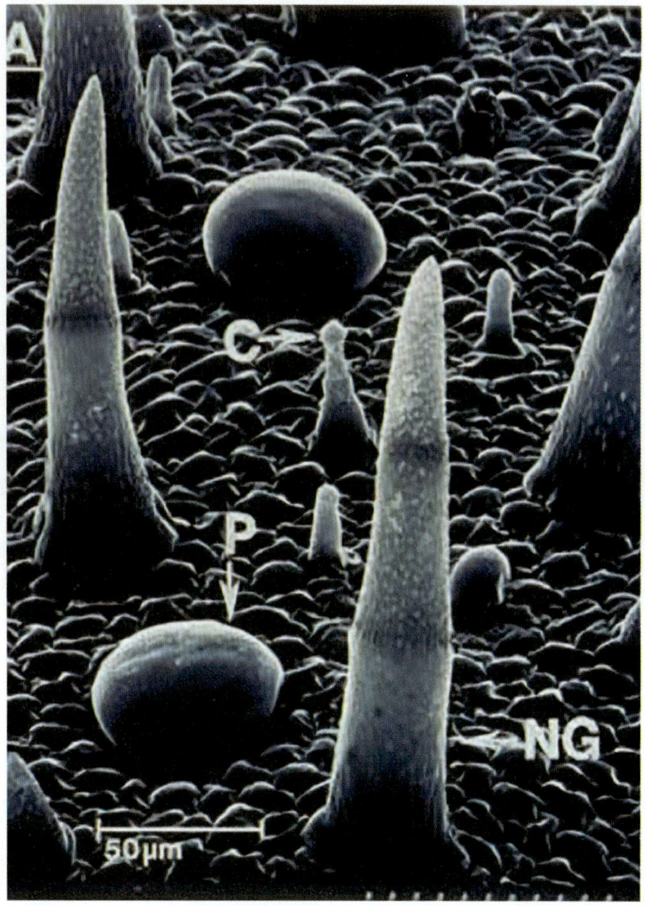

그림 5-4 에센셜 오일 저장 구조. 바질의 모상체(털)에 있는 에센셜 오일 저장소를 확대한 모습.

대부분의 에센셜 오일 혼합물은 탄소 원자의 양 측, 다시 말해 분자 크기에 따라 어느 정도 휘발성이 있다. 작은 분자는 큰 분자보다 더 휘발성이 강하다. 휘발성이라는 단어는 특정한 혼합물이 실온에서 액체에서 가스로 바뀌는 비율과 증발하는 정도를 말한다.

에센셜 오일이 저장된 특별한 구조로는 잎이나 가시, 가지, 나무껍질, 꽃, 꽃 봉우리, 열매, 줄기, 뿌리 등이 있으며, 침엽수에 경우에는 나무의 모든 기관에 저장되어 있다(그림 5-5). 에센셜 오일은 스팀 증류법이나 이산화탄소 초임계 추출법, 솔벤트 추출법, 또는 물리적으로 짜내는 법을 이용해 싱싱한 식물에서 추출한다. 에센셜 오일을 추출해 낼 수 있는 식물들은 평균적으로 자체 식물 무게의 1% 내지는 2%의 에센셜 오일을 함유하고 있다. 유칼립투스 같은 경우에는 싱싱한 잎의 무게 중 10%가 에센셜 오일이다(유칼립투스 잎 100파운드에서 1파운드의 오일을 추출할 수 있다). 장미와 자스민은 꽃잎에 에센

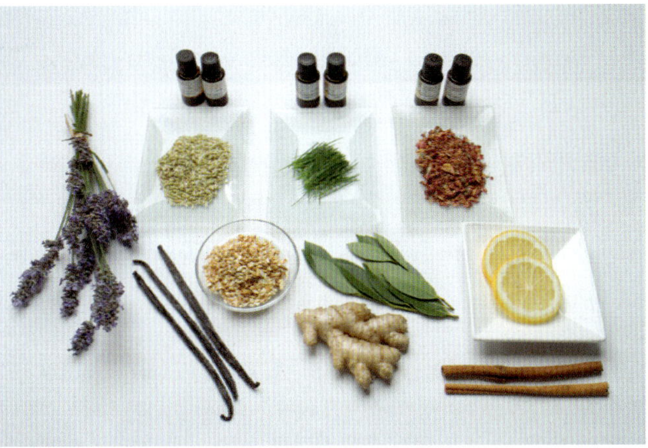

그림 5-5 에센셜 오일 저장 장소. 에센셜 오일은 나뭇잎, 침엽수의 잎, 잔 가지, 수지, 꽃, 열매, 뿌리, 나무껍질, 목재, 심재, (오렌지나 레몬) 껍질, 또는 식물 전체에 저장되어 있다.

셜 오일이 들어있기 때문에 추출할 수 있는 양이 매우 적다. 6만 송이의 장미에서 추출할 수 있는 에센셜 오일은 약 30 ml로 전체 꽃잎 무게의 0.05%밖에 되지 않는다. 따라서 장미나 자스민의 에센셜 오일이 비싼 것은 당연하다. 반면 유칼립투스 오일은 가격도 싸고, 구하기도 쉽다.

많은 요소들이 에센셜 오일의 화학적 구성에 영향을 준다. 그리고 에센셜 오일의 치료적 가치에도 영향을 미친다. 오일의 화학적 구성은 기후나 토양의 상태, 공기의 질, 재배 품종, 재배 방법, 수확 방법, 추출 기법, 저장과 운반 조건, 그리고 오일의 나이에 따라 큰 차이를 보인다. 에센셜 오일은 일 년만 지나도 화학적 혼합물의 비율이 현저히 달라진다. ISO는 시중에서 판매되는 에센셜 오일에 함유되어 있어야 하는 주요 화학적 혼합물의 비율을 규정하고 있다. ISO 기준의 목적은 오일의 일반적인 변화를 설명해 사용자들이 샘플을 기준과 비교해 볼 수 있도록 하기 위함이다. 에센셜 오일은 가격이 비싼 제품이다. 따라서 이윤 마진을 높이기 위해 생산자나 공급자가 다른 걸 섞어 품질을 떨어뜨리는 경우가 종종 있다.

전문적인 아로마테라피스트들은 인체가 인공 오일과 천연 오일에 다르게 반응한다는 것을 알고 있다. 이는 인공 오일이 천연 오일에 비해 비교적 단순하기 때문일 것이다. 순수한 천연 오일은 화학적으로 무척 복잡하기 때문에 천연 오일 속에 들어있는 모든 혼합물들을 실험실에서 인공적으로 합성하는 것은 비경제적이다. 대신, 가장 중요한 아로마 혼합물들만 합성을 한다. 향수에 사용되는 최고의 합성 오일도 고작 30개 정도의 화학적 혼합물을 함유하고 있다. 이는 천연 오일이 갖고 있는 100개 내지 400개의 화학적 혼합물에 비하면 현저하게 작은 숫자이다. 화학적 성분들이 서로 어떻게 상호 작용을 하는지에 대해서는 거의 알려진 것이 없다. 하지만 미량 화합물과 주요 성분들이 함께 어우러져 오일의 치료적인 효과를 나타내는 것 같다. 또한 특정 혼합물에 대한 퀀칭 효과도 오일이 합성이 되었거나 합성 혼합물과 섞였을 경우에는 손상을 입을 수 있다. 퀀칭은 에센셜 오일에 함유된 하나의 혼합물(일반적으로 부정적인 것)의 성질이 다른 혼합물이 나타나면서 억제되는 것을 말하며, 오일 사용을 안전하게 만들어주는 효과가 있다. 예를 들어, 시트랄은 순수하고 고립된 형태일 경우에는 피부에 강한 염증을 유발시킨다. 하지만 레몬 오일에 있는 다른 혼합물과 섞이게 되면, 염증을 일으키지 않는다(레몬 오일은 대략 5%의 시트랄과 95%의 터핀을 함유하고 있다). 다른 터핀들도(특히, d-limonene과 a-pinene) 시트랄에 대해 퀀칭 효과를 갖고 있다. 이로 인해 시트랄 때문에 나타났던 부작용들이 최소화되는 것이다. 합성 오일들은 종종 메스꺼움과 두통, 피부 민감성과 감정적 자극을 불러일으킨다. 이런 증상들은 천연 오일을 사용했을 때는 거의 나타나지 않는다.

마지막으로, 아로마테라피 시장에 치료적 등급을 가진 에센셜 오일을 공급하는 몇몇 전문 회사들과, 생산자들과 밀접한 관계를 갖고 오일을 수입, 판매하는 소규모 공급자들에 대해 알아보자. 전문 회사가 판매하는 오일은 가격이 더 비싸다. 하지만 전문 아로마테라피스트들은 이 오일에 더 구미가 당길 것이다. 아로마테라피스트들은 가장 잘 알려지고 유명한 공급자들이 아무도 모르게 질이 낮은 아로마 오일을 판매한다는 것을 알아야 한다. 좋은 품질의 치료 등급 에센셜 오일을 판매하는 것으로 명성이 높은 공급업체의 이름을 책 뒤쪽에 적어 놓았다.

오일이 빛이나 열, 그리고 산소에 노출되면, 화학적 성분이 달라지며(산화), 치료적 효능도 변할 수 있다. **산화** 속도를 늦추려면, 오일을 어두운 색깔의 병에 보관해야 한다. 그리고 병의 윗부분에 공기가 거의 없게 해야 한다. 오일은 냉장고에 보관해야 하며, 1년 안에 모두 사용해야 한다. 시트러스 오일은 다른 오일에 비해 산화가 빨리 되기 때문에 6개월 안에 모두 사용해야 한다.

표 5-1 아로마 물질 추출법

방법	설명	코멘트
짜기("에센스" 또는 에센셜 오일)	감귤류 과일의 껍질들을 측면으로 누르거나(짜기), 기계적으로 마모시켜(찌르거나 문지름) "에센스" 또는 에센셜 오일을 추출해낸다.	이와 같은 추출 방법은 감귤류 과일에서 에센셜 오일을 추출할 때 사용된다. 추출 과정 동안 열이 가해지지 않기 때문에 짜낸 오일의 성분이 식물에 있던 오일 성분과 흡사하고, 향 또한 고온의 영향을 받지 않는다.
증기 증류(에센셜 오일과 히드로졸)	증기는 휘발성 에센셜 오일의 저장고를 파괴하는 데 이용된다. 오일은 증기 안으로 증발해 냉각기를 지나게 되는데, 이것이 증기를 시켜 액체로 만든다. 그런 다음 응축된 물과 에센셜 오일을 분지한다. 로즈 오일과 같은 오일은 물에 약간 녹기 때문에 아예 물에 녹여 플라워워터 또는 히드로솔이라는 이름의 제품으로 판매하기도 한다.	식물 종류에 따라 증류 조건도 약간씩 다르다. 어떤 식물은 수확 즉시 증류를 하며, 어떤 것들은 말린 후에 증류를 한다. 어떤 것은 물 위에서 강판에 갈기도 하며, 어떤 것은 물과 섞어 증류를 한다. 다양한 방법이 사용된다.
용매 추출(콘크리트제, 수지, 앱솔루트)	방향 식물 성분을 탄화수소 용제로 추출한다. 용매 추출법은 콘크리트제나 수지도 산출시키기 때문에 순수 알코올로 처리해 앱솔루트로 만든다.	용매 추출법은 증기 증류에 의해 추출하면 향기가 손상이 되는 방향 식물의 에센셜 오일 추출에 사용된다. 이런 식물로는 자스민, 수선화, 바이올렛이 있다. 몇몇의 식물들은 앱솔루트와 에센셜 오일 두 가지 상태로 제공이 되기도 한다. 앱솔루트의 향이 에센셜 오일보다 본래의 식물과 가깝다.
이산화탄소 과장 제품(이산화탄소 오일)	고압을 가하면서, 하이퍼크리티컬(액체, 증기, 가스 사이에 상태의) 이산화탄소를 용매로 사용해 에센셜 오일을 추출한다.	많은 이들이 이것을 이상적인 추출법이라 생각한다. 용매와 아로마 물질 사이에 화학 반응이 일어나지 않는 저온에서 추출이 이뤄지기 때문이다.

에센셜 오일의 안전한 사용법 (SAFETY CONSIDERATIONS)

치료 등급의 오일을 낮은 농도(1%에서 3% 또는 30 ml에 6내지 18방울을 섞는 것)로, 외용으로만 사용하면, 부정적인 반응을 최소화 할 수 있다. 오일을 부적절하게 사용하거나 오일에 대한 이해 없이 사용하게 되면, 원하지 않는 부작용이 나타날 수도 있다는 것을 테라피스트는 알고 있어야 한다. 아로마테라피스트들은 어떤 오일이든 사용 전에 믿을만한 참고 서적이나 안전 데이터 시트를 체크해 오일을 사용하는데 있어 금지 사항은 없는지를 확인해야 한다.

에센셜 오일을 내복용으로 사용하도록 추천하는 것은 마사지 테라피스트의 시술 범주에서 벗어난 것이다. 왜냐하면 모든 에센셜 오일은 복용했을 경우, 독성을 나타낼 수 있기 때문이다. 특히 의사에 의해 치료적 목적으로 처방되었을 때보다 더 많이 마셨을 때는 그 위험성이 더 커진다. 그렇기 때문에 오일은 반드시 아이들의 손이 닿지 않는 곳에 두어야 하며, 내복용으로는 사용하면 안된다. 어떤 오일은 장기간 사용했을 경우(국부적으로 사용했을 때도) 간이나 신장에 염증을 일으킬 수 있는 화학 성분을 함유하고 있다. 신장과 간, 피부가 민감해지는 것을 막기 위해 오일은 2주 이상 지속적으로 사용하면 안된다는 것이 일반적인 규칙이다.

대부분의 에센셜 오일 혼합물은 태반을 통과해 태아에게로 전달되는 것으로 알려져 있다. 어떤 에센셜 오일은 인체의 섬세한 호르몬 균형을 혼란시켜 임신기간 동안 원치 않는 부작용을 일으킬 수도 있다. 만다린과 라벤더 오일(1% 농도, 캐리어 오일 30 ml에 한 방울을 떨어뜨렸을

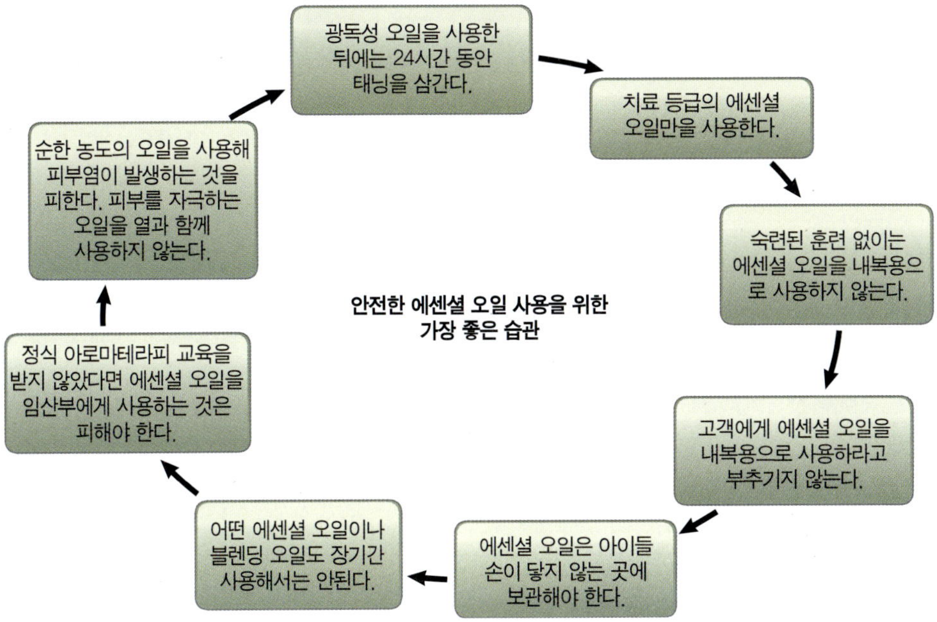

그림 5-6 안전한 에센셜 오일 사용을 위한 가장 좋은 습관.

경우)을 제외하고는 정식 아로마테라피 교육을 받지 않은 테라피스트들은 임신을 한 고객에게 에센셜 오일을 사용하는 것을 피하는 것이 좋다.

에센셜 오일을 사용했을 때 스파 테라피스트들이 보게 되는 가장 불쾌한 부작용은 피부 염증과 광과민증(phtotoxicity)이다. 피부 염증은 테라피스트들이 치료 등급 오일을 1%에서 3%의 농도로 사용했다면, 거의 나타나지 않는다(염증은 합성 오일을 사용했을 때 나타날 가능성이 더 크다). 다량의 특정한 오일을 국부적으로 사용하거나, 오일을 열과 함께 사용했을 때(스톤 마사지나 핫팩, 핫시트 랩 등) 염증이 일어날 가능성이 커진다.

광과민증이란 햇볕에 대한 민감성이 증가하는 것을 말한다. 쿠마린과 푸로쿠마린이라 불리는 혼합물을 함유한 오일은 피부를 더 잘 타게 만든다. 이런 오일들을 사용한 고객들은 24시간 동안 일광욕을 하거나 선탠 기계 이용하는 것을 삼가야 한다. 그림 5-6은 에센셜 오일을 안전하게 사용하는 법을 적어 놓은 것이다. 표 5-2에는 사용을 피해야 할 오일과 사용에 주의해야 할 오일들을 정리해 놓았다.

에센셜 오일의 흡수와 배출 (PATHWAYS INTO AND OUT OF THE BODY)

에센셜 오일은 피부를 통한 흡수, 흡입, 그리고 섭취를 통해 몸 안으로 들어간다. 에센셜 오일은 신장을 통해, 땀을 통해, 그리고 날숨을 통해 제거된다.

피부를 통한 흡수 (Absorption through the skin)

에센셜 오일 안의 혼합물들은 피부를 통해 흡수되어 모세혈관으로 들어간다. 많은 아로마테라피스트들이 오일의 피부를 통한 흡수를 당연하게 여기지만 연구 결과 이는 분명하지 않다는 것이 밝혀졌다. 연구 결과 에센셜 오일은 다른 물질들이 피부를 통해 스며드는 것을 촉진시키는 것으로 나타났다. 그리고 에센셜 오일의 어떤 혼합물들은 피부를 통과하지만 어떤 것들은 그렇지 못한 것으로 나타났다.

에센셜 오일 혼합물의 흡수는 캐리어 제품의 점성(진한 제품은 흡수가 천천히 된다)과 피부의 지방층 두께에 영향을 받는다. 따라서 개인마다 흡수율이 다르다(지방층이 두꺼울수록 흡수가 늦어진다). 가장 흡수가 잘 되는 부위는 겨드랑이와 이마, 두피, 손, 발, 그리고 서혜부이다.

흡입 (Inhalation)

에센셜 오일을 흡입하게 되면, 향기가 **후각 반응**(olfactory response)을 불러일으키는데, 이것은 오일의 심리학에서 다시 다루도록 하겠다.

흡입이 된 에센셜 오일 분자는 호흡기를 통해 폐로 들어간다. 여기서 오일은 기도의 점막에 의해 흡수가 되거나, 공기와 폐포, 호흡 세기관지의 혈액 사이에 가스 교환이

표 5-2 사용을 피하거나 사용에 주의해야 하는 에센셜 오일들

구분	에센셜 오일
철저하게 사용을 피해야 하는 에센셜 오일	비터 아몬드, 볼도 리프, 부추, 옐로우 캄포, 브라운 캄포, 사사프라스, 창포, 호스래디쉬, 머그웨트, 겨자, 페니로얄, 루타, 사빈, 세이보리, 쑥국화, 측백나무, 웜우드
임산부에게 사용해서는 안되는 에센셜 오일	아니스의 열매, 바질, 비취, 윈터그린, 시더우드, 클라리 세이지, 사이프러스, 제라늄, 스위트 펜넬, 자스민, 주니퍼 베리, 스위트 마조람, 미르, 페퍼민트, 로즈마리, 세이지, 타임, 히솝
피부를 자극하는 에센셜 오일	아조완, 시나몬 바크, 시나몬 리프, 스위트 펜넬, 계수나무, 클로브 리프, 클로브 버드, 코스투스, 오레가노, 바질, 전나무, 레몬그라스, 레몬 버베나, 멜리사, 페퍼민트, 타임
고혈압이 있는 고객에게 사용하면 안되는 에센셜 오일	파인, 히솝, 로즈마리, 세이지, 타임
동종요법을 받고 있는 고객에게 사용하면 안되는 에센셜 오일	로즈마리, 유칼립투스, 페퍼민트
간질이 있거나 발작 병력이 있는 고객에게 사용하면 안되는 에센셜 오일	스위트 펜넬, 비터 펜넬, 세이지, 히솝, 바질
에스트로겐 의존성이 있는 고객에게 사용하면 안되는 에센셜 오일	아니스의 열매, 바질, 비취, 윈터그린, 시더우드, 클라리 세이지, 사이프러스, 제라늄, 스위트 펜넬, 자스민, 주니퍼 베리, 스위트 마조람, 미르, 페퍼민트, 로즈마리, 세이지, 타임, 히솝
광독성 에센셜 오일	버가못 , 라임, 비터 오렌지, 레몬, 그레이프프루트, 스위트 오렌지, 만다린, 진저, 안젤리카 루트

이뤄질 때 폐를 순환하는 혈액으로 옮겨진다. 코는 내피세포층이 얇기 때문에 에센셜 오일 분자가 뇌의 국부 순환에 선명하고 빠르고 쉽게 전달되는 것으로 여겨지고 있다.

섭취 (Ingestion)

에센셜 오일을 섭취하는 것은 주로 유럽의 의사들이 사용하는 트리트먼트의 한 형태이다. 오일을 섭취할 때는 물이나 각설탕, 또는 꿀에 한 방울 내지 세 방울을 떨어뜨려 섭취한다. 오일 섭취는 일반적으로 의사 외에는 잘 사용하지 않는다. 모든 에센셜 오일은 인체에 빠르게 흡수가 되기 때문에, 이는 매우 위험한 관행이라 할 수 있다.

에센셜 오일의 생리적, 심리적 효능
Physiological and Psychological Effects of the Essential Oils

아로마테라피는 중요한 치료적 가능성을 갖고 있다. 왜냐하면 각각의 에센셜 오일은 인체의 화학 작용과 상호작용을 하는 화학적 혼합물의 독특한 조합이기 때문이다. 따라서 특정한 장기와 시스템, 그리고 전신(생리적 효능)에 영향을 미친다. 에센셜 오일을 흡입하게 되면 후각 반응이 일어나는데, 이는 강력한 정신적, 감정적 행동의 변화로 이어진다(심리적 효능). 통합적 아로마테라피는 병의 증상과 그 원인 모두에 관심을 갖는다. 이것의 목표는 정신적, 감정적, 육체적 웰빙을 위해 몸과 마음과 정신을 트리트먼트하는 것이다.

생리적 효능 (PHYSIOLOGICAL EFFECTS)

각각의 에센셜 오일은 화학적 구성에 따라 한 세트의 치료적 기능을 갖고 있다(그림 5-7). 가끔은 각각의 혼합물들의 기능이 서로 대치되는 것처럼 보이기도 한다. 라벤더가 그런 경우에 해당되는데, 라벤더는 에스터(일반적

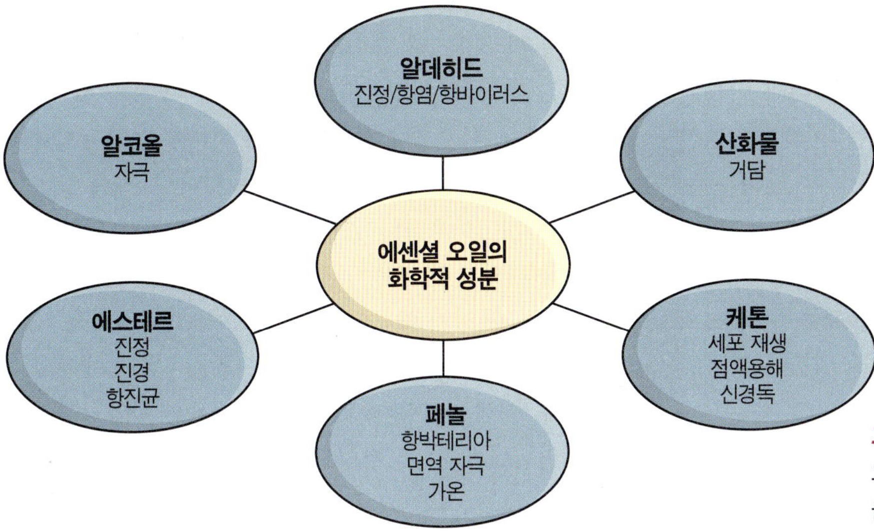

그림 5-7 에센셜 오일의 화학적 성분. 에센셜 오일에 있는 화학 성분은 인체를 치료하는 효능을 갖고 있다.

으로 진정 작용이 있는)와 알코올(일반적으로 자극적인)을 함께 갖고 있다. 사실 대치되는 생리적 효능을 가진 화학물질의 이 "견제와 균형" 시스템 덕분에 에센셜 오일이 부작용 없이 균형 잡힌 치료효과를 내는 것이다.

테라피스트들은 특정한 인체 시스템의 기능을 향상시켜 건강을 유지시키기 위해 특별한 기능이 있는 오일을 사용한다. 트리트먼트가 근육 긴장을 감소시키고 긴장 완화를 위한 것이라면, 항경련 작용과 통증 완화 기능, 몸을 따뜻하게 만들어 주는 기능, 그리고 진정작용이 있는 오일이 선택될 것이다. 에센셜 오일은 종종 스파에서 경미한 림프액 정체 증상을 치료할 때도 사용된다. 이런 트리트먼트는 셀룰라이트 감소와 같은 미용적 목표에 포커스를 맞추기도 하고, 면역성을 높이고 독소배출을 촉진하며, 일반적인 웰빙을 지원하는 것을 목표로 할 수도 있다. 림프액 흐름은 좌식 라이프스타일에 의해, 혹은 한 장소에서 오랫동안 앉아있거나 서 있을 때 방해를 받는다. 림프액 흐름이 느려지면, 과도한 액체가 조직에 몰리게 되고, 이 때문에 림프절과 간이 점차적으로 눌리게 된다.

시트러스 오일(레몬, 자몽, 오렌지 등)과 워밍 오일(정향, 블랙 페퍼, 생강 등)은 림프 자극에 좋은 오일들이다. 국부적으로 시술된 이뇨제들(펜넬, 자몽, 주니퍼베리 등)은 신장을 통한 배설을 도와 소변 양을 증가시킨다. 향상된 배설 기능은 인체의 독소배출을 돕고 수분 정체를 감소시킨다. 여기서 언급된 모든 오일은 슬리밍 랩이나 허브 랩과 같은 독소배출 트리트먼트를 돕기 위해 다양한 방법으로 사용할 수 있다. 오일은 따뜻한 물에 몸을 담그기 전에 몸에 발라야 한다. 아니면 랩 마지막에 마사지를 할 때 발라줘도 된다. 이런 종류의 오일 서너 가지를 블렌딩해 표적 부위에 마사지해 주면 혈액순환과 림프액 흐름이 더욱 개선된다.

에센셜 오일을 주기적으로 사용하면 얻을 수 있는 이점은 오일이 많은 병원성 미생물 변종을 죽여준다는 것이다. 오일은 병원균을 파괴하고, 이들의 생활주기를 방해한다. 따라서 번식이 안되는 것이다. 병원성 미생물을 죽이는 오일은 살균제, 항균제, 항진균제, 그리고 항바이러스제라고 알려져 있다. 어떤 에센셜 오일들은 면역성을 강화시키는 백혈구의 활동과 생산을 촉진시킨다. 가트포세(Gattefosse)와 발넷(Valnet)이 언급했던 오일의 이런 세포 재생 활동은 다른 여러 연구자들에 의해서도 관찰되었다. 이물질과 배설물들을 먹어치우는 백혈구의 능력인 식세포작용은 청정제라고 알려진 에센셜 오일에 의해 증가된다. 청정제는 혈액 청소제(blood cleaner)라고도 불린다. 마사지 클리닉이나 테라피스트가 면역성 강화를 위한 에센셜 오일을 판매하거나 거래하지는 않는다. 이것은 이들의 활동 범위 밖에 있기 때문이다. 하지만 이들은 에센셜 오일이 포함된 트리트먼트로 인해 고객들이 에너지가 넘치고, 안정되고, 새로운 활력을 얻었다는 느낌을 받았다는 것을 알 것이다.

아로마테라피 마사지는 많은 스파에서 인기가 있는 트리트먼트이다. 이 때 광범위한 트리트먼트 목표를 달성하기 위해 다양한 에센셜 오일들이 이 마사지에 사용된다. 에센셜 오일은 기분 좋은 향기로 스트레스를 감소시킬 때도 사용된다. 에스터로 알려진 오일의 **작용기**(functional group)는 효과적인 항경련제이다. 이런 오일로는 로만 카모마일과 클라리 세이지, 페티그레인이 있는데 이들은 특히 신경계의 균형을 되찾는데 도움을 준다. 페닐프로판 에테르—특히 에스트라골, 바질에 함유되어 있다—는 지나치게 교감하는 신경계를 안정시켜 주는 것으로 알려져 있다. 그리고 사이프러스와 바질, 스위트 마조람은 골격근 경련에 효과가 있다. 바질을 사용할 때는 주의가 요구되는데, 그 이유는 바질의 메틸 카비콜 성분이 피부염을 일으킬 수 있기 때문이다.

화이트 버취, 저먼 카모마일과 로만 카모마일, 프랭킨센스, 윈터그린, 클로브, 라벤더, 그리고 민트 오일은 모두 효과적인 진통제이다. 화이트 버취와 엘로우 버취, 스위트 버취, 그리고 윈터그린은 모두 높은 퍼센트의 살리실산 메틸(에스터)을 함유하고 있다. 살리실산 메틸은 벤게이와 같은 소염 진통제의 활성 성분으로 쓰이고 있다. 이런 오일들은 스포츠 마사지를 할 때나 일반적인 근육통을 줄여주고자 하는 마사지를 때 섞어서 쓰면 효과적이다. 이런 오일들은 또한 메디컬 스파에서 골관절염, 오스굿-슐래터 병과 같은 근골격 질환의 통증을 줄이는데도 사용한다.

민트 오일은 멘톨을 함유하고 있다. 멘톨은 전통적으로 두통 치료에 사용됐다. 두통을 줄이기 위해 농도가 진한 민트 오일을 관자놀이에 바르는 것은 좋지 않다. 농도가 진한 민트 오일을 바르게 되면 피부가 타는 듯한 느낌이 들면서 피부염이 발생할 수 있다. 하지만 로션이나 캐리어 오일에 섞어 뒷목과 어깨를 마사지 해주면 두통에 큰 효과가 있다. 민트 오일은 심신을 상쾌하게 할 때 자주 사용된다. 멘톨이 말초혈관의 순환을 증가시키고 피부의 냉각 수용기를 자극해 시원한 느낌을 주기 때문이다.

호흡기에 좋은 에센셜 오일은 스팀 룸이나 사우나에서 사용하면 효과적이다. 에레멘코(Eremenko)외 여러 사람의 연구에 의하면, 만성 기관지염 환자 96명에게 캄포와 멘톨, 그리고 특히 유칼립투스와 민트 오일을 흡입하게 했더니 기도가 깨끗해지고 감염 정도도 낮아지는 것으로 나타났다. 이런 오일들은 가래를 감소시키고 폐감염과 감기, 독감 등에 맞서 폐와 기관지의 기능을 향상시키는 것으로 나타났다. 에센셜 오일을 스팀으로 흡입할 때는 다량의 오일을 사용하는 것보다 소량을 사용하는 것이 더 효과적이다. 파인, 로즈마리, 유칼립투스, 그리고 타임 오일은 사우나와 스팀 룸 모두에 효과적이다. 스파 마사지 테라피스트들이 호흡기 질환에 초점을 맞추지 않더라도 호흡기에 좋은 오일에 대한 이해가 있다면 고객들의 전반적인 건강과 웰빙 증진에 도움을 줄 것이다. 예를 들어 플로랄 오일은 사우나나 스팀 룸에서 사용하지 않는 것이 좋다. 밀폐되고 뜨거운 공간 안에서 사용하게 되면 두통을 일으킬 수 있기 때문이다.

세스키터핀 함량이 높은 오일은 좋은 항염증제라고 할 수 있다. 에센셜 오일에 있는 가장 중요한 항염증 혼합물은 카마줄렌과 알파 비사보롤이다(세스키터핀 알코올). 이 둘은 모두 저먼 카모마일과 헬리크리섬에 들어있다. 카마줄렌과 알파 비사보롤 중에서 알파 비사보롤이 더 효과가 좋은데 알파 비사보롤은 주로 염증 반응과 관련된 몇몇 효소의 활동을 억제시키기 때문이다. 이런 항염증 오일은 일광화상과 같은 피부염 치료를 위해 스파에서 많이 사용된다. 메디컬 스파에서는 이 오일을 손목 회전 증후군, 족저 근막염, 건염과 같은 연부조직 질환 치료에 사용한다. 표 5-3에 에센셜 오일의 기능과 어떤 트리트먼트에 사용할 수 있는지를 적어 놓았다.

심리적 효능 (PSYCHOLOGICAL EFFECTS)

치료적 환경에서 좋은 향을 긴장 완화를 위한 마사지, 하이드로테라피, 명상, 최면요법과 그 외의 트리트먼트에 함께 사용하면 효과적이다. 이것은 매우 중요한데 현대 질병의 원인 대부분이 스트레스이기 때문이다. 연구 결과 스트레스만 줄어도 건강과 면역성이 향상되는 것으로 나타났다. 향기는 강한 감정적 반응을 불러일으켜, 행동 패턴을 변화시키는데도 사용된다. 아로마를 심리적으로 이용하기 시작한 것은 고대에서부터다. 인간은 인간의 영혼과 신을 연결하고 일상의 의식이 신에게로 향하는 것을 돕기 위해 수천 년 동안 향을 피워왔다. 이는 전혀 놀라운 일이 아니다. 후각 수용기가 인간 뇌에서 가장 오래되고 감정적인 부분인 **변연계**(limbic system)와 연결되어 있기 때문이다(그림 5-8).

냄새를 치료에 이용하는 방법 중 하나가 "**학습된 향기 반응**(learned-order response)"을 통한 것이다. 학습된 향기 반응에서는 사람과 장소, 물건과 관련된 기억을 형성시키는데 냄새를 이용한다(예를 들면, 긍정적인 경험이나 편안한 상태). Hiramoto 외 연구자들은 캄포를 발열과 짝을 지웠다.[15] 그후 캄포 향기에 의해 발열이 되는 것을 발견했다.[16] 모든 기억은 기억과 관련된 감정에 의해 완성되며 냄새에 의해 증폭된다. 이는 전적으로 무의식적이며 자발적으로 증폭이 되어질 수도 없다. 하지만 여러 개의 연구 결과들은 학습 시 향기를 맡게 한 다음, 기억해 내는 순간 같은 향을 맡게 하면, 기억해 내는 능력이 향상됨을 보여주고 있다. 이런 정보는 테라피스트들이 바디 트리트먼트나 명상 시간에 고객으로부터 "좋은 기억"을 이끌어내는데 도움을 준다. 예를 들어, 테라피스트가 활기를 북돋아 주는 민트향의 각질 제거제나 바디워쉬를 트리트먼트 룸에서 사용했다고 하자. 그럼 그 고객은 향이 같은 제품을 집에서 사용할 때마다 그때의 기억을 떠올리게 될 것이다. 고객의 정신만 그때를 기억하는 게 아니라, 고객의 몸도 기억할 것이다. 그리고 이를 통해 더욱 편안함을 느낄 것이다.

고객의 긴장을 완전히 풀어주는 트리트먼트를 제공하고 싶어 하는 테라피스트들은 진정 작용과 이완 작용이 있는 오일에 대해서 알아야 한다. 이런 오일들은 인체를 정신적, 감정적, 물리적 긴장에서 자유롭게 만들어 준다. 한 연구 결과, 라벤다나 로즈, 발레리안과 같은 진정 작용이 있는 에센셜 오일을 공기 중에 뿌려주면, 실험용 쥐들의 작업 시간이 길어지는 것으로 나타났다. 이는 이런 오일들이 중앙 신경계를 진정시키는 능력이 있음을 보여주는 것이다. 라벤더나 로만/저먼 카모마일, 그리고 스위트 마조람 등의 오일은 인체를 진정시키고 스트레스를 줄여준다. 이 오일들이 세로토닌을 분비하는 솔기핵을 자극하기 때문이다. 라벤더 향은 장기간 불면증 치료를 받고 있는 정신질환 환자들의 수면 시간을 늘여주고 깨어날 때의 기분도 낫게 해준다. 뉴욕에 있는 메모리얼 슬로운 케터링 암센터는 스트레스를 많이 받는 자기 공명 영상 촬영 동안, 바닐라 향과 비슷한 향을 맡게 해 환자의 긴장을 완화시키고 불안감을 해소시킨다.

많은 회사들이 직원들에게 긴장감을 부여하고, 작업의 효율성과 정확성의 높이기 위해 자극적인 향을 사용하고 있다. 한 연구 결과, 1, 8, 시네올(로즈마리, 유칼립투스 오일)을 흡입하게 하자 대뇌의 혈액양이 늘어나는 것으로 나타났다. 로즈마리, 레몬, 바질, 그리고 민트는 에너지를 빠르게 향상시키는데, 이들이 노르아드레날린을 분비하는 청반(LC)를 자극하기 때문이다. 지속적으로 주의가 요구되는 작업을 하는 사람들에게 에너지를 증가시키는 아로마 퍼프(puff)를 정기적으로 제공하자 작업 능력이 향상되었다.

한 연구 결과, 민트는 경계적 상태를 증폭시키고, 시각적 탐지를 위한 감각로를 자극해, 사람들이 자신의 주의 할당을 조절하는 능력을 높이고 싶을 때 선택하는 오일로 나타났다. 민트 향은 단계 학습과 기억 능력을 향상시키는 것으로도 나타났다. 스파 테라피스트는 자극적인 에센셜 오일을 인체에 에너지를 불어넣기 위한 트리트먼트에 사용하기도 하고, 긴장 완화 트리트먼트 마지막에 고객을 깨우기 위해 사용하기도 한다.

스파는 고객에게 좋은 인상을 주기 위해 많은 돈을 사용한다. 인상이란 오감 중의 하나를 통해 창조되고, 변형된다. 우리는 이 오감을 가지고 환경을 해석하기 때문이다. 기분 좋은 향이 주는 긍정적인 감정 효과는 다른 사람들이나 사업, 또는 상품에 대한 우리의 지각에 영향을 준다. 연구 결과 향기는 사회적 관계에도 영향을 미치는 것으로 나타났다. 피실험자가 좋은 향기에 노출이 되었을 때 사진 속의 사람들이 높은 "매력 등급"을 받았기 때문이다. 샴푸에 관한 실험에서는, 첫 번째 시연에서 꼴찌를 했던 제품이 향기를 조절하자 두 번째 시연에서는 1등을 차지했다.

냄새 풍경 (Smell Scapes)

후각은 스파 테라피스트들에게 다른 형태의 의사소통 방법을 제공한다. 후각은 자신의 영적인 면과, 트리트먼트의 문화적 배경, 그리고 들판과 숲, 바다와 사막 등의 자연 세계와의 연결 고리를 창조한다. 후각은 트리트먼트에 입체감과 특징을 부여하며, 감정적으로 만족스러운 경험을 고객들에게 제공한다.

디자이너가 서비스를 계획할 때 고려해야 할 한 가지가 바로 향기풍경이다. 냄새풍경이란 트리트먼트를 위해 계획된 아로마 풍경을 말한다. 테라피스트는 모든 향기를 특정한 범주 안에 넣어야 한다. 하지만 고객이 흥미를 잃지 않도록 다양한 변화를 주어야 한다. 예를 들어, 시트러스 소금 글로우 안에는 시트러스 오일이 포함되어 있다. 테라피스트가 트리트먼트 동안 계속 같은 향의 제품들만 사용한다면(마사지 오일, 바디 미스트, 피니쉬 로션), 고

표 5-3 정선된 에센셜 오일의 치료적 기능과 특징

기능	설명	적용대상	에센셜 오일	적용 방법
체질개선제	흐트러진 인체 기능을 바로잡고 인체 내부의 균형을 지지하는 물질	스트레스, 최근 당한 교통사고와 같은 쇼크, 독소배출 요법의 하나, 정신, 신경의 쇠약, 불안	라벤더, 멜리사. 제라늄, 전나무, 주니퍼베리, 페티그레인, 레몬그라스, 발레리안	목욕, 바디 로션, 마사지, 긴장완화 트리트먼트의 부분, 미스트 흡입, 방향제, 족욕, 아로마테라피 랩 등
진통제	통증을 줄어주는 물질	연부조직 통증(급성 부상인 경우, 항염기능이 있는 진통제를 사용한다)	월계수, 베이럼, 버가못, 비취, 카에풋, 저먼 카모마일, 로만 카모마일, 클로브, 코리앤더, 유칼립투스, 전나무, 진저, 자스민(순한 것), 라벤더, 레몬그라스, 스위트마조람, 페퍼민트, 넛메그, 블랙페퍼, 로즈마리, 로즈우드(순한 것), 심황, 윈터그린.	통증이 있는 부위에 국소적으로 적용, 마사지, 습포, 머슬 블렌즈, 스포츠 마사지 블렌즈.
항우울제	우울증을 완화시키는 물질	우울증, 스트레스, 불안	바질, 버가못, 제라늄, 자스민, 라벤더, 레몬그라스, 네롤리, 스위트오렌지, 패출리, 로즈, 로즈우드, 클라리세이지, 스패니시세이지, 샌달우드, 바닐라, 일랑일랑	마사지, 목욕, 미스트, 흡입, 방향제, 족욕, 최면이나 명상.
항염제	염증을 감소시키는 물질	최근의 연부조직 부상, 피부염 또는 민감성, 신경염	벤조인, 비취, 캄포(화이트), 저먼 카모마일, 프랭킨센스, 제라늄, 헬리크리섬, 자스민, 페퍼민트, 미르, 비터오렌지, 스위트오렌지, 패출리, 세이지, 스패니시세이지, 스파이크나드, 티트리, 심황, 윈터그린, 야로우.	염증이 있는 부위에 국소적으로 적용, 스킨로션, 시원한 물 목욕, 일광화상 랩.
항균제	병원성의 미생물들의 생명주기를 방해하거나 파괴하는 물질	막 발병한 감기 또는 독감, 피부 감염, 천연 클리닝 제품	대부분의 에센셜 오일	마사지, 바디로션, 림프마찰, 목욕, 족욕, 바디 랩.
항신경통제	염증이 생긴 신경 때문에 발생하는 통증을 줄이거나 완화시키는 물질	신경통	베이럼, 카예풋, 로만 카모마일, 클로브, 유칼립투스, 헬리크리섬, 스카치파인	신경통로에 적용, 관련된 부위 마사지.
항소양제	가려움증을 예방하거나 완화시키는 물질	가려운 피부, 모기 물린데, 피부염, 가려운 두피, 일광화상	비취, 페퍼민트, 윈터그린	시원한 물 목욕, 스킨로션, 헤어 린스, 바디 랩.
항류머티즈제	류머티즘을 완화하거나 줄여주는 물질	류머티즘 질환, 경직, 근육통 질환	월계수, 베이럼, 비취, 클로브, 코리앤더, 사이프러스, 유칼립투스, 주니퍼 베리, 라벤더, 레몬, 라임, 넛머그, 스카치파인, 로즈마리, 타임, 심황, 야로우	마사지, 바디랩, 드라이스킨 브러쉬, 바디로션, 목욕.
항경화제	조직의 경화 예방을 도와주는 물질	반흔 조직, 노화 피부, 주름	레몬, 캐롯 씨드	국소 부위 트리트먼트, 상처에 바름, 크로스화이버 마찰 스트로크로 마사지.

표 5-3 *(계속)*

기능	설명	적용대상	에센셜 오일	적용 방법
항지루제	피지의 생성을 조절해주는 물질	지성 피부, 비듬	아틀라스 시더우드, 클라리 세이지(피지 조절), 스패니시 세이지(피지 조절), 발레리안(항비듬), 일랑일랑	스킨로션, 목욕, 헤어 린스, 지성 피부를 위한 스킨케어 제품.
항바이러스제	병원성 바이러스의 생명주기를 방해하거나 파괴하는 물질	막 발병한 감기 또는 독감, 면역력을 강화하고 싶을 때	캄포(화이트), 클로브, 유칼립투스, 히숍, 라임, 스위트 마조람, 페퍼민트, 오레가노(주의), 패츌리, 스카치 파인, 티트리, 타임	흡입, 마사지, 림프 마찰, 바디로션, 바디랩, 목욕.
수렴제	조직을 단단하게 하거나 조여 주는 물질	처진 피부, 긴장감이 부족한 피부, 지성 피부, 염증 질환의 지지 물질	발삼 전나무, 베이럼, 벤조인, 비취, 아틀라스 시더우드, 사이프러스, 프랭킨센스, 제라늄, 그레이프프루트, 헬리크리섬, 히숍, 주니퍼 베리, 레몬, 레몬그라스, 린덴, 페퍼민트, 미르, 비터오렌지, 패츌리, 로즈, 로즈마리, 클라리 세이지, 세이지, 스패니시 세이지, 샌달우드, 가문비나무, 티트리, 타임, 윈터그린, 야로우	스킨케어 제품, 마사지, 셀룰라이트와 퍼밍 트리트먼트, 바디랩, 바디로션.
세포성장제	반흔 조작의 형성을 통해 치료를 촉진시키는 물질	상처, 피부 질환, 피부 재생 트리트먼트	발삼 전나무, 저먼 카모마일, 로만 카모마일, 엘레미, 유칼립투스, 제라늄, 헬리크리섬, 히숍, 자스민, 주니퍼 베리, 라벤더, 레몬, 미르라, 네롤리, 팔마로사, 패츌리, 로즈, 로즈마리, 클라리 세이지, 샌달우드, 타임, 야로우	스킨케어 제품, 스킨케어 트리트먼트, 마사지, 목욕.
사이토필라틱 (cytophylatic)	인체의 백혈구의 활동을 증가시켜 면역력을 강화해주는 물질	면역력을 강화하고 싶을 때	저먼 카모마일, 프랭킨센스, 라벤더, 오레가노(주의), 로즈마리, 티트리	마사지, 반사요법, 목욕, 족욕, 림프 마찰, 드라이 스킨 브러쉬, 독소배출 트리트먼트.
정화제	혈액과 기관 내의 불순물을 물리치고 독소배출을 돕는 물질	독소배출 트리트먼트, 재생 트리트먼트, 다이어트 지지	안젤리카, 비취, 캐롯 씨드, 코리앤더, 유칼립투스, 그레이프프루트, 주니퍼 베리, 레몬, 로즈, 스패니시 세이지, 베티버	마사지, 반사요법, 목욕, 족욕, 림프 마찰, 드라이 스킨 브러쉬, 독소배출 트리트먼트.
이뇨제	소변의 생산을 촉진하고 수분 정체를 돕는 물질	독소배출 트리트먼트, 수분 정체, 재생 트리트먼트	안젤리카, 발삼 전나무, 월계수, 벤조인, 버가못, 비취나무, 캄포(화이트), 카다몸, 아틀라스 시더우드, 사이프러스, 유칼립투스, 클로브, 제라늄, 그레이프프루트, 헬리크리섬, 히숍, 주니퍼 베리, 라벤더, 레몬, 린덴, 만다린, 스위트 마조람, 패츌리, 블랙페퍼, 스카치 파인, 로즈마리, 세이지, 샌달우드, 가문비나무, 타임, 심황, 발레리안	마사지, 목욕, 바디로션, 드라이스킨 브러쉬, 바디랩, 독소배출 트리트먼트.

표 5-3 *(계속)*

기능	설명	적용대상	에센셜 오일	적용 방법
피부연화제	피부를 부드럽게 만드는 물질	건성 피부, 노화 피부, 수분 부족피부, 거친 피부	린덴(다른 오일들은 특별한 피부연화제가 아니라 건성 피부를 지지하기만 한다: 프랭킨센스, 미르, 엘레미, 로즈, 라벤더).	스킨 로션, 마사지, 목욕, 스킨 케어, 제품, 바디랩
거담제	호흡기에서 나오는 점액의 제거를 촉진하는 물질	이 오일들은 울혈을 막고 호흡을 돕기 위해 호흡기를 지지하고자 할 때 일반적으로 사용할 수 있다	안젤리카, 발삼 전나무, 베이럼, 벤조인, 카예풋, 캄포(화이트), 아틀라스 시더우드, 유칼립투스, 전나무, 프랭킨센스, 진저, 스위트 마조람, 페퍼민트, 미르, 스카치 파인, 스패니시 세이지, 가문비나무, 티트리, 타임, 야로우	흡입, 가슴 마찰, 스팀 목욕, 샤워, 사우나
살진균제	진균 감염을 물리치는 물질	발의 진균 감염	안젤리카, 월계수, 아틀라스 시더우드, 코리앤더, 제라늄, 헬리크리섬, 레몬그라스, 스위트 마조람, 미르, 비터오렌지, 로즈마리, 샌달우드, 스프루스, 티트리, 타임	진균이 있는 부위에 직접적으로 바름, 스파에서 사용되는 청소용 제품들.
간기능제	간의 기능을 자극하고 조율하는 물질	간 청소 지지와 독소배출 트리트먼트	캐롯 씨드, 저먼 카모마일, 로만 카모마일, 사이프러스, 헬리크리섬, 페퍼민트, 로즈, 로즈마리	바디랩, 드라이스킨 브러쉬, 바디로션, 목욕, 마사지.
혈압강하제	혈압을 낮춰주는 물질	스트레스, 불안	월계수, 라벤더, 레몬, 스위트 마조람, 네롤리, 스위트 오렌지, 클라리 세이지, 스패니시 세이지, 심황, 발레리안, 야로우, 일랑일랑	마사지, 바디로션, 방향제, 명상, 최면, 흡입, 미스트.
신경안정제	신경과 신경계를 강화하고 조율하는 물질	스트레스, 신경의 긴장, 정신, 신경의 쇠약, 신경염, 신경통	안젤리카, 바질, 헬리크리섬, 히솝, 주니퍼 베리, 라벤더, 레몬, 레몬그라스, 린덴, 스위트 마조람, 페퍼민트, 패츌리, 페티그레인, 로즈마리, 클라리 세이지, 스패니시 세이지, 가문비나무, 타임, 일랑일랑	바디랩, 마사지, 바디로션, 목욕, 신경통이 있는 부위에 직접 바름.
이완제	긴장을 완화하고 풀어주는 물질	스트레스, 불안, 불면증	저먼 카모마일, 로만 카모마일, 라벤더, 네롤리, 넛메그, 샌달우드, 바닐라, 일랑일랑	바디랩, 마사지, 목욕 반사요법, 바디로션, 방향제, 미스트, 흡입.
회복제	인체의 생기를 되찾아 주고 인체를 강하게 만들어 주는 물질	면역력 저하, 정신, 신경의 쇠약, 정신적 탈진, 스트레스	바질, 코리앤더, 라벤더, 레몬, 라임, 미르, 스카치 파인, 로즈마리, 티트리	바디랩, 마사지, 목욕 반사요법, 바디로션, 방향제, 미스트, 흡입.
발적성제	피부의 국소적 혈액순환을 증가시켜 따뜻하게 만드는 물질: 피부염을 일으킬 수 있음	긴장된 근육, 독소배출, 셀룰라이트 트리트먼트, 근육통	비취, 캄포(화이트), 유칼립투스, 전나무, 진저, 주니퍼 베리, 오레가노(주의), 블랙 페퍼, 스카치 파인, 로즈마리, 가문비나무, 타임, 심황, 베티버, 윈터그린	셀룰라이트에 바름, 마사지, 국소 부위 트리트먼트, 머슬 블렌즈, 스포츠 마사지 블렌즈.

표 5-3 *(계속)*

기능	설명	적용대상	에센셜 오일	적용 방법
진정제	중앙 신경계와 인체 시스템 도는 몸 전체를 진정시키는 물질	긴장완화 트리트먼트, 스트레스, 불안, 불면증	발삼 전나무, 월계수, 벤조인, 아틀라스 시더우드, 저먼 카모마일, 로만 카모마일, 프랭킨센스, 히숍, 자스민, 주니퍼 베리, 라벤더(균형), 레몬그라스, 린덴, 만다린, 스위트 마조람, 미르, 비터오렌지, 스위트오렌지, 로즈, 클라리 세이지, 샌달우드, 스파이크나드, 월하향, 발레리안(중앙 신경계를 억제한다), 바닐라, 베티버, 야로우, 일랑일랑	바디랩, 마사지, 목욕 반사요법, 바디로션, 방향제, 미스트, 흡입, 최면이나 명상 시.
자극제	인체 시스템이나 전반적인 인체의 기능을 증진시키는 물질	정신적, 육체적 쇠약, 스트레스, 생기 부여와 활력 증진	안젤리카, 베이럼, 버가못, 캄포(화이트), 클로브, 카다몸, 캐롯 씨드, 아틀라스 시더우드(순환계), 코리앤더, 엘레미, 유칼립투스, 전나무, 제라늄, 진저, 그레이프프루트(림프계), 라벤더(균형), 레몬(림프계), 만다린(림프계), 페퍼민트, 넛메그, 네롤리(신경계), 스위트오렌지(림프계), 팔마로사(순환계), 패출리, 블랙페퍼, 페티그레인, 스카치 파인, 로즈마리, 로즈우드(면역계), 세이지, 스패니시 세이지, 가문비나무, 타임, 심황, 베티버(혈액순환)	바디랩, 마사지, 목욕, 반사요법, 바디로션, 방향제, 미스트, 흡입, 드라이 스킨 브러쉬.
발한제	발한을 증가시키거나 촉진시키는 물질	특정 부위를 따뜻하게 만들고 싶을 때, 독소배출 트리트먼트, 셀룰라이트 트리트먼트, 근육통	월계수, 카예풋, 저먼 카모마일, 로만 카모마일, 사이프러스, 진저, 히숍, 주니퍼 베리, 스위트 마조람, 로즈마리, 티트리, 타임, 야로우	바디랩, 마사지, 바디로션, 국소 부위 트리트먼트.
혈관수축제	혈관의 축소를 초래하는 물질	정맥류성 정맥, 확장된 모세혈관	사이프러스, 레몬, 페퍼민트(로즈, 라벤더, 저먼 카모마일을 서포트 오일로 사용할 수 있다)	국소 부위에 직접 바름.
외상 치료제	피부를 치료하는 물질	피부 질환, 상처	발삼 전나무, 벤조인, 버가못, 저먼 카모마일, 로만 카모마일, 유칼립투스, 제라늄, 히숍, 주니퍼 베리, 스위트 마조람, 로즈마리, 로즈우드(조직 재생)	마사지, 바디로션, 스킨케어 제품.

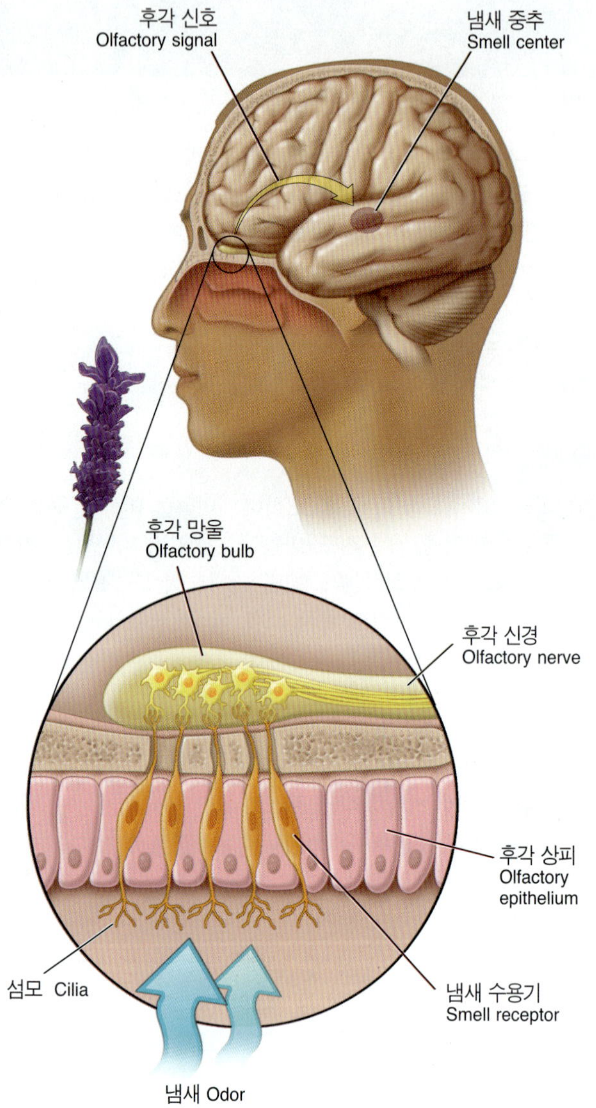

그림 5-8 변연계. 후각 수용기는 뇌에서 가장 오래 전에 진화했고, 가장 감정적인 변연계와 직접 연결되어 있다.

객은 처음 10분 동안은 그 향을 기억하겠지만 뒤에는 잊어버릴 것이다. 테라피스트가 아로마를 트리트먼트의 필수적인 요소라고 생각한다면, 냄새풍경을 다양화해야 한다. 마사지 오일에는 자몽을 사용하고, 마디 미스트는 꽃향기가 섞인 만다린을, 피니쉬 로션에는 레몬을 사용해 보라. 제품이 바뀔 때마다 트리트먼트 룸은 새로운 향으로 가득 찰 것이다. 그러면 고객의 후각적 즐거움도 배가 될 것이다.

문화적으로 영감을 받은 트리트먼트라면 향기풍경이 그 서비스가 기원한 지역과 강력한 감정적 연결 고리를 만들어 줄 것이다. 인도의 전통 의료 시스템인 아유르베다는 타일라라는 약용 오일을 사용한다. 전통적인 타일라 향은 서양 사람들에게는 아주 낯설기 때문에 어떤 고객은 이 새로운 향에 익숙해지는데 시간이 걸리기도 한다. 이런 향기가 트리트먼트에 더해지면 아유르베다에 대한 호기심이 깊어져 트리트먼트에 대한 고객의 경험도 풍부해지게 된다. 문화적으로 영향을 받은 트리트먼트는 디자인을 신중하게 해야 한다. 나일 바디 랩이라는 이름의 트리트먼트에는 고대 이집트에서 사용했던 식물성 제품들을 사용하는 것이 이치에 맞다. 하지만 북미 파인 오일을 이런 트리트먼트에 사용하는 것은 맞지 않다. 따라서 프랭킨센스나 미르, 그리고 로즈 등을 사용하는 것이 좋다. 13장에 있는 다양한 주제와 냄새풍경, 강조점, 그리고 결합에 관한 표가 특정한 냄새풍경에 쓰이는 향기에 대한 구체적인 아이디어를 제공해 줄 것이다.

흥미를 유발시키는 가장 쉬운 방법은 차이가 큰 대조적인 향기를 사용하는 것이다. 깊고 날카롭고, 무겁고, 알싸한 향의 마사지 오일을 사용했다면, 바디 폴리쉬 제품은 가볍고, 신선하고, 시트러스한 오일이 섞인 제품을 사용하는 것이다. 표 5-4는 대조적 향기를 손쉽게 알 수 있게 에센셜 오일을 냄새 범주에 따라 분류해 놓은 것이다.

테라피스트들이 트리트먼트에 냄새풍경을 이용할 때는, 오일은 심리학적으로 사용하는 것이다. 생리적 효능을 위해 오일을 블렌딩하는 것은 다른 측면에서 생각을 해봐야 한다. 결국 테라피스트들은 자신들이 만든 블렌딩 오일로 생리적, 심리적 균형을 이룰 수 있다는 것을 알게 될 것이다. 이런 종류의 블렌딩을 통합적 블렌딩이라고 하는데, 블렌딩 오일이 몸과 마음과 정신의 요구를 통합적으로 충족시키는 것을 목표로 하고 있기 때문이다.

에센셜 오일 블렌딩 Blending Essential Oils

이 장에서 설명하고 있는 기술은 블렌딩에만 적용되는 것들이다. 이 기술들은 오일 블렌딩을 어떻게 해야 하는지 배우는 이들에게 블렌딩에 대해 생각해 보고, 블렌딩하는 동안 명심해야 할 것들을 제공할 것이다. 냄새처럼 블린딩 과정 역시 개인적이며, 편향적이며, 개인적인 기억과 과거 사건들과의 관계에서 영감을 받는다. '나쁜 블렌딩' 이란 없으며, 블렌딩 방법에는 여러 가지가 있다. 따라서 여기에 언급한 것 외에 테라피스트들은 다양한 시도를 해볼 수 있다. 블렌딩을 시작하기 전에 테라피스트는 블렌딩에 이용할 캐리어 제품을 골라야 한다.

캐리어 제품들 (CARRIER PRODUCTS)

캐리어 제품(어떤 테라피스트들은 이를 "매개물"이라 부른다)은 고객에게 에센셜 오일을 "전달"할 때 사용하는 제품을 일반적으로 부르는 말이다. 에센셜 오일은 단독으로는 잘 사용하지 않는다. 대신 트리트먼트 시작 전에 캐리어 제품에 섞어서 사용하는 것이 일반적이다. 마사지 테라피스트들은 마사지를 할 때 착유기로 짠 고정유를 에센셜 오일의 캐리어로 사용한다. **고정유**(fixed oil)는 에센셜 오일과는 다른데, 고정유는 증발하지 않으며(이들은 비휘발성 혼합물로 이뤄져 있다), 이들은 지질로 분류된다. 고정유는 가끔 에센셜 오일을 묽게 만드는데도 사용되는데, 에센셜 오일이 고정유에 빨리, 그리고 완전히 녹기 때문이다. 고정유는 피부 윤활제로 사용되기도 하고, 그 자체로 치료용으로 사용되기도 한다. 주로 사용되는 고정유로는 해바라기 오일, 스위트 아몬드 오일, 살구씨 오일, 대마 오일(항염증과 통증 완화 기능이 있다), 아보카도 오일, 보라지 오일, 호호바 오일(피지 조절), 그리고 헤이즐넛 오일 등이 있다. 이 외에도 여러 종류의 고정유들이 사용된다. 달마지꽃 오일, 대마 오일, 호호바 오일, 윗점 오일, 순수 비타민 E와 같은 고정유들은 다른 고정유에 조금 섞으면 오일의 전체적인 치료 기능이 향상되며, 천연 방부제 역할도 한다(고정유에 방부제 오일 1 테이블 스푼 넣으면 된다).

무향의 로션이나 마사지 크림, 샤워 젤, 각질제거제, 알로에베라, 진흙, 그리고 바디 젤 등도 에센셜 오일을 위한 캐리어 제품이 될 수 있다. 테라피스트가 서비스를 계획하면서 고객에게 향기풍경을 만들어주고자 한다면, 피부를 통해 에센셜 오일이 흡수되는 것을 방해하는 혼합물을 함유하고 있는 제품은 피하는 것이 좋다. 이런 제품으로는 미네랄 오일, 석유, 라놀린, 코코넛 오일, 그리고 코코아 버터 등이 있다. 스파 제품들 중에는 스파에 도착한 뒤에 향이 입혀지는 것들도 있다. 제품의 향이 약할 때는 에센셜 오일을 더해 향을 조절한다. 이것은 그리 이상적인 것은 아니다. 향이 합성이 된 것이기 때문에 아로마테라피용으로는 부적합하다.

에센셜 오일의 농도 (ESSENTIAL OIL CONCENTRATIONS)

여기서 '농도'는 마사지 오일이나 캐리어 제품에 최종적으로 함유된 에센셜 오일의 양을 말한다. 표 5-5는 특정 농도를 위해 에센셜 오일을 캐리어 제품에 몇 방울이나 떨어뜨려야 하는 가를 적어 놓은 것이다. 그림 5-9는 특정한 타입의 고객이나 질병에 어떤 농도의 에센셜 오일을 사용해야 하는지를 나타낸 것이다. 아로마테라피에서는 1%에서 4% 사이의 농도가 가장 기본적이다. 이는 부정적인 반응을 최소화하면서 안전하게 사용할 수 있는 최적의 농도라 할 수 있다. 농도가 4% 이상일 경우에는 위급 상황이나 숙련된 테라피스트가 사용해야 한다. 농도가 100%일 때는 국부적으로만 사용해야 한다. 발가락 무좀 치료를 위한 티트리, 근막요법을 위한 헬리크리섬, 국소 화상 치료를 위한 라벤더, 연부조직 항염제인 저먼 카모마일 등이 이에 해당된다. 또한 레몬, 티트리, 라벤더는 여드름에만 찍어 발라주면 좋다.

상승효과 (SYNERGY)

상승효과가 있는 블렌딩 오일을 만들려면, 에센셜 오일이 화학적 복합물이라는 것을 기억할 필요가 있다. 따라서 한꺼번에 너무 많은 오일을 섞게 되면 결과가 엉망이 될 수도 있다. 상승효과가 있는 블렌딩 오일을 만들려면 3~4가지만 섞는 것이 가장 이상적이다. 비슷하거나, 보충적인 치료 기능이 있는 오일을 두 가지, 세 가지, 네 가지 정도 섞으면 단일 오일을 사용했을 때보다 더 효과적인 블렌딩 오일을 만들 수 있다.

긴장 완화를 위한 블렌딩 오일을 만들 때는 인체 기능의 균형을 되찾아 주는 전나무 오일이 많이 선택된다. 스위트 마조람은 신경 진정 작용 때문에 첨가되는데 스위트 마조람은 전체적인 신경계를 강화시키는데 도움을 준다. 마지막으로 라벤더는 강장제로서 첨가되는데, 라벤더는 고갈된 체력 보충에 도움을 준다. 이 세 가지 오일을 섞으면 전나무 오일 한 가지만 사용했을 때보다 스트레스를 줄여주는 효과가 더 커진다.

테라피스트들은 시너지 효과를 얻기 위해 작용/특징(action/property) 단어를 사용할 수도 있다. 예를 들어, 테라피스트가 항바이러스성의 블렌딩 오일을 원한다면,

표 5-4 에센셜 오일의 기본 향과 기타 아로마 물질들

매콤한 향 (spicy)	신성한 향(Refreshing)	풀향(Herbaceous)	달콤한 향(Sweet)	이국적인 향(Exotic)
아조완	바질	아조완	코파이바 발삼	베이럼
올스파이스	월계수	안젤리카 루트	페루 발삼	코파이바 발삼
안젤리카 씨드	멜리사	프랑스 바질	톨루 발삼	페루 발삼
아니스 씨드	전나무	칼라민타	벤조인	톨루 발삼
페루 발삼	버가못	저먼 카모마일	스위트 비취	CO_2 진저
톨루 발삼	카예풋	로만 카모마일	자스민	자스민
베이럼	사이프러스	*헬리크리섬*	라벤더	미르
케러웨이	엘레미	*히솝*	라임	수선화
카다몸	*유칼립투스*	금잔화	만다린	넛메그
카스카릴라 바크	제라늄	마조람	미모사	오크모스
계수나무	주니퍼 베리	은매화	네롤리	네롤리
시나몬	레몬그라스	오레가노	카네이션	패츌리
클로브	틸리아 앱솔루트	패츌리 패치	로즈	샌달우드
코리앤더	은매화	로즈마리	로즈우드	스프루스
릿시 큐베바	팔마로사	세이지	리퀴댐버	리퀴댐버
커민	파인	산토리나	통카	통카
CO_2 진저	로즈마리	타라곤	월하향	월하향
넛메그	스패니시 세이지	타임	바닐라	심황
블랙페퍼	클라리 세이지	발레리안	윈터그린	발레리안
심황	세이지	야로우	일랑일랑	베티버

가볍고 상쾌한 향 (light and fresh)	분향 (powdery)	흙향 (earthy)	꽃향 (floral)	따뜻하고 달콤한 향 (warm and honey)
로즈우드	코파이바 발삼	안젤리카 루트	가드니아	아몬드
스위트 오렌지	페루 발삼	캐롯씨드	제라늄	꿀
월계수	톨루 발삼	저먼 카모마일	히야신스	밀랍
버가못	벤조인	펜넬 씨드	자스민	저먼 카모마일
그레이프프루트	시더우드	진저	라벤더	시나몬
라벤더	프랭킨센스	미르	틸리아 앱솔루트	클로브
레몬	오리스	오크모스	미모사	이눌라
레몬그라스	샌달우드	패츌리	수선화	라벤더
라임	리퀴댐버	스프루스	네롤리	넛메그
릿시	통카	베티버	로즈	바닐라
만다린	바닐라	야로우	카네이션	만다린
클라리 세이지	바이올렛 꽃		월하향	로즈
레몬 버베나			바이올렛 꽃	
			일랑일랑	

표 5-4 *(계속)*

레몬향(lemony)	캄포향(camphoraceous)	약품향(medicinal)	가죽향(leathery)	고산 식물향(alpine)
멜리사	엑조틱 바질	월계수	케이드	전나무
엘레미	보르네올	스위트 비취	사이프러스	월계수
	카예풋	카예풋	구아이악우드	스위트 비취
레몬	화이트 캄포	화이트 캄포	랍다눔	시더우드
레몬그라스	*유칼립투스*	*유칼립투스*	오크모스	사이프러스
릿시	니아울리	니아울리	오포파낙스	주니퍼 베리
레몬 버베나	오레가노	스패니시 세이지	패출리	파인
		티트리	발레리안	가문비나무
		타임	베티버	
			야로우	
나무향(woody)	**야채향(green)**	**민트향(minty)**	**시트러스 향(citrus)**	**사향(musky)**
아미리스	갈바눔	콘민트	버가못	암브레트 씨드
케이드	틸리아 앱솔루트	페퍼민트	그레이프프루트	코스투스
카스카릴라 바크	은매화	스피어민트	라임	커민
시더우드	수선화		레몬	랍다눔
쿠베브	만수국		만다린	
이눌라	발레리안		비터 오렌지	
로즈우드	바이올렛 리프		스위트 오렌지	
샌달우드				

표 5-5 캐리어 오일의 양과 에센셜 오일의 농도

캐리어오일(OZ)	EO 1%(방울 수)	EO 2%(방울 수)	EO 2.5%(방울 수)	EO 3%(방울 수)	EO 4%(방울 수)
1/2	3	6	7.5	9	12
1	6	12	15	18	24
2	12	24	30	36	48
4	24	48	60	72	96
8	48	96	120	144	192

*EO = 에센셜 오일(essential oil)

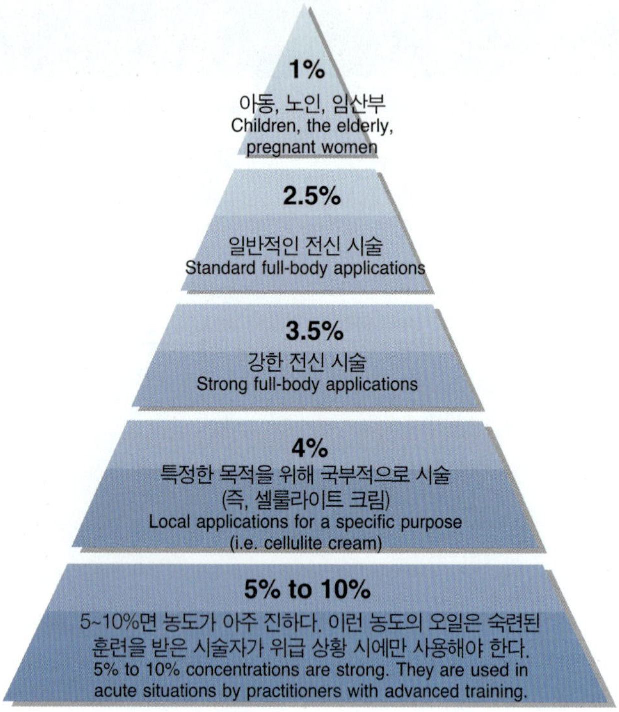

그림 5-9 아로마테라피 표준 농도.

작용/특징 구역 중에 항바이러스성에 속하는 에센셜 오일을 두, 세 가지 골라 블렌딩하면 된다. 오일의 화학적 특성을 이용해도 된다. 테라피스트가 강력한 항경련성의 블렌딩 오일을 원한다면, 에스터 함량이 높은 로만 카모마일(75%), 클라리 세이지(70%), 페티그레인(55%)과 같은 에센셜 오일들을 선택하면 된다.

탑, 미들, 베이스 노트 블렌딩 (TOP, MIDDLE, AND BASE NOTE BLENDING)

많은 조향사들과 아로마테라피스트들은 향기의 "조화"의 균형을 이루기 위해 향수 재료와 에센셜 오일의 탑, 미들, 베이스 노트 분류법을 이용한다. 탑, 미들, 베이스 노트는 증발율에 따라 결정된다. 탑노트는 일반적으로 작은 분자들로 구성된다(따라서 가볍기 때문에 빨리 증발이 된다). 탑 노트는 우리의 코를 자극하는 첫 번째 아로마로 향기에 대한 첫인상을 남긴다. 미들 노트는 약간 더 느리게 증발이 되면서 향기의 주요 테마를 만들어 낸다. 베이스 노트는 큰 분자 크기와 느린 증발 속도 때문에 가장 마지막에 등장한다. 이들은 향기 안에 있는 모든 다른 성분들을 묶어 향기를 함께 붙잡아 둔다. 블렌딩 오일을 만들 때 이 노트들을 이용하려면, 각각의 노트와 서로 어울리는 오일을 선택해야 향기가 종합적이고 통합적이라는 것을 염두에 두어야 한다. 블렌딩이 조화롭지 못할 때는 자스민이나 일랑일랑처럼 한 가지 이상의 노트와 잘 어울리는 "연결 오일"을 사용하면 된다. 블렌딩 오일의 향이 "거칠" 때는, 로즈마리, 마조람, 시트러스 오일 같은 블렌드 스무더를 첨가하면 된다. 블렌딩 상승제인 샌들우드, 버가못, 클라리 세이지, 라벤더는 다른 오일의 향을 끌어내고 향기 사이의 간격을 메워줘, 아로마를 더욱 근사하게 만들어 준다. 로즈와 카모마일처럼 "튀는" 향은 블랙 페퍼나 제라늄, 레몬, 클로브 등과 섞어주면 좋다. 표 5-6은 몇 가지 에센셜 오일의 노트를 분류해 놓은 것이다.

적용 방법 Application Methods

잘 훈련을 받은 전문 아로마테라피스트들은 어떤 스파든 스파의 자랑이다. 그들은 각각의 고객의 요구에 맞춘 맞춤형 블렌딩 오일을 제공할 수 있으며, 스파를 위해 독특한 블렌딩 오일을 개발하기도 한다. 그리고 특수 트리트먼트를 위한 냄새풍경을 제안할 수도 있다. 하지만 고객의 스트레스를 줄여주고, 서비스에서 오는 기쁨을 높일 수 있다면, 아주 간단한 아로마테라피라도 고객에게는 큰 도움이 된다. 아래에 설명한 적용 방법들은 스파에서 일반적으로 사용하는 에센셜 오일 이용법들이다. 그림 5-3에 일반적인 아로마테라피 트리트먼트가 나와 있다.

흡입 (INHALATIONS)

스파가 의료적 목적을 갖고 있지 않다고 하더라도, 테라피스트는 사우나와 스팀, 그리고 샤워실 등에서 에센셜 오일 흡입법을 이용해 깨끗한 호흡을 하게 할 수도 있고, 정신적 자극과 분위기 고취 등의 효과를 제공할 수 있다. 어떤 스팀 목욕탕에는 에센셜 오일이 담긴 특별한 홀더가 있다. 이런 것이 가능하지 않다면, 스팀 목욕탕 가장자리나 룸 바닥에 오일을 직접 뿌려도 된다. 4에서 6방울을 떨어뜨리면, 오일이 증발해 스팀과 섞여 가볍지만 충분히 감지할 수 있는 향을 낼 것이다. 사우나에서는 오일을 떨어뜨린 물을 열원에 떠서 부으면 된다. 2에서 6방울의 오일을 사용하면 되는데, 이는 물을 담아두는 양동이 크기

표 5-6 에센셜 오일의 탑, 미들, 베이스 노트

탑노트			
아니스	펜넬	만다린	페티그레인
월계수	전나무	마조람	파인
베르가모트	갈바눔	미모사	로즈마리
비취	진저	넛메그	스피어민트
캐롯씨드	그레이프프루트	오렌지	탠저린
시더우드	주니퍼 베리	오레가노	타라곤
코리앤더	라벤더	팔마로사	타임
사이프러스	레몬	페퍼	윈터그린
다바나	라임	페퍼민트	쓴쑥
미들 노트			
올스파이스	클라리 세이지	멜리사	일랑일랑
바질	클로브	네롤리	
밀랍	제라늄	오리스	
벤조인	자스민	금목서	
보로니아	라벤더	페퍼	
카네이션	레몬 버베나	로즈	
로만 카모마일	레몬그라스	만수국	
참파	린덴	월하향	
시나몬	릿시 쿠베바	바이올렛 리프	
베이스 노트			
암브레트	전나무	오포파낙스	바닐라
안젤리카	프랭킨센스	패출리	베티버
벤조인	갈바눔	페루 발삼	
계수나무	건초	샌달우드	
저먼 카모마일	헬리크리섬	해초	
클라리 세이지	미르라	타라곤	
코파이바 발삼	넛메그 앱솔루트	톨루 발삼	
코스투스	오크모스	통카	

에 따라 조절하면 된다. 사우나에서 열원에 떠다 붓는 오일은 반드시 물에 섞어서 사용해야 한다. 에센셜 오일은 가연성이기 때문에 그대로 떨어드리게 되면 불꽃이 일어날 수 있다. 오일을 한 방울 떨어뜨린 티슈를 얼굴 요람(face cradle)에 끼워 놓으면, 누워서 트리트먼트를 받는 동안 얼굴이 붓는 것을 예방할 수 있다.

에센셜 오일을 룸 전체에 뿌려 놓으면 공기가 정화가 되고, 해충을 쫓을 수 있으며, 분위기가 상승되고, 룸의 향기를 좋게 만들 수 있다. 미생물들을 없애고 깨끗하고 건강한 생활과 작업 공간을 만들고 싶다면, 시중에서 판매되는 향 분사기를 사용하면 아주 좋다(그림 5-10). 질그릇 버너나 전기 팬 향 분사기, 램프 링과 같은 것을 사용해 방안을 향기로 채워도 좋다. 스파 용품 전문점에 가면 다양한 종류의 향 분사기들을 만날 수 있다. 아로마테

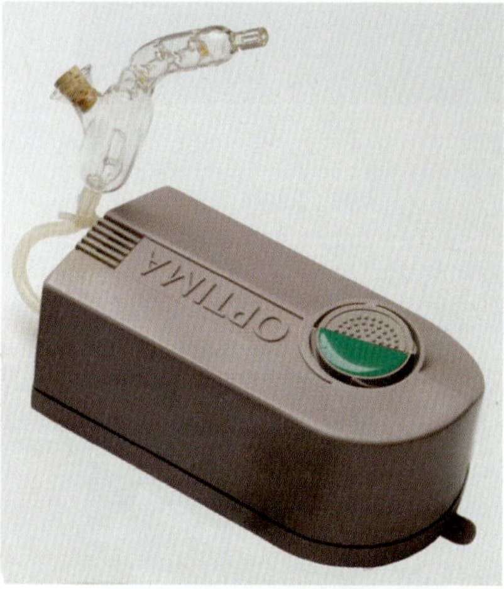

그림 5-10 아로마테라피 디퓨저. 공기 중의 병원균을 줄이고 깨끗하고 건강한 환경을 만드는 것이 목표라면, 거라면, 분무형 디퓨저를 사용하는 것이 가장 좋다.

라피 초는 주로 합성향을 사용하므로 사용하지 않는 것이 좋다. 그 초가 밀랍으로 만들어진 것이라면, 순수한 오일을 함유하고 있을 가능성이 크다. 에센셜 오일은 밀랍에는 녹지만, 일반적인 캔들 왁스에는 녹지 않기 때문이다.

위생관리

향 분사기에 있는 유리병은 매일 알코올로 깨끗하게 닦아야 한다. 그래야 제대로 작동이 된다. 제조사의 지시에 따라 청소하면 된다.

아로마 각질 제거와 바디 샴푸 (AROMATIC EXFOLIATIONS AND BODY SHAMPOOS)

에센셜 오일은 알갱이가 든 각질제거 제품에 첨가할 수도 있고, 포밍 배스 젤에 향기와 만족할만한 바디 폴리쉬 효과를 주기 위해, 또는 바디 샴푸에 첨가할 수 있다. 약 60그램의 각질제거 제품이나 포밍 바디워쉬에 에센셜 오일을 24방울 떨어뜨리면 된다. 아로마 각질제거는 대규모 트리트먼트의 첫 번째 단계로 이용할 수 있다(각질제거에 관한 자세한 내용은 6장에 나와 있다).

아로마테라피 마사지 (AROMTHERAPY MASSAGE)

아로마테라피 마사지는 고객들에게 생리적, 심리적 이익을 제공해 준다. 2%(30 g의 캐리어 제품에 12방울) 또는 3%(30 g의 캐리어 제품에 18방울) 농도의 에센셜 오일을 넣은 캐리어 오일이나 크림을 이용해 전신 마사지를 한다. 1%(30 g의 캐리어 제품에 6방울) 농도의 제품으로는 노인들과 어린이들, 그리고 임산부를 마사지한다. 4%(30 g의 캐리어 제품에 24방울) 농도의 에센셜 오일은 국부 트리트먼트(예를 들어, 트리거 포인트 테라피, 교차섬유 마찰법) 또는 특정한 질병에만 사용한다(손목 회전증후군, 테니스 엘보우 등). 저먼 카모마일과 같은 오일은 특정 부위의 염증과 통증을 줄이기 위해 100% 농도로 사용할 수 있다.

고전적인 아로마테라피 트리트먼트에서는 테라피스트들이 "정식" 아로마테라피 상담을 하면서 고객을 맞이한다. 상담 동안 고객들은 건강에 대한 설문지를 작성하며, 고객과 테라피스트들은 고객이 아로마테라피에서 기대하는 것들과 건강관리 목표에 대해 얘길 나눈다. 그런 다음 테라피스트들은 고객에게 맞춘 블렌딩 오일을 만들어 전신에 바르고 마사지를 한다. 어떤 테라피스트들은 고객을 위한 오일을 선택할 때 응용 운동 요법 또는 "바디 토킹" 방법을 이용한다. 이 방법은 고객에게 오일 병을 들고 있게 한 다음, 테라피스트가 근육 테스트를 통해 어떤 오일이 고객의 "힘을 세게" 만드는지 알아보는 것을 말한다. 테라피스트들 중에는 블렌드할 오일을 모두 고객이 고르도록 하는 사람도 있다. 이들은 고객이 특정한 치료 과정 동안 고객을 지지해줄 수 있는 오일에만 끌린다고 믿기 때문이다. 다른 테라피스트들은 반대의 접근 방법을 쓴다. 이들은 고객들이 약간 싫어하는 오일을 선택한다. 이 경우 테라피스트들은 고객들이 치료에 필요한 것에 대한 "균형이 깨져 있다"고 생각하기 때문이다. 치료는 고객이 오일 또는 블렌딩 오일에 대한 친화력이 발전하기 시작하면서 천천히 진행된다. 종종 블렌딩을 위한 오일 선택은 고객와 테라피스트를 연결해주는 과정이 된다. 테라피스트들은 고객의 치료 요구를 지지해 줄 수 있는 생리적, 심리적 효능을 가진 오일을 추천할 것이다. 그럼 고객들은 좋은 것과 싫은 것에 대해 애기할 것이다. 이런 과정을 거쳐 고객과 테라피스트 모두 만족할 수 있는 오일을 선택하게 된다. 이 때도 테라피스트들은 최종적으로 오일을 블렌딩하기 전에 금지 사항은 없는지 확인해야 한다.

어떤 스파는 고객에게 오일 선택권을 주지 않는다. 대신 고객이 골라 놓은 향기를 가지고 블렌딩 오일을 미리

표 5-7 스타터 오일과 손쉬운 블렌딩 레시피

다양하게 응용할 수 있는 21개의 오일	이 블렌딩은 캐리어 오일 1oz를 이용해 농도가 2%가 되도록 맞추어 놓은 것이다(캐리어 오일 1oz에 에센셜 오일 12방울). 왼쪽에는 21개의 스타터 오일을 적어 놓았다.
월계수	근육 이완: 월계수(3), 로즈마리(1), 레몬(6), 주니퍼베리(2)
버가못	편안한 호흡: 유칼립투스(3), 레몬(7), 타임(2)
클라리 세이지	곧 엄마가 돼요: 라벤더(5), 만다린(7)
사이프러스	맑음: 타임(1), 그레이프프루트(9), 사이프러스(2)
유칼립투스	비: 사이프러스(5), 타임(5), 제라늄(2)
프랭킨센스	균형: 클라리 세이지(3), 네롤리(2), 버가못(7)
제라늄	여성의 힘: 클라리 세이지(2), 라벤더(6), 제라늄(1), 프랭킨센스(3)
저먼 카모마일	몸의 활력: 레몬(4), 타임(1), 버가못(4), 라벤더(3)
CO_2 진저	순수: 주니퍼 베리(3), 그레이프프루트(8), 타임(1)
그레이프프루트	생기부여: 버가못(6), 로즈마리(2), 라벤더(4)
자스민	바다: 로즈마리(3), 프랭킨센스(7), 일랑일랑(3)
주니퍼 베리	선: 일랑일랑(2), CO_2 진저(2), 만다린(8)
라벤더	회복: 저먼 카모마일(1), 로즈마리(2), 클라리 세이지(4), 라벤더(5)
레몬	가물거림: 월계수(3), 일랑일랑(1), 버가못(5), 프랭킨센스(3)
만다린	명상: 프랭킨센스(4), 자스민(1), CO_2 진저(2)
네롤리	에너지: 페퍼민트(1), 타임(4), 월계수(4)
페퍼민트	여름: 네롤리(2), 라벤더(4), 버가못(6)
로즈	신선함: 페퍼민트(1), 유칼립투스(2), 레몬(8), 제라늄(1)
로즈마리	달안개: 자스민(2), 그레이프프루트(10)
타임	평온: 로즈(1), 클라리 세이지(2), 만다린(6), 프랭킨센스(3)
일랑일랑	순환: CO_2 진저(2), 그레이프프루트(9), 주니퍼 베리(1)

만들어 둔다. 이렇게 하면 고객은 같은 비용으로 더 많은 시간 동안 마사지를 받을 수 있다. 이 방법을 쓰면 블렌딩 오일을 판매하기도 좋다. 고객들은 종종 자신들의 마사지 오일과 어울리는 바디워쉬와 로션, 룸 미스트 등을 구입하고 싶어 하기 때문이다. 마사지 클리닉과 스파에서 쉽게 적용할 수 있는 시작용 오일과 기성 블렌드 오일 레시피를 표 5-7에 적어 놓았다.

아로파테라피 목욕 (AROMATHERAPY BATHS)

하이드로테라피 욕조는 여러 개의 공기와 물 분사구가 있는 특수 욕조이다. 에센셜 오일을 이 하이드로테라피 욕조 안에 떨어뜨려도 되고, 일반 욕조에 치료용으로 떨어뜨려도 된다. 가끔은 단순히 오일의 향이 주는 즐거움을 누리기 위해 오일을 떨어뜨리기도 한다. 오일은 또한 아픈 근육과, 스트레스, 불면증, 약해진 면역성, 피부 트러블, 우울증, 신경과민 외에 다양한 질병을 치료하는데 이용되기도 한다. 에센셜 오일을 욕조 안에서 이용할 때의 문제점은 오일이 수면 위에 "떠"있다는 것이다. 고객이 욕조 안으로 들어가면, 오일은 물이 가장 먼저 닿았던 곳에 남아있게 될 것이다. 오일은 또 노출이 된 부위 주변을 돌아다니다 피부염을 일으킬 수도 있다. 이런 이유 때문에 에센셜 오일을 캐리어 오일에 섞은 다음, 고객의 피부에 발라 마사지해 주는 게 가장 좋다. 마사지를 받은 고객이 따뜻한 욕조 안에 몸을 담그게 되면, 고객은 오일의 향도 즐길 수 있고, 피부를 통한 흡수율도 높일 수 있다. 가끔은 에센셜 오일을 유화제에 첨가하기도 하는데, 유화제 때문에 에센셜 오일이 물에 녹기 때문에 오일이 물 위에 떠다니는 것을 방지할 수 있다. 이 경우에는 6 내지 9 방울의 오일을 유화제에 첨가하면 된다.

아로마 손 목욕과 발 목욕은 관절염, 무좀과 같은 손과 발의 질병을 치료하는데도 쓰이지만, 긴장 완화에도 이용되며, 약해진 면역성과 스트레스로 인한 질병 치료에도 사용된다. 손이나 발을 물에 담그기 전에 캐리어 제품에 섞은 에센셜 오일을 손이나 발에 발라 마사지한다. 아니면 유화제에 섞은 에센셜 오일을 물에다 직접 녹여 사용해도 된다. 이때는 2 내지 4방울의 오일을 사용하면 된다.

아로마테라피 랩 (AROMATHERAPY WRAPS)

아로마테라피 랩은 여러 형태를 취할 수 있다. 간단한 랩의 경우, 고객은 아로마테라피 마사지 마지막에 에센셜 오일이 혈관 속으로 흡수될 수 있도록 담요로 몸을 감싸고 있어야 한다. 가끔 에센셜 오일을 윗점 오일이나 시어 버터와 같은 진한 캐리어 제품에 섞어 피부에 마사지를 하기도 한다. 그런 다음 랩으로 감아 흡수를 시키고 핫타월이나 비쉬 샤워, 또는 바디 샴푸를 사용해 닦아낸다. 캐리어 제품을 닦아내는데 바디 샴푸를 사용했다면, 트리트먼트 마지막에 모이스처라이저 로션을 발라 피부의 수분을 보충해줘야 한다. 이런 트리트먼트들은 종종 에몰리언트 랩이라 불리기도 하는데, 진한 캐리어 제품이 피부에 영양을 공급해 주고, 매우 건조하거나 수분이 부족한 피부를 부드럽게 만들어주기 때문이다. 다른 캐리어 제품들도 사용할 수 있다. 예를 들어, 효과적인 일광화상 진정 랩을 하려면, 알로에 베라와 항염증 오일을 브러쉬로 피부에 발라주면 된다. 에센셜 오일은 바디 밀크(아주 가볍고 묽은 로션 같음)에 섞어서 사용할 수도 있고, 바디 랩을 하기 전에 분무기를 이용해 몸에 뿌려줘도 된다. 어떤 테라피스트들은 면 시트를 에센셜 오일을 떨어뜨린 뜨거운 물에 담갔다가 이걸로 핫시트 랩을 하기도 한다. 이것은 에센셜 오일을 랩에 이용하는 방법 중에 가장 효과가 적은데, 오일이 빨리 증발돼버려 피부 속으로 흡수가 되지 않기 때문이다. 하지만 이런 종류의 시트 랩은 향이 아주 좋다. 에센셜 오일 향이 나는 타월을 에센셜 오일로 마사지 한 부위에 올려놓은 다음, 바디 랩을 실시할 수도 있다. 오일은 진흙(카올린, 프렌치 그린, 세도나)과 섞어서 사용해도 되고, 바디 랩을 하기 전에 고객의 몸에 브러쉬로 발라도 된다. 만족스러운 트리트먼트를 제공하기 위해 다양한 단계들을 섞고, 조화시키는 방법은 수도 없이 많다. 바디 랩 과정은 7장에서 다시 자세히 다루도록 하겠다.

아로마 미스트와 오러 미스트 (AROMA MISTS AND AURA MISTS)

아로마 미스트는 스파에서 아주 다양하게 사용된다. 아로마 미스트는 공기 정화제나 청정제, 린넨 청정제, 분위기 고취제, 스킨 토너, 또는 바디 쿨러로 사용될 수 있다. 다음 장들에서 설명할 여러 서비스에서 아로마 미스트는 트리트먼트 단계에서 사용된다. 아로마 미스트는 고객들이 돌아갈 때 선물하면 아주 좋다. 고객들은 이 아로마 미스트를 차 안의 공기를 상쾌하게 만들 때 사용할 수도 있는데, 사용할 때마다 스파 트리트먼트를 받으면서 경험했던 긴장 완화의 느낌을 떠올릴 것이다.

오러 미스트는 아로마테라피 바디 미스트로 트리트먼트 마지막 단계에서만 사용되는 것을 말한다. 이것은 고객의 몸과 멀리 떨어진 위쪽에서, 머리부터 발끝까지 은은한 향기가 나도록 뿌려준다. 이것은 트리트먼트 제품과 반대되는 향을 갖고 있어야 한다. 이것을 뿌리면 트리트먼트 룸이 상쾌한 향으로 가득 차게 될 것이다. 이 미스트는 고객을 깨우고 트리트먼트 마지막에 고객을 자극시키는데 도움을 준다.

아로마나 오러 미스트를 만들 때는 여러 종류의 베이스 액체들이 사용되는데 베이스 액체로는 정제수와 허브 차, 플로랄 워터(하이드로졸), 레몬 쥬스, 위치헤이즐, 그리고 식초 등이 이용된다. 스프레이가 달린 병에 든 약 60g의 베이스 액체에 에센셜 오일 30방울을 떨어뜨린다. 미스트는 사용하지 않을 때는 냉장고에 보관하는 것이 좋다. 차를 베이스 액체로 사용했을 때는 미스트 사용 기간이 아주 짧으므로(이틀 또는 사흘) 소량만 만드는 것이 좋다.

서포트 로션 (SUPPORT LOTIONS)

서포트 로션은 에센셜 오일을 로션에 섞어 고객이 셀프 케어 형태로 사용할 수 있게 한 것이다. 오일은 고객에게 에너지를 불어넣어주는 것으로 선택해야 한다. 고객이 불안감을 느낀다면 고객을 진정시키는 것을 선택한다. 에센셜 오일은 긍정적인 생활 태도와 새로운 삶의 선택(금연, 휴식 취하기, 건강 식단 실천)으로 가는 다리가 되어 주고, 즐거웠던 스파 경험을 떠올리게 하는 것이 될 것이다. 로션은 고객이 언제든지 다양한 방법으로 사용할 수 있어서, 고객의 삶에 아로마테라피를 불러들이는 역할을 할 것이다. 로션을 손에 발라 문지른 다음 코에 대면 간단하게 아로마 흡입을 할 수 있다. 로션을 앞쪽 목에 펴 바른 다음, 가슴으로 내려와 가슴 조직까지 발라준다. 또한 목 뒤에도 발라준다. 이 부분은 림프절이 표면까지 올라와 있기 때문에 면역력 강화에 도움이 된다. 마지막으로 로션을 온 몸에 바른 다음, 목욕할 때 이용해도 좋다.

요약 Summary

아로마테라피는 마음과 몸, 정신 치료에 에센셜 오일을 사용하는 것을 말한다. 건강관리 분야에 종사하는 사람들은 자신들의 시술 영역에 따라 다양한 방법으로 에센셜 오일을 사용한다. 현대의 에센셜 오일 사용법은 고대 사용법의 거울이라 할 수 있는데, 고대에는 방향 물질들이 의료적, 그리고 영적 활동에 사용되었다.

에센셜 오일은 휘발성이 있는 식물성 오일로 특정한 방향 식물들에서 추출하며, 에센셜 오일은 인체에 생리적, 심리적 영향을 미친다. 이런 오일들은 복잡한 화학적 혼합물로 최고 400개나 되는 성분으로 이뤄져 있다. 에센셜 오일은 잎과 가시, 가지, 나무껍질, 꽃, 꽃 봉우리, 열매, 줄기, 뿌리에 들어있다. 에센셜 오일은 스팀 증류법이나 압착법, 솔벤트 추출법, 초임계 이산화탄소 추출법 등을 이용해서 추출해낸다. 시중에서 판매되는 에센셜 오일 중에는 생산자나 공급자가 판매 이익을 높이기 위해 양을 늘리고 질을 낮춘 것들도 있다. 아로마테라피스트들은 인체가 천연 오일에 대해 합성 오일과는 다른 반응을 보인다고 믿고 있다. 이런 이유 때문에 질이 좋은 치료 등급의 에센셜 오일을 믿을만한 공급자로부터 구입하는 것이 좋다.

에센셜 오일은 피부를 통해 인체로 들어가기도 하고, 폐를 통해 흡입이 되기도 하며, 직접 섭취되기도 한다(이 방법은 고급 훈련 없이는 사용해서는 안된다). 몸 안으로 들어간 오일은, 에센셜 오일 안의 화학적 혼합물들이 인체의 화학물질과 반응해 특정한 기관과 시스템, 또는 몸 전체에 영향을 미친다(생리적 효능). 에센셜 오일 흡입은 후각 반응을 불러일으켜 강한 정신적, 감정적 행동의 변화를 가져온다(심리적 효능).

상승효과 블렌딩이나 노트 블렌딩과 같은 기본적인 블렌딩 방법은 테라피스트로 하여금 흥미로운 냄새 풍경을 창조하도록 해, 고객의 스파 경험을 더욱 풍부하게 만들어 준다. 아로마테라피 마사지, 각질 제거, 랩, 하이드로테라피를 통해 고객에게 에센셜 오일의 이점을 소개할 수 있다. 에센셜 오일의 기분 좋은 향기는 다른 서비스에서도 오일을 이용하도록 하게 하는 원동력이다.

참고문헌 References

1. The National Association of Holistic Aromatherapy. Available at http://www.naha.org
2. Schnaubelt K: *Advanced Aromatherapy: The Science of Essential Oil Therapy*. Rochester, VT: Healing Arts Press, 1995.
3. Irvine SA: *Perfume: The Creation and Allure and Classic Fragrances*. New York: Crescent Books, 1995.
4. Okabe H, et al: Effect of limonene and related compounds on the percutaneous absorption of indomethacin. *Drug Des Deliv* 1989;4:313–321.
5. Ceschel GC: In vitro permeation through porcine buccal mucosa of *Salvia desoleana* Atzei and Picci essential oil from topical formulation. *Int J Pharmaceut* 2000;195:171–177.
6. Price S, Price L: *Aromatherapy for Health Professionals*, 2nd Ed. London: Churchill Livingstone, 1999.
7. Battaglia S: *The Complete Guide to Aromatherapy*. Virginia, Australia: The Perfect Potion, Ltd., 1995.
8. Valnet J: *The Practice of Aromatherapy*. Safron Walden, UK: CW Daniel, 1982.
9. Gattefossé RM: *Gattefossé's Aromatherapy*. Translated by Tisserand RB. Saffron Walden, UK: C.W. Daniel, 1993.
10. Achterrath-Tuckerman U, et al: Pharmacological investigations with compounds of chamomile. V. Investigations on the spasmolytic effect of compounds of chamomile. *Planta Medica* 1980;39:38–50.
11. Roulier G: *Les Huiles Essentielles Pour Votre Sante*. St-Jean-de-Braye, France: Dangles, 1990.
12. Eremenko AE, et al: Volatile fractions of essential oil based phytoncides as a component of therapeutic-rehabilitative complexes in chronic bronchitis. *Tikhomirov AA Ter Arkh* 1987;59:126–130.
13. Boyd EM, Sheppard EP: The effect of steam inhalation of volatile oils on the output and composition of respiratory tract fluid. *J Pharmacol Exp Ther* 1968;163:250–256.
14. Parasuraman R: *Effects of fragrances on behavior, mood and physiology*. Paper presented at the annual meeting of the American Association for the Advancement of Science, Washington, DC, 1991.
15. Hiramoto RN, et al: Conditioning fever: A host defense reflex response. *Life Sci* 1991;49:93–99.
16. Miles C, Jenkins R: Recency and suffix effects with serial recall of odours. *Memory* 2000;8:195–206.

17. Macht DI, Ting GC: Experimental enquiry into the sedative properties of some aromatic drugs and fumes. *J Pharmacol Exp Ther* 1921;18: 361-372.
18. Schnaubelt K: *Medical Aromatherapy: Healing with Essential Oils*. Berkeley, CA: Frog Ltd, 1999.
19. Redd WH, et al: Fragrance administration to reduce anxiety during MR imaging. *J Magn Reson Imaging* 1964;4:623-626.
20. Sense of Smell Institute: *Living Well with the Sense of Smell*. Available at http://www.senseofsmell.org
21. Nasel C, et al: Functional imagining of effects of fragrances on the human brain after prolonged inhalation. *Chem Senses* 1994;19:359-364.
22. Barker S, et al: Improved performance on clerical tasks associated with administration of peppermint odor. *Percept Motor Skills* 2003;97: 1007-1010.
23. Fox K: *The Smell Report*. The Social Issues Research Centre. Available at http://www.sirc.org/publik/smell_contents.html.
24. Frawley D, Ranade S, Lele A: *Ayurveda and Marma Therapy*. WI: Lotus Press, 2003.

복습문제(Review Questions)

객관식

1. 에센셜 오일 안에 있는 이 혼합물들은 살아있는 식물에게는 독이 될 수 있기 때문에 선과 관, 아린, 털과 같은 특별한 구조 속에 저장되어야 한다. 이런 혼합물들은 무엇인가?
   a. 대부분 터펜이다.
   b. 자연에서는 화학물질이 아니다.
   c. 꽃에서만 찾아볼 수 있다.
   d. 대부분 알데히드이다.

2. 아로마테라피는 마음과 몸, 정신에 영향을 미친다고 한다. 에센셜 오일은 인체에 생리적 영향을 준다. 그렇다면 마음과 정신에는 어떻게 영향을 주는가?
   a. 흡입 후에 대뇌 변연계를 통해
   b. 흡수된 오일이 혈액 흐름 속으로 들어가
   c. 최면술과 병행된 후각적 효과를 통해
   d. 중독 행동을 깨는 블랙 페퍼 오일의 능력을 통해

3. 휘발성을 가장 잘 설명한 것은?
   a. 주어진 시간 동안 공간에 향기를 채우는 능력
   b. 실온에서 액체가 가스로 변하는 능력
   c. 유용하고 필요한 곤충을 식물로 유인하는 능력
   d. 식물을 미생물 감염으로부터 방어하는 능력

4. 에센셜 오일에 대해 잘 설명한 것은?
   a. 100개에서 400개 또는 더 많은 화학물질들이 오일 안에 들어있는 화학적 복합체
   b. 3개에서 5개의 화학물질이 오일에 들어있는 화학적 단순물
   c. 자연적인 형태일 때는 화학물질이 아님
   d. 시중에 판매하기 전에 실험실에서 조절하지 않으면 화학적으로 위험함

5. 증류한 에센셜 오일의 냄새는?
   a. 오일을 추출한 식물과 같은 냄새
   b. 태우고, 증류하는 것은 에센셜 오일 생산에 사용하면 안 됨
   c. 증류하는 동안 몇몇 화학적 혼합물이 사라지기 때문에 원래 식물과는 약간 다른 냄새가 난다.
   d. 자연적인 형태의 식물보다는 더 단 냄새

빈 칸을 채우시오

6. ______라고 알려진 추출 과정 동안, 에센셜 오일은 증류기 안에 보관되며, 스팀이 에센셜 오일 보관 장소를 터뜨리는 역할을 한다.

7. 에센셜 오일의 치료적 가치는 햇수에 따라 감소가 된다. 이상적인 보관 조건에 있다 하더라도 산화 때문에 화학적 변화가 일어나기 때문이다. 에센셜 오일은 ______ 안에 모두 사용해야 한다. 시트러스 오일은 매 _____ 마다 교체해야 한다.

8. 에센셜 오일 안에 있는 한 혼합물이 일으킬 가능성이 있는 원하지 않는 부작용이 하나 또는 그 이상의 혼합물에 의해 감소되거나 제거되는 것을 ______ 라고 한다.

9. 화학 성분과 에센셜 오일의 치료적 가치에 영향을 미치는 요소들은 많다. 이 3가지 요소는 _______ _______, ____________, 그리고 ____________ 이다.

10. 인체는 천연 오일에 대해 합성 오일과는 다른 반응을 보인다. 합성 오일은 종종 ____________, ______ ________, 그리고 ____________를 일으킨다.

제 II 부

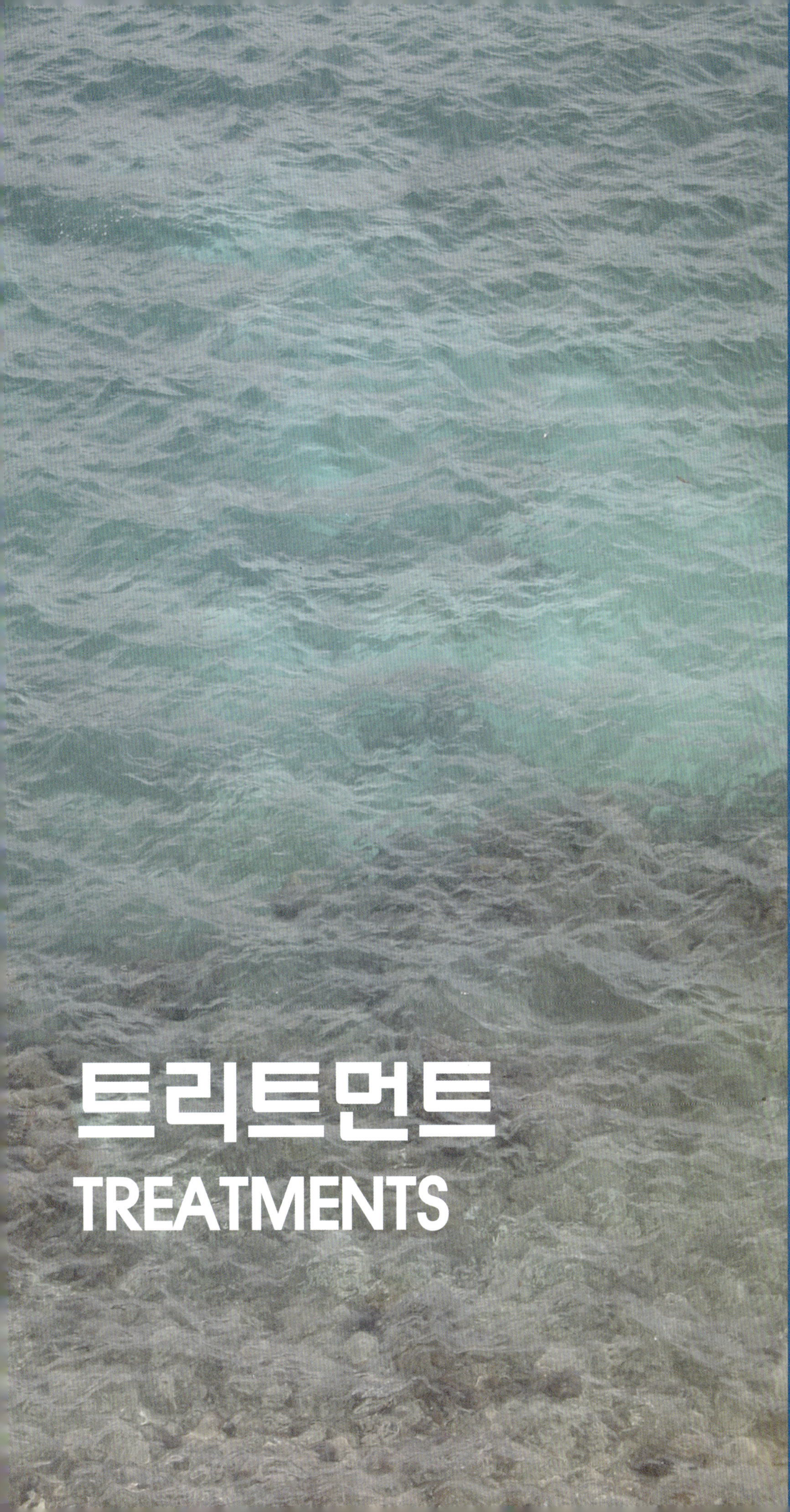

트리트먼트
TREATMENTS

각질 제거 트리트먼트
Exfoliation Treatments

6 장

장 개요

주요 용어

오러 미스트(aura mist): 트리트먼트 마지막 단계에서만 사용되는 아로마테라피 바디 미스트. 오러 미스트는 커다란 호를 그려 가며 고객의 머리에서부터 발끝까지 뿌려주면 된다. 오러 미스트는 트리트먼트 제품과는 반대가 되는 아로마를 가지고 있어야 하며 트리트먼트 룸을 상쾌한 향으로 채워야 한다.

디하이드록시아세톤(dihydroxyacetone, DHA): 셀프태닝 제품의 성분으로 피부세포의 색깔을 변화시켜 일광욕을 한 것처럼 보이게 만든다.

용해성 각질제거제(dissolving exfoliants): 용해성 각질제거제는 AHAs와 BHAs으로 구성된다. AHAs는.글리콜산, 구연산, 사과산을 포함한다. 화장품에서 가장 광범위하게 사용되는 BHAs는 살리신산 또는 그것과 관련된 물질, 살리신산 나트륨, 그리고 버드나무 추출물이 주성분이다.

효소 각질제거(enzymatic exfoliation): 물리적 삭마보다는 생물학적 활동에 의존하는 각질제거제. 이런 종류의 각질제거제는 피부에 적용한 다음, 물로 헹구면 된다. 효소는 피부에 있는 케라틴을 용해하는데 이용되는데 이것이 죽은 세포들을 제거하고 각질제거의 자연스러운 과정을 지지해 준다. 파파야에서 추출한 파파인이 이러한 효소의 한 종류이다.

각질 제거(exfoliation): 죽은 피부 세포를 제거해서 피부결과 안색을 개선시키는 과정. 각질 제거를 하면 혈액순환과 림프액 흐름이 개선되고, 면역력이 강화되며, 긴장이 완화된다.

기계적 각질 제거(mechanical exfoliation): 연마용 제품 또는 루파와 같은 손에 쥐는 아이템을 가지고 몸을 문지르는 물리적 과정.

UVA[ultraviolet A (UVA) rays]: 노화 촉진 광선이라고 불림. 태양에서 나온 UVA는 UVB보다 피부에 더 깊숙이 침투해 광과민반응을 일으킨다.

UVB[ultraviolet B (UVB) rays]: 화상 광선이라고도 알려짐. UVB는 태양광선의 대부분을 차지하며 피부에 손상을 입혀 피부암을 일으킴.

손으로 하는 **각질 제거**(exfoliation) 트리트먼트란 거친 질감의 제품으로 피부를 문질러피부표면을 부드럽게 "닦아" 내는 것을 말한다. 각질을 제거하면 죽은 세포의 가장 바깥층이 제거되어 피부가 밝아지고, 모공이 깨끗이 청소되며, 영양분의 교환이 개선된다. 이런 활동들은 피부의 건강에 아주 중요하며, 마사지의 효과를 상승시켜주는 치료적 이점이 있다. 각질제거 트리트먼트 동안 혈액과 림프액의 흐름은 증가되고, 면역력이 좋아지며. 인체의 생체 에너지가 상승되고, 긴장이 완화된다. 이번 장에서는 마사지 테라피스트들이 주로 사용하는 각질제거법의 종류에 대해 설명할 예정이다. 또한 스파 산업에서 에스테티션과 의사들이 제공하는 각질 제거 트리트먼트에 대해서도 간단하게 살펴 볼 것이다.

이 장에서 설명할 각질제거 트리트먼트를 실시하기 전에 테라피스트들은 스파 드레이핑(3장 참고)과 허브 우려낸 물에 적신 타월(3장 참고), 핫타월 제거법(3장 참고), 그리고 아로마테라피 블렌딩(5장 참고)에 대해 다시 읽어보면 도움이 될 것이다.

각질 제거 트리트먼트의 종류
Types of Exfoliation Treatments

기본적인 각질제거법에는 마사지 테라피스트와 에스테티션 모두 이용하는 **물리적 각질제거법**(mechanical exfoliation)과 에스테티션이나 의사들이 주로 사용하는 **효소 각질제거법**(enzymatic or dissolving exfoliation), 이 두 가지가 있다.

물리적 각질제거란 약간 거친 각질제거제 또는 루파나 선인장 섬유 천 같은 거친 도구를 이용해서 피부를 물리적으로 문지르는 것을 말한다. 물리적 각질제거법에는 드라이 스킨 브러쉬, 소금 또는 설탕 글로우, 바디 스크럽, 마찰, 그리고 바디 폴리쉬 트리트먼트가 있다.

브러쉬, 스크럽, 글로우, 마찰, 폴리쉬 같은 단어들은 종종 서로 바꿔서 사용되기도 그러나 각 단어들은 모두 제품의 종류와 이용 수단, 그리고 트리트먼트의 거친 정도를 암시한다. 표 6-1에 소개한 손으로 하는 각질제거 트리트먼트는 스파 테라피스트들이 각각의 트리트먼트의 차이점을 이해하는데 도움을 줄 것이다.

효소 각질제거는 에스테티션이나 의사들이 단순한 물리적 거칠기보다는 효소의 생물학적 활동에 의존해서 각질을 제거하는 것을 말한다. 효소 각질 제거제는 피부에 발라두었다가 씻어내면 된다. 효소는 피부의 케라틴을 녹여서 죽은 세포를 제거하고, 각질 탈락의 자연스러운 과정을 지원한다. 이런 종류의 트리트먼트는 마사지 테라피스트의 시술 영역 밖에 있기 때문에 이 책에서 설명하지 않을 것이다. 글상자 6-1에 스파에서 에스테티션과 의사들에 의해 제공이 되는 각질제거법에 대해 간단히 적어 놓았다.

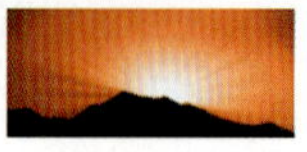

글상자 6-1
이해를 넓히기 위한 팁

스파 산업의 에스테티션과 의사가 제공하는 각질제거 트리트먼트

스파에서 일하는 모든 테라피스트들은 다양한 각질제거 트리트먼트에 대한 이해를 갖고 있어야 한다. 마사지 테라피스트가 에스테티션이나 치료사가 이용하는 각질제거 트리트먼트 종류를 이해하고 있다면, 고객들이 선택 가능한 트리트먼트나 적절한 트리트먼트 제공자에 대한 조언을 고객에게 더 잘해 줄 수 있을 것이다. 다음에 나오는 각질제거 트리트먼트는 스파에서 종종 볼 수는 있지만 마사지 테라피스트들은 잘 시술하지 않는 것들이다.

얼굴 각질제거

섬세한 얼굴 조직의 피부 세포를 제거할 때는 특수하게 만들어진 제품이 사용된다. 이 트리트먼트는 페이셜 서비스의 일부분인 경우가 많다.

효소 각질제거

파파인과 같은 효소를 피부에 발라, 케라틴을 녹여 죽은 피부 세포나 칙칙해진 피부 세포를 제거한다. 이 제품은 비벼서는 안된다. 효소 각질제거 트리트먼트는 보통 에스테션들이 페이셜 트리트먼트 중에 사용하기도 하지만 전신 트리트먼트에 사용되기도 한다.

박피

진한 농도의 AHAs, BHAs를 사용해 피부는 resurface 된다. 숙련된 훈련을 받은 에스테티션만이 이런 제품들을 사용해야 한다. 이 트리트먼트는 반드시 의사의 감독 하에 시술돼야 한다.

화학적 박피

화학적 박피 제품으로는 트리클로로아세트산 또는 트레티노인(비타민 A 유도체) 등이 있으며 이들은 잔주름과

표 6-1 손으로 하는 각질제거 개요

드라이 스킨 브러쉬	드라이 스킨 브러쉬은 림프와 혈액순환을 자극하고, 면역력을 강화시키고, 인체의 생체 에너지를 증가시키고, 죽은 피부 세포를 벗겨내기 위해 몸을 브러쉬하는 트리트먼트이다. 드라이 스킨 브러쉬은 일반적으로 천연 강모를 사용한다. 하지만 거친 손장갑이나 테리 천을 이용하기도 한다. 이것은 약한 압력으로 바디 브러쉬을 하기 때문에 순한 각질제거 트리트먼트라 할 수 있다.
웨트스킨 브러쉬	웨트스킨 브러쉬은 물이나 사과 식초, 포밍 바디 샴푸 등을 브러쉬하기 전에 몸에 바르는 것만 제외하면 드라이 스킨 브러쉬과 동일하다.
소금 글로우	소금 글로우 트리트먼트 시, 특별한 소금을 오일, 바디워쉬, 물, 사과 식초, 또는 그 외의 수분이 있거나 유분이 있는 제품과 섞은 다음, 인체에 발라 혈액순환과 림프액 흐름을 자극하고, 피부를 부드럽게 만들며, 인체의 생체 에너지를 증가시키고, 몸의 긴장을 풀어준다. 테라피스트가 스트로크에 가하는 힘의 정도는 트리트먼트의 거칠기에 따라 달리하면 된다.
설탕 글로우	설탕 글로우 트리트먼트는 소금 글로우보다 덜 거칠다. 식용 설탕, 황설탕, 또는 원당(raw sugar)을 물, 오일, 우유, 와인, 바디워쉬 제품과 섞은 다음 인체에 발라 혈액순환과 림프액 흐름을 자극하고, 몸의 긴장을 풀어주고, 피부를 부드럽게 만든다.
바디 폴리쉬	바디 폴리쉬와 설탕 글로우의 다른 점은 피부를 보호하기 위해 각질제거제를 피루 유연제와 섞어서 사용한다는 것이다. 바디 폴리쉬는 주로 스킨케어에 초점을 맞추기 때문에 트리트먼트 단계도 페이셜 단계와 흡사하다. 바디 폴리쉬는 손으로 하는 각질제거 트리트먼트 중에서 가장 긴장이 많이 완화되고 우아하기 때문에 스트레스 감소가 트리트먼트의 첫 번째 목표가 되기도 한다.
바디 스크럽 또는 루파 스크럽	이름에서 보는 것처럼, 바디 스크럽은 원기 왕성하고 활력이 넘치는 트리트먼트이다. 루파 장갑과 거친 손장갑, 선인장 섬유 천 등에 포밍 바디워쉬를 묻혀 사용하면 피부가 깨끗해지고, 혈액순환과 림프액 흐름이 증가하며, 인체가 원기를 회복한다.
마찰	켈로그의 〈합리적인 하이드로테라피〉에 보면, 특정 고객에게 특별한 생리학적 영향을 줄 수 있는 마찰법에 대한 설명이 나와 있다. 마찰법은 마른 손이나 사과 식초 또는 바디 샴푸를 묻힌 젖은 손으로 피부를 앞뒤로 문지르는 트리트먼트라 할 수 있다. 테리 장갑이나 거친 손장갑 등이 특정한 온도의 물과 함께 사용되기도 한다(예를 들어, 차가운 장갑 마찰법). 마찰의 거칠기는 개별 서비스의 트리트먼트 목표와 사용되는 기구의 종류에 따라 달라진다.
버핑과 오토태닝	전신 각질제거와 수분 마사지, 오토태닝 제품 시술이 포함되는 트리트먼트로 고객의 몸을 자연스럽게 태닝한 것처럼 만들어 준다.

주름을 감소시키고, 피부를 "resurface"시킨다. 화학적 박피(화학적 성형이라고도 알려진)는 의사만이 시술할 수 있다.

박리술

박리술과 더마플래닝은 표피를 "refinish"하는 것을 도와준다. 이런 트리트먼트에는 제한적인 수술적 깎음(surgical scraping)이 포함되므로 의사만이 시술할 수 있다.

미세 박리술

미세 박리술은 자격증이 있는 에스테테션들이 이용하는 비수술적 방법이다. 피부에 산화 알루미늄 마이크로 크리스탈을 "분사"해 일광화상, 주름, 과색소침착, 여드름 흉터, 튼살 등을 트리트먼트한다.

레이저 스킨 트리트먼트

레이저 스킨 트리트먼트는 이산화탄소 레이저 빔을 이용해 손상이 된 피부 층을 제거한다. 이런 트리트먼트는 주름과 잔주름, 흉터, 비균질 색소 침착 등에 이용된다. 이런 트리트먼트는 자격증이 있고, 경험이 많은 의사들만이 시술할 수 있다.

트리트먼트 시 주의 사항 General Treatment Considerations

스파나 마사지 클리닉에서 일하는 테라피스트들은 자신들이 제공하고자 하는 각질제거 트리트먼트의 시술에 대한 제한 사항은 없는지 반드시 확인해야 한다. 그리고 고객 개개인의 피부 상태와 과도한 각질제거의 위험에 대해서도 알고 있어야 한다.

시술 범위 (SCOPE OF PRACTICE)

대부분의 주의 마사지 테라피스트들(전부는 아님)은 각질제거 트리트먼트를 실시하거나 홍보할 때 에스테티션들의 영역을 침해하는 것은 아닌지 신중을 기해야 한다. 마사지 테라피스트들의 각질제거 트리트먼트 목표는 일반적으로 혈액순환과 림프액 흐름 증대, 근육 긴장 감소, 인체의 활력 에너지 증가, 긴장 완화 등이다. 문제는 이런 트리트먼트의 목표에 도달하기 위해서는 서비스 시 상당한 양의 연부조직을 다뤄야 한다는 것이다. 문제가 발생하는 것을 피하기 위해서는 이 트리트먼트가 피부에 도움이 되기보다는 몸에 도움이 된다는 점을 강조하는 것이 좋다.

피부 상태 (SKIN CONDITIONS)

각질제거제는 개방형 상처나 상처 부위에는 사용하지 않는 것이 좋으며, 만성 피부 질환(의사의 권유가 없다면)을 앓고 있는 고객이나 일광화상을 입은 피부, 염증 피부, 정맥류 또는 제모나 면도를 하고 난 직후의 피부에는 사용하지 않는 것이 좋다. 각질제거제를 이런 피부에 사용하게 되면, 염증이나 합병증을 일으킬 수 있다.

과도한 각질제거 (OVEREXFOLIATION)

트리트먼트를 하는 동안 손으로 시술하는 각질제거제를 과도하게 사용하게 되면, 피부가 민감해지고, 염증이 일어난다. 이런 제품들을 너무 자주 사용하게 되면 피부가 두꺼워져서 가죽처럼 되기도 한다. 각질제거 트리트먼트는 일주일에 한 번 정도만 시술해야 효과가 가장 좋다.

드라이 스킨 브러쉬 Dry Skin Brushing

드라이 스킨 브러쉬은 천연 강모 브러쉬나 거친 핸드 아이템, 또는 결이 있는 천을 이용해서 피부와 림프 시스템을 자극하는 기술이다. 드라이 스킨 브러쉬은 혈액량을 증가시켜 신선한 산소와 영양을 피부에 공급한다. 그리고 인체의 독소 배출을 돕는다. 또한 피지선이 자극되며, 죽은 피부 세포가 제거되면서 아래에 있는 건강한 새 피부가 드러난다. 드라이 스킨 브러쉬를 적절하게 사용하면, 림프액 흐름이 증가해 인체에 활력이 생기고 면역력이 강화된다.

전신 마사지 전에 드라이 브러쉬을 해주면 아주 좋다. 드라이 브러쉬이 스파 트리트먼트 안에 포함이 되어 있다면, 스파 제품을 전신에 바르기 전에 인체의 각 부위를 따로 브러쉬 해주면 좋다. 이런 트리트먼트를 계획할 때는 고객의 몸을 몇 번이나 뒤집게 할 것인가도 생각해 둬야 한다. 고객이 몸을 덜 뒤집을수록, 긴장이 더 완화되기 때문이다.

드라이 스킨 브러쉬 기술 (DRY SKIN BRUSHING TECHNIQUES)

천연 섬유 브러쉬를 이용해 젖지 않은 피부를 심장 먼 곳에서부터 가까운 곳으로 리드미컬한 스트로크를 써서 가볍게 압박한다. 어떤 사람들은 원을 그리는 동작이나 8자를 그리는 동작이 더 안정적이라고 할지라도, 드라이 브러쉬은 아주 약한 압력을 이용해 심장을 향해 직선으로 브러쉬 해주는 것이 제일 좋다. 신체 각 부위를 위한 브러쉬 기술은 그림 6-1에 설명해 놓았다.

뒷다리 (Posterior legs)

첫 번째 뒷다리의 드레이프를 벗겨낸 다음, 가볍고 리듬감 있는 스트로크로 발목에서 무릎 쪽으로 브러쉬한다. 스트로크를 겹치게 해서 전체적으로 브러쉬을 해준다. 무릎에서 힙까지는 오버랩핑 스트로크를 이용해서 허벅지를 가로질러 브러쉬한다. 안쪽 허벅지를 브러쉬 할 때는 테이블 끝을 바라보며 고객의 엉덩이 옆에 선다. 브러쉬 두 개를 허벅지 중간에 놓은 다음, 다리 바깥쪽으로 가볍고 리듬감 있는 스트로크로 브러쉬한다. 허벅지 측면을 브러쉬하려면, 무릎 옆에 서서 엉덩이에 있는 엉덩정강근막띠를 향해 브러쉬한다. 앞다리의 드라이 브러쉬을 끝낼 때는, 발목에서부터 시작해 다리 전체를 긴, 플러싱 스트로크를 이용해 브러쉬한다. 많은 테라피스트들이 발목에서 무릎까지 브러쉬을 하기 전에 무릎에서 힙까지 먼저

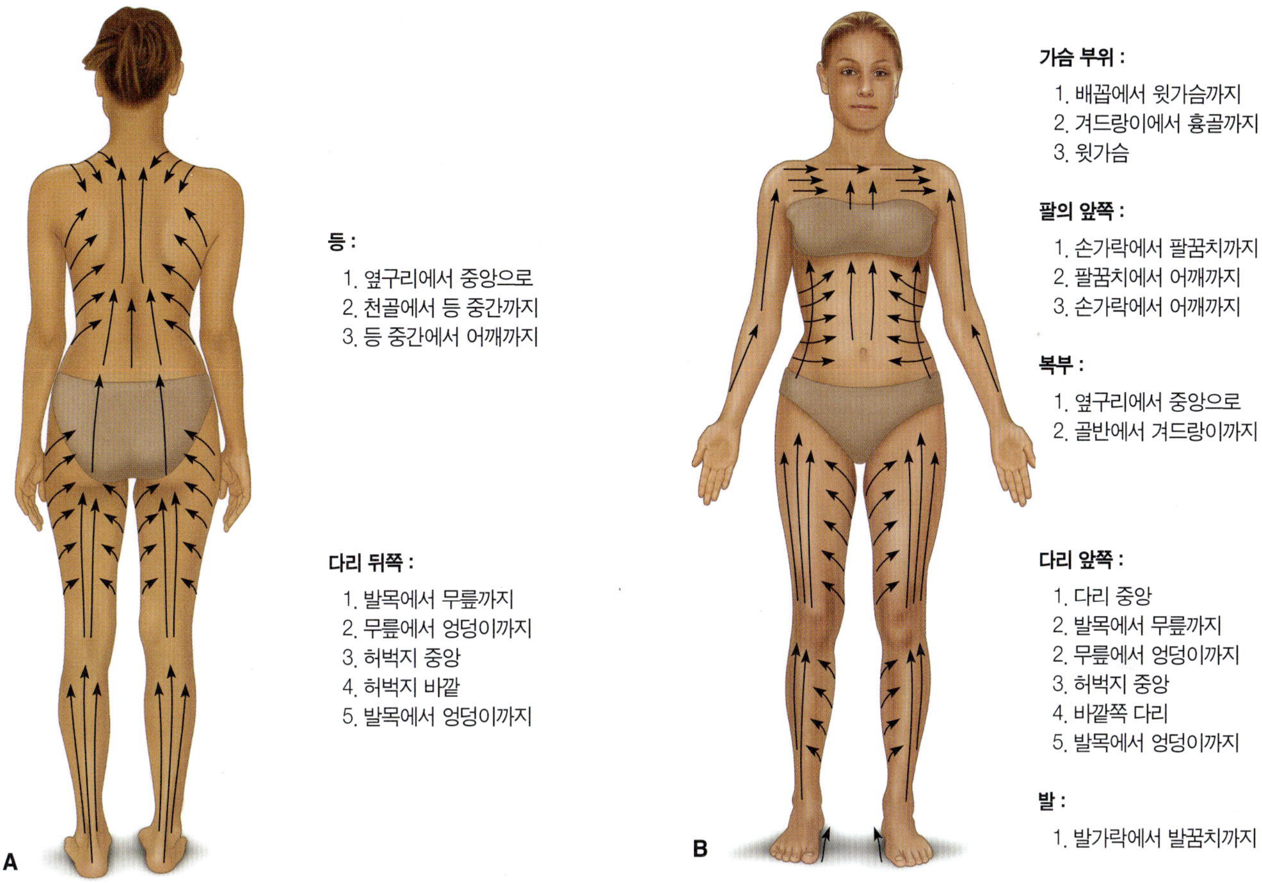

그림 6-1 **드라이 스킨 브러쉬 기술.**

브러쉬을 하는데, 그 이유는 심장에 가까운 쪽을 먼저 브러쉬 해야 림프액 흐름이 "맑아지면서 활짝 열려서", 심장에서 먼 쪽을 브러쉬 했을 때 정체가 일어나지 않는다고 믿기 때문이다.

등 (The back)

고객의 몸 한 쪽을 보면서 선다. 브러쉬를 고객의 몸 측면에 댄 다음, 가벼운 스트로크로 척추를 향해 브러쉬한다. 테이블을 돌아 반대쪽으로 간 다음, 다른 쪽 측면에서 같은 동작을 반복한다. 등의 넓은 부위를 브러쉬 할 때는, 고객의 머리 쪽에 서서 브러쉬를 천골에서부터 머리 쪽으로 잡아당긴다. 이때, 스트로크는 리듬감이 있어야 하며 가운데 등에서 먼 곳만 브러쉬해야 한다. 다른 종류의 스트로크를 사용해 가운데 등에서 어깨까지 브러쉬한다.

앞다리 (Anterior legs)

앞다리 드라이 브러쉬을 할 때는, 고객의 엉덩이 근처에서 발쪽을 향해 선 다음, 다리 안쪽부터 브러쉬하는 것이 쉽다. 발목에서 스트로크를 시작해 다리를 브러쉬한다. 각각의 스트로크는 다리 안쪽에서 시작해서 다리 중앙을 향하도록 해야 한다. 앞다리를 브러쉬 할 때는, 발에서부터 무릎까지는 가벼운 오버랩핑 스트로크를 사용한다. 앞다리 위쪽은 무릎에서부터 엉덩이까지 직선의 오버랩핑 스트로크를 사용한다. 뒷다리는 발목에서부터 무릎까지는 비골근을 따라, 무릎에서부터 엉덩이까지는 엉덩정강근막을 따라 브러쉬한다. 뒷다리에서 그랬던 것처럼 어떤 테라피스트들은 발목에서 무릎까지 브러쉬을 하기 전에 무릎에서 힙까지 먼저 브러쉬을 하기도 한다. 앞다리 브러쉬을 마칠 때는 발목에서부터 엉덩이까지 한 번에 길게 스트로킹한다.

복부 (Abdominal area)

배를 브러쉬 할 때는, 고객의 한 쪽 옆에 서서 옆구리에서부터 배의 중심을 향해 브러쉬한다. 고객의 옆구리를 브러싱 할 때는 고객의 머리 쪽에 서서 엉덩이에서부터 겨드랑이까지 직선으로 브러싱한다.

가슴 (Chest)

고객의 머리 쪽에 서서 배꼽 아래에서 가슴까지 오버랩핑 스트로크를 써서 브러싱한다. 가슴 드레이프가 있는 곳에서는 브러쉬를 들어 건너뛴다. 겨드랑이에서 시작해 가슴 위쪽과 주위를 브러싱하는 것으로 흉골 윗부분의 브러싱을 끝낸다. 다시 브러쉬를 들어 가슴 드레이프 위를 건너뛰면서 계속 스트로크한다. 마사지 테이블 한쪽에 서서 왼쪽 어깨에서 오른쪽 어깨까지(혹은 그 반대로) 직선으로 브러싱하는 것을 끝으로 가슴 부위 브러싱을 마친다.

팔 (Arms)

손가락에서부터 팔꿈치, 팔꿈치에서부터 어깨까지 브러싱한다. 어떤 테라피스트들은 손가락에서부터 팔꿈치를 브러싱하기 전에 팔꿈치에서부터 어깨까지 먼저 브러싱을 하기도 한다. 손가락에서부터 어깨까지 긴 스트로크를 이용해 브러싱하는 것으로 팔 브러싱을 끝낸다.

발 (Feet)

발가락에서 발꿈치까지 브러싱한다. 세게 브러싱을 해야 고객이 간지럼을 타지 않는다. 그러나 고객이 너무 간지러워하면 발 브러싱을 생략해도 된다.

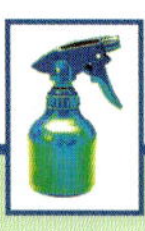

위생관리

발 브러싱을 하기 전에 진균증이 있는지 꼼꼼하게 살피도록 한다. 무좀이나 다른 전염성 질병이 있다면, 전염을 막기 위해 발 브러싱은 생략한다. 발 브러싱을 하기 전에 물티슈와 같은 1회용 항바이러스 천으로 발을 닦아준다.

과정 (THE PROCEDURE)

아래에 설명할 드라이 브러싱 트리트먼트를 고급스럽게 만들고 싶다면, 원기를 북돋는 강장 마사지와 허브 스팀, 그리고 림프관 서포트 로션 등을 트리트먼트에 추가하면 좋다. 이런 간단한 부가 서비스를 더해서 잘 계획되고 만족스러운 스킨 브러싱 서비스를 창조할 수 있다. 이 드라이 스킨 브러싱 트리트먼트에 대한 간단한 개요를 아래의 스냅샷과 그림 6-2에 설명해 놓았다.

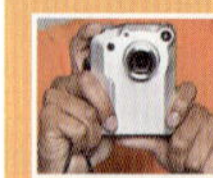

스냅샷: 드라이 스킨 브러싱

시술대상

혈액순환 저하, 림프액 배액 저하, 면역력 저하, 활기 부족, 스트레스, 독소배출이 목적인 트리트먼트, 푸석하고 충혈된 피부, 트리트먼트 제품의 적용을 위한 준비 단계(죽은 각질 세포를 제거한 후 제품 침투)

금기

피부 질환, 염증 피부, 썬번, 고혈압, 심장이나 순환의 문제, 열이 나거나 아픈 고객, 림프배액의 문제, 암 (의사의 지시가 있으면 예외), 마사지가 금지되는 모든 질환

트리트먼트 테이블 셋업

마사지 시트, 보온을 위한 담요 또는 목욕용 시트, 덧베개, 필요하면 웜팩

워크 테이블 셋업(추가 절차를 위하여)

1) 브러쉬를 말린다.
2) 플립 뚜껑이 달린 용기에 담은 스킨 토너
3) 허브 우려낸 물에 적신 타월 9개를 넣은 아이스박스
4) 플립 뚜껑이 달린 용기에 담은 림프 배출 서포트 로션이나 피니쉬 로션
5) 오러 미스트

기본 절차

심장부에서 먼 곳부터 드라이 브러쉬를 적용한다. 뒷면부터 실시한다. 둔부와 등을 먼저 실시한다. 고객을 돌아눕힌다. 다리에 먼저 브러쉬를 적용한 후에, 앞면 다리, 배꼽, 팔 순서로 실시한다.

추가 절차

1) 심장부에서 먼 곳부터 드라이 브러쉬를 적용한다.
2) 스킨 토너로 다양한 마사지 스트로크를 실시한다.
3) 허브 우려낸 물에 적신 핫 타월을 덮는다.
4) 림프 배출 서포트 로션을 적용하거나 해초 젤을 바른다.
5) 상반되는 향이 나는 오러 미스트로 마무리 한다.

림프 배출 서포트 로션 만들기

향기 없는 로션 2 fl oz., 라벤더 오일 9방울, 그레이프프룻 오일 15방울, 타임 오일 4방울, 주니퍼베리 오일 2방울.

트리트먼트 시작 (Session start)

고객은 눕거나 엎드린 자세로 트리트먼트를 시작할 수 있다. 인체 각 부위를 브러싱하는 순서가 특별히 정해져 있지 않기 때문이다. 이 책에서는 뒷다리와 둔부 등, 그리고 뒷팔을 먼저 브러쉬하기로 하겠다. 그 다음, 고객을 돌아눕게 해서 앞다리와 배, 윗가슴, 앞팔, 그리고 발을 브러쉬하면 된다.

단계 1: 드라이 브러쉬 (Step 1: Dry brush the area)

위에서 설명한 특정 부위 드라이 브러쉬을 "드라이 스킨 브러쉬 테크닉"이라고 한다. 드라이 스킨 브러쉬을 처음 배우는 사람들은 종종 브러쉬을 너무 세게하는 실수를 저지르곤 한다. 브러쉬 스트로크가 가벼울수록, 림프액의 흐름과 독소 배출 효과가 더 크다.

단계 2: 토닝 마사지 (Step 2: Toning massage)

밀어 올리는 뚜껑이 있는 병에 담긴 스킨 토너를 한 손에 조심스럽게 따른다. 마사지 스트로크를 이용해서 고객의 몸에 토너를 바른다. 마사지하기 충분할 정도로 피부가 미끄러워질 때까지 토너를 계속 더 발라준다. 대부분의 무알코올 토너(피부가 드라이한 상태이므로 알코올이 든 제품 사용은 피한다)에는 글리세린이 들어있어서 감촉이 매끄럽고 상쾌하다. 토닝 마사지는 짧게하는 것이 좋다. 스킨 토너는 빨리 차가워지기 때문에 마사지 시간이 너무 길면 고객이 감기에 걸릴 수 있다.

단계 3: 허브 우린 물에 적신 스팀 타월 이용하기 (Step 3: Application of a steamy herbal infused towel)

아이스박스에서 허브 우린 물에 담가서 뜨겁게 데워놓은 수건을 꺼내 방금 트리트먼트 한 부위에 올려놓는다. 수건에 손을 대지 않고 1분 정도 둔다. 온기 흡수를 증가시키기 위해서 수건 위에 손을 얹고 고객의 몸을 누르는 스트로크를 실시한다. 수건을 제거한 다음, 부드러운 마른 수건으로 고객의 몸을 닦아준다.

단계 4: 피니쉬 제품 바르기 (Step 4: Application of a finishing product)

이 트리트먼트에서는 림프 드리니쥐 서포트 로션을 피니쉬 제품으로 사용한다. 이 외에 해초 젤이나 일반적인 모이스처 로션, 알로에 베라 젤 등을 사용해도 괜찮다. 림프관 서포트 로션은 일반 모이스처 로션이나 젤 제품에 림프관 시스템(스냅샷 참조)을 지지해주는 에센셜 오일을 섞은 것을 말한다. 로션을 긴 플러싱 스트로크를 이용해서 심장에서 먼 곳에서부터 가까운 곳으로 발라준다.

트리트먼트 마침 (Session end)

신체 각 부위의 트리트먼트를 마친 다음 목이나 얼굴을 마사지 하거나, 얼굴에 스팀 타월을 올려주거나, 또는 간단하게 **오러 미스트**(aura mist)를 뿌려주는 것으로 트리트먼트를 정리한다. 후각적 효과를 크게 하려면 허브 타월이나 피니쉬 로션에 사용했던 오일과는 다른 향의 에센셜 오일을 사용하는 것이 좋다.

위생관리

트리트먼트를 마친 다음에는 드라이 스킨 브러쉬를 미지근한 비눗물에 세척한 다음, 알코올에 20분 간 담가둬야 한다. 그 다음, 공기 중에 놓고 말려서 밀폐된 곳에 보관한다. 알코올 때문에 브러쉬가 쉽게 건조해지므로, 주기적으로 교체해주는 것이 좋다.

소금 또는 설탕 글로우 The Salt or Sugar Glow

소금과 설탕 글로우는 치료적으로 유용하다. 왜냐하면 이 트리트먼트는 혈액순환을 증가시키고, 림프액 흐름을 자극하며, 인체의 활력 에너지를 높여주고, 피부의 죽은 세포들과 불순물들을 제거하며, 피부 건강을 증진시키기 때문이다. 건강한 피부 물질대사와 인체 기능 내에서의 미네랄의 역할은 완전히 규명이 되지 않았다. 사해 소금과 다른 소금들(프랑스 남부에 있는 피레네 산맥에서 나오는 베아른 소금)의 미네랄은 피부와 특정한 신체 기능의 조절을 돕는 것으로 알려져 있다. 국제 화장품 과학 저널에 실린 한 연구에 의하면, 해수염에서 나오는 칼륨은 이산화탄소 운반을 늘려주며, 칼슘은 세포막의 투과성 조절을 도와주는 것으로 나타났다. 어떤 미네랄은 흡습성이기(물 분자를 끌어당긴다는 뜻) 때문에 피부의 수분 복원에 이용되기도 하는데 이는 세포 사이의 수분 수용량이 증가되기 때문으로 보인다.

다양한 종류의 소금을 소금 글로우에 사용할 수 있는데 가격도 저렴하면서 손쉽게 구할 수 있는 것이 해수염이다. 해수염은 식료품점에 가면 언제든지 구할 수 있다. 스파 트리트먼트를 위한 해수염 중에서 가장 유명한 것은 사해 소금이다.

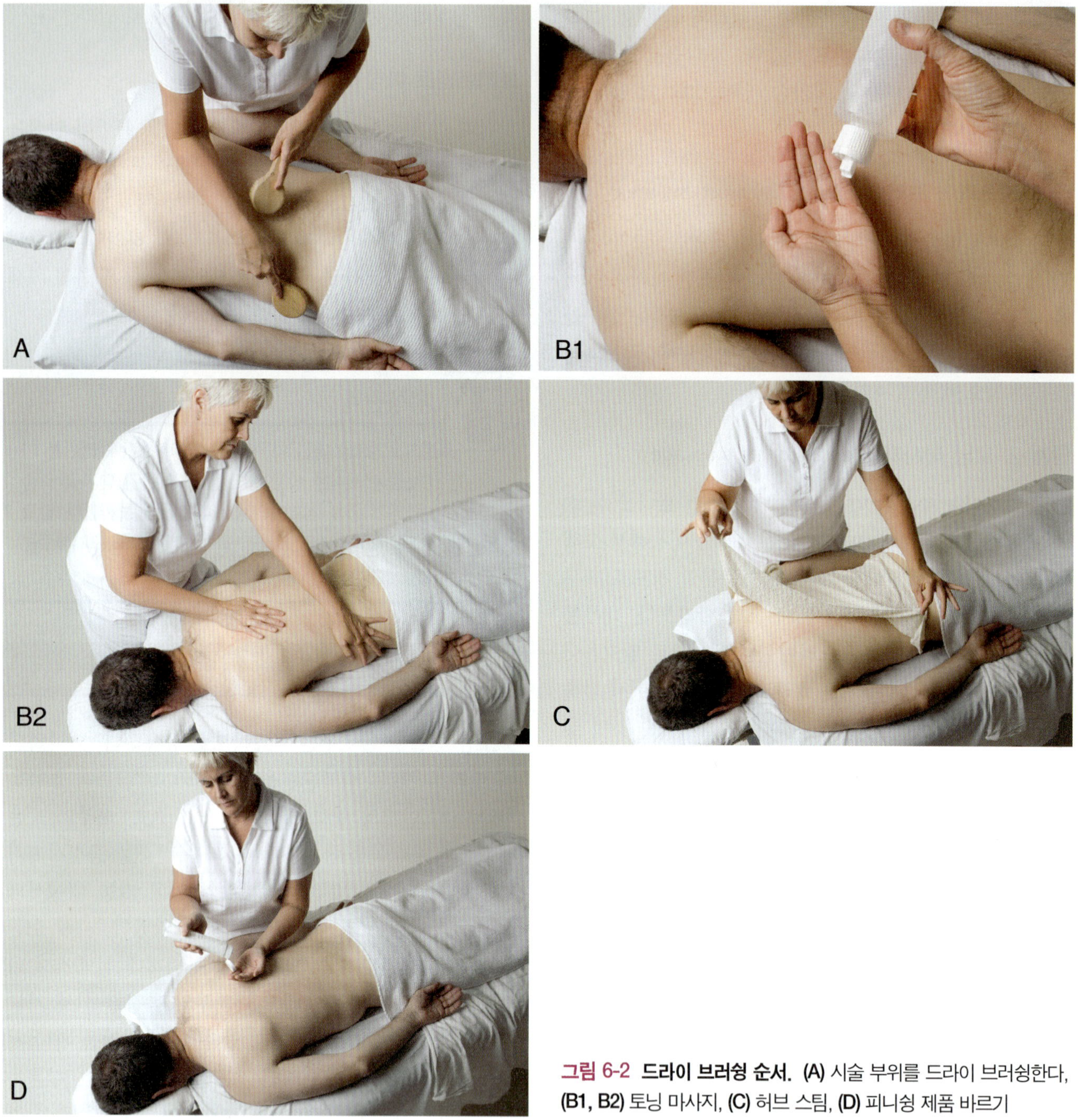

그림 6-2 드라이 브러싱 순서. **(A)** 시술 부위를 드라이 브러싱한다, **(B1, B2)** 토닝 마사지, **(C)** 허브 스팀, **(D)** 피니싱 제품 바르기

사해는 육지로 둘러싸여진 바다로 수천 년 동안 물이 증발되면서 농축된 천연 소금물만 남아 있다. 사해에서 목욕을 하고 난 사람들은 에너지가 고양되는 느낌의 웰빙을 경험했으며, 특히 피부가 아기처럼 부드러워졌다고 입을 모아 얘기한다. 사해 바닷물의 주요 성분은 염소와 마그네슘, 나트륨, 칼슘, 칼륨, 그리고 브롬이다. 사해 소금을 녹인 물에 목욕을 하거나 사해 소금 화장품을 사용하면 이런 미네랄들이 피부를 통해 체내로 흡수된다. 앞서 언급한 연구에서, 화장품에 들어있는 사해 미네랄의 피부 진정 효과를 사해 미네랄이 없는 동일한 화장품과 비교해 보았다. 연구 결과 활성 성분들이 없는 평범한 젤은 피부의 거칠기를 줄여주는 기능이 평균 10.4%밖에 되지 않는 것으로 나타났다. 그리고 사해 미네랄 성분이 들어있지 않은 화장품의 피부 거칠기 감소 기능은 27.8%로 나타났다. 반면 사해 미네랄이 들어있는 화장품의 피부 거칠기 감소 기능은 40.7%로 나타났다.

프랑스 남부 피레네 산맥의 온천에서 나오는 베아른 소금은 복구 기능과 항스트레스 기능이 뛰어난 것으로 알려져 있다. 이 소금은 욕조에 몸을 담그는 하이드로테라피에 사용하면 특히 유용하다. 이 소금은 살리에 드 베아른(Salies de Bearn)이라는 작은 온천 도시 근처에서 채굴되는데, 이곳의 온천수는 해수보다 무려 7배나 더 짜다. 이 도시 중앙에 있는 온천은 피레네 산맥 하이킹을 마친 사람들이 지친 발을 담그기 좋아하는 곳이다. 16세기 초에, 나바레 궁중의 숙녀들은 자신들의 성을 떠나 살리에로 목욕을 하러 왔다. 살리에의 온천물이 노화를 방지해준다고 믿었기 때문이다. 오늘날, 이 소금 온천은 여전히 요로 감염 치료와 관절염 치료, 그리고 발달 장애를 가진 아동 치료에 이용되고 있다.

엡슨 소금은 무기 미네랄 소금으로 인체의 독소 배출을 도와준다. 이 소금은 종종 아프고 지친 근육 치료에 쓰이며, 물에 희석해 멍든 곳과 삔 곳, 접질린 곳을 담그기도 한다. 엡슨 소금은 건조하기 때문에 지성 피부에 사용하면 아주 효과가 좋다.

화학적으로 소금은 60.663%의 기본 염소와, 39.337%의 나트륨으로 이루어져 있다. 식용 소금은 정제 과정을 거쳤기 때문에 다른 종류의 소금보다 염소 함량이 높다. 상대적으로 염소 함량이 높은 식용 소금은 고객의 피부에 화상을 입힐 수 있다. 따라서 스파 트리트먼트에 사용하는 것은 적절하지 않다. 해수염과 미네랄 소금이 스파에서 사용하기 안전한데, 여기에는 더 광범위한 미네랄이 함유되어 있고, 전체 염소량이 상대적으로 적기 때문에 더 부드러우며, 피부염을 일으킬 가능성도 낮다. 그렇기 때문에 스파 트리트먼트에 사용해도 안전하다.

설탕은 소금보다 부드러우며, 연화 작용과 모이스처라이징 기능이 있어 피부의 느낌을 부드럽고 매끄럽게 만든다. 녹인 설탕을 피부에 "입혀"주면 피부가 부드러워지고, 수분 함량이 늘어나며, 피부 정화를 도와준다. 황설탕과 요리용 설탕은 입자가 크기 때문에 각질 제거에 사용할 수 있다. 꿀과 당밀, 그리고 녹인 설탕은 바디 글레이즈에 사용한다.

과정 (THE PROCEDURE)

모든 스파 트리트먼트와 마찬가지로 이 서비스도 시술할 수 있는 방법이 다양하다. 종종 소금이나 설탕 글로우는 다른 서비스를 받기 전에 몸을 준비시키는 30분짜리 퀵 트리트먼트인 경우가 많다. 가끔 소금과 설탕 글로우는 상반되는 물 온도를 이용하는 비시 샤워와 함께 제공되기도 한다. 여기에 설명한 트리트먼트는 접근 방법이 전통적이지는 않지만 고객들에게 금방 인기를 얻을 것이다. 이 방법은 트리트먼트를 드라이룸에서 전신 마사지를 통해 제공하는 방법이다. 이 마사지 단계가 소금 또는 설탕 단계와 함께 섞여 있기 때문에 신체의 각 부위를 개별적으로 다뤄야 한다. 이 트리트먼트에는 아주 많은 마사지가 사용되기 때문에 시간이 60분내지 90분이 소요된다. 이 트리트먼트의 개요를 보고 싶다면, 소금 또는 설탕 글로우 스냅샷과 그림 6-3을 다시 보기 바란다. 표 6-2에 다양한 소금과 설탕 혼합물과 소금 또는 설탕을 몸에 바르는 여러 가지 방법을 적어 놓았다.

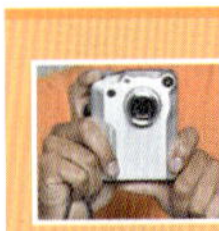

스냅샷: 소금/설탕 글로우

시술 대상

에너지 저하, 면역력 저하, 근육통, 혈액순환이나 림프액 흐름 부진, 스트레스, 칙칙하고 거친 피부, 더 큰 서비스에 포함된 트리트먼트 제품을 바르기 위한 준비.

금기

피부 질환, 염증성 피부, 찢어진 피부, 고혈압, 심장 또는 순환계 질환, 병, 발열, 마사지가 금지되는 모든 질환.

트리트먼트 테이블 셋업 (아래에서부터 제일 위까지)

1) 테이블 보호용 플라스틱
2) 바닥용 마사지 시트
3) 목욕 수건(트리트먼트 초반에 고객에게서 떨어진 소금이나 설탕이 목욕 수건의 짜임 사이로 들어갈 것이다. 고객이 몸을 돌릴 때, 수건이 소금이나 설탕 알갱이를 느끼지 못하게 해줄 것이다.)
4) 덮개용 마사지 시트
5) 보온을 위한 담요 또는 목욕용 시트

워크 테이블 셋업

1) 그릇이나 셰이커에 담은 소금 또는 설탕
2) 소금이나 설탕과 섞을 마사지 오일이나 바디워쉬 젤
3) 아로마 미스트 또는 스킨 토너
4) 아로마 미스트를 뿌릴 미스트 병 또는 토너를 바를 화장용 해면
5) 피니쉬 제품(로션, 젤)
6) 아이스박스와 젖은 핫타월

7) 미지근한 물 한 그릇
8) 다양함과 특별함을 주기 위한 기타 물품들(슬리퍼, 가운, 족욕기, 에센셜 오일)

드라이룸 절차

1) 시술 부위 마사지
2) 소금이나 설탕을 바르고 각질제거
3) 핫타월로 소금이나 설탕 제거
4) 아로마 미스트를 뿌리거나 스킨 토너 바르기
5) 마른 수건으로 두드려 말리기
6) 피니쉬 로션이나 젤 바르기
7) 시술 부위를 다시 드레이프하고 다음 부위로 옮겨가기
8) 트리트먼트 마지막에 목과 얼굴을 마사지 한 다음, 대조적인 향의 오러 미스트 뿌리기

웨트룸 절차

1) 몸의 뒤쪽부터 시작
2) 몸에 따뜻한 물 바르기
3) 목욕용 젤에 섞은 소금이나 설탕 바르기
4) 따뜻한 물을 발라 뒷몸 각질제거 하기
5) 설탕이나 소금 물로 씻어내기
6) 고객을 앞으로 눕게 한 다음 앞몸 트리트먼트
7) 고객의 몸을 말린 다음 마사지 테이블로 옮기기
8) 피니쉬 로션이나 젤 바르기. 주의: 비시 샤워를 사용한다면(일반적인 샤워기 대신) 씻는데 10분 정도 걸릴 수 있음.

트리트먼트 시작 (Session start)

소금 또는 설탕 글로우를 할 때도 다른 마사지와 동일하게 고객에게 베개를 받쳐준다. 신체의 어느 부위를 먼저 트리트먼트해야 하는지는 정해지지 않았다. 그러나 고객이 엎드린 채로 시작하는 것이 더 효율적이다. 뒷다리 트리트먼트를 시작으로 둔부와 등을 트리트먼트한다. 그런 다음 고객을 돌아눕게 해 앞다리와 발, 배, 윗가슴, 그리고 팔을 트리트먼트한다. 목과 얼굴 마사지를 끝으로 트리트먼트를 마친다.

단계 1: 마사지 (Step 1: Massage)

트리트먼트 할 신체 부위의 드레이프를 벗겨낸 다음, 스웨디쉬 스트로크를 이용해서 마사지 오일을 바른다. 마사지의 시간과 정도는 테라피스트가 정하면 된다. 60분에서 90분 동안 제공하는 소금 또는 설탕 글로우는 모든 스트로크를 사용하는 긴 마사지인 경우가 많다.

단계 2: 각질 제거 (Step 2: Exfoliation)

오일이 충분히 발라지지 않은 신체 부위에 소금이나 설탕을 바르지 않도록 주의한다. 이럴 경우, 피부에 염증이 일어날 수도 있고, 고객이 소금이나 설탕 입자가 너무 거칠다고 느낄 수 있기 때문이다. 시술 부위에 마사지 오일을 잘 발라준 다음, 소금이나 설탕을 쉐이커로 뿌리거나, 숟가락으로 떠서 오일과 섞은 다음 손으로 발라준다. 소금이나 설탕은 너무 많이 사용하지 않도록 한다. 아주 적은 양을 사용해야 효과가 좋기 때문이다. 또한, 소금이나 설탕을 뿌릴 때, 소금이나 설탕이 트리트먼트 테이블 전체에 뿌려지지 않도록 주의한다.

피부 표면에 뿌려진 소금이나 설탕을 부드럽게 원을 그리는 스트로크로 문질러 혈액순환과 림프액 흐름을 자극한다. 그리고 죽은 피부 세포를 제거한다. 이때 종종 과도하게 각질이 제거되기도 하는데 이는 마사지 테라피스트들이 근육을 마사지하지 않고, 스트로크를 피부 표면에만 머물게 했기 때문이다. 소금과 같은 과립 제품은 고객에게 불편함을 줄 수도 있다. 테라피스트는 고객에게 시술 정도가 만족스러운지, 각질제거의 느낌은 괜찮은 지를 계속해서 물어야 한다.

소금이나 설탕이 고객의 몸 아래에 깔려 있는 수건 안으로 들어가게 되면 고객이 간지러울 수 있다. 이런 일이 없도록 최대한 주의를 해야겠지만, 소금이나 설탕이 고객의 몸에서 떨어지는 것을 100% 막을 수는 없다. 많은 양이 고객의 몸 아래로 떨어졌다면, 고객이 그 위에 누워있을 때 불편함을 느낄 수 있다. 고객의 몸에 오일을 충분히 바르지 않은 상태에서 소금이나 설탕을 너무 많이 뿌렸을 때 이런 일이 발생한다.

단계 3: 소금과 설탕 제거 (Step 3: Product removal)

소금과 설탕은 핫타월로 제거한다. 각 부위 별로 수건 한 장이면 모든 소금과 설탕을 제거할 수 있다.

단계 4: 아로마 미스트 또는 스킨 토너 (Step 4: Aroma mist or skin toner)

아로마 미스트나 스킨 토너를 시술 부위에 바른 다음, 부드러운 마른 수건을 이용해 수분을 제거한다. 커다란 페이셜 해면을 이용해 피부에 직접 스킨 토너를 발라줘도 좋다.

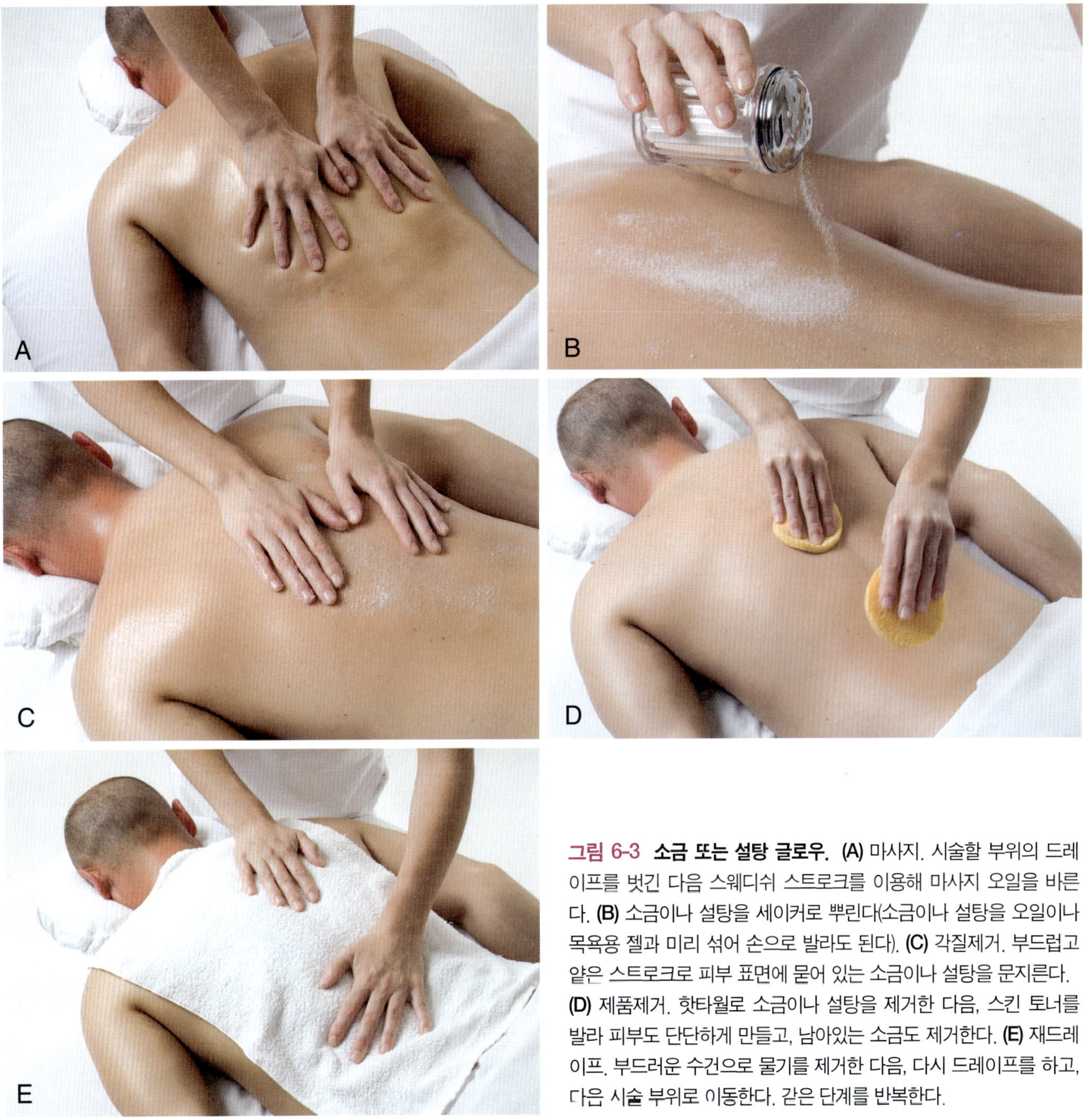

그림 6-3 **소금 또는 설탕 글로우.** **(A)** 마사지. 시술할 부위의 드레이프를 벗긴 다음 스웨디쉬 스트로크를 이용해 마사지 오일을 바른다. **(B)** 소금이나 설탕을 세이커로 뿌린다(소금이나 설탕을 오일이나 목욕용 젤과 미리 섞어 손으로 발라도 된다). **(C)** 각질제거. 부드럽고 얇은 스트로크로 피부 표면에 묻어 있는 소금이나 설탕을 문지른다. **(D)** 제품제거. 핫타월로 소금이나 설탕을 제거한 다음, 스킨 토너를 발라 피부도 단단하게 만들고, 남아있는 소금도 제거한다. **(E)** 재드레이프. 부드러운 수건으로 물기를 제거한 다음, 다시 드레이프를 하고, 다음 시술 부위로 이동한다. 같은 단계를 반복한다.

단계 5: 피니쉬 제품 바르기
(Step 5: Application of a finishing product)

로션, 바디 크림, 가벼운 젤 제품을 발라 피부의 수분을 유지시키고 트리트먼트의 전체적인 효과를 상승시킨다. 제품을 바른 부위를 다시 드레이프 한 다음, 다음 부위로 이동한다.

트리트먼트 마침 (Session end)

모든 부위를 트리트먼트 한 다음, 마사지 크림을 가지고 고객의 목과 얼굴을 마사지한다. 오러 미스트를 고객의 몸 위 높은 곳에서 뿌려 트리트먼트 룸에 신선한 향기를 채우는 것으로 관리를 마무리해도 좋다.

표 6-2 소금과 설탕 섞는 법

소금 또는 설탕 실크

보통, 소금이나 설탕은 해바라기 또는 스위트아몬드와 같은 고정유와 섞어 사용한다(기타 다양한 종류의 고정유를 사용할 수 있다). 테라피스트들은 스파 제품 공급업체를 통해 미리 섞어 놓은 제춤을 구입할 수도 있고, 직접 만들어도 된다.

크림 실크	달콤하고 부드러운	바다 실크
사해 소금 4분의 1컵, 식용 설탕 4분의 1컵, 가루 우유 두 큰 술, 스위트아몬드나 해바라기유 한 큰 술, 바디 크림 4분의 1컵을 섞으면 부드러운 소금 또는 설탕 글로우 혼합물을 만들 수 있다. 소금의 입자 크기에 따라 들어가는 로션 양이 많아질 수도 있고 적어질 수도 있다.	식용 설탕 2분의 1컵, 황설탕 4분의 1컵, 라벤더 가루 한 큰 술, 알로에 베라 젤 한 큰 술. 여기에 스위트아몬드나 해바라기유를 섞어 약간 묽은 페이스트를 만들거나 테라피스트가 원하는 농도로 조절하면 된다.	사해 소금 2분의 1컵, 해수염 4분의 1 컵, 해초 가루 한 작은 술, 알로에 베라 젤 한 큰 술. 여기에 스위트아몬드나 해바라기유를 섞어 약간 묽은 페이스트를 만들거나 테라피스트가 원하는 농도로 조절하면 된다.

소금 또는 설탕 거품

소금이나 설탕 글로우를 비쉬, 스위스, 일반적인 샤워실, 또는 핸드헬스 샤워기와 갖춰져 있는 웨트룸에서 시술한다면, 바디워쉬 젤을 베이스로 사용하는 것이 이상적이다. 젤을 거품이 되어 물로 헹구기가 쉬우며, 피부를 깨끗하고 부드럽게 만든다. 드라이룸에서라면 위에 언급한 것처럼 오일에 섞은 소금이나 설탕을 바른 다음 포밍 바디워쉬를 그 위에 바르면 된다. 테라피스트는 따뜻한 물을 손에 발라 그 물을 이용해 바디워쉬의 거품을 내면 된다. 그런 다음 바디워쉬, 소금이나 설탕, 오일을 핫타월로 닦고 몸의 다음 부위로 이동하면 된다.

거품 꽃	거품 과일	거품이 많고 가벼운
바디워쉬 4분의 1컵, 황설탕 4분의 1컵, 일랑일랑 에센셜 오일 2방울. 만다린 에센셜 오일 7방울, 라벤더 에센셜 오일 5방울. 테라피스트는 원하는 농도에 따라 설탕의 양을 조절할 수 있다.	바디워쉬 4분의 1컵, 해수염 4분의 1컵, 자몽 8방울, 레몬 6방울, 페퍼민트 6방울. 레몬, 테라피스트는 원하는 농도에 따라 소금의 양을 조절할 수 있다.	바디워쉬 4분의 1컵, 식용 설탕 4분의 1컵, 라임 오일 11방울, 자스민 오일 2방울, 로즈마리 오일 2방울. 테라피스트는 원하는 농도에 따라 설탕의 양을 조절할 수 있다.

소금 또는 설탕 세이크 업

마른 소금 또는 설탕을 셰이커에 넣어 몸을 오일로 가볍게 마사지한 다음 뿌린다. 이렇게 하면 시원한 빗방울이 몸 위로 떨어지는 느낌이 든다. 오일을 더 추가해 소금이나 설탕 각질제거 하기에 적당하게 만들어 준다.

바다 세이크	지구 세이크	우유 세이크
사해 소금을 해초 가루 한 큰 술과 섞어 셰이커에 넣는다.	식용 설탕을 세도나 진흙 한 큰 술과 섞어 셰이커에 넣는다.	식용 설탕과 우유 가루 2분의 1컵을 셰이커에 넣는다.

소금 또는 설탕의 행복한 시간

이 혼합물들은 오일로 만들어진 혼합물들처럼 피부에 직접 바른다. 테라피스트는 우선 오일을 이용해 고객의 몸을 마사지 해 각질제거를 할 수 있게 몸을 충분히 미끄럽게 만든다. "행복한 시간" 제품을 오일 위에 바른 다음, 혼합물 전체를 젖은 핫타월로 제거한다.

상그리아	일본 자두	샴페인 스파클러
식용 설탕, 2분의 1컵, 레드와인 4분의 1컵, 오렌지 주스 4분의 1컵, 포도씨 오일 두 큰 술. 테라피스트의 결정에 따라 설탕을 더 추가해도 된다.	식용 설탕 2분의 1컵, 일본 자두 와인 2분의 1컵, 참기름 두 큰 술. 테라피스트의 결정에 따라 설탕을 더 추가해도 된다.	식용 설탕 2분의 1컵, 샴페인 2분의 1컵, 해바라기 오일 두 큰 술. 테라피스트의 결정에 따라 설탕을 더 추가해도 된다.
마르가리타	**크림 디 코코**	**바다의 미풍**
곱게 간 해수염 2분의 1컵, 라임 에센셜 오일 6방울. 해바라기 오일의 양은 테라피스트가 원하는 농도에 맞춰 조절한다.	식용 설탕 2분의 1컵, 코코아 가루 2분의 1컵. 해바라기 오일의 양은 테라피스트가 원하는 농도에 맞춰 조절한다.	곱게 간 해수염 2분의 1컵, 크랜베리 주스 2분의 1컵, 해바라기 오일 두 큰 술.

전신 폴리쉬 The Full-Body Polish

전신 폴리쉬는 일반적으로 독립적인 서비스로 제공되는데 이 서비스 안에 스킨케어와 완전한 긴장완화에 초점을 맞춘 4단계의 우아한 각질 제거 과정이 포함된다. 이 트리트먼트는 또한 혈액순환을 증가시키고 림프액 흐름을 자극하며, 죽은 피부 세포를 제거해서 피부 표면을 깨끗하고 매끄럽게 만들어 준다.

바디 폴리쉬에서 각질제거제, 클렌저, 토너, 그리고 모이스처라이저는 페이셜 트리트먼트처럼 트리트먼트 단계별로 따로 사용한다. 일반적으로 각질제거제에는 피부를 보호하는 농도가 진한 유화제 속에 미세 부석 과립과 같은 고운 질감의 원료가 들어있다. 이것은 소금이나 설탕, 드라이 브러쉬 각질제거보다 느낌이 더 부드럽다. 이런 이유 때문에 전신 폴리쉬는 각질제거 트리트먼트 중에서 가장 우아하고 부드러운 것으로 인식되고 있다.

잘 계획된 트리트먼트 컨셉트와 향기풍경을 개발하면, 이 서비스에 대한 고객의 인식도 더 좋아지고, 고객들에게 독특한 기쁨을 선사하게 될 것이다. 예를 들어, 포시즌 호텔의 스파는 고객에게 으깬 조개와 라벤더 폴리쉬를 제공하고 있으며, 리츠 칼튼 호텔의 스파는 고산지대 열매 바디 폴리쉬 서비스를 제공하고 있다. 미시시피의 걸프 코스트에 있는 보 리바지 스파(Beau Rivage Spa)에서는 설탕 모래 폴리쉬를 제공하고 있는데, 이 스파는 이 지역에 있는 보초도에서만 나는 고운 백색 모래를 바디 폴리쉬에 이용한다. 카리브해에 있는 사마사티 스파는 아보카도와 흑모래 바디 폴리쉬에 이 지역 해변의 모래를 정제해서 사용한다. 트리트먼트의 이런 독특한 이름들은 특정 종류의 향기풍경을 떠올리게 해 트리트먼트에 대한 호기심을 유발시킨다. 이 호텔들은 이런 서비스들과 어울리는 제품을 스파 샵에서 팔기도 하고, 개별 고객들을 위한 에센셜 오일을 테라피스트가 직접 만들기도 한다.

과정 (THE PROCEDURE)

소금이나 설탕 글로우와 마찬가지로 아래에 설명하는 트리트먼트는 테라피스트가 드라이룸에서 시술할 수 있게 개발된 것이다. 전통적인 바디 폴리쉬에는 마사지가 시간이 많이 걸리기 때문에 트리트먼트에 포함이 되지 않는다. 특수 마사지가 트리트먼트에 포함이 된다면 효과가 더 클 것이다. 따라서 이 서비스를 60분에서 75분 내에 제공하고 싶다면, 마사지 시간을 조절하면 된다. 전통적인 바디 폴리쉬에서는 클렌징 단계가 항상 첫 번째 단계이다(페이셜과 마찬가지로). 드라이룸에서는 클렌저를 사용하기 전에 각질제거를 하는 것이 좋은데, 클렌저가 피부 표면의 남아 있는 미세한 각질제거 과립을 피부에서 제거해서 피부를 매끄럽게 만들어주기 때문이다. 전신 폴리쉬 스냅샷과 그림 6-4에 이 서비스의 전반적 개요가 나와 있다.

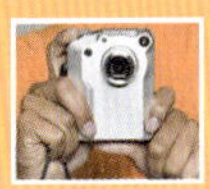

스냅샷: 전신 폴리쉬

시술대상

칙칙하고 울혈이 있는 피부, 스트레스, 긴장 완화 촉진, 더 큰 서비스에 포함된 트리트먼트 제품을 바르기 위한 준비.

금기

피부 질환, 찢어지거나 염증성 피부, 일광 화상, 고혈압, 순환계 질환, 심장 질환, 병, 발열, 마사지가 금지되는 모든 질환.

트리트먼트 테이블 셋업(아래에서부터 제일 위까지)

1) 테이블 보호용 플라스틱
2) 바닥용 마사지 시트
3) 목욕 수건(수건이 트리트먼트 시 발생되는 여분의 수분을 흡수해 고객의 몸을 축축하지 않게 만들어 준다)
4) 덮개용 마사지 시트
5) 보온을 위한 담요 또는 목욕용 시트

워크 테이블 셋업

1) 따뜻한 물 한 그릇
2) 각질제거용 장갑(선택 사항)
3) 각질제거제
4) 바디워쉬 제품
5) 바디 미스트 또는 스킨 토너
6) 진한 수분 크림
7) 아이스박스
8) 젖은 핫타월
9) 마른 수건

드라이룸 절차

각 인체 부위를:

1) 따뜻한 물로 시술 부위 적시기

2) 맨손이나 각질제거용 장갑을 낀 손으로 바디 폴리쉬 제품 바르기
3) 바디워쉬 제품 바르고 거품 내기
4) 폴리쉬 제품과 바디워쉬 제품을 핫타월로 닦기
5) 아로마 미스트나 스킨 토너 바르기
6) 부드러운 손수건으로 덮베개 해주기
7) 마사지 스트로크로 진한 수분 크림 바르기
8) 다시 드레이프를 한 다음, 다음 부위로 이동하기
9) 트리트먼트 마지막에 목과 얼굴을 마사지 한 다음, 대조적인 향의 오러 미스트 뿌리기

웨트룸 절차

1) 몸의 뒤쪽을 핸드헬드 샤워기를 이용해 적신 다음, 바디워쉬 제품 바르기
2) 핸드헬드 샤워기로 클렌저 헹구기
3) 뒷몸에 바디 폴리쉬 제품 손으로 바르기
4) 핸드헬드 샤워로 헹구기(비쉬 샤워를 이용할 경우 10분 정도 소요됨)
5) 고객을 앞으로 눕게 한 다음 1번부터 4번 단계 반복하기
6) 고객을 마사지 시트로 덮힌 마사지 테이블로 옮기기
7) 뒷몸에 토너를 바른 다음 부드러운 수건으로 덮베개 해주기
8) 수분 로션, 크림 또는 젤을 마사지 스트로크로 뒷몸에 바르기
9) 고객을 앞으로 돌아눕게 함
10) 앞몸에 7번부터 8번 단계 반복하기
11) 원할 경우 목과 얼굴 마사지하기
12) 대조적인 향의 오러 미스트 뿌려 마무리하기

트리트먼트 시작 (Session start)

이 트리트먼트에서는 모든 신체 부위를 동일한 방법으로 다루기 때문에 어느 부위를 먼저 트리트먼트 할 것인가는 중요하지 않다. 그러나 고객이 엎드린 채로 시작하는 것이 더 효율적이다. 뒷다리부터 트리트먼트를 시작해 둔부와 등을 트리트먼트한다. 그런 다음 고객을 돌아눕게 해서 앞다리와 발, 배, 윗가슴, 그리고 팔을 트리트먼트한다. 목과 얼굴 마사지를 끝으로 트리트먼트를 마친 다음, 고객이 스파를 떠나기 전에 오러 미스트를 뿌려 활력을 불어넣어 준다.

단계 1: 각질제거 (Step 1: Exfoliation)

테라피스트는 각질제거용 장갑을 낀 손에 따뜻한 물을 묻혀 각질을 제거할 부위를 가볍게 적셔준다. 물은 조금만 사용해 물이 고객의 옆구리를 따라 흘러내리지 않도록 주의한다. 장갑에 바디 폴리쉬 제품을 소량 묻힌 다음 원을 그리는 스트로크로 목표 부위의 각질을 제거한다.

웨트룸에서는 비쉬 샤워 또는 손으로 들고 사용하는 샤워기를 이용해서 제품을 씻어내면 된다. 드라이룸에서는 뜨겁고 촉촉한 수건으로 제품을 닦아내면 된다. 세탁물을 줄이고 싶다면 클렌징 단계 전에 각질제거제를 제거하지 않는 것이 좋다. 대신 클렌징 제품을 각질제거제 위에 발라 두 제품을 한꺼번에 수건 한 장으로 닦아낸다.

단계 2: 클렌징 (Step 2: Cleansing)

액체나 로션 상태의 클렌저를 손으로 고객의 몸에 바른 다음, 부드럽게 문질러서 거품을 낸다. 젖은 핫타월로 제품을 제거한다. 바디워쉬는 피부에서 각질제거제를 지우고, 피부를 매끄럽게 하는 용도로 사용한다.

단계 3: 아로마 미스트 또는 스킨 토너 (Step 3: Aroma mist or skin toner)

분무기로 아로마 미스트를 뿌리거나, 커다란 화장솜이나 얼굴용 해면을 이용해서 스킨 토너를 몸에 발라준다. 부드러운 수건으로 수분을 제거한다.

단계 4: 모이스처라이즈 (Step 4: Moisturize)

모이스처라이징 단계가 마사지 단계이기도 하다면, 진한 모이스처라이징 크림을 사용하는 것이 효과가 크다. 마사지가 트리트먼트 안에 포함이 안 됐다면, 가벼운 바디 밀크나 로션, 젤 제품을 이용하는 것이 좋다.

트리트먼트 마침 (Session end)

고객이 누워있는 자세일 때 트리트먼트가 끝났다면, 마지막으로 목과 얼굴 마사지를 해주면 된다. 오러 미스트를 고객의 몸 위 높은 곳에서 뿌려 트리트먼트 룸에 신선한 향기를 채우는 것으로 트리트먼트를 마무리한다.

바디 스크럽 또는 루파 스크럽 The Body or Loofah Scrub

바디 스크럽 또는 루파 스크럽은 각질제거 트리트먼트 중에서 가장 원기가 넘치지만, 가장 격식이 없다. 이 트리

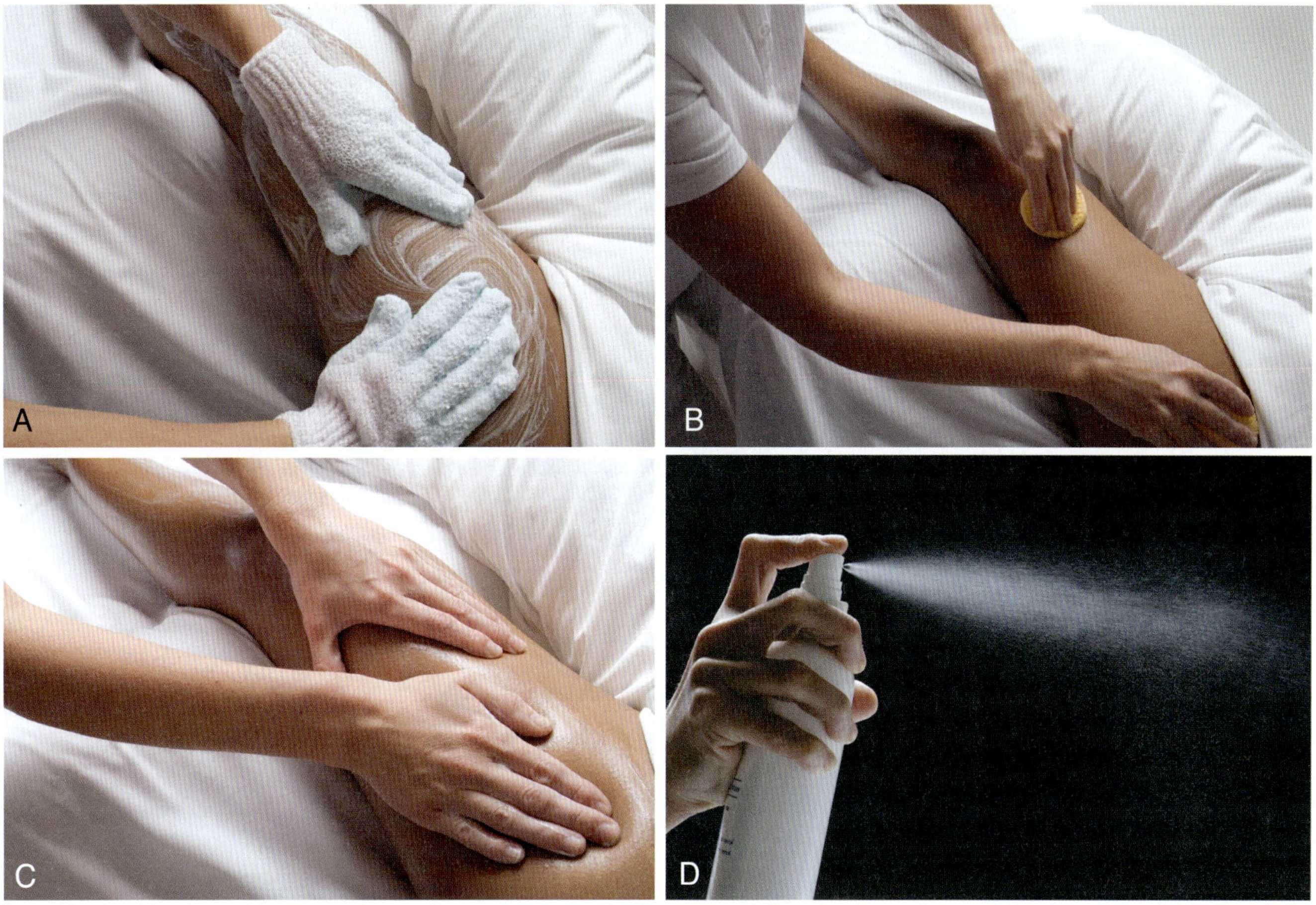

그림 6-4 **전신 폴리쉬.** **(A)** 각질제거와 클렌징. 시술할 부위를 따뜻한 물로 적신 다음, 에몰리언트 각질제거 크림을 바른다. 테라피스트는 원한다면 결이 거친 각질제거용 장갑을 착용해도 된다. 각질제거제가 발라진 다음에는 클렌저가 각질제거제를 피부에서 제거하는 데 도움을 주고, 피부를 깨끗하고 부드럽게 만들어 줄 것이다. 클렌저와 각질제거제를 한 번에 한꺼번에 제거한다. **(B)** 토닝. 스킨 토너나 아로마 미스트를 화장용 해면으로 바르거나 분무기로 뿌려준다. 부드럽고 잘 마른 수건으로 물기를 제거한다. **(C)** 모이스처라이즈. 이것이 마사지 단계이기도 하다면, 진한 모이스처 크림을 발라준다. 마사지가 포함이 안 됐다면 가벼운 로션이나 젤을 발라준다. **(D)** 은은한 향기(aura)의 미스트로 세션을 마무리한다.

트먼트는 유칼립투스나 시트러스, 민트와 같은 신선하고 활력 있는 향기풍경과 짝을 이뤄 제공한다. 소금 글로우나 바디 폴리쉬와 마찬가지로 이 서비스에서 제공되는 마사지 양에 따라 전체 마사지 시간이 결정된다. 이 트리트먼트는 다른 트리트먼트처럼 단계별로 설명을 하지 않겠다. 그러나 루파 스크럽은 스냅샷과 그림 6-5에 자세히 설명했다.

스냅샷: 루파 스크럽

시술대상

에너지 저하, 인체에 활기 부여, 스트레스 감소, 피부를 부드럽게 하고 혈액순환과 림프액 흐름 촉진, 더 큰 서비스에 포함된 트리트먼트 제품을 바르기 위한 준비.

금기

피부 질환, 찢어지거나 염증성 피부, 일광 화상, 고혈압, 순환계 질환, 심장 질환, 병, 발열, 마사지가 금지되는 모든 질환.

트리트먼트 테이블 셋업(아래에서부터 제일 위까지)

1) 테이블 보호용 플라스틱
2) 바닥용 마사지 시트
3) 목욕 수건(수건이 트리트먼트 시 발생되는 여분의 수분을 흡수해 고객의 몸을 축축하지 않게 만들어 준다)
4) 덮개용 마사지 시트
5) 보온을 위한 담요 또는 목욕용 시트

워크 테이블 셋업

1) 바디워쉬 제품
2) 루파 장갑 2개
3) 따뜻한 물 한 그릇
4) 바디 미스트 또는 스킨 토너
5) 마른 수건
6) 모이스처라이저

드라이룸 절차

1) 뒷몸 전체를 한 번에 트리트먼트 할 수 있도록 둔부 드레이프 이용하기
2) 루파 두 장을 손에 끼우고 뒷몸에 포밍 바디워쉬 바르기
3) 각 몸 부위에 바디 미스트 또는 스킨 토너 바르기
4) 다시 드레이프를 한 다음, 마사지 크림이나 수분 로션을 이용해 뒷몸 각 부위 마사지하기
5) 고객을 돌아눕게 한 다음 앞몸 트리트먼트하기
6) 원할 경우 목과 얼굴 마사지하기
7) 대조적인 향의 오러 미스트 뿌려 마무리하기

웨트룸 절차

1) 몸의 뒤쪽을 핸드헬드 샤워기를 이용해 적신 다음, 루파 두 장을 손에 끼우고 바디워쉬 제품 바르기
2) 손으로 들고 사용하는 샤워기로 클렌저 헹구기(비쉬 샤워를 이용할 경우 헹구는 데 10분 정도 소요됨)
3) 고객을 앞으로 눕게 한 다음 1번부터 2번 단계 앞몸에 반복하기
4) 고객을 마사지 시트로 덮힌 마사지 테이블로 옮기기
5) 뒷몸에 토너를 바른 다음 부드러운 수건으로 덧베개 해주기
6) 수분 로션, 크림 또는 젤을 마사지 스트로크로 뒷몸에 바르기
7) 고객을 앞으로 돌아눕게 함
8) 앞몸에 7번부터 8번 단계 반복하기
9) 원할 경우 목과 얼굴 마사지하기
10) 대조적인 향의 오러 미스트 뿌려 마무리하기

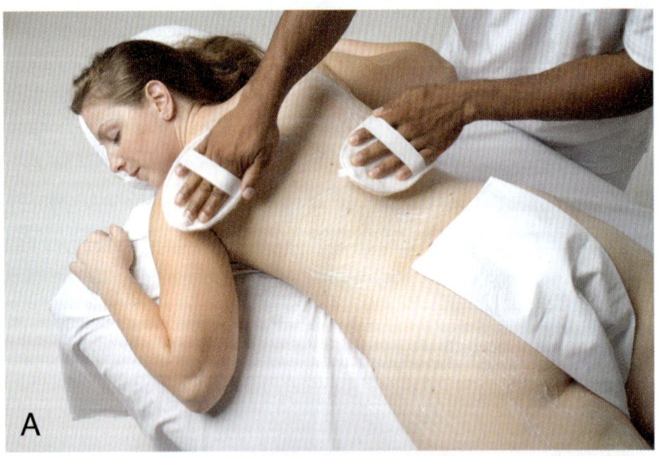
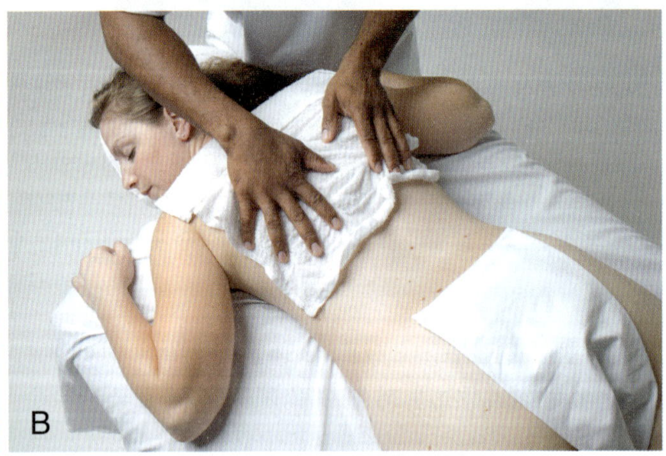
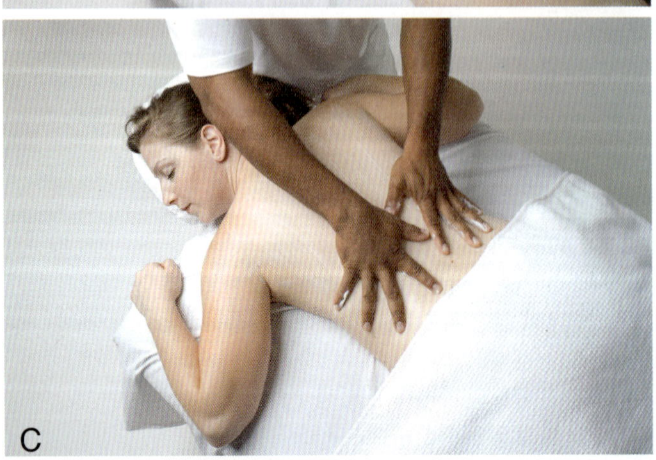

그림 6-5 루파 스크럽. (A) 루파 스크럽. 루파 두 장을 손에 끼운 다음 포밍 바디워쉬를 고객의 몸 뒤쪽에 바른다. 뒷몸 전체를 한 번에 트리트먼트 할 수 있게 둔부 드레이프를 이용한다. (B) 제품 제거. 촉촉한 핫타월로 뒷몸에 묻어 있는 포밍 바디워쉬를 닦아낸 다음 수건으로 물기를 제거한다. (C) 수분 마사지. 몸 뒤쪽을 시트로 다시 드레이핑 한 다음, 수분 크림을 각각의 인체 부위에 따로따로 발라준다. 몸 앞쪽도 가슴 드레이프와 앞골반 드레이프를 이용해 각질을 제거한다.

위생관리

손에 끼우는 루파는 사용하고 난 뒤 버리거나 고객에게 줘야 한다. 토너를 바를 때 얼굴용 해면을 사용했다면, 버리는 것이 좋다. 해면은 알코올로 소독하게 되면 질이 나빠지기 때문이다.

셀프 태닝 트리트먼트 The Buff and Bronze

지난 몇 십 년 간, 사람들이 자연 태닝의 위험성을 많이 인식하게 되면서 인공 썬탠 기계가 인기를 끌었다. 인공 선탠 기계가 더 건강한 대안으로 홍보되었기 때문이다. 인공 썬탠 기계는 주로 **UVA**를 이용해서 살을 태우지 않고 피부의 색소만 변화시킨다. 인공 썬탠 기계에서는 **UVB**가 나오지 않기 때문에 많은 사람들이 이 기계가 안전하다고 생각했다. 그러나, 더 깊은 연구 결과, UVA와 UVB 모두 피부 손상과 면역 억제,[6] 조기 노화,[7] 피부암과 관련이 있다는 것이 밝혀졌다.[8]

인공적인 "태양광선이 없는" 썬탠 제품들이 썬탠 기계를 대신하고 있다. 스파 제품 공급업자들을 통해 공급하는 전문적인 제품들은 자연스러운 태닝 효과를 주는데, 피부에도 안전하고 관리도 쉽다. 시중에서 판매되는 제품들은 질도 낮고, 안에 오렌지 틴트가 들어있는 것들도 있다. 인공 썬탠 제품은 여러 방법으로 시술할 수 있는데, 에어 브러싱, 셀프 태닝 스파 트리트먼트를 이용하는 방법과 인공 썬탠 기계를 이용하는 방법 등이 있다.

인공 썬탠 기계와 에어 브러싱 기술을 사용하는 게 빠르고 효과적이기는 그러나, 전신 셀프 태닝 트리트먼트도 효과적이다. 또한 이 트리트먼트를 받으면 긴장 완화도 되고, 트리트먼트를 받는 즐거움도 누릴 수 있다. 앞에 언급한 세 가지 방법 모두 홈케어 제품과 연계해서 서비스를 제공하면 스파나 클리닉의 수입을 늘릴 수 있다. 셀프 태닝 트리트먼트는 남성 고객을 끄는데도 이용하면 좋다. 특히, 대회장의 밝은 조명 아래에서 구릿빛 몸매를 선보여야 하는 바디빌더들이 해당한다. 많은 바디빌더들이 몸의 털을 제거하기 때문에 시술도 간편하다. 털이 많은 남성이라면, 테라피스트는 제품이 피부에 잘 스며들 수 있도록 더 많은 시간을 트리트먼트에 할애해야 할 것이다.

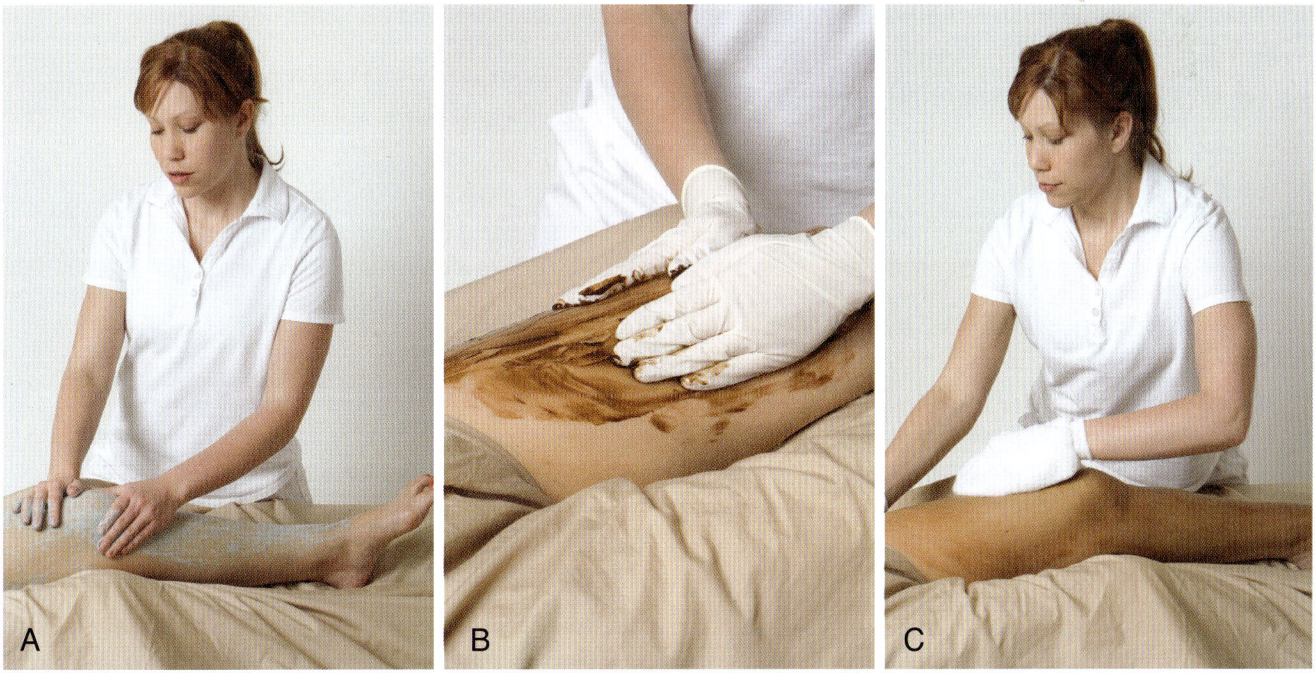

그림 6-6 버핑과 오토태닝 트리트먼트. **(A)** 앞몸 전체의 각질을 제거하고 클렌징을 한 다음, 모이스처라이저를 바른다. 그런 다음 고객을 엎드리게 해 몸 뒤쪽에도 같은 단계를 반복한다. 고객의 몸이 고르게 촉촉해질 때까지 모이스처라이저를 충분히 발라준다. **(B)** 오토태닝 제품을 몸 뒤쪽에 발라준다. 공기 중에 건조시킨 다음, 몸 뒤쪽을 버핑한다. 고객을 돌아눕게 한 다음, 같은 단계를 몸 앞쪽에도 반복한다. **(C)** 버핑. 복부처럼 살이 많은 부분은 가볍게 버핑한다. 무릎, 발목, 팔꿈치, 손목은 조금 더 강하게 버핑한다.

대부분의 인공 썬탠 제품은 **디하이드록시아세톤(DHA)**과 설탕, 그리고 피부 위층에 있는 죽은 피부 세포의 아미노산의 화학적 상호작용을 이용한다. 이들의 화학적 상호작용으로 인해 세포의 색깔이 바뀌어 피부 세포가 자연 탈락할 때까지 구릿빛 피부를 유지하게 되는 것이다. 피부 세포의 탈락률은 개인에 따라 다르지만, 인공 썬탠 제품은 사흘 후부터 색이 바래기 시작하기 때문에 다시 덧발라 줘야 한다.

과정 (THE PROCEDURE)

고객은 몸에 있는 불필요한 털을 트리트먼트 받기 전 날 저녁에 제거하거나 깎아내야 한다. 면도나 제모를 한 지 얼마 되지 않은 피부는 각질제거를 하지 않는 것이 좋다. 이런 이유 때문에 이 트리트먼트에서는 부드러운 파인메쉬 제품만을 사용해야 한다. 트리트먼트 후에 면도나 제모를 하게 되면 인공 태닝이 성공적으로 이뤄졌다 하더라도, 셀프 태닝 효과가 떨어지게 된다. 일반적으로 셀프태닝 제품 안에는 테라피스트가 트리트먼트 계획을 짜기 쉽게 각질제거제와 특별한 종류의 모이스처라이저가 들어있다.

셀프태닝 제품은 옷이나 테라피스트의 손에 얼룩을 남길 수 있어서 비닐장갑을 끼고 시술하는 것이 좋다. 앞치마를 두르거나, 베이지 또는 어두운 색깔의 트리트먼트 시트를 구입해 침구나 옷에 얼룩이 지는 것을 방지하도록 한다. 셀프 태닝 트리트먼트 서비스 개요는 스냅샷과 그림 6-6을 참고하기 바란다.

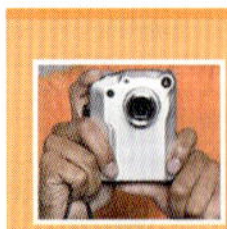

스냅샷: 버핑과 오토태닝 트리트먼트

시술대상

미용적 목적을 위해 피부의 얼룩을 감추고, 태양으로부터 피부를 보호하면서 태닝한 것처럼 보이고 싶을 때, 긴장완화.

금기

찢어진 피부, 염증성 피부, 일광 화상을 입은 피부, DHA에 알레르기가 있는 사람, 심장 또는 순환계 질환, 병, 발열, 마사지가 금지되는 모든 질환.

트리트먼트 테이블 셋업(아래에서부터 제일 위까지)

1) 베이지 또는 어두운 색의 마사지 시트
2) 목욕 수건
3) 덮개용 마사지 시트
4) 히트 램프와 같은 온열 기구. 공기 중에 고객의 몸을 말려야 하기 때문에 보온을 해주지 않으면 고객의 몸이 차가워질 수 있다.

워크 테이블 셋업

1) 따뜻한 물 한 그릇
2) 각질제거제
3) 바디워쉬 제품
4) 수분 제품
5) 오토태닝 제품
6) 비닐장갑
7) 아이스박스
8) 소다 쿨러
9) 젖은 핫타월

드라이룸 절차

고객은 앞으로 누워 있어야 한다. 다음 부위로 이동하기 전에 몸의 각 부위를 동일한 일련의 단계를 이용해 트리트먼트한다.

1) 각질제거
2) 클렌징
3) 핫타월로 위의 두 제품 제거하기
4) 수분 제품 바르기(오토태닝 제품은 아직 앞몸에 바르면 안된다)
5) 고객을 엎드리게 한 다음 뒷몸에 1번부터 4번 단계 반복하기
6) 뒷몸에 오토태닝 제품 바르기
7) 제품을 공기 중에 말리기
8) 뒷몸 버핑
9) 고객을 앞으로 돌아눕게 하기
10) 피부가 건조할 경우, 수분 로션 더 바르기
11) 앞몸에 오토태닝 제품 바르기
12) 제품 공기 중에 말리기
13) 앞몸 버핑하기

트리트먼트 시작 (Session start)

고객은 트리트먼트 테이블 위에 반듯이 눕는다. 테라피스트는 고객의 앞몸의 각질을 제거한 다음, 돌아눕게 해 뒷몸의 각질을 제거한다. 뒷몸의 각질을 제거한 직후, 바로 모이스처라이징과 인공 태닝 단계를 시작한다. 이게 다 끝나면 고객은 다시 앞으로 누워 모이스처라이징과 인공 태닝 트리트먼트를 받는다. 이렇게 하면 젖은 각질제거제가 셀프 태닝 제품의 효과를 반감시키지 않으며, 고

객이 얼굴을 위로한 채 트리트먼트를 마칠 수 있다.

고객의 피부가 극도로 건조하거나, 피부에 부분적으로 매우 건조한 부위가 있다면, 나머지 트리트먼트를 시작하기 전에 해바라기 오일이나 스위트 아몬드 오일 같은 차가운 오일을 몸에 발라준다. 이렇게 하면 피부가 부드러워질 것이다. 그런 다음 각질제거제와 클렌저를 일반적인 순서에 따라 사용하게 되면, 오일이 제거되기 때문에 셀프 태닝 제품 사용에는 아무런 문제가 없다.

몇몇 클리닉의 테라피스트들은 고객에게 직접 각질을 제거하도록 하기도 한다. 이런 경우에는 테라피스트가 고객을 샤워실로 데리고 가서 제품을 어떻게 사용하는지 알려줘야 한다. 샤워를 마친 고객은 트리트먼트 테이블에 누워 모이스처라이징과 셀프태닝 트리트먼트를 받는다. 고객이 직접 각질제거를 하게 되면, 트리트먼트 시간을 20분으로 줄일 수 있다. 또 다른 방법으로는 테라피스트가 각질제거제를 고객의 전신에 바른 다음, 비쉬 샤워나 손으로 들고 사용하는 샤워기를 이용해 제거하는 것이 있다. 그런 다음 고객을 마사지 테이블로 옮겨 나머지 서비스를 시술해도 된다.

단계 1: 앞몸의 각질제거 (Step 1: Exfoliate the anterior body)

고객을 눕게 한 다음, 물을 묻힌 손으로 다리와 배, 팔에 적당량의 각질제거제를 발라 각질을 제거한다. 발목과 무릎, 팔꿈치, 손목 등은 특히 더 신경을 써서 각질을 제거해야 한다. 팔을 들어 겨드랑이와 옆구리도 드러나게 해야 한다. 이 부위는 종종 소홀히 하기 쉬운데, 여기에도 반드시 모든 제품을 꼼꼼하게 발라야 한다.

단계 2: 앞몸 클렌징 (Step 2: Cleanse the anterior body)

각질제거제 위에 포밍 클렌저를 바른 다음, 미지근한 물로 거품을 낸다. 핫타월로 제품을 제거한다.

단계 3: 앞몸 모이스처라이징
(Step 3: Moisturize the anterior body)

앞몸에 모이스처라이저를 발라준다. 팔꿈치와 무릎, 발목, 손목 등은 특히 한 번 더 발라준다. 모이스처라이저가 금방 스며들었다면 모이스처라이저를 한 번 더 발라 피부가 골고루 부드럽고 촉촉해지도록 만든다. 이 단계에서는 셀프 태닝 제품을 바르지 않는다. 뒷몸 각질제거 시 사용할 물과 모이스처라이저 때문에 줄이 생길 수 있기 때문이다. 고객에게 몸을 돌려 엎드려 달라고 부탁한다.

단계 4: 뒷몸 각질제거
(Step 4: Exfoliate the posterior body)

미지근한 물과 적당량의 각질제거제를 뒷다리와 둔부, 등, 뒷팔에 바른다. 손목과 팔꿈치, 발목, 그리고 목 뒤에 특히 신경을 쓴다.

단계 5: 뒷몸 클렌징
(Step 5: Cleanse the posterior body)

각질제거제 위에 포밍 클렌저를 바른 다음, 미지근한 물로 거품을 낸다. 핫타월로 제품을 제거한다.

단계 6: 뒷몸 모이스처라이징
(Step 6: Moisturize the posterior body)

팔꿈치, 무릎, 발목, 그리고 손목과 같은 건조한 곳에 먼저 모이스처라이저를 발라준다. 이 부위에는 모이스처라이저를 충분히 발라준다. 모이스처라이저가 금방 스며들어 말랐다면, 모이스처라이저를 한 번 더 발라 피부가 골고루 부드럽고 매끈하고, 촉촉해지도록 만든다. 이런 방법으로 뒷몸 전체에 모이스처라이저를 발라준다.

단계 7: 뒷몸에 셀프 태닝 제품 바르기
(Step 7: Autotanning application to the posterior body)

셀프 태닝 제품을 뒷몸에 골고루 바른 후, 처음에는 살짝만 문질러 준다. 제품을 처음 발랐을 때 세게 문지르게 되면, 태닝 제품이 지워질 수 있기 때문이다. 셀프 태닝 제품을 약간 촉촉한 상태로 둬서 피부에 스며들 수 있게 한다.

셀프 태닝 제품을 바를 때는 불을 켜는 것이 좋다. 대부분의 셀프 태닝 제품에는 갈색 틴트가 들어있어서 어디에 발랐는지 금방 확인이 가능하다. 그러나 트리트먼트 룸이 어두우면 제품을 확실하게 보기 어렵다.

단계 8: 뒷몸 버핑(Step 8: Buff the posterior)

셀프 태닝 제품들이 피부에 흡수가 되고 나면, "버핑"을 한 다음, 공기 중에서 마르게 해야 한다. 버핑을 할 때는 버핑용 장갑을 양손에 끼고 원을 그리는 동작으로 제품을 부드럽게 문질러 주면 된다. 버핑 동작은 가볍고 일

샘플 트리트먼트

바다 진주 폴리쉬

홍보 문구

바다에서 온 치료 성분들을 이용해 당신의 몸을 부드럽고 맑게 만들어 주는 신선한 트리트먼트와 인어의 노래에 당신의 몸을 맡겨 보세요! 여러분의 몸을 해초 젤과 해수염을 이용해 버핑을 해 진주처럼 투명하게 만들어 드립니다! 그런 다음, 대서양의 향기가 느껴지는 거품 목욕으로 몸을 헹구고, 긴장을 풀어주는 마사지 스트로크로 수분 가득한 바다 우유를 발라 드립니다. "심해로의 여행"이 여러분의 몸을 반짝거리고, 새롭게 만들어 주고, 균형도 찾아 드릴 겁니다.

트리트먼트 개요

전신 폴리쉬 트리트먼트 단계를 따름

제품 메모

해초 제품은 유명하기 때문에 스파 용품점에 가면 쉽게 구할 수 있다. 제품에 관한 아이디어는 10장의 샘플 트리트먼트 섹션에도 나와 있다.

젠 글로우

홍보 문구

이 현란한 화산 트리트먼트는 가열한 화산 스톤과 중국 허브, 미네랄 소금, 그리고 만다린, 스위트 진저, 일랑일랑, 레몬 등의 향기로운 오일이 조화를 이루고 있습니다. 피부의 각질이 제거되는 동안 스톤의 온기가 근육 긴장을 풀어 줄 겁니다. 마음의 평화를 드립니다!

트리트먼트 개요

중간 크기 현무암 10개를 가열 기구에 넣고 48°C 내지 57°C의 물로 가열한다(물의 온도가 48°C 내지 57°C이다. 돌은 더 차갑다). 돌 두 개를 가열 기구에서 꺼내 위에 설명한 소금 또는 설탕 글로우 중 마사지 단계에서 직선 쓸기 스트로크를 이용해 근육 조직을 따뜻하게 만든다. 다음 인체 부위에 사용해야 하므로 돌을 다시 가열 기구에 넣는다. 더 자세한 내용은 12장을 참고하기 바란다. 직접 만들 수 있는 제품 조제법은 아래에 나와 있다. 이 트리트먼트에 적당한 미리 만들어진 제품들은 스파 용품점에 가면 구입할 수 있다.

젠 글로우를 위해 직접 만들 수 있는 제품들

젠 마사지 오일

해바라기 오일 1 fl oz, 만다린 에센셜 오일 7방울, 레몬 오일 5방울, 일랑일랑 오일 2방울, CO_2 진저 오일 1방울. CO_2로 처리한 진저 오일이 증기로 증류한 진저 오일보다 냄새가 더 달콤하기 때문에 이 특정한 냄새 풍경이 더 알맞은 베이스 노트를 제공한다.

젠 바디 미스트

물 1 oz, 샌달우드 오일 8방울, 가드니아(또는 일랑일랑) 오일 2방울, 레몬그라스 오일 1방울, 심황 오일 4방울을 분무기에 넣는다.

젠 피니쉬 젤

알로에 베라 젤 2 fl oz, 만다린 8방울, 패츌리 1방울, 만수국 1방울, 샌달우드 5방울.

와인과 로즈

홍보 문구

여러분의 몸을 수분과 여유로 채워 줄 와인, 로즈와 함께 편안한 오후를 만끽해 보세요. 사탕수수 설탕, 레드 와인, 올리브 오일을 듬뿍 발라 여러분의 몸을 활력으로 채운 다음, 연분홍색 다마스크 로즈수를 발라 드립니다. 그런 다음 빅토리안 로즈 크림을 스웨디쉬 마사지 스트로크로 발라 드립니다!

트리트먼트 개요

기본적인 소금이나 설탕 글로우 단계와 트리트먼트 단계가 약간 다르다.

1. 각질제거(소금, 와인, 포도씨 오일을 미리 섞어 사용한다).
2. 핫로즈마리 타월로 닦는다.
3. 로즈수를 뿌린다.
4. 수건으로 물기를 제거한다.
5. 진한 크림을 발라 마사지한다. 로즈마리 타월 사용법은 3장을 참조하기 바람.

와인과 로즈 글로우를 위해 직접 만들 수 있는 제품

와인과 로즈 스크럽

사탕수수 설탕 1컵, 레드 와인 4분의 1컵, 엑스트라 버진 올리브 오일 한 큰 술.

다마스크 로즈수

에센셜 오일 판매처나 샵에서 다마스크 로즈수를 구입한 다음, 냉장고에 보관해 사용한다.

빅토리안 로즈 크림

무향 바디 크림이나 전문가용 비타민 C 크림 2 fl oz, 로즈 오일 6방울을 섞는다. 기타 조제법: 로즈 오일 2방울, 바이올렛 리프 오일 8방울, 라벤더 오일 13방울, 클라리 세이지 오일 5방울, 블랙페퍼 오일 1방울.

스타 글로우

홍보 문구

황금빛으로 빛나는 피부를 원하세요? 하지만 태양으로부터 피부를 보호하고 싶다고요? 황금빛 바디 트리트먼트가 해답을 드립니다. 당신의 피부를 매끄럽게 폴리쉬 한 다음, 수분이 풍부한 크림과 전문가용 오토태닝 제품을 전문가가 발라 드립니다. 촌스러운 오렌지색은 절대 남지 않습니다. 이 트리트먼트가 여러분의 피부를 반짝이는 황금빛으로 만들어 드릴 겁니다.

트리트먼트 개요

버핑과 오토태닝 과정을 따르면 됨.

7. 각질제거제를 과도하게 사용하면 피부가 민감해지고 염증성이 된다. 너무 자주 사용하면 피부가 ________________ 보인다.

8. 화학적 필링은 ____________만이 시술할 수 있다.

9. 미세박피는 ______만이 이용할 수 있는 비수술적 과정이다. 이때 피부는 말 그대로 미세 크리스탈에 의해 "꺼칠꺼칠"하게 된다.

바디 랩
Body Wraps

7 장

장 개요

트리트먼트 시의 일반적인 주의 사항
- 바디랩을 하면 안되는 사람들
- 응급 상황 대처법
- 알레르기 또는 민감성 피부
- 품위 유지
- 랩이 잘못 되었을 때
- 폐소공포증
- 랩의 재료

핫시트랩
- 종류
- 과정

코쿤
- 종류
- 과정

텐션 랩
- 기술

요약

주요 용어

폐소공포증(claustrophobia): 좁은 공간에 갇히는 것에 대한 두려움

극저온 제품(cryogenic products): 적용된 인체 부위를 차갑게 식혀주는 제품.

유화제(emollient): 수분의 증발을 느리게 해 피부를 부드럽게 만드는 물질.

포멘텍 주머니(fomentek): 일종의 물주머니로 마사지 테이블에 납작하게 올려놓을 수 있게 만들어져 있다.

인터페론(interferons): 바이러스 감염으로부터 세포(와 다른 세포들)를 보호하기 위해 분비되는 단백질.

습포제(poultice): 열을 가한 허브, 진흙으로 채운 천, 또는 천에 치료용 제품을 발라 상처에 대는 것

바디랩은 가장 일찍 알려진 "스파 트리트먼트"로 여겨지고 있다. 고대 이집트인들은 미라를 만들 때 허브와 수지, 그리고 향료를 이용한 바디랩을 이용했다. 이렇게 해서 인체 조직를 보존하고 부식을 예방했다. 현대 스파의 에몰리언트 랩 역시 이와 동일한 목적을 가지고 있다: 피부를 강하게 하고, 조기 노화를 방지하기 때문이다. 많은 연부조직 질환은 만성 순환 장애 개선, 혈액순환과 림프액 흐름 자극, 또는 단순히 긴장을 완화시키고 편안한 휴식 시간 제공을 목표로 하는 바디랩을 실시하면 효과를 얻을 수 있다. 오늘날, 다양한 종류의 바디랩이 미용 목적 외에도 류머티즘, 면역성 저하, 피로, 근육통과 같은 질병 치료에 사용되고 있다.

바디랩을 시술하는 방법에는 여러 가지가 있다. 또한 테라피스트는 최고의 트리트먼트 효과를 얻기 위해 바디랩을 다른 스파 트리트먼트와 결합시킬 수 있다. 그러므로 서로 다른 세 가지 랩핑 과정을 이해하는 것이 중요한데, 핫시트랩, 코쿤, 그리고 텐션 랩 등이 있다. 핫시트랩과 코쿤이라는 단어는 확실히 다른 두 과정을 구별 짓는 데 사용된다는 것을 알아둘 필요가 있다. 랩이라는 단어가 항상 핫시트랩을 의미하는 것은 아니라는 것을 알아야 한다. 그리고 코쿤이라는 단어가 항상 인체에 직접적으로 시술되는 제품을 의미하지 않는다는 것도 알아야 한다. 랩, 코쿤, 붕대, 싸기와 싸개라는 단어들은 모두 테라피스트의 판단에 따라 랩의 종류를 설명할 때 자유롭게 사용될 수 있다.

핫시트랩과 코쿤에서 사용할 수 있는 제품의 종류는 오직 상상력에 의해서만 제한을 받는다. 표 7-1에 현재 스파 산업에서 제공하고 있는 몇 가지 트리트먼트를 간단히 소개해 놓았다. 표 7-2는 랩의 종류에 따라 사용할 수 있는 몇 가지 제품에 대해 적어놓은 것이다. 표를 보면 상당

표 7-1 바디랩 트리트먼트 샘플

스파	트리트먼트 이름	트리트먼트 설명
더블 이글 리조트앤 스파, 캘리포니아 주 준레이크	포도씨 머드 트리트먼트	이 트리트먼트에서는 드라이 스킨 브러쉬을 한 다음 포도씨가 듬뿍 든 머드를 피부에 발라준다. 이 스파는 하이드로 썸이라는 이름의 장비를 사용하는데, 이것은 스팀 캐비닛과 비쉬 샤워를 결합시킨 것으로, 서비스에 독특함을 더해준다. 머드에 스팀을 가해 제품 흡수를 촉진시킨 다음, 비쉬 샤워로 머드를 씻어낸다. 포도씨 로션을 발라 트리트먼트를 마무리한다.
소넨날프 리조트, 콜로라도 주 베일	스위스 파라핀 딥	이 서비스는 드라이 브러쉬 트리트먼트로 시작된다. 그런 다음 바디 밀크(묽은 로션)을 발라준다. 파라핀을 바디 밀크 위에 바른 다음, 고객의 몸을 써멀 담요로 감싼다.
샤토 엘렌, 스코틀랜드 세인트 앤드류스 베이	파파야 필	파파야 필은 카리브해 바다 모래와 방금 으깬 파파야 각질제거로 시작된다. 그런 다음 몸을 코코넛과 요구르트를 섞은 것으로 감싸준다.
그랜드 제네바 리조트 앤 스파, 위스콘신 주 레이크	오션 에센스 바디랩	이 랩에서는 따뜻하게 데운 해수 젤과 라벤더, 일랑일랑, 샌달우드, 바질, 세이지 에센셜 오일 섞은 것을 사용한다. 이 서비스는 30분짜리 마사지로 마무리된다.
레이크 오스틴 스파 리조트, 텍사스 주 오스틴	바바수 버터랩	이 40분짜리 트리트먼트에서 고객은 아로마테라피 스팀 후 설탕 각질제거를 받는다. 그런 다음, 아마존에서 온 바바수 버터를 바르고 몸에 랩핑을 한다. 얼굴과 두피 마사지로 트리트먼트를 마무리한다.
레이크 태호 앤 스파, 네바다 주 인클라인 빌리지	마운틴 레인 허브랩	이 트리트먼트는 전통적인 허브 핫시트랩과 아로마테라피 마사지로 이뤄져 있다.

표 7-2 바디랩 트리트먼트 샘플

핫시트랩			코쿤		
허브	커피	토탄	윤활제	알로에	에센셜 오일
머드	진흙	해초	파라핀	비타민	해초
우유	꿀	사이더	머드	진흙	토탄
주스	기타		민트	냉동 요법	기타
핫시트랩의 효능			**코쿤의 효능**		
독소배출	슬리밍	퍼밍	독소배출	슬리밍	퍼밍
셀룰라이트	skin focus	근육통	셀룰라이트	skin focus	근육통
생기 회복	면역 증진	체중 감량	긴장 완화	생기 회복	면역 증진

히 많은 재료들이 겹친다는 것을 알 수 있을 것이다. 차이점은 제품들이 준비되는 방법과, 고객에게 랩을 할 때 그 제품을 시술하는 방법이라고 할 수 있다.

이 장에서 설명하는 트리트먼트를 시술하기 전에 테라피스트는 기본적인 드라이룸 장비와(2장 참조), 스파 드레이핑(3장 참조), 제품 시술 시 고객의 자세(3장 참조), 드라이룸(dry room)과 웨트룸(wet room) 제거 기술(3장 참조), 그리고 각질제거 기술(6장 참조)에 대해 다시 복습할 필요가 있다.

트리트먼트 시의 일반적인 주의 사항 Gerneral Treatment Considerations

바디랩을 시술하기 전에 고객과의 상담을 통해 현재의 건강 상태와 트리트먼트에 대한 금지 사항은 없는지에 대해 사전 조사를 해야만 한다. 테라피스트는 특정한 종류의 스파 트리트먼트 시술 시 발생될 수 있는 문제에 대해서도 숙지하고 있어야 한다.

바디랩을 하면 안되는 사람들 (CONTRAINDICATED INDIVIDUALS)

아주 뜨거운 랩이나 차가운 랩, 그리고 과도한 독소 배출 결과를 나타내는 랩은 어린이나, 노인들, 임산부, 심장 질환자, 고혈압 환자에게는 시술해서는 안된다. 핫랩은 최근에 자동차 사고를 당했거나, 연부조직 부상을 입은 사람, 류마티스 관절염 환자, 열이 있는 사람(의사의 감독하에 있지 않을 때), 마사지를 받으면 안되는 사람들에게는 시술하면 안된다. 무척 뜨겁거나 차가운 온도로 랩을 시술해야 할 때는, 고객이 뜨거움이나 차가움을 감지할 수 있는 능력을 방해하는 신경 손상을 입지 않았는지 확인해야 한다. 이런 종류의 랩은 심장 혈관계와 심장에 무리를 줄 수 있으며, 상황을 더욱 악화시킬 수 있다. 예를 들어, 고객이 혈액 순환 장애를 갖고 있거나 당뇨병 환자인 경우에는 핫랩이나 콜드랩을 시술해서는 안된다. 텐션랩은 하지정맥류나 약한 정맥 또는 동맥, 혈액순환 장애를 갖고 있는 사람에게는 시술하면 안된다.

응급 상황 대처법 (HEALING CRISIS)

바디랩은 인체의 빠른 독소 배출을 유도해서 두통이나 메스꺼움을 유발시킬 수 있다. 고객이 경미한 독소 배출 증후군을 경험하는 것은 지극히 정상이다. 그러나, 이런 증상이 심하거나, 랩을 하는 도중에 발생했다면, 고객의 몸에서 랩을 제거하고 실온에서 편하게 쉬게 해야 한다. 만약 이런 증상들이 랩을 벗겨낸 다음에도 지속되거나, 빠르게 악화되면 고객이 위험한 상황에 처한 것이므로 테라피스트는 의사와 상의하거나 응급 서비스를 요청해야 한다.

알레르기 또는 민감성 피부 (ALLERGIES OR SENSITIVE SKIN)

고객이 허브나 에센셜 오일, 요오드(해초에 들어 있음), 그리고 트리트먼트에 사용하는 제품에 들어있는 성분 특히, 핫시트랩에 사용되는 제품 성분에 알러지가 있는지 확인해야 한다. 열은 트리트먼트에 사용하는 모든 제품의 피부염 발생률을 증가시키기 때문이다. 피부가 민감성이거나 얇은 사람은 핫시트랩을 할 때 피부염이 발생할 수 있으므로 시원한 코쿤으로 트리트먼트 하는 것이 좋다.

품위 유지 (MODESTY)

핫시트랩을 할 때는 고객에게 1회용 속옷을 착용하거나 낡은 수영복을 착용하게 하는 것이 좋다. 랩을 할 때 고객은 테라피스트가 핫시트를 테이블 위에 펼쳐 놓으면 그 위에 재빨리 누워야 한다. 고객들은 품위 유지를 위해 트리트먼트 테이블 위에 누울 때까지 속옷 위에 가운을 착용하도록 한다.

랩이 잘못 되었을 때 (WHEN THE WRAP GOES WRONG)

다른 스파 트리트먼트와 마찬가지로 핫시트랩과 코쿤, 텐션 랩은 많은 연습이 요구된다. 그러나 숙련된 테라피스트들에게도 랩이 잘못 되는 날이 있다. 예를 들어, 플라스틱 랩을 너무 짧게 잘랐다거나, 고객에게 랩을 씌울 때 틈이 생길 수 있기 때문이다. 이런 경우 가장 좋은 해결 방법은 수건 두 장으로 틈을 가린 다음, 계속 트리트먼트를 하는 것이다. 핫시트랩이 고객의 몸을 다 감기도 전에 식어버렸다면, 계속 랩을 진행한 다음, 핫팩을 고객의 발 아래에 놓은 다음, 방의 온도를 최대한 높여준다. 고객이 불편해 할 정도로 핫시트랩이 차갑게 식어 버렸다면, 테라피스트에게는 두 가지 방법이 있다. 첫째는 랩시트를 다시 데워 랩을 처음부터 다시 하는 것과, 둘째는 고객에게 다른 트리트먼트를 제안하고, 무료 관리 쿠폰을 증정하는 것이다.

폐소공포증 (CLAUSTROPHOBIA)

과거에 **폐소공포증**을 경험한 적이 없는 고객이라도, 핫랩에 너무 단단하게 감겨있을 때는 불안해지고 공포를 느낄 수 있다. 그렇기 때문에 고객이 불안해하면 언제든지 랩을 벗겨줄 수 있도록 테라피스트가 계속 고객 옆에 있는 것이 좋다. 테라피스트는 고객의 호흡이 빨라진다든지, 고객의 얼굴에 걱정스러운 표정이 나타나는지를 살펴야 한다. 고객이 불편해하면 팔은 시트나 담요 밖에서 랩을 해도 되지만, 이렇게 되면 열이 손실되기 때문에 랩의 효과가 떨어질 수 있다.

랩의 재료 (WRAPPING MATERIALS)

핫시트랩을 할 때, 테라피스트는 두 장의 랩시트를 사용할 것인지(둘다 면이거나 면과 리넨, 면과 모슬린, 또는 면과 양모), 아니면 랩시트 한 장과 수건 한 장을 이용할 것인지를 선택해야 한다. 수건은 빨리 접을 수 있어서 사용이 간편하기 때문에 랩핑을 다 마치기 전에 식는 일이 없다. 그러나 수건의 가장 큰 단점은 물을 꽉 짤 수 없기 때문에 고객이 화상을 입을 수 있다는 것이다. 수건을 핫랩에 이용할 때는, 두껍고 비싼 것보다는 싸고 얇은 것을 사서 쓰는 게 좋다. 얇은 타월이 물기를 짜기가 쉽기 때문에 더 안전하기 때문이다. 플란넬 시트 역시 물기를 꽉 짜기 힘들다. 이것 역시 사용하지 않는 것이 좋다.

핫시트랩 The Hot Sheet Wrap

핫시트랩을 할 때는 트리트먼트 제품(허브, 커피, 우유, 꿀, 해초, 머드)을 뜨거운 물에 녹여 사용한다. 시트 두 장(또는 시트 한 장과 수건)을 제품을 녹인 물에 담근 다음, 고객의 몸에 감는다. 이 방법은 종종 독소배출 트리트먼트에 사용한다. 또는 트리트먼트의 목표가 체중 감량 프로그램의 일부로 신진대사를 자극하는 것이거나, 수분 정체를 감소시키고, 면역력을 강화하는 것일 때 사용한다.

핫시트랩은 체온을 상승시켜 독소 배출을 촉진하는 "인공 열"을 발산시키며, 발한 작용을 통해 수분 정체를 감소시킨다. 열은 감염과 염증이 있을 때 종종 발생한다. 열은 인터페론의 생산이 증가될 때 나타나는 자연 치유 반응의 일부로, 인터페론은 미생물의 성장을 억제하며, 세포와 조직 회복에 관련된 화학 작용을 가속시킨다. 열은 심박수를 증가시켜 인체 조직에 백혈구와 산소 전달을 빠르게 만들어 준다. 동시에, 항체 생산과 T 림프구의 증식이 증가돼서 면역력이 강화된다. 그 이름에도 불구하고, 콜드 시트랩도 핫랩의 일종이다. 따라서 인체에 핫랩과 동일한 반응을 불러일으킨다. 차가운 시트가 인체에 "충격"을 줘서 체온을 빨리 올리려고 하기 때문이다. 갑자기 증가한 체열이 두꺼운 랩 재료 안에 머물게 되면서, 발한 작용과 독소 배출이 증가한다. 콜드 시트랩을 할 때, 고객은 몸에 얼음처럼 차가운 시트가 둘러지기 전부터 땀을 흘리고 있을 것이다. 사우나나 뜨거운 물 샤워, 뜨거운 물 목욕, 하이드로테라피 욕조에 몸 담그기, 스팀 캐비닛, 스팀 룸 또는 유산소 운동을 통해 고객의 몸을 미리 데워놓기 때문이다. 콜드 시트랩을 할 때 고객의 몸이 충분히 뜨겁지 않다면, 몸이 땀을 흘릴 정도로 따뜻해지지 않기 때문에 랩의 목표를 달성할 수 없다.

종류 (TYPES)

핫시트랩 트리트먼트에 사용할 수 있는 제품의 종류는 아주 다양하다. 일반적인 핫시트랩에는 허브 바디랩과 커피 랩, 해초 랩, 머드 랩, 진흙 랩, 토탄 랩, 우유와 벌꿀 랩, 주스 랩 등이 있다.

허브 바디랩 (The herbal body wrap)

허브 바디랩의 기원은 질병 치료를 위해 허브를 습포 안에 넣어 몸에 붙이던 초기 의학적 관습이라고 할 수 있다. 로마와 중국, 미국 원주민, 인도 등의 많은 고대 치료 전통 안에서 허브는 인체의 "독소"와 "나쁜 체액"을 줄여주는 약으로 이용되었다. 오늘날, 이런 트리트먼트들은 다이어트에 시동을 걸고, 내부 청소 식이요법을 지지하며, 통증을 줄여주고, 근육을 강화시키며, 수분 정체를 줄여주고, 체중 감량 프로그램을 보조하며, 체형을 날씬하게 만들어 주고, 인체에서 니코틴과 같은 특정한 화학물질의 중독성을 제거하는데 사용한다고 홍보되고 있다.

이 서비스를 준비할 때는, 적당한 허브가 든 모슬린 주머니를 뜨거운 물(73°C)에 넣어 아주 강한 "차"를 만들면 된다. 일반적으로 1회 트리트먼트에 1컵의 말린 허브를 사용한다(말린 허브 1컵을 18.2리터의 물에 담근다). 표 7-3은 트리트먼트 목표에 따라 허브를 섞어서 사용하는 예를 적은 것이다. 미리 섞어 놓은 허브는 스파용품 전문점에서 구할 수 있다.

커피 랩 (The coffee wrap)

커피 랩은 스파 트리트먼트에서 조직을 강화하고, 수분 정체를 감소하는데 이용한다. 커피는 피부와 같은 pH를 갖고 있어 피부의 결과 톤을 일정하게 만드는데 효과적이다. 루트거스 대학의 코니 교수가 실시한 최근 연구에 의하면, 카페인을 쥐의 피부 표면에 발랐더니 피부암 발생 위험이 줄어드는 것으로 나타났다. 이 연구에서는 녹차에 들어있는 EGCG에 대해서도 실험을 했다. 이 연구 덕분에 애프터선 제품의 원료로서 커피와 녹차의 사용이 증가되었다.

커피 핫랩을 준비할 때는, 곱게 갈은 커피 4분의 3컵을 모슬린 주머니에 담아 약 20리터의 뜨거운 물에 20분 동안 담가놓는다. 커피와 녹차 랩의 경우에는 곱게 갈은 커피 2분의 1컵과 녹차잎 2분의 1컵을 담아 우려내면, 만족스러운 결과를 얻을 수 있다.

해초와 머드, 진흙, 토탄 핫시트랩 (The seaweed, mud, clay or peat hot sheet wrap)

해초 가루와 머드, 진흙, 토탄도 뜨거운 물에 녹여 핫랩에 사용할 수 있다. 핫랩을 준비하는 동안 약 20리터의 뜨거운 물에 해초가루 한 큰 술을 넣는다. 머드와 진흙, 토탄을 핫랩 재료로 사용할 때는, 약 20리터의 뜨거운 물에 한 컵을 넣어 녹이면 된다(농도를 더 진하게 해서 이용해도 된다). 해초나 머드 트리트먼트를 시술하기 전에, 이런 제품들을 사용하면 안되는 경우를 9장이나 10장에서 확인하는 것도 도움이 될 것이다.

> **위생관리**
>
> 사용한 허브와 커피, 진흙, 머드는 트리트먼트 후에 일반 배수구에 버리면 안된다. 자꾸 반복되면 제품들이 배수관을 막아 파이프에 문제를 일으킬 수 있기 때문이다. 여과기를 이용해 이 제품들의 물을 뺀 다음, 찌꺼기만 따로 버린다.

우유와 벌꿀 핫시트랩 (The milk and honey hot sheet wrap)

우유, 버터밀크, 전지우유, 꿀도 핫랩 재료로 사용할 수 있다. 이 재료는 충분한 긴장 완화와 함께 피부를 부드럽고 매끄럽게 만들어 준다. 한 컵에서 두 컵 정도의 꿀과 2컵에서 4컵 정도의 가루우유, 또는 우유를 17내지 18리터의 물에 녹여 핫랩에 사용한다(재료의 농도는 테라피스트에 따라 달라질 수 있다).

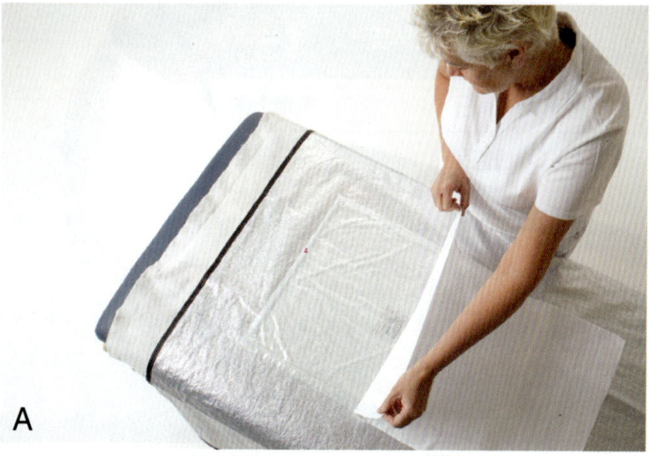

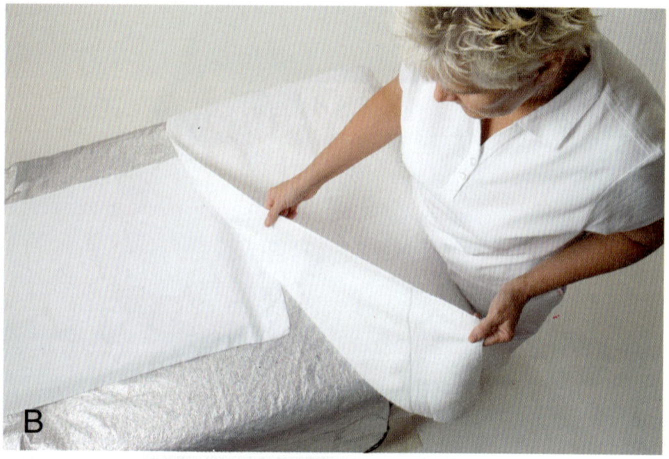

그림 7-2 핫랩 시술을 위해 마사지 테이블 준비하기. **(A)** 마사지 테이블은 가장 바깥쪽부터 가장 안쪽까지 다음과 같은 순서로 세팅이 되어야 한다: 모직 담요, 써말 스페이스 담요(반짝이는 쪽이 위로 와야 함), 포멘텍 (모직 이불, 더운 공간 이불(한쪽만 반질반질한), 그리고 포맨텍(베갯잇으로 쌀 것). 핫시트는 고객이 테이블 위에 올라가기 직전에 써말 스페이스 담요(그리고 포멘텍) 위에 펼쳐놓는다. 그리고 그것으로 고객을 싸면 된다. **(B)** 목욕 수건을 세로로 마사지 테이블 양쪽 끝에 있는 담요 가장자리 위에 놓는다. 이 수건 중 한 장으로는 머리를 감싸고, 한 장으로는 발을 감싼다.

4) 베갯잇으로 포멘텍 물주머니를 덮는다.
5) 수건 한 장을 트리트먼트 테이블 머리 쪽에 수평으로 깐다.
6) 수건 한 장을 트리트먼트 테이블 아래쪽에 수평으로 깐다.

테이블 셋업 방법은 그림 7-2에 나와 있음.

드라이룸 트리트먼트에 필요한 도구들

1) 단열 장갑
2) 아이스박스
3) 가열 기구 안에서 녹인 제품에 담근 랩시트
4) 따뜻한 물이 담긴 족욕기
5) 편한 의자
6) 따뜻한 목 베개(선택 사항)
7) 발을 위한 웜팩
8) 가운과 씻을 수 있는 슬리퍼
9) 따뜻한 허브 차
10) 구부러지는 빨대를 꽂은 물 한 잔
11) 1회용 속옷
12) 아로마 미스트

드라이룸 절차

1) 족욕과 따뜻한 허브 차
2) 핫시트랩
3) 랩하고 기다리기
4) 랩 벗기기
5) 세션 마침(마사지, 바디 스크럽, 차가운 물 샤워, 기타 등등)

사우나 또는 욕조가 있는 설비에서의 절차

1) 15분 동안 사우나 또는 뜨거운 물에 몸 담그기
2) 핫시트랩
3) 랩하고 기다리기
4) 랩 벗기기
5) 세션 마침(마사지, 바디 스크럽, 차가운 물 샤워, 기타 등등)

트리트먼트 시작 (Session start)

고객에게 마지막 트리트먼트를 하는 방으로 가서 가운과 슬리퍼, 1회용 속옷을 착용해 달라고 부탁한다(그래야 마지막에 옷을 갈아입기가 쉽다). 가운을 입고 슬리퍼를 신으면 스파 안을 편안하게 돌아다닐 수 있다. 트리트먼트의 1단계를 시술할 수 있는 사우나, 스팀 룸, 웨트룸과 같은 시설이 있다면 고객과 함께 그곳으로 간다. 1단계 트리트먼트(몸 중심부의 온도를 올리기 위한)가 드라이룸에서 하는 발 목욕이라면, 고객에게 가운을 착용하게 하는 것이 발을 담그는 동안 체온을 유지하는 데 도움이 된다.

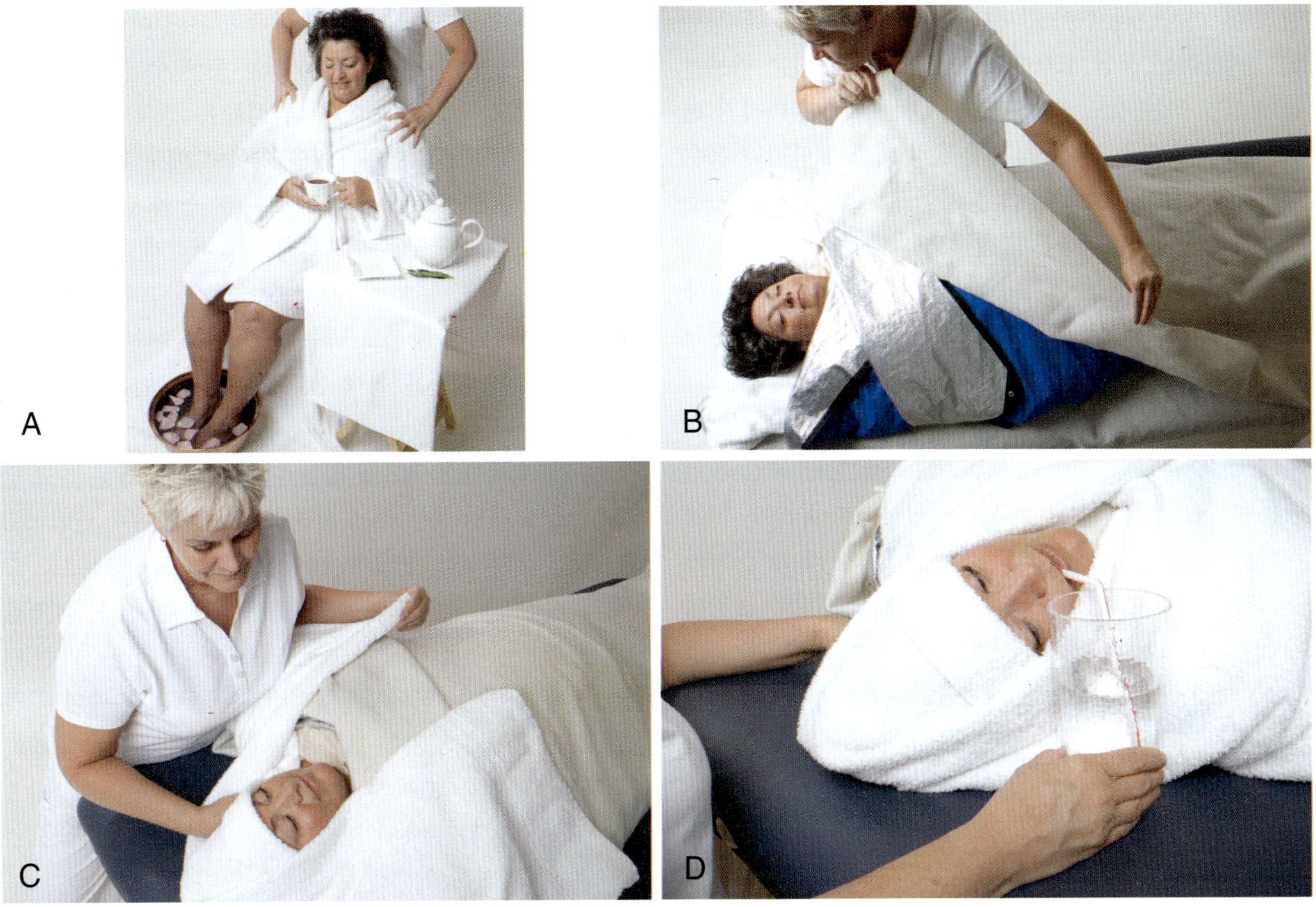

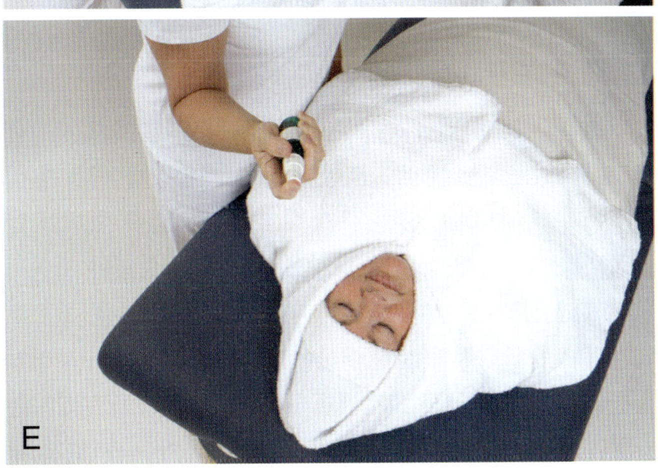

그림 7-3 핫시트랩. (A) 인체 중심부 온도를 상승시킨다. 드라이룸에서 시술할 경우에는 따뜻한 족욕과 허브 차를 이용해 고객의 중심부 체온을 증가시킨다. 사우나, 스팀룸, 따뜻한 물 목욕, 핫샤워 등을 이용해도 된다. (B) 랩. 시트로 고객의 몸을 싼 다음, 써말 담요와 울 담요를 가져와 고객의 몸을 감싸기 전에 허브 우린 물에 담근 목욕 수건을 시트 위에 올려놓는다. 테라피스트는 열기를 최대한 보존할 수 있도록 신속하게 랩을 해야 한다. (C) 랩. 테이블 머리 쪽에 놓인 수건으로 고객의 머리를 감싼다, 두 번째 수건으로 발을 감싼 다음, 뜨거운 물주머니나 수치료 팩을 발 아래에 놓아 온기를 보충해 준다. (D) 처리 단계. 고객이 랩을 하는 동안 빨대를 이용해 물을 마시게 한다. (E) 아로마 미스트. 트리트먼트 중 랩을 하는 동안 주기적으로 부드럽고 상쾌한 향의 아로마 미스트를 고객에게 뿌려준다.

위생관리

1회용 또는 씻을 수 있는 슬리퍼를 고객에게 착용하도록 하는 것이 중요하다. 그래야 스파나 클리닉을 돌아다니면서 진균에 감염되거나, 감염시키는 것을 막을 수 있다. 고객이 사용한 가운과 씻을 수 있는 슬리퍼는 깨끗이 씻어 열로 말려야 한다.

단계 1: 인체 중심부 온도 올리기
(Increase core body temperature)

테라피스트는 고객의 몸 중심부 온도를 여러 가지 방법으로 상승시킬 수 있다. 예를 들어, 고객은 사우나나 스팀룸에 들어가 앉아 있어도 되고, 따뜻한 하이드로테라피 혹은 일반 욕조에 몸을 담가도 되며, 비쉬나 스위스, 스카치 호스 트리트먼트를 받을 수도 있고, 뜨거운 물에 샤워를 하거나, 따뜻한 물이 담긴 욕조에 발을 담그고 있는 동안 차를 마시면서 쉬어도 된다. 족욕을 프리히팅에 사용할 경우, 쉬는 동안 고객에게 따뜻하거나 뜨거운 허브차를 마시게 하는 것도 좋다. 뜨거운 차는 고객이 마시기 편하게 식혀서 주는 것이 좋다. 따뜻한 아마씨 팩이나 옥수수 팩을 고객의 어깨 주위에 놓아줘도 되고, 히팅 램프를 사용해 몸을 더 따뜻하게 덥혀줘도 좋다. 이렇게 하는 이유는 랩을 하기 전에 고객이 땀을 살짝 흘리게 하기 위해서이다. 특히 트리트먼트의 목표가 독소배출인 경우에는 이 과정이 꼭 필요하다.

고객 중에는 땀을 흘리지 않는 고객도 있다는 것을 기억할 필요가 있다. 그들은 트리트먼트를 받는 동안 몸이 따뜻해지는 건 느끼지만 절대 뜨거워지지는 않는다. 이는 테라피스트가 랩을 정확하고 효율적으로 시술해도 마찬가지이다. 땀이 나지 않더라도 핫시트랩은 긴장을 완화시켜준다. 그러나 독소배출 효과는 미미하다.

단계 2: 랩을 위한 마지막 준비 (Final preparation for the wrap)

테이블 위에 고객의 몸을 감쌀 담요와 포멘텍 물주머니를 트리트먼트 전에 올려놓는다. 고객이 족욕을 하는 동안, 핫시트를 재료를 녹여 둔 뜨거운 물에서 꺼낸다. 두꺼운 단열 장갑을 이용해 시트(또는 시트와 수건을)를 최대한 빨리 짠 다음, 아이스박스에 넣는다. 이때, 테라피스는 고객에게 단열 장갑을 끼고 시트의 물을 짜는 것을 보여주지 말아야 한다. 테라피스트가 장갑을 끼고 시트를 짜는 것을 고객이 보게 되면, 너무 뜨거울 거라고 생각한 고객이 트리트먼트 테이블 위에 눕는 걸 주저하게 될 것이다. 그렇게 되면 시트의 소중한 열이 손실 된다.

고객의 발을 족욕기에서 빼내 수건으로 물기를 닦는다. 고객과 테라피스트는 트리트먼트 테이블을 사이에 두고 마주 보며 서 있어야 한다. 그래야 고객에게 각각의 트리트먼트 단계에서 뭘 할 것인지 설명하기가 쉽다. 고객과 테라피스트가 모두 준비가 되면, 핫시트를 아이스박스에서 꺼내서 마사지 테이블 위에 재빨리 펼쳐 놓는다. 긴 쪽 끝으로 고객의 몸에 말 수 있게 시트를 가로로 놓는다.

단계 3: 랩 (The wrap)

고객은 가운을 벗고(1회용 속옷은 착용하고 있어야 한다) 테라피스트가 시트 한 쪽을 잡고 먼 곳을 보고 있는 동안, 마사지 테이블 위에 눕는다. 둔부에 닿는 시트가 너무 뜨겁다고 느끼는 고객들이 종종 있는데 이때는 고객이 테이블 위에 눕기 전에 둔부가 닿는 곳에 수건을 한 장 올려놓는 것도 좋은 방법이다. 남성들은 생식기에 시트가 닿으면 무척 뜨거워한다(1회용 속옷이 매우 얇기 때문이다). 이럴 때는 핫시트로 남성 고객의 몸을 감쌀 때 열을 차단할 수 있도록 수건으로 생식기를 가리게 하면 된다.

테라피스트는 첫 번째 핫시트로 재빨리 고객의 몸을 감싼 다음, 두 번째 핫시트(또는 수건을)를 아이스박스에서 꺼내 첫 번째 핫시트 위에 올려놓는다. 두 번째 핫시트는 고객의 몸 위쪽을 완전히 덮을 수 있을 정도로만 펼친다. 그 위에 스페이스 담요를 덮은 다음, 모직 담요로 덮고 담요 끝을 고객의 몸 아래에 끼운다. 이 랩은 아주 단단하고 딱 맞게 해야 효과가 크다. 테이블 끝에 있는 수건으로 고객의 머리를 "터번 드레이프" 해서 랩 안에 있는 체열을 보존시킨다. 두 번째 목욕 수건으로는 발을 싼다. 그런 다음 핫팩(아마씨, 하이드로콜래터, 쌀, 뜨거운 주머니)을 발 아래에 놓아 열기를 보충해 준다. 고객의 몸에 랩핑이 끝나면, 베개를 고객의 무릎 아래에 놓아준다(랩 담요 밖). 랩핑 전 과정 동안 테라피스트가 빠르고 효율적으로 움직여야 체열을 최대한 보존할 수 있다.

단계 4: 경과 (Unwrap)

고객은 보통 랩을 한 지 5분 안에 땀을 흘리기 시작할 것이다. 고객은 이 트리트먼트 동안 계속해서 땀을 흘릴 것이다. 랩을 하고 있는 동안 아로마 미스트를 고객의 얼굴 위 높은 곳에서 여러 방향으로 뿌리면 고객이 시원해지고 진정될 것이다. 필요하다면 얼굴을 차가운 천으로 가볍게 두드려줘도 좋다. 3분에서 5분 간격으로 구부러지는 빨대를 이용해서 고객에게 물을 제공한다. 구부러지는 빨대는 고객이 머리를 들지 않고도 물을 마실 수 있게 해준다. 고객에게 필요한 것을 제공하고, 고객이 폐소공포증을 느낄 때 랩을 신속하게 벗겨낼 수 있도록 랩을 하는 동안 테라피스트는 반드시 고객 옆에 있어야 한다.

단계 5: 랩 벗기기 (Unwrap)

랩 마지막에(기본적인 랩 시간은 20분에서 30분 사이이다) 바깥에 있는 담요와 수건을 벗긴 다음, 시트를 한 장만 느슨하게 고객의 몸에 둘러놓는다. 고객은 준비가 되면, 일어나 앉아서 가운을 입는다. 고객을 테이블에서 내려오게 한 다음, 의자에 앉힌다. 고객이 의자에 앉으면 시원한 물을 마시게 하고, 마른 수건으로 몸을 닦게 한다. 랩 제품 대부분이 흡수가 되고 녹아들어갔기 때문에 고객은 트리트먼트 후에도 끈적임이나 불편함을 느끼지 못할 것이다.

세션 마침 (Session end)

이 트리트먼트 역시 다양한 방법으로 마칠 수 있다. 드라이룸에서는 위에서 설명한 것처럼 고객을 의자로 옮겨 앉게 해서 물을 마시면서 쉬도록 하면 된다. 고객이 쉬는 동안 테라피스트는 깨끗한 마사지 시트를 트리트먼트 테이블 위에 깔아둔다. 고객이 다시 테이블로 돌아오면 가벼운 크림이나 젤로 마사지한다. 젤로 된 제품들이 효과가 좋은데, 아직도 몸이 뜨거워 약간 땀을 흘리는 고객의 몸을 차갑게 식혀주고, 느낌도 부드럽기 때문이다. 웨트룸에서는 샤워를 하거나 냉탕에 들어가는 것으로 서비스를 마치면 된다. 모든 경우, 수분 보충과 지속적인 독소 배출을 위해 고객에게 하루 종일 물을 많이 마시도록 조언해야 한다.

위생관리

종종 써멀 스페이스 담요 청소를 빼먹기도 하는데, 땀이 랩시트를 통해 흡수돼 스페이스 담요를 오염시킬 수 있다. 스페이스 담요 안쪽에 알코올을 뿌린 다음 공기 중에 말린다. 다 마르면 접어서 캐비닛 안에 보관한다.

코쿤 The Cocoon

코쿤 트리트먼트에서는 랩 재료를 물에 녹이지 않고 고객의 몸을 랩과 담요로 감싸기 직전에 고객의 몸에 직접 바른다. 이런 종류의 랩이 여전히 독소배출과 슬리밍 트리트먼트에 이용되고 있기는 하지만(해초, 파라핀), 이 랩을 할 때는 고객이 땀을 흘릴 필요가 없다. 가끔 이 랩은 인체 조직을 식혀주는 재료들을 사용하기도 한다(일광화상 랩). 이런 경우, 가볍게 랩핑을 해 공기가 통할 수 있게 해줘야 한다.

코쿤을 할 때는 항상 트리트먼트 제품을 몸에 바르기 전에 각질 제거를 해야 한다(단, 일광화상랩 시에는 각질 제거를 하지 않는 것이 좋다). 죽은 피부 세포 제거를 해야 피부를 통한 제품의 흡수가 증가되기 때문이다.

종류 (TYPES)

여러 재료들이 코쿤에 사용된다. 코쿤은 에몰리언트 제품이나 아로마테라피 제품, 파라핀 또는 파라팡고, 셀룰라이트 또는 퍼밍 제품, 비타민, 알로에 베라, 저온 제품, 해초, 머드, 진흙, 토탄, 그리고 그 외의 천연 물질들을 재료로 사용할 수 있다. 코쿤 재료들은 표 7-4에 정리해 놓았다.

코쿤 트리트먼트는 아래와 같이 각 재료에 따라 정리해 놓았다. 핫시트랩과는 달리 코쿤 트리트먼트 방법은 상당히 다양하다고 할 수 있다. 이 아웃라인은 샘플에 불과하며 특정한 트리트먼트를 이 방법대로만 해야 한다는 의미는 아니다.

에몰리언트 코쿤 (Emollient cocoon)

에몰리언트 코쿤은 시어 버터, 아몬드 버터, 달맞이꽃 오일, 맥아 오일, 호호바 오일, 대마 오일, 지치 오일과 같은 중간 정도 내지 진한 지질의 치료 효과를 이용한다. 이 재료들은 피부에 생기를 부여하고, 피부의 수분 함량을 높여주며, 수분 장벽을 제공한다. 에몰리언트 코쿤에 에센셜 오일을 더해주면 효과가 좋아지는데, 그 효과는 참으로 광범위하다. 대마씨 오일은 테라피스트들이 특히 관심을 갖는 재료로 이 오일은 항염 기능과 통증 완화 기능을 갖고 있다. 코쿤 안에서 사용될 때는, 근육통과 섬유근통, 만성 통증과 같은 연부조직 질병에 효과가 있다. 이 오일은 실온에 두면 쉽게 상하므로, 항상 냉장고 안에 보관해야 한다.

시어버터는 비텔라리아 파라도사(Vitellaria paradoxa)라는 나무의 열매에서 나오는데, 이 나무는 서아프리카와 카메룬의 반건조 사바나 지역에서만 발견된다. 시어 열매는 서아프리카의 여인들이 뜨거운 아프리카의 태양으로부터 피부가 건조되는 것을 막기 위해 전통적으로 사용해 왔다. 시어버터의 사용량이 증가하면서 국제적, 지역적 비정부 단체들이 현대적 시어 열매 가공 장치를 위한 재원을 이 지역에 제공하기 시작하였다. 덕분에 미국에서도 높은 품질의 시어버터를 구할 수 있게 됐다.

순수한 시어버터는 질감이 단단하고, 더블 보일러 안에

서 아주 천천히 가열이 된다. 이렇게 가열해서 녹인 시어버터를 솔을 이용해서 몸에 바른 다음 흡수가 되도록 놔둔다. 남은 시어버터는 서비스 마지막에 마사지해서 피부에 흡수시키면 된다. 아니면, 시어버터를 액체 상태가 될 때까지 녹인 다음, 에센셜 오일 또는 맥아 오일과 같은 캐리어 오일을 조금 섞어 사용해도 된다. 따뜻한 시어버터 혼합 오일을 블렌더에 넣고 거품을 내 차갑게 식힌 다음 거품 상태로 몸에 발라줘도 좋다. 시어버터는 트리글리세이드와 리놀레인 산이 주성분이다. 시어버터 안에는 비타민 A와 E, F가 많이 들어있다. 시어버터는 항산화 기능과 항염 기증, 항관절염 기능, 피부 진정, 치료, 그리고 모이스처라이징 기능을 갖고 있으며 만성 피부 질환과 흉터 형성, 튼살에도 효과가 있는 것으로 나타났다. 요즘에는 많은 헤어 케어 제품에도 첨가가 되고 있는데 소량으로도 건조하고 손상된 모발을 회복시킬 수 있기 때문이다.

시어 버터를 사용하는 에몰리언트 코쿤은 다음과 같은 순서에 따라 시술하면 된다:

1. 각질제거
2. 따뜻하게 녹인 시어를 몸에 브러쉬로 바른다.
3. 코쿤
4. 랩 벗기기
5. 남은 시어를 윤활제로 이용해 전신 마사지하기

스파나 클리닉에 스팀 캐노피가 있다면, 시어 에몰리언트 코쿤을 이런 식으로 시술해도 된다:

1. 각질제거
2. 거품을 낸 시어 버터와 에센셜 오일로 전신 마사지하기
3. 고객에게 스팀 캐노피를 씌우고 15분 동안 시어를 스팀하기
4. 마른 수건으로 고객 몸의 물기 제거하기

아로마테라피 코쿤 (Aromatherapy cocoon)

아로마테라피 코쿤은 블렌딩 오일을 사용해서 단독으로 제공해도 되고, 전문 아로마테라피 상담과 고객 맞춤 블렌딩 트리트먼트, 마사지, 랩 등이 포함된 복합적인 트리트먼트로 제공해도 된다. 에센셜 오일은 오일의 생리학적 효능에 따라 선택하면 된다(독소배출을 할 것인가, 림프액 흐름을 자극할 것인가, 근육 조직을 따뜻하게 할 것인가). 또는 마음과 영혼에 미치는 효과에 따라 선택해도 된다. 이 코쿤의 목표는 몸과 마음이 쉴 수 있는 조용한 곳을 제공하고, 영감을 주고, 활력을 불어 넣는 향기에 둘러싸여 명상을 할 수 있는 공간을 제공하는 것이다. 에센셜 오일을 해초, 진흙, 시어버터, 알로에 베라 젤과 같은 여러 가지 캐리어 제품에 섞어 사용해도 된다. 아로마테라피와 오일 블렌딩에 대해서는 5장에서 이미 다루었다. 아로마테라피 코쿤은 다음과 같은 방법으로 시술하면 된다:

1. 아로마테라피 상담
2. 에센셜 오일 블렌딩
3. 드라이 브러쉬 각질제거
4. 마사지 크림에 에센셜 오일 섞어 마사지하기
5. 아로마 스팀 타월로 앞몸 덮기
6. 코쿤
7. 코쿤을 하는 동안 고객 얼굴에 퍼밍 마사지하기
8. 랩 벗기기
9. 오러 미스트 뿌리기

파라핀 또는 파라팡고 코쿤 (Paraffin or parafango cocoon)

파라핀을 시술하게 되면 시술된 부위에 따뜻함이 깊이 침투된다. 파라핀은 피부 표면의 열기와 수분을 보존해주며, 혈액순환을 상승시켜 제품의 흡수를 돕는다(가끔은 셀룰라이트 크림을 파라핀 아래에 바르기도 한다). 이 코쿤은 만성 관절염이나 관절통을 겪고 있는 환자에게 효과적이다. 파라핀은 또한 피부의 감촉을 부드럽고 유연하게 만들어 준다.

파라팡고는 팡고(머드)와 파라핀을 녹는점을 다르게 해서 섞은 것이다. 가열한 파라팡고를 브러쉬로 바르거나, 틀에다 부어 커다란 바디팩을 만들어 사용한다. 파라팡고는 골관절염, 만성 질환, 근육 경련, 피부 경화증에 사용화면 특히 효과적이다. 미국에서는 파라팡고의 뛰어난 열 보존력을 셀룰라이트 감소와 특정 부위의 사이즈 감소에 이용하고 있다. 파라팡고에서 나오는 열은 지속적이고 오래 간다. 전통적인 하이드로테라피 팩은 30분이면 식어버린다. 그러나 파라팡고 팩은 약 60분 정도 따뜻함이 유지된다. 파라팡고는 토탄이나 머드와는 달리 열기를 전달하기 위해 시술하는 것이지 피부를 통해 미네랄을 흡수시키기 위해 시술하는 것이 아니다. 파라팡고의 열은

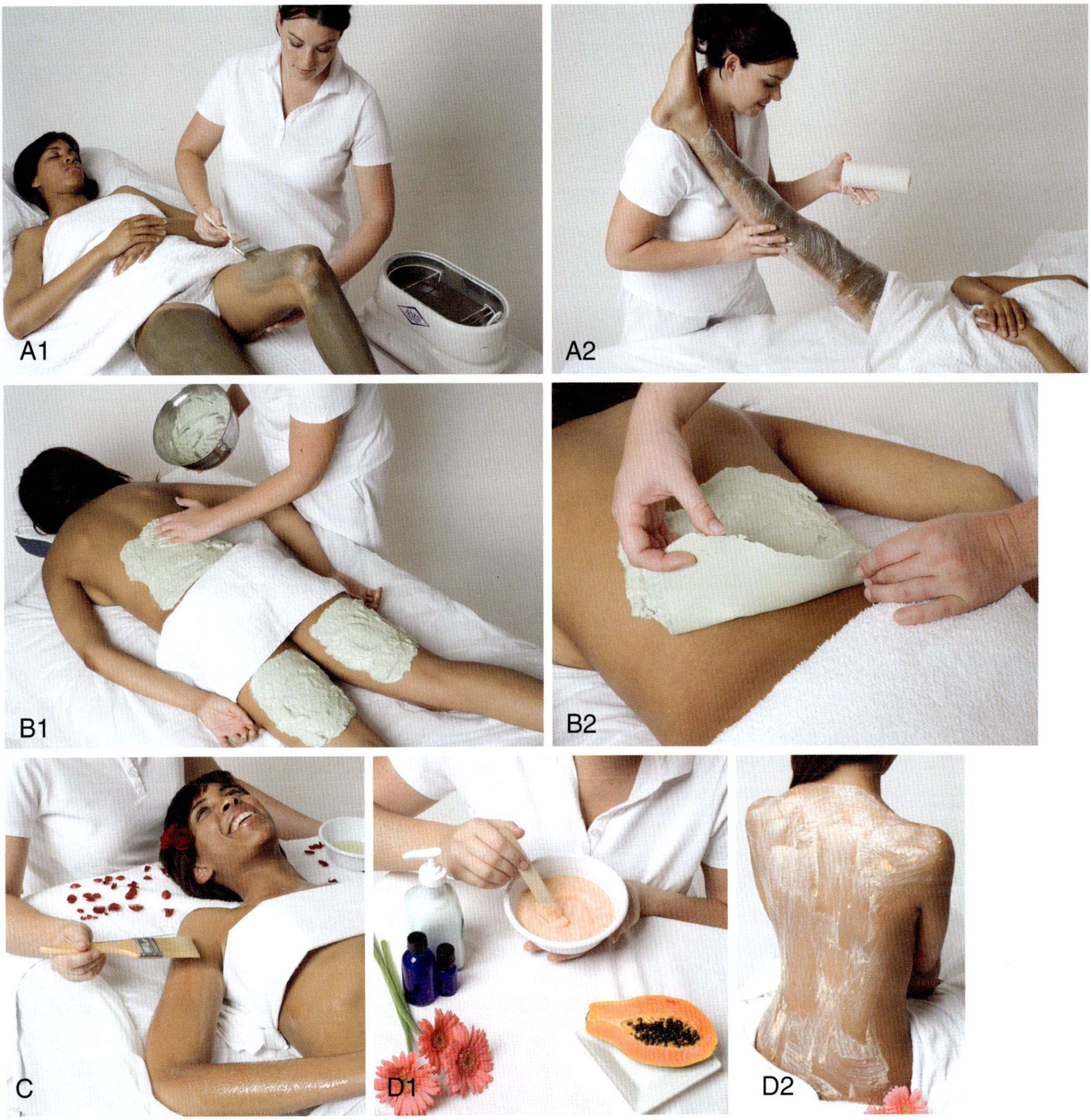

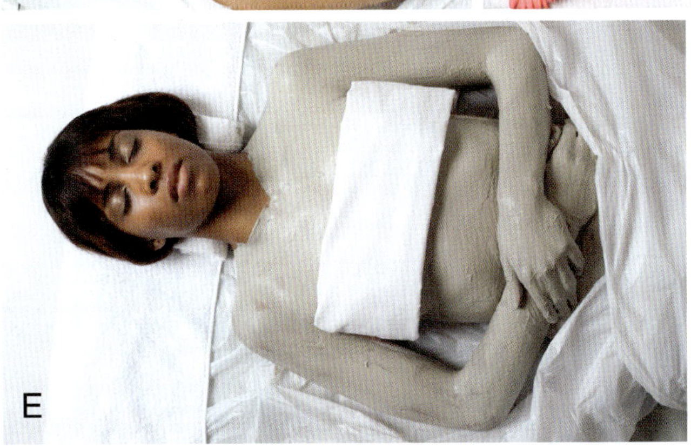

그림 7-4 **코쿤 종류.** **(A1, A2)** 파라팡고. 파라팡고 랩 시술시, 슬리밍을 원하는 표적 부위에 텐션 랩을 한 다음 전신 코쿤을 하기도 한다. **(B1)** 냉동요법. 냉동 제품들은 고객을 춥게 만들 수 있기 때문에 이런 제품들은 국부 트리트먼트에만 사용된다. **(B2)** 이런 냉동 제품과 같은 코쿤 제품들은 단시간 내에 고무처럼 변하는 성분으로 만들어져 있다. 이런 제품들은 한 장으로 벗겨지기 때문에 뒤처리가 간편하다. **(C)** 에몰리언트, 시어 버터, 꿀; 그리고 그 외의 진한 버터, 크림, 오일 등이 인체의 긴장을 완화하고 피부를 젊게 만드는데 이용된다. 이런 특별한 랩을 할 때는 에센셜 오일을 시어 버터에 추가하기도 하기 때문에 아로마테라피 랩으로 간주되기도 한다. **(D1, D2)** 천연 성분 (파파야, 요구르트). **(E)** 해초 또는 팡고

혈액순환과 림프액 순환을 증가시키고, 발한작용을 촉진시키며, 제품 흡수를 도와주고, 근육 조직의 과다 긴장과 통증을 줄여주며, 긴장완화를 촉진시킨다.

전신 파라핀이나 파라팡고 코쿤 시에는 제품을 커다란 붓으로 바른 다음(커다란 페인트 브러쉬 사이즈의 붓), 3장에 설명한 시술 받는 자세 중 앉은 자세를 취한 고객에게 플라스틱 랩을 씌우면 된다. 가끔은 파라핀이나 파라팡고에 담근 거즈로 고객의 몸에 감싸기도 한다. 이 두 제품들은 셀룰라이트 트리트먼트에 이용하기도 하는데, 셀룰라이트 코쿤은 다음과 같이 시술하면 된다:

1. 전신 각질제거
2. 목표 부위에 셀룰라이트 크림 바르기
3. 파라핀이나 파라팡고를 셀룰라이트 크림 위에 바르기
4. 코쿤
5. 얼굴이나 발 마사지
6. 파라핀이나 파라팡고 제거
7. 시술 부위를 퍼밍 크림으로 마사지하기

아픈 등 치료를 위해 파라팡고 트리트먼트를 할 때는 다음과 같이 하면 된다:

1. 엎드려 있는 고객의 등에 파라팡고 시술하기
2. 다리 마사지하기
3. 등에서 파라팡고 제거한 다음 등 마사지하기
4. 차갑고, 통증을 줄여주는 아로마 서포트 로션 등에 바르기
5. 고객을 앞으로 눕게 하기
6. 목과 어깨 마사지로 트리트먼트 마무리

알로에 베라 코쿤 (Aloe vera cocoon)

열대나 리조트 스파에서는 서비스 메뉴 안에 포함된 알로에 베라 일광화상 랩을 흔히 볼 수 있다. 여행을 온 고객들은 처음 며칠 동안 태양에 과도하게 자신의 피부를 노출시킨다. 알로에를 건조 피부와 궤양, 여드름, 튼 피부에 사용하자 염증이 진정되고 습진, 옻, 알레르기로 인한 가려움이 감소되는 것으로 나타났다. 알로에 젤 1과 2분의 1컵과 저먼 카모마일 에센셜 오일 20방울, 라벤더 10방울, 페퍼민트 오일 2방울을 섞어서 사용하면 일광화상에 특히 효과가 좋다. 이 재료들을 잘 섞은 다음 피부 위에 두껍게 바른다(일광화상을 입은 피부는 각질제거를 하지 않는다). 트리트먼트는 이런 식으로 진행하면 된다:

1. 알로에 베라 블렌드나 알로에 베라가 섞인 트리트먼트 재료를 붓으로 바른다.
2. 플라스틱 랩으로 코쿤을 한 다음 얇은 담요를 20분 동안 덮어 둔다.
3. 알로에 베라가 흡수되는 동안 발을 마사지한다(발등이 타지 않았을 때만).
4. 고객의 몸에서 랩을 벗기고 차가운 커피나 녹차에 담근 수건을 몸에 올려 5분 동안 그대로 둔다.
5. 알로에 베라를 닦아내지 말고 애프터선 로션을 손이나 붓으로 가볍게 발라준다.

냉동 코쿤 (Cryogenic cocoon)

냉동 코쿤은 멘톨을 활성성분으로 하는 카올린 진흙으로 이뤄져 있다. 멘톨은 말단의 혈액순환을 증가시키고 피부의 냉각 수용기를 자극해서 피부에 시원한 느낌을 준다. 멘톨에는 쿨링 효과뿐만 아니라, 경직되고 통증이 있는 근육의 통증을 줄여주는 효과도 있다. 또한 멘톨은 피부 질환으로 인한 간지러움을 완화시키고, 혈액순환과 림프액 흐름을 촉진시킨다.

냉동 제품의 문제점은 몸이 차가운 고객의 몸을 더 차갑게 만든다는 것이다. 이런 이유 때문에, 냉동 제품은 부분 트리트먼트로 시술하는 게 가장 효과가 좋다. 스포츠 트리트먼트의 경우, 테라피스트는 냉동 제품들을 허리나 슬와근, 둔부처럼 특별히 경직이 된 부위에 시술하는 것이 좋다. 인체의 나머지 부위는 담요나, 히트 램프, 또는 뜨거운 물주머니로 덮혀주는 것이 좋다. 냉동 스포츠 코쿤은 다음과 같이 시술하면 된다:

1. 등 마사지하기
2. 냉동 제품을 등의 아픈 부위에 시술. 등 전체에 바르게 되면 너무 차가울 수 있으므로 등 전체에는 바르지 않는다. 등 위쪽이나 어깨, 척추 아래, 허리처럼 특별히 통증이 있는 부위에만 집중적으로 바른다.
3. 다리 마사지하기
4. 냉동 제품을 슬와근이나 다리 아래쪽에 바르기
5. 등에서 냉동 제품을 제거한 다음 통증 완화 피니쉬 로션 바르기
6. 다리에서 냉동 제품을 제거한 다음 통증 완화 피니

쉉 로션 바르기

7. 고객의 몸을 돌려 눕게 한 다음, 마지막으로 목과 어깨 마사지 하기

그림 7-4에서 사용된 냉동 제품은 물이나 핫타월 없이 제거할 수 있다. 이 마스크의 성분들은 섞인 후에 금방 고무처럼 되기 때문이다. 마스크를 고무처럼 만드는 성분들이 최근에 많이 사용되고 있기 때문에, 샤워를 하지 않거나 핫타월이 없어도 제품을 쉽게 제거할 수 있다.

해초 코쿤 (Seaweed cocoon)

해초는 피부에 발랐을 때, 인체에 다양한 긍정적인 영향을 준다. 해초는 내분비물의 균형을 잡아주고, 섬유근막 증후근을 감소시키며, 독소를 배출시키고, 근육통을 줄여주며, 혈액순환과 림프액 흐름을 촉진시킨다. 해초는 슬리밍과 퍼밍 트리트먼트로도 인기가 높은데 해초가 피부의 긴장을 증가시켜 인체를 더 날씬해 보이게 만들어 주고, 몸의 선을 살려주기 때문이다. 해초에 대해서는 10장에서 더 자세히 설명하도록 하겠다. 일반적인 해초 코쿤은 다음과 같이 시술하면 된다:

1. 각질제거
2. 해초 바르기
3. 20분 동안 코쿤(얼굴과 발 마사지)
4. 해초 제거
5. 전신 마사지

팡고 코쿤 (머드, 진흙, 토탄) [Fango cocoon(mud, clay, or peat)]

머드, 진흙, 토탄은 치료 효과가 모두 달라서 트리트먼트에 이용하는 이유도 각각 다르다. 각각의 재료에 대해서는 9장에서 더 깊이 설명하도록 하겠다. 일반적으로 이 재료들은 근골격 부상과 건강 또는 피부결을 다듬을 때 이용한다. 일반적인 팡고 코쿤은 다음과 같은 순서에 따라 시술하면 된다:

1. 각질제거
2. 팡고 바르기
3. 20분 내지 30분 동안 동안 코쿤(얼굴과 발 마사지)
4. 팡고 제거
5. 전신 마사지

천연 재료 코쿤 (Natural elements cocoon)

몇몇 스파는 파파야, 호박, 아보카도, 꿀, 요구르트, 오트밀, 또는 오이 등의 식품을 코쿤에 이용하기도 한다. 이 식품들을 으깬 다음, 해초나 머드와 같은 방식으로 몸에 펴 바른다. 많은 천연 식품들은 피부에 도움이 되며, 향기 때문에 기분이 좋아진다. 그러나 시술 시 지저분해지기 쉽고, 미리 섞어 놓았거나 포장이 된 제품에 비해 시간이 많이 소요되는 단점이 있다. 해초나 팡고 코쿤처럼 천연 재료 코쿤 역시 다음과 같은 표준적인 코쿤 과정을 따르면 된다:

1. 각질제거
2. 천연 재료 바르기
3. 코쿤
4. 제거
5. 마사지

글상자 7-1
이해를 넓기기 위한 팁

비타민 코쿤

비타민 코쿤은 비타민 A, C, B, E가 풍부한 제품을 사용해 피부에 영양을 준다. 비타민 A는 건조한 피부나 태양에 과도하게 노출된 피부의 균형을 찾고 정상화하는 것을 돕는다 (피부 pH와 피지 분비). 수치가 높은 비타민 A(레티놀)은 잔주름과 주름을 감소시키는데 사용된다. 비타민 B5(판테놀)은 모이스처라이저와 스킨 컨디셔너 기능이 있으며. 비타민 B3(나이아신아미드)는 피부 표면 세포의 탈락을 촉진시켜 피부를 맑게 하고 질감을 향상시킨다. 비타민 E는 항산화제로 천연 방부제 역할을 하며, 주름과 기미의 발달 감소를 돕는다. 나이가 들면 인간 피부의 표피와 진피 접합점에 있는 돌기의 수가 감소하면서 표피로의 영양 공급이 제한돼 피부 노화가 촉진된다. 비타민 C(아스코르빈산)은 피부의 산화 스트레스를 감소시키고 진피의 돌기 숫자를 증가시킨다.[4]

에스테티션들이 시술하는 비타민 페이셜이 최근 인기를 얻고 있는데, 전신용 비타민 제품들도 출시가 되고 있다. 비타민 트리트먼트의 주요 목표는 피부의 건강을 증진시키는 것이기 때문에 이 트리트먼트는 일반적으로 대부분의 주에서 마사지 테라피스트의 시술 범위에 포함되어 있지 않다. 비타민 제품들은 약간 비싼 경향이 있지만, 홈케어 제품과 연결시키면 스파 또는 클리닉의 수익 증대에 도움이 될 것이다.

과정 (THE PROCEDURE)

여기서 설명할 과정은 다양한 재료를 사용할 수 있는 기본적인 코쿤이다. 앞에서 언급한 것처럼, 이런 종류의 바디랩은 시술 방법이 다양하다. 따라서 테라피스트들은 여러 방법을 시도해 볼 수도 있고, 적당하다고 생각되는 기술로 변경할 수도 있다. 예를 들어, 스팀 캐노피가 있다면 담요 대신 스팀 캐노피를 이용해서 스팀을 쐬어 주면 된다. 여기서 소개하는 서비스는 마사지로 끝이 난다. 그러나 비쉬 샤워나 하이드로테라피 욕조에 몸을 담그는 등의 간단한 방법을 이용해서 마무리해도 괜찮다.

테라피스트는 고객에게 1회용 속옷을 착용해 달라고 요청해도 되고, 일반적인 방법으로 드레이핑을 해도 된다. 아니면 이 두 가지를 복합적으로 사용해도 좋다. 해초나 머드처럼 지저분해지기 쉬운 재료를 사용할 때는 드레이핑은 피하는 것이 좋다. 이런 재료는 드레이프 전체에 묻을 수도 있고, 바닥에 떨어질 수도 있으며, 테라피스트 몸에 묻을 수도 있다. 웨트룸(wet room)에서는 이런 것들이 드라이룸 만큼 문제가 되지 않는다. 가장 간단한 방법은 고객에게 1회용 속옷을 착용하게 한 다음, 수건으로 최대한 많이 드레이핑을 해주고 히트 램프를 사용해 몸을 따뜻하게 해주는 것이다. 코쿤 스냅샷과 그림 7-6이 이 서비스에 대한 전반적인 개요를 제공해 줄 것이다.

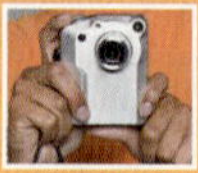

스냅샷: 코쿤

시술대상

트리트먼트를 위해 선택된 재료에 따라 달라짐.

금기

트리트먼트를 위해 선택된 재료에 따라 달라짐. 예를 들어, 해초는 임산부와 갑상선 질환이 있는 고객에게는 사용이 금지된다. 이런 고객들에게는 시어 버터가 알맞다.

트리트먼트 테이블 셋업 (아래에서부터 제일 위까지)

1) 담요(울 또는 순면)를 수평으로 놓아 긴 쪽 끝이 트리트먼트 테이블 양쪽으로 떨어지게 한다.
2) 써멀 스페이스 담요를 수평으로 깐다(선택 사항).
3) 일반적인 시트(제품을 드라이룸에서 제거해야 할 경우)
4) 플라스틱 시트를 수평으로 깐다.
5) 수건 한 장을 트리트먼트 테이블 머리 쪽에 수평으로 깐다.
6) 수건 한 장을 트리트먼트 테이블 아래쪽에 수평으로 깐다.
7) 드레이프

추가적인 보온이 필요하다면 마사지 시트 아래에 포멘텍 물주머니를 넣는다. 코쿤을 위한 테이블 셋업 방법은 그림 7-5에 나와 있음.

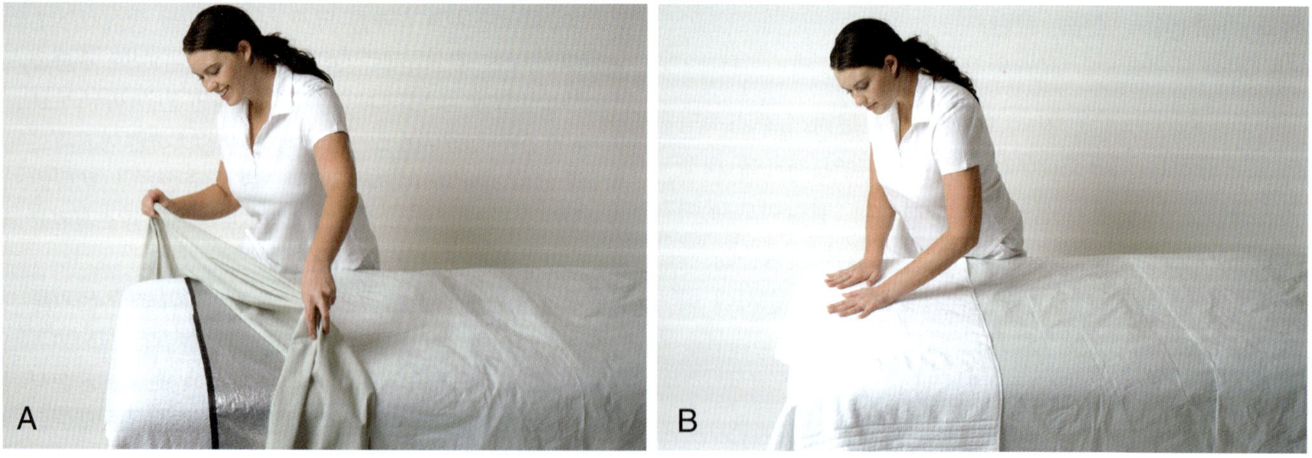

그림 7-5 코쿤을 위한 마사지 테이블 준비. **(A)** 마사지 테이블은 가장 바깥쪽부터 가장 안쪽까지 다음과 같은 순서로 세팅이 되어야 한다: 담요(모직, 또는 면), 써말 스페이스 담요(선택 사항), 그리고 원래 마사지 테이블에 깔려 있었던 일반적인 시트(드라이룸 리무벌에만 필요함). 이 위에 플라스틱 시트가 담요들을 덮을 수 있게 테이블 옆쪽으로 뒤집어 올려놓는다. **(B)** 수건을 플라스틱 시트의 위쪽과 아래쪽에 가로 질러 놓아 플라스틱 랩 시트의 양쪽 끝이 움직이지 않도록 고정시킨다.

워크 테이블 셋업

1) 각질제거제
2) 트리트먼트 제품
3) 제품을 바를 브러쉬나 비닐장갑
4) 피니쉬 제품
5) 아로마 또는 오러 미스트
6) 아이스박스
7) 젖은 핫타월
8) 마른 수건
9) 1회용 속옷

절차

1) 각질제거
2) 트리트먼트 제품 바르기
3) 코쿤
4) 기다리는 동안 발이나 얼굴 마사지하기
5) 랩 벗기기
6) 피니쉬 제품 바르기

트리트먼트 시작 (Session start)

고객은 트리트먼트 동안 누운 자세로 랩핑을 해야 한다. 따라서 시작할 때는 반드시 엎드린 자세로 드레이핑을 모두 마쳐야 한다.

단계 1: 앞몸과 뒷몸 각질제거 (Step 1: Exfoliation of the posterior and anterior body)

다양한 종류의 각질제거법을 이용해 코쿤 트리트먼트를 시작할 수 있다. 전체 트리트먼트 목표와 가장 잘 맞는 각질제거법을 선택한다. 드라이 스킨 브러쉬 각질제기법은 독소배출을 위한 코쿤 트리트먼트에 사용하면 좋다. 코쿤의 목적이 고객의 긴장 완화를 위한 것이라면 바디 폴리쉬가 적당하다. 소금 글로우는 몸에 에너지를 불어넣는 코쿤과 잘 어울린다. 이런 기술에 대한 단계적인 설명은 6장에서 했다.

각질제거 방법은 각질제거제 시술 시의 자세에 따라 결정된다(3장에서 이미 설명했다). 예를 들면:

- **앉아서 받는 방법:** 1. 고객은 엎드린다, 2. 뒷몸의 각질을 제거한다, 3. 고객의 몸을 돌려 눕게 한다, 4. 앞몸의 각질을 제거한다, 5. 앉아 있는 고객에게 제품을 바른다.
- **엎드려 받는 방법:** 1. 고객은 엎드린다, 2. 뒷몸의 각질을 제거한다, 3. 뒷몸에 제품을 바른다, 4. 고객의 몸을 돌려 눕게 한다, 4. 앞몸의 각질을 제거한다, 5. 앞몸에 제품을 바른다.
- **옆으로 누워서 받는 방법:** 1. 고객은 눕는다, 2. 앞몸의 각질을 제거한다, 3. 고객을 옆으로 눕게 한 다음, 뒷몸의 각질을 제거한다, 4. 제품을 바른다, 5. 고객의 몸을 다른 쪽으로 돌린다, 6. 제품을 바른다.

단계 2: 제품 시술 (Step 2: Product application)

그림 7-5에 나온 제품 시술 방법은 앉아서 받는 방법이다(다른 방법은 3장에서 설명했다). 현재 앞몸과 뒷몸 모두 각질이 제거된 상태이며, 고객은 지금 반듯이 누워있다. 무릎을 구부려 트리트먼트 제품을 앞다리와 뒷다리에 모두 발라준다. 다리를 플라스틱 랩 위에 평평하게 펴게 한 다음, 고객에게 일어나 앉아 달라고 부탁한다(그 전에 베개를 치운다). 트리트먼트 제품을 등과 둔부에 다른 다음, 고객에게 누우라고 말한다. 마지막으로 배와 윗가슴, 팔에 제품을 바르고 고객의 몸을 랩핑한다.

트리트먼트 제품을 마사지를 이용해 발라야 한다면, 테라피스트는 고객의 뒷몸의 각질을 제거한 다음, 고객을 엎드리게 해서 제품을 바른다. 트리트먼트 후에 손을 씻을 필요가 없게 테라피스트가 장갑을 착용하는 것도 좋은 방법이다. 트리트먼트 제품을 뒷다리부터 둔부를 걸쳐 등까지 마사지하면서 발라준다. 제품에 따라 모든 마사지 스트로크를 사용해도 된다. 고객을 돌아눕게 한 다음, 앞몸의 각질을 제거하고 트리트먼트 제품을 마사지해서 발라준다. 고객은 똑바로 누운 자세에서 코쿤을 할 준비를 마친다.

단계 3: 코쿤 (Step 3: Cocoon)

플라스틱 랩으로 고객의 몸을 싼 다음, 끝자락을 몸 아래로 느슨하게 밀어 넣는다. 그런 다음 랩 위에 덮을 것들을 꺼내 고객의 몸에 둘러준다. 마사지 테이블 위쪽 끝에 있는 수건으로 고객의 머리에 터번 드레이프를 해준 다음, 끝을 코쿤 안으로 밀어 넣는다. 발은 마사지 테이블 아래쪽 끝에 있는 수건으로 감싸준다. 열기를 보충해야 할 때는 뜨거운 물주머니, 히트 램프, 웜팩 등을 이용한다.

단계 4: 경과 (Step 4: Process)

고객이 랩을 하고 있는 동안, 페이스 크림을 이용해 긴

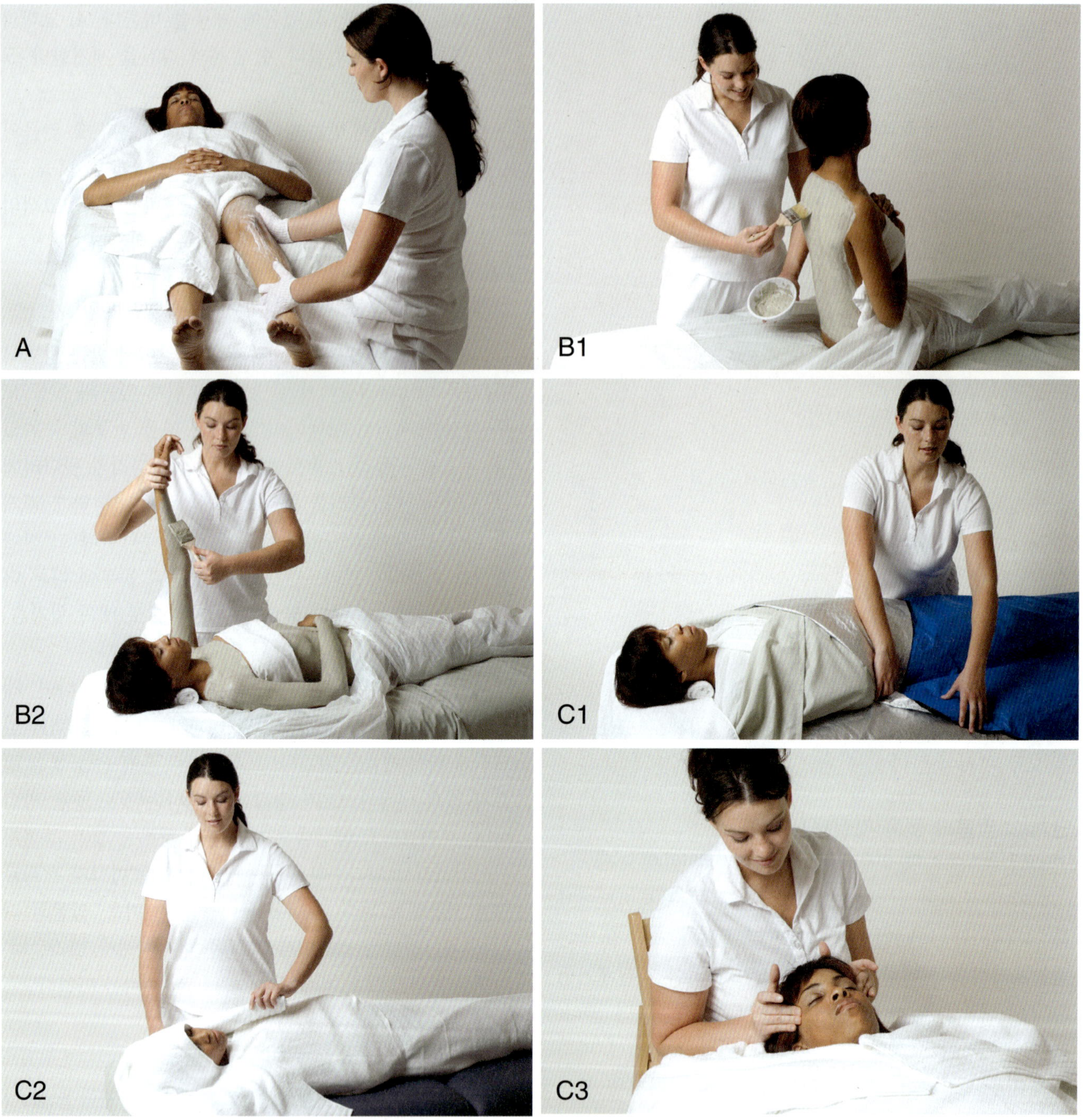

그림 7-6 코쿤. (A) 각질제거. 엎드려 있는 고객의 몸 뒤쪽의 각질을 제거한 다음, 고객을 앞으로 돌아눕게 한다. 이렇게 해야 고객이 얼굴을 위로 하고 코쿤을 받을 수 있다. **(B1, B2)** 제품 바르기. 트리트먼트 제품을 각질을 제거한 부위에 마사지 스트로크 또는 대형 붓을 이용해서 바른다. 이 사진에서 다리는 이미 트리트먼트 제품을 발라 랩을 끝낸 상태다. **(C1-C3)** 코쿤. 플라스틱 랩과 담요들을 당겨 고객을 감싼다. 테이블 머리 쪽에 있는 수건으로 고객의 머리를 터번 드레이프 한다. 그리고 테이블 아래 쪽에 있는 수건으로는 고객의 발을 감싼다. 발이나 얼굴을 마사지한다. 두꺼운 모직 담요 대신 얇은 면 이불을 이용했다는 것을 기억하라. 고객이 코쿤 안에서 땀을 흘릴 필요가 없다면, 얇은 이불을 사용해도 된다. **(D1-D5)** 코쿤 제품 제거. 코쿤 제품(시어 버터)을 고객한테서 제거할 필요가 없다면, 고객을 남은 트리트먼트 시간 동안 플라스틱 시트 위에 누워있게 해도 된다(마사지 또는 피니쉬 제품 바를 때). 제품이 지저분해서(바다 진흙처럼) 고객한테서 제거해야 한다면, 플라스틱 시트를 트리트먼트 테이블에서 제거해야 마사지나 피니쉬 제품을 바를 수 있다. 이 사진들은 3장에서 고객의 몸 아래에 있는 플라스틱 시트 제거 방법을 단계별로 설명할 때도 사용했던 것들이다.

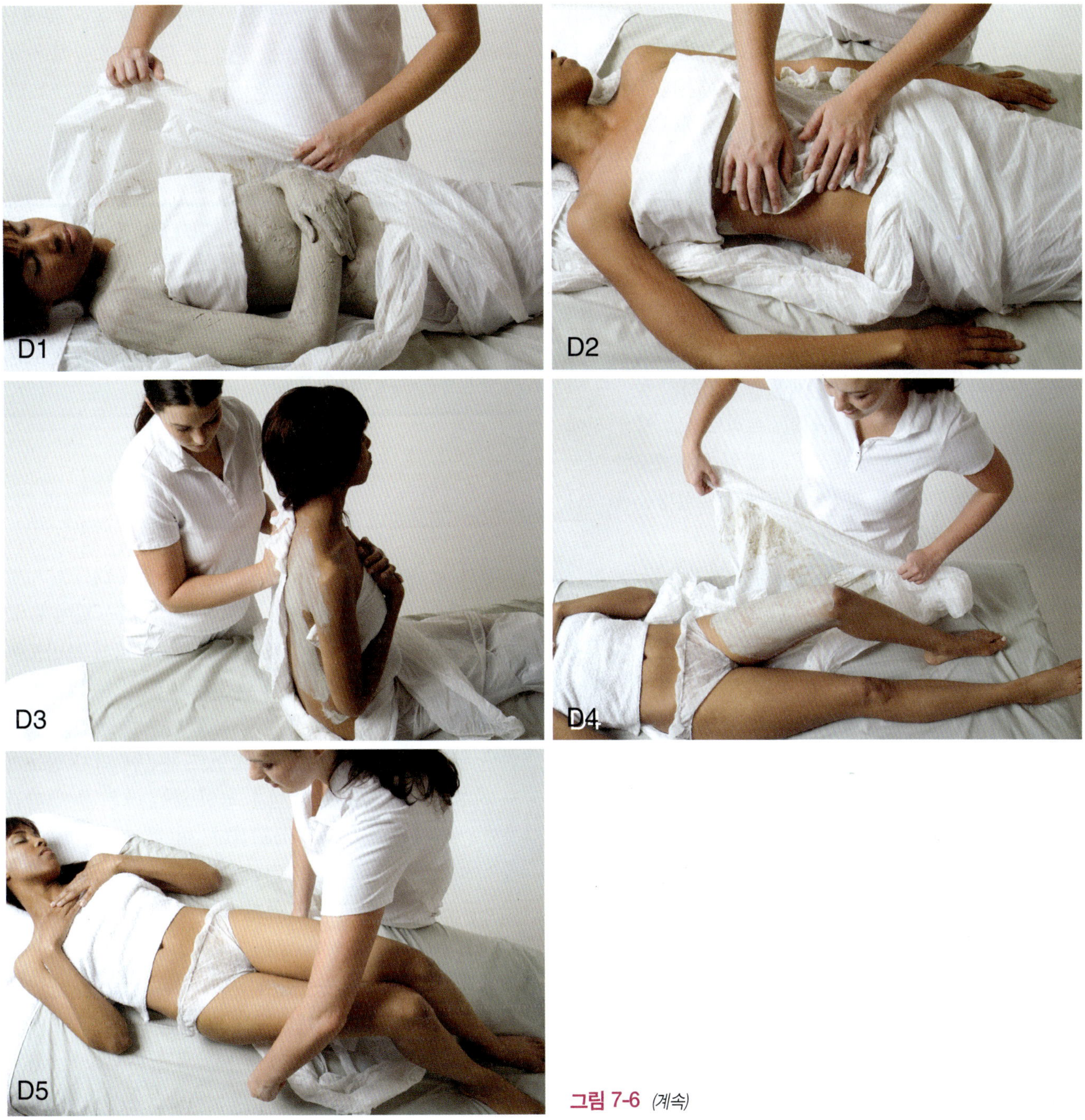

그림 7-6 *(계속)*

장 완화를 위한 얼굴 마사지를 해준다. 구부러지는 빨대를 이용해 고객에게 물이나 차가운 허브 차를 제공해도 좋고, 분무기로 아로마 미스트나 물을 뿌려줘도 좋다. 얼굴 마사지가 끝나면, 발 마사지도 해준다. 핫시트랩 시에는 고객이 땀을 많이 흘리기 때문에 얼굴이나 발 마사지를 하는 것이 적합하지 않다. 코쿤 시 고객에게 얼굴 마사지, 핫스톤 발 마사지, 반사요법, 두피 트리트먼트, 또는 다른 특별한 서비스를 제공하면 트리트먼트가 더욱 특별한 것이 될 것이다.

단계 5: 랩 벗기기 (Step 5: Unwarp)

랩을 벗기려면, 고객의 몸에서 담요부터 치워야 한다. 이때도 고객의 몸은 여전히 랩으로 싸여 있다. 테라피스트는 장비에 따라 두 가지 중 하나를 선택할 수 있다.

옵션 1: 샤워를 할 수 있다면, 테라피스트는 고객의 몸에 둘러져 있는 랩을 느슨하게 푼 다음, 고객을 샤워실로

안내한다. 고객이 샤워실로 가기 위해 트리트먼트 룸 밖으로 나가야 할 때는, 랩 위에 가운이나 시트를 둘러준다. 고객이 샤워실로 들어가 랩을 벗겨 테라피스트에게 주면, 테라피스트는 이것을 휴지통에 버린다. 고객이 샤워를 하는 동안 테라피스트는 트리트먼트 테이블 위에 있는 시트를 교체한다. 전신 마사지로 트리트먼트를 마쳐도 되고, 간단하게 피니쉬 로션이나 크림, 젤 등을 발라줘도 된다.

옵션 2: 제품은 여기저기 묻기 쉬운데 샤워를 할 수 없다면, 고객의 몸을 싸고 있는 랩을 완전히 벗겨내고 핫타월로 닦아준다. 지저분하지 않은 제품들(알로에 베라나 시어버터)의 경우에는 랩이나 제품을 제거하지 않아도 된다. 플라스틱 시트를 제거하려면, 트리트먼트 시작 전에 테이블 세팅을 하면서 플라스틱 시트 아래에 깨끗한 시트를 깔아 둬야 한다. 이 과정은 3장에서도 설명을 했으나 편의를 위해 한 번 더 설명하도록 하겠다.

제품을 고객의 팔, 윗가슴, 복부에서 제거한 다음, 고객에게 가슴 드레이프를 잡고 일어나 앉아달라고 부탁한다. 등과 뒷팔에 묻은 제품도 제거한다. 더러운 랩을 제품이 묻어 있는 쪽이 안으로 가게 한 다음, 랩이 둔부에 밀착될 때까지 말아준다, 발을 핫타월로 닦아준 다음, 고객에게 무릎을 굽혀 달라고 요청한다. 고객의 발 아래에 있는 랩을 더러운 쪽이 안으로 가게 해서 돌돌 만다. 깨끗해진 고객의 발을 랩 아래에 미리 준비해 둔 마사지 시트 위에 올려놓는다(무릎은 여전히 굽힌 상태이다). 제품을 양 다리에서 핫타월로 닦아낸 다음, 랩을 둔부 아래까지 최대한 위로 말아 올린다. 깨끗해진 다리를 마사지 시트 위에 펴 놓게 한 다음, 시트나 수건으로 다리를 덮어 따뜻하게 해준다. 그런 다음 고객은 다시 마사지 시트 위에 누워 랩을 완전히 빼낼 수 있게 엉덩이를 살짝 들어준다. 나머지 트리트먼트를 위해 마사지 시트로 고개의 몸을 드레이프 한다.

트리트먼트 마침 (Session end)

전에 얘기했던 것처럼 이 트리트먼트를 마치는 방법도 다양하다. 어떤 트리트먼트 제품은 완전히 흡수가 되므로, 피니쉬 제품을 첫 번째 제품 위에 발라주기만 하면 된다. 테라피스트가 코쿤 마지막에 전신 마사지를 해줘도 좋다. 반대로 랩핑을 하기 전에 전신 마사지를 해도 된다. 어떤 트리트먼트 제품들(예로, 에몰리언트 제품들)의 경우에는 피니쉬 제품을 안 발라줘도 된다. 다른 제품들은 발라줘야 한다. 오러 미스트를 고객의 몸 위 높은 곳에서 뿌려 트리트먼트가 끝났음을 알리고, 트리트먼트 룸을 신선한 향기로 채우는 것도 좋은 방법이다.

위생관리

트리트먼트가 끝나면, 제품 용기와 장비를 반드시 알코올로 소독해야 한다. 그래야 교차 감염을 막을 수 있다. 예를 들어, 테라피스트가 고객의 발을 마사지한 다음, 손을 소독하지 않고 피니쉬 로션 병을 잡았다면, 병이 오염될 수 있다. 이 병을 소독하지 않고 다음 고객에게 사용한다면, 두 번째 고객은 전염성 병원균에 노출될 가능성이 있다.

텐션 랩 Tension Wraps

텐션 랩은 트리트먼트 제품(셀룰라이트 크림)을 사지(예를 들어, 허벅지)에 있는 과도한 분비물을 "밀어내기" 위해, 또는 조직을 압축해 랩을 한 부위를 얇게 보이도록 하고 싶을 때 사용한다. 텐션 랩은 또한 특정 부위의 열기를 증가시켜 그 부위의 발한과 독소 배출을 촉진시킨다. 텐션 랩은 테리 천조각을 트리트먼트 제품에 담가 만들기도 하고(허브 우려낸 물, 해초 녹인 물), 작은 롤에 감긴 두꺼운 셀로판으로 만들기도 한다. 이 랩 조각이나 롤을 팔과 다리, 몸통에 감아주는데, 트리트먼트 제품을 발라 감아줘도 되고, 이 부위에 이미 발라져 있는 제품 위에 감아줘도 된다.

텐션 랩에 대해서는 논란이 많다. 테라피스트들 중에는 텐션 랩이 포함된 트리트먼트가 고객에게 사이즈와 체중을 줄여준다는 오해를 심어준다고 믿는 사람들이 있다. 사실, 텐션 랩으로 인해 나타나는 결과는 일시적이다. 반면 어떤 테라피스트들은 텐션 랩이 고객들에게 인기가 있다는 이유를 들어 효과가 있다고 확신한다. 텐션 랩은 많은 스파에서 제공되고 있다. 따라서 스파 테라피스트들은 이런 종류의 바디랩에 이용되는 기술을 숙지하고 있어야 한다. 그래야 트리트먼트에 따라 자신들만의 결정을 내릴 수 있기 때문이다.

텐션 랩은 위험하며, 팔이나 다리를 너무 꽉 조이게 되면 혈관이 손상될 수도 있다는 것을 명심해야 한다. 두꺼운 셀로판은 단단하게 당기기가 쉽고 피부를 평평하게 하기 용이하기 때문에 과도하게 단단한 랩핑을 하기가 쉽다. 너무 타이트하게 랩을 하게 되면, 트리트먼트 후에 고객에게 정맥류가 나타날 수도 있다. 그러므로 항상 주의가 요구된다. 혈액순환이 잘 되지 않는 사람이나 당뇨 환자, 순환 장애 환자, 고혈압 환자, 하지 정맥류 환자에게는 텐션 랩을 하지 않는 게 좋다.

테라피스트는 시술 부위의 사이즈를 시술 전과 후에 측정하도록 한다. 일반적으로 텐션 랩은 종아리 중간과 허벅지 중간, 엉덩이, 허리 등에 많이 시술을 하며 때로는 윗팔에도 시술을 한다. 텐션 랩이 포함이 된 트리트먼트는 주로 다음과 같이 진행된다:

1. 시술 부위의 사이즈를 잰다.
2. 전신 각질제거
3. 특수 셀룰라이트 크림이나 퍼밍 제품을 시술 부위에 바른다.
4. 텐션 랩
5. 고객의 몸을 따뜻한 담요로 감싼다.
6. 담요와 텐션 랩을 제거한다.
7. 피니쉬 제품을 시술 부위에 바른다.
8. 시술 부위의 사이즈를 다시 잰다.

기술 (TECHNIQUES)

테리천 텐션랩을 할 때는 핫시트 트리트먼트 때처럼 크록팟이나 오븐 안에 있는 트리트먼트 제품 녹인 물에 테리천 말아 놓은 것을 담가야 한다. 테리천을 꺼내 꽉 짠 다음, 아이스박스에 넣어 둔다. 그런 다음 테리천을 꺼내 시술할 부위에 감는다. 셀룰라이트 크림과 같은 트리트먼트 제품을 젖은 텐션 랩 아래에 미리 발라 놓기도 한다.

셀로판랩을 할 때는, 트리트먼트 제품을 고객에게 직접 바른 다음, 그 위에 랩핑을 하면 된다. 기끔은 한 가지 이상의 제품은 바를 때도 있는데, 파라팡고 셀룰라이트 트리트먼트가 좋은 예이다. 이 트리트먼트에서는 특수 크림을 시술할 부위에 마사지 해 바른 다음, 특수 크림이 활성화 될 수 있게 뜨거운 파라팡고로 그 부위를 덮어준다. 그런 다음 텐션 랩을 파라팡고 위에 감아주면 된다.

셀로판 랩핑이나 테리천 랩핑 모두 그 기법은 동일하다. 자체에 접착성이 있기 때문에 셀로판이 사용하기가 조금 더 쉽다. 따라서 테라피스트들은 떨어뜨릴 걱정 없이 사용해도 된다. 테리천은 쉽게 헐거워지고 미끄러진다. 독자들은 여기서 설명된 기술들 중에 고객들이 서 있는 자세에서 시술하는 기술이 있다는 것을 알아차렸을 것이다. 그러나 이건 좋은 방법이 아니다. 서 있게 되면 트리트먼트 동안 완전히 긴장 완화가 되지 않기 때문이다. 그러나 많은 경우, 고객들은 긴장 완화보다는 눈에 띄는 결과를 더 보고 싶어 한다. 그렇기 때문에 고객들은 서 있는 자세로 트리트먼트를 받아도 개의치 않을 것이다. 텐션 랩 기술은 그림 7-7에 나와 있다.

다리에 텐션 랩 하기: 고객이 테이블 위에 누워있을 때
(Tension wrapping the legs: client on the table)

누워 있는 고객의 발에, 셀로판 롤에서 셀로판을 조금만 벗겨내 감은 다음, 다리를 어깨 위로 곧장 들어 올려 어깨에다 걸쳐 놓는다. 한 손으로는 발에 붙인 셀로판을 잡고, 다른 한 손으로는 셀로판 롤을 잡아 발목에서부터 시작해 전체 다리에 감아준다. 심장 먼 곳에서부터 가까운 쪽으로 가면서 랩을 매번 비틀어, 고객의 피부가 평평해지도록 감아준다. 이 랩의 목표는 다리처럼 심장 먼 곳에 있는 조직액을 심장 쪽으로 보내는 것이다.

무릎까지 랩을 한 다음에는, 다리를 어깨에서 살짝 들어올린 다음, 상체를 고객 쪽으로 숙이면서 랩핑을 계속한다. 고객의 엉덩이 부위에 도착하면, 랩을 잘라 고객의 몸 아래에다 넣어 고정시킨 다음, 반대쪽 다리를 랩핑한다.

다리에 텐션 랩 하기: 고객이 서 있을 때
(Tension wrapping the legs: client standing)

텐션 랩을 잘 하려면 이 방법이 제일 좋다. 고객은 두 다리를 벌리고 선다. 테라피스트는 고객의 발꿈치 아래에 랩 끝자락을 고정시킨 다음, 발목을 지나 윗다리까지 랩핑을 한다. 이때도 역시 고객의 다리선을 따라 랩을 비틀어 가며 평평하게 랩핑을 한다. 양 다리의 랩핑이 끝나면, 허리와 엉덩이도 랩을 한다.

엉덩이와 배의 텐션 랩
(Tension wrapping the hips amd belly)

고객이 테이블 위에 누워있을 때는 엉덩이와 배에 랩핑을 제대로 하기가 매우 어렵다. 고객이 앉아있어도 랩핑을 제대로 하기가 힘든데, 그 이유는 고객의 배가 늘어뜨려져 있는 상태에서 랩핑을 하기 때문에 고객이 눕게 되면 랩이 느슨해지기 때문이다. 그렇기 때문에 고객이 서

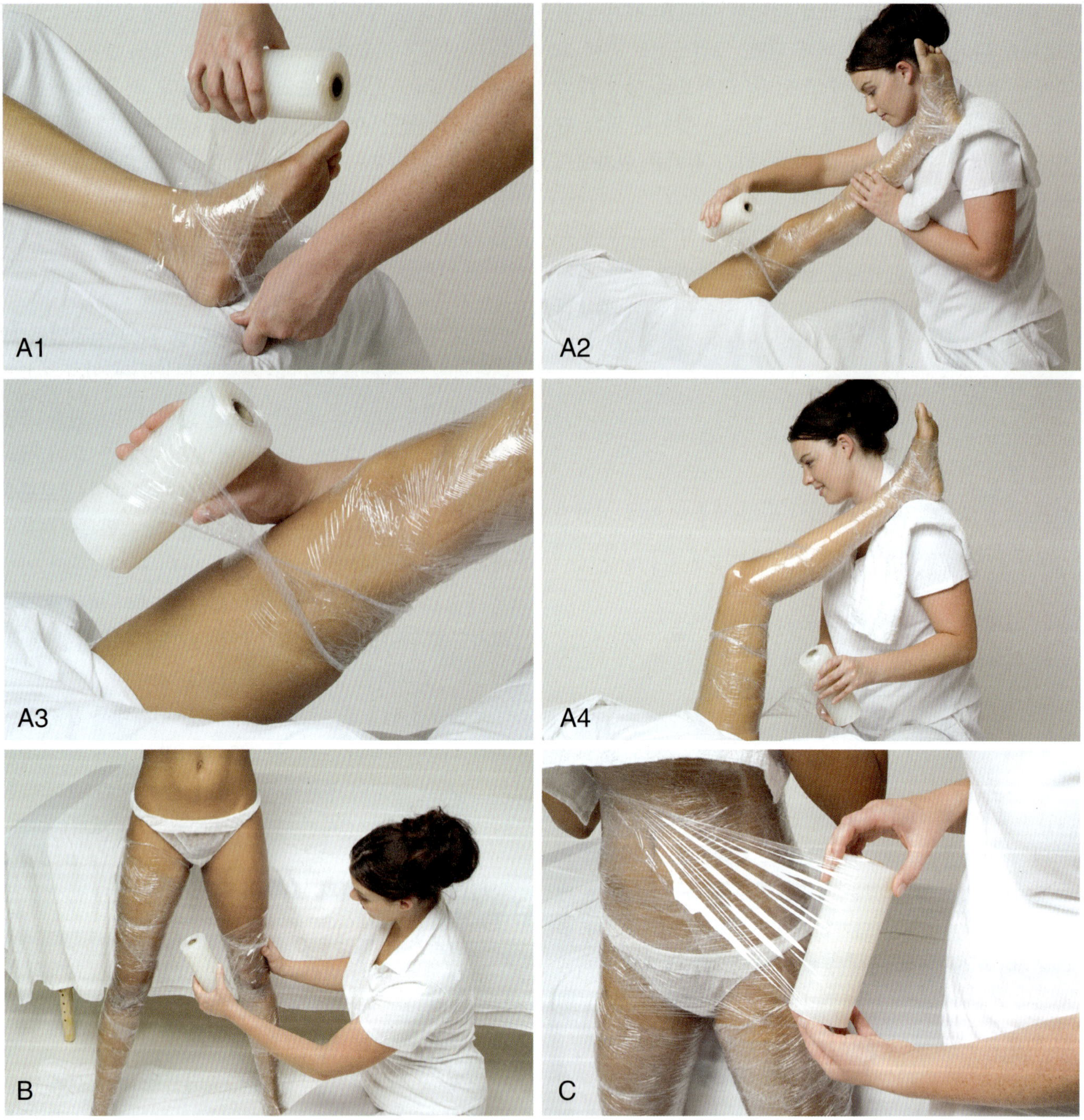

그림 7-7 텐션랩 기술. **(A1-A4)** 테이블 위에서 다리에 텐션랩을 한다. 발부터 시작해 다리 위쪽으로 랩을 한다. 다리 위쪽으로 움직이면서 랩을 한다. 고객의 다리에 랩이 평평하게 감길 수 있도록 랩을 비튼다. **(B)** 다리 텐션랩: 서 있는 자세. **(C)** 엉덩이와 복부 텐션랩. **(D)** 팔 텐션랩. **(E1-E3)** 텐션랩 제거.

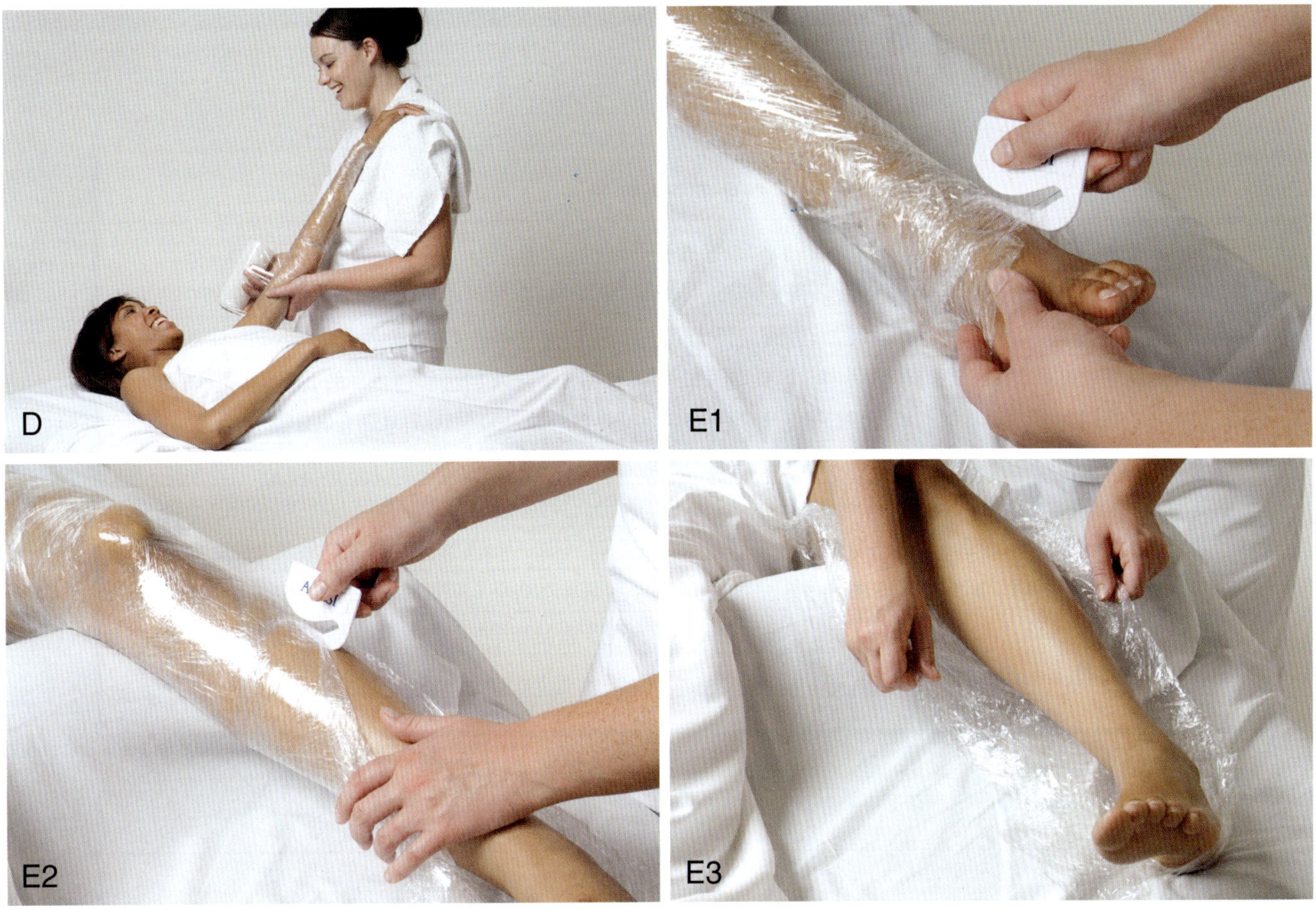

그림 7-7 *(계속)*

있는 상태에서 랩핑을 하는 것이 가장 좋다. 테라피스트는 다리 랩핑을 끝낸 즉시 엉덩이를 랩핑해야 한다. 그런 다음 아랫배와 허리 윗부분까지 랩핑을 해준다. 이 때는 고객의 상체를 랩으로 단단히 감아주기만 하면 된다. 고객이 테이블 바로 옆에 서 있다면, 랩핑을 하는 동안 테이블에 기대고 있다가 랩핑이 끝난 뒤 바로 테이블에 눕게 해도 된다.

팔의 텐션 랩 (Tension wrapping the arms)

하체를 먼저 랩핑한 다음, 상체를 랩핑하는 것이 일반적이다. 팔 아래쪽에는 트리트먼트 제품을 바르지 않더라도, 팔은 팔목부터 시작해 삼각근까지 랩핑을 해준다.

랩 풀기 (Unwrap)

테리천 랩은 고객의 몸에서 그냥 풀기만 하면 된다. 셀루판 랩은 특수하게 디자인 된 안전 커터를 사용해서 앞쪽을 직선으로 잘라주면 된다.

위생관리

고객의 몸에서 벗겨낸 테리천 랩은 뚜껑은 있지만 통기가 되는 컨테이너 안에 보관해 두었다가, 트리트먼트가 끝나면 뜨거운 물에 세탁한 다음, 온풍으로 말린다. 그런 다음 다시 접어서 밀폐된 캐비닛 안에 넣어둔다.

샘플 트리트먼트

허브 다이어트 랩

홍보 문구

다이어트를 시작할 생각이거나 다이어트를 촉진시키고 싶다면, 이 독소배출 랩이 정답입니다. 이 세션은 혈액순환과 림프액 흐름을 촉진시키는 로먼 드라이 브러쉬로 시작됩니다. 그런 다음 마음을 진정시키는 족욕과 허브 차로 몸을 따뜻하게 만들어 드리죠. 로즈마리와 주니퍼, 진저, 클로브, 세이지 우려낸 물에 담근 린넨 시트로 몸을 감싸면 독소배출이 촉진됩니다. 마지막에 해초 퍼밍 로션을 발라 세션을 마무리합니다. 보기도 좋고, 기분도 좋아요!

트리트먼트 개요

로먼 드라이 브러쉬는 마케팅을 위해 드라이 브러쉬에 "로먼"이라는 단어를 붙인 것일 뿐이다. 같은 이유라면 스파는 일반 드라이 브러쉬에 "켈트 드라이 브러쉬"라는 이름을 붙여도 된다. 허브 우려낸 물을 트리트먼트 제품으로 이용해 핫시트랩을 하면 된다. 피니싱 제품으로 사용할 수 있는 해초 젤은 종류가 아주 다양하다. 허브랩으로 인한 사이즈 감소나 체중 감소는 표면 조직 수분의 감소로 인해 나타나는 일시적인 현상이라는 것을 숙지할 필요가 있다. 허브랩은 대사 촉진을 돕는다.

커피 코쿤

홍보 문구

커피를 마시지 말고 커피로 몸을 감싸 보세요! 커피는 혈액순환을 증가시키고, 수분 지체를 감소시키며, 피부를 건강하고 탄력 있게 만들며, 피부의 컨디션을 조절해 줍니다. 프렌치 로스트 커피 스팀에 적신 린넨 시트가 여러분의 몸을 날씬하고 부드럽게 만들어 줄 겁니다. 녹차와 카페인 성분이 들어있는 수분 로션을 마지막으로 발라 여러분의 피부가 햇빛 때문에 손상되는 것을 막아드립니다.

트리트먼트 개요

각질제거로 트리트먼트를 시작한 다음, 커피를 트리트먼트 제품으로 이용한 핫시트랩을 하면 된다.

사막의 달콤함, 벌꿀 글레이즈

홍보 문구

긴장을 풀어주는 바디 폴리쉬가 끝나면 순수한 애리조나 벌꿀과 영양이 풍부한 버터밀크에 당신의 피부를 맡겨 보세요! 사막에서 온 달콤한 벌꿀이 피부에 스며드는 동안 퍼밍 페이스 마사지와 발 마사지도 해드립니다. 로즈마리 스팀 타월과 국화수 미스트가 여러분의 몸을 촉촉하고 빛나게 만들어 드릴 겁니다.

트리트먼트 개요

벌꿀과 버터밀크를 트리트먼트 제품으로 이용해 코쿤을 한다. 꿀 반 컵을 뜨거운 물 반 컵에 넣어 녹여 바디 글레이즈를 만든다. 거기에 버터밀크 반 컵을 넣은 다음 커다란 붓으로 몸에 바른다. 국화수는 아로마테라피 용품점에서 살 수 있다. 아니면 물 1oz에 저먼 카모마일 에센셜 오일 2방울을 섞어 만들어도 된다.

운동선수의 근육을 위해
홍보 문구
근육통과 경직 때문에 운동량이 감소했다면, 이 트리트먼트를 한 번 받아보세요. 스위트 비취와 월계수(근육통을 감소시키는 걸로 유명한 에센셜 오일들)를 이용한 심부 조직 마사지에 최신 스파 기술인 냉동 요법 스포츠 마스크를 더했습니다. 이 얼얼한 마스크가 인체의 독소 배출을 돕고, 근육의 원기를 회복시켜 활동에 자유를 드릴 겁니다.
트리트먼트 개요
이 트리트먼트는 일반적인 트리트먼트 순서를 따르지 않는다.
1. 등 마사지
2. 냉동 요법 제품 등에 바르기
3. 다리 마사지
4. 냉동 요법 제품 다리에 바르기
5. 고객이 엎드려 있는 동안 팔 마사지
6. 등과 다리에 발라진 제품 제거
7. 고객 돌아 눕히기
8. 앞몸을 트리트먼트 한 뒤 목 마사지로 마무리
스위트 마조람 오일 4방울, 월계수 오일 6방울, 스위트 비취 오일 5방울을 캐리어 오일 1 fl oz에 섞어 심부 조직 마사지 오일을 만든다(대마씨 오일과 해바라기 오일 섞은 것을 캐리어 오일로 사용해도 효과가 좋다).

요약 Summary

바디랩은 인체를 시트나 플라스틱 랩으로 싼 다음, 단열 담요를 이용해 열기를 잡아두는 것을 말한다. 이렇게 하면 땀을 통해 독소가 배출이 돼 피부에 발라 놓은 제품들의 흡수율이 높아진다. 오늘날, 다양한 종류의 바디랩이 미용 목적이나 류마티즘, 면역성 저하, 피로, 근육통 치료에 사용되고 있으며 때로는 단순한 긴장 완화에 이용되기도 한다.

바디랩을 하는 방법은 여러 가지가 있다. 그러나 핫시트랩과 코쿤이 가장 효과가 크다. 핫시트랩에서는 트리트먼트 재료들(허브, 커피, 우유, 꿀, 해초)을 뜨거운 물에 녹여 사용한다. 시트 두 장을 재료를 녹인 뜨거운 물에 적신 다음 고객의 몸에 둘러준다. 두 번째 방법은 코쿤이라 불리는 것으로, 이때는 재료들을 뜨거운 물에 녹이지 않고 고객의 몸에 직접 바른다. 트리트먼트의 목표와 주의사항은 어떤 제품을 사용하느냐에 따라 달라진다. 핫시트랩은 조금 더 과격한 경향이 있다. 그러므로, 특정한 개인에게는 시술이 금지되기도 한다.

어떤 트리트먼트에서는 텐션 랩을 사용한다. 텐션 랩은 테리천이나 두꺼운 셀로판을 이용한다. 이것들을 원하는 시술 부위에 감아 조직을 압축시켜 날씬해 보이도록 만든다. 혈관이 상할 수 있기 때문에 시술 부위를 너무 단단히 감지 않도록 주의해야 한다.

참고문헌 References

1. Conney AH, et al: Inhibitory effects of tea and caffeine on UV-induced carcinogenesis: relationship to enhanced apoptosis and decreased tissue fat. *Eur J Cancer Prev* 2002;11(suppl):28-36.
2. Syed TA, et al: Management of psoriasis with aloe vera extract in a hydrophilic cream: A placebo-controlled, double-blind study. *Trop Med Int Health* 1996;1:505-509.
3. Draclos ZD: Topical vitamins for the skin. Available at http://www.olay.com/dematology/arch_topical_vitamins.htm.
4. Raschke T, et al: Topical activity of ascorbic acid: From in vitro opti-

mization to in vivo efficiency. *Skin Pharmacol Physiology* 2004;17:200-206.
5. The Double Eagle Resort and Spa. Available at http://www.doubleeaglerosort.com
6. The Sonnenalp Resort of Vail. Available at http://www.sonnenalp.com/activities/spa/tretments.html
7. St Andrews Bay Chateau Elan Spa. Available at http://www.standrewsbay.com/Spa/treatments.htm
8. The Grand Geneva Resort and Spa. Available at http://www.grandgeneva.com/recreation/spa/spa_treatments.asp
9. The Lake House Spa at Lake Austin Resort. Available at http://www.lakeaustin.com/lakehousespa.php
10. The Lake Tahoe Resort, Spa and Casino. Available at http://www.laketahoe.hyatt.com/property/sportsrelax/spa/body_treatment.jhtml

복습문제(Review Questions)

객관식

1. 콜드 시트랩은 어떤 종류의 랩이라 할 수 있나?
   a. 독소배출과 면역력 강화 랩
   b. 냉동 랩
   c. 프랑스식 하이드로테라피 랩
   d. 스킨케어 랩

2. 핫랩은 체온을 상승시키고 인공적으로 열이 나게 만든다. 효능은 무엇인가?
   a. 인체의 수분을 감소시키고 뇌에 해를 입힌다.
   b. 땀을 통해 독소가 배출되는 것을 진척킨다.
   c. 면역력을 일시적으로 약하게 만든다.
   d. 항체 생산과 T 세포 증식을 억제한다.

3. 콜드 시트랩을 하면?
   a. 인체가 혈관 발열을 경험한다.
   b. 몸이 떨리면서 근육이 강해진다.
   c. 피부가 시원해지면서 결이 부드러워진다.
   d. 근육이 수축돼 조직에 있는 필요 없는 수분이 줄어든다.

4. 이런 종류의 랩에서는 고객이 땀을 흘릴 필요가 없다. 무엇인가?
   a. 커피 슬리밍 랩
   b. 에몰리언트 코쿤
   c. 허벌 핫시트랩
   d. 해초 독소배출 랩

빈 칸을 채우시오

5. 많은 고대 치료 전통은 ______을 체내에 독소가 쌓이는 것을 감소시키는 약으로 사용했다.
   a. 알로에 베라
   b. 시어 버터
   c. 마사지 오일
   d. 허브

맞는 것끼리 서로 이으시오

다음의 고객들에게 가장 잘 맞는 트리트먼트를 고르시오.

A. 허브 독소배출 랩

B. 동 랩

C. 라벤더와 로즈 잎 랩

D. 알로에 베라 랩

E. 시어 버터 랩

6. ______ 건강은 좋으나 혈액순환에 약간 문제가 있는 노인
7. ______ 다이어트를 시작하려고 하는 건강한 고객
8. ______ 만성 건성 피부 고객
9. ______ 근육이 긴장되어 있는 운동선수
10. ______ 일광화상을 입은 고객

스파 발 트리트먼트
Spa Foot Treatments

8장

장 개요

일반적인 트리트먼트 주의사항
- 발 트리트먼트가 금지되는 사람들
- 반사요법 자격증
- 반사요법 시 나타날 수 있는 반응들
- 반사요법 시 테라피스트와 고객의 편안함 확보

스파 발 트리트먼트의 구성 요소
- 신속한 발 상태 평가
- 발을 불리고 씻기
- 각질제거
- 발 마사지
- 반사요법
- 트리트먼트 제품들
- 피니쉬 제품들

스파 발 트리트먼트 과정
- 트리트먼트 시작
- 단계 1: 발 불리고 씻기
- 단계 2: 각질제거
- 단계 3: 고객을 트리트먼트 테이블로 이동시키기
- 단계 4: 발 마사지
- 단계 5: 반사요법
- 단계 6: 트리트먼트 제품 바르기
- 단계 7: 경과
- 단계 8: 트리트먼트 제품 제거
- 트리트먼트 마침

요약

주요 용어

아치(arch): 세 개의 강한 아치를 형성하고 있는 발의 뼈들(내측종아치, 외측종아치, 횡아치)로 이는 보통 발에 있는 장심을 불리는 말로 쓰인다. 장심은 유연성과 이동성을 갖고 있으며 발이 인체를 지탱할 수 있는 힘을 제공한다.

피부 경결(callus): 지속적인 마찰이나 압력으로 인해 두꺼워진 피부의 작은 부위. 이 표피는 순하고 반복적인 염증에 대한 반응으로 더욱 활성화된다. 피부의 표면에 있는 두꺼워진 조직에 집중된 증식을 불러일으킨다.

큐티클(cuticle): 손톱 경계를 덮고 있는 피부층. 페디큐어(혹은 손의 매니큐어) 시, 큐티클을 뒤로 밀어야 발톱의 표면이 더 깨끗하고 매끄럽게 보인다.

발등굽힘(dorsiflexion): 정강이 쪽으로 발의 윗부분(뒤면)을 구부리는 것.

네일 테크니션(nail technician): 네일 케어를 제공하거나 젤 네일, 아크릴 네일을 붙이고, 보수하고, 꾸며주는 자격증을 가졌거나 그런 면허를 취득한 시술자.

페디큐어(pedicure): 발을 불려 피부 경결을 제거하고, 발톱을 정리하고 파일로 다듬고, 큐티클을 뒤로 밀어 정리한 다음, 발톱 표면을 갈거나 윤을 내는 트리트먼트. 네일케어는 자격증이 있는 네일 테크니션이나 미용사만이(특정한 주의 법률에 따름) 제공할 수 있다.

발바닥쪽굽힘(plantar flexion): 발의 바닥을 아래로 굽힘

반사요법(reflexology): 손과 귀, 발에 있는 특정한 지점이 기관과 선을 포함한 인체의 특정 부분과 상응한다는 믿음에 기초를 둔 전인적 테라피.

고객들이 발에만 집중이 된 트리트먼트를 좋아하기 때문에 스파 서비스 중에 이와 관련된 트리트먼트들이 정기적으로 제공이 되고 있다. **페디큐어** 트리트먼트는 발 피부와 발톱을 아름답게 만들기 위한 것으로 각각의 주의 법률에 따라 미용사나 에스테티션, 그리고 **네일 테크니션**에 의해 제공된다. 마사지 테라피스트들은 발의 통증을 감소시키고 지친 발에 활력을 불어 넣으며, 긴장 완화를 돕고 인체의 균형 유지를 위해 발 트리트먼트를 제공한다. 대부분의 주에서는 마사지 테라피스트들이 발의 외양을 만드는 네일 케어나 이와 비슷한 서비스를 제공하지 못하게 하고 있다. 그러나 이들은 다양한 트리트먼트 요소들과 네일 케어를 혼합해 즐거운 서비스를 만들었고 이는 곧 고객들에게 큰 인기를 끌었다.

발 트리트먼트의 기본적인 단계들은 제공되는 서비스의 목표와 컨셉트에 맞게 변형시킬 수 있다. 대부분의 발 트리트먼트는 일반적인 발 상태 평가와 발을 불려 씻는 것, 각질 제거, 트리트먼트 제품 바르기(머드, 파라핀), 그리고 기본 마사지로 구성되어 있다. 이런 기본적인 단계들을 마사지나 **반사요법**(reflexology) 기술, 아로마테라피 향기 등을 이용해 발전시킬 수도 있고, 손이나 얼굴 등 다른 신체 부위와 관련된 서비스를 제공해 트리트먼트를 더욱 멋지게 만들 수도 있다. 이 장의 목표는 각각의 발 트리트먼트 구성 요소에 대한 설명과 각 단계를 위한 선택 사항을 제시하는 것이다. 또한 특별한 마사지와 반사요법 기술에 대해서도 설명해서 테라피스트들이 독특한 발 트리트먼트를 만드는 것을 도울 생각이다.

이 장에서 설명할 트리트먼트를 시술하기 전에, 3장(스파 트리트먼트를 위한 기본 기술들), 5장(스파를 위한 아로마테라피 소개), 6장(각질제거 트리트먼트), 13장(트리트먼트 디자인과 특별 스파 트리트먼트)을 읽으면 개별적인 서비스 제공을 위한 아이디어를 얻을 수 있을 것이다.

일반적인 트리트먼트 주의사항
General Treatment Considerations

마사지 테라피스트들은 스파 발 트리트먼트를 고객에게 제공하기 전에 특별한 금지사항은 없는지와 발 트리트먼트에 대한 고객의 반응, 그리고 반사요법 자격증에 대한 법률 등을 살피는 것이 중요하다. 반사요법을 시술할 때 테라피스트의 몸이 받는 스트레스를 최소화하기 위한 자세 잡기 기술에 대해 숙지해두는 것도 좋다.

발 트리트먼트가 금지되는 사람들 (CONTRAINDICATIONS)

함몰부종 환자거나 뼈가 부러졌거나, 골절상을 입었을 경우, 당뇨병 환자이거나 신경장애 환자, 심부 정맥 혈전증 환자, 전염병 환자이거나 안으로 자라는 발톱을 가졌거나 발에 티눈, 통풍, 사마귀가 있는 경우, 그리고 아래쪽 다리 부위와 발에 무좀이 있는 고객들에게는 발 트리트먼트를 하면 안된다. 나이가 많은 고객들에게 이 서비스를 제공할 때도 특히 주의해야 하는데, 여러 가지 약을 복용 중이거나 대체 순환계를 갖고 있는 고객도 발 트리트먼트를 받아서는 안된다. 이런 고객들에게 반사요법을 사용할 때는 약한 압력을 써서 과도하게 자극을 주는 것을 피해야 하며, 메스꺼움이나 설사, 두통와 같은 배설 증후군이 나타나지 않게 해야 한다.

반사요법 자격증 (REFLEXOLOGY CERTIFICATION)

이 장에서 설명하는 발 트리트먼트 안에는 반사요법이 포함되어 있다. 공인 반사요법사가 되려면 특수한 훈련을 받아야 한다. 어떤 주에서는 반사요법사로 일을 하려면 특수 자격증이 요구된다. 또 어떤 주에서는 반사요법사로 일을 하려면 마사지 테라피스트 자격증을 따야만 한다. 반사요법사가 아닌 마사지 테라피스트들이 트리트먼트 중에 반사요법을 사용할 수는 있다. 그러나 자신을 반사요법사라고 소개해서는 안된다. 미국 반사요법 자격증 위원회(ARCB)는 독립적인 시험 기관으로 학생들에게 반사요법 실습을 적어도 110시간 이수할 것과 수료 전에 ARCB 양식을 이용해 정식으로 기록한 트리트먼트를 90시간 실시할 것을 요구하고 있다. 이 자격증을 따고 싶은 학생들은 300문항으로 된 필기시험과 실습 시험을 치러야 한다. ARCB와 다른 반사요법 단체에 관한 자세한 사항은 이 책 뒤에 적어 놓았다.

반사요법 시 나타날 수 있는 반응들 (POSSIBLE REACTIONS TO REFLEXOLOGY)

부정적인 반응들은 거의 나타나지 않지만, 고객들은 반사요법에 대해 다양한 반응이 나타난다. 트리트먼트 동안 고객들의 다리나 발에 쥐가 날 수도 있으며, 발이나 손에서 땀이 날 수도 있다. 또한 경미한 메스꺼움이나 두통이 발생할 수도 있다. 반사요법에 대한 반응으로 트리트먼트 동안 깊은 잠에 빠지는 고객들도 가끔 있다. 신경계의 긴장이 풀리면서 팔과 다리가 비자발적인 반응을 보이는 고객들도 있다. 어떤 경우든, 테라피스트는 고객의 편안함의 수준을 살펴서 트리트먼트에 사용되는 압력의 정도를 조절해야 한다.

반사요법 시 테라피스트와 고객의 편안함 확보 (THERAPIST AND CLIENT COMFORT DURING REFLEXOLOGY)

마사지 테이블의 높이는 테라피스트가 트리트먼트를 하는 동안 몸을 굽히지 않아도 될 정도로 맞춰 놓는다. 고객이 테이블 위로 안전하게 올라가고 내려올 수 있게 발판을 준비하는 것도 좋다. 반사요법을 받는 고객들이 취할 수 있는 자세가 이것만 있는 것은 아니다. 어떤 테라피스트들은 고객의 발이 놓인 발판을 자신들 앞에 놓기도 한다. 또 어떤 테라피스트들은 마사지 테이블에 있는 발 아래에 베개를 받치기도 한다. 이런 경우, 무릎에 무리가 가지 않도록 고객들의 다리에 베개를 놓아줘야 한다.

스파 발 트리트먼트의 구성 요소 Elements of a Spa Foot Treatment

지금부터는 발 트리트먼트의 구성 요소들의 기술과 다양한 제품, 그리고 대체적인 시술 단계와 함께 설명하도록 하겠다. 각각의 구성 요소에 대해 완전히 이해를 한 테라피스트들은 이런 선택사항들을 섞고 짝지어 독특한 서비스를 창조할 수 있을 것이다. 이 장 마지막에 나오는 샘플 트리트먼트는 다양한 구성 요소들과 제품들, 그리고 시술 단계를 어떻게 조합할 수 있는가를 보여주는 예라고 할 수 있다. 표 8-1은 발 트리트먼트의 기본적인 요소들을 요약한 것이며, 글상자 8-1은 전통적인 페디큐어 단계를 설명한 것이다.

신속한 발 상태 평가 (A QUICK FOOT ASSESSMENT)

트리트먼트 시작 전에 발 상태를 평가할 때 테라피스트는 제일 먼저 진균 감염이나 눈에 띄는 부종이 있는지 살펴야 한다. 티눈, 피부 경결, 부분 변색이나 건조증은 발 트리트먼트의 금지 조건은 아니나, 테라피스트는 이를 바탕으로 발이나 몸에 여분의 힘을 줄 것인지를 결정해야 한다. 반사요법 시, 엄지발가락 중앙에 있는 피부 경결은 고객의 만성 목 통증과 경직으로 인한 것일 가능성이 높다. 피부 경결 원인을 제거하고(종종 발에 잘 맞지 않는 신발), 발의 긴장을 완화시키고, 생기를 부여해주는 동시에 이 부위를 트리트먼트 동안 특별히 더 자극해 주면, 목의 뻣뻣함을 감소시킬 수 있다.

발 통증과 기능 장애의 가장 일반적인 원인은 발에 맞지 않는 신발이다. 고객은 종종 자기 발보다 한 치수나 두 치수 작은 신발을 신고 다닌다. 발과 신발 치수가 맞지 않는 이유는 주로 고객들이 새 신발을 앉은 자세에서 신고(이렇게 되면 체중이 실리지 않는다), 끈을 꽉 묶은 다음 일어나서 걸어보기 때문이다. 신발이 발을 눌린 상태로 잡고 있게 되면, 뼈가 강한 아치(arch)를 만들어내지 못

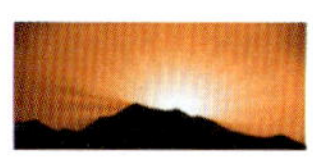

글상자 8-1
이해를 넓히기 위한 팁

전통 페디큐어

페디큐어를 받으면 발톱은 손질이 되며, 피부는 아름다워지고, 발의 외양도 근사해진다. 이 트리트먼트는 네일케어를 제공할 수 있는 자격증이나 면허증을 가진 전문가만이 제공할 수 있다(미용사, 네일 테크니션, 에스테티션 등 자신이 일하고 있는 주의 법에 따라). 전통 페디큐어 시, 테라피스트는 우선 전에 발랐던 폴리쉬를 아세톤(네일 폴리쉬 리무버)로 지운 다음, 발을 불리고, 닦고, 발의 각질을 제거한다. 특별하게 조제된 진한 크림을 ***경결*** *부위에 마사지해 바르면 경결 감소에 도움을 준다. 때로는 경결 파일이나 속돌로 경결 부위를 문질러 죽은 피부를 제거하기도 한다. 네일 테크니션은 경결 면도기를 이용해 죽은 피부층을 제거할 수 있다. 이것은 아주 위험한 장비이기 때문에 숙련된 전문가만이 사용해야 한다.* ***큐티클****에는 큐티클 크림을 발라 부드럽게 만든 다음, 발톱 아래쪽으로 민다. 발톱을 다듬은 다음, 에머리 보드로 모양을 잡는다. 발 피부를 부드럽게 맑게 하기 위해 풋 마스크를 한 다음, 가볍게 마사지를 해줘도 좋다. 마지막으로 발톱에 베이스 코트를 바르고 네일 폴리쉬를 2번 바른 다음, 벗겨지는 것을 막기 위해 탑코트까지 발라준다.*

표 8-1 스파 발 트리트먼트 요소

트리트먼트 요소	설명
발 평가	금기와 특별히 스트레스를 받은 부위를 알아내기 위해 발을 평가해야 한다. 고객의 신발도 함께 평가를 해야 테라피스트가 고객에게 신발이 어떻게 족통이나 엉덩이, 무릎, 허리 통증에 영향을 미치는지를 설명할 수 있다.
족욕과 클렌징	발을 부드럽게 하고 깨끗하게 만들어 주는 제품과 근육의 긴장을 풀어주는 제품을 푼 물에 발을 담그게 한다. 발을 물에 담그게 하지 않고 고객이 트리트먼트 테이블 위에서 휴식을 취하는 동안 씻겨줘도 된다.
각질제거	알갱이가 든 제품(에스테티션은 효소나 녹이는 성분이 든 각질제거제를 사용해도 된다)으로 발을 문질러 죽은 피부 세포를 제거하고, 피부 표면을 매끄럽게 만들고, 림프액 흐름을 자극하고, 발의 혈액순환을 증가시킨다.
피부 경결 관리	특별하게 조제된 진한 크림을 경결 부위에 마사지해 발라 경결 감소를 돕거나, 경결 파일이나 속돌로 경결 부위를 문질러 죽은 피부를 제거한다(어떤 주에서는 마사지 테라피스트들이 이 단계를 하는 것이 금지되어 있다).
마사지	아래쪽 다리와 발을 마사지하면 근육의 긴장이 풀리고, 림프액과 혈액 흐름이 자극되며, 통증이 감소하고, 발이 활력을 되찾는다. 다양한 기술을 이용할 수 있는데, 핫스톤 마사지, 통증유발점 치료 등과 AIS, PIR과 같은 연장 강화 기술도 사용할 수 있다.
반사요법	반사요법은 족통을 감소시키고, 발의 유연성을 증가시켜주며, 인체의 긴장을 풀어주고, 발의 원기를 회복시켜주며, 인체의 균형을 되찾아 준다.
하이드로테라피	특정 온도의 족욕, 월풀 족욕, 관주요법 등을 특정한 질병의 치료와 염증 감소, 혈액과 림프액 흐름 증가, 발의 활력 증가를 위해 이용할 수 있다. 4장 참조.
트리트먼트 제품	머드, 해초, 코코넛 버터, 에센셜 오일과 같은 트리트먼트 제품을 발에 바르거나, 가끔은 특별한 결과를 얻기 위해 아래쪽 다리에 바르기도 한다(족통 감소, 염증 감소, 혈액순환 자극, 활기 부여).
발 코쿤	발과 다리 아래쪽을 허브 우려낸 물에 담근 천이나 따뜻한 수건, 써멀 부티로 감싸면 조직의 온도도 올라가고, 이 부위에 미리 발라 놓았던 특별한 트리트먼트 제품이 활성화된다.
피니싱 제품	트리트먼트를 마칠 때 발에 묽은 젤이나 로션을 발라주거나, 토너를 분무기로 뿌려주거나, 파우더를 발라준다. 발에 얼얼함과 신선한 느낌을 주는 페퍼민트 로션이 종종 이용된다.

한다. 이런 일들이 반복되면 발의 통증이 생기게 되고 그 결과 무릎과 엉덩이, 허리까지 영향을 받게 된다. 새 신발을 살 때는 발이 자연스럽게 부어 가장 커져 있는 오후에 사는 것이 좋다. 인간의 발은 나이가 들수록 넓어지므로 나이가 드는 것에 맞춰 신발 사이즈도 늘려야 된다.

아래에 설명한 발 사이즈 측정 방법은 고객이 자신의 발에 비해 작은 신발을 신었는지 알아낼 수 있는 효과적인 방법이다(런키스트 방법 사용). 고객은 맨발로 의자에 앉아 어깨 너비만큼 다리를 벌린다. 마분지를 고객의 발 아래에 각각 놓은 다음, 고객에게 일어서라고 말한다. 테라피스트는 고객의 발 주위를 따라 마분지 위에 선을 그린다. 고객의 체중이 발에 실려 있고, 맨발이기 때문에, 발자국 그림은 고객에게 어떤 치수의 신발이 필요한지를 정확히 알려줄 것이다.

테라피스트는 발자국 그림을 잘라 고객의 신발 안에 넣어본다. 발자국 그림이 고객의 신발과 맞지 않는다면, 그 신발은 고객에게 너무 작은 것이다. 고객은 자신의 발자국 그림과 맞지 않는 신발은 버리는 게 좋다. 발자국 그림과 맞는 신발을 신은 고객은 처음에는 신발이 너무 크게 느껴질 것이다. 이렇게 느껴지는 이유는 발이 자연스럽게 늘어난 위치로 돌아갈 때까지 시간이 걸리기 때문이다.

이것은 아주 복잡할 수도 있는 상황을 극도로 단순화시

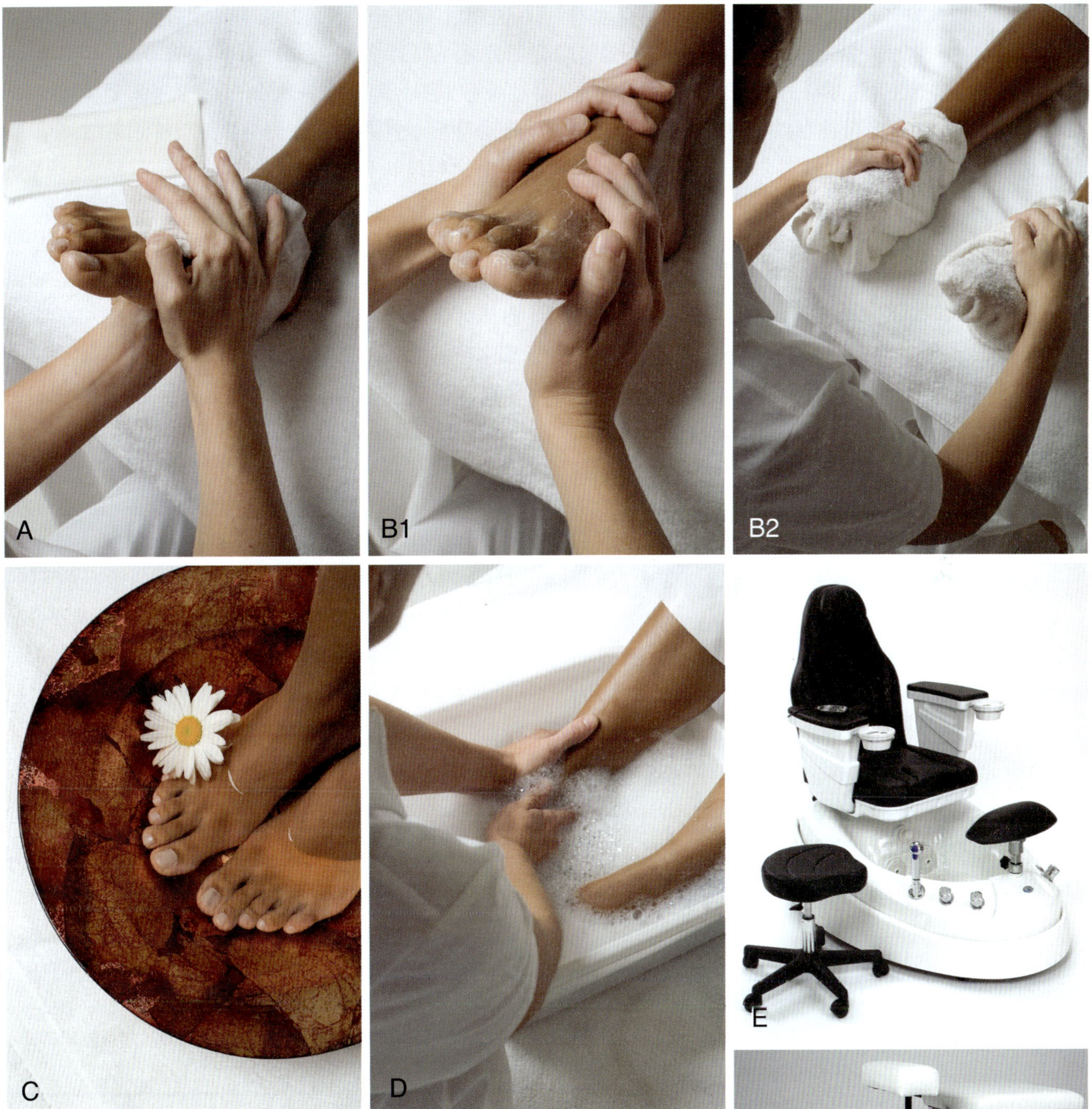

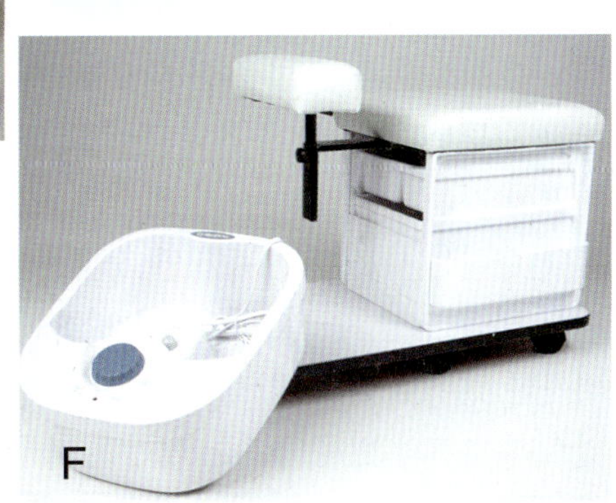

그림 8-1 발 씻기와 족욕. **(A)** 1회용 물티슈로 발을 닦기. **(B1, B2)** 클렌저와 촉촉한 핫타월로 닦기. **(C)** 의자에 앉아 멋지게 장식이 된 족욕기에 발을 담그기. **(D)** 트리트먼트 테이블에 누워 족욕하기. **(E)** 전문 멀티젯 족욕기. **(F)** 족욕기와 페디큐어 의자.

켜 놓은 것이다. 그러나 이 간단한 "테스트"를 통해 고객에게 충분히 큰 신발을 사는 것이 중요하다는 인상을 심어줄 수는 있다. 만성적인 발과 무릎, 엉덩이, 허리의 통증을 호소하는 고객은 의사와 상의해 전문적인 진찰과 치료를 받게 해야 한다.

발을 불리고 씻기 (SOAKING AND CLEANSING THE FEET)

위생상의 이유 때문에 발 트리트먼트 전에는 항상 발을 깨끗이 씻어야 한다. 다양한 클렌징과 발 담그는 법, 그리고 장비는 그림 8-1에 나와 있다. 가장 간단한 방법은 테라피스트가 고객의 발을 물티슈와 같은 1회용 클렌징 티슈로 트리트먼트 전에 닦아주는 것이다. 또 다른 간단한 방법으로는 그릇에 담긴 따뜻한 물로 손을 적신 다음 고객이 트리트먼트 테이블에서 휴식을 취하는 동안 포밍 클렌저를 발에 묻혀 닦아주는 것이다. 클렌저는 핫타월을 이용해서 제거한다.

따뜻한 물에 첨가물을 더해 발을 담그고 있게 하면 더 우아한 클렌징을 할 수가 있다. 따뜻한 물에 발을 5분 내지 10분 동안 담그게 되면, 근육 조직이 부드러워지고, 혈액순환이 증가되며, 몸의 긴장이 완화된다. 발을 물에서 하나씩 꺼낸 다음, 클렌저로 닦는다. 필요할 경우, 발톱솔을 이용해 발톱 밑도 청소한다. 고객이 다음 서비스를 받기 위해 트리트먼트 테이블로 이동하기 전에 수건으로 발의 물기를 제거한다.

어떤 스파는 하이드로테라피용 멀티 분사구 족욕기가 달린 안락의자 같은 고가의 페디큐어 장비를 갖고 있다. 고객은 발을 트리트먼트 내내 족욕기에 담그고 있을 수 있으며 필요할 때는 발을 물 밖으로 꺼내 발판 위에 올려놓고 쉬면된다. 이런 종류의 장비를 페디큐어 시에 사용하면 좋기는 하지만, 마사지 테라피스트가 발 트리트먼트를 시술하는 데 있어 필수적인 장비는 아니다. 가격이 저렴한 발을 담글 수 있는 대야와 발판이 달린 페디큐어용 의자만 있어도 발 트리트먼트는 가능하다. 이런 장비들이 있으면 고객의 발을 불리고 씻기는 단계에서 발을 씻기거나 말릴 때 테라피스트가 무릎을 꿇지 않고 앉은 자세에서 서비스를 제공할 수 있다.

발을 담그는 대야를 어떻게 꾸미느냐도 중요하다. 커다란 장식이 있는 대야에 물을 담고 꽃잎이나 나뭇잎을 떨어뜨리면 매력적인 볼거리와 함께 고급스럽고 멋진 분위기를 창조할 수 있다. 사이드 테이블에 허브 차를 한 잔 놓아둔다든지, 긴장을 완화시켜주는 조명을 켠 다음 잔잔한 음악을 틀어주는 것도 근사함을 더해준다. 고객이 물에 발을 담그고 있는 동안 목이나 어깨 마사지를 해주는 것도 좋다.

세 번째 방법은, 고객이 마사지 테이블에 누워 쉬고 있을 때 발을 물에 담그게 하는 것이다. 이때는 고객의 다리를 커다란 지렛대나 베개로 받쳐준다. 테이블 아래쪽 끝에 수건을 깔고 그 위에 발을 담글 그릇을 올려놓는다. 고객은 발을 그릇에 담그고 트리트먼트를 한 다음, 불리는 과정이 끝나면 발을 들어 그릇 밖으로 뺀다. 테라피스트는 물이 담긴 그릇을 치운 다음, 고객의 발을 수건으로 닦아준다. 이 경우에는 플라스틱 접시를 사용하는 것이 이상적이다. 커다랗고 장식이 많은 대야는 테라피스트가 들어서 옮기기가 어렵기 때문이다.

엡슨 소금이나 에센셜 오일 같은 첨가제는 발의 불순물 제거를 도와 발을 담그는 단계의 치료적 효과를 높여준다. 표 8-2에 발을 불리고 씻는 단계에서 사용할 수 있는 몇 가지 첨가제를 적어 놓았다.

위생관리

물 분사구가 있는 발 담그는 대야는 고객이 사용한 즉시 소량의 표백제나 허가 받은 소독약을 써서 씻어둬야 한다. 발을 담그는 대야에 넣는 대리석 조각이나 폴리시드 스톤 역시 마찬가지이다. 분사구가 없는 대야는 뜨거운 비눗물로 씻은 다음, 물기를 닦고 알코올을 뿌려 공기 중에 건조시킨다. 발을 불리는 욕조는 세심하게 소독을 해야 하는데, 욕조에서 번식한 박테리아가 교차 감염을 일으킬 수 있기 때문이다.

각질 제거 (EXFOLIATION)

발을 불리는 동안 발을 한 번에 하나씩 물 밖으로 꺼내 버핑을 한 다음, 각질제거 크림을 바르거나 루파 장갑을 끼고 발바닥과 뒷꿈치를 문지른다. 이렇게 하면 혈액순환과 림프액 흐름이 촉진돼 전체적인 트리트먼트 목표 달성에 도움이 된다. 발이 젖어 있을 때 각질제거 파일이나 속돌로 피부 경결 부위를 문질러 준다. 대부분의 주에서는 마사지 테라피스트들이 각질제거 파일이나 속돌을 사용

표 8-2 족욕용 첨가제

첨가제	일반적 효능	사용량
엡슨 소금	삐거나 멍든 근육과 근육통, 근육 경직 감소에 전통적으로 이용되었던 첨가제	족욕기의 크기에 따라 반 컵에서 한 컵 정도 사용.
해수염	해수염은 피부를 부드럽게 하고, 긴장을 풀어준다. 사해 소금은 건선과 습진, 관절염에 효과가 있으며 통증 완화에도 도움을 준다.	족욕기의 크기에 따라 반 컵에서 한 컵 정도 사용.
해초	해초 가루는 혈액과 림프액 흐름을 자극하며, 독소를 배출시키고, 활력을 준다.	뜨거운 물에 한 작은 술을 녹인 다음, 이것을 족욕기 안에 넣는다.
진흙	진흙은 진정과 연화, 긴장 완화 효과가 있다. 해양 침전물이나 화산 지역에서 나온 진흙들은 피부를 통해 흡수가 돼 인체의 미네랄을 보충해 준다.	사용량은 테라피스트의 결정에 따라 달라진다. 한 큰 술을 사용하면 물이 부드러워지고 색깔이 진해진다. 이보다 더 많이 사용하면 약간 걸쭉하면서 기분 좋은 "스프"가 만들어진다.
머드 또는 토탄	머드나 토탄을 적당량 첨가하면 물의 온도가 낮아지면서 염증이 감소되고 발이 상쾌해진다.	1컵 또는 그 이상. 발을 물을 섞지 않은 머드나 토탄에 담그는 트리트먼트도 있다(가격은 매우 비싸다).
거품이 나는 족욕 제품	스파 용품점에 가면 발에 사용하는 다양한 종류의 향기가 좋은 거품 제품을 구입할 수 있다. 어떤 제품에는 색소가 들어있어 물의 색깔이 변하기도 한다. 인공 향에 민감한 고객이라면 진흙이나 해수염과 같은 천연 첨가제를 더 선호할 것이다.	일반적으로 한 큰 술을 첨가한 다음, 손으로 거품을 낸다. 제품 사용 설명서에 따라 사용한다.
기포가 발생하는 족욕 제품	기포가 발생하는 제품은 물속에 넣어두면 녹으면서 기포가 올라온다. 이런 제품에는 종종 향과 색소가 첨가 된다.	사용량은 제품 사용 설명서를 읽고 결정한다.
허브 우려낸 물	허브 우려낸 물을 족욕기에 첨가하면 발과 감각이 신선해진다. 허브 바디 랩에 이용되는 허브 혼합물을 족욕시에도 사용할 수 있다. 유칼립투스 리프, 주니퍼 베리, 클로브 꽃봉오리, 카렌듈라, 로즈마리 리프 등을 섞으면 근사한 혼합물을 만들 수 있다.	허브 물을 우릴 때는, 말린 허브 4분의 1컵을 모슬린 주머니나 철로 된 찻망에 담아 끓는 물 1. 14리터에 넣으면 된다. 이것을 족욕기에 넣기 전에 적어도 15분 동안 끓는 물에 담가둬야 한다.
에센셜 오일	에센셜 오일은 족욕에 사용될 수 있는 여러 효능을 갖고 있다.	고정유에 섞은 에센셜 오일을 고객의 발에 바른 다음, 따뜻한 물이 담긴 족욕기에 발을 담그게 한다.
가루 우유와 꿀	가루 우유, 버터밀크, 전지 우유, 꿀은 발을 진정시키고, 부드럽게 만들며, 발의 긴장을 풀어준다.	가루 우유 2분의 1컵이나 일반 우유 한 컵, 또는 버터밀크 한 컵, 그리고 꿀 반 컵을 따뜻한 물이 담긴 족욕기에 첨가한다.
기타	다양한 효능을 지닌 기타 전문가용 족욕 첨가제들을 스파 용품점을 통해 구입할 수 있다.	제품 사용 설명서에 따른다.

하는 것을 금지하고 있다. 고객이 마사지 테이블 위에 누워 있을 때는 테라피스트가 손에다 물을 적셔 각질제거제를 고객의 발에 직접 바른 다음 핫타월로 제거한다.

위생관리

발 트리트먼트에 사용되는 각질제거 파일과 다른 도구들은 트리트먼트 마지막에 반드시 뜨거운 비눗물로 씻어야 한다. 그런 다음 알코올에 20분 동안 담갔다가 공기 중에 말려 캐비닛 안에 보관한다.

발 마사지 (FOOT MASSAGE)

스파에서 서비스를 제공하는 마사지 테라피스트들과 다른 테라피스트들을 차별화시키는 것 중의 하나가 마사지 테라피스트들이 트리트먼트 시에 사용하는 마사지 스트로크의 깊이와 다양함이다. 발 마사지만큼 만족스럽게 긴장을 완화시켜 주는 트리트먼트는 없다. 대부분의 마사지 테라피스트들은 숙련된 발 마사지 기술을 갖고 있다. 그러나 아직 기술을 개발 중인 학생들이라면 아래에 나오는 기술들이 도움이 될 것이다(그림 8-2). 여기서 소개한 여러 스트로크들은 모두 시애틀 반사요법 학교에서 제랄딘 톰슨과 리사 헨젤이 가르치는 것들이다.

깍지 슬라이드 (The sandwich slide)

테라피스트는 손가락을 깍지 낀 다음, 테이블을 마주본 채로 발의 옆에 선다. 깍지 낀 손가락을 고객의 발 안쪽 가운데 가장자리에서 아래로 밀었다가 시작했던 자리로 돌아온다. 힘은 손을 아래로 밀 때 줘야 한다. 이 기술을 15번까지 반복할 수 있다.

접은 손 글라이드 (Folded hands glide)

엄지손가락들을 바깥으로 향하게 한 채 한 손을 다른 손 위에 놓는다. 이 때 팔꿈치를 몸에 붙여 체중을 이용해 스트로크를 할 수 있게 해야 한다. 손 가장자리를 발의 중족골 두부 바로 위에 댄 다음, 발이 뒤로 굽혀지게 민다. 발이 뒤로 굽혀지면, 손 가장자리를 발바닥에 대고 내려오다 뒷꿈치 주변에 댄 다음, 마지막 스트로크에서 발을 바닥 쪽으로 굽혀지게 당긴다. 이 스트로크는 8회에서 10회 반복한다. 이 스트로크는 테라피트스의 손목 탈구 (wrist deviation)를 일으키기 때문에 훌륭한 신체 역학을 이용해 시술하기가 상당히 어렵다. 이 스트로크를 사용할 때는 팔꿈치를 몸에 대고 체중을 이용해 스트로크를 하는 것이 중요하다. 이 스트로크가 고객에게 인기가 있다고 하더라도, 테라피스트는 자신이 부상을 입지 않거나 자신의 몸에 스트레스가 되지 않는 범위 내에서 이 스트로크를 사용해야 한다.

엄지손가락으로 발등 문지르기 (Circular thumbs on top of the foot)

엄지손가락을 원을 그리듯 움직이면서 발끝에서부터 발등으로 이동한다. 이 스트로크는 3회에서 6회 반복한다.

손바닥으로 발목 문지르기 (Circular palms around the ankle)

발목 주위를 양손 손바닥으로 원을 그리면서 지긋이 눌러준다.

아킬레스 스트로크 (Achilles stroke)

한 손으로는 종아리 앞쪽을 밀면서 올라가고, 다른 한 손으로는 종아리 뒤쪽을 밀면서 내려온다. 뒷다리 스트로크 마지막에 발목을 잡아당겨 준다.

엄지손가락으로 발바닥 문지르기 (Circular Thumbs on the bottom of the foot)

엄지손가락으로 원을 그리듯 발꿈치부터 발가락까지 문지른다. 이 스트로크를 3회에서 6회까지 반복하거나, 아래에 있는 중족골 당기기와 함께 시술해도 된다.

중족골 당기기 (Matatarsal pull)

테라피스트는 한 손으로는 첫 번째 중족골 두부를 감싸고 다른 한 손으로는 다섯 번째 중족골 두부를 감싼 다음, 엄지손가락으로 원을 그리면서 발의 윗부분으로 올라간다. 손가락들은 중족골에 의해 생겨난 골 안으로 떨어뜨린다. 발 양쪽을 시소처럼 움직여 느슨하게 하는 것으로 이 스트로크를 마무리한다.

돌로 문지르기 (Stone scrape)

따뜻한 돌의 평평한 쪽으로 태양 신경총 포인트(발의 공(ball)바로 아래 부분부터 뒷꿈치까지 직선으로 문지른다. 일정한 동작으로 6회에서 10회 반복한다.

중족골 돌로 문지르기 (Metatarsal stone roll)

따뜻한 돌을 다섯 번째와 네 번째 중족골 사이에 두고 위쪽으로 3, 4회 굴려 올린다. 이 스트로크를 중족골 스트로크 사이사이에 반복한다.

엄지손가락 교차 슬라이드 (Transverse thumb slide)

발가락 아래쪽부터 뒷꿈치까지 엄지손가락을 교차시키는 패턴으로 발바닥을 마찰한다. 뒷꿈치에 닿으면 테라피스트는 발의 위쪽으로 올라가 다시 내려오거나, 엄지손가락으로 원을 그려 부드럽게 동작에 변화를 준다. 이 스트로크는 3회에서 6회 반복한다.

발가락 로테이션 (Rotation of all the toes)

한 손으로는 발을 잡아 고정시킨 다음, 다른 손으로는 모든 발가락을 빙빙 돌려준다. 반복할 때는 발가락을 반대쪽으로 돌려준다. 이 스트로크는 발가락 트위스트 다음에 사용하는데, 발가락 트위스트는 각 발가락을 부드럽게 당기면서 가볍게 앞뒤로 트위스트하면 된다. 고객이 불편해 할 수 있으므로 테라피스트는 발가락을 너무 세게 잡아당기지 않게 주의한다.

손가락 빙빙 돌리기 (Circular finger friction)

엄지손가락을 발바닥에 붙이고 발바닥 양쪽을 손가락으로 세게 눌러준다. 이 스트로크는 3회에서 6회 반복한다.

스파이널 트위스트 (Spinal twist)

테라피스트는 테이블 아래쪽 끝 가운데에 서서 트리트먼트 할 발을 내려다보고 선다. 그런 다음, 한 쪽 손으로 고객 발목 아래쪽을 잡고 발을 테이블 위에 고정시킨다. 다른 손으로는 발목뼈와 중족골, 그리고 지골을 밖으로 트위스트 하듯 눌러주면서 올라간다. 다른 손은 발을 계속 단단히 누르고 있어야 한다.

폐 누르기 (Lung press)

테라피스트는 주먹을 쥔 손을 발의 볼(ball) 위에 놓는다. 다른 손 손바닥으로 발등을 잡는다. 리듬감 있는 동작으로 발을 뒤로 굽혔다 앞으로 굽히는 것을 반복해 림프액 흐름을 자극한다.

마사지 트리트먼트를 끝낼 때는 다음에 나오는 기술을 하나만 이용해도 되고 모두 다 이용해도 된다.

태양 신경총 누르기 (Solar plexus hold)

테라피스트는 양손으로 발을 하나씩 잡은 다음, 태양 신경총이라 불리는 지점에 엄지손가락을 올려놓는다. 이 지점은 심호흡과 평온과 관련이 있다. 엄지손가락으로 양발의 태양 신경총을 동시에 누르면서 고객에게 심호흡을 세 번 하라고 말한다.

손가락 끼우고 누르기 (Laced fingers hold)

양손의 손가락 끝을 깍지를 끼듯 발가락 사이에 넣는다. 그런 다음 손가락 끝만으로 선반에 매달리듯 발에 매달린다. 이 자세를 취할 때도 역시 고객에게 심호흡을 세 번 하라고 요청한다.

다리 잡고 흔들기 (Bounce-Bounce-traction)

테라피스트는 테이블 아래쪽 끝 가운데에 서서, 양쪽 다리를 잡고 살짝 들어올린다. 발을 들어 마사지 테이블 위에 세 번 튕겨 준다. 그런 다음 테라피스트는 손으로 다리를 잡고 몸을 뒤로 기대면서 다리를 왼쪽과 오른쪽으로 흔들어 주고 발목을 잡아당긴다. 이렇게 하면 천장관절이 이완되고 허리의 긴장이 완화된다. 이 시퀀스를 3회에서 4회 반복한다. 이 기술들은 허리와 엉덩이, 골반, 무릎, 발목에 문제가 있는 고객에게는 시술하지 않는 것이 좋다.

발 마사지를 한 다음, 인체의 균형을 되찾아주고 더 깊이 긴장을 완화시켜 주며, 지치고 아픈 발에 활력을 되찾아주는 반사요법을 시술하면 좋다.

반사요법 (REFLEXOLOGY)

반사요법은 발과 손과 귀에 있는 점들이 선과 기관을 포함한 인체의 다양한 부분들을 자극한다는 믿음에 근거한 테라피이다. 반사요법은 신경계를 진정시키고, 스트레스를 줄이며, 혈액순환을 개선하고, 균형 잡힌 에너지와 휴식, 회복을 위한 최적의 내부 환경을 창조하기 위한 예방 차원의 테라피로 주로 이용된다. 이렇게 하면 인체에 내재해 있는 자연 치유력을 이끌어 낼 수 있다.

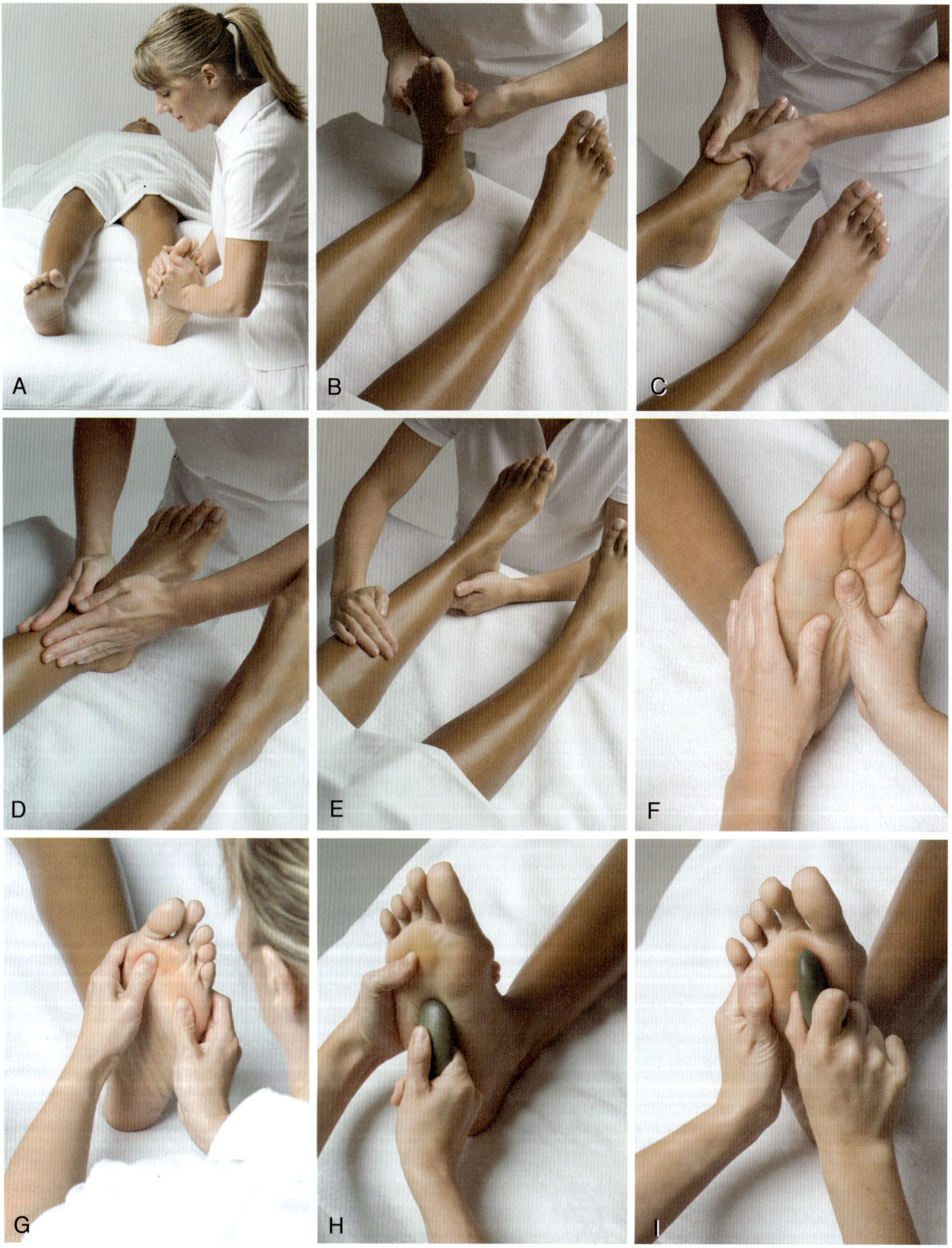

그림 8-2 발마사지 테크닉. **(A)** 깍지 슬라이드. **(B)** 접은 손 글라이드. **(C)** 엄지손가락으로 발등 문지르기. **(D)** 손바닥으로 발목 문지르기. **(E)** 아킬레스 스트로크. **(F)** 엄지손가락으로 발바닥 문지르기. **(G)** 중족골 당기기. **(H)** 돌로 문지르기. **(I)** 중족골 돌로 문지르기. **(J)** 엄지손가락 교차 슬라이드. **(K)** 발가락 돌리기. **(L)** 손가락돌리면서 문지르기. **(M)** 스파이널 트위스트. **(N)** 허파 누르기. **(O)** 태양 신경총 누르기. **(P)** 손가락 끼우고 누르기. **(Q1,Q2)** 다리 잡고 흔들기. 다리를 들어 마사지 테이블 위에 대고 튕겨준다. 발목을 잡고 몸을 뒤로 기대면서 다리를 좌우로 흔들어 준다.

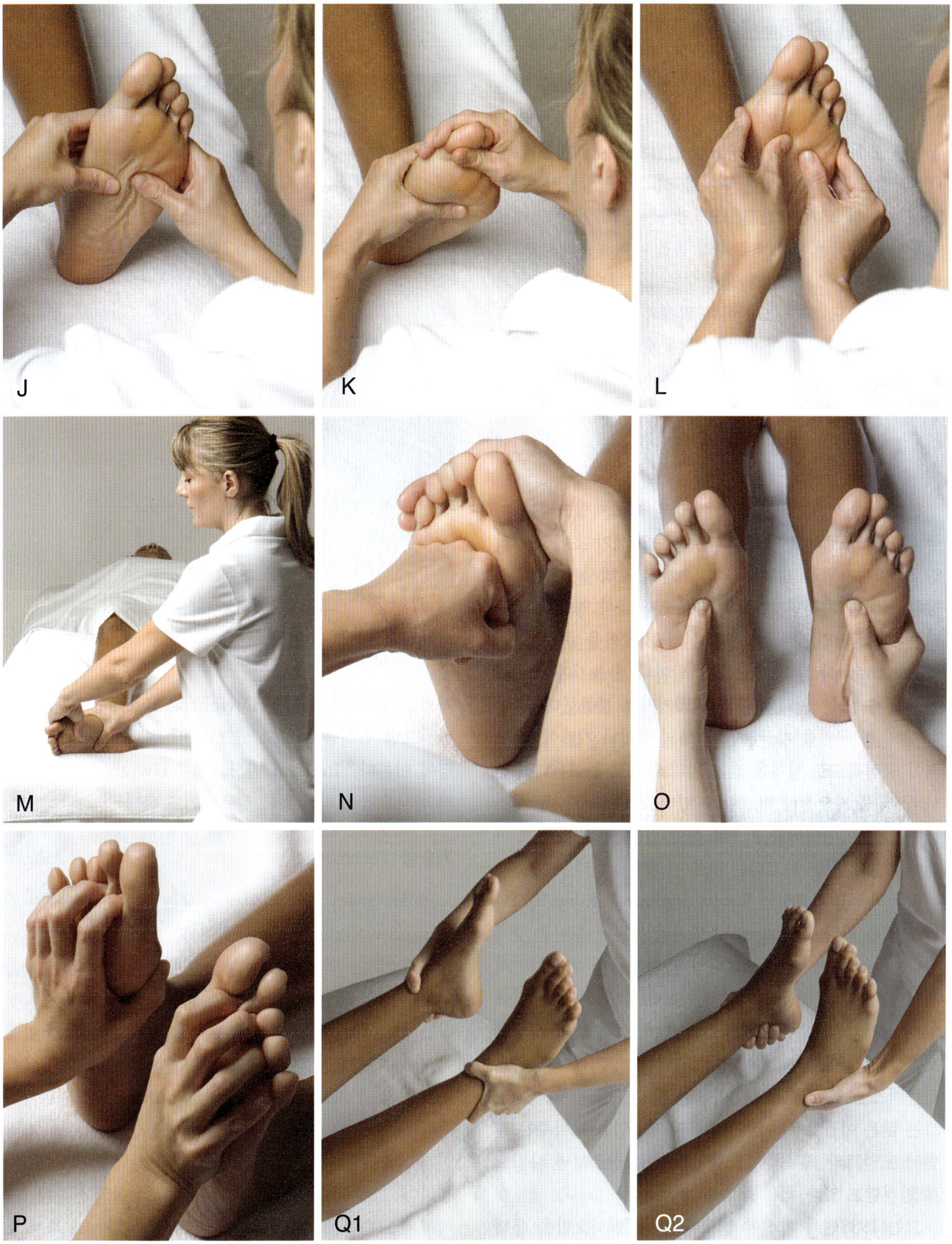

그림 8-2 *(계속)*

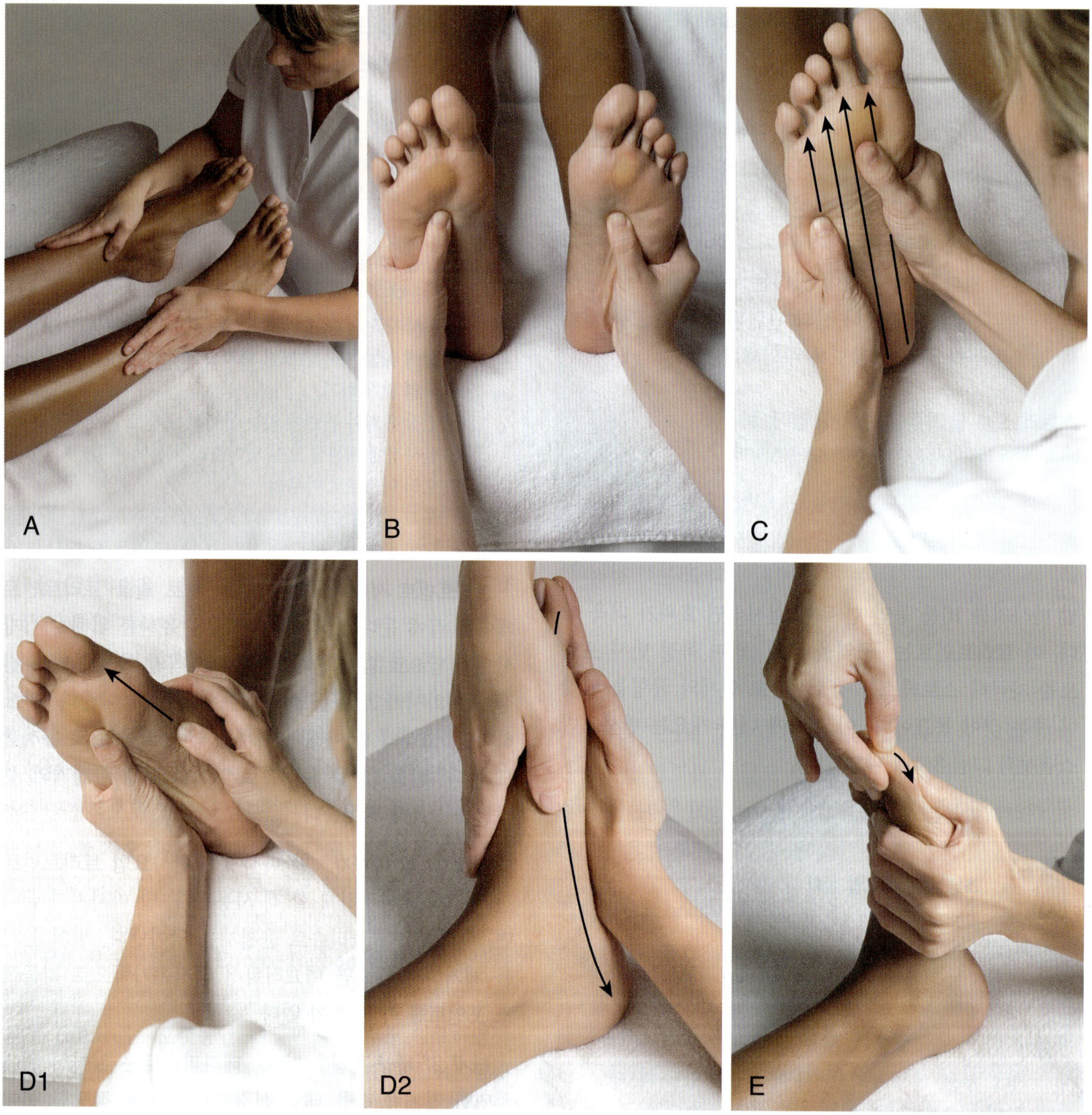

그림 8-4 중요 반사요법 절차. **(A)** 발을 마사지 한다. **(B)** 태양신경총을 잡는다. **(C)** 구역을 맑게 한다. **(D1, D2)** 스파이널 워크. 아래쪽에서 위쪽으로, 다시 위쪽에서 아래쪽으로 척수 반사 포인트를 눌러준다. **(E)** 발가락에 엄지손가락 워킹 하기. **(F)** 뇌하수체 누르기. **(G)**. 수평선을 따라 엄지손가락 워킹 하기. 구역 5에서부터 1까지 각각의 수평선을 따라 엄지손가락 워킹을 실시한다. 세션이 길 때는 선 사이의 공간과 발바닥도 수평으로 가로지르면서 마사지한다. **(H)** 갑상선 누르기. **(I)** 부신선 누르기. **(J)** 엄지손가락 워킹으로 폐 자극하기. **(K)** 태양 신경총 누르기와 다른 발로 이동하기.

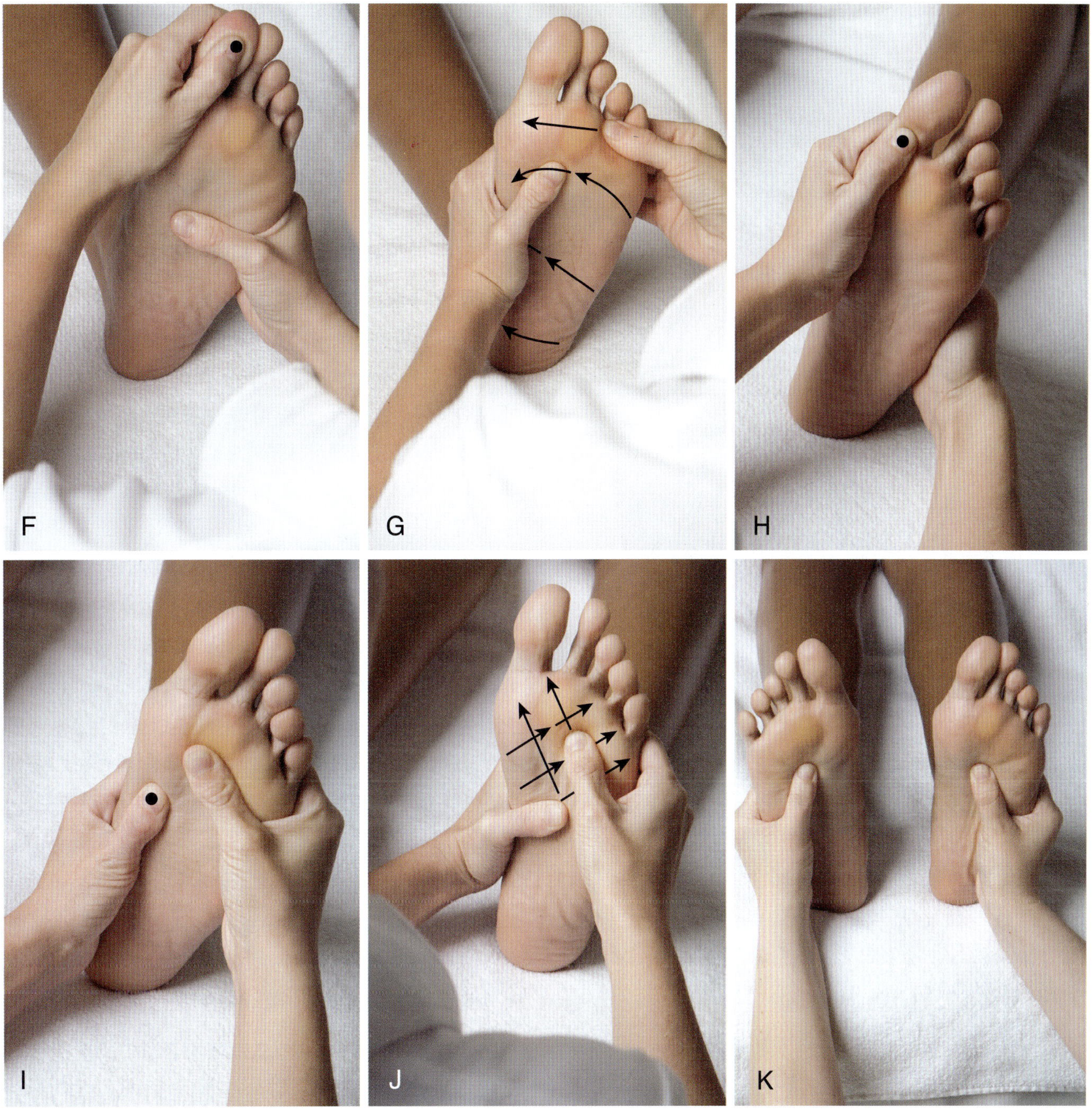

그림 8-4 *(계속)*

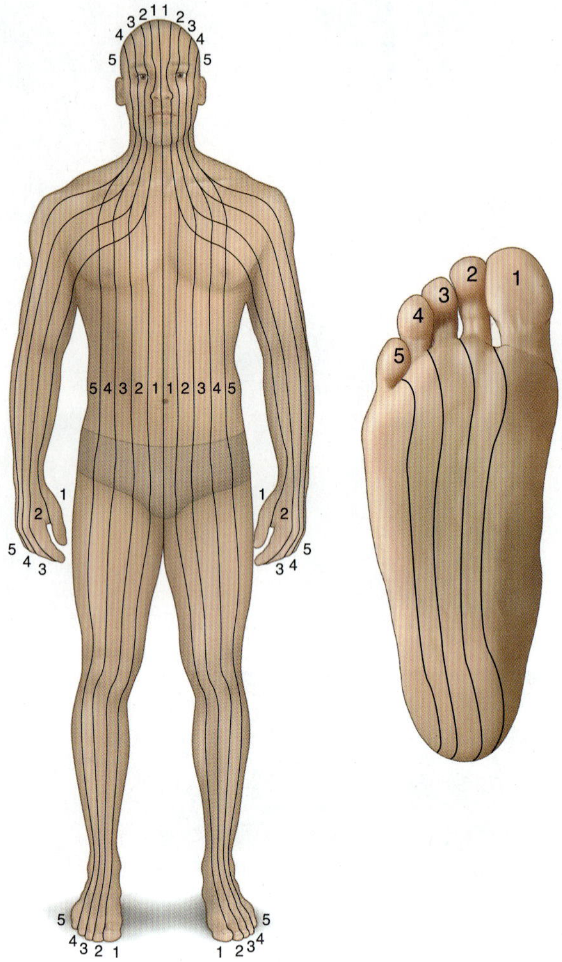

그림 8-5 10개의 구역.

이 과정을 두세 번 반복해야 할 것이다. 특정한 구역에서 긴장이 느껴지면 엄지손가락 워킹을 반복해서 혈액순환을 증가시킨다.

단계 4: 스파이널 워크. 그림 8-6을 이용해, 스파이널 리플렉스 포인트를 확인한다. 이들은 양발 안에 있는 1구역 중앙 가장자리에 있다. 손을 뒤집어 발바닥을 지지해준다. 엄지발가락 아래에서부터 발꿈치까지 엄지손가락 워킹을 실시한다. 조직이 부드러워질 때까지 스파이널 리플렉스 자극을 반복한다.

단계 5: 발가락의 엄지손가락 워킹. 한 손으로는 발을 잡고 다른 한 손의 엄지를 이용해 엄지손가락 워킹을 한다. 이 기술은 때로는 "깨물기"라고 불리기도 한다. 엄지발가락부터 엄지손가락 워킹을 시작해(한 번에 깨물기 15번씩 5회), 새끼발가락까지 해준다(한 번에 깨물기 10번, 3회). 마지막으로 각각의 발가락 꼭대기에 있는 뇌 반사점에 손가락마디를 대고 돌려준다.

단계 6: 뇌하수체 누르기. 뇌하수체 반사점을 찌르기와 백업으로 자극한다(그림 8-6A 참고). 이 반사점에는 2분 동안 직접 압력을 가해야 한다. 레몬이나 파인, 미르라 에센셜 오일 한 방울을 이 점에 떨어뜨려 주면 좋다(이 오일들은 모두 뇌하수체의 균형을 되찾아 준다).

단계 7: 수평선들을 따라 하는 엄지손가락 워킹. 그림 8-7을 이용해 발바닥에 있는 수평선들을 확인하도록 한다. 이 선들에는 어깨선과 횡경막선, 허리선, 그리고 골반선이 포함되어 있다. 각 선을 따라 수평으로 엄지손가락 워킹을 하면서 5구역에서 1구역으로 이동한다. 그런 다음 다시 1구역에서 5구역으로 이동한다. 반사요법 트리트먼트가 길 때는, 각 선 사이에 있는 구역들을 교차 패턴을 이용해 엄지손가락 워킹을 해준다. 그렇게 하면 발바닥 전체를 다시 한 번 자극할 수가 있다.

단계 8: 갑상선 누르기. 갑상선과 관련된 부위에 엄지손가락 워킹을 실시한다. 엄지발가락 아래를 찌르기와 백업으로 자극한다(그림 8-4H 참고). 이 포인트에는 2분 동안 직접적인 압력을 가한다. 이 점을 자극한 뒤에는 그곳에 파인이나 해초 에센셜 오일을 한 방울을 떨어뜨려 준다.

단계 9: 부신선. 부신선 반사점에 2분 동안 직접적인 압력을 가한다. 이 점은 태양 신경총 아래에 있으며 신장 위에 있다. 그리고 발의 안쪽을 향해 있다(그림 8-4I 참고). 이 점을 자극한 뒤에는 그곳에 로즈, 파인, 로즈마리 에센셜 오일을 한 방울 떨어뜨려준다.

단계 10: 엄지손가락 워킹으로 폐 자극하기. 5구역에 있는 횡경막선에서 시작해 엄지손가락 워킹으로 엄지발가락 아래에 있는 폐 반사점을 대각선으로 가로지른다. 그런 다음, 1구역 안에 있는 횡경막선에서부터 폐 반사점을 지나 새끼발까락 아래쪽까지 엄지손가락 워킹을 실시한다. 4구역 안에 있는 횡경막선에서 시작해 두 번째 발가락 아래쪽까지 대각선으로 엄지손가락 워킹을 실시해서 폐 반사점을 자극한다. 2구역 안에 있는 횡경막선에서부터 폐 반사점을 지나 네 번째 발가락 아래쪽까지 엄지손가락 워킹을 실시한다(그림 8-4I 참고). 엄지손가락 워킹을 하지 않는 손은 항상 발을 똑바로 잡고 있어야 한다.

단계 11: 태양 신경총 누르기와 다른 발로 이동하기. 양발의 태양 신경총 포인트를 잡고 고객과 함께 세 번 심호흡을 한다. 시술을 끝낸 발을 수건으로 덮은 다음, 다른 발에도 똑같은 절차를 반복한다. 반사요법 트리트먼트 마지막에, 태양 신경총 포인트를 눌러주면 양발의 에너지가 균형을 이룬다. 그런 다음, 다음 트리트먼트로 넘어가거나, 트리트먼트를 마치면 된다.

반사요법 절차 디자인 (Designing a reflexology routine)

1단계에서부터 7단계까지 시술한 다음, 체계적인 방법으로 특정 포인트에 집중하는 방법을 사용하면 대부분의 고객에게 맞는 반사요법 절차를 디자인할 수 있다. 독소배출 절차를 하고 싶다면, 1단계부터 7단계까지 시술한 다음, 엄지손가락 워킹을 이용하거나, 왼발에 있는 신장, 비장, 위, 그리고 결장 포인트를 직접 줄러준다. 그리고 오른발에 있는 신장과 간, 담낭, 그리고 결장 포인트를 눌러준다(그림 8-6A 참조). 그림 8-8은 각각의 포인트와 잘 맞는 것으로 알려진 에센셜 오일을 표시해 놓은 것이다.

트리트먼트 제품들 (TREATMENT PRODUCTS)

트리트먼트 제품들은 혈액순환과 림프액 흐름을 촉진시키고 발을 따뜻하게 하고, 조직을 부드럽게 만들기 위해 발이나 종아리에 마스크 형태로 시술이 되기도 한다. 마스크의 생리학적 효능은 사용되는 재료의 종류에 따라 달라진다. 표 8-3에 발 트리트먼트에 사용되는 다양한 마스크 재료들을 적어 놓았다. 재료를 차가운 상태로 시술할 생각이 아니라면, 트리트먼트 전에 충분한 양을 원래 담겨 있던 통에서 덜어서 뚜껑이 있는 용기로 옮긴 다음, 적당한 히터를 사용해 보온을 해 놓는다(로션 워머나 오

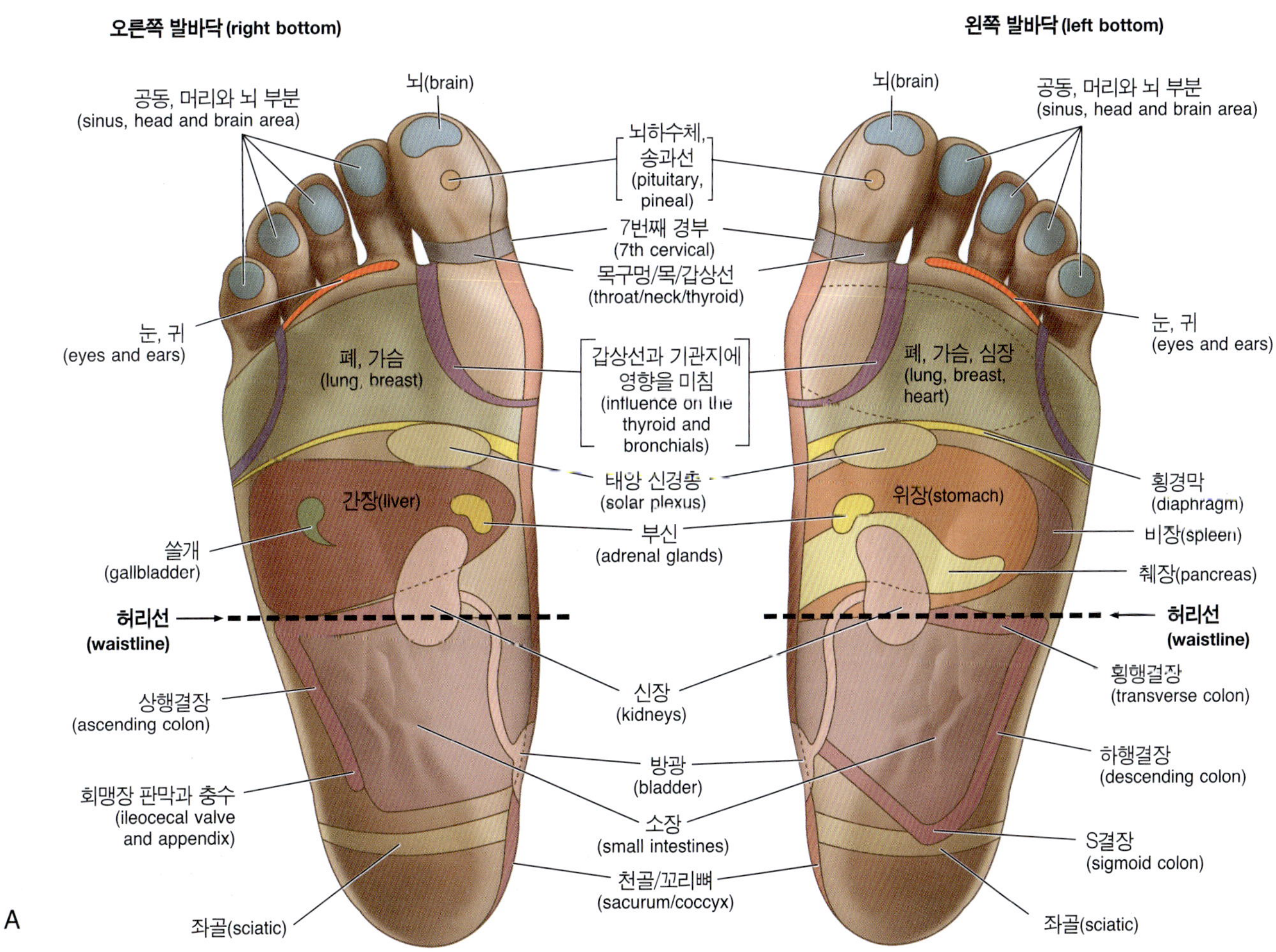

그림 8-6 발의 반사점 개요. (A) 발 아래쪽 끝의 반사점. (B) 발 위쪽 끝의 반사점. (C) 발 안쪽 반사점. (D) 발 바깥쪽 반사점.

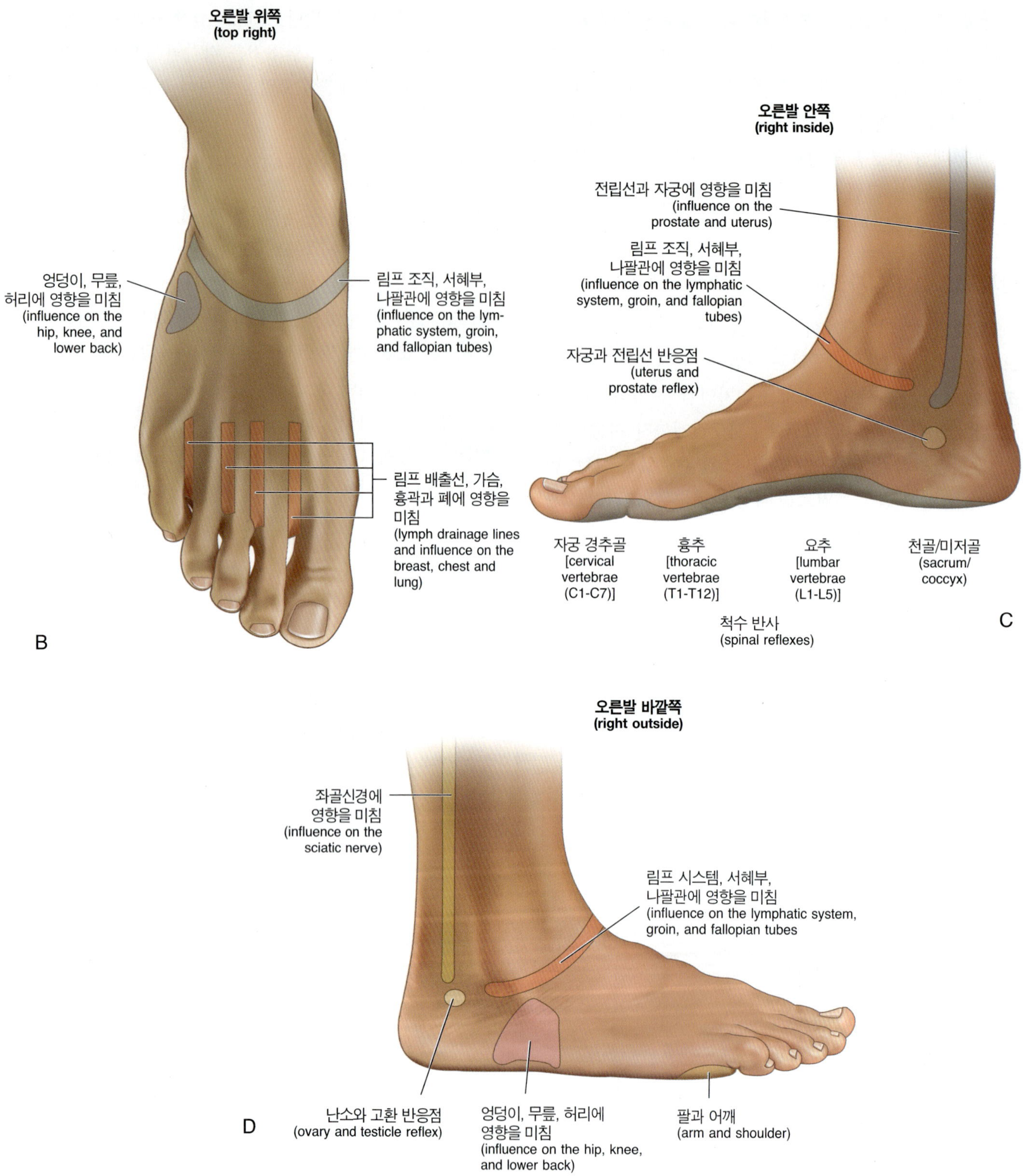
오른발 위쪽
(top right)
엉덩이, 무릎,
허리에 영향을 미침
(influence on the
hip, knee, and
lower back)
림프 조직, 서혜부,
나팔관에 영향을 미침
(influence on the lym-
phatic system, groin,
and fallopian tubes)
림프 배출선, 가슴,
흉곽과 폐에 영향을
미침
(lymph drainage lines
and influence on the
breast, chest and
lung)
B
오른발 안쪽
(right inside)
전립선과 자궁에 영향을 미침
(influence on the
prostate and uterus)
림프 조직, 서혜부,
나팔관에 영향을 미침
(influence on the lymphatic
system, groin, and fallopian
tubes)
자궁과 전립선 반응점
(uterus and
prostate reflex)
자궁 경추골
[cervical
vertebrae
(C1-C7)]
흉추
[thoracic
vertebrae
(T1-T12)]
요추
[lumbar
vertebrae
(L1-L5)]
천골/미저골
(sacrum/
coccyx)
척수 반사
(spinal reflexes)
C
오른발 바깥쪽
(right outside)
좌골신경에
영향을 미침
(influence on the
sciatic nerve)
림프 시스템, 서혜부,
나팔관에 영향을 미침
(influence on the lymphatic system,
groin, and fallopian tubes
난소와 고환 반응점
(ovary and testicle reflex)
엉덩이, 무릎, 허리에
영향을 미침
(influence on the hip, knee,
and lower back)
팔과 어깨
(arm and shoulder)
D

그림 8-6 *(계속)*

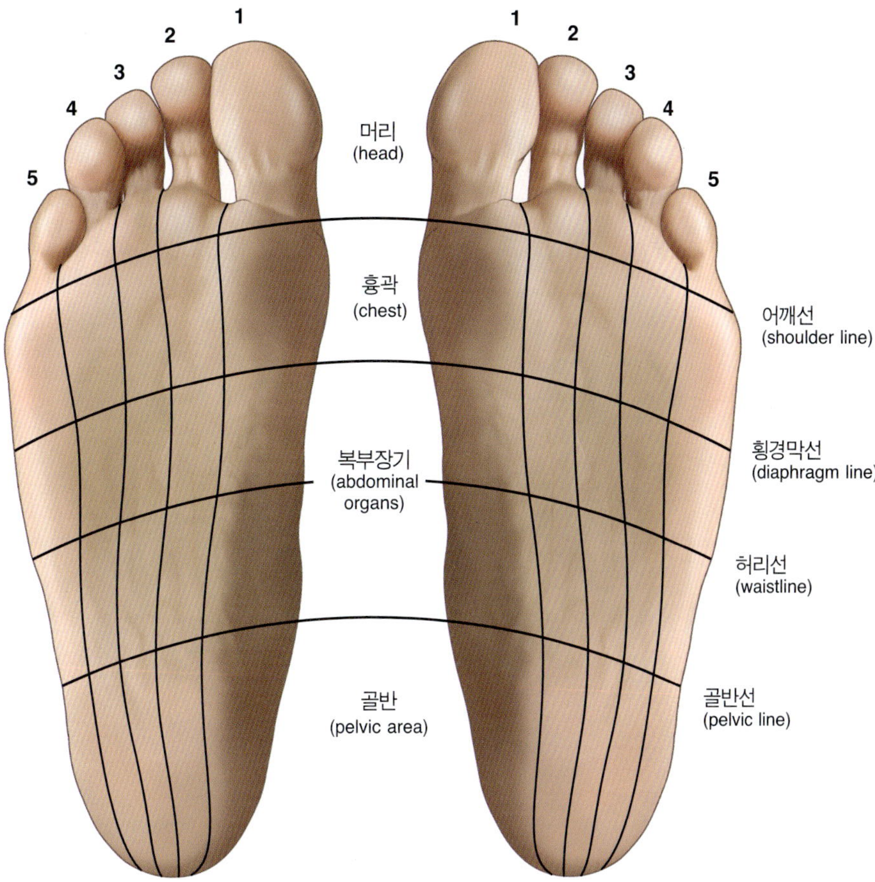

그림 8-7 발바닥의 수평선들.

븐 안의 따뜻한 물 또는 더블 보일러).

소량의 바셀린이나 진하고 미끄러운 크림을 큐티클과 발톱에 발라 발톱 사이의 공간을 채워주고, 발가락 끝에 있는 살들을 완벽하게 덮어준다. 이렇게 하면 트리트먼트 재료가 발톱 사이로 들어가는 것을 막아 발톱이 더러워지거나 발톱에 얼룩이 지는 것을 막을 수 있다.

셀로판 랩 자른 것 또는 비닐 봉투를 트리트먼트 재료를 바르기 전에 발 아래에 놓아둔다(그림 8-9). 이렇게 하면 트리트먼트 재료들로 인해 테이블이 지저분해지는 것을 막을 수 있다. 재료를 바른 다음 셀로판 랩이나 비닐 봉투로 발을 감싸주면 재료를 촉촉하게 보존할 수 있고, 재료가 다른 곳에 묻는 것도 방지할 수 있다.

장갑을 낀 손이나 브러쉬, 천이나 거즈 자른 것을 이용해서 발에 트리트먼트 재료를 발라줘도 되고, 발을 직접 재료에 담그게 해도 된다. 손으로 재료를 바를 때는, 비닐 장갑을 끼고 따뜻하게 데워진 재료를 손가락에 묻혀 발 전체에 골고루 발라줘야 한다.

브러쉬로 재료를 바를 때는, 중족골 두부를 잡고 깨끗하게 닦은 발을 하나씩 들어 올린 다음, 뒷꿈치부터 발라준다. 그런 다음 뒷꿈치를 셀로판 랩 위에 놓거나 비닐 봉투 안으로 집어넣는다. 발의 윗부분까지 재료를 바른 다음, 셀로판 랩으로 나머지 발을 감싸준다.

재료를 묻힌 거즈로 발 전체를 감싸줘도 좋다. 이 경우, 재료가 거즈에 붙어있을 정도로 진해야 트리트먼트 테이블이나 바닥에 떨어지지 않는다.

고객의 발을 재료가 담긴 용기에 직접 담글 때도 있다. 파라핀 트리트먼트를 할 때 이 방법이 사용된다. 이 방법은 고객이 앉아 있을 때 이용하면 제일 좋다. 그래야 재료가 담긴 용기를 고객의 발 바로 아래에 놓을 수 있기 때문이다. 고객이 테이블에 누워 있을 때도 재료에 발을 담글 수는 있다. 그러나 이 방법은 이용하기가 약간 까다롭다. 테라피스트는 고객의 무릎을 가슴까지 굽히게 했다가 종아리를 잡고 고객의 다리를 테이블 가장자리를 따라 내려오게 한다. 그런 다음 테라피스트는 재료가 담긴 그릇을

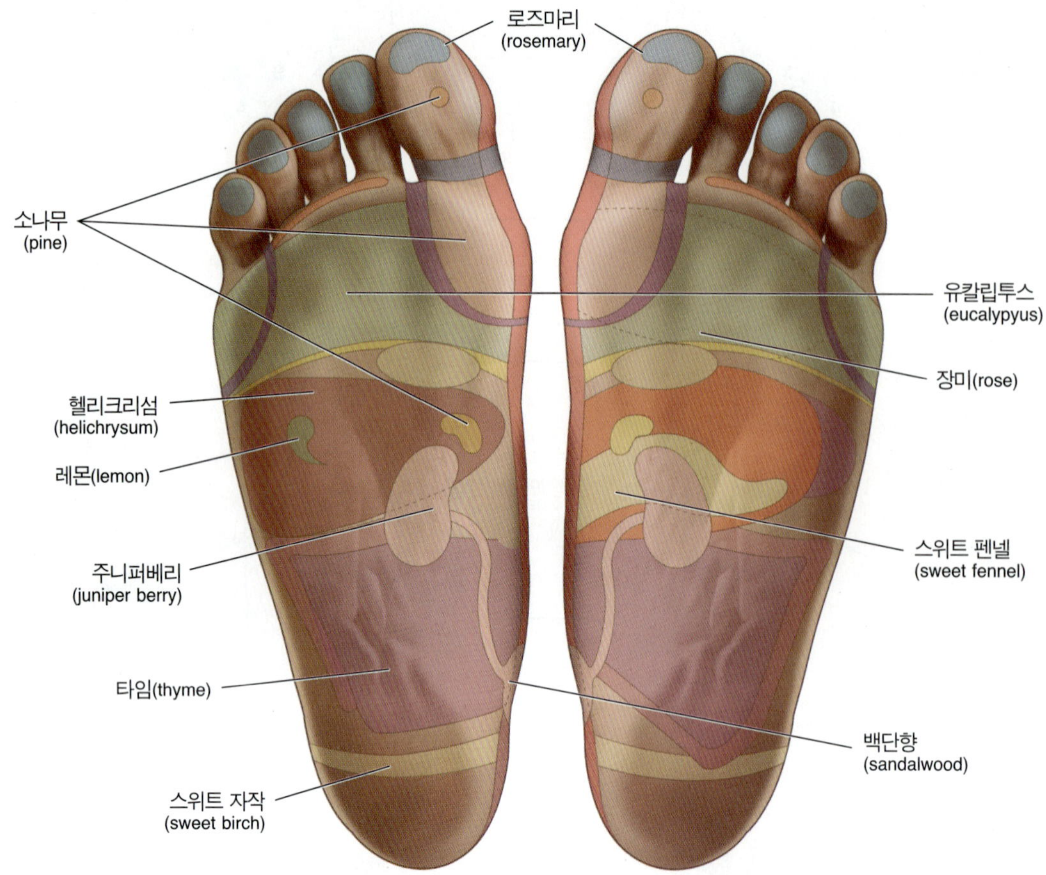

그림 8-8 **반응 포인트를 위한 에센셜 오일 샘플.**

고객의 발 아래로 가져온다. 고객의 몸이 유연하지 않다면 고객을 테이블 가장자리로 오게 해야 테이블 밖으로 다리를 내릴 때 다리가 과도하게 펴지지 않는다. 테이블 한쪽에서 다른 한쪽으로 움직이는 것은 그다지 우아한 동작이 아니어서 고객의 긴장이 완전히 완화되는 것을 방해할 수도 있다.

위생관리

발을 담그는 트리트먼트를 할 때는(파라핀 딥 등) 고객들 간의 교차 감염 예방을 위해 발을 재료에 담그기 전에 반드시 알코올을 뿌려 발을 소독해야 한다.

발에 재료를 바른 다음, 써말 부티(전기 부티 또는 전자레인지로 가열이 가능한 부티) 안에 넣기 전에 발을 셀로판 랩이나 비닐 봉투로 싸거나, 따뜻한 수건으로 감싸준다.

제품이 발에 흡수되는 동안, 고객의 손을 닦은 다음 각질 제거를 하고 파라핀에 담그게 한다. 목과 어깨, 얼굴을 마사지하거나, 두피 마사지를 해줘도 좋다.

위생관리

발을 트리트먼트 한 다음에는, 테라피스트는 항상 고객 몸의 다른 부위를 만지기 전에 손을 씻고 소독을 해야 한다. 그래야 진균 또는 박테리아성 전염병의 확산을 막을 수 있다.

드라이룸에서 제품을 제거하는 방법에는 크게 두 가지가 있다. 발을 깨끗한 물이 담긴 족욕기에 다시 담그게 해도 되고, 핫타월을 가지고 재료를 닦아내도 된다. 두껍게 바른 머드나 해초는 발을 물에 담그게 해 제거하는 것이 가장 좋다. 시어버터나 가벼운 진흙처럼 제거하기 쉬운 마스크는 핫타월을 사용하는 것이 빠르고 간편하다. 발가

표 8-3 발 트리트먼트 제품

제품	기본적인 치료 효능
라이트닝 세럼	라이트닝 세럼은 피부 변색과 검버섯을 감소시키고 피부 표면을 매끄럽게 만드는데 이용된다. 대부분의 주에서 이 제품은 에스테티션이나 미용사만이 사용할 수 있게 하고 있다. 라이트닝 세럼은 스파 샵에서 판매하기 아주 좋은 소매 제품이다.
해초	해초 가루를 다양한 다른 제품들과 섞어 자극과 독소 배출, 토닝 풋 마스크를 만들 수 있다. 마사지 오일, 물, 카올린 진흙, 로션, 에센셜 오일 모두 해초 가루와 섞어서 사용할 수 있다.
피트니스 젤	피트니스 젤은 몸에 주로 바르는 제품이다. 이런 제품에는 통증을 줄여주고 상쾌한 느낌을 주는 멘톨이나 유칼립투스가 함유되어 있다. 이런 제품들로는 활기 부여 풋 마스크를 만들 수 있다. 피트니스 젤을 카올린 진흙에 섞으면 트리트먼트 제품으로 사용하기에 충분한 무게감과 질감이 생긴다.
진흙	진흙 가루를 여러 제품들과 섞어 풋 마스크를 만들 수 있다. 해초 젤, 알로에 젤, 마사지 오일, 물, 로션, 간 허브, 요구르트, 과일 주스, 에센셜 오일 등을 진흙 가루와 섞을 수 있다.
무어 머드	무어 머드는 진하고, 영양이 풍부한 토탄(peat)으로 항염 효과가 뛰어난 것으로 알려져 있다. 통증이 있는 발이나 관절염에 사용하면 좋다.
사해 머드	사해 머드는 황의 함량이 높아 족통, 염증, 관절염 등에 이용된다.
냉동요법 제품	냉동요법 또는 "얼음" 마스크는 발을 시원하게 해주고, 통증을 완화시킨다. 그리고 아프고 지친 발에 활력을 찾아준다.
파라핀과 파라팡고	파라핀과 파라팡고 마스크는 따뜻하고, 진정 효과가 있다. 이것들은 관절염에 종종 이용되며 피부를 부드럽고 매끈하게 만들 때도 이용된다.
에센셜 오일	에센셜 오일을 진흙에 섞어 발에 다양한 범주의 치료적 효능을 제공하는 제품들을 만들 수 있다. 예를 들어, 주니퍼 베리 오일 6방울을 진흙에 섞으면 독소배출 마스크가 된다. 진흙에 페퍼민트 오일을 2방울 내지 4방울 섞으면 활력 부여 마스크가 된다. 카올린 진흙과 대마씨 마사지 오일에 저먼 카모마일 오일을 8방울 내지 10방울 첨가하면 발의 붓기 제거에 좋은 마스크를 만들 수 있다.
기타	다양한 효능을 가진 여러 가지 전문가용 마스크 제품을 스파 용품점을 통해 구입할 수 있다.

락에 묻은 재료들은 특별한 주의를 기울여 닦아(발가락에는 바세린을 미리 발라 놓았다), 트리트먼트 재료가 발에 남아있지 않도록 해야 한다. 트리트먼트 재료를 데우는데 가열된 부티를 사용했다면, 20분 안에 부티를 제거해야 한다. 그리고 플러싱 스트로크를 이용해 체액이 심장으로 이동할 수 있게 해야 한다. 그렇지 않으면 고객은 다리가 부어 무겁다고 느낄 것이다.

피니쉬 제품들 (FINISHING PRODUCTS)

이 서비스를 마칠 때는 젤이나 가벼운 로션, 쿨링 아로마 풋 미스트, 또는 풋 파우더와 같은 피니쉬 제품을 발라주면 된다. 피니쉬 제품들은 서비스의 컨셉트에 따라 선택하면 된다. 예를 들어, 발 통증이 있는 운동선수를 위한 트리트먼트라면, 치료 효과가 있는 풋 파우더를 뿌려주는 게 좋다. 긴장완화를 위한 진정 트리트먼트라면, 라벤더 로션을 발라주면 좋다. 테라피스트는 고객의 발에 모이스처라이저를 발라 준 다음, 반드시 남아 있는 제품을 닦아내야 한다. 특히, 스파 바닥이 타일로 되어 있을 때는 더욱 주의를 해야 한다. 제품이 발에 남아있게 되면 고객이 마사지 테이블에서 내려올 때 미끄러져서 넘어질 수 있기 때문이다.

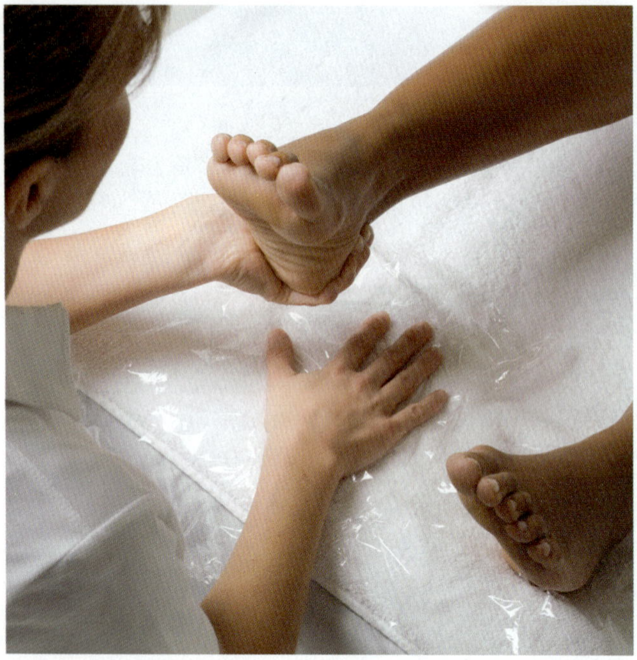

그림 8-9 트리트먼트 제품을 바르기 전에 셀로판지 한 장을 발 밑에 깔아 준다.

스파 발 트리트먼트 과정
A Sample Spa Foot Treatment Procedure

아래에 설명한 트리트먼트는 다양한 발 트리트먼트 요소들을 하나로 조직화 한 하나의 예일 뿐이다. 다양한 요소들과 트리트먼트 단계 배치 순서는 테라피스트의 개성에 맞게 변화될 수 있다. 예를 들어, 마사지 단계를 트리트먼트 제품 바르기 전에 배치할 수도 있고, 트리트먼트 제품을 바른 뒤에 배치할 수도 있다. 샘플 트리트먼트에 대한 개요는 발 트리트먼트 스냅샷과 그림 8-10에 나와 있다.

트리트먼트 시작 (SESSION START)

고객은 가운을 입고 편안한 의자에 앉아 따뜻한 물과 첨가제가 담긴 화려한 대야에 발을 담근 상태로 트리트먼트를 시작한다. 사이드 테이블 위에는 따뜻한 허브차를 놓아둔다. 수건과 네일 브러쉬, 클렌징 제품, 1회용 또는 씻을 수 있는 슬리퍼, 그리고 각질제거제를 테라피스트의 손이 닿기 쉽게 의자 옆에 놓아둔다. 페디큐어 의자와 발 받침대는 발 담그는 대야 앞에 놓아둔다.

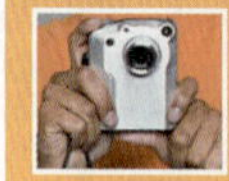

스냅샷: 스파 발 트리트먼트 샘플

시술대상

긴장 완화, 족통, 아프고, 지친 발, 에너지 저하, 스트레스.

금기

함요 부종, 뼈가 부러졌거나 뼈에 금이 갔을 때, 감염, 안으로 자라는 발톱, 티눈, 통풍, 사마귀, 무좀, 신경장애, 순환계 질환.

트리트먼트 테이블 셋업(아래에서부터 제일 위까지)

1) 마사지 시트
2) 마사지 테이블 끝에 수건을 수평으로 깐다.
3) 덮개용 마사지 시트
4) 보온을 위한 담요나 목욕용 시트
5) 고객용 베개
6) 덧베개

족욕을 위한 셋업

1) 고객이 앉을 편한 의자
2) 뜨거운 허브 차나 레모네이드가 놓인 사이드 테이블
3) 테라피스트를 위한 발걸이가 있는 페디큐어 의자 (선택 사항)
4) 수건을 한 장 깔고 따뜻한 물과 족욕용 첨가제를 넣은 족욕기를 그 위에 놓는다.
5) 클렌저
6) 가운과 슬리퍼
7) 마른 수건

워크 테이블 셋업

1) 각질제거제
2) 마사지 크림
3) 1회용 물휴지
4) 바셀린
5) 트리트먼트 제품
6) 브러쉬나 비닐장갑
7) 아이스박스
8) 젖은 핫타월
9) 셀로판 랩이나 플라스틱 봉지
10) 전원에 연결된 써말 부티
11) 피니싱 제품
12) 아로마 미스트
13) 전원에 연결된 파라핀 딥
14) 에센셜 오일(선택 사항)

절차

1) 발을 불려 씻긴다.
2) 발의 각질 제거

3) 고객을 트리트먼트 테이블로 옮긴다.
4) 발 마사지 제공
5) 반사요법 기술 제공
6) 트리트먼트 제품 바르기
7) 손과 팔을 마사지 한 다음, 파라핀 딥 하기
8) 발의 트리트먼트 제품 제거
9) 플러싱 스트로크를 이용해 발에 피니싱 제품 바르기
10) 손의 파라핀을 제거하고 팔 위쪽에 플러싱 스트로크하기
11) 오러 미스트 뿌리기

단계 1: 발 불리고 씻기 (STEP 1: SOAK AND CLEANSE)

고객이 발을 불리는 동안 목과 어깨 마사지를 해주면 좋다. 이 과정이 끝나면 대야 밖으로 한쪽 발을 꺼내 발 받침대 위에 올려놓게 한다. 발에 클렌저를 바르고 네일 브러쉬로 발톱을 부드럽게 스크럽한다. 첫 번째 발을 다시 발 담그는 대야에 넣고 다른 쪽 발에도 똑같이 반복한다.

단계 2: 각질제거 (STEP 2: EXFOLIATION)

첫 번째 발을 대야에서 꺼내 발 받침대 위에 올려놓는다. 발에 각질제거제를 바르고 스크럽한다. 테라피스트가 일하는 주의 법률에 위배되지 않는다면, 고객이 견디는 정도에 따라 버퍼를 가지고 거친 부위를 문지른다. 고객들 중에는 간지럼을 아주 많이 타는 사람들이 있는데, 이런 경우에는 이 단계를 건너뛰도록 한다. 첫 번째 발을 다시 발 담그는 대야에 넣고 두 번째 발에도 똑같이 반복한다. 발을 담그는 것과 각질제거를 트리트먼트 테이블 위에서 해도 된다.

단계 3: 고객을 트리트먼트 테이블로 이동시키기 (STEP 3: MOVE THE CLIENT TO THE TREATMENT TABLE)

고객의 발을 발 담그는 대야에서 뺀 다음, 수건 위에 놓고 물기를 닦아준다. 고객에게 1회용 또는 씻을 수 있는 슬리퍼를 신게 한 다음, 고객을 마사지 테이블로 안내한다(어떤 스파에서는 빨 수 있는 매트를 고객이 트리트먼트 테이블로 가는 길에 깔아두기도 한다). 고객이 가운을 벗고 테이블 위로 올라가 시트를 덮을 때까지 시선을 다른 곳에 두거나 방에서 잠깐 나가 있는다(고객은 1회용 속옷을 착용하고 있어야 한다). 고객에게 발을 마사지 테이블 끝쪽에 놓아달라고 부탁한다. 그래야 반사요법 시술이 용이하다.

단계 4: 발 마사지 (STEP 4: FOOT MASSAGE)

마사지를 하기 전에 드레이프가 된 고객의 배 위에 핫팩을 올려 몸을 따뜻하게 해주고, 아이필로우를 고객의 눈 위에 올려 눈부심을 방지한다. 뜨거운 돌을 이용해 고객의 몸을 따뜻하게 만들어도 좋다(뜨거운 돌 이용법은 12장에 자세히 나와 있다). 뜨거운 돌을 고객의 얼굴이나 눈 위에 올려놓아서는 안된다. 돌을 고객의 얼굴에 올려놓았을 경우에는, 머리를 움직이지 않아야 돌이 떨어지지 않는다. 이렇게 되면 고객의 목이 긴장할 수 있다.

발 트리트먼트 동안 시술할 마사지의 종류는 테라피스트가 정하면 된다. 종아리와 위쪽 앞다리도 서비스의 일환으로 마사지 해주면 좋다.

단계 5: 반사요법 (STEP 5: REFLEXOLOGY)

1회용 물티슈나 핫타월을 이용해 고객의 발에서 윤활제를 제거한 다음, 양발에 반사요법을 시술한다. 특수 반사점에는 잘 어울리는 에센셜 오일을 떨어뜨려 준다.

단계 6: 트리트먼트 제품 바르기 (STEP 6: APPLICATION OF TREATMENT PRODUCT)

트리트먼트 제품은 트리트먼트의 목표와 전체적인 컨셉트에 따라 고르면 된다. 트리드먼트의 목표가 발의 혈액순환을 증가시키고 인체를 자극하려는 것이라면, 해초나 카올린 진흙을 주니퍼베리 에센셜 오일과 함께 사용하면 좋다. 트리트먼트의 목표가 지친 발에 활력을 불어넣어주는 것이라면 페퍼민트 마스크가 적당하다.

각각의 발가락의 큐티클과 발톱에 바셀린을 약간 발라준다. 발톱 사이의 공간과 발가락 끝의 살 사이도 바셀린으로 채워준다. 이렇게 하면 트리트먼트 재료가 이 안으로 들어가는 것을 막고 서비스 마지막에 발톱이 더러워 보이는 것을 예방할 수 있다.

트리트먼트 제품을 발에 바르기 전에 셀로판 랩을 한 장씩 각각의 발 아래에 놓아둔다. 테라피스트는 한 손으

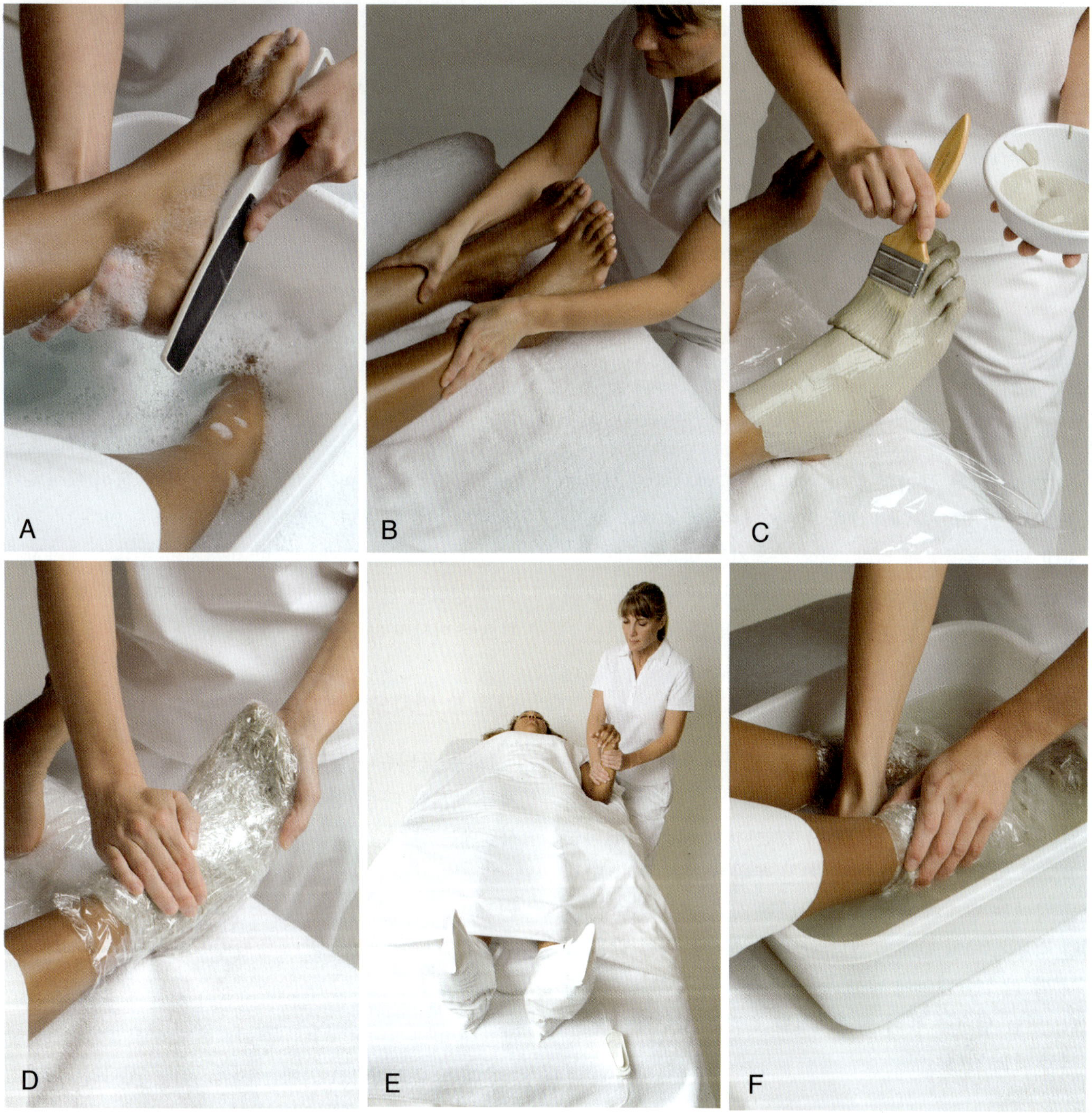

그림 8-10 반사요법 발 스파 트리트먼트. **(A)** 고객이 트리트먼트 테이블 위에 있을 때 발 담그기와 클렌징, 각질 제거를 해도 되고, 의자에 앉아 발을 담그게 한 다음, 이 단계를 마치고 고객을 트리트먼트 테이블로 이동시켜도 된다. 이 사진에서는 페디 파일(callus file)을 이용하고 있는데 어떤 주의 마사지 테라피스트들은 페디 파일을 사용할 수 없다. **(B)** 발 마사지와 반사요법 절차. **(C)** 트리트먼트 제품 바르기. 발톱과 발톱과 살 사이의 공간을 바셀린으로 채운 다음, 발에 트리트먼트 제품을 바른다. **(D)** 셀로판 랩(또는 비닐봉지)으로 발을 감싼 다음, 발을 예열을 해 놓은 부티나 따뜻한 수건 안에 넣는다. **(E)** 경과. 얼굴을 마사지 하거나 각질제거, 마사지, 파라핀 딥 등으로 손을 트리트먼트한다. **(F)** 트리트먼트 제품제거. 트리트먼트 제품을 핫타월로 제거하거나 이 사진에서처럼 족욕을 한 번 더 해 제거한다. 페퍼민트 로션, 발 파우더, 풋젤 등을 마지막에 발라준다.

로 발의 볼(ball)을 잡고 첫 번째 발을 들어 올린다. 다른 손으로 브러쉬를 이용해 뒷꿈치에 제품을 바른다. 제품을 다 바른 후 뒷꿈치를 셀로판 랩 위에 내려놓고 발의 윗부분에 제품을 도포한다. 두 번째 발에도 똑같은 방법으로 제품을 바른 다음, 셀로판 랩으로 트리트먼트 제품이 묻은 양발을 완전히 감싼다. 발을 써멀 부티에 넣고 15분 동안 기다린다.

단계 7: 경과 (STEP 7: PROCESS)

발에서 다른 신체 부위로 옮겨가기 전에, 테라피스트는 반드시 손을 소독해야 한다. 발에 트리트먼트 제품이 흡수되기를 기다리는 동안, 팔이나 손을 마사지한 다음, 파라핀 딥을 해주면 좋다. 얼굴 마사지나 두피 마사지를 해줘도 좋다.

단계 8: 트리트먼트 제품 제거 (STEP 8: REMOVAL OF THE TREATMENT PRODUCT)

발을 써멀 부티에서 빼낸 다음, 셀로판 랩을 벗긴다. 셀로판 랩을 발에서 벗겨낼 때 테라피스트는 랩을 이용해서 트리트먼트 제품을 최대한 많이 제거해야 한다. 발을 따뜻한 물로 씻겨도 되고, 핫타월로 트리트먼트 제품을 닦아내도 된다. 발톱과 큐티클은 더 신경을 써서 닦아야 한다(여기에는 바셀린이발라져 있다). 발톱과 큐티클은 휴지로 닦거나 물로 깨끗하게 헹궈준다. 혈액순환을 증가시키는 플러싱 스트로크를 이용하면 써멀 부티를 착용한 후에도 고객은 다리가 무겁거나 부은 느낌을 받지 않을 것이다.

트리트먼트 마침 (SESSION END)

로션, 젤, 또는 파우더 중에서 트리트먼트와 가장 잘 어울리는 것을 골라 발 트리트먼트의 피니쉬 단계에 사용한다. 그런 다음, 파라핀을 손에서 제거하고 고객의 팔을 플러싱 스트로크로 마사지한다. 마지막으로, 오러 미스트를 고객의 몸 위 높은 곳에서 뿌려 트리트먼트가 끝났음을 알린다.

샘플 트리트먼트

당신의 지친 발에 활력을!

홍보 문구

직업 운동선수인가요? 주말 운동을 즐기시나요? 아니면 당신의 발에게 휴식 시간을 주고 싶은가요? 그렇다면 이 "당신의 지친 발에 활력을!" 트리트먼트가 휴식을 제공해 줄 겁니다. 세션은 당신의 발을 아프게 하는 스트레스 요인들을 진단하기 위한 발 평가로 시작됩니다. 그런 다음 멘톨 결정과 에센셜 오일을 섞은 물에 발을 담가 불린 후, 티트리를 이용해 발의 각질을 제거합니다. 마사지 스트로크와 반사요법이 당신의 발을 진정시켜 줄 겁니다. 다음은 유럽에서 류머티즘 치료에 오랫동안 이용해 온 무어 머드를 발에 바른 다음 부티 안에 넣을 차례입니다. 발이 머드의 치료 성분들을 흡수하는 동안, 목과 어깨를 마사지해 드립니다.

트리트먼트 개요

1. 발 평가
2. 발 불리기와 각질제거
3. 마사지
4. 반사요법(근육계와 관련된 반사점에 집중)
5. 무어 머드 바르기
6. 무어 머드가 흡수되는 동안 목 마사지하기
7. 무어 머드 제거
8. 치료 효과가 있는 발 파우더 발라 마무리하기

제품 메모

멘톨 족욕

멘톨 결정과 구연산을 비누 제조 용품점에서 구입한다. 물을 가득 채운 족욕기에 이것들을 조금만 넣는다.

티트리 버프

발에 바르기 직전에 각질제거제 한 큰 술에 티트리 오일을 3방울 섞는다.

마사지 로션

마사지 크림 2fl oz에 월계수 오일 9방울, 스위트 비취 오일 4방울, 페퍼민트 오일 2방울, 바질 오일 2방울, 레몬 오일 11방울을 섞는다.

페퍼민트 해변

홍보 문구

피곤한가요? 지쳤군요? 바닷가에서 하루를 쉬고 싶은데 시간을 낼 수가 없다고요? 발을 상쾌하고 만드는 것이 목표인 이 트리트먼트는 명랑하고 경쾌합니다. 해초가 들려주는 잔잔한 바다 이야기를 발에게도 들려주세요. 그런 다음 해수염으로 발의 각질을 제거하고 혈액순환을 자극합니다. 아로마 로션으로 마사지를 하고, 반사요법으로 발을 자극한 후 페퍼민트 켈프 마스크를 하게 되면 발이 상쾌해지고 얼얼해 질 겁니다. 마스크가 마법의 힘을 발휘하는 동안, 테라피스트가 당신의 손을 부드럽게 버핑한 다음, 마사지를 해 드릴 겁니다. 이 트리트먼트는 바닷가에서 하루를 보내는 것만큼이나 즐겁답니다!

트리트먼트 개요

아래에 나오는 제품을 이용해서 기본적인 발 트리트먼트를 한다. 스파 용품점에서 구입한 페퍼민트 제품도 사용할 수 있다.

제품 메모

바다 족욕

해수염 반 컵, 해초 가루 한 작은 술, 따뜻한 물. 족욕기에 바닷가에서 주워온 돌과 부드러운 질감의 조가비들을 넣어 두는 것도 좋은 아이디어다.

해수염 스크럽

발에 바르기 직전에 포밍 바디워쉬 두 큰 술에 해수염을 섞는다.

페퍼민트 켈프 마스크

켈프 가루 반 컵을 카올린 진흙 반 컵과 섞은 다음, 진한 농도의 페이스트가 될 때까지 물을 붓는다. 앞의 혼합물이 부드러운 크림 상태가 될 때까지 알로에 베라 젤 반 컵이나 묽은 로션을 섞어준다. 이것에 플라스틱 랩을 씌워 따뜻해질 때까지 가열한다. 발에 바르기 직전에 여기다 페퍼민트 오일을 3방울 떨어뜨린다.

오션 바디 미스트

만다린 10방울, 바질 3방울, 스위트 펜넬 2방울을 미스트 병에 든 증류수 2 fl oz에 섞는다.

정원에서의 산책

홍보 문구

당신의 발이 부드러운 휴식을 원한다면, 정원에서의 산책이 그 해답입니다. 로즈 꽃잎을 띄운 물에 족욕을 한 다음, 세이지로 각질을 제거하고 "선샤인" 마스크를 합니다. 가벼운 반사요법 세션 동안에는 라벤더 로션을 사용하죠. 손에도 긴장을 풀어주는 마사지와 파라핀 딥을 해드립니다. 이 트리트먼트는 그늘진 오솔길을 걷는 것처럼 부드럽고 편안합니다.

트리트먼트 개요

아래에 나오는 제품을 이용해서 기본적인 발 트리트먼트를 한다.

제품들

로즈 꽃잎 족욕

포밍 바디워쉬와 로즈 에센셜 오일 한 방울을 따뜻한 물에 넣어 거품을 낸다. 거품 위에 로즈 꽃잎을 뿌려준다.

세이지 버프

각질제거 크림 두 큰 술, 클라리 세이지 오일 1방울, 스패니시 세이지 오일 1방울, 라벤더 오일 2방울, 만다린 오일 3방울.

선샤인 마스크

우유 가루 반 컵, 곱게 간 오트밀 반 컵, 꿀 한 큰 술, 알로에 베라 젤 두 큰 술, 스위트 오렌지 오일 4방울. 마스크가 페이스트 상태가 될 때까지 따뜻한 물을 첨가한다.

라벤더 풋 파우더

일반적인 풋 파우더 한 큰 술에 라벤더 가루 한 작은 술을 섞는다(라벤더를 커피콩 가는 기계에 넣고 갈면 된다).

요약 Summary

발 트리트먼트는 스파가 제공하는 서비스 중에서도 인기가 높다. 마사지 테라피스트들은 네일 케어 서비스를 제공할 수 없다. 그러나 여러 트리트먼트 요소들을 섞고 혼합해 즐거운 발 케어 서비스를 창조할 수 있다.

발 트리트먼트를 디자인 할 때 테라피스트들은 트리트먼트 안에 종종 발 상태 평가 단계와 발을 불리고 씻기는 단계, 각질제거, 트리트먼트 마스크, 마사지. 그리고 반사요법을 포함시킨다. 이 외의 다른 단계와 기술들이 테라피스트의 숙련 정도와 관심에 따라 추가되기도 한다.

반사요법은 발 트리트먼트에서 자주 사용되는 기술이다. 반사요법은 통합적 테라피로 손과 귀와 발에 있는 포인트들이 인체의 모든 부위와 상응한다는 믿음에 근거한 테라피이다. 이런 포인트들을 자극하면 인체는 긴장이 완화되며, 휴식을 취하게 되며, 신체 기능이 회복 된다. 반사요법 절차는 특정한 시스템 안에서 중요한 역할을 하는 기관이나 선과 관련된 특별한 반사지점에 집중함으로서 인체 내의 모든 시스템에 도움이 되도록 디자인하면 된다.

참고문헌 References

1. The General Causes of Foot Pain. University of Maryland Medical Center. Available at http://www.umm.edu
2. Heart JA. Foot Pain and Shoe Size. Available at http://www.nlm.nih.gov
3. Runquist B: *Anatomy and Foot Loosening for Reflexology Seminar Materials*. Seattle School of Reflexology, 1996.
4. *Getting Nailed*. An ABC News 20/20 presentation. Available at http://www.spatrade.com
5. Ingham ED: *Stories the Feet Can Tell Thru Reflexology*. Revised by Byers DC. Ingham Publications, 1992.
6. International Institute of Reflexology. Available at http://www.reflexology-use.net

복습문제(Review Questions)

객관식

1. ______은 발 트리트먼트 중 하나로 큐티클을 뒤로 밀어 정리하고, 발톱을 다듬고 파일로 정리하는 것을 말한다.
   a. 반사요법 트리트먼트
   b. 발 마사지
   c. 페디큐어
   d. 매니큐어

2. 네일의 경계 부분은 _____라 불리는 한 겹의 피부로 싸여 있다.
   a. 큐티클
   b. 피부 경결
   c. 발바닥
   d. 발등

3. 지속적인 마찰이나 압력에 의해 피부가 두꺼워진 작은 부위를 ____이라고 한다.
   a. 큐티클
   b. 피부 경결
   c. 발바닥
   d. 발등

4. 네일케어를 제공할 수 있고, 젤 네일, 아크릴 네일 등을 붙이고, 보수하고, 장식할 수 있는 자격증을 가진 사람을 뭐라고 하는가?
   a. 마사지 테라피스트
   b. 에스테티션
   c. 손과 발 전문가
   d. 네일 테크니션

5. 발의 아치를 가장 잘 설명한 것은?
   a. 세 개의 강한 아치들(내측종아치, 외측종아치, 횡아치)로 발이 인체를 지탱할 수 있는 힘을 제공한다.
   b. 두 개의 강한 아치들(종아치와 횡아치)로 발이 인체를 지탱할 수 있는 힘을 제공한다.
   c. 발에는 진짜 아치가 없다. 대신 발은 평평하다.
   d. 발목을 가끔 발의 아치라 부른다.

빈 칸에 알맞은 글자를 써 넣으시오.

마사지 테라피스트의 시술 범위에 들어가지 않는 것에는 X자를 써 넣고, 마사지 테라피스트가 발 트리트먼트 중에 시술할 수 있는 기술에는 A를 써 넣으시오.

______ 네일 폴리쉬를 제거한 다음, 발톱을 다듬고 줄(emery board)로 모양을 내는 것
______ 반사요법 시술
______ 큐티클을 뒤로 민 다음, 정리하는 것
______ 해초나 머드, 파라핀 등의 트리트먼트 제품을 발에 바르는 것
______ 따뜻한 물이 담긴 대야에 고객의 발을 담그는 것

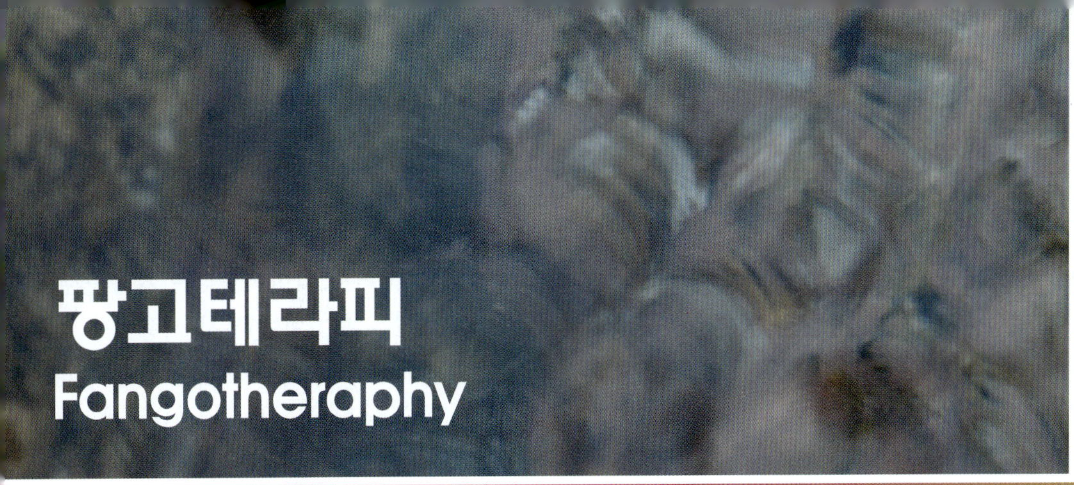

팡고테라피
Fangotherapy

9 장

장 개요

유럽의 팡고테라피

미국의 팡고테라피

팡고테라피에 사용되는 재료의 종류

- 진흙
- 머드
- 토탄

트리트먼트 시의 일반적인 주의사항

- 팡고테라피를 시술하면 안되는 사람들
- 상처가 났거나 염증이 있는 피부
- 팡고 온도
- 팡고 제품 믹싱과 보관
- 건조되는 것 예방하기

전신 팡고 코쿤

팡고 등 트리트먼트 과정

- 트리트먼트 시작
- 단계 1: 핫타월로 등에 스팀 쏘이기
- 단계 2: 등 클렌징
- 단계 3: 등의 각질제거
- 단계 4: 등 마사지
- 단계 5: 따뜻한 팡고 바르기
- 단계 6: 경과: 다리와 발 마사지
- 단계 7: 팡고 제거하기
- 단계 8: 피니쉬 제품 바르기
- 트리트먼트 마침

팡고 두피와 목 트리트먼트 과정

- 트리트먼트 시작
- 단계 1: 머리와 얼굴에 스팀 쏘이기
- 단계 2: 목 마사지
- 단계 3: 두피 마사지
- 단계 4: 따뜻한 팡고 머리에 바르기
- 단계 5: 경과: 발 또는 손 아니면 둘 다 마사지하기
- 단계 6: 머리카락에 묻은 팡고 제거하기
- 단계 7: 얼굴 마사지
- 트리트먼트 마침

근골격계 부상과 장애 환자를 위한 팡고 시술

- 급성 질환
- 아급성 질환
- 만성 질환

요약

주요 용어

진흙(clay): 습기가 있으면 "플라스틱"이 되는 고운 입자를 가진 다양한 군의 천연 재료들. 클레이의 주요 성분은 미네랄이다.

에멀젼(emulsion): 두 가지 혹은 그 이상의 액체들의 혼합물로 극히 작은 물방울로 제공되는 한 성분이 다른 성분에 의해 배포된다.

팡고(fango): 머드라는 뜻의 이탈리아어. 이 용어는 머드와 진흙, 토탄이 포함된 제품을 설명할 때 광범위하게 쓰인다.

무어 머드(moor mud): 호주의 네이드하팅(Neydharting)에서 나오는 낮은 습지의 이탄으로 항염효과가 탁월한 것으로 유명하다. 이 머드는 미국의 스파 트리트먼트를 위해 정기적으로 채취가 되어 미국으로 보내진다.

머드(mud): 부드러운 젖은 흙으로 미네랄이 주성분이며(바위에서 나온) 유기 물질(부식된 식물에서 나온)도 약간 함유되어 있다.

토탄(peat): 다양한 식물에서 나온 액체 안에서 분해되어 형성된 부분적 탄화 유기 조직. 그러나 대부분이 *물이끼* 종류이다.

***물이끼*(sphagnum)**: 이끼의 한 종류로 축축한 산성 지역에서만 자라며, 거기서 이 시간이 흐르면서 잔존물이 적어져서(가끔은 다른 식물들과 함께) 토탄이 형성된다.

황(sulfur): 많은 단백질의 중요한 구성 요소가 되는 화학적 성분으로 온천이나 몇몇 치료 효과가 있는 머드에서 종종 발견이 된다. 황은 인체의 산화 스트레스를 감소시키는 것으로 여겨지며 관절염과 근육통, 피부병, 그리고 다른 질병들을 치료하는데 쓰인다.

팡고테라피는 **머드**와 **토탄**, **진흙**을 치료적 목적으로 이용한다(그림 9-1). ***팡고(fango)***라는 단어는 머드라는 뜻의 이탈리아어이다. 엄격히 하자면 토탄이나 진흙에는 팡고 트리트먼트라는 이름을 붙여서는 안된다. 그러나 대부분의 스파가 팡고라는 단어를 광범위하게 사용하고 있다. 그래서 혼돈을 피하기 위해 여기서는 이 단어의 일반적인 의미를 채택하기로 했다.

이런 재료들은 각각(머드, 진흙, 토탄) 고유한 특징을 갖고 있다. 그러나 일반적으로 이 재료들은 열기를 잡아두기 때문에 만성 질병 치료를 위한 써말 제품으로 사용한다. 또, 혈액순환과 림프액 흐름을 자극하며, 독소배출과 인체의 긴장 완화를 돕는다. 어떤 종류의 팡고는 연부조직 부상에 유용한 항염 기능과 통증 완화 기능을 갖고 있다. 따뜻한 머드를 두껍게 바르는 것은 고객에게는 독특한 경험의 시간이 된다. 그렇기 때문에 팡고가 포함된 서비스는 스파 서비스 중에서도 일반적으로 인기가 높은 아이템이다. 이 장의 목표는 팡고의 전통적 이용법을 짧게 설명하고 다양한 종류의 팡고 제품에 대한 설명과 더불어 앞장에서 배운 기술을 발전시키는 것이다. 새로운 트리트먼트(두피와 목 트리트먼트, 등 트리트먼트)도 단계별로 자세히 설명할 것이다. 그러나 전신 팡고 코쿤과 같은 서비스에 대한 설명은 앞장에서 했던 다른 트리트먼트 설명을 보면서 독자들이 어느 정도 숙달이 되었을 거라는 가정 하에 하도록 하겠다. 이 장에서는 또한 치료 과정의 일부로 팡고를 다양한 항염 단계에 이용하는 법도 소개할 것이다. 이 정보는 메디컬 스파에서 일하고 있는 마사지 테라피스트나 개인적으로 연부조직 부상을 치료하는 테라피스트들에게 많은 도움이 될 것이다.

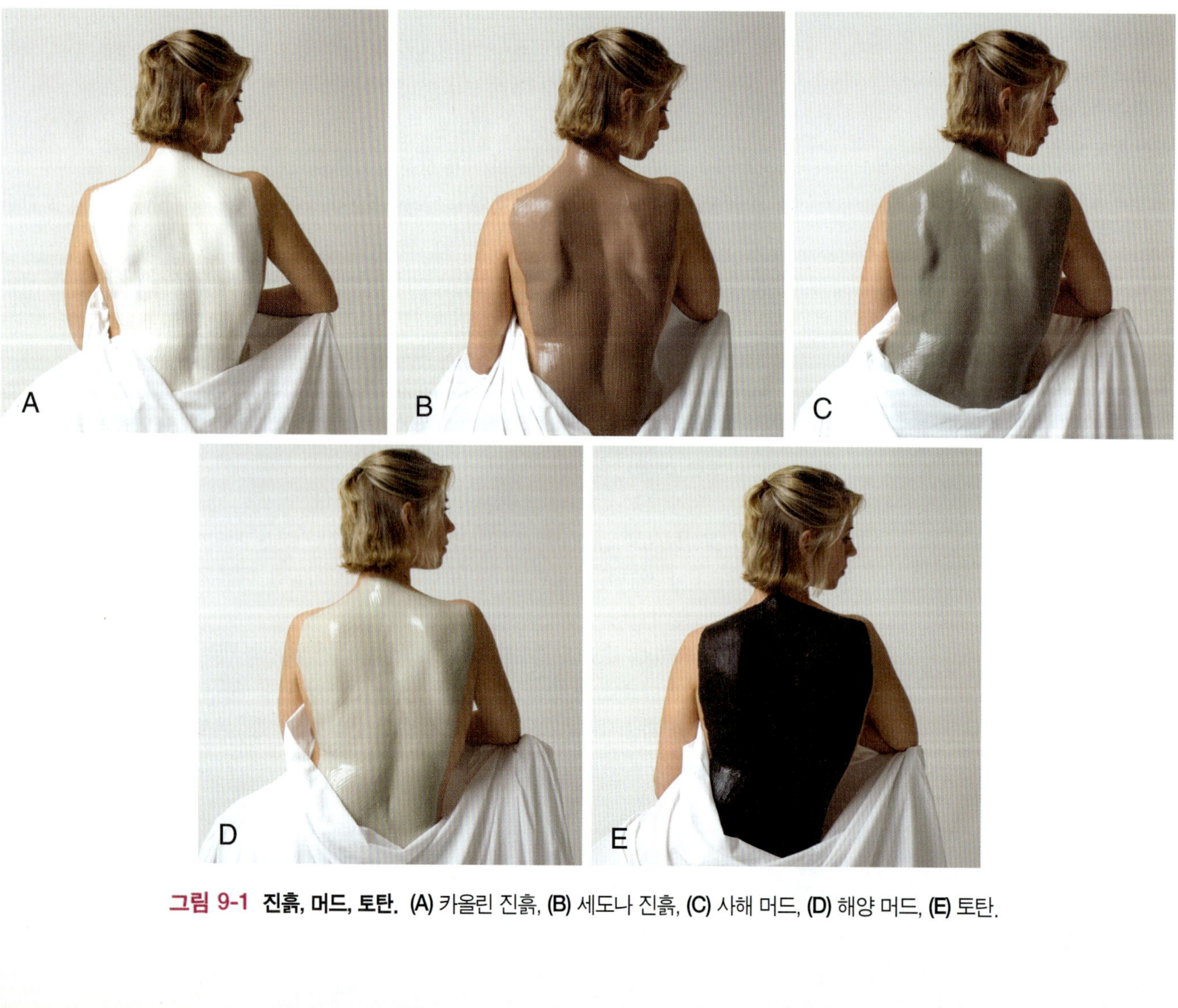

그림 9-1 진흙, 머드, 토탄. **(A)** 카올린 진흙, **(B)** 세도나 진흙, **(C)** 사해 머드, **(D)** 해양 머드, **(E)** 토탄.

이 장에서 소개한 트리트먼트를 시술하기 전에 독자들은 3장(스파 트리트먼트 시술을 위한 기본 기술들)과 6장(각질제거 트리트먼트), 7장(바디 랩)을 참고하면 도움이 될 것이다. 두피와 목 트리트먼트 동안 사용되는 스트로크에 대한 아이디어를 얻고 싶은 테라피스트들은 11장(아유르베다)에 나와 있는 인도 헤드 마사지 부분을 참고하면 된다.

유럽의 팡고테라피 Fangotherapy in Europe

유럽의 많은 초기 스파들은 미네랄 온천이 있는 온천 지역에서 발달이 되었다. 이 스파들은 치유 효과가 있는 미네랄 성분 때문에 온천 주변의 머드를 이용했다. 온천은 그 지역 사람들에게 신성한 장소로 여겨졌다. 따라서 온천에서 목욕을 하고 온천 근처에서 나온 머드를 이용하면 영혼과 육체가 모두 치유가 된다고 믿었다. 오랫동안의 연구 결과 온천 머드와 그 안에 들어있는 미생물들은 다양한 종류의 질병 치료에 효과가 있는 것으로 나타났다.

1장에서 언급했던 것처럼, 이탈리아 도시 아바노, 몬테그로토, 갈지냐노, 바타길라는 오랜 역사를 간직한 온천으로 유명하다. 수 세기 동안 사람들은 스파에서 제공되는 치유 효과가 있는 온천 머드 때문에 이 지역을 찾아왔다(에우가나에안 언덕 머드). 오늘날, 스파 설비를 갖춘 170개가 넘는 호텔들이 130개나 되는 이 미네랄 온천 주변에 산재해 있다. 과거에는 머드를 천연 상태 그대로 사용했지만, 지금은 머드의 치유 효과를 증대시키기 위해 특수 탱크 안에 넣고 "숙성"을 시킨다. 이 숙성 과정은 피에트로 다바노 스파 연구 센터에서 개발한 것으로, 에우가나에안 미네랄 워터 안에 머드를 넣어 50일에서 60일 동안 숙성시켜 비병원성 미생물들을 배양한다. 이 머드는 골관절염과 섬유근통, 연부조직 부상, 염증, 그리고 몇몇 피부 질환 치료에 사용한다.

유럽에서는 의사의 감독 하에 헬스 스파에서 1년에 한 번 내지 두 번 팡고테라피를 시술한다. 식이요법은 스파마다 다르지만, 환자는 팡고테라피를 받기 전에 적어도 4시간 내지 6시간 동안 금식을 해야 한다. 이 트리트먼트는 40°에서 46° 정도 되는 머드를 고객의 몸에 바르는 것으로 시작된다. 전신에 머드를 바른 경우에는 20분 동안 두고, 국소 부위에 시술했을 때는 30분까지 두어도 된다. 머드 트리트먼트가 끝나면 그 지역에서 나는 미네랄 온천수에 몸을 담그는 하이드로테라피 트리트먼트를 하거나, 뜨거운 물과 차가운 물로 번갈아 샤워를 하는 하이드로테라피를 하기도 한다. 때로는 하이드로테라피 욕조에서 나온 고객들의 몸을 담요로 감아 땀을 더 나게 만들기도 한다. 이 트리트먼트는 마사지나 낮잠을 자는 것으로 끝이 난다.

미국의 팡고테라피 Fangotherapy in the United States

여러 증거들이 미국의 주요 온천(그리고 거기서 나오는 머드)은 모두 인디언 부족들에 의해서 사용되었다는 것을 보여주고 있다. 미국 원주민들은 온천을 신성하고 중립적인 장소로 생각했다. 전사들은 다른 부족에게 공격당할 걱정을 하지 않고 온천에서 휴식을 취하면서 전쟁에서 입은 상처를 치료했다. 온천의 이런 치료 효과를 알아차린 초기 유럽 정착민들은 후에 자신들의 고향의 전통에 따라 이들을 상업적 스파로 발전시켰다. 뉴욕에 있는 Saratoga Springs는 이런 종류의 초기 미국 스파의 대표적인 예라고 할 수 있다.

현대적인 치료법의 발달로 1940년대에 스파 테라피가 쇠퇴하면서 유럽에서 영감을 받은 많은 스파 센터들이 문을 닫았다. 이들이 문을 닫자 그 지역의 온천과 치료 효과가 있는 머드에 관한 특별한 지식들도 잊혀졌다.

그러나 피트니스와 웰빙에 대한 관심이 높아지면서 스파 산업이 다시 부활하기 시작했고, 그와 함께 팡고를 치료에 사용하는 것에 대한 관심도 커졌다. 이 책이 쓰일 당시에는 미국에서는 팡고 트리트먼트가 주로 스킨케어에 이용됐다. 이는 팡고의 치료적 효능을 아직 완전히 이해하지 못했기 때문이었다. 또, 대부분의 스파 고객들이 팡고가 피부의 결만 향상시킬 뿐, 근골격계와 인체에는 별로 도움이 되지 않는다고 생각했다. 그러나, 이런 경향은 팡고 트리트먼트가 골관절염이나 연부조직 부상으로 인한 만성 통증을 완화시키고, 독소배출을 지지하며, 스트레스를 줄여주고, 인체의 긴장 완화를 돕는 데 이용된다는 사실이 알려지면서 변하기 시작했다.

팡고테라피에 사용되는 재료의 종류
Types of Products Used in Fangotherapy

모든 종류의 팡고는 열 보존 능력을 가지고 있기 때문에, 따뜻하게 데워 몸에 바르면 인체의 긴장이 완화되고, 근육 긴장이 감소된다. 진흙과 머드, 토탄은 모두 다른 치료적 효능과 쓰임새를 갖고 있다. 진흙은 주성분이 미네랄(바위에서 온)이며, 팡고 재료들 중에서 가장 열을 잘 흡수하며, 자극적이다. 머드 역시 주성분은 미네랄이다. 그러나 머드 안에는 항염 기능과 진통 기능이 있는 유기물질이 소량 함유되어 있다. 토탄은 셋 중에서 치료적으로 가장 활성화된 재료라고 할 수 있는데, 주성분이 유기물로, 이 유기물은 수천 년 동안 부식된 식물에서 유래한 것이다. 유럽에서 실시한 다수의 연구 결과 토탄은 항염 기능과 진통 기능, 순환계 자극 기능, 항바이러스 기능, 면역성 강화 기능, 그리고 내분비계 조절 기능을 갖고 있는 것으로 밝혀졌다. 표 9-1은 팡고테라피 재료들을 간략하게 소개한 것이다.

진흙 (CLAY)

*진흙*은 미립자로 된 천연 물질들의 다양한 그룹을 이르는 일반적인 단어로, 이 물질은 수분이 있을 때는 일반적으로 "플라스틱" 같다. 전자 현미경으로 관찰해보면, 진흙 입자는 너비에 비해 길이가 100배나 더 길다는 것을 알 수 있다. 마른 진흙에 물을 부으면, 표면 장력에 의해 납작한 플레이트 사이에 물이 고이게 된다. 이렇게 되면 입자들은 서로 떨어지지 않는 대신, 표면 위로 쉽게 미끄러진다. 물에 젖은 진흙이 부드러운 크림처럼 느껴지는

표 9-1 팡고테라피 요약

성분	범주	주요 타입	상품 이름	효능	사용법
대부분 미네랄	진흙	카올리나이트, 일라이트	카올린, 차이나 화이트, 프렌치 그린	보온, 긴장 완화, 순환계 자극, 잉여 오일 흡수와 불순물 제거, 유화를 연기시켜 화장품 물질들을 고정시킴, 다른 치료적 제품들의 운반자 역할을 함	보온 물질로서 인체를 따뜻하게 만들고, 인체의 긴장을 풀어주며, 트리트먼트 제품과 화장품의 베이스로 이용됨.
대부분 미네랄	진흙	스멕타이트	벤토나이트, 백토, MAS	보온, 긴장 완화, 순환계 자극, 잉여 오일 흡수와 불순물 제거, 유화를 연기시켜 화장품 물질들을 고정시킴, 다른 치료적 제품들의 운반자 역할을 함	화장품 유상액
대부분 미네랄	머드	황을 함유하고 있으며 "숙성됨"	사해, 에우가네안, 피에스챠니, 기타 등등	항염, 순환계 자극, 진통제, 살균제, 면역력 강화, 보온, 독소배출, 긴장 완화 등	관절염, 근육통, 관절통, 염증, 긴장 완화, 활기 부여, 에스테틱 등.
대부분 유기물	저위 이탄	이끼와 다른 식물들	무어 머드, 기타 등등	항염, 순환계 자극, 항바이러스제, 살균제, 면역력 강화, 호르몬 균형, 보온, 독소배출, 긴장 완화 등	관절염, 근육통, 관절통, 염증, 긴장 완화, 활기 부여, 에스테틱 등.
대부분 유기물	고위 이탄	대부분이 이끼	유럽의 많은 종류들	항염, 순환계 자극, 항바이러스제, 살균제, 면역력 강화, 호르몬 균형, 보온, 독소배출, 긴장 완화 등항염, 순환계 자극, 항바이러스제, 살균제, 면역력 강화, 호르몬 균형, 보온, 독소배출, 긴장 완화 등	관절염, 근육통, 관절통, 염증, 긴장 완화, 활기 부여, 에스테틱 등.

것도 이런 이유 때문이다.

다양한 토양과 환경에서 나온 여러 종류의 진흙들이 전 세계 스파 산업 시장에서 팔리고 있다. 일반적으로 해양 퇴적물이나 온천, 간헐천 주변 지역에서 나온 진흙의 미네랄 함유량이 다른 곳의 진흙보다 많다. 그러나 돈을 주고 살 수 있는 모든 진흙이 동일한 기본 특성을 갖고 있는 것은 아니다. 진흙의 기본 특성은 첫째, 진흙은 열을 잡아둘 수 있다. 따라서 진흙을 따뜻하게 데워서 사용하면 근육 긴장을 감소시키고, 인체의 긴장을 완화시킬 수 있다. 둘째, 진흙은 흡수성이 높아 피부의 불순물과 수분을 흡수하는 능력이 탁월하다. 이런 "흡수성"은 피부의 혈액순환과 림프액 흐름을 자극해서 피부를 정화시킨다. 마지막으로 진흙은 물과 다른 액체 속에서 **에멀젼**(emulsion) 형성을 지연 시킨다. 이런 특징은 화장품에 유용하게 쓰이는데, 진흙이 다른 물질을 함께 붙잡아서 유리가 되는 것을 막아주기 때문이다. 진흙은 파우더와 리퀴드 파운데이션, 로션, 그리고 스킨 마스크 제조 시 에몰리언트와 착색체로 이용된다. 이런 특징들 때문에 진흙은 다른 치료적 물질의 캐리어 제품으로 사용되기도 한다. 해초나 허브 우려낸 물, 에센셜 오일, 그리고 천연 식품들(요구르트, 꿀, 우유, 과일 주스, 으깬 과일들)에 진흙을 섞으면, 흥미로운 트리트먼트 제품이 탄생한다. 진흙의 사용은 진흙이 채굴된 지역과 관련이 있다. 세도나 진흙은 다른 진흙에 비해 치료 효과가 큰 것은 아니다. 그러나 애리조나의 웅대한 빨간 바위와 미국 원주민의 치료 전통과 결부되어 고객들에게 인기가 높다. 표 9-2는 스파 시장에서 살 수 있는 유명한 진흙들을 정리한 것이며, 표 9-3에는 스파에서 쉽게 만들 수 있는 트리트먼트 제품 제조법을 적어 놓았다.

머드 (MUD)

진흙처럼 머드의 주성분은 원래 미네랄이다. 그러나 머드에는 치료용으로 사용될 때 중요한 역할을 하는 유기물질들이 2%에서 4% 정도 들어있다. 치료용 머드는 천연 미네랄 워터 안에서 "숙성"이 되거나 "원숙"해진다. 각각의 머드의 숙성 과정은 약간씩 다르다. 그러나 일반적으로 산화 과정이 포함이 되며, 최장 12개월에 걸쳐 머드의 양을 감소시킨다. 머드의 숙성 정도는 머드의 화학적 조성의 변화와 색깔의 변화로 알 수 있다.[2]

머드의 숙성 과정의 훌륭한 예는 슬로바키아의 피에스차니 스파에서 볼 수 있다. 갈색 피에스차니 머드는 숙성이 되면 황의 함량이 높아지는데, 숙성을 시킬 때는 외부에 있는 저장 용기에 머드를 넣고 "큐어링(curing)" 시키면서 머드에 있는 황산염을 **황화물**(sulfur)로 바꿔주는 박테리아에 노출을 시킨다. 이 과정을 거치면 이 머드는 갈색에서 검정색이 된다. 매년 4만 명에 가까운 환자들이 관절염에 효과가 있다는 유명한 팡고 트리트먼트를 받기 위해 이 스파를 찾고 있다.

황은 다양한 종류의 치료용 머드의 성분 중 가장 중요한 성분으로 화산과 온천 근처에서 나온 머드에 많다. 황 목욕은 인체의 산화 스트레스 줄여주고 근육과 관절의 염증을 감소시키는 유용한 방법임이 밝혀졌다. 황이 풍부한 미네랄과 머드 목욕은 골관절염과 류머티스 관절염, 그리고 다른 염증성 질환 치료에 유용한 트리트먼트이다. 이 트리트먼트를 받은 사람들은 체력이 증가되고, 아침에 뻣뻣함이 감소되며, 걷기 능력이 향상되었다고 말했으며, 황 머드 트리트먼트를 받은 후에 통증이 감소되었다고 얘기했다. 치료용 머드는 또한 멍이나 건염, 삔 곳, 접질린 곳, 그리고 그 외의 근골격계 부상과 질환 치료에도 사용하면 효과적이다.

황이 함유된 치료용 머드 중에서 가장 유명한 것 중 하나가 이스라엘에 있는 사해 지역에서 나오는 것이다. 염도가 아주 높은 이곳의 물은(27%의 소금) 지중해의 바닷물보다 10배나 더 짜며, 칼슘과 마그네슘, 나트륨, 칼륨, 브롬 농도가 아주 높다. 사해 머드에 관한 연구 결과, 사해 머드는 관절염과 류머티스 관절염, 피부 질환, 그리고 호흡기 질환 치료에 효과가 있는 것으로 밝혀졌다.[7]

토탄 (PEAT)

물이끼는 가장 대표적인 종류의 이끼로 습지를 형성한다. 물이끼가 썩으면, 습지는 깊은 죽은 물이끼 층으로 가득 차게 되는데, 이것이 바로 토탄이다. 물이끼 때문에 습지 안은 산소가 적고 산성인 환경이 형성되는데, 이 때문에 세균의 성장이 둔화된다. 토탄 아래에서 나온 사체들이 묻힌 지 수천 년이 지났는데도 완벽하게 보존이 되어 있는 것도 이런 이유 때문이다. 미생물에 의한 분해 속도가 매우 느리기 때문에, 토탄 안에 남아있는 생물체들에 의해 미네랄들이 재활용 된다. 토탄이 치료용으로 가장 활발하게 이용이 되고, 정원사들이 비옥한 정원을 만들

표 9-2 유명한 클레이들

클레이 종류	상품명	채취 장소	성상 또는 특징	비고
카올리나이트: "높은 산마루"를 의미하는 중국어 "카울링"에서 왔으며 이 클레이가 최초로 채취된 중국 남동부 장시성 지방에 있는 높은 언덕을 가리킨다.	카올린, 차이나 화이트, 차이나 클레이	중국 남동부, 말레이시아, 콘월, 영국, 미국 조지아 주	입자가 작으며, 순백색을 띰. 물에 젖으면 부드러운 크림 상태가 됨	인하우스 트리트먼트 또는 에센셜 오일 캐리어로 사용하면 매우 좋음.
일라이트: 이 클레이는 구조가 운모와 비슷하며 비교적 최근에 퇴적이 된 심해 퇴적물에서 발견됨, 자연에서 가장 흔히 볼 수 있는 클레이	프렌치 그린(프렌치 그린 클레이는 전통적으로는 프랑스에서 채취해 태양에 말린 특정 일라이트 클레이를 지칭함)	일라이트 클레이는 전 세계에서 발견됨, "프렌치 그린 클레이"라는 이름이 항상 이 제품이 프랑스에서 생산되었다는 것을 의미하는 것은 아님	입자가 아주 고움, 희미한 색, 젖으면 부드러운 크림 상태가 됨	인하우스 트리트먼트 제품으로 좋음. 하지만 카올린보다 비쌈.
세멕사이트: 확장형 격자 클레이로 일반적으로 물 속에서 부풀어오름	세도나 클레이	애리조나 주 세도나, 고대 해양 퇴적물과 화산 활동으로 형성됨	입자 크기는 작거나 중간 정도, 붉은 색, 부드럽지만 약간 거침	독소배출이 목적이거나 미국 원주민의 영적인 요소가 들어 있는 트리트먼트에 좋음.
	와이오밍 벤토나이트	미시시피와 앨라배마에서 주로 발견됨. 담수 퇴적물과 관련이 있음	덩어리가 있을 수 있음, 회색 또는 갈색을 띰	덩어리가 있을 수 있기 때문에 적절한 처리 과정을 거치지 않은 것은 사용하지 않는 게 좋음.
	나트륨 벤토나이트	해양 퇴적물과 관련이 있으며 전 세계 각 곳에서 채취 됨	젤과 비슷한 농도로 회색 또는 갈색을 띰(노란색, 분홍색, 녹색도 있음)	홈메이드 스킨 케어 제품의 점성을 조절하는데 주로 이용됨. 카올린이나 프렌티 그린 클레이가 트리트먼트 제품으로 사용하기가 더 쉬움.
	백토	영국과 다른 지방에서 채취함. 백토는 모직 옷감의 수지를 제거하는 과정에도 사용됨	물과 섞으면 진흙이 돼서 부서지면서 천연 가소성이 거의 없어짐. 따라서 덩어리가 지면서 물러짐	인하우스 트리트먼트 제품으로는 카올린과 프렌치 그린 클레이를 사용하는 것이 더 나음.

표 9-3 창조적인 클레이 믹스*

이름	레시피	특징	이용법
주니퍼 클레이	**스팟 트리트먼트:** 주니퍼 베리 에센셜 오일 4방울과 물을 넣어 원하는 농도로 만든다. **전신 트리트먼트:** 주니퍼 베리 8방울, 자몽 10방울, 레몬 2방울과 물을 넣어 원하는 농도로 만든다.	자극, 가온, 독소배출, 순환, 림프 자극, 생기 부여	아픈 발을 위한 발 마사지, 독소배출을 위한 전신 팡고 코쿤, 아픈 근육을 위한 스팟 트리트먼트.
커피 클레이	**스팟 트리트먼트:** 에스프레소 1잔과 따뜻한 물 또는 강한 커피를 넣어 원하는 농도로 만든다. **전신 트리트먼트:** 주니퍼 베리 8방울, 자몽 10방울, 레몬 2방울과 물을 넣어 원하는 농도로 만든다.	자극, 퍼밍, 순환계 자극	바디 컨투어링 또는 셀룰라이트 제거를 위한 스팟 트리트먼트.
페퍼민트 클레이	**스팟 트리트먼트:** 페퍼민트 에센셜 오일 3 내지 6방울과 따뜻한 물을 넣어 원하는 농도로 만든다.	자극, 냉각, 생기 부여, 진통, 순환계와 림프 자극	지친 발을 위한 발 마스크, 아픈 근육을 위한 스팟 트리트먼트, 셀룰라이트 제거를 위한 스팟 트리트먼트.
장미꽃잎 클레이/라벤더 클레이	**스팟 트리트먼트:** 말려 가루로 만든 장미꽃잎 1 작은 술 또는 라벤더, 장미 에센셜 오일 1 방울, 또는 라벤더 오일 4방울과 따뜻한 물을 넣어 원하는 농도로 만든다. **전신 트리트먼트:** 말려 가루로 만든 장미꽃잎 2 큰 술 또는 라벤더, 장미 에센셜 오일 2 방울, 또는 라벤더 오일 8방울과 따뜻한 물을 넣어 원하는 농도로 만든다.	긴장 완화, 진정, 카밍, 소프트닝	발 또는 손을 위한 순한 트리트먼트, 긴장 완화 트리트먼트를 위한 전신 마스크.
통증 완화 클레이	**스팟 트리트먼트:** 스위트 자작 오일 2방울, 유칼립투스 오일 2방울, 저먼 카모마일 1방울, 대마씨 오일을 넣어 원하는 농도로 만든다(물은 사용하지 않는다). **전신 트리트먼트:** 스위트 자작 오일 6방울, 유칼립투스 오일 4방울, 저먼 카모마일 2방울, 대마씨 오일을 넣어 원하는 농도로 만든다(물은 사용하지 않는다).	진통, 순환계 자극, 항경련, 항염	특정 관절에 바름, 통증이 있는 부위에 바름(예로, 등, 슬와근), 아픈 발을 위한 스팟 트리트먼트.
이집트 클레이	**스팟 트리트먼트:** 유향 2방울, 몰약 2방울, 장미 1방울, 그리고 물을 넣어 원하는 농도로 만든다. **전신 트리트먼트:** 유향 8방울, 몰약 4방울, 장미 1방울, 제라늄 1방울, 그리고 물을 넣어 원하는 농도로 만든다.	긴장 완화, 소프트닝, 진정, 카밍	이집트에서 영감을 받은 트리트먼트, 긴장 완화를 목표로 하는 전신 팡고 코쿤.

표 9-3 *(계속)*

이름	레시피	특징	이용법
식물성 클레이	다양한 종류의 가루 허브를 클레이 파우더와 섞어 사용하면 된다. 클레이 1컵 당 허브 가루를 2큰 술 넣으면 된다. 클레이 파우더와 섞을 때는 허브 추출액이나 차를 이용한다. 예를 들어, 녹차와 레몬그라스를 섞으면 훌륭한 식물성 클레이가 된다.	클레이 믹스 안에 들어가는 식물에 따라 효능이 달라짐	발 또는 손 마스크, 전신 독소배출 트리트먼트, 슬리밍 트리트먼트.
써니 클레이	클레이 파우더 반 컵에 오르밀 가루 반 컵을 넣은 다음, 따뜻한 주스(사과, 크랜베리, 파인애플, 또는 오렌지 주스 등이 효과가 좋다)를 넣어 원하는 농도로 만든다.	상쾌, 소프트닝, 생기 부여	발 또는 손 마스크, 긴장 완화와 생기 부여가 가 목적인 전신 코쿤,
천연 식재료 클레이	천연 식재료와 클레이, 물을 섞어 트리트먼트 제품을 만들 수 있다. 예를 들면, 신선한 호박, 아보카도, 망고, 또는 파파야를 블렌더에 넣고 클레이, 물과 섞어 원하는 농도로 만든다. 주의: 이 때 클레이는 소량만 넣는 것이 좋은데, 너무 많이 넣으면 침투성이 떨어지지 때문이다.	상쾌, 긴장 완화, 소프트닝, 자극	발 또는 손 트리트먼트, 등 트리트먼트, 헤어 트리트먼트, 전신 코쿤.

*위의 각 제품들은 어떤 종류의 클레이와 섞어도 무방하다. 독자들은 클레이와 액체의 양이 정확하게 기재되어 있지 않다는 것을 알아차렸을 것이다. 그 이유는 클레이마다 필요한 물의 양과 섞이는 농도가 다르기 때문이다. 처음 스팟 트리트먼트 시에는 클레이를 반 컵, 전신 트리트먼트 시에는 클레이를 한 컵만 사용하는 것이 좋다. 고객 몸의 크기에 따라 더 많은 양의 클레이가 필요할 것이다. 액체는 원하는 농도가 될 때까지 넣어주면 되는데 너무 묽어서 흘러내리지 않는, 크림 상태의 농도로 만드는 것이 바람직하다. 식물성 재료들을 가루로 만들 때는 말린 다음 커피 분쇄기에 넣어서 갈면 된다.

때 토탄을 사용하는 것도 바로 이 때문이다.

토탄은 두 개의 커다란 상업적 범주로 나눌 수 있다: 고지대 토탄과 저지대 토탄이 있다. 그러나 분류의 기준이 모호하고, 두 종류의 토탄의 성분이 거의 비슷해서 지리학적 기원에 대한 정보 없이 둘을 분류한다는 것은 상당히 어렵다. 스파에서는 저지대 토탄을 더 선호한다(유명한 저지대 토탄으로는 오스트리아의 네이드하팅(Neydharting)에서 나오는 **무어 머드**(Moor mud)가 있다. 보통 고지대 토탄보다 저지대 토탄이 치료 효과의 범위가 넓다고 여겨진다. 이런 생각은 고지대 토탄과 비교하면, 저지대 토탄이 더 많은 종류의 식물을 함유하고 있기 때문에 더 넓은 치료 효과를 나타낼 것이라는 믿음을 반영한 것이다. 그러나 연구 결과, 두 종류의 토탄의 치료 효과에 큰 차이가 있다는 명확한 증거는 없는 것으로 밝혀졌다.

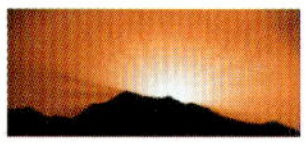

글상자 9-1
이해를 넓기기 위한 팁

피부에 좋은 팡고

에스테티션들은 클레이, 머드, 토탄이 피부를 이롭게 하고, 피부 결을 향상시키기 때문에 팡고 시술의 가치를 높게 평가한다. 클레이는 타고난 흡수력 때문에 지성 피부 트리트먼트에 종종 사용된다. 클레이는 피부의 불순물을 제거하며, 혈액순환을 자극해 영양 교환을 돕는다. 그리고 자연스러운 각질 탈락을 도와 피부결을 좋게 만든다. 클레이는 또한 소프트닝 효과도 뛰어난데 건성 피부에 발랐을 때도 피부에 있는 동안에는 수분이 유지돼 피부가 건조해지는 것을 막아준다.

머드와 토탄은 피부결을 부드럽게 만들어 준다. 그리고 확실한 증거는 없지만 머드에 포함된 몇몇 미네랄은 피부

에 흡수가 되는 것으로 보인다. 몇몇 연구 결과 팡고 트리트먼트가 피부의 pH를 정상으로 만드는데 도움을 주며 표피 각질층의 피부 장벽 기능을 강화해 주고, 경피의 수분 손실을 줄여주며, 피지 분비를 조절해 주는 것으로 나타났다. 따라서 팡고는 건성과 지성 피부 모두에 유용하다. 전신 팡고 시술 후 고객들은 종종 피부 결이 좋아지고 부드러움이 증가됐다고 답했다.

트리트먼트 시의 일반적인 주의사항 General Treatment Considerations

팡고 트리트먼트를 시술하기 전에, 트리트먼트 금지 사항을 숙지하고, 팡고의 보관과 믹싱, 데우기, 그리고 시술 시 요구되는 사항에 대해 특별한 주의를 기울이도록 한다.

팡고테라피를 시술하면 안되는 사람들 (CONTRAINDICATED INDIVIDUALS)

심장이나 순환계 질환 환자들, 임산부, 열이 있는 사람, 당뇨병 신경병증 환자, 또는 신경계 질환자들은 전신 핫 팡고 트리트먼트를 받아서는 안된다. 이런 사람들은 건강상태, 팡고의 온도(36°C에서 38°C가 적당하다), 트리트먼트의 시간, 그리고 함께 사용하는 재료에 따라 국소 부위에만 시술하는 것이 좋다.

상처가 났거나 염증이 있는 피부 (BROKEN OR INFLAMED SKIN)

토탄과 머드는 상처가 났거나 염증이 있는 피부에 시술해서는 안된다. 유럽에서는 에스테티션들이 스킨케어에 토탄과 머드를 일반적으로 사용한다. 그러나 상처가 난 피부는 감염이 되기 쉽다. 토탄과 머드는 해로운 병원체가 있는지 꼭 체크할 필요가 없다. 또한 표준화 된 질적 필요조건도 없다. 진흙은 비염증성 여드름을 가진 지성 피부에 사용할 수 있으나 심한 여드름성 피부에는 사용할 수 없다. 심한 여드름은 주로 등에 많이 발생하는데 에스테티션이나 피부과 전문의만 트리트먼트 할 수 있다.

팡고 온도 (FANGO TEMPERATURE)

팡고의 시술 온도는 실온에서부터 46°C 사이가 적당하다. 흥미로운 것은 유럽에서는 팡고를 급성 염증이 있는 환자에게도 40°C 정도로 시술한다는 것이다. 유럽에서 훌륭한 트리트먼트 결과가 나오고 있기는 하지만, 주의를 기울이는 것이 좋으며, 뜨거운 온도의 팡고는 염증에 사용하지 않는 것이 좋다. 부상 부위에는 실온 또는 차갑게 식힌 팡고를 시술하고, 나머지 부위에는 가열한 팡고를 시술하는 것이 좋다. 부상 부위에서 먼 곳은 팡고 트리트먼트를 하지 않는 것이 좋다. 그래야 말단 조직의 울혈을 방지할 수 있다. 특별한 온도의 팡고를 연부조직 부상과 염증에 사용하는 방법에 대한 설명은 아래에 나와 있다. 팡고 온도 특정에는 금속 침 형태의 온도계나 라테 온도계를 이용한다.

팡고 제품 믹싱과 보관 (MIXING AND STORING FANGO PRODUCTS)

머드와 진흙, 토탄을 이용할 때는 철로 된 그릇에 넣고 섞거나 보관해서는 안된다. 머드와 진흙, 토탄이 철과 화학적으로 반응하기 때문이다. 진흙은 과도하게 가공하거나 섞게 되면, 침투성이 약간 떨어질 수 있다. 팡고 제품은 더블 보일러에 넣어 한 번만 가열해 즉시 사용하는 것이 좋으며, 남은 것은 폐기해야 한다.

건조되는 것 예방하기 (PREVENTING DRY OUT)

머드와 토탄은 몸에 발랐을 때 잘 마르지 않는다. 트리트먼트를 하는 동안 수분이 증발하지 않도록 그 위를 플라스틱 랩이나 핫타월로 덮어 놓기 때문이다. 팡고가 건조되면서 팡고 안에 있는 미생물들이 죽게 되면 팡고의 치료적 효능이 감소된다. 특정한 목적을 위해서라면(예를 들면, 특정 부위 또는 등의 지성 피부로 혈액을 끌어 올 때), 진흙이 살짝 말라도 괜찮다. 진흙이 너무 바짝 말라버리면 피부에 좋지 않다. 진흙이 피부의 수분과 피지 성분을 빼앗아 피부에 염증이 생기고 피부가 건조해질 수 있기 때문이다. 진흙 제품 사용 뒤에는 모이스처라이징 로션을 발라주는 것이 좋다.

전신 팡고 코쿤 The Full-Body Fango Cocoon

전신 팡고 코쿤은 낮은 에너지와 약한 면역력, 스트레

스, 근육 긴장과 통증, 섬유근통과 같은 만성 연부조직 질병, 셀룰라이트, 컨투어 트리트먼트, 그리고 독소 배출 등 다양한 상황에 쓰인다. 드라이룸에서는 머드와 진흙, 토탄을 전신에 바르기가 어렵다. 왜냐하면 제품 제거에 시간이 많이 소요되고, 고객의 몸이 식어 고객이 조바심을 낼 수 있기 때문이다. 요즘엔 젤로 된 팡고 제품이 나와 드라이룸에서도 쉽게 제거할 수가 있다. 그러나 이런 제품에 들어있는 팡고는 확실히 질이 떨어진다. 샤워를 할 수 없다면, 젤로 된 제품을 사용하거나 국소 부위에만 트리트먼트 하는 것이 좋다.

전신 팡고 코쿤 스냅샷 안에 보면, 젤로 된 제품을 사용하지 않았는데 샤워를 할 수가 없다면, 팡고를 제거한 다음, 포밍 바디워쉬를 사용하면 남아 있는 팡고 찌꺼기 제거에 도움이 될 거라고 적혀 있을 것이다. 코쿤 랩 방법은 7장에서 이미 단계별로 설명을 했다. 그러나 여기서는 그 단계를 정확하게 따르고 있지는 않다. 다른 서비스와 마찬가지로 트리트먼트 단계는 스파 설비와 제품, 그리고 테라피스트의 개인적 취향에 따라 얼마든지 섞고 짝지을 수 있다.

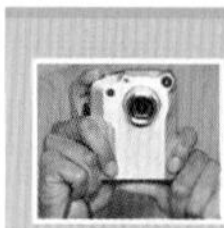

스냅샷: 전신 팡고 코쿤

시술대상

스트레스, 근육 긴장과 통증, 만성 연부조직 질환, 긴장 완화, 독소 배출, 바디 컨투어링, 활력 부여.

금기

심장 또는 순환계 질환, 임신, 발열, 당뇨병성 신경병증 또는 신경 질환, 최근의 연부조직 부상, 마사지가 금지되는 모든 질병.

트리트먼트 테이블 셋업(아래에서부터 제일 위까지)

1) 담요(울 또는 순면)를 수평으로 놓아 긴 쪽 끝이 트리트먼트 테이블 양쪽으로 직각으로 떨어지게 한다.
2) 써멀 스페이스 담요를 수평으로 깐다(선택 사항).
3) 일반적인 시트의 긴 쪽과 테이블 가장자리가 평행을 이루도록 깐다(팡고를 드라이룸에서 제거해야 할 경우).
4) 플라스틱 시트를 수평으로 깐다.
5) 수건 한 장을 트리트먼트 테이블 머리 쪽에 수평으로 깐다.
6) 수건 한 장을 트리트먼트 테이블 끝 쪽에 수평으로 깐다.
7) 드레이프
8) 덧베개

추가적인 보온이 필요한 경우에는 마사지 시트 아래에 포멘텍 물주머니를 넣는다.

워크 테이블 셋업

1) 드라이 브러쉬
2) 팡고는 중탕기에 넣어 가열
3) 제품을 바를 브러쉬나 비닐장갑
4) 따뜻한 물 한 그릇
5) 포밍 바디워쉬 제품
6) 마사지 크림
7) 오러 미스트
8) 아이스박스
9) 젖은 핫타월
10) 마른 수건
11) 1회용 속옷

드라이룸 절차

1) 앞몸 드라이 브러싱
2) 앞몸에 팡고 바르기
3) 고객 엎드리게 하기
4) 뒷몸 드라이 브러싱
5) 뒷몸에 팡고 바르기
6) 20분 내지 30분 동안 코쿤하기. 팡고가 흡수되는 동안 발, 얼굴, 또는 발과 얼굴 모두를 마사지하기
7) 랩 벗기기
8) 고객의 몸에서 팡고를 제거하고, 고객의 몸 밑에 있는 플라스틱 시트 빼내기
9) 오러 미스트
10) 고객 돌아 눕히기
11) 앞몸 각 부위를 닦은 다음, 마사지하기

샤워를 할 수 있을 때의 절차

1) 앞몸 드라이 브러싱하거나 각질제거
2) 고객 엎드리게 하기
3) 뒷몸 드라이 브러싱하거나 각질제거
4) 고객을 앉게 한 다음 팡고 바르기
5) 20분 내지 30분 동안 코쿤 하기. 팡고가 흡수되는 동안 발, 얼굴, 또는 발과 얼굴 모두를 마사지하기
6) 랩을 벗긴 다음, 손으로 팡고 일부분 제거하기(비닐장갑을 끼면 신속하게 제거할 수 있음)
7) 고객의 몸에 랩을 감은 채로 샤워실로 안내하기
8) 고객이 샤워하는 동안 마사지 시트로 교환하기
9) 고객을 깨끗한 마사지 테이블 위에 눕히기
10) 전신 마사지
11) 오러 미스트

팡고 등 트리트먼트 과정
The Fango Back Treatment Procedure

마사지 테라피스트는 허리나 윗등의 통증을 감소시키고, 근육의 긴장을 풀어주고, 일반적인 긴장 완화와 활력부여를 위해 팡고 등 트리트먼트를 시술할 수 있다. 이 트리트먼트 안에 많은 양의 마사지를 포함시키는 것도 좋은 방법이다. 트리트먼트 목표에 따라 팡고 대신 다른 트리트먼트 제품을 사용해도 된다. 이 서비스에 대한 개요는 팡고 등 트리트먼트 스냅샷과 그림 9-2에 나와 있다.

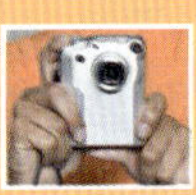

스냅샷: 팡고 등 트리트먼트

시술대상

후기 아급성에서 만성 등 통증, 운동 또는 지나친 사용으로 인해 경직된 근육, 스트레스, 만성 근육 홀딩 패턴, 일반적인 긴장 완화.

금기

이 트리트먼트는 급성 염증에는 시술하면 안된다. 팡고는 또한 찢어진 피부, 심한 등 통증, 원인을 알 수 없는 뒷다리 통증, 그리고 마사지가 금지되는 모든 질병에도 사용하면 안된다.

트리트먼트 테이블 셋업(아래에서부터 제일 위까지)

1) 깔개용 마사지 시트
2) 목욕 수건
3) 덮개용 마사지 시트
4) 보온을 위한 담요나 목욕 수건
5) 덧베개

워크 테이블 셋업

1) 클렌저
2) 각질제거제
3) 따뜻한 물 한 그릇
4) 마사지 오일 또는 크림
5) 팡고는 중당기에 넣어 가열
6) 제품을 바를 브러쉬나 비닐장갑
7) 등을 덮을 잘라 놓은 플라스틱 랩
8) 웜팩
9) 온도계
10) 젖은 핫타월
11) 아이스박스
12) 피니쉬 제품
13) 스킨 토너 또는 화장용 해면
14) 오러 미스트

절차 1

1) 스팀 타월로 등 덮기
2) 등 클렌징
3) 등의 각질 제거
4) 등에 스킨 토너 바르기
5) 등 마사지
6) 여분의 마사지 크림이나 오일 제거
7) 등에 팡고 바르고 랩으로 덮기
8) 등에 드레이핑을 한 다음, 드레이프 위에 웜팩을 올려놓아 팡고 온도 유지시키기
9) 팡고가 스며드는 동안 뒷다리 마사지하기
10) 팡고 제거
11) 피니쉬 제품 바르기
12) 고객 앞으로 돌아눕게 하기
13) 목과 어깨 마사지
14) 오러 미스트

절차 2

1) 다리 뒤쪽 마사지
2) 등 마사지
3) 등 클렌징
4) 등의 각질을 제거한 다음, 스킨 토너 바르기
5) 고객 앞으로 돌아눕게 하기
6) 고객을 앉게 한 다음 등에 팡고 바르기
7) 마사지 테이블 위쪽에 플라스틱 바디랩 깔기
8) 바디랩 플라스틱 위에 고객 눕히기
9) 팡고가 스며드는 동안 목과 얼굴, 발 마사지하기
10) 고객을 일어나 앉게 한 다음 핫타월로 팡고 제거하기
11) 등에 피니쉬 제품 바르기
12) 고객을 눕힌 다음 오러 미스트 뿌려 마무리하기

트리트먼트 시작 (SESSION START)

옵션 1에서는, 고객이 엎드린 자세로 트리트먼트를 시작한다. 이렇게 되면 고객은 약 40분 동안 엎드려 있어야 하는데, 이 시간이 어떤 고객에게는 너무 길 수 있다. 얼굴 요람 안에 얼굴을 묻고 있을 때 호흡기 충혈이 일어나기 쉬운 사람이 있기 때문이다. 이런 문제가 있을 경우에는, 스냅샷에서 설명한 옵션 2번을 이용하는 것이 좋다.

단계 1: 핫타월로 등에 스팀 쏘이기
(STEP 1: STEAM THE BACK WITH HOT, MOIST TOWELS)

젖은 뜨거운 수건 두 장을 등에 올려 스팀으로 등의 조

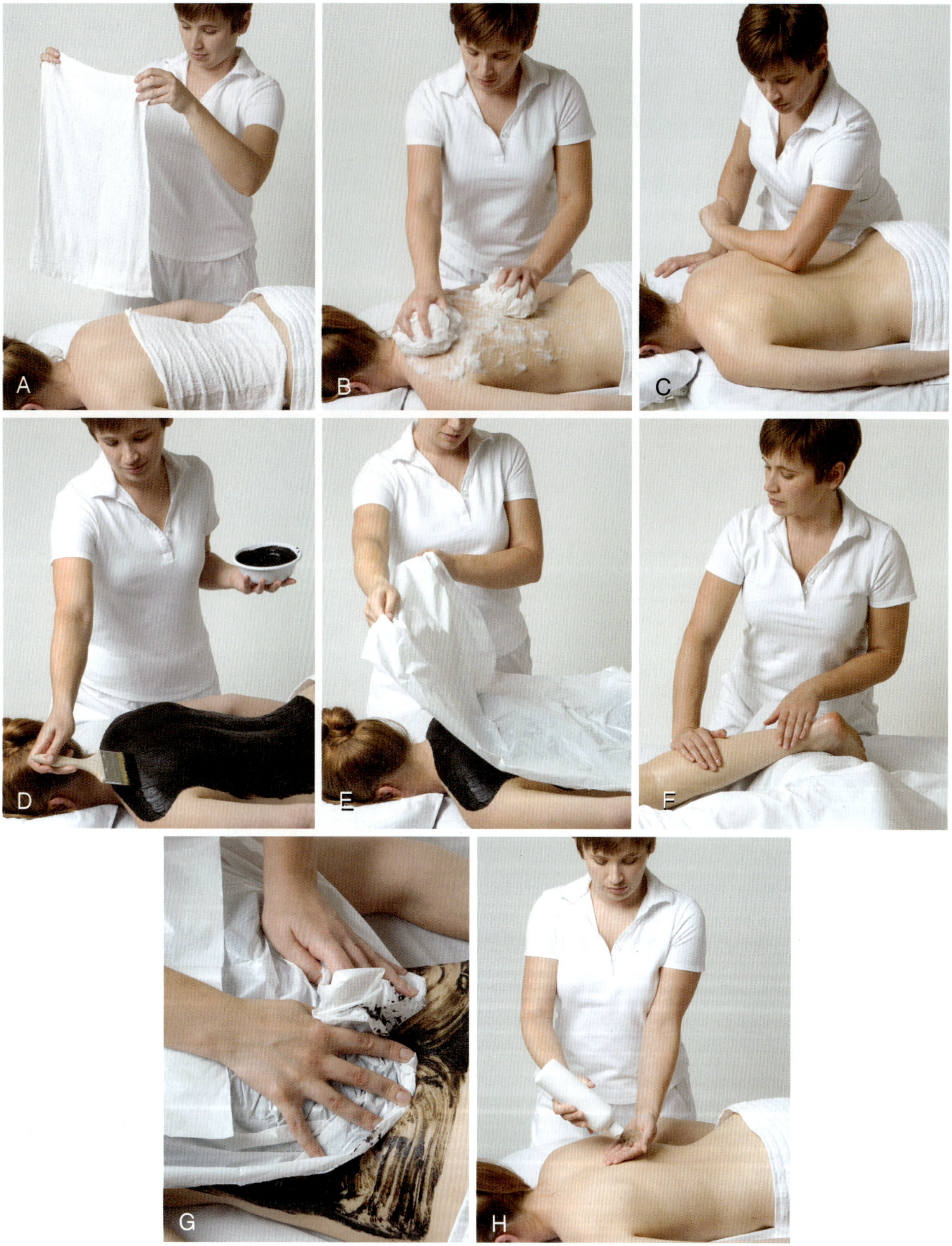

그림 9-2 팡고 등 트리트먼트. **(A)** 등에 스팀 쐬어 주기. **(B)** 각질 제거와 클렌징. **(C)** 등 마사지하기. **(D)** 등에 팡고 바르기. 이 사진에서 사용 중인 제품은 무어 머드(토탄)이다. **(E)** 플라스틱으로 팡고 덮기. **(F)** 경과. 다리 뒤쪽 마사지하기. **(G)** 팡고 제거하기. 팡고를 덮어두었던 플라스틱으로 팡고를 최대한 많이 제거한다. 남아있는 팡고는 핫타월로 제거한다. **(H)** 등에 피니쉬 제품 바르기.

직을 따뜻하게 만든다. 가능하다면 전문 스티밍 장치(에스테티션들이 페이셜에서 자주 사용하는 종류)를 사용하는 것도 좋다. 전문 장치가 있다면, 클렌징과 각질제거 단계에서도 사용하면 좋은데, 조직을 따뜻하게 하고, 혈액순환을 개선시킬 수 있기 때문이다.

단계 2: 등 클렌징 (STEP 2: CLEANSE THE BACK)

손으로 등에 따뜻한 물을 바른 다음, 릴렉싱 마사지 스트로크를 이용해 포밍 클렌저의 거품을 낸다.

단계 3: 등의 각질제거 (STEP 3: EXFOLIATE THE BACK)

소량의 각질제거제로 클렌징 단계를 마무리한다. 등에 바른 각질제거제를 손에 끼울 수 있는 루파 두 개 또는 맨손으로 원을 그리듯 문지른다. 이렇게 하면 자극이 되고, 활력이 돋는 느낌이 들면서 혈액순환과 림프액 흐름이 개선된다. 각질제거제와 클렌징 제품을 핫타월 한 장으로 닦아낸 다음, 화장용 해면으로 스킨 토너를 발라준다.

단계 4: 등 마사지 (STEP 4: MASSAGE THE BACK)

등을 스웨디쉬, 심부 조직, 또는 다른 마사지 기술을 이용해서 트리트먼트 시간에 따라 10분 내지 20분 동안 마사지한다. 마사지 오일이나 크림을 핫타월로 제거한 다음, 화장용 해면으로 스킨 토너를 발라준다.

단계 5: 따뜻한 팡고 바르기 (STEP 5: APPLY WARM FANGO)

금속 침 온도계나 라테 온도계를 이용해 팡고의 온도를 확인한다. 팡고는 37°C에서 43°C 정도로 가열해야 한다. 따뜻한 팡고를 브러쉬로 등에 두껍게 바르거나, 비닐장갑을 낀 손으로 발라 마사지한다. 팡고를 미리 잘라둔 플라스틱 랩으로 덮은 다음, 단열 담요를 덮어주거나 웜팩(하이드로콜래터 팩, 전자레인지로 가열이 가능한 쌀 또는 아마씨 팩)을 위에 올려준다.

단계 6: 경과: 다리와 발 마사지 (STEP 6: PROCESS: MASSAGE THE LEGS AND FEET)

팡고가 스며들기를 기다리는 동안 뒷다리와 발을 마사지한다. 이 트리트먼트는 고객의 요구에 따라 맞춤 형식으로 제공할 수도 있는데, 근육통이 있는 고객들에게는 월계수잎 오일, 스위트 자작 오일 등의 에센셜 오일을 이용한 스포츠 마사지나, 자몽이나 타임 오일을 이용한 퍼밍 마사지 등을 시술한다.

단계 7: 팡고 제거하기 (STEP 7: REMOVE THE FANGO)

15분에서 20분 뒤에 핫타월로 팡고를 제거한 다음, 플러싱 마사지 스트로크를 이용해 스킨 토너를 발라준다. 대부분의 무알코올 토너에는 글리세린이 들어있어 부드럽게 마사지를 할 수가 있다.

단계 8: 피니싱 제품 바르기 (STEP 8: APPLY A FINISHING PRODUCT)

트리트먼트 목표와 어울리는 피니싱 제품을 바른다. 예를 들어, 근육통 트리트먼트 마지막에는 통증을 완화시켜주는 장뇌나 페퍼민트가 함유된 시원한 느낌의 피트니스 젤을 발라주는 것이 좋다. 일반적인 활력 강화 트리트먼트라면, 면역성을 강화시키고 조직을 단단하게 만들어 주는 시트러스 오일이 다량 함유된 크림을 발라주면 좋다.

트리트먼트 마침 (SESSION END)

고객을 돌아눕게 한 다음, 목과 어깨, 얼굴을 마사지한다. 오러 미스트를 뿌려 방 안을 신선한 향기로 가득 채우는 것으로 트리트먼트를 마무리한다.

위생관리

각질제거용 장갑, 결이 거친 천, 장갑은 세탁기에 넣어 뜨거운 물로 빤 다음, 건조기로 말려야 한다. 세탁을 할 수 없다면, 사용 후에 버리거나, 비닐로 싸서 고객에게 집으로 가져가게 한다.

팡고 두피와 목 트리트먼트 과정
The Fango Scalp and Neck Treatment Procedure

두피는 피부와 피하조직, 머리덮개(모상건막을 포함해

서), 결합 조직, 그리고 두개골막 등의 다섯 겹으로 이루어져 있다. 피부와 피하조직, 모상건막은 서로 단단히 부착되어 있다. 종이처럼 얇은 두피의 근육이 두피와 귀, 그리고 눈썹을 움직인다. 얼굴의 얇고 작은 근육들은 얼굴 표정과 관련된 움직임을 만들어낸다. 이런 근육은 매일 격한 운동을 한다. 그리고 얼굴과 두피 근육의 긴장은 긴장성 두통과 턱관절증후군(TMJ)의 중요한 원인이 된다. 팡고 두피와 목 트리트먼트는 목의 긴장과 긴장성 두통, 얼굴 긴장 치료에 도움을 주며, 긴장 완화, 스트레스 감소, 그리고 생기 회복에 효과가 있다. 이 서비스는 마사지 테라피스트가 전신 마사지를 하는 동안 잠깐 동안만 만지게 되는 두피와 목을 집중적으로 트리트먼트 할 수 있는 서비스이기도 하다. 여기서는 팡고를 트리트먼트에 이용하지만, 해초나 녹인 시어 버터를 이용해도 좋은 결과를 볼 수 있다.

이 서비스에서는 오일과 팡고가 머리카락을 통해 마사지가 돼서 두피로 들어가게 된다. 그렇게 되면 당연히 고객의 머리는 엉망이 될 것이다. 그러나 대부분의 주에서는 마사지 테라피스트가 고객의 머리를 감겨주는 것을 금지하고 있다. 시술 범위 제한을 피하기 위해서는 다음 세 가지 중 한 가지 방법을 이용하면 된다. 1) 고객을 미용사에게 안내해서 미용사에게 고객의 머리를 감기고, 자르고, 스타일링하게 한다. 2) 샤워실이나 욕조 안에서 고객이 직접 자신의 머리를 감게 한다(품질이 좋은 전문가용 헤어 케어 제품을 제공한다). 3) 팡고를 핫타월로 최대한 제거한 다음, 고객이 집에 가서 머리를 감게 한다. 이 경우, 사용되는 트리트먼트 제품의 종류가 중요하다. 대부분의 팡고(또는 시어버터)는 머리에 장기간 발라져 있어도 두피에 염증을 일으키거나 머리카락을 손상시키지 않는다. 그러나 해초는 두피에 염증을 일으킬 수 있으므로 세 번째 방법은 사용하지 않는 것이 좋다. 두피와 목 트리트먼트 스냅샷과 그림 9-3에 이 서비스의 개요가 나와 있다.

스냅샷: 팡고 두피와 목 트리트먼트

시술대상

목의 긴장, 얼굴의 긴장, 스트레스 감소, 긴장 완화, 생기 부여.

금기

두피에 상처가 있거나, 두피 질환이 있을 경우, 최근에 편타성 손상과 같은 연부조직 부상을 입었을 경우, 두통, 편두통이 심할 경우, 질병, 발열 등 마사지가 금지되는 모든 질환.

트리트먼트 테이블 셋업(아래에서부터 제일 위까지)

1) 마사지 시트를 깐다.
2) 마사지 테이블 위쪽 끝에 플라스틱 바디 랩을 수평으로 깐다.
3) 덮개용 마사지 시트
4) 보온을 위한 담요나 목욕용 시트
5) 덧베개
6) 수건을 소시지 모양으로 말아 고객의 목을 받쳐준다.
7) 배에 웜팩을 올려놓는다.
8) 아이필로우
9) 발에 웜팩이나 전자레인지용 부티를 올려놓는다.

그림 9-4는 마사지 테이블에 플라스틱을 까는 방법을 보여주는 그림으로 이렇게 하면 팡고가 바닥에 떨어지는 것을 막을 수 있다.

워크 테이블 셋업

1) 아이스박스
2) 핫타월
3) 밀어 올리는 뚜껑이 달린 병이 든 두피 오일을 뜨거운 물에 넣어 둔다.
4) 마사지 크림
5) 팡고를 중탕기에 넣어 데운다.
6) 빗
7) 머리 핀
8) 플라스틱 헤어 커버 또는 샤워 캡
9) 오러 미스트
10) 에센셜 오일(선택 사항)

절차

1) 필요할 경우 머리를 빗긴다.
2) 얼굴과 머리에 스팀 쏘이기
3) 목 마사지
4) 두피 마사지
5) 두피에 팡고 바르기
6) 팡고가 흡수되는 동안 발 또는 손, 혹은 둘을 모두 마사지하기
7) 머리카락에서 팡고 제거
8) 얼굴을 마사지하기
9) 머리 핀으로 머리카락 고정시킨 다음 플라스틱 샤워 캡 씌우기(선택사항)
10) 오러 미스트 뿌리기

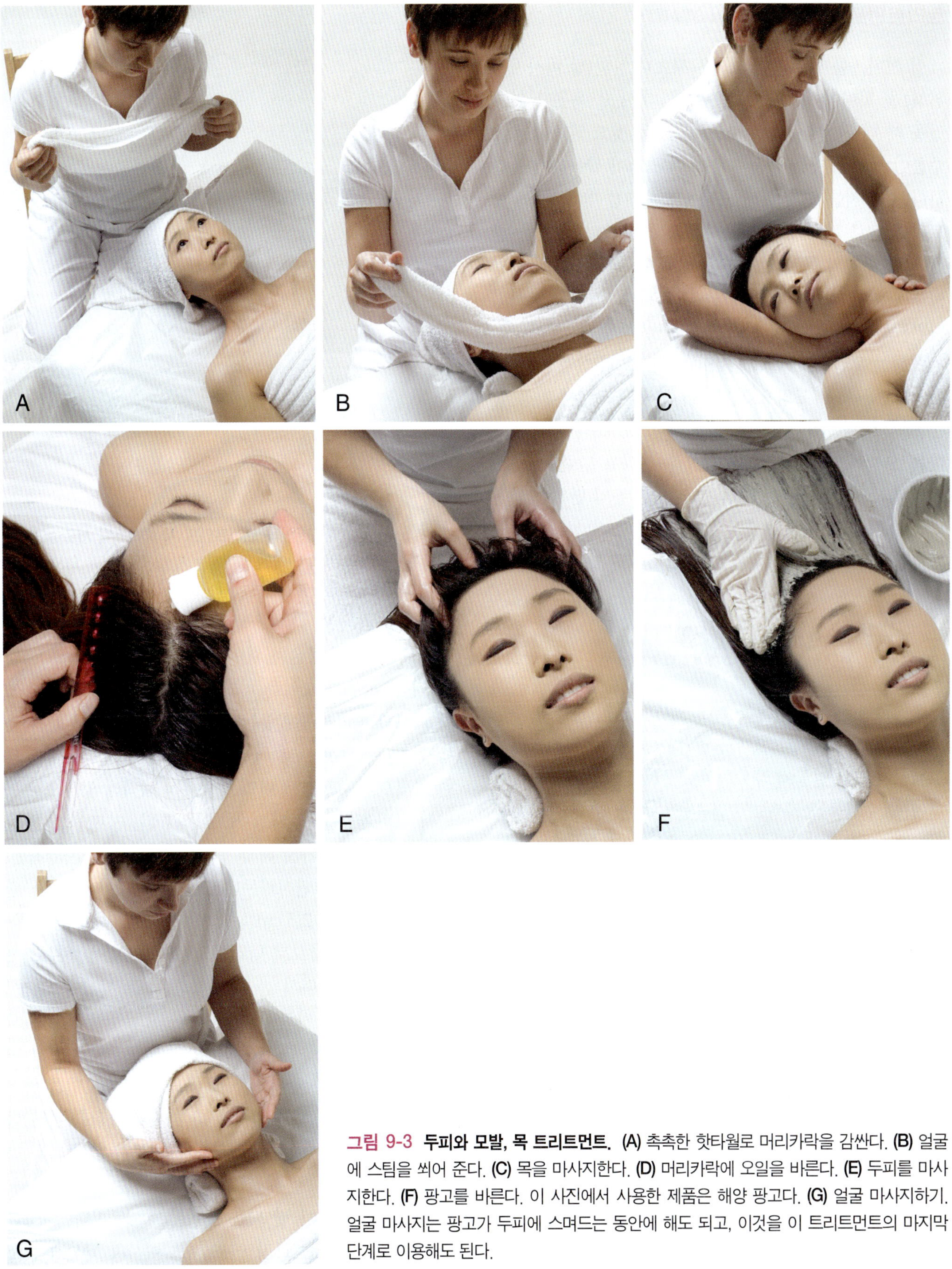

그림 9-3 **두피와 모발, 목 트리트먼트.** (A) 촉촉한 핫타월로 머리카락을 감싼다. (B) 얼굴에 스팀을 쐬어 준다. (C) 목을 마사지한다. (D) 머리카락에 오일을 바른다. (E) 두피를 마사지한다. (F) 팡고를 바른다. 이 사진에서 사용한 제품은 해양 팡고다. (G) 얼굴 마사지하기. 얼굴 마사지는 팡고가 두피에 스며드는 동안에 해도 되고, 이것을 이 트리트먼트의 마지막 단계로 이용해도 된다.

트리트먼트 시작 (SESSION START)

이 서비스를 받으려면 고객은 셔츠나 양말(발 마사지를 위해)을 벗어야 한다. 고객은 옷을 다 벗고 속옷만 입고 있을 때 더 편안함을 느낄 것이다. 옷을 벗고 있어야 옷에 주름이 생기는 것을 막을 수 있으며 고객이 활동하기도 편하다. 마사지를 하기 위해 고객에게 베개를 받친 다음, 시트와 담요로 감싸 몸을 따뜻하게 만들어 준다. 수건을 한 장 말아 고객의 목을 받쳐준다. 웜팩을 고객의 배 위나 발 아래에 놓아 편안하게 만든다. 고객의 머리카락이 엉켜있다면, 트리트먼트 시작 전에 빗으로 빗어주는 게 좋다.

에센셜 오일 한 방울을 손바닥에 떨어뜨려 살짝 비빈 다음, 양손을 아치 모양으로 만들어 고객의 코에서 가장 높은 지점 2.5cm 위에 놓는 것으로 서비스를 시작한다. 그런 다음 고객에게 숨을 천천히 깊게 마시라고 말한다. 모든 에센셜 오일의 사용이 가능하지만, 이런 흡입 단계에 사용하면 특히 좋은 에센셜 오일로는 레몬과 스패니시 세이지, 페퍼민트, 로즈마리, 세이지, 그리고 유칼립투스가 있다.

단계 1: 머리와 얼굴에 스팀 쏘이기 (STEP 1: STEAM THE HEAD AND FACE)

온장고에서 스팀 타월을 꺼내 고객의 머리 주위에 두른다. 두 번째 수건으로 고객의 얼굴을 덮는다. 스팀 타월을 고객의 머리와 얼굴에 약 1분 정도 올려놓는다. 필요하다면 첫 번째 수건들을 치우고 수건들을 다시 올려 같은 과정을 한 번 더 반복한다. 이 수건들에 에센셜 오일이나 허브로 향을 입히면 더욱 좋다. 이 경우 위의 흡입 단계에서 사용했던 에센셜 오일과는 다른 향의 오일을 사용하는 게 좋다.

단계 2: 목 마사지 (STEP 2: MASSAGE THE NECK)

고객의 목을 받치고 있던 둥글게 만 수건을 빼낸 다음, 모든 종류의 마사지 스트로크와 기술을 이용해서 10분에서 15분 동안 목을 마사지 한다. 필요하다면 윗가슴 부위와 팔도 마사지한다. 마사지 시 마사지 오일이나 마사지 크림을 이용한다.

단계 3: 두피 마사지 (STEP 3: MASSAGE THE SCALP)

밀어서 여는 뚜껑이 달린 병에 담긴 두피 오일의 온도

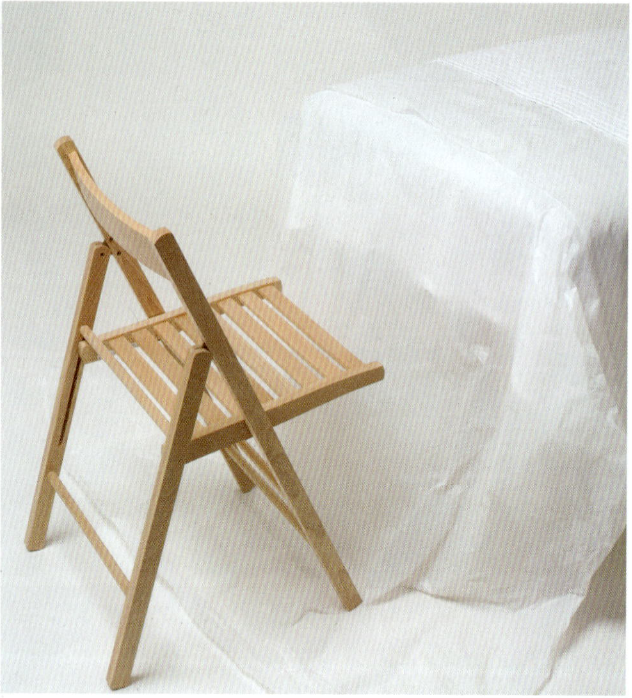

그림 9-4 두피와 모발, 목 트리트먼트 시 플라스틱 시트 까는 법. 팡고가 트리트먼트 룸 바닥에 떨어지는 것을 막기 위해 의자 밑에도 플라스틱 시트를 깔아놓았다는 것을 주목하라.

가 너무 뜨겁지 않은지 확인한다. 머리 가운데를 가르마 탄 다음, 따뜻한 오일을 머리선부터 시작해 정수리에 있는 가마의 머리카락에 붓는다. 가마는 머리카락의 자라는 방향이 바뀌는 곳으로 머리 뒤쪽에 위치한다. 두피를 약한 압력으로 누르면서 머리 중앙부터 시작해 양옆으로 가면서 오일을 두피에 지그재그로 바른다. 가르마 탄 곳을 원을 그리면서 마사지 해서 두피를 직접적으로 자극하면, 딱딱한 근육을 이완시키는데 도움이 된다. 가르마를 탄 곳에서 한 쪽으로 2.5 cm 내려와 다시 가르마를 탄 다음, 머리카락을 반대쪽으로 넘긴다. 이곳에 오일을 바르고 마사지하는 동작을 다시 한 번 반복한다. 그 지점에서 다시 2.5 cm를 내려와 가르마를 탄 다음, 오일을 바르고 마사지하는 동작을 반복한다. 머리 한 쪽에 오일을 바르고 마사지 하는 것이 다 끝나면, 반대쪽도 똑같이 오일을 바르고 마사지한다. 이렇게 해서 두피 전체에 오일을 바른 다음, 다양한 기술을 이용해 5분 내지 10분간 더 두피를 마사지한다. 마사지 할 때 귀도 꼭 마사지를 하도록 한다. 귀도 상당히 긴장이 잘 되는 부위이기 때문이다. 다양한 머리 마사지 기술은 11장 인도 헤드 마사지 섹션에서 소개할 예정이다. 마사지가 끝나면 머리카락을 이마에서부터 똑바로 빗어 팡고를 바를 준비를 한다.

단계 4: 따뜻한 팡고 머리에 바르기 (STEP 4: APPLY WARM FANGO TO THE HEAD)

비닐장갑을 끼고 따뜻한 팡고를 머리선에서부터 머리카락 끝까지 바른다. 머리를 꼬아 말아 올린 다음, 핫타월로 팡고와 머리를 감싼다. 마른 수건으로 핫타월을 감싸 열이 빠져나가지 못하게 한다.

단계 5: 경과: 발 또는 손 아니면 둘 다 마사지하기 (STEP 5: PROCESS: MASSAGE THE FEET, HANDS, OR BOTH)

팡고가 두피에 스며들기를 기다리는 동안, 발이나 손, 또는 발과 손 모두를 마사지한다. 이 때, 발과 손의 각질제거를 해도 좋고, 팡고나 파라핀을 시술해도 좋다. 트리트먼트 시간이 짧은 경우에는 팡고가 두피에 스며들기를 기다리는 동안 얼굴을 마사지 한 다음, 팡고를 머리에서 제거하는 것으로 서비스를 마친다(마사지 테라피스트의 계획에 따라).

단계 6: 머리카락에 묻은 팡고 제거하기 (STEP 6: REMOVE THE FANGO FROM THE HAIR)

겉에 있는 마른 수건을 벗긴 다음, 핫타월과 함께 팡고를 최대한 많이 머리카락에서 제거한다. 두 번째와 세 번째 핫타월로 머리카락을 덮은 다음, 머리에서 팡고를 부드럽게 닦아낸다. 그러나 이런 방법으로는 팡고와 두피오일을 완전히 제거하는 것이 불가능하다. 그러므로 머리를 꼬아 고정시킨 다음, 이 서비스의 마지막 단계인 얼굴 마사지로 넘어간다.

단계 7: 얼굴 마사지 (STEP 7: FACE MASSAGE)

진한 페이스 크림이나 가벼운 느낌의 마사지 크림으로 얼굴을 마사지 한 다음, 목도 마사지한다. 머리와 목 둘 다 팡고 트리트먼트를 하는 동안 움직일 수 없었기 때문이다. 시간 여유에 따라 얼굴 마사지는 일반적으로 5분에서 15분이 소요된다. 얼굴 마사지 기술은 3장에서 설명했다.

트리트먼트 마침 (SESSION END)

오러 미스트를 서비스 마지막에 고객의 몸 위 높은 곳에서 뿌려 트리트먼트 룸을 신선한 향기로 채운다. 트리트먼트는 세 가지 다른 방법으로 마칠 수 있다: 1) 고객을 미용사에게 인도해 머리를 감기고, 자르고, 스타일링하게 한다. 2) 고객을 샤워실이나 욕조로 안내해 머리도 감고 휴식도 취하게 한다. 3) 고객이 집으로 돌아가 머리를 감게 한다.

근골격계 부상과 장애 환자를 위한 팡고 시술 Fango Applications for Musculoskeletal Injuries and Disorders

마사지와 팡고 트리트먼트는 근골격계 부상 또는 질병에 아주 강력한 효과가 있는 복합 트리트먼트이다. 머드테라피가 순수한 써멀 테라피이며, 따라서 뜨겁거나 차가운 머드는 어떤 것이든 국소 부위에 시술하면 효과가 동일하다고 믿는 사람들도 있지만, 유럽에서의 연구 결과는 다르다. 이탈리아에서 실시한 연구에 따르면, 머드팩 트리트먼트를 했을 때 프로오피오멜라노코르틴(PMOC), 플라즈마 베타 엔도르핀의 펩티드 호르몬 수치와 뇌하수체 부신의 몇몇 호르몬이 감소하는 것으로 나타났다. 이런 펩티드와 호르몬 수치의 감소는 환자가 겪는 스트레스의 감소로 이어져, 치료 과정에 도움이 된다. 이런 효과는 머드 트리트먼트 12회 중 첫 회부터 나타나 12회 트리트먼트가 끝난 뒤에도 30일 동안 지속되는 것으로 나타났다.

골관절염에서 염증성 시토킨과 산화질소는 진행성 연골 퇴화와 감염이 된 관절 활막의 2차 감염에 중요한 원인이 된다. 머드팩 트리트먼트는 염증의 화학적 전달원에 효과적으로 작용해 연골과 활막 손상을 감소시킨다. 독일 하팅엔(Hattingen)에 있는 블랭킨스타인 병원의 자연치료과에서 실시한 연구에 의하면, 토탄 성분들이 내분비선과 면역 시스템에 긍정적인 영향을 주는 것으로 나타났다. 프랑스에서 실시한 연구에서도 머드팩 테라피에 의해 유발된 혈관 변화(vascular change)는 국소 온도 상승에 반응하는 혈관 확장만으로는 완전히 설명하기가 어려운 것으로 나타났다. 이와 관련된 다른 메커니즘을 규명할 수는 없지만, 머드팩이 하지의 혈류 장애 치료에 효과적으로 이용될 수 있다는 결론이 내려졌다.

이 섹션의 목표는 테라피스트들이 팡고를 염증 감소와 스트레스 감소, 운동 반경 증가, 혈액순관 증가, 유착 형성 감소를 위한 트리트먼트와 연부조직 부상, 섬유근통, 골관절염, 그리고 류머티스 관절염 등의 치료에 사용하도록 장려하는 것이다. 테라피스트가 이런 질병에 팡고를 사용한다는 것은 테라피스트가 하이드로테라피 원칙과 병리학에 대한 확고한 이해를 갖고 있으며, 이런 질병을 가진 환자들을 다뤄 본 경험과 지식이 있다는 것을 의미한다. 이 주제에 대한 더 깊은 정보를 얻고 싶은 테라피스트는 Ruth Werner가 지은 「*마사지 테라피스트를 위한 병리학 가이드*」와 Thomas Hendrickson이 지은 「*정형외과 질환을 위한 마사지*」를 참고하기 바란다.

급성 질환 (ACUTE CONDITIONS)

「*정형외과 질환을 위한 마사지*」에서 저자인 헨드릭슨은 통증의 원인을 기계적, 화학적, 열적으로 구분하고 있다. 연부조직에 장기간의 병적인 긴장이 가해지면, 조직 손상과 염증이 일어나 기계적 부상으로 이어진다. 염증 매개 인자를 자극하는 화학물질은 신경 말단에 염증을 일으켜 통증과 근방호(muscle guarding)를 증가시킨다. 그 결과 근육의 긴장 과도와 국소 빈혈이 있어나 조직의 화학적 독성이 증가된다.

급성 질환이 발생하면 통증과 함께 기능이 저하되고, 적열과 열감이 나타나며, 붓기 때문에 테라피스트는 부상과 관련이 있는 연부조직 구조를 자극할 수가 없다. 이 트리트먼트의 일반적인 목표는 염증을 감소시키고, 통증을 완화하며, 교감 신경계 염증을 감소시키고, 점액낭염이 있어 수동적 움직임이 제한되지 않을 경우 가능한 모든 움직임을 유지시키는 것이다. 테라피스트들은 종종 고객이 참을 수 있을 경우에는 아이스팩을 급성 질환 부위에 올려놓은 다음, 인체의 다른 부위를 마사지한다. 아주 약하게 마사지를 해야 하는 사람들도 있는데, 이런 경우에는 에너지기법만을 사용해야 한다.

머드나 토탄 시술은 이런 경우에 아주 이상적이다. 왜냐하면 머드나 토탄은 염증 발생과 관련이 있는 화학적 매개물에 영향을 미치기 때문에 얼음보다는 머드나 토탄이 고객의 긴장을 더 완화시켜주기 때문이다. 시술 방법은 류머티스 관절염, 점액낭염, 골관절염, 삠, 접질림. 건염, 건초염, 그리고 편타성 손상을 포함한 다른 모든 경우의 염증과 동일하다. 트리트먼트 시작 단계에서 10°C에서 24°C 정도의 팡고를 치료하고자 하는 부위에 발라준다. 온도계를 이용해서 재료의 온도를 측정한다. 저먼 카모마일이나 헬리크리섬과 같은 항염 기능이 있는 에센셜 오일은 머드를 바르기 전에 10% 농도(약 30 cc에 60방울)로 희석해서 피부에 발라줘도 된다. 미국 아로마 테라피스트들은 이 농도가 지나치게 높다고 생각할 것이다. 그러나 유럽에서는 국부적으로 시술할 때 이 농도로 사용하며, 오일로 인해 피부 염증만 일어나지 않는다면, 상당히 효과적인 농도이기도 하다. 급성, 아급성, 그리고 만성 염증을 위한 에센셜 오일은 표 9-4에 설명해 놓았다. 그리고 염증 단계에 따른 에센셜 오일 블렌딩 샘플은 표 9-5에 나와 있다.

급성 부상을 당한 연부조직 구조는 조직의 체액이 증가해 이미 극심한 압력 하에 있다. 이럴 때는 이 부위가 민감해져 있기 때문에 일반적인 트리트먼트 때처럼 팡고를 듬뿍 바를 수가 없다. 대신, 팡고가 부드러운 연고 상태가 될 때까지 팡고에 미네랄 워터를 섞어준다. 이 팡고를 면이나 베갯잇에 1.3 cm에서 2.5 cm 두께로 발라준다(그림 9-5). 그런 다음 천에 바른 머드가 피부에 닿게 해 아픈 부위에 부드럽게 올려놓는다. 아픈 부위와 관련이 있는 다른 부위를 마사지 하는 동안 이 천을 30분간 그대로 둔다(고객이 마사지를 견딜 수 있다면). 따뜻한 팡고(36°C)를 부상 부위와 가까운 곳에 올려놓으면 긴장 완화와 진정 효과를 볼 수 있으며, 근육 경련도 방지할 수 있다. 따뜻한 머드는 부상 부위에서 먼 곳에는 바르면 안된다. 부상 때문에 이 조직의 혈액 흐름이 원활하지 못하기 때문이다. 트리트먼트 마지막에 머드를 미지근한 물과 해면으로 닦아낸다.

위생관리

팡고 습포용으로 사용한 면이나 베갯잇은 팡고가 완전히 제거될 때까지 뜨거운 비눗물에 헹궈야 한다. 아니면 세탁기에 넣고 빤 다음 건조기로 말려도 된다. 팡고는 이런 식으로 헹궈내야 배관과 장비에 해를 입히지 않는다.

아급성 질환 (SUBACUTE CONDITIONS)

인체가 아급성 염증의 마지막 단계에 접어들었다면, 조금 더 따뜻하게 데운 팡고(36°C에서 40°C)를 20분 내지 30분 동안, 마사지 전이나 후에 염증 부위에 직접 발라둬도 된다. 팡고를 바른 다음에는 그 위를 젖은 천으로 덮고 단

표 9-4 염증 단계에 따른 에센셜 오일 블렌딩 샘플

급성에서 초기 아급성 단계	후기 아급성 단계	만성 단계
스위트 비취	월계수	월계수
화이트 캄포*	스위트 비취	스위트 비취
저먼 카모마일	화이트 캄포*	화이트 캄포
사이프러스	캐롯 씨드	클로브
펜넬 씨드	로만 카모마일	유칼립투스
제라늄	유칼립투스	펜넬 씨드
그레이프프루트	펜넬 씨드	진저
헬리크리섬	주니퍼 베리	주니퍼 베리
라벤더	라벤더	라벤더
레몬	레몬	스위트 마조람
페퍼민트	스위트 마조람	페퍼민트
미르	페퍼민트	스카치 파인
티트리	스카치 파인	로즈마리
윈터그린	로즈마리	심황
야로우	윈터그린	윈터그린

*브라운과 옐로우 캄포는 사프롤 농도가 매우 높다(80% 정도). 이 성분은 독성이 있으며 발암성이 있다. 화이트 캄포에는 사프롤이 없으며 독성도 없고 염증도 일으키지 않는 것으로 여겨지고 있다.

표 9-5 염증 단계에 따른 에센셜 오일 블렌딩 샘플

급성에서 초기 아급성 단계	후기 아급성 단계	만성 단계
블렌딩 오일의 농도는 10%	블렌딩 오일의 농도는 3%	블렌딩 오일의 농도는 2.5%
블렌드 1: 대마씨 오일 2 oz, 저먼 카모마일 60방울, *헬리크리섬* 60방울. 참고: 이 블렌드는 향이 강하고 만드는데 비용이 많이 든다. 하지만 효과는 아주 뛰어나다.	**블렌드 1:** 대마씨 오일 2 oz, 월계수 10방울, 화이트 캄포 6방울, 스위트 비취 6방울, 로즈마리 5방울, 라벤더 9방울.	**블렌드 1:** 대마씨 오일 2 oz, 아틀라스 시더우드 10방울, 진저 5방울, 레몬그라스 2방울, 라벤더 10방울, 타임 3방울.
블렌드 2: 대마씨 오일 2 oz, 라벤더 32방울, 저먼 카모마일 9방울, 헬리크리섬 9방울, 자몽 60방울, 스위트 비취 9방울.	**블렌드 2:** 대마씨 오일 2 oz, 스위트 마조람 9방울, 심황 7방울, 유칼립투스 6방울, 로만 카모마일 3방울, 스파이크 라벤더 11방울.	**블렌드 2:** 대마씨 오일 2 oz, 월계수 10방울, 클로브 2방울, 레몬 12방울, 전나무 6방울.

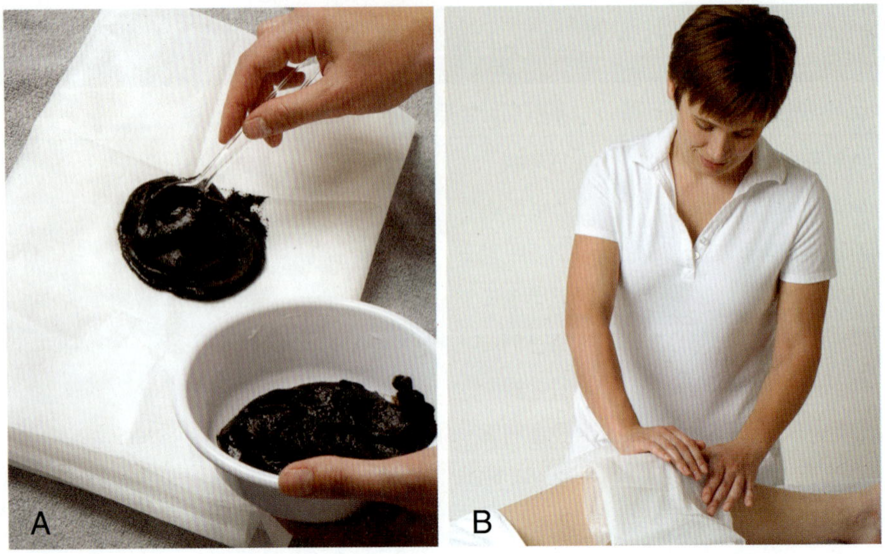

그림 9-5 급성 또는 초기 아급성 질환에 팡고 시술하기.

열 담요를 덮어준다. 트리트먼트 마지막에 근육 스트레스 라인을 따라 콜라겐을 순응시키기 위해 율동감 있는 관절 움직임을 이용하는 것이 중요하다. 특정 부위가 부상으로 인해 움직이지 않을 경우, 유착 형성이 상당히 증가할 것이기 때문이다. 당근씨 에센셜 오일을 크로스파이버 마찰 기술과 함께 사용하면 유착과 반흔 조직을 줄일 수 있다.

만성 질환 (CHRONIC CONDITIONS)

만성 염증 환자의 경우, 조직을 늘리고 강하게 해, 더 심한 마이크로티어링(microtearing)과 염증을 방지하는 것이 이 트리트먼트의 목표이다. 뜨거운 팡고는 또한 재발성이 아닌 골관절염과 만성 족저근막염, 중사각근에 의해 유발된 흉곽출구 증후군, 소흉근 긴장, 사경 등에 이용할 수 있다. 심부 조직, 근막 이완, 근육 에너지 기법, 근육 이완(PIR), 액티브 아이솔레이티드 스트레칭(AIS)과 그 외의 다양한 마사지 기술을 질병의 종류에 따라 팡고 시술법과 혼합해 사용할 수 있다. 만성 질환의 경우, 열기를 보존하는 팡고의 능력이 특히 효과를 발휘한다. 치료가 필요한 부위에 팡고를 약 1.3 cm에서 2.5 cm의 두께로 바른 다음, 30분 동안 그대로 둔다.

전신 팡고는 섬유근통 환자나 만성 피로 증후군 환자에게 시술하면 좋다. 그러나 반드시 의사의 허가를 받거나 이런 질병에 대한 깊은 이해를 바탕으로 시술해야 한다.

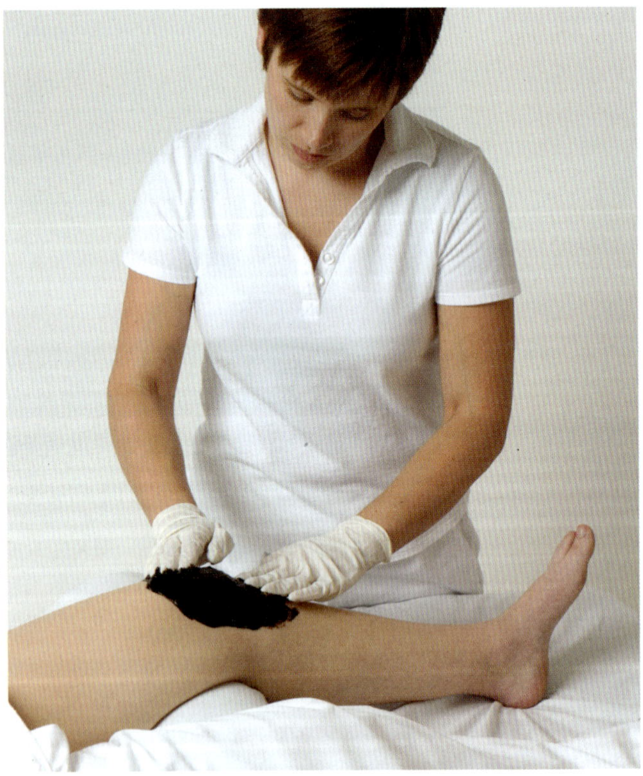

그림 9-6 아급성 또는 만성 질환에 팡고 시술하기.

몸이 허약한 사람에게는 전신 팡고를 시술하면 안된다는 것을 명심해야 한다. 전신 팡고는 7장에서 설명했던 코쿤 과정에 따라 시술하면 된다. 주의할 점이 있다면, 팡고는 체온과 비슷한 온도(40°C에서 46°C보다는 36°C에서

샘플 트리트먼트

머드 두피 케어

홍보 문구

두피 케어를 마지막으로 받은 게 언젠가요? 맞아요, 당신의 머리요! 매일 두피와 얼굴의 근육은 일상생활에서 부딪히는 도전 과제를 해결하느라 지쳐있습니다. 이렇게 지속적으로 긴장이 쌓이게 되면, 얼굴과 머리는 피곤을 느끼게 됩니다. 진정 작용이 있는 아로마 오일로 목과 얼굴, 두피를 마사지하면서 긴장을 풀어 보세요! 머리에 따뜻하게 데운 머드를 발라주면 긴장이 사라지면서 걱정도 없어지고 온 몸이 편안해집니다. 집중 두피 케어를 받으면 생기와 활력, 미소가 넘치게 될 거예요!

트리트먼트 개요

팡고 두피와 목 트리트먼트 단계를 따름.

두피 오일 종류

머리의 행복(브레인 블리스)

해바라기 오일 1 oz, 로즈마리 오일 1방울, 라벤더 오일 4방울, 자몽 오일 6방울, 넛멕 오일 1방울

충만한 영혼(마인드풀 스피릿)

해바라기 오일 1 oz, 프랭킨센스 3방울, 샌달우드 오일 4방울, 자스민 1방울, 스위트 오렌지 1방울

영혼의 연결(사이키 커넥션)

해바라기 오일 1 oz, 네롤리 오일 1방울, 만드린 6방울, 패출리 1방울, 클라리 세이지 2방울

정화(클레러티)

해바라기 오일 1 oz, 로즈마리 3방울, 제라늄1 방울, 레몬 5방울, 라벤더 3방울

아도비 정화 의식

홍보 문구

이 특별한 트리트먼트는 영양이 풍부한 세노나의 레드 클레이를 이용하는 미국 원주민의 치료 전통에서 영감을 받은 겁니다. 블루 콘과 선인장 섬유를 이용한 자극적인 각질 제거 후, 전신에 클레이를 발라드립니다. 클레이는 피부의 불순물을 제거하고, 근육의 긴장을 풀어주며, 영혼을 편하게 만들어 줍니다. 따뜻한 주니퍼 오일 마사지로 트리트먼트를 마무리합니다.

트리트먼트 개요

7장에서 설명한 코쿤 방법을 따르면 되며 세도나 클레이 또는 머드를 트리트먼트 제품으로 사용하면 됨. 파인 또는 세이지 오일을 이용하는 스팀 룸이나 사우나로 고객을 보내 독소 배출을 계속하게 하면 이 트리트먼트를 더욱 특별한 것으로 만들 수 있음.

아도비 정화 의식을 위한 인하우스 제품

블루콘 폴리쉬

블루콘 가루 반 컵, 일반 수분 크림 4분의 1컵, 일반 바디워쉬 테이블 스푼 하나 가득한 양

주니퍼 마사지 오일

1 oz 마사지 오일, 주니퍼 베리 오일 6방울, 라벤더 오일 3방울

세이지 사우나 또는 세이지 스팀

물 2컵, 커먼 세이지 2방울, 로즈마리 1방울. 열원에 이 물을 뿌리거나 스팀 룸 안에서 이 블렌드를 이용한다. 물과 섞지 않은 오일은 열원에 뿌리지 않는다. 오일이 타거나 튈 수 있기 때문이다.

사해 머드랩

홍보 문구

사해 지역은 독특한 환경 때문에 치료 효능이 뛰어난 미네랄이 풍부한 머드 생산지로 유명합니다. 사해 소금으로 몸의 각질을 제거한 다음, 따뜻한 몸으로 몸을 감싸게 되면 영양이 풍부한 에센셜 오일이 몸으로 흡수됩니다. 몸의 불순물을 씻어내는 동안 근육의 긴장이 풀립니다. 그리고 크림을 발라 몸의 수분을 유지시켜 드립니다.

트리트먼트 개요

트리트먼트 아웃라인: 7장에서 설명한 코쿤 방법을 따르면 되며 사해 머드를 트리트먼트 제품으로 사용하면 됨.

이 랩에서는 다양한 종류의 부가 제품들을 사용할 수 있는데, 테라피스트가 냄새 풍경을 창조하고 싶다거나, 이스라엘이 원산인 식물들을 이용하고 싶다면, 트리트먼트 제품 안에 올리브, 무화과, 선인장 열매, 아보카도를 넣으면 됨.

무어 등 트리트먼트

홍보 문구

요통이 있으면 일상 생활에 지장이 생기며 쉽게 피곤을 느끼게 됩니다. 오스트리아 무어를 이용하는 이 트리트먼트가 통증을 줄여주고 영혼에 생기를 불어넣어 드릴 겁니다. 30분 간의 심부 조직 마사지와 근육계를 위한 에센셜 오일 마사지로 트리트먼트를 마무리합니다.

트리트먼트 개요

팡고 등 트리트먼트 과정을 따름.

무어 등 트리트먼트를 위한 에센셜 오일 블렌드 아이디어

인체 균형 블렌드

마사지 오일 2 fl oz, 로즈마리 4방울, 라벤더 7방울, 레몬그라스 2방울, 클라리 세이지 5방울, 만다린 12방울

지친 근육

마사지 오일 2 fl oz(대마씨 오일이 이상적임), 월계수 8방울, 유칼립투스 2방울, 진저 CO_2 1방울, 레몬 10방울, 화이트 캄포 4방울(반드시 화이트 캄포여야 함, 노랑이나 갈색은 안 됨), 몰약 5방울

번아웃 릴리프

마사지 오일 2 fl oz, 제라늄 2방울, 자몽 15방울, 라벤더 7방울, 사이프러스 5방울, 클로브 1방울

프랭킨센스 머드 팩

홍보 문구

관절이 아프거나 만성 통증이 있으신가요? 그렇다면, 유럽에서 생산 된 프랭킨센스 머드를 이용한 이 트리트먼트가 통증을 완화시켜 드릴 겁니다. 유럽에서는 머드를 관절염과 근육통에 이용하는데 뛰어난 치료 효과를 나타냅니다. 긴장된 부위에 따뜻한 머드를 올려놓으면 근육 조직이 따뜻해지면서 특수한 치료 효과를 가져다줍니다. 스웨디쉬와 딥 티슈 마사지 기술이 근육의 긴장을 풀어주고 영혼을 차분하게 만들어 드립니다.

트리트먼트 개요

이 트리트먼트의 아웃라인은 고객의 요구에 부합되는 에센셜 오일과 팡고 온도를 기본으로 해야 함. 다른 부위를 마사지 하는 동안 팡고가 흡수되게 하면 좋음.

40°C가 낫다)로 시술해야 하며, 너무 오랫동안 발라두면 안된다는 것이다(20분 보다는 15분 정도).

요약 Summary

팡고테라피란 머드와 토탄, 진흙을 치료 목적으로 이용하는 것을 말한다. 미국에서 팡고 트리트먼트가 주로 스킨케어에 이용되고 있다. 그러나 많은 마사지 테라피스트들이 연부조직 통증과 기능 장애 감소, 인체의 긴장 완화와 활기 부여를 목적으로 하는 스파 트리트먼트에 팡고를 이용하고 있다.

팡고 스파 트리트먼트에 이용되는 치료용 재료들은 각각의 치료적 효능과 이용에 영향을 주는 각기 다른 개성을 갖고 있다. 주성분이 미네랄인 진흙은(바위에서 유래함) 팡고 재료 중에서 가장 흡착력이 강하다. 진흙은 피부의 불순물을 제거하고 혈액순환을 자극하는데 사용한다. 머드 역시 미네랄이 주성분이나 소량의 유기 성분이 함유되어 있어 사용 범위가 넓다. 머드에는 항염 성분과 항바이러스 성분, 그리고 면역 기능 강화 성분이 들어있다. 세 가지 중 치료적으로 가장 활성화 되어 있는 것은 토탄으로, 토탄은 주성분이 유기물질이며 식물이 수천 년 동안 부식이 돼서 만들어진 것이다.

참고문헌 References

1. Lund JW: *Balneological Use of Thermal Waters*. Klamath Falls, OR: Geo Heat Center, 2000.
2. Bergel RR: The biology and physics of peloids. *Demascope* 2000 (November), 2000.
3. Lund JW: Geothermal Spas in the Czech Republic and Slovakia. *GHC Bulletin*. 2000 (September);35-37.
4. Ekmekcioglu C, et al: Effect of Sulfur Baths on Antioxidative Defense Systems, Peroxide Concentrations and Lipid Levels in Patients with Degenerative Osteoarthritis. *Research in Complementary and Classical Natural Medicine* 2002;9:216-220.
5. Elkayam O, et al: Immediate and delayed effects of treatment at the Dead Sea in patients with psoriatic arthritis. *Rheumatol Int* 2000;19:77-82.
6. Sukenik S, et al: Mud pack therapy in rheumatoid arthritis. *Clin Rheumatol* 2000;11:243-247.
7. Carpio-Obeso MP, Shorr M, Valdez-Salas B: Desert ecosystems: Similarities, characteristics, and health benefits. *Rev Environ Health* 1999;14:257-267.
8. Kimmerer RW: *Gathering Moss, A Natural and Cultural History of Mosses*. OR: Oregon State University Press, 2003, p. 113.
9. Beer AM, Lukanov J, Sagorchev P: A new view on quality controlled application of peat in medical treatment. *Peatland International* 2003;1:25-28.
10. Pizzoferrato A, et al: Beta-endorphin and stress hormones in patients affected by osteoarthritis. *Minerva Med* 2000;91:239-245.
11. Grigor'eva VD, Orus-ool VK, Fedorova NE: Low-temperature peloids in rehabilitating osteoarthritis patients. *Vopr Kurortol Fizioter Lech Fiz Kult* 2001;5:8-11.
12. Bellometti S, et al: Both serum receptors of tumor necrosis factor are influenced by mudpack treatment in osteoarthritic patients. *Int J Tissue React* 2002;24:57-64.
13. Bellometti S, et al: Mud bath therapy influences nitric oxide, myeloperoxidase and glutathione peroxidase serum levels in arthritic patients. *Int J Clin Pharmacol Res* 2000;20:69-80.
14. Beer AM, et al: The effect of peat components on endocrine and immunological parameters and on trace elements. *Clin Lab* 2001;47:161-167.
15. Poensin D, et al. Effects of mud pack treatment on skin microcirculation. *Joint Bone Spine* 2003;70:367-370.
16. Werner R: *A Massage Therapist's Guide to Pathology*, 2nd ed. Baltimore: Lippincott Williams & Wilkins, 2002.
17. Hendrickson T: *Massage for Orthopedic Conditions*. Baltimore: Lippincott Williams & Wilkins, 2003.
18. Comacchi C, Hercogova J: A single mud treatment induces normalization of stratum corneum hydration, transepidermal water loss, skin surface pH and sebum content in patients with seborrhoeic dermatitis. *J Eur Acad Dermatol* 2004;18:372-374.
19. Carabelli A, et al: Effect of thermal mud baths on normal, dry and seborrheic skin. Clinical trial at the Universita di Pavia, Italy.

복습문제(Review Questions)

객관식

1. ________은 치료용 머드의 한 성분으로, 화산과 온천 부근에서 채취한 머드에 특히 많이 들어있다.
   a. 점액
   b. 팡고
   c. 해수염
   d. 황

2. 팡고는 ________라는 뜻의 이탈리아어이다.
   a. 해초
   b. 바디 랩
   c. 온천에서의 휴식
   d. 머드

3. 머드를 "숙성"시킨다는 것은?
   a. 비병원성 미생물들을 발달시켜 머드의 치료 효과를 높이는 것
   b. 머드 냄새를 더 향긋하게 만드는 것
   c. 병원성 미생물들을 죽이기 위해 말리거나 수분을 빼앗는 것
   d. 화학물질을 다양하게 만들기 위해 신선한 식물과 섞는 것

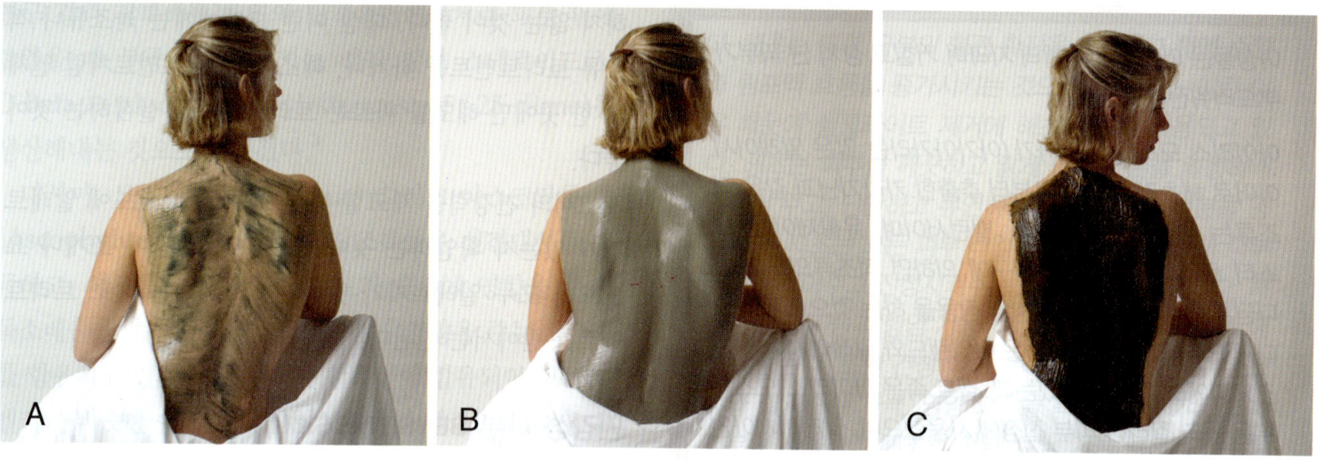

그림 10-1 해초 제품 비교. 사진을 보면 몸에 발라진 해초 제품들의 농도가 모두 다르다는 것을 알 수 있다. 젤로 된 제품이 가루로 된 제품보다 제거하기가 쉽다는 것도 알 수 있을 것이다. (A) 해초 젤. (B) 카올린 진흙과 물, 로션과 혼합한 해초 가루. (C) 오일과 혼합한 해초 가루.

섞기도 하고, 말린 다음 해수염과 섞어 하이드로테라피에 이용하기도 하며, 바디 미스트나 페이셜 토너용으로 추출해 사용하기도 하고, 쉽게 제거하기 위해 파라핀에 섞어 사용하기도 한다. 모자반과 푸쿠스, 다시마류의 솔벤트 추출물을 아로마테라피 상점에서 구입해 크림이나 오일, 젤, 클렌저, 그리고 그 외의 제품에 섞어 사용해도 된다.

선택하는 제품의 종류는 보통 사용 가능한 장비와 제거 방법에 따라 달라진다. 예를 들어, 샤워 시설이 없는 클리닉이라면 손쉬운 제거와 빠른 핫타월 제거을 위해 젤로 된 해초 제품을 선택할 것이다. 비쉬 샤워나 스위스 샤워가 있는 스파라면 트리트먼트에 해초 가루를 사용할 것이다. 가루 제품은 섞었을 때 더 진해지며 핫타월을 이용해 닦아도 몸에 붙어 잘 떨어지지 않기 때문이다. 가루 제품은 샤워 시설이 없으면 제거하는데 시간도 많이 걸리고 힘이 든다. 그러나 해초 가루를 제거하기 쉽게 섞는 방법이 있다. 표 10-2을 보면 해초 가루와 해초 젤을 섞어 변종 트리트먼트 제품을 만드는 아이디어를 얻을 수 있을 것이다.

시중에서 판매되는 새로운 해초 젤들은 브러쉬를 이용해 적당한 두께로 바른 다음, 코쿤을 하는 동안 흡수가 될 수 있게 만들어져 있다. 랩이 끝날 때쯤 젤을 닦아내지 말고 젤 위에 피니쉬 제품을 발라 함께 마사지 해서 흡수시키면 된다. 이런 제품들은 사용법도 간단하고 트리트먼트 효과도 좋다. 트리트먼트 아웃라인을 결정하기 전에 시술이 간편하면서도 효과가 좋은 여러 제품들을 시험해 보는 것도 좋다.

몸을 담글 수 있는 하이드로테라피 욕조가 있어서 해초 녹인 물을 이용해 딸라소테라피를 시술할 수 있다면 긴장완화 효과도 볼 수 있다. 해초 목욕은 인체의 미네랄을 보충해주고, 혈액순환과 림프액 흐름을 자극하며, 피부를 깨끗하고 부드럽게 만들어주고, 몸에 에너지와 활력이 넘치는 느낌을 선사해 준다.

해초는 일반적으로 시술 전에 따뜻하게 데운 다음 바른다. 팡고 제품과 마찬가지로 해초 제품도 철제 그릇에 넣어 섞거나 가열하거나 보관해서는 안된다. 해초 성분이 철과 화학반응을 일으킬 수 있기 때문이다.

해초 냄새 (SEAWEED ODOR)

해초는 강한 향을 갖고 있는데 해초 향을 좋아하는 사람들은 "바다에 와 있는 것 같다."라고 그러나, 해초 향을 싫어하는 사람들은 "해초 냄새 때문에 머리가 아프고 속이 울렁거린다."라고 얘기한다. 강한 해초의 향은 트리트먼트 룸 바깥까지 퍼져 나가기도 한다. 규모가 작고 붐비는 클리닉의 경우, 이것이 문제가 될 수도 있으므로 주인은 해초 트리트먼트를 시술하는 데 필요한 장비에 투자하는 문제를 고려해 봐야 할 것이다. 어떤 테라피스트들은 해초 제품의 향을 개선시키기고 트리트먼트의 치료적 효과를 높이기 위해 에센셜 오일을 첨가하기도 한다. 그러나 단순히 향을 개선시키기 위해 에센셜 오일을 첨가하는 것은 실용적인 해결 방법이 아니다. 왜냐하면 농도가 아

표 10-2 해초 혼합*

이름	재료	효능	이용
바다의 우유	해초 가루 반 컵과 우유 가루 반 컵을 1대 1로 섞는다. 뜨거운 물을 조금 부어 섞어 놓은 가루를 녹인다. 여기에 일반 바디 로션 반 컵을 넣는다. 그런 다음 원하는 농도가 될 때까지 따뜻한 우유와 크림, 또는 버터밀크를 넣어준다.	긴장 완화, 진정, 카밍, 유연	민감성 피부를 위한 전신 트리트먼트, 유방 트리트먼트, 두피와 목 트리트먼트
바다 오일	냉압착법으로 추출한 식물 또는 나무열매 오일 16 oz를 오븐에 넣고 데운다. 이 오일에 해초 가루 2큰 술을 넣어 녹인 다음, 계속 저어주면서 낮은 온도에서 20분 동안 가열한다. 이것을 유리병에 넣고 일주일 동안 매일 잘 흔들어 준다. 이 오일을 커피 필터를 이용해 걸러준다. 여기에 에센셜 오일을 넣어 향을 가한다.	자극, 퍼밍, 순환 자극, 에너지 부여, 생기 부여, 면역력 강화	전신 마사지 또는 대규모 해초 트리트먼트 시에 마사지 오일로 사용, 치료적 샤워(비쉬, 스위스)나 소킹 트리트먼트 전에 이 제품을 피부에 바르면 좋음
민트향 바다	젤 해초에 민트 에센셜 오일 6방울을 넣어 스팟 또는 전신 트리트먼트에 사용한다.	자극, 상쾌, 쿨링, 생기 부여, 진통제, 순환계와 림프 자극	지친 발을 위한 발 마스크, 아픈 근육을 위한 스팟 트리트먼트, 셀룰라이트를 위한 스팟 트리트먼트, 상쾌함을 주기 위한 전신 코쿤
시 시어	시어 버터를 중탕기에 넣어 액체 상태가 될 때까지 녹인다. 따뜻한 오일에 해초 가루를 넣어 녹을 때까지 섞어준다. 그런 다음 이것을 시어 버터에 넣는다. 시어 버터가 식으면 거품기나 블렌더를 이용해 거품을 낸다. 시어 버터 한 컵에 해초 가루를 1큰 술 넣는다.	긴장 완화, 생기 부여, 유연, 카밍, 림프와 순환계 부드럽게 자극	두껍게 발라 애프터 트리트먼트 바디 버터로 이용하거나 마사지 제품으로 이용하거나 전신 코쿤 시 트리트먼트 제품으로 이용하거나 목과 두피 트리트먼트, 손과 발 트리트먼트에 이용하면 좋음
바다의 미네랄	젤 해초에 카올린 클레이를 부드럽고 진한 트리트먼트 제품이 될 때까지 섞어준다. 원할 경우 에센셜 오일을 첨가해도 좋다.	자극, 슬리밍, 독소 배출, 유연, 생기 부여, 긴장 완화	전신 코쿤, 등 트리트먼트, 발 트리트먼트, 유방 트리트먼트

*해초 가루는 일반적으로 따뜻한 물과 섞는다. 하지만 다른 종류의 액체나 오일과 해초 가루를 섞으면 다양하고 유용한 트리트먼트 제품을 만들 수 있다. 위에 나온 레시피에는 모든 종류의 해초 가루를 사용할 수 있다. 독자들은 해초 가루나 액채의 양이 정확히 기재되어 있지 않음을 알아차렸을 것이다. 그 이유는 해초 가루마다 가공 과정이 달라 섞는 양이 다르기 때문이다. 처음에는 스팟 트리트먼트 시에는 해초 가루를 3큰 술, 전신 트리트먼트 시에는 1컵 사용할 것을 권한다. 고객의 몸집에 따라 필요한 해초 가루의 양은 달라진다. 원하는 농도가 될 때까지 액체를 해초 가루와 섞는다.

주 높은 에센셜 오일이 필요하기 때문이다.

셀룰라이트와 셀룰라이트 제품들 (CELLULITE AND CELLULITE PRODUCTS)

슬리밍 바디 서비스를 제공하기 전에 셀룰라이트와 셀룰라이트가 왜 생성되는지에 대해 알아두면 유용하다. 셀룰라이트는 여성의 허벅지와 엉덩이 등에서 발견되는 울퉁불퉁하고 움푹 들어간 피부를 미용적 관점에서 이르는 말이다. 셀룰라이트 형성은 주로 성인 여성에게서 나타나지만, 사춘기부터 시작되기도 한다. 셀룰라이트는 과체중 여성뿐만 아니라 아주 마른 여성에게서도 나타날 수 있다.

피부의 표피와 진피 아래에는 세 가지의 지방층이 있다. 셋 중 가장 표면에 있는 것이 피하지방층으로 특수한 지방 저장실을 갖고 있다. 이 저장실은 피부를 근육 조직에 고정시키는 연결 조직에 의해 만들어진다. 셀룰라이트가 움푹 들어가는 현상은 약해진 연결 조직 때문에 나타나며 이는 에스트로겐 수치의 증가와 관련이 있다. 지방세포가 약해진 연결 조직에 대항해서 부풀어 오르면, 팽창이 발생해 셀룰라이트의 움푹 들어간 형상이 만들어진다. 남성에게서는 셀룰라이트가 발달하지 않는데 지방 저장 방식이 여성과 다르기 때문이다. 여성의 지방 저방실은 넓은 수직형으로 조직되어 있다. 반면 남성들의 지방은 대각선의 잘 부풀지 않는 작은 방에 저장된다.

림프액과 혈액의 흐름이 원활하지 못할 때도 셀룰라이트가 잘 형성이 된다. 지방 세포는 부풀면서 압력을 받은 곳에 주변 구조물을 배치시킨다. 이렇게 되면 모세관 벽의 투과성이 증가해 국부적인 체액 축적이 증가된다. 림프액 흐름이 둔화되면, 이런 과도한 체액이 제거되지 않아 연결 조직 섬유가 경직되면서 자신들의 고정점을 끌고 내려와 피부의 부풀어 오른 형태가 증가된다.

비수술적 방법으로 셀룰라이트를 감소시키는 방법에 대해 많은 연구가 행해지고 있다. 이런 방법으로는 집중적인 마사지 기술이 포함된 트리트먼트, 전기 흡입 장치, 국소부위 크림, 컴프레션 랩(compression wrap), 근육주사 등이 있다. 그러나 이런 트리트먼트의 효과에 대한 증거가 거의 없어 이런 트리트먼트를 고객에게 판매하기는 윤리적으로 문제가 있다.

셀룰라이트를 감소시키는 것이 어렵기는 그러나, 외형은 어느 정도 개선시킬 수 있다. 셀룰라이트 크림은 셀룰라이트의 외관을 개선시킬 수 있는 방법으로 널리 받아들여지고 있다. 이런 제품들은 종종 텐션 랩과 함께 사용되는데(7장에서 설명했다), 랩이 조직을 압박해 랩을 제거한 후 어느 정도 기간 동안 더 날씬해진 것처럼 보이기 때문이다. 셀룰라이트 크림이나 퍼밍 제품은 열을 가하면 활성화되기 때문에 파라팡고나 파라핀과 같은 아주 따뜻한 트리트먼트 제품 아래에 시술하기도 한다.

셀룰라이트 크림이나 퍼밍 크림은 혈액순환과 림프액 흐름을 자극하고 조직에 열을 발생시키는 성분을 함유하고 있다. 셀룰라이트 크림과 퍼밍 크림 안에 가장 흔히 들어있는 성분은 아미노필린(아미노필린의 화학적 사촌인 테오필린도 사용된다)이다. 시험관 내에서 아미노필린은 지방세포를 축소시킨다. 이런 이유 때문에 아미노필린이 유명해졌다.

또 다른 인기 성분은 서아프리카의 나이지리아와 가봉 해안을 따라 서식하는 요힘빈 나무의 껍질에 함유된 요힘빈이다. 요힘빈은 정력제로 널리 알려져 있으며 종종 바디빌딩 조제식에 첨가가 되기도 하는데 요힘빈 나무의 껍질에 있는 화합물이 테스토스테론의 선구물질이 때문이다. 요힘빈에 있는 화합물들은 국소부위 혈액순환을 증가시켜 지방 축적물의 분해를 돕는다. 요힘빈이 함유된 제품들은 종종 테라피스트들을 놀라게 만드는데 어떤 것들은 피부를 아주 붉게 만들기 때문이다. 이것은 피부염은 아니다. 그러나 요힘빈 제품을 바른 뒤 약 20분 동안 피부가 무척 따뜻하게 느껴질 것이다. 국소부위의 혈액순환을 증가시키는 셀룰라이트 크림과 퍼밍 크림은 근육통 크림의 효과를 상승시키므로 운동선수를 위한 트리트먼트 제품으로 사용하면 좋다.

슬리밍 해초 코쿤 과정
The Slimming Seaweed Cocoon Procedure

전신 해초 트리트먼트는 다양한 상태의 고객들에게 시술할 수 있다. 에너지가 부족한 사람, 면역력이 약한 사람, 스트레스와 근육통, 섬유근통을 호소하는 사람들에게 시술할 수 있으며, 독소 배출, 긴장 완화, 바디 슬리밍, 그리고 셀룰라이트 감소에도 이용할 수 있다. 7장에서 설명한 핫시트랩과 코쿤 과정을 위에서 설명한 해초 트리트먼트의 일반적인 목표를 달성하는데 이용할 수도 있다. 이 장에서 설명한 과정은 인체의 선을 살리는데 도움을 주는 것을 목표로 하고 있기 때문에 셀룰라이트 제품과 스킨 퍼밍 제품을 포함하고 있다.

슬리밍 트리트먼트는 중요한 행사를 앞두고 몸에 딱 맞는 옷이나 결혼식 드레스와 같은 특별한 옷을 멋지게 입고 싶은 고객들에게 인기가 있다. 이 트리트먼트는 대회를 앞두고 멋진 몸을 만들고 싶어 하는 바디빌더들을 대상으로 마케팅을 해도 좋다. 이런 경우, 이 서비스는 바디빌더들에게 전신 긴장 완화와 활력 증강이라는 효과까지 줄 수 있다. 슬리밍 해초 코쿤 스냅샷과 그림 10-2에 이 서비스의 개요를 설명해 놓았다.

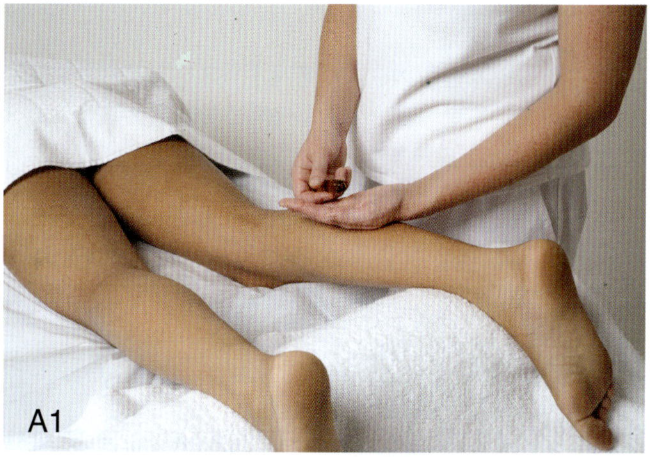

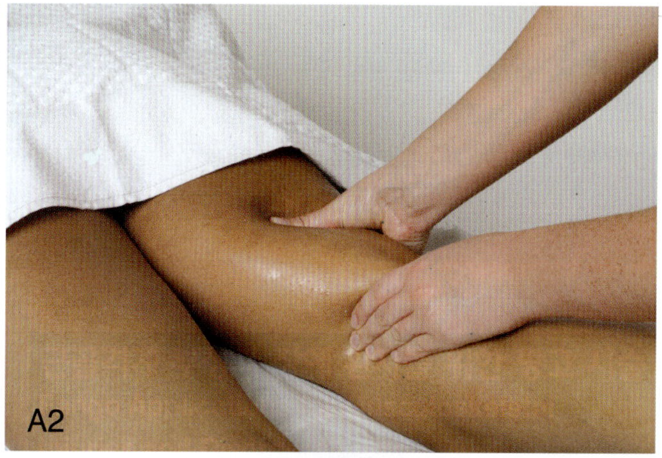

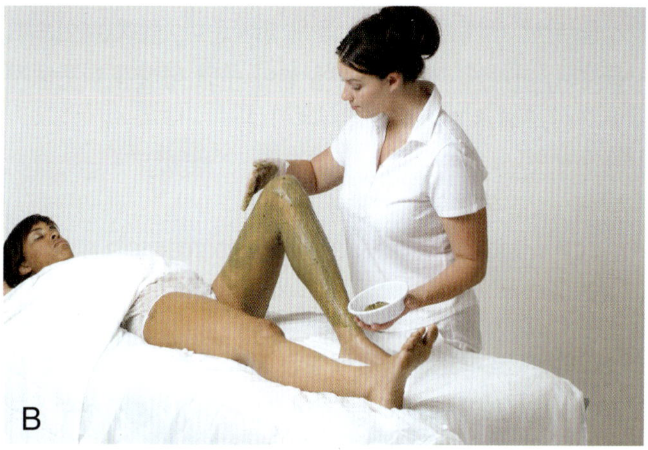

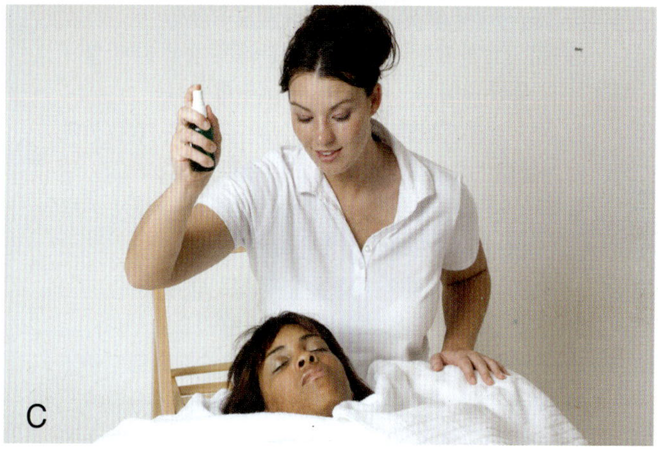

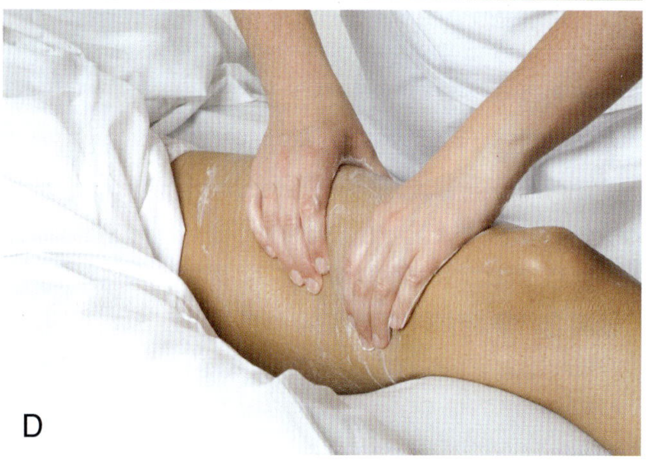

그림 10-2 **해초 슬리밍 트리트먼트.** **(A1, A2)** 트리트먼트 앰플을 바른다. 마사지 기술은 활기차고 막힘없이 해야 하지만, 고객에게 고통을 줘서는 안된다. **(B)** 해초를 바른다. 이 제품은 드라이룸에서 제거하기 쉽도록 일단 물과 섞은 해초 가루를 에몰리언트 크림에 섞은 것이다. **(C)** 슬리밍 코쿤을 하면서 기다린다. 마사지를 하거나 가벼운 아로마테라피 향을 고객에게 뿌려준다. **(D)** 해초를 제거한 뒤 고객의 몸에 감겨져 있었던 플라스틱 랩을 제거하고, 고객을 깨끗한 마사지 시트 위에 눕힌다. 마사지 스트로크를 이용해 몸에 퍼밍 크림을 발라준다.

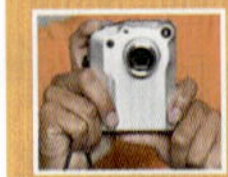

스냅샷: 슬리핑 해초 코쿤

시술대상

몸의 선을 슬림하게, 독소 배출, 스트레스, 생기를 부여하고, 에너지를 증가시키고자 할 때

금기

고혈압이나 저혈압, 하지정맥류, 혈액순환 저하, 갑상선 질환이나 갑상선 약물 투여 시, 조개류나 요오드 알레르기, 민감성 피부, 임신, 심장 질환, 혈전증, 또는 심혈관 혈전증

트리트먼트 테이블 셋업(아래에서부터 제일 위까지)

1) 담요 (모직 또는 순면)를 테이블과 수평이 되게 깔아 긴 쪽이 테이블 양쪽과 90°를 이루게 한다.
2) 써멀 스페이스 담요를 테이블에 수평으로 깐다(선택 사항).
3) 일반 시트의 세로가 테이블의 세로쪽과 평행이 되게 깐다(제품을 드라이 룸에서 제거해야 할 경우).
4) 플라스틱 시트를 테이블에 수평으로 깐다.
5) 목욕 수건 한 장을 테이블 위쪽에 수평으로 깐다.
6) 목욕 수건 한 장을 테이블 아래쪽에 수평으로 깐다.
7) 1회용 속옷이나 마른 수건을 드레이프로 사용한다.
8) 덧베개

추가적인 보온이 필요할 경우 포멘텍을 마사지 시트 아래에 넣어둔다.

워크 테이블 셋업

1) 각질 제거제 또는 드라이 브러쉬
2) 셀룰라이트 크림
3) 중탕기에 담긴 해초
4) 시술용 브러쉬 또는 비닐 장갑
5) 퍼밍 제품
6) 스킨 토너
7) 아이스박스
8) 핫 타월
9) 오러 미스트

절차

1) 몸의 뒷부분의 각질 제거
2) 몸의 뒷부분에 스킨 토너를 바른다.
3) 몸의 뒷부분의 목표 부위 셀룰라이트 크림으로 마사지
4) 고객 돌아눕히기
5) 몸의 앞부분의 각질 제거
6) 몸의 앞부분에 스킨 토너 바른다.
7) 몸의 앞부분의 목표 부위 셀룰라이트 크림으로 마사지
8) 싯업 방법을 이용해 몸에 해초 바르기
9) 코쿤을 한 다음 해초가 흡수되는 동안 얼굴과 발 또는 손 마사지
10) 핫타월로 해초 제거
11) 몸에 퍼밍 크림 바르기
12) 오러 미스트 뿌리기

트리트먼트 시작 (SESSION START)

고객은 엎드린 자세로 트리트먼트를 시작하는데, 마사지를 위해 베개를 고객의 몸에 받쳐준다. 웜팩(하이드러쿨래터, 아마씨 팩)을 허리에 놓아 주면 허리가 따뜻해지면서 고객에게 편안함을 줄 수 있다.

단계 1: 뒷몸의 각질제거 (STEP 1: EXFOLIATION OF THE POSTERIOR BODY)

모든 종류의 각질제거 트리트먼트를 이용할 수 있다. 그러나 이 트리트먼트의 목표는 독소배출이기 때문에 드라이 스킨 브러싱을 하는 것이 가장 적합하다. 해수염을 이용한 각질제거도 인체에 자극을 주고, "바다"라는 주제를 공유하기 때문에 괜찮다. 6장에 각질제거 기술을 단계별로 자세히 설명해 놓았다. 각각의 신체 부위의 각질을 모두 제거한 다음, 스킨 토너를 발라 피부의 pH 균형을 맞춰준다. 이는 피부염 발생을 막아주기 때문에 해초 트리트먼트에서는 아주 중요하다.

단계 2: 원하는 뒷몸 부위에 셀룰라이트 크림 바르기 (STEP 2: APPLY A CELLULITE CREAM TO TARGET AREAS OF THE POSTERIOR BODY)

뒷몸의 각질제거가 끝나면, 뒷허벅지, 둔부, 그리고 허리선 등 트리트먼트 할 뒷몸 부위에 셀룰라이트 크림을 발라 마사지한다. 몇몇 테라피스트들은 이런 부위들을 아주 집중적으로 마사지 하는데, 이렇게 하면 축적이 된 지방을 분해해 조직 밖으로 배출시킬 수 있다고 생각하기 때문이다. 연결 조직이 손상되지 않으면서 지방 축적물이 어떻게 연결 조직 밖으로 배출되는지는 정확하지 않다. 어떤 스파와 테라피스트들은 조직을 자극하고 리프팅하는 데 흡입 마사지를 이용하는 고가의 기계를 구입하기도

한다. 이 기계를 사용하면 국소 부위의 혈액순환은 눈에 띄게 증가하나, 이것으로 인해 셀룰라이트가 감소하는지는 증명된 적이 없다. 너무 집중적이거나 통증을 유발하는 마사지는 하지 않는 것이 좋다. 고객의 몸에 멍이 들 수도 있고, 정맥류가 발생할 수도 있으며, 고객이 매우 불편해 할 수 있기 때문이다. 일반적인 마사지 스트로크를 이용하고, 셀룰라이트 크림 위에 해초를 도포하면 좋은 효과를 볼 수 있다.

단계 3: 앞몸 각질제거와 원하는 앞몸 부위에 셀룰라이트 크림 바르기 (STEP 3: EXFOLIATE AND APPLY CELLULITE CREAM ON THE ANTERIOR BODY)

테라피스트가 앞몸을 트리트먼트 할 수 있게 고객은 돌아눕는다. 각 부위의 각질을 제거한 다음, 앞허벅지, 배, 엉덩이, 그리고 윗팔 등과 같은 목표 부위에 스킨 토너를 바르고 일반적인 마사지 스트로크를 이용해 셀룰라이트 크림을 바른다.

단계 4: 해초 시술 (STEP 4: APPLICATION OF SEAWEED)

앞몸과 뒷몸에 해초를 바를 때는 고객이 앉아있는 것이 좋다. 우선, 고객의 무릎을 굽히게 해 앞다리와 뒷다리에 해초를 바른다. 그런 다음 다리를 펴서 플라스틱 랩 위에 올려놓는다. 그리고 고객에게 일어나 앉아달라고 부탁한다(그 전에 베개를 치운다). 해초를 고객의 등과 둔부에 바른 다음 고객에게 누우라고 말한다. 마지막으로 고객의 배와 윗가슴, 팔에 해초를 바른 다음 고객의 몸을 플라스틱 랩으로 감싼다.

단계 5: 코쿤 (STEP 5: COCOON)

플라스틱 랩으로 고객의 몸을 감싼 다음, 고객의 몸 아래로 느슨하게 밀어 넣는다. 그런 다음 바깥쪽을 싸는 랩핑 재료들을 이용해 고객의 몸을 한 번 더 감싼다. 마사지 테이블 위쪽에 있는 목욕 수건으로는 고객의 머리에 터번 드레이프를 하거나, 코쿤 위쪽으로 밀어 넣는다. 발을 마사지 테이블 아래쪽에 있는 수건으로 감싸준다. 필요하다면 뜨거운 물주머니, 히트 램프, 또는 아마씨 팩 등을 이용해 몸을 더 따뜻하게 만들어줘도 좋다.

단계 6: 경과: 얼굴과 발, 또는 둘 다 마사지하기 (STEP 6: PROCESS: MASSAGE THE FACE, FEET, OR BOTH)

고객이 코쿤 안에 있는 동안, 페이스 크림을 이용한 릴렉싱 페이스 마사지를 해주면 좋다. 빨대를 이용해 고객에게 허브 아이스티를 마시게 하는 것도 좋으며, 아로마 미스트나 온천수를 분무기로 뿌려주는 것도 괜찮다. 얼굴 마사지가 끝나면 발 마사지를 해준다. 어떤 종류의 코쿤이든 기다리는 동안 고객에게 얼굴 마사지, 핫스톤 발 마사지, 반사요법, 두피 트리트먼트와 기타 특수 마사지를 제공하면 고객에게는 더욱 특별한 경험의 시간이 될 것이다.

단계 7: 랩 풀기 (STEP 7: UNWRAP)

랩을 제거하려면 우선 담요부터 벗겨야 한다. 플라스틱 랩을 제거하는 방법은 스파의 설비에 따라 다음 두 가지 중 하나를 선택하면 된다.

옵션 1: 고객의 몸에 둘러져 있는 랩을 느슨하게 푼 다음 고객을 샤워실로 데려간다. 샤워실이 트리트먼트 룸 밖에 있다면 고객에게 가운을 입히거나 고객의 몸을 시트로 감싼 뒤 데려간다. 고객이 샤워실 안으로 들어갈 때 랩을 벗겨 휴지통에 버린다. 고객이 샤워하는 동안 마사지 테이블 위에 마사지 시트를 깔아둔다.

옵션 2: 샤워실이 없을 때는 핫타월로 고객의 몸을 깨끗하게 닦은 다음, 고객의 몸 아래에 있는 플라스틱 시트를 완전히 제거해야 한다. 플라스틱 시트를 제거하려면 트리트먼트 시작 전에 테이블을 준비할 때 플라스틱 시트 아래에 깨끗한 마사지 시트를 미리 깔아둬야 한다.

랩핑을 하기 전에 드레이핑을 해뒀던 가슴 드레이프와 앞몸 골반 드레이프는 남기고 랩을 벗긴다. 고객의 팔과 윗가슴, 그리고 복부에 묻어 있는 트리트먼트 제품을 제거한 다음 고객에게 가슴 드레이프를 잡고 일어나 앉아달라고 부탁한다. 등과 뒷팔에 묻어있는 제품을 제거한다. 랩이 엉덩이에 닿을 때까지 랩을 말아준다. 발을 핫타월로 닦은 다음 고객에게 무릎을 굽혀 발을 들고 있어 달라고 부탁한다. 고객의 발 아래에 있는 랩 역시 돌돌 만다. 깨끗하게 닦은 고객의 발을 플라스틱 랩 아래에 있던 깨끗한 마사지 시트 위에 놓는다(무릎은 여전히 굽힌 상태이다). 핫타월로 양 다리에 묻어 있는 스파 제품을 제거한 다음 랩을 둔부까지 말아 올린다. 깨끗하게 닦은 고객의 다리를 마사지 시트 위에 놓은 다음 체온 유지를 위해 시트나 수건으로 덮어준다. 고객은 다시 마사지 시트 위에 누워 랩을 빼낼 수 있게 엉덩이를 살짝 들어준다. 나머지 트리트먼트를 위해 고객의 몸을 마사지 시트로 드레이핑한다.

단계 8: 퍼밍 제품 바르기 (STEP 8: APPLY FIRMING PRODUCTS)

퍼밍 제품 중에는 아주 강한 것도 있는데 이런 것들은 목표 부위(target area)에만 바르는 것이 좋다. 그러나 그렇지 않은 것들은 전신에 발라도 된다. 가끔은 둘을 섞어서 쓰기도 한다. 목표 부위에는 강한 퍼밍 제품을 바르고, 나머지 부위에는 순한 제품을 바르는 것이다. 정확하게 사용할 수 있도록 모든 퍼밍 제품의 사용법과 주의 사항을 반드시 읽어야 한다.

트리트먼트 마침 (SESSION END)

퍼밍 제품을 바른 다음, 오러 미스트를 뿌려 트리트먼트가 끝났음을 알리고, 트리트먼트 룸을 상쾌한 향기로 채운다.

위생관리

코쿤을 청소할 때는 써멀 스페이스 담요에 알코올을 뿌려 공기 중에 말린 다음 밀폐된 캐비닛 안에 넣는 것이 중요하다. 재사용하는 믹싱 보울과 제품을 바르는 브러쉬, 그리고 아이스박스는 뜨거운 비눗물로 씻은 다음, 알코올을 뿌려 소독해야 한다. 트리트먼트 중에 만졌던 제품 용기 역시 알코올로 닦은 다음 캐비닛에 보관해야 한다.

해초 유방 트리트먼트 The Seaweed Breast Treatment

유방은 근육 조직이 없이 지방으로 둘러싸인 선조직으로 이뤄져 있다. 유방은 월경 주기와 임신 동안 에스트로겐, 프로게스테론, 그리고 프로락틴 수치에 민감하다. 인체의 다른 부위와 마찬가지로, 복잡한 혈관과 림프관 시스템이 영양이 풍부한 혈액을 유방 조직으로 가져오고, 배설을 위해 대사 노폐물을 가져간다. 유방 조직이 브래지어에 의해 압박을 받거나 제한을 받게 되면 대사 노폐물이 조직 안에 쌓이게 된다. 조직 안에 노폐물이 쌓이게 되면 생리 중에 유방이 매우 민감해지며, 유방암이 발생할 가능성도 높아진다.

미국에서는 유방 건강 향상을 위한 유방 마사지와 스파 트리트먼트가 테라피스트와 고객들 모두에게 경계심을 불러일으키고 있다. 마사지가 한때 매춘과 관련이 있었기 때문으로 테라피스트들은 여성들의 유방 건강을 위해 시술하는 트리트먼트가 자신들의 전문성에 누가 될까 걱정하고 있다. 유방 마사지는 마사지 학원에서도 기피 대상인데, 주의 법이나 학원 인정 기관이 찬성하지 않고 있기 때문이다. 어떤 주에서는 고객의 동의를 얻어 치료적 유방 마사지를 하도록 허용하고 있으며, 또 어떤 주는 숙련된 기술과 자격증을 가진 테라피스트만이 유방 마사지를 하는 법을 갖고 있다. 많은 남성들이 크로스 젠더(cross gender) 스파 트리트먼트에서 유방 마사지를 제공하는 것을 우려하고 있다. 고객의 동의를 얻었다고 하더라도, 남성 테라피스트들은 이런 상황에서 위험에 빠질 가능성이 크다.

미국인들은 질병 예방을 위한 유방 마사지와 유방 트리트먼트의 이점에 대해 확신을 하지 못하고 있다. 이보다는 유방 조직의 형태를 향상시킬 목적으로 하는 서비스에 대해 더 우호적이다. 테라피스트들은 마사지 학원에서 유방 마사지에 대한 교육을 거의 받지 않는다. 따라서 제대로 배우고 싶은 사람은 전문 교육 기관을 찾아야 한다. 전문 교육이 중요한 이유는 유방 마사지가 접촉의 심리학과 좋은 윤리적 관습, 적절한 림프액 배농과 인체의 해부학적 구조 등 다양한 주제와 관련이 있기 때문이다. Debra Curties가 쓴 「*유방 마사지*」는 유방 마사지에 대해 관심이 있는 테라피스트들에게 좋은 지침서가 될 것이다.

많은 스파가 유방 조직과 관련된 트리트먼트를 제공하지 않고 있기는 그러나 어떤 스파에서는 하고 있다. 따라서 테라피스트들은 이런 종류의 서비스를 전문적으로 제공할 때는 어떤 식으로 접근해야 하는지를 알아둬야 한다. 스파에서 유방 조직을 마사지할 때는 유두와 유륜을 피해서 마사지를 해야 하며, 항상 안정적이고 일정한 압력을 가해야 한다. 테라피스트들은 자신들이 일하고 있는 주의법을 확인해야 하며, 유방 트리트먼트를 제공하기 전에 고객에게 서면 동의서를 받아야 한다.

이 책에 적어 놓은 해초 유방 트리트먼트 스냅샷을 보면 초보 테라피스트들이 이 서비스에서 이용되는 트리트먼트 단계를 이해하는데 도움이 될 것이다. 이 서비스는 "고급 트리트먼트"로 인식이 돼야 하기 때문에 확고한 기초 지식을 쌓고자 하는 초보 테라피스트들은 특수한 유방 마사지 훈련을 받아야 한다. 숙련된 테라피스트들은 이 스냅샷을 유방 서비스를 디자인할 때의 출발점으로 삼으면 도움이 될 것이다. 이 트리트먼트의 목표는 유방 조직을 조율하고 혈액순환과 림프액 흐름을 증가시켜 유방 건강을 증진시키는 것이다. 에스테티션이라면 유방의 모양을 향상시키기 위해 피부를 부드럽게 하고 피부에 수분을 공급하는 트리트먼트 단계를 추가할 것이다. 이런 아웃라인은 진행 중인 질병을 위한 능동적인 치료라기보다는 "웰빙" 트리트먼트로 이용하는 것이 바람직하다. 유방암이나 다른 심각한 유방 질병에 대한 깊은 이해를 갖고 있는 테라피스트라면 유방 조직의 림프액 배출과 대사 노폐물 제거를 촉진시키는 해초나 치료 효과가 있는 머드를 트리트먼트에 포함시키기도 할 것이다. 유방 트리트먼트가 법에 위반이 되는지 확인하는 것이 중요하다. 자신이 일하는 주에 이와 관련된 법과 법률, 그리고 제한이 있는지를 확인하는 것은 테라피스트의 책임이다.

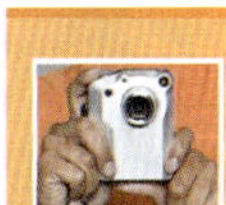

스냅샷: 해초 가슴 트리트먼트

시술대상

부진한 림프 흐름, 순환 저하, 유방의 건장 증진, 스트레스, 유방 조직을 단단하고 건강하게 만들고자 할 때

금기

요오드 알레르기, 상처가 났거나 염증이 있는 피부, 고혈압, 임신 또는 수유 중, 열감이나 질병, 유방암 환자(테라피스트가 유방암에 대한 숙련된 이해가 없을 경우), 림프 기능 부전(테라피스트가 유방암에 대한 숙련된 이해가 없을 경우).

트리트먼트 테이블 셋업(아래에서부터 제일 위까지)

1) 마사지 시트
2) 탑 마사지 시트
3) 보온을 위한 담요나 목욕용 시트
4) 덧베개
5) 고객의 머리를 받칠 베개

워크 테이블 셋업

1) 윗가슴에 맞게 잘라 놓은 플라스틱 바디 랩
2) 크림 클렌저
3) 부드러운 각질 제거제
4) 스킨 토너
5) 코스메틱 스펀지
6) 에센셜 오일 서포트 로션
7) 중탕기에 넣은 해초
8) 아이스박스
9) 핫 타월
10) 비닐 장갑
11) 오러 미스트

절차

1) 전문가용 스티머나 핫타월을 이용해 유방에 스팀을 쏘인다.
2) 크림 클렌저로 유방 부위를 닦는다; 클렌저를 핫타월로 닦아낸다.
3) 각질 제거; 핫타월로 각질 제거제를 닦아낸다.
4) 유방에 스킨 토너 바르기
5) 유방에 해초 바르기
6) 랩을 씌운 다음 담요로 덮어준다.
7) 손과 발 또는 얼굴을 마사지한다.
8) 핫타월로 해초 제거
9) 유방 마사지(선택 사항-서면 동의를 받았을 경우)
10) 스킨 토너 바르기
11) 에센셜 오일 서포트 로션 바르기
12) 오러 미스트 뿌리기

에센셜 오일 서포트 로션

일반 로션 1 oz, 라벤더 3방울, 자몽 5방울, 주니퍼 베리 2방울, 프랭킨센스 4방울, 레몬 4방울

기타 해초 트리트먼트들
Other Seaweed Treatment

테라피스트들에게 이 책에 소개한 다른 여러 트리트먼트에 해초 제품을 접목해 볼 것을 권하는 바이다. 해초 등 트리트먼트 또는 목과 두피 트리트먼트를 위해서는 9장에 설명한 아웃라인을 따르는 것이 좋으며, 이때는 광고 대신 해초를 사용하도록 한다. 해초 발 서비스를 위해서는 8장에 소개한 기본 발 트리트먼트 아웃라인을 따르면 되며, 해초를 트리트먼트 제품으로 사용하면 된다. 트리트먼트를 받는 고객의 원기 회복시키고 싶다면 해초 젤과

뜨거운 돌 마사지를 하는 것도 좋다. 선물 가게에서 판매하는 해수염과 해초 가루를 섞은 것을 가정에서 욕조에 풀어 사용하면 고객의 몸에 에너지가 가득차게 될 것이다.

글상자 10-3
이해를 넓기기 위한 팁

페이셜이란?

현재 스파에서 가장 흔히 제공되는 트리트먼트는 마사지이며 두 번째 많이 제공되는 트리트먼트가 "페이셜"이다. 대부분의 주에서 페이셜은 마사지 테라피스트의 시술 범위에 포함되지 않으며 면허증이 있거나 자격증이 있는 에스테티션만이 시술할 수 있다. 마사지 테라피스트들이 페이셜을 하지는 않지만, 고객에게 페이셜의 효과에 대해서는 정보를 제공할 수 있다. 이로 인해 스파에서는 부가적인 서비스를 더 판매할 수 있다.

*모든 페이셜은 고객의 피부 타입과 특수한 요구에 부합할 수 있어야 한다. 페이셜의 전반적인 목표는 모공을 딥클렌징하고 피부의 불순물을 제거하며 피부에 영양을 공급하고 조절하며, 더 건강한 피부로 만들기 위해 피부의 기능 개선하고 정상으로 만드는 것이다. 페이셜 세션은 상담과 고객의 피부를 분석하는 것으로 시작한다**(A)**. 피부 분석 시에는 우드 램프나 형광등을 이용해 피부 타입을 알아내야 한다. 그런 다음 피부를 클렌징하고 각질을 제거하고**(B)**, 마사지하고**(C)**, 화농이 된 여드름이나 면포(블랙헤드), 속립종(화이트헤드)을 손으로 짜기 전에**(E)**, 스팀을 쏘여 준다**(D)**. 이 단계에는 desincrustation solution과 갈바닉 기계의 사용이 포함될 수도 있다. desincrustation solution은 알칼리 제품으로 모공 안에 있는 딱딱한 피지를 부드럽게 하는데 도움을 준다. **갈바닉 전류 기계**는 이 솔루션이 피부 안으로 흡수되는 것을 돕는데 사용할 수 있다. 페이셜 마스트는 피부에 있는 불순물을 제거하거나 딥클렌징을 한 피부에 영양을 주고 피부를 회복시키기 위해 사용한다**(F)**. 해초는 페이셜 마스크에 사용되는 재료 중 가장 유용한 천연 재료라고 할 수 있는데, 피부의 수분 함량을 증가시키고 피부 조직을 건강하고 단단하게 만들어주면, 피부의 영양 교환을 자극하는 기능이 있기 때문이다. 갈바닉 전류 기계는 영양이 풍부하고 수용성인 트리트먼트 제품의 흡수를 돕기 위해 사용하기도 한다. 이 때는 **고주파 기계**도 사용할 수 있다(G). 이런 종류의 전류가 만들어낸 오존은 살균 기능이 있어 피부에 있는 박테리아를 죽이는데 도움을 준다. 페이셜은 보통 수분이 풍부한 피니싱 크림을 바르는 것으로 마무리 한다.*

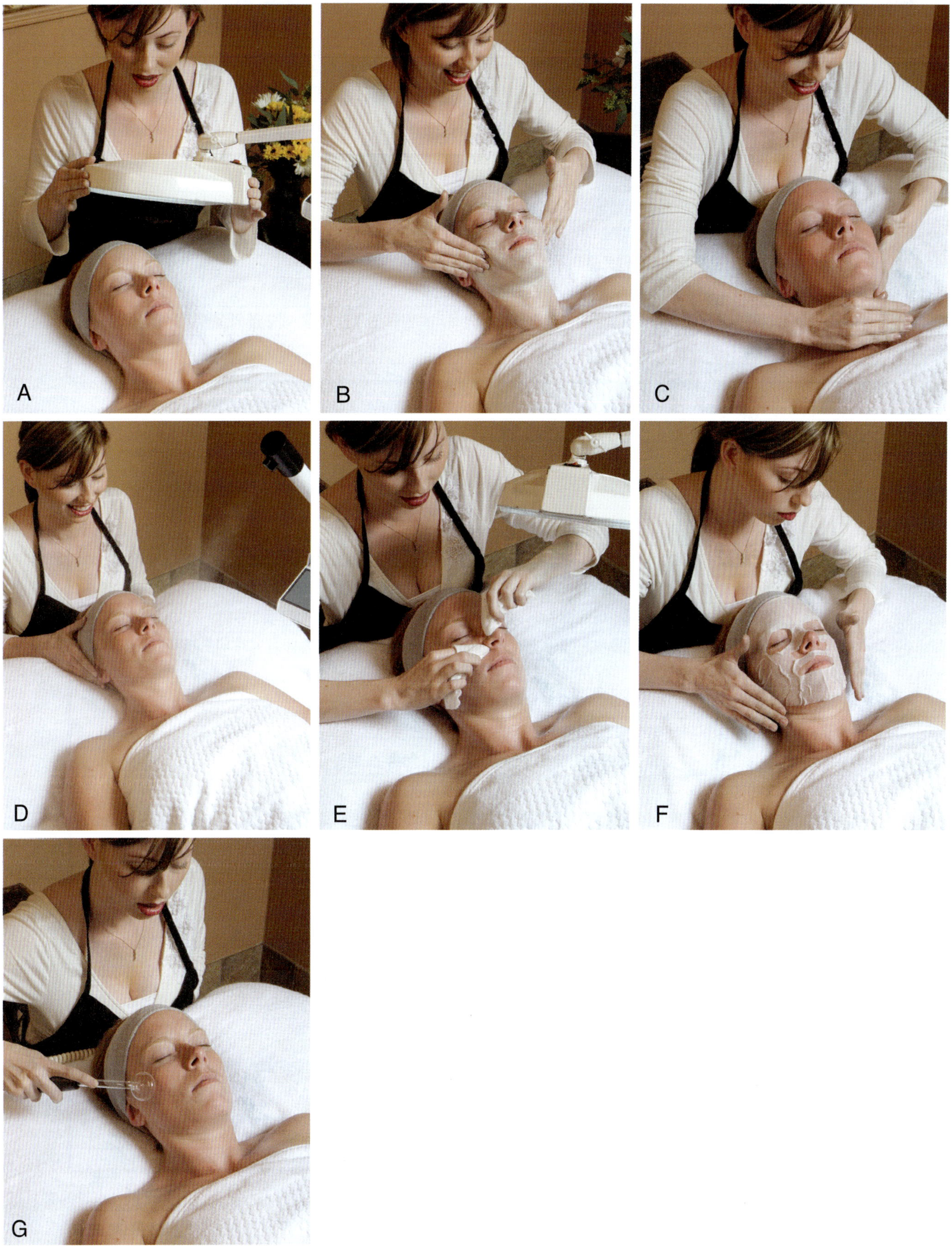
A
B
C
D
E
F
G

샘플 트리트먼트

프랑스 딸라소테라피

홍보 문구

브리타니 해변에서 온 신선한 해초를 전통적인 방법과 접목시켜 인체의 긴장을 풀고 생기를 부여합니다. 독소 배출을 배출시키고 피부를 부드럽게 만드는 켈프 마스크를 한 뒤, 해수염으로 각질을 제거합니다. 비타민이 풍부한 크림 마사지로 이 우아하고 근사한 트리트먼트를 마무리합니다.

트리트먼트 개요

해초를 트리트먼트 제품으로 이용하되 7장에서 설명한 코쿤의 트리트먼트 단계를 따름. 해수염 각질 제거는 6장에 설명이 되어 있음.

시 스컬프트

홍보 문구

바다에서 온 활기 넘치는 재료로 당신의 실루엣을 날씬하게 만드세요! 강력한 해초와 에센셜 오일로 엉덩이와 허벅지, 복부, 위팔과 같은 문제 부위를 관리해 드립니다! 우선, 드라이 브러쉬로 림프액 흐름과 순환을 촉진시킵니다. 에센셜 오일과 천연 식물이 다량 함유된 셀룰라이트 크림이 정체가 일어나기 쉬운 부위의 조직을 풀어주면, 영양이 풍부하고 독소 배출 효과가 큰 해초를 몸에 바릅니다. 퍼밍 젤을 발라 이 서비스를 마치면 몸에서 윤기가 나고 정돈된 느낌이 들 겁니다.

트리트먼트 개요

슬리밍 해초 코쿤 절차에 따름. 테라피스트가 원할 경우 모든 천연 트리트먼트 제품을 직접 만들어도 됨.

시 스컬프트 트리트먼트를 위한 인하우스 제품

슬리밍 마사지 오일

해바라기 오일 16 oz를 오븐에 올려 천천히 가열하면서 해초 가루 테이블 스푼으로 가득 2회를 넣는다. 오일을 오븐에 올려놓은 상태로 20분간 해초와 섞어준다. 이 혼합물을 유리병에 넣고 1주일 동안 매일 한 번씩 흔들어 준다. 커피 필터를 이용해 여분의 해초를 걸러낸 다음, 오일은 2 fl oz 병에 넣는다. 다음의 에센셜 오일을 각각의 2 oz 병에 넣는다: 자몽 25방울, 타임 2방울, 주니퍼 베리 5방울, 화이트 캄포 3방울. 에센셜 오일 안전 지침: 브라운이나 옐로우보다는 화이트 캄포를 사용하는 것이 나은데 브라운이나 옐로우 캄포에는 사프롤이 많이 들어있기 때문이다(80%까지). 사프롤은 독성이 있는 발암물질이다. 화이트 캄포에는 사프롤이 없어 무독성이며 자극이 없는 것으로 여겨지고 있다. 세 가지 캄포 모두 녹나무를 증류하는 동안 얻어지는 분류이다. 화이트 캄포는 가장 가벼운 분류(가장 낮은 끓는 점)이며 무색이거나 연한 노란색을 띤다.

셀룰라이트 액티베이팅 크림

일반 마사지 크림 2 oz에 자몽 20방울, 클로브 2방울, 스위트 펜넬 4방울, 스파이크 라벤더 10방울을 섞는다.

해초 퍼밍 젤

일반 해초 젤(몸에 발라 둘 목적으로 쓰이는 종류) 2 oz에 주니퍼 베리 5방울, 스위트 펜넬 5방울, 자몽 26방울을 섞는다.

<table>
<tr><th>인어처럼 빛나는</th></tr>
<tr><th>홍보 문구</th></tr>
<tr><td>각질이 일어나고 수분이 부족하세요? 바다의 재료들로 가득한 이 복합적인 트리트먼트를 받으면 해변에서 하루를 보내는 것보다 더 긴장이 완화되는 효과가 있답니다! 우선 사해 미네랄로 몸의 각질을 제거합니다. 그런 다음 목표 부위를 퍼밍 크림으로 마사지 해 순환을 증가시키고 부종을 감소시킵니다. 몸을 두꺼운 켈프 마스크로 감싼 다음, 발을 반사 요법을 이용해 에센셜 오일고 마사지합니다. 마지막으로 영양이 풍부한 크림으로 몸을 마사지 해 근육의 긴장을 풀고 피부에 충분한 수분을 공급해 드립니다!</td></tr>
<tr><th>트리트먼트 개요</th></tr>
<tr><td>슬리밍 해초 코쿤 절차에 따름. 서비스 마지막에 퍼밍 크림을 바르는 대신 전신 마사지를 해도 좋음</td></tr>
</table>

요약 Summary

딸라소테라피는 해양 제품이나 해수를 기본으로 하는 다양한 종류의 트리트먼트를 광범위하게 이르는 말이다. 딸라소테라피에는 해수 하이드로테라피, 해초나 바다머드 팩 시술, 바닷물 안에서 하는 운동, 해수 위에 떠서 휴식 취하기, 해초나 해산물이 풍부한 식단으로 하는 다이어트, 그리고 해수를 연무질 크기의 미립자로 만들어 흡입하는 것 등이 포함된다. 해초가 우리 몸과 피부에 많은 도움을 준다는 것을 테라피스트들이 알게 되면, 드라이룸에서도 시술할 수 있는 여러 가지 해초 트리트먼트를 제공하게 될 것이다.

참고문헌 References

1. Burtin P: Nutritional value of seaweeds. *Electronic Journal of Environment, Agriculture and Food Chemistry* [serial online]. 2003;2.
2. Ivanova V, et al: Isolation of a polysaccharide with antiviral effects from Ulva lactuca. *Prep Biochem* 1994;24:83-97.
3. Awad NE: Biologically active steroid from the green alga Ulva lactuca. *Phytother Res* 2000;14:641-643.
4. Kuznetsova TA, et al: Immunostimulating and anticoagulating activity of fucoidan from brown algae. *Antibiot Khimioter* 2003;48:11-13.
5. Limova M, Campbell K: Evaluation of two calcium alginate dressings in the management of venous ulcers. *Ostomy Wound Management* 2003;49:26-33.
6. Elliott WJ, Prisant LM: Drug delivery systems for antihypertensive agents. *Blood Press Monit* 1997;2:53-60.
7. Tajima S, et al: Alginate oligosaccharides modulate cell morphology, cell proliferation and collagen expression in human skin fibroblasts in vitro. *Arch Dermatol Res* 1999;291:432-436.
8. Zhu W, et al: Isolation and characterization of a sulfated polysaccharide from the brown alga Sargassum patens and determination of its anti-herpes activity. Biochem Cell Biol 2003;81:25-33.
9. Mohapatra BR, Bapuji M, Sree A: Antifungal efficacy of bacteria isolated from marine sedentary organisms. *Folia Microbiol* 2002;47:51-55.
10. Wong CK, Ooi VE, Ang PO: Protective effects of seaweeds against liver injury caused by carbon tetrachloride in rats. *Chemosphere* 2000;41:173-176.
11. Yan X, Nagata T, Fan X: Antioxidative activities in some common seaweeds. *Plant Foods Hum Nutr* 1998;52:253-262.
12. Gorban EM, et al: Clinical and experimental study of spirulina efficacy in chronic diffuse liver diseases. *Lik Sprava* 2000;6:89-93.
13. Singer RS, Grismaijer S: *Dressed to Kill: The Link Between Breast Cancer and Bras*. New York: Avery Publishing Group, 1995.
14. Heieh CC, Trichopoulos D: Breast size, handedness and breast cancer risk. *Eur J Cancer* 1991;27:131-135.
15. Curties D: *Breast Massage*. New Brunswick, Canada: Curies-Overzet Publications, 1999.
16. Dasgupta T, et al: Chemomodulation of carcinogen metabolizing enzymes, antioxidant profiles and skin and forstomach papillomagenesis by Spirulina platensis. *Mol Cell Biochem* 2001;226:27-38.
17. Chamorro G, et al: Update on the pharmacology of Spirulina (Arthrospira), an unconventional food. *Arch Latinoam Nutr* 2002;52:232-240.
18. Hirahashi T, et al: Activation of the human innate immune system by Spirulina: Augmentation of interferon production and NK cytotoxicity by oral administration of hot water extract of Spirulina platensis. *Int J Immunopharmacol* 2002;2:423-434.
19. Blinkova LP, Gorobets OB, Baturo AP: Biological activity of Spirulina. *Mikrobiol Epidemiol Immunobiol* 2001;2:114-118.
20. Rodriguez-Hernandez A, et al: Spirulina maxima prevents fatty liver formation in CD-1 male and female mice with experimental diabetes. *Life Sci* 2001;69:1029-1037.
21. Rarikh P, Mani U, Lyer U: Role of Spirulina in the control of glycemia and lipidemia in type 2 diabetes mellitus. *J Med Food* 2001;4:193-199.
22. Remirez D, Ledon N, Gonzalez R: Role of histamine in the inhibitory effects of phycocyanin in experimental models of allergic inflammatory response. *Mediators Inflamm* 2002;11:81-85.
23. Kaji T, et al: Repair of wounded monolayers of cultured bovine aortic endothelial cells is inhibited by calcium spirulan, a novel sulfated polysaccharide isolated from Spirulina platensis. *Life Sci* 2002;70:1841-1848.

24. Paredes-Carbajal MC, et al: Effects of dietary Spirulina maxima on endothelium dependent vasomotor responses of rat aortic rings. *Life Sci* 1997;53:57-61.
25. Remirez D, et al: Inhibitory effects of Spirulina in zymosan-induced arthritis in mice. *Mediators Inflamm* 2002;11:75-79.
26. Iwata K, Inayama T, Kato T: Effects of Spirulina platensis on plasma lipoprotein lipase activity in fructose-induced hyperlipidemic rats. *J Nat Sci Vitaminol* 1990;36:165-171.
27. Hernandez-Corona A, et al: Antiviral activity of Spirulina maxima against herpes simplex virus type 2. *Antiviral Res* 2002;56:279-285.
28. Economic Appraisal of Seaweed. Available at http://www.w-isles.gov.uk/minch/seaweed/seaweed-04.htm
29. Michalum N, Michalum MV: *Skin Care and Cosmetic Ingredients Dictionary*, 2nd ed. Albany, NY: Milady, Thomson Learning, 2001, p. 73.
30. Kubo I, et al: Antibacterial activity of crinitol and its potentiation. *Nat Products* 1992;55:780-785.
31. Fujimura T, et al: Treatment of human skin with an extract of Fucus vesiculosus changes its thickness and mechanical properties. *J Cosmet Sci* 2002;53:1-9.
32. Fujimura T, et al: Effects of natural product extracts on contraction and mechanical properties of fibroblast populated collagen gel. *Biol Pharm Bull* 2000;23:291-297.
33. Mearns-Spragg A, et al: Cross-species induction and enhancement of antimicrobial activity produced by epibiotic bacterial from marine algae and invertebrates, after exposure to terrestrial bacteria. *Lett Appl Microbiol* 1998;27:142-146.
34. Kuznetsova TA, et al: Immunostimulating and anticoagulating activity of fucoidan from brown algae. *Antibiot Khimioter* 2003;48:11-13.
35. Berteau O, et al: Characterization of a new alph-L-fucosidase isolated from the marine mollusk Pecten maximus that catalyzes the hydrolysis of alpha-L-fucose from algal fucoidan (Ascophyllum nodosum). *Glycobiology* 2002;12:273-282.
36. Fodil-Bourahla I, et al: Effect of L-fucose and fucose-rich oligo- and polysaccharides (FROP-s) on skin aging: penetration, skin tissue production and fibrillogenesis. *Biomed Pharmacother* 2003;57:209-215.
37. Peterszegi G, et al: Studies on skin aging. Preparation and properties of fucose-rich oligo- and polysaccharides. Effect on fibroblast proliferation and survival. *Biomed Pharmacother* 2003;57:187-194.
38. IMPAG: Active Algae Ingredients: Out of the Biosphere Reserve into Cosmetics. *IMPAG News* 2002;12. Available at http://www.impag.de
39. Miller ET: *Salon Ovations: Day Spa Techniques*. Albany, NY: Milady Publishing, 1996.
40. Matsui MS, et al: Sulfated polysaccharides from red microalgae have anti-inflammatory properties in vitro and in vivo. *Appl Biochem Biotechnol* 2003;104:13-22.

복습문제(Review Questions)

객관식

1. 다양한 형태의 딸라소테라피가 효과적인 이유는 해수 안에 이것이 농축이 되어 있기 때문이다. 무엇인가?
   a. 운모 결정
   b. 에센셜 오일
   c. 진통제 성분
   d. 미네랄

2. 이 나라는 1800년대 초에 이미 해수 목욕을 받아들였으며 1824년에는 해수를 데우는 설비를 발전시켰다. 어느 나라인가?
   a. 영국
   b. 프랑스
   c. 독일
   d. 이탈리아

3. 그리스 어인 탈라사(Thalassa)는 무엇을 의미하는 말인가?
   a. 물
   b. 비
   c. 바다
   d. 해초

4. 딸라소테라피에는 이것은 포함되지 않는다. 무엇인가?
   a. 미립자 상태의 해수 흡입
   b. 해산물 다이어트
   c. 사막 진흙
   d. 바닷물 위에 떠있기

5. 해초를 정의하면?
   a. 성장하는데 많은 양의 태양 광선이 필요한 식물
   b. 해양성 조류
   c. 남조류
   d. 스피루리나 종에 속하는 녹조류

어울리는 것끼리 짝을 지으시오.

6. 적조류 ______ a. 클로로피코타 종 (*Chlorophycota* Spp.)
7. 녹조류 ______ b. 로도피타 종 (*Rhodophyta* Spp.)
8. 갈조류 ______ c. 파에오피코타 종 (*Phaeophycota* Spp.)
9. 남조류 ______ d. 스피루리나 종 (*Spirulina* Spp.)
10. 해초가 아님 ______ e. 사이아노피코타 종 (*Cyanophycota* Spp.)

아유르베다란 무엇인가?
Introduction to Ayurveda for Spa

11장

장 개요

주요 용어

아비양가(abhyanga): 한 명, 두 명 또는 그 이상의 테라피스트들이 오일을 가지고 하는 마사지.

아유르베다(ayurveda): 5천년 이상의 역사를 가진 인도의 전통 자연 치유 시스템.

도샤(doshas): 세 가지 미묘한 에너지(바타, 피타, 카파) 중 하나로 다섯 가지 요소 중에서 두 가지를 함께 보유하고 있다.

카파(kapha): 흙과 물이 결합된 도샤.

피타(pitta): 불과 물이 결합된 도샤.

프라크리티(prakriti): 어떤 사람의 체질, 또는 타고난 개성. 육체적, 정신적, 감정적 타입이 모두 포함이 된다.

시로다라(shirodhara): 바타 질환을 줄이고 마음과 몸을 진정시키기 위해 가는 줄기의 오일을 이마에 적용하는 것.

참기름(타일라)(taila): 참기름이나 코코넛 오일과 같은 지방성 베이스에 요리용 허브를 넣어 만드는 치료용 마사지 오일.

읍탄(ubtan): 독소배출과 피부결을 매끄럽게 만드는 것을 도와주는 허브 페이스트. 인체의 외부에 바른다.

바타(vata): 우주와 공기가 결합된 도샤.

비크리티(vikrti): 개인의 식이요법, 환경, 일로 인한 스트레스, 정신적 또는 감정적 트라우마(상처), 인간관계, 또는 육체적 부상이 그들의 프라크리티(체질)의 불균형을 초래하는데 이렇게 불균형한 상태를 이형 상태(vikrti state)라고 부른다.

아유르베다는 삶의 조화와 균형을 창조하는 열쇠를 제공하는 전통적인 치유 시스템과 철학을 동시에 이르는 말이다. 산스크리트 어로 아유르(ayur)는 삶을 의미하며, 베다(veda)는 지식을 의미한다. 인도 남부와 스리랑카에서 발달하기 시작한 아유르베다는 오랜 기간에 걸친 신중하고 헌신적인 연구가 필요한 다양한 시술 요소들을 포함하고 있다. 아유르베다 의사는 적어도 5년 동안 특수한 훈련을 받아야 하며 병원에서 1년 동안 근무를 해야 한다. 아유르베다 의사들이 진단과 트리트먼트 계획을 짜는 단계에 이르려면 엄격한 환자 평가 단계를 거쳐야 한다. 8가지의 전통 아유르베다 요법이 전체적인 의료 행위와 통합이 되어 있다. 이 8가지 요법이란 내과 치료, 외과 치료, 부인과 치료, 소아 치료, 독극물 치료, 이비인후과 치료, 원기회복, 그리고 생식력 치료(virilification theraph)를 말한다. 또 이들 각각의 요법에는 독소배출, 다이어트, 요가, 허브 치료, 외용 트리트먼트(마사지), 그리고 치유 또는 강화 과정에서 중요한 역할을 하는 명상이 포함되어 있다.

미국과 영국의 몇 곳에 아유르베다 의사들이 숙련된 기술을 스태프들과 함께 근무를 하는 아유르베다 치료 스파가 있기는 그러나 미국 스파 대부분은 질병 치료에 초점을 두고 있지 않다. 대신, 긍정적인 삶의 선택과 일반적인

표 11-1 전통적이며 아유르베다에서 영감을 받은 바디 트리트먼트

이름	요약	주요 효능
시로다라	마음과 몸과 정신의 평온을 위해 정제한 참기름을 실처럼 얇은 줄기로 만들어 이마에 부어준다.	악화된 바타, 불면증, 불안
우드바타나	허브 페이스트를 발라 실시하는 원기를 돋우는 마사지	순환 증가; 피부의 정화, 각질 제거, 퍼밍; 체중 감량 촉진; 독소배출 지지; 카파에 좋음
가르샨	한 명이나 두 명의 테라피스트가 생사 장갑을 끼고 고객을 마사지 함	순환 증가, 독소 제거, 체중 감량, 에너지 증가에 이용됨. 카파에 좋음
스웨다나	일반적으로 마사지 후에 제공되는 허브 스팀 목욕을 말함	독소 배출, 바타와 카파 타입의 균형을 맞춰 줌
비쉬시	딥 스트로크와 스퀴즈 동작을 사용하는 퍼밍 마사지	독소 배출, 근육통, 특히 카파 타입에 좋음
피지칠리	한 명이나 두 명의 테라피스트가 마사지 하는 동안 다량의 따뜻한 오일을 몸에 부음	근육통을 감소시키고 관절에 유연성을 증대시킴; 바타에 좋으나 피타 타입에는 금지됨
핀다	한 명이나 두 명의 테라피스트가 쌀과 우유 허브로 채운 모슬린 주머니로 고객을 마사지 함. 핀다를 실시하면 고객의 긴장이 완화되며 피부가 매우 부드러워짐	건조하고 거친 피부에 좋음; 핀다는 매우 편안하며 독특하고 잊을 수 없는 향이 있음; 피타 쿨링에 좋음
카티바스티	열과 특수한 치료용 오일을 사용하는 마사지로 요통을 줄여줌	요통, 척추 하부 경축에 효과
아비양가	한 명, 두 명 또는 그 이상의 테라피스트가 같은 동작을 시술하는 마사지. 사용하는 스트로크는 고객의 지배적인 도샤에 따라 달라짐	도샤에 균형을 찾아주고 순환을 증가시키며 독소배출을 도움
빈디	빈디는 '점' 또는 '기원'을 의미함. 스파는 하이드로 소크, 식물 마스크, 각질제거, 허브 랩과 같은 다양한 요소들을 섞어 자신들만의 독특한 빈드 트리트먼트를 만들 수 있음	도샤에 균형을 찾아주고 순환을 증가시키며 독소를 배출시키고 피부를 부드럽게 만들어 줌
도샤 랩	빈디 트리트먼트처럼 스파는 이 랩에 다양한 요소들을 믹스매치 할 수 있음. 고객의 도샤에 맞게 맞춤 제작한 오일과 각질제거, 마사지, 그리고 따뜻한 수건이나 시트를 이용한 랩 등이 이에 해당됨	도샤에 균형을 찾아주고 순환을 증가시키며 독소를 배출시키고 피부를 부드럽게 만들어 줌

표 11-2 다섯 가지 요소(판차마하부타스)

요소	인체 부위	감각	속성	맛	작용
공간(정기라고도 불림)	인체에 있는 공간과 관련 있음: 입, 콧구멍, 복부, 기도, 세포 등	귀 : 청각	매끄러움, 부드러움, 유연함, 기공, 끈적거리지 않음	무미	부드러움과 가벼움, 구멍을 창조함
공기	움직임과 관련 있음: 근육, 맥박, 호흡, 연동, 세포 내 움직임 등	피부 : 촉각	거칠음, 가벼움, 건조함, 차가움, 용해할 수 있음	떫은맛과 약간 쓴맛	가벼움과 건조함, 초췌함을 창조함
불	신진대사, 소화 과정, 지능과 관련 있음	눈 : 시각	거칠음, 밝음, 열기	얼얼함	온도의 상승, 타는 듯한 느낌 등 창조하고 시력을 향상시키고, 소화를 도움
물	혈장, 혈액, 타액, 소화액, 점막, 세포질과 관련 있음	혀 : 미각	차가움, 액체, 수분, 무거움, 끈적거림, 유연함, 정화	떫으면서 단맛, 신맛, 짠맛	수분, 윤기를 창조하며 액체 함량을 증가시킴
흙	뼈와 치아, 손톱, 근육, 힘줄, 피부, 모발, 연골과 관련 있음	코 : 후각	무거움, 둔함, 두꺼움, 고정됨, 촘촘함, 강함, 거침, 유연함, 정화	단맛	견고함과 힘, 딱딱함을 창조

독소배출, 긴장완화, 영적인 깨달음 고취, 그리고 심하지 않은 운동과 같은 아유르베다 요소들을 빌려 쓰는데 초점을 두고 있다. 이것은 이렇게 하지 않으면 서양인들에게 받아들여지지도 않고, 금방 잊혀질 수도 있는 복잡한 전통 치료법을 긍정적으로 이용하는 방법이기도 하다.

이 장의 목표는 스파에서 일반적으로 제공되고 있는 아유르베다 바디 트리트먼트 시술에 도움이 되는 아유르베다의 주요 콘셉트 소개하는 것이다. 이 장에서는 드라이룸에서 시술하기 알맞은 인도 헤드 마사지, 아비양가, 시로다라, 그리고 우드바타라를 중점적으로 소개할 예정이다. 그리고 그 외의 다른 외부용 트리트먼트에 대해서도 설명할 것이다. 아유르베다에 관한 더 많은 정보를 얻고자 하는 사람들을 위해 이 책 마지막에 수록해 놓은 유명한 아유르베다 교육 센터와 장비 구입처를 참고하기 바란다.

핵심 콘셉트 Core Concepts

전통 아유르베다는 우주의 모든 사물은 다섯 가지 요소로 이뤄진다는 믿음을 토대로 하고 있다. 이런 요소들(불멸의 재료들)은 우주와 인간의 본성을 이해하는 방법을 제공해 준다. 이 다섯 요소들은 우주(가끔 대기라고 하는 사람들도 있다), 공기, 불, 물, 그리고 흙이다. 각자 특별한 성질을 가진 이 요소들이 우리 몸 안에 섞여 있으며, 이것이 영혼과 결합돼 독특한 개인을 창조한다. 이 다섯 요소들은 인체의 각각 다른 부분들, 우리가 세상을 이해하는데 도움을 주는 감각들, 그리고 변화를 만들어 내는 특정한 행동들과 연관이 되어 있다(표 11-2).[2] 이 다섯 요소들의 특수한 조합이 세 가지 체질을 만들어 낸다(트리도샤).

세 가지 도샤 [THE THREE DOSHAS (TRIDOSHAS)]

바타, 피타, 카파로 알려진 도샤들은 중요한 인체 에너지이자 세상 모든 사물 안에 내재되어 있는 에너지이다. 자연에서 이 도샤들은 낮과 밤의 각각 다른 시간들을 지배하며, 각기 다른 계절과 기후를 지배한다. 인체 내에서 각각의 도샤들은 특정한 생리적 기능을 지배한다. 도샤들이 결합되는 방법에 따라 개인의 신체 타입과 정신적, 감정적 성격, 그리고 개성이 정해진다. 모든 사람들은 세 개의 도샤를 모두 갖고 있다. 그러나 셋 중 하나나 두 개가 나머지보다 두드러진다. 이런 독특한 도샤 결합을 개인의 **프라크리티**(체질)라고 부르는데 이는 그 사람의 전생의 업보에 의해 결정이 된다고 믿어지고 있다.

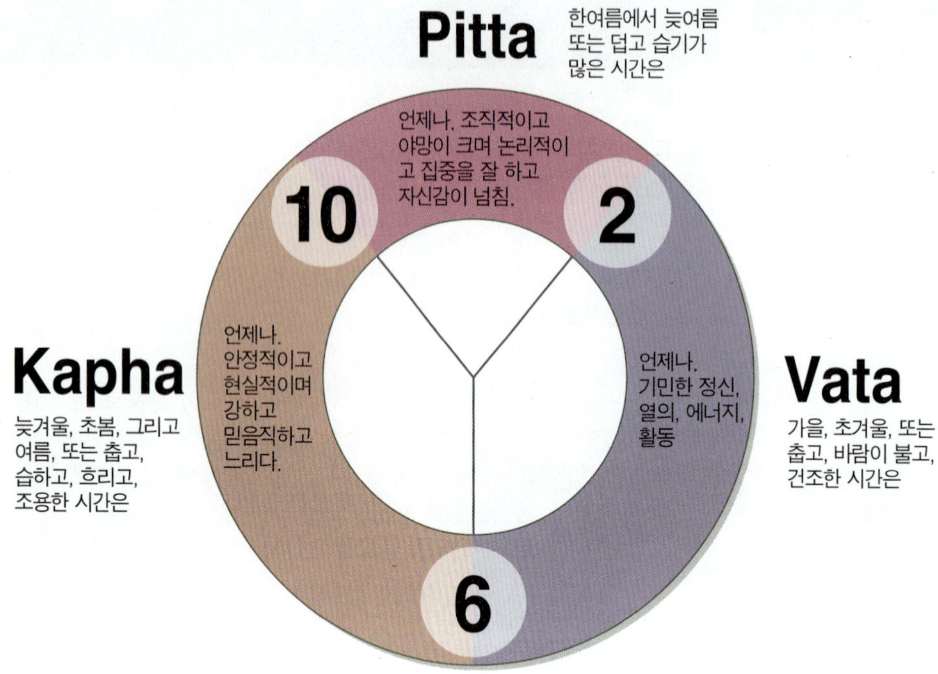

자연계와 자연계의 리듬에 주의를 기울이고, 거기에 자신을 맞추는 것은 도샤 균형을 유지하는 한 방법이다. 아유르베다에서는 시간과 계절, 그리고 삶의 국면들이 도샤에 의해 지배된다. 도샤 시계와 도샤 계절을 마음에 품고 있으면 더 큰 조화와 균형, 건강을 이룰 수 있다.

기상 : 바타 시간(오전 6시까지)에 일어나 바타 자질(신속하고 에너지가 넘침)과 함께 하루를 시작하는 것이 가장 좋다. 카파 시간(오전 6시 이후)까지 잠을 자게 되면 그 날은 카파의 날이 된다(느리고 무겁다).

운동 : 카파 시간(오전 6시부터 10시, 오후 6시부터 10시) 초기에 운동을 하는 것이 가장 좋다. 인체가 가장 강한 시간이면서 정력이 넘치기 때문이다. 한낮에 운동을 하게 되면 피타가 악화가 돼 민감해지기 쉽다.

일 : 집중, 조직, 계획, 그리고 명확한 의사소통은 오전 10시부터 오후 2시 사이인 피타 시간 동안 최고조에 이른다. 밤 10시부터 새벽 2시까지의 저녁의 피타 시간에는 피타 자질들 때문에 꿈을 많이 꾸게 된다.

정찬(main meal) : 피타는 신진대사와 음식으로부터 영양분을 흡수하는 것을 관장한다. 그렇기 때문에 피타 시간 안에 있는 정오 쯤에 하루 중 가장 잘 차려진 식사를 하는 것이 중요하다. 카파 시간에는 소화가 늦게 되기 때문에 저녁 6시 이후에는 소화가 잘 안되는 것은 안 먹는 게 좋다.

수면 : 빨리 잠이 들고, 밤새 잠을 잘 자려면, 아유르베다에서는 밤 10시 전에 잠자리에 들라고 권한다(카파 시간이 끝나기 전에). 그래야 다음 카파 싸이클이 시작되기 전까지 충분히 휴식을 취할 수 있다.

그림 11-1 도샤와 함께 한 하루.

즉, 세 개의 도샤가 균형 상태이면 그 사람은 건강하다. 도샤의 균형이 깨진 상태(**비크리티**)일 때, 병이 뿌리를 내리기 시작한다. 어떤 사람이 아유르베다를 실천할 때, 자신들의 행동과 삶의 선택이 프라크리티를 악화시킬 수도 있고, 완화시킬 수도 있다는 것을 명심해야 한다. 이렇게 하면 그 사람은 균형과 조화를 우선으로 하는 선택을 할 수 있을 것이고, 결과적으로 스트레스와 질병도 줄어들게 될 것이다.

어떤 사람이 두드러지는 도샤를 갖고 있다고 해도, 이것이 그 도샤가 정지되어 있다는 것을 의미하지는 않는다. 인생의 모든 것들이 그렇듯이, 도샤들 역시 끊임없이 이동한다. 특정한 상황이 한 도샤를 악화시킬 수도 있지만, 다른 도샤를 완화시킬 수도 있다. 고객들 중에는 육체적, 정신적, 감정적으로는 카파(프라크리티) 특징을 갖고 있으면서, 현재의 상태는 피타 불균형(비크리티)인 경우도 있다. 테라피스트는 트리트먼트 동안, 고객의 피타 불균형을 진정시키려 노력해야 할 것이다. 그러나 장기적인 트리트먼트의 목표는 카파가 우세한 프라크리티의 전체적인 균형을 되찾아 주는 것이 되어야 한다.

아유르베다 의사들은 인체에 균형을 되찾고 치료하기 위해서 어떤 도샤를 진정시켜야 하는지를 알아내는데 8단계 또는 10단계의 심층적인 검사 과정을 이용한다. 스파에서는 보통, 아유르베다에서 영감을 얻은 바디 트리트먼트를 시술하기 전에 고객의 도샤 상태에 대한 일반적인

도샤 질문지

고객 성명: ______________________ 날짜: ______________

섹션 1: 프라크리티 방법: 여러분에 대해 가장 정확하게 설명한 문장을 고르시오. 완벽하게 들어맞는 답은 없으니 주어진 문장들 중에 자신과 가장 비슷한 것을 고르시오. 왼쪽 빈 칸에 V, P, K 중 하나를 적으시오.
☐ 태어날 때 몸이 작았다. (V) ☐ 태어날 때 평균 크기였다. (P) ☐ 태어날 때 몸이 컸다. (K)
☐ 몸이 말랐으며 키가 작거나 아주 크다. (V) ☐ 중간 정도의 키와 몸집을 갖고 있다. (P) ☐ 키가 크고 건장하거나, 키가 작고 땅딸막하다. (K)
☐ 살이 잘 찌지 않는다. (V) ☐ 살이 쉽게 찌고 빠진다. (P) ☐ 살이 쉽게 찐다. (K)
☐ 길고 끝이 가는 손가락과 발가락을 가졌다. (V) ☐ 중간 길이의 손가락과 발가락을 가졌다. (P) ☐ 손이 네모나며, 짧은 손가락과 발가락을 가졌다. (K)
☐ 둥글고 돌출이 된 관절을 가졌다. (V) ☐ 비율이 좋은 관절을 가졌다. (P) ☐ 크고 잘 형성된 관절을 가졌다. (K)
☐ 약한 턱과 작은 이마를 가졌다. (V) ☐ 주름이 잘 생기는 보통 크기 턱과 이마를 가졌다. (P) ☐ 커다란 턱과 커다란 이마를 가졌다. (K)
☐ 차가운 것이나 뜨거운 것에 민감한 고르지 않은 이나, 뻐드렁니를 가졌다. (V) ☐ 노란색에 가까운 중간 내지는 작은 크기의 고른 이를 가졌다. (P) ☐ 크고, 하얗고, 고른 이를 가졌다. (K)
☐ 입술이 얇고 좁다. (V) ☐ 입이 중간 크기이다. (P) ☐ 입술이 두텁다. (K)
☐ 건조하고, 거칠고, 차가운 느낌의 피부를 가졌다. (V) ☐ 희고, 부드럽고, 따뜻한 느낌의 피부를 가졌다. (P) ☐ 창백하고, 차갑고, 끈끈하고, 시성인 피부를 가졌다. (K)
☐ 내 머리카락은 가늘고, 거칠고, 건조하며, 질감은 곱거나 중간 정도이다. (V) ☐ 내 머리카락은 가늘고, 숱이 많으며, 불그스레하다. (P) ☐ 내 머리카락은 굵고, 기름기가 많고, 광택이 있고, 웨이브가 있다. (K)
☐ 내 목은 가늘고, 매우 길거나 매우 짧다. (V) ☐ 내 목은 일반적인 비율이다. (P) ☐ 내 목은 견고하고 튼튼하다. (K)
☐ 내 눈은 작고, 좁거나 주름이 많으며 눈동자 색이 흐리다. (V) ☐ 내 눈은 보통 크기이며, 눈동자는 밝은 색이다. (P) ☐ 내 눈은 크고 빛이 난다. (K)
☐ 내 얼굴 모양은 길고 각이 졌다. (V) ☐ 내 얼굴은 하트 모양이며, 턱이 뾰족하다. (P) ☐ 내 얼굴 모양은 둥글고 통통하다. (K)
☐ 내 혀는 얇은 회색으로 덮여 있으며 잘 마른다. (V) ☐ 내 혀는 노란색 또는 오렌지 색으로 덮여 있다. (P) ☐ 내 혀는 두꺼운 흰색으로 덮여 있으며 잘 붓는다. (K)

그림 11-2 도샤 질문지.

☐ 난 더위를 잘 견디며 더운 날씨를 좋아한다. (V)
☐ 난 더위에 약하며 덥지 않거나 시원한 날씨를 좋아한다. (P)
☐ 난 더위를 잘 견디며 뜨겁고 건조하고 바람이 부는 날을 좋아한다. (K)

☐ 보통 때 나의 체온은 시원하며, 발과 손이 차가운 편이다. (V)
☐ 보통 때 나의 체온은 따뜻하며, 종종 너무 따뜻하거나 뜨겁다고 느낀다. (P)
☐ 보통 때 나의 체온은 차갑다. (K)

☐ 난 잠을 얕고 단속적으로 잔다. (V)
☐ 잠은 잘 자지만 가끔 깨기도 한다. (P)
☐ 난 깊고, 긴 잠을 잔다. (K)

☐ 에너지가 폭발하는 시간은 짧은데 지구력은 약하며, 힘이 금방 빠진다. (V)
☐ 나는 적당한 에너지와 지구력을 가졌으며 힘도 잘 보존된다. (P)
☐ 나는 지구력이 강하며, 에너지 보존량이 크다. (K)

☐ 더울 때, 나는 땀을 조금 흘린다. (V)
☐ 더울 때, 나는 땀을 많이 흘린다. (P)
☐ 더울 때, 끈적끈적해지기는 하는데 땀은 나지 않는다. (K)

☐ 난 항상 다른 일들을 한다. 안전부절 못하는 경향이 있다. (V)
☐ 나의 활동량은 집중적이며 적당하다. (P)
☐ 나는 동작이 느리고 게으르기까지 하다. (K)

☐ 나에게는 실행에 옮기지 못할 정도로 많은 아이디어가 있다. 나는 끊임없이 상상한다. (V)
☐ 나는 조직적이고, 능률적이고, 지적이고, 완벽주의자 기질이 있다. (P)
☐ 나는 한결 같고, 침착하며, 쉽게 동요하지 않지만 재촉받는 것을 좋아하지 않는다. (K)

☐ 나는 최근의 일들은 잘 기억하지만, 오래 전 일은 잘 기억하지 못한다. (V)
☐ 나는 기억력이 좋다. (P)
☐ 나는 정보는 느리게 흡수하지만 한 번 흡수한 정보는 오래 기억한다. (K)

☐ 나는 창조적이며 표현을 잘 한다. 난 종종 신념이 바뀐다. (V)
☐ 나는 목표 지향적이며 야망이 많으며 내 행동을 제어할 수 있다는 강한 확신을 갖고 있다. (P)
☐ 나는 느긋하고 침착하다. 나는 내가 쉽게 변하지 않을 거라는 깊고 단단한 믿음을 갖고 있다. (K)

☐ 나는 쉽게 결정을 내리지 못하며 자주 생각이 바뀐다. (V)
☐ 나는 결정을 빨리 내리며 그 결정이 옳다고 믿는다. (P)
☐ 나는 결정을 내리는데 긴 시간이 걸리지만 내가 선택한 것은 끝까지 고수한다. (K)

☐ 나는 판에 박힌 일을 싫어하며 많은 변화가 필요하다. (V)
☐ 나는 내 인생의 계획을 짜고 조직하는 것을 즐긴다. (P)
☐ 나는 일상적인 것을 좋아하며 변화가 일어나는 것을 좋아하지 않는다. (K)

☐ 스트레스를 받으면, 나는 소심해지고, 걱정이 많아지고, 불안해한다. (V)
☐ 스트레스를 받으면, 나는 대립적이 되고, 공격적이 되며 비판적이 되고, 화를 잘 낸다. (P)
☐ 스트레스를 받으면, 나는 움츠러드는 경향이 있다. 가끔은 탐욕스러워지고 소유욕이 강해지기도 한다. (K)

☐ 나는 자유로운 영혼이다. 나는 삶의 계획을 신중하게 세우지 않고 그냥 흘러가게 내버려 둔다. (V)
☐ 나는 목표가 분명하고 야망이 크다. 난 인생의 모든 단계를 신중하게 계획한다. (P)
☐ 나는 내 인생이 안전하고, 견고하며, 평온하다고 느낀다. 나는 모든 것들이 원래 그대로 있는 것이 좋다. (K)

☐ 기분이 좋은 날은 안정적이고, 침착하고, 차분하다. (V)
☐ 기분이 좋은 날은 자신감이 넘치고 온화하고 재기가 있고 재치가 있다. (P)
☐ 기분이 좋은 날은 친절하고 사랑스러우며 활동적이다. (K)

☐ 기분이 나쁜 날은 차갑고 냉담하고 불안정하다. (V)
☐ 기분이 나쁜 날은 질투가 많고 지배적이다. (P)
☐ 기분이 나쁜 날은 소유욕이 강하고 활기가 없고 의존적이다. (K)

☐ 나는 많은 사람을 알고 있다. 하지만 친한 친구는 몇 명 없다. (V)
☐ 친한 친구들이 몇 명 있다. 의도하지 않았는데도 적이 생긴다. (P)
☐ 나에게는 친한 친구들이 많이 있다. (K)

☐ 나는 가진 돈을 충동적으로 쉽게 써 버린다. (V)
☐ 나는 계획을 세워 돈을 쓴다. (P)
☐ 나는 돈을 잘 쓰지 않는다. 저축하는 걸 좋아한다. (K)

총계: V의 총개수는 바타에, P의 총개수는 피타에, K의 총개수는 카파에 기록하시오.

_____ 바타 _____ 피타 _____ 카파

그림 11-2 *(계속)*

도샤 질문지

섹션 2: 비크리티-불균형 지표 방법: 여러분에 대해 가장 정확하게 설명한 문장을 골라 왼쪽 빈 칸에 V, P, K 중 하나를 적으시오. 아래의 설명 중 자신에게 해당되는 것이 없을 때는 왼쪽 빈 칸에 X표 하시오.	
☐ ☐ ☐	최근, 피부가 매우 건조해졌거나, 건선(dry patches)이 생겼다. (V) 최근, 발진이 발생했다. (P) 최근, 피부가 평소보다 더 지성이 됐다. (K)
☐ ☐ ☐	최근, 머리카락이 건조하고, 부서지는 경향이 있으며 머리카락 끝이 갈라져 있다. (V) 머리카락이 평소보다 더 빨리 얇아지거나 세는 것 같다. (P) 최근 들어 머리카락에 과도하게 유분감이 있다. (K)
☐ ☐ ☐	체중이 평균 이하이며 노력을 하는데도 불구하고 살이 잘 찌지 않는 것 같다. (V) 4.5 kg 정도가 계속 쪘다 빠졌다 한다. (P) 과체중이며 살을 빼는데 어려움을 겪고 있다. (K)
☐ ☐ ☐	최근, 추위를 많이 탄다. (V) 요즘 들어, 종종 열감과 따끔거림이 느껴진다. (P) 최근, 춥고 활기가 없다고 느껴진다. (K)
☐ ☐ ☐	잠에서 계속 깨며, 다시 잠이 들기가 힘들다. (V) 잠이 들기는 힘들지만 한 번 잠이 들면 잠은 잘 잔다. (P) 잠을 많이 자는데도(밤에 9시간 내지 10시간), 일어나기가 싫다. (K)
☐ ☐ ☐	지치고, 들뜨고, 불안하다. (V) 긴장이 되고 피곤하지만 일을 마칠 수 있는 결단력이 있다. (P) 노곤하고 기운이 없으며 새 일을 시작하기가 힘들다. (K)
☐ ☐ ☐	최근 들어, 우유부단하고 혼란스러우며 잘 잊어버린다. 그리고 집중하는데 어려움이 있다. (V) 최근 들어, 내 자신이 다른 사람에 대해 비판적이고, 지나치게 야심이 크며, 종종 부정적으로 느껴진다. (P) 최근 들어, 활력이 없고 변화에 부정적이다. 그리고 정보를 기억하는데 어려움이 있다. (K)
☐ ☐ ☐	눈물이 날 것 같고 불안하다. (V) 화가 나고, 공격적이며, 대립적이다. (P) 이 세상을 피해 숨고 싶다는 기분이 든다. (K)

총계: V의 총개수는 바타에, P의 총개수는 피타에, K의 총개수는 카파에 기록하시오.

_______ 바타 _______ 피타 _______ 카파

테라피스트의 코멘트: ______________________________

____

____

____

____

그림 11-2 *(계속)*

데이터를 수집하는데 질문지를 이용한다. 질문지의 대답들은 테라피스트가 트리트먼트와 고객에게 유영한 제품을 선택하는데 도움을 준다. 이 책에 수록된 질문지는 사용하기도 쉽고, 복잡하지 않다(그림 11-2). 첫 번째 세트의 질문들(섹션 1)은 고객의 지배적인 도샤와 프라크리티를 결정하는데 도움을 줄 것이다. 그리고 두 번째 세트의 질문들은(섹션 2) 현재 어떤 도샤가 불균형을 이루고 있는지를 알아내는데 도움을 줄 것이다. 예를 들어, 섹션 1의 고객의 대답 중에 P에 체크한 것이 많고 V나 K는 적다면, 그는 피타가 지배적인 프라크리티를 갖고 있는 것이다(개인의 체질 측정 시 한 개나 두 개의 도샤가 지배적이기는 그러나, 항상 세 개의 도샤들이 모두 나타난다는

것을 명심해야 한다). 두 번째 섹션에서는 V에 체크를 많이 했다면, 그는 바타 불균형인 상태이다. 이럴 때 테라피스트는 트리트먼트 시 고객이 피타 프라크리티이기는 하지만 바타를 진정시키는데 중점을 둬야 한다.

테라피스트는 고객과 함께 질문지를 보면서 고객의 특정한 도샤에 맞는 트리트먼트의 종류를 선택하고, 고객의 도샤 불균형에 대해 설명을 해야 한다. 아래에 있는 도샤에 관한 설명들은 테라피스트들과 고객들이 각각의 도샤의 특징을 이해하고, 도샤 균형을 이룰 수 있는 트리트먼트 종류를 이해하는데 도움을 줄 것이다. 복사해서 사용할 수 있는 질문지를 이 책 마지막에 함께 수록해 놓았다.

바타의 지배적인 특징 (The Dominant Vata Profile)

바타는 세 개의 도샤 중에서 가장 강하며, 우주와 공기가 조화를 이루고 있는 도샤이다. 바타라는 단어는 움직임 또는 열광이라는 뜻을 갖고 있다. 이런 단어들은 너무 빨리 움직이거나 너무 많이 움직여 균형을 잃게 하는 바타의 경향을 잘 설명해 준다. 따라서 바타가 가장 균형을 잃기 쉬운 도샤인 것도 전혀 놀라운 일이 아니다. 표 11-3에 손쉽게 참고할 수 있는 바타 프로필을 적어 놓았다.

일반적인 바타 특징들. 바타는 인체의 육체적, 정신적 움직임을 지배한다. 여기에는 사고 과정과 혈액 순환, 신경계의 맥박 전도, 노폐물 제거, 그리고 걷기, 들기, 말하기 등과 같은 근육의 움직임이 포함된다. 바타 계절은 가을과 초겨울이며 춥고, 건조하고, 바람이 부는 날들이 모두 바타에 해당된다. 모든 도샤는 각각의 특징을 갖고 있는데 바타의 특징은 건조하고, 가볍고, 희미하며, 불안정하고, 거칠고, 맑고, 투명한 것이라고 할 수 있다.

바타 바디 타입. 바타를 지배적인 도샤로 갖고 있는 사람들은 마르거나 보통 체격인 경우가 많다. 키는 아주 작거나 크다. 이들의 피부와 머리카락은 건조하며 거칠다. 이는 크고, 입은 작고 입술은 얇으며, 눈은 흐리고 어둡다. 바타 체질 사람들은 매우 활동적이어서 단 음식을 좋아하는데도 불구하고 몸무게가 잘 늘지 않는다.

바타의 정신적, 감정적 특징들. 바타 체질 사람들은 침착하지 못하고 민감하며 유연하다. 이들은 최근에 있었던 사소한 일들은 정확하게 기억하는 반면, 장기 기억력은 약하다. 균형 잡힌 바타인들은 창조적이며, 열정으로 가득 차 있고, 예술가적이며, 열린 생각을 갖고 있다. 그러나 이런 민감한 정신은 종종 바타 불균형을 초래해 감정적인 불안감과 분노, 그리고 심지어는 만성적이거나 불합리한 공포로 이어지기도 한다. 바타인들은 잠을 적게 자며, 잠을 자도 쉽게 깬다.

바타를 악화시키거나 진정시키는 요소들. 바타인들은 지나치게 자극적인 상황에서 쉽게 화를 낸다. 이런 자극적인 상황으로는 시끄러운 파티장, TV나 인터넷 검색에 몰두하기, 갈등 상황, 또는 다른 사람들이 스트레스를 받거나 긴장 상태에 있을 때 등을 들 수 있다. 바타인들에게는 조용한 소리와 차분한 음악, 상냥한 대화, 부드러운 터치, 그리고 잘 짜인 기본과정이 필요하다. 음식은 따뜻해야 하며, 익히지 않았거나 날 음식은 최소한으로 줄여야 한다. 바타인은 균형이 깨지면 관절통과 관절염, 변비, 고혈압, 심장 질환, 그리고 정서 불안 등을 겪는다.

바타 또는 바타 불균형을 다스리는 스파. 기술 바타의 특징은 건조하고 가볍고, 차갑고, 희미하고, 불안정하고, 거칠고, 맑고, 투명한 것이라고 할 수 있다. 바타가 지배적이거나, 바타 불균형을 겪고 있는 사람들은 기름지고, 무겁고, 따뜻하고, 확실하고, 안정적이고, 부드럽고, 흐리고, 불투명한 트리트먼트로 이런 특징들을 다스려줘야 한다. 이런 단어들을 이용해 고객에게 맞는 트리트먼트를 찾아내는 것은 서양 테라피스트들에게는 쉬운 일이 아니다. 그러므로 이런 단어들에 집착하는 대신, 테라피스트들은 이 단어들을 일종의 상징으로 보고, 이들을 아유르베다의 영향력을 탐험하고, 창조성을 고양하고, 즐거움을 느끼는데 이용하면 좋을 것이다. 예를 들어. 바타 또는 바타 불균형을 위한 전통적인 트리트먼트는 시로다라 트리트먼트인데, 이 트리트먼트는 가는 줄기의 오일은 이마에 붓는 트리트먼트이다. 이 오일은 기름지고(건조함의 균형을 찾아줌), 무겁고(가벼움의 균형을 찾아줌), 따뜻하고(차가움의 균형을 찾아줌), 확실하고(불확실함의 균형을 찾아줌: 머리 위로 쏟아지는 오일은 볼 수가 있고, 느낄 수가 있음), 안정적이며(불안정함의 균형을 찾아줌: 머리를 따라 흘러내리는 오일이 마음의 눈을 한 곳으로 몰리게 해, 정신에 집중을 하고, 안정감을 창조하는데 도움을 줌), 부드럽고(거칠음의 균형을 찾아줌: 오일은 느낌이 부드럽다), 흐리며, 불투명하다(맑음과 투명함의 균형을 찾아줌). 이 트리트먼트는 어둡고 조용한 방에서 고객의 눈을 가리거

표 11-3 바타 도샤의 특징

악화시키는 요인들	악화된 바타 질병	진정시키는 요소들
비가 오고 춥거나 바람이 부는 날씨, 가을과 초겨울, 바타를 상승시키는 음식들(생야채, 말린 과일, 붉은 고기, 커피, 탄산음료와 같은 자극적인 음식들, 말린 콩과 같은 차갑고 건조하고, 쓰고, 떫은 음식들), 과로, 식간의 간식, 수면 부족, 지나친 정신적 자극, 감정적인 흥분	관절염, 류마티스 관절염, 근골격계 질환, 마비, 심혈관계 질환, 소화계 질환, 변비, 설사, 발의 질병과 질환, 정신적 불안	조용한 시간, 단조롭고 차분한 음악, 따뜻한 참기름 마사지, 따뜻하고 자연스러운 색깔, 달고, 순하고, 온화한 향, 바타를 감소시키는 음식들(유제품, 곡물, 꿀과 같은 천연 감미료, 익힌 야채, 달고, 시고, 향이 진한 과일들, 닭고기, 해산물과 칠면조, 허브와 양념 등 영양이 풍부하고 기름지고, 약간 매운 음식들), 규칙적인 수면, 잘 짜여진 일상생활, 화훼나 춤과 같은 창조적이고 현실적인 운동
바타 마사지와 풋 배스	**바타 허브들**	**바타 에센셜 오일**
바타 마사지: 길고 부드러운 스트로크와 효과적인 드레이핑, 조용한 음악 또는 침묵, 어두운 방, 충분한 오일, 웜팩, 유도된 호흡 운동과 같은 기초적인 요소, 유도된 명상, 긴장된 부위에 따뜻한 돌 올려놓기, 참기름과 올리브, 아몬드, 버터기름과 같은 마사지 오일 **바타 풋 배스**(서양 테라피스트들에게는 허브를 이용하는 것으로 알려짐): 모슬린 주머니에 진저가루, 샌달우드, 유칼립투스 잎, 칼라머스와 바질 섞은 것을 반 컵 넣는다. 이 주머니에 뜨거운 물을 붓고 20분 동안 우려내면서 식힌다. 필요할 경우 차가운 물이나 뜨거운 물을 더해 족욕에 알맞은 온도로 만든다.	바타를 진정시키거나 바타 타일라를 만드는 전통 허브들을 아래에 적어 놓았다. 아유르베다 공급자들의 리스트는 책 마지막에 수록해 놓았다. 공급자들은 쉽게 사용할 수 있는 기성 타일라를 다양하게 보유하고 있다. 아그니만타, 애쉬와간다, 발라, 비링가라이, 빌바, 브리하티, 찬다나 또는 샌달우드, 곡슈라, 자타만시 또는 스파이크나드, 칸타카리, 님, 패톨라, 프라사리니, 푸나르바나, 툴시 또는 새크리드 바질, 바차 또는 칼라무스	안젤리카, 아니스, 바질, 월계수, 스위트 비취, 블랙페퍼, 카예풋, 화이트 캄포, 캐러웨이, 카다몸, 아틀라스 시더우드, 계피, 클로브 버드, 유칼립투스, 스웨트 펜넬, 프랭킨센스, 제라늄, 진저, 자스민, 라벤더, 레몬, 레몬그라스, 몰약, 넛멕, 스위트 오렌지, 장비, 스파이크나드, 클라리 세이지, 터메릭, 발레리안, 윈터그린 **샘플 바타 마사지** 블렌드 참기름 또는 아몬드 오일 2 oz, 카다몸 12방울, 클라리 세이지 8방울, 진저 6방울(진저 CO_2로 구입), 스파이크나드 3방울, 레몬그라스 1방울 **샘플 바타 오러 미스트 블렌드** 분무기 안에 든 정제수 2 oz, 월계수 8방울, 유칼립투스 3방울, 자스민 2방울, 스위트 오렌지 10방울, 라벤더 4방울

나 감긴 채로 시술해야 한다. 이 트리트먼트 동안, 고객은 일상적인 경험처럼 맑고 투명하지 않았던 내적인 정신과 감정의 공간을 탐험하는 시간을 갖게 될 것이다.

다른 예로는, 바타 고객, 또는 바타 불균형을 갖고 있는 고객은 우드바타나 트리트먼트(허브 페이스트를 몸에 바른 다음, 수건으로 닦아내는 트리트먼트)를 받을 수는 있지만, 약간의 변형이 필요하다는 것을 들 수 있다. **웁탄**(허브 페이스트)에 오일을 추가해야 하며(건조함의 균형을 찾아주기 위해), 버핑을 해서는 안된다(버핑은 거칠다. 그리고 바타 고객은 이미 "거칠다"). 대신 웁탄을 핫타월을 이용해 천천히, 부드러운 동작으로 닦아내거나(따뜻함과 부드러움으로 차갑고 거친 것의 균형을 찾아준다), 욕조에 몸을 담그게 해야 한다(따뜻함과 촉촉함이 차가움과 건조함의 균형을 찾아준다).

바타 또는 바타 불균형 고객을 위한 마사지는 반드시 기름지고(건조함의 균형을 찾아줌), 따뜻하고(차가움의 균형을 찾아줌), 부드럽고(거칠음의 균형을 찾아줌), 그리고 정확해야 한다(불안정함의 균형을 찾아줌). 스트로크는 강한 압력을 이용해서 길고 유연하게 해야 하며, 리듬감이 있어야 한다. 불규칙적인 움직임, 갑작스러운 이동, 산만하고 비효율적인 드레이핑, 가볍게 두드리는 안마, 그리고 너무 깊거나 너무 가벼운 압력은 바타를 악화시킬 뿐이다. 바다에 알맞은 마사지 오일로는 참기름, 올리브 오일, 아몬드 오일, 버터 기름 등이 있다. 오일을 몸에 추가적으로 더 발라줘도 되고, 마사지가 끝난 다음 코쿤을 하는 동안, 오일에 몸을 담그게 해도 된다. 웜팩(하이드로쿨래터, 아마씨, 옥수수, 전자레인지용 등)을 이용해서 마사지를 하는 동안 열기를 추가로 더 공급해도 된다. 따뜻한 오일을 복부에 바른 다음 따뜻한 수건으로 덮고 웜팩을 올리면 바타 체질 사람들은 특별히 더 편안함을 느낄 것이다. 그라운딩(grounding) 요소들을 마사지하는 동안, 소개하는 것도 바타 체질 사람들을 진정시키는데 도움이 된다. 특히 긴장이 된 곳에 핫스톤을 올려놓는다든지(무거움으로 가벼움의 균형을 찾아주고, 따뜻함으로 차가움의 균형을 찾아줌), 테라피스트의 지시에 따른 명상을 통해 고객이 정신에 집중할 수 있도록 해주는 것도 좋다. 전통적인 스파 트리트먼트(아유르베다로부터 영감을 받지 않은 트리트먼트)라면, 고객에게 머드나(무겁고, 불투명하고, 안정적이다), 해초(축축하고 부드럽다), 또는 시어 버터(기름지고, 부드럽고, 무겁다) 코쿤을 시술하면 된다.

피타의 지배적인 특징 (The Dominant Pitta Profile)

산스크리트어로 피타는 열을 가하거나 타는 것을 뜻한다. 피타는 변형의 도샤로 간주되며, 불과 물로 이루어진 도샤이다. 표 11-4에 피타 프로필을 적어 놓았다.

일반적인 피타의 특징들. 피타의 기능으로는 소화와 열 생산, 식욕 창출, 지적인 작업, 통찰력, 인체의 부드러움과 유연함, 그리고 인체에 색을 전달하는 능력 등을 들 수 있다. 피타의 계절은 한여름이나 늦여름이며, 뜨겁고 습기가 많은 날은 모두 피타에 해당된다. 피타의 특징은 뜨겁고, 날카롭고, 유동적이고, 약간 지성이며, 시고, 자극적이라고 할 수 있다.

피타 바디 타입. 피타를 지배적인 도샤로 갖고 있는 사람들은 중간 체격이며 살이 쉽게 쪘다 쉽게 빠진다. 이들은 곱고 부드러운 느낌의 연하거나 빨간 머리카락을 갖고 있다. 이들의 머리카락은 나이보다 일찍 백발이 되거나 빠진다. 이들의 몸은 뜨겁고 땀이 많이 나며, 심한 공복통을 경험하기도 한다. 피타의 눈동자는 밝은 파랑색이거나 회색이며, 여름이나 목욕 후에, 또는 집중적인 정신노동 후에 쉽게 충혈이 된다. 피타 체질은 주근깨와 모반, 점이 많은 흰색 피부인 경우가 많으며, 턱이 뾰족하다. 피타 체질은 잠은 잘 자지만 얕게 자며, 잠자는 시간이 짧다. 이들은 달고, 쓰고, 또는 향이 강한 음식을 좋아한다.

피타의 정신적, 감정적 특징들. 명확한 기억력을 가진 피타의 정신은 매우 날카로우며, 자신의 생각과 아이디어를 분명히 표현할 수 있는 능력을 갖고 있다. 피타 체질 사람들은 야망이 크고, 조직적이며, 집중력이 높다. 이들은 감정적으로 긴장을 잘 하며, 쉽게 민감해지고, 질투어린 행동을 하기가 쉽다. 이들은 완벽주의자의 경향이 있어 멍청하거나 우유부단한 주변 사람들에게는 관용을 잘 베풀지 않는다. 피타가 균형을 이루면, 이들은 자신감 있고, 대담하며, 명민해진다. 피타의 균형이 깨지면, 이들은 신경질적이고, 공격적이며, 참을성이 없고, 비판적이 된다.

피타를 악화시키거나 진정시키는 요소들. 피타 체질 사람들은 너무 더운 방에 있거나, 태양에 과도하게 노출이 되거나, 지나치게 따뜻한 곳에서 옷을 많이 껴입고 있게 되면, 상태가 악화된다. 피타 체질 사람들은 논쟁에 있어서는 강하고 결단력이 있지만, 갈등이 심화되면 균형이 깨진다. 피타 체질 사람들은 규칙적으로 식사를 해야 하며 시원한 물을 충분히 마셔야 한다. 알코올이나 향이 강한 음식뿐만 아니라, 화가 나 있을 때 음식을 먹는 것도 피타를 악화시킬 수 있다. 피타 체질 사람들은 야외 활동을 통해 정신노동과 육체의 균형을 맞춰줘야 한다. 녹색 숲을 걷거나 물가를 걸으면 진정 효과가 크다.

피타 또는 피타 불균형을 다스리는 스파 트리트먼트. 피타의 특징은 뜨겁고, 날카롭고, 밝고, 유동적이고, 약간 지성이며, 시고, 자극적이라 할 수 있다. 피타가 지배적인 사람이나 피타 불균형을 겪고 있는 사람은 차갑고, 부드럽고, 어둡고, 단단하고, 약간 건조하고, 달고, 순한 트리트먼트로 피타의 특징들을 완화시킬 필요가 있다. 피타가 지배적인 사람이나 피타 불균형을 겪고 있는 사람을 위한 전통적인 트리트먼트는 핀다이다. 핀다는 우유 안에 넣고 익힌 쌀과 허브로 채운 모슬린 주머니로 인체를 마사지하는 트리트먼트이다. 핀다는 시원하고(뜨거움의 균형을 찾아줌), 부드럽고(날카로움의 균형을 찾아줌: 모슬린 주머니는 쌀로 만든 푸딩으로 마사지를 받는다는 느낌을 준다), 약간 건조하고(약간 지성인 것의 균형을 찾아줌: 이 트리트먼트는 오일을 사용하지 않기 때문에 일반 마사지나 시로다라만큼 기름지지 않다), 달콤하며(신 것의 균형

표 11-4 피타 도샤의 특징

악화시키는 요인들	악화된 피타 질병	진정시키는 요소들
덥고 습기 많은 날씨, 한여름에서 늦여름, 뜨거운 방이나 따뜻한 환경에서 옷을 많이 껴입었을 때, 불규칙한 식사, 피타를 상승시키는 음식들(치즈, 요구르트, 매운 고추, 토마토, 나무, 양파, 감귤류, 두부, 땅콩, 생선, 붉은 고기 등과 같은 짜고, 시고, 가볍고, 맵고, 너무 기름지거나 산성인 음식), 지나친 정신적 활동, 장시간 실내에 머무는 것, 알코올 섭취, 중립적인 인간관계	인체 내의 작열감, 부전 시력, 피부 질환과 가려운 피부, 소화 불량과 설사, 종기, 황달, 과도한 땀 배출과 체취	부드러운 음악, 물소리, 코코넛 오일 마사지, 파랑, 초록과 같은 시원한 색이나 크림 색, 피타를 감소시키는 음식들(바스마티 쌀, 귀리, 밀, 메이플 시럽과 같은 정제되지 않은 설탕, 맵지 않은 야채, 포도, 건포도, 사과, 적당한 견과류, 닭고기, 칠면조), 수분 섭취 늘임, 물가나 시원한 숲 산책, 안정적인 인관관계
피타 마사지와 풋 배스	**피타 허브들**	**피타 에센셜 오일**
피타 마사지: 느리고, 차분한 스트로크와 효과적인 드레이핑, 어두운 방, 리듬감 있고 멜로디가 있는 음악, 적당한 오일과 현실적인 마사지 테라피스트. 마사지 오일은 코코넛, 해바라기와 버터기름을 사용하면 좋음 **피타 풋 배스**(서양 테라피스트들에게는 허브를 이용하는 것으로 알려짐): 모슬린 주머니에 캐모마일 꽃, 라벤더 꽃, 페퍼민트, 레몬그라스 섞을 것을 반 컵 넣는다. 이 주머니에 뜨거운 물을 붓고 20분 동안 우려내면서 식힌다. 필요할 경우 차가운 물이나 뜨거운 물을 더해 족욕에 알맞은 온도로 만든다.	피타를 진정시키거나 피타 타일라를 만드는 전통 허브들을 아래에 적어 놓았다. 아유르베다 공급자들의 리스트는 책 마지막에 수록해 놓았다. 공급자들은 쉽게 사용할 수 있는 기성 타일라를 다양하게 보유하고 있다. 아가루, 발라, 브라히미 또는 구투콜라, 엘라 또는 카다몸, 구두치, 라크샤, 만지쉬타, 머스타, 사리바, 샤타바리, 스베타 찬든 또는 화이트 샌달우드, 우쉬라 또는 베티버, 야스티만두 또는 감초	화이트 캄포, 카다몸, 캐모마일, 참파카, 코리앤더, 스위트 펜넬, 가드니아, 제라늄, 자스민, 레몬그라스, 라임, 몰약, 페퍼민트, 로즈, 샌달우드, 스파이크나드, 터메릭, 발레리안, 윈터그린, 야로우 **샘플 피타 마사지 블렌드.** 올리브 또는 코코넛 오일 2 oz, 코리앤더 9방울, 제라늄 2방울, 라벤더 8방울, 베티버 1방울, 페퍼민트 1방울, 샌달우드 9방울 **샘플 바타 오러 미스트 블렌드.** 분무기 안에 든 정제수 2 oz, 자스민 4방울, 라임 20방울, 레몬그라스 1방울

을 찾아줌: 우유와 히브, 쌀의 향은 약간 달콤하면서도 이국적이다), 그리고 순하다(자극적인 것의 균형을 찾아줌: 이 트리트먼트는 그다지 자극적이지 않은 순한 트리트먼트다). 피타 체질 사람들에게는 몇몇 아유르베다 트리트먼트를 시술할 수 없다. 마사지하는 동안 많은 양의 따뜻한 오일을 고객의 몸에 붓는 피지칠리 트리트먼트는 피타인들에게는 너무 뜨겁고 너무 기름지다. 이와 비슷한 스웨다나, 허브 스팀 목욕 역시 피타인들에게는 너무 뜨겁다. 피타인들도 스팀 안에 들어갈 수 있다. 그러나 바타나 카파 체질 사람들보다는 빨리 나와야 된다.

피타 마사지는 온도도 적당해야 하며, 시원하고, 부드럽고, 어둡고, 차분하고, 정확하고, 다양해야 한다. 피타인들은 테라피스트가 마사지에 서툴거나, 집중하지 않고 있다고 느끼게 되면 화를 내거나 비판적이 될 수 있다. 마사지 리듬은 느리고 차분해야 한다. 너무 많이, 빨리 움직이면 지루할 수 있기 때문이다. 가볍고 시원한 오일을 사용해 온도를 조절해야 한다. 피타에게 알맞은 마사지 오일은 코코넛과 해바라기, 잇꽃, 그리고 버터 오일이다. 웜팩과 두꺼운 담요는 날이나 트리트먼트 룸이 특별히 추울 때만 사용한다. 전통적인 스파 트리트먼트(아유르베다로부터 영감을 받지 않은 트리트먼트)라면 고객에게 민트(시원함) 코쿤, 플로랄 아로마테라피(달콤함) 코쿤, 그리고 머드 트리트먼트(부드럽고 어둡고, 단단함)를 시술하면 된다.

카파의 지배적인 특징 (The Dominant Kapha Profile)

카파는 함께 하고, 껴안는 것, 그리고 점액을 뜻한다. 땅과 물이 조화를 이룬 카파는 자신을 자연계의 바위와 산맥의 단단한 구조로 표현한다. 표 11-5에 카파의 프로필을 요약해 놓았다.

일반적인 카파의 특징들. 카파는 도샤들 중에 가장 안정적이며, 이런 안정감이 신진대사 또는 점막, 점액, 지방, 그리고 림프 시스템을 통해 인체의 생리적, 심리적 건강함에 기여한다. 카파 계절은 늦겨울과 봄이며, 춥고 축축하고 흐리고, 조용한 날은 모두 카파에 해당된다. 카파는 도샤 중에서 가장 균형이 잘 깨지지 않는다. 카파의 특징은 무겁고, 차갑고, 부드럽고, 끈적이고, 달콤하고, 안정적이며, 미끈덕한 것이라고 할 수 있다.

카파 바디 타입. 카파가 지배적인 도샤인 사람들은 키가 크고 몸집이 단단하거나, 키가 작으면서 체구가 크고 살이 찌기 쉬운 체질일 경우가 많다. 카파의 머리카락은 두껍고 부드럽고 색이 어두우며 기름기가 많다. 이들은 둥근 얼굴에 크고, 표정이 풍부한 눈을 가졌다. 이는 작고 하얗다. 그리고 피부는 창백하고 종종 지성이다. 이들은 쓰고, 자극적이며 날카로운 맛을 선호한다. 이들은 세 도샤들 중에서 가장 잠을 많이 자며, 다른 도샤들이 잠을 깨는 상황에서도 잠을 잘 잔다.

카파의 정신적, 감정적 특징들 (Kapha Mental and Emotional Characteristics)

카파의 정보는 느리게 흡수하지만, 장기간 기억하는 것에는 강하다. 카파는 말을 천천히 하며, 주제와 관련된 자신의 위치에 대해 충분히 생각한 다음, 정확하게 얘기를 한다. 이들은 도샤 타입 중에서 가장 성실하고, 인내심이 강하고, 동정심이 많으며, 사랑이 넘치고, 감정도 안정이 되어 있다. 이들의 안정적이고 헌신적인 본성 덕분에 이들의 정신력과 성격은 일관성이 있다. 반면 변화를 꺼려하고, 집착을 버리지 못하는 경향이 있다. 카파가 균형을 이루고 있을 때 이들은 만족할 줄 알며, 다른 사람들을 지지해주고, 사랑과 애정이 넘친다. 그러나 카파 균형이 깨지면 잠을 너무 많이 자고, 음식에 지나치게 집착을 하며, 쉽게 게을러지고, 가끔 탐욕스럽고 소유욕이 강한 행동을 보이기도 한다.

카파를 악화시키거나 진정시키는 요소들 카파 체질에게는 활동적인 운동과 밝은 색, 그리고 빠른 박자의 음악이 필요하다. 과식을 하고, 잠을 많이 자고, 아주 짜거나 단 음식을 많이 먹는 것은 카파를 악화시키고 불균형을 초래해, 지루하고, 게으르고, 그리고 사랑하는 사람들에게 너무 의지하는 사람으로 만든다. 카파 균형이 깨진 사람들은 비만이나 혹은 그 반대인 허약 체질이 되기 쉬우며, 과도한 점액 질환, 관절 기능 저하(카파는 인체의 윤활제를 관장한다), 우울증, 그리고 주의 산만 등이 발생한다.

카파 또는 카파 불균형을 다스리는 스파 트리트먼트. 카파의 특징은 무겁고, 차갑고, 부드럽고, 끈적이고, 달콤하고, 안정적이며, 미끄러운 것이라고 할 수 있다. 카파가 지배적인 도샤거나 카파 불균형을 겪고 있는 사람은 가볍고, 따뜻하고, 날카롭고, 유동적이고, 자극적이며, 다양하고, 건조한 트리트먼트로 카파의 이런 특징들을 다스릴 필요가 있다. 예를 들어, 카파 혹은 카파가 불균형인 사람을 위한 전통적인 트리트먼트는 우드바타나로, 허브 페이스트(웁탄)를 가지고 몸을 마사지하는 트리트먼트를 말한다. 이런 경우 허브는 말린 상태로 이용을 하거나(허브 가루처럼), 물이나 우유에 섞어서 이용한다. 오일은 사용하지 않는다(건조함이 미끈덕한 것의 균형을 찾아줌). 우드바타나는 자극적이며(무거운 것의 균형을 찾아줌), 따뜻하고(차가움의 균형을 찾아줌), 질감이 느껴지고, 거칠며(부드러움의 균형을 찾아줌: 건조한 수건을 허브 페이스트를 닦아내는데 사용함), 얼얼하며(달콤함의 균형을 찾아줌: 웁탄에는 겨자 가루와 다양한 향신료들이 들어있음), 그리고 원기 왕성하다(안정적인 것의 균형을 찾아줌). 이런 트리트먼트는 인체에 활기를 돋우고 에너지를 주며, 카파가 휴식 상태로 남아있을 수 있게 균형을 잡아준다.

다른 예로는, 카파 고객이나 카파 불균형을 갖고 있는 고객에게는 시로다라 트리트먼트를 시술할 수는 있으나 약간의 변형이 필요하다는 것을 들 수 있다. 따라서 오일 대신(카파는 이미 미끈덕거리고, 끈적거린다), 따뜻한 우유나 소금물을 이용하는 것이 좋다(유동성, 가벼움, 다양함).

도샤 마사지 중에서는 카파를 위한 마사지가 가장 자극적이면서 가장 덜 지성이다. 카파를 위한 마사지는 활력이

표 11-5 카파 도샤의 특징

악화시키는 요인들	악화된 카파 질병	진정시키는 요소들
축축하고, 춥고, 흐리고, 정적인 날씨, 늦겨울과 초봄, 카파를 상승시키는 음식들(유제품, 사탕, 아보카도, 바나나, 코코넛과 같은 단 과일, 감귤류, 견과류, 붉은 고기, 검은 고기, 기름진 생선, 소금, 차가운 탄산 음료와 같은 무겁고, 기름지고, 차고, 달고, 짜고, 신 음식들), 운동 부족, 과식, 과도한 수면과 낮잠, 사랑하는 사람에 대한 지나친 의존, 변화를 허락하지 않음	체중 증가 또는 비만, 피부 가려움증, 식욕부진, 과도한 점액으로 인한 질환, 갑상선종, 소화 불량, 알레르기와 천식(전통 아유르베다에서는 이 두 가지 질환과 만성 습진이 태아가 자궁에 있을 때 유전이 된다고 믿는다), 당뇨(카파에서 시작해 피타를 거쳐 마지막 단계에는 바타가 됨), 누 질환	규칙적인 운동, 규칙적인 정신 자극, 일상생활의 변화, 카파를 감소시키는 음식들(대부분의 곡물, 야채, 사과, 배, 나무 열매와 같은 가벼운 과일들, 콩과 양념과 같은 가볍과 건조하고 따뜻하고 맵고 쓰고 신 음식들), 밝은 색, 빠른 음악, 유칼립투스, 로즈마리, 화이트 캄포와 같은 자극적이고 점액을 줄여주는 향, 적절한 자율성을 고조시키는 인관관계
카파 마사지와 풋 배스	**카파 허브들**	**카파 에센셜 오일**
카파 마사지: 자극적이고 빠른 박자, 단단하고, 기름지지 않아야 함. 오일 대신 가루(옵탄 가루)를 사용하는 것이 좋음. 오일을 사용할 때는 홍화, 살구씨 오일, 해바라기, 참기름, 겨자씨 오일과 같은 가엽고 따뜻한 오일을 사용해야 함 **카파 풋 배스**(서양 테라피스트들에게는 허브를 이용하는 것으로 알려짐): 모슬린 주머니에 바질, 진저가루, 유칼립투스 잎, 커먼 세이지 잎 섞은 것을 반 컵 넣는다. 이 주머니에 뜨거운 물을 붓고 20분 동안 우려내면서 식힌다. 필요할 경우 차가운 물이나 뜨거운 물을 더해 족욕에 알맞은 온도로 만든다.	카파를 진정시키거나 카파 타일라를 만드는 전통 허브들을 아래에 적어 놓았다. 아유르베다 공급자들의 리스트는 책 마지막에 수록해 놓았다. 공급자들은 쉽게 사용할 수 있는 기성 타일라를 다양하게 보유하고 있다. 치트라카, 데오다르 또는 히말라야 삼목, 카비비라, 만지쉬타, 님, 니르군디, 푸나르나바, 툴시 또는 새크리드 바질, 바차 또는 칼라무스	아니스, 안젤리카, 스위트 바질, 월계수, 스위트 비취, 블랙페퍼, 카예풋, 화이트 캄포, 캐러웨이, 카다몸, 아틀라스 삼목, 클로브 버드, 시나몬, 유칼립투스, 프랭킨센스, 전나무, 진저(CO_2로 구입), 몰약, 넛맥, 파슬리, 페퍼민트, 파인 니들, 로즈마리, 커먼 세이지, 티트리, 타임, 터메릭, 발레리안, 윈터그린 **샘플 카파 마사지 블렌드.** 해바라기 오일 2 oz, 몰약 12방울, 시나몬 2방울, 스위트 비취 4방울, 유칼립투스 4방울, 커먼 세이지 4방울, 로즈마리 4방울 **샘플 카파 오러 미스트 블렌드.** 분무기 안에 든 정제수 2 oz, 월계수 4방울, 타임 4방울, 전나무 2방울, 아니스 2방울

넘쳐야 하며(예를 들어, 스포츠 마사지처럼), 속도가 빨라야 하고, 따뜻하고, 견고하며, 기름기가 없어야 한다. 전통적인 아유르베다라면 카파 체질에게 더 이상의 기름기가 더해지는 것을 막기 위해 가루와 알코올, 또는 비단 장갑(비단 장갑을 끼고 마사지하는 것을 게르샨(gershan)이라고 한다)을 이용해 카파를 위한 마사지 할 것이다. 카파에게 적당한 마사지 오일로는 잇꽃 오일과 살구씨 오일, 해바라기 오일, 참기름이 있으며, 완화시킬 때는 겨자 오일을 사용한다. 바타와 비슷하게 카파 역시 따뜻함이 필요하기 때문에 뜨거운 물주머니나 웜팩으로 몸을 덥혀주는 것이 좋다.

트리트먼트 시의 일반적인 주의사항
General Treatment Considerations

아유르베다에서 영감을 받은 트리트먼트를 제공하기 전에, 테라피스트는 피부 민감성 문제와 각각의 트리트먼트의 금지 사항, 그리고 이런 트리트먼트들을 고객에게 어떻게 설명하고, 홍보할 것인지를 고려해야 한다.

스파 내에서 아유르베다 정확하게 설명하기 (ACCURATE REPRESENTATION OF AYURVEDA IN A SPA)

아유르베다 의사들은 고대 치료 예술을 비전통적인 방식으로 사용하는 것에 대해 불안해 하고, 심지어는 화까지 낸다. 이들은 첫째, 대부분의 스파가 은유적이고 복잡하고 시스템을 너무 단순화 한 트리트먼트를 제공하고 있다고 우려한다. 아유르베다는 힌두교와 깊은 관련이 있는데, 힌두교는 엄격한 종교라기보다는 삶의 규칙인 다르마의 실천이라고 할 수 있다. 한 사람이 지배적인 도샤를 갖고 있다는 콘셉트는, 아유르베다 실천의 중심이 되는 것으로, 이것은 업보와 전생에 대한 믿음과 뒤섞여 있다. 많은 서양인들은 업보를 믿지 않는다. 사실, 상당히 반대가 되는 관점을 갖고 있다. 모든 고객들은 자신들의 개인적 믿음과는 상관없이 아유르베다로부터 도움을 얻을 수 있다. 그러나, 아유르베다의 문화적 배경이 무시되어서는 안되며, 이것은 트리트먼트를 하는 동안 고객들에게 정확하게 전달이 되어야만 한다.

책임감 있는 테라피스트라면, 아유르베다의 통합적인 의식에 대해 설명을 하고, 참고 서적을 제공해야 하며, 아유르베다에 대해 더 배우고 싶어하는 고객들에게는 정통 아유르베다 의사를 소개해줘야 한다. 또한 자신이 제공하는 아유르베다 서비스의 트리트먼트 목표를 명확하게 정의내릴 수 있어야 하며, 서비스에 대해 정확하게 설명하는 것도 중요하다. 예를 들어, 많은 스파들이 다른 독창적인 서비스를 개발할 때 아유르베다식 원칙을 출발점으로 삼는다. 이런 경우, 이것이 홍보 문구 안에 정확하게 명기가 되면 아무런 문제가 되지 않는다. 어떤 서비스가 아유르베다에서 영감을 받았다고 하는 것과 아유르베다 서비스라고 발하는 것은 분명히 다르기 때문이다.

트리트먼트 이름 짓기 (TREATMENT NAMING)

혼란을 막기 위해, 전통적인 트리트먼트 이름은 정통적이고 전통적인 트리트먼트에만 사용하는 것이 바람직하다. 예를 들어, 어떤 스파 홍보물에 "판차카르마 허브 랩"이라고 적혀 있다고 하자. 잘 모르는 고객들은 이것을 보면, 이것이 정통 아유르베다 트리트먼트라고 추측할 것이다. 판차카르마는 사실, 5개의 다른 해독 방법을 사용하는 독소배출 트리트먼트이다. 5개의 해독 방법 안에는 Emesis(치료적 구토요법), Nasya(비강 정화법, 버터 기름을 묻힌 손가락으로 콧구멍을 마사지하는 것), 그리고 혈액의 독소배출(특수한 종류의 방혈법을 사용함) 등이 있다. 다시 말해, 이것은 마사지 테라피스트에 의해 제공이 되지 않는 트리트먼트이다.

피부 민감성 (SKIN SENSITIVITY)

아유르베다가 탄생한 인도의 기후는 대체적으로 뜨겁다. 그리고 인도 사람들은 두껍고, 강한 모발과 민감하지 않은 피부를 가지고 있다. 아유르베다에 사용되는 성분 중 어떤 것들은 피부가 얇은 사람들에게는 민감성을 유발시킬 수 있다. 이런 이유 때문에, 테라피스트는 매우 주의를 기울여야 하며, 피부가 얇은 고객에게 시술할 때는 제품들을 알로에 젤이나 우유, 또는 순수한 캐리어 오일(이것은 치료용 타일라와는 반대되는 것으로, 타일라에 대해서는 뒤에 설명하겠다)에 섞어서 사용하는 것이 좋다.

두발 문제 (HAIR ISSUE)

많은 아유르베다 서비스가 인도 헤드 마사지와 족욕으로 시작된다. 인도 헤드 마사지에서는 오일을 모발에서부터 두피까지 마사지한다. 시로다라 트리트먼트 역시 고객의 모발과 두피를 오일로 감싸는 것이다. 이렇게 되면 고객의 머리는 엉망이 되고 만다. 문제는 대부분의 주에서 마사지 테라피스트들이 고객의 머리를 감기는 것을 금지하고 있다는 것이다. 이럴 때 테라피스트들은 다음 중 하나를 선택하면 된다. 1) 미용사에게 고객을 인도해서 미용사가 고객의 머리를 감기고, 자르고, 스타일링 하게 한다. 2) 고객을 샤워실이나 욕조가 있는 목욕탕으로 안내해 고객이 직접 머리를 감을 수 있게 한다. 3) 핫타월로 머리에 묻은 오일을 최대한 제거한 다음, 고객이 집으로 돌아가 머리를 감게 한다. 모든 경우, 고객이 서비스에 대한 준비를 할 수 있도록, 고객이 예약을 할 때 머리를 어떻게 할 것인가에 대해 의논을 해야 한다.

아비양가 Abhyanga

인도에서 마사지는 일상생활의 일부이다. 인도에서는

시장 같은 곳에서 거리에 담요를 펼쳐 놓고 아이를 마사지하는 엄마나, 이야기를 나누면서 서로의 어깨를 주물러 주는 여성들을 흔히 볼 수 있다. 자신이 직접 오일을 바르고 마사지하는 것도 인도에서는 흔한 일이다.

아비양가는 산스크리트 어로 오일 마사지라는 뜻이다. 아비양가를 할 때는 한 명, 두 명, 또는 그 이상의 테라피스트들이 한 명의 고객을 합동으로 마사지할 수도 있다. 마사지 스트로크와 오일은 고객의 도샤에 따라 달라진다(자세한 사항은 도샤 프로필에 나와 있다).

인도는 거대한 나라이다. 따라서 지역에 따라 이용되는 마사지 기술도 다양하다. 그러나 전통 마사지에서는 5가지 일반적인 스트로크가 사용된다(그림 11-3). 이 다섯 가지 스트로크는 쓸기, 톡톡 두드리기, 반죽하기, 문지르기, 그리고 쥐어짜기이다.

쓸기(sweep, effleurage와 유사)는 몸의 중앙에서부터 먼 곳을 향해 세차게 직선으로 쓸어내리는 스트로크를 말한다. 다리에 쓸기를 할 때는 대퇴전자부에서 시작해 발에서 마치면 된다. 상체에 쓸기를 할 때는 배꼽에서부터 시작해 어깨로 올라간 다음(가슴 드레이프는 건너뛴다), 손으로 내려오면 된다. 쓸기 스트로크는 인체 부위를 "열고", "닫는"데 이용이 되며, 이 동작은 한 부위에 25회까지 반복할 수 있다. 톡톡 두드리기(tapotement와 유사)는 인체를 깨우고 신경말단을 자극하며, 혈액순환을 증가시키는데 이용된다. 이 스트로크는 펼친 손바닥과 힘을 뺀 손가락을 이용한다. 톡톡 두드리는 스트로크를 한 다음에는 반죽하기(petrissage와 유사)를 하는데, 고객이 참을 수 있는 정도의 강도로 해야 한다. 목표 부위를 반죽하기 스트로크를 이용해 전체적으로 완벽하게 마사지 한 다음, 네 번째 동작인 문지르기로 넘어가면 된다. 문지르기(friction과 유사)는 건조한 피부에 해도 되지만(바타는 제외), 오일을 바르고 해도 된다. 문지르기는 깊게 할 수도 있고(손가락 마디나 엄지손가락으로 시술 시), 얕게 할 수도 있다(손가락 끝으로 시술 시). 또한 이 스트로크는 빨리 할 수도 있고, 천천히 할 수도 있다. 특별한 기술을 사용해 문지를 때는 시계 반대 방향으로 원을 그리기도 한다. 그러나, 일반적인 문지르기는 시계 방향으로 원을

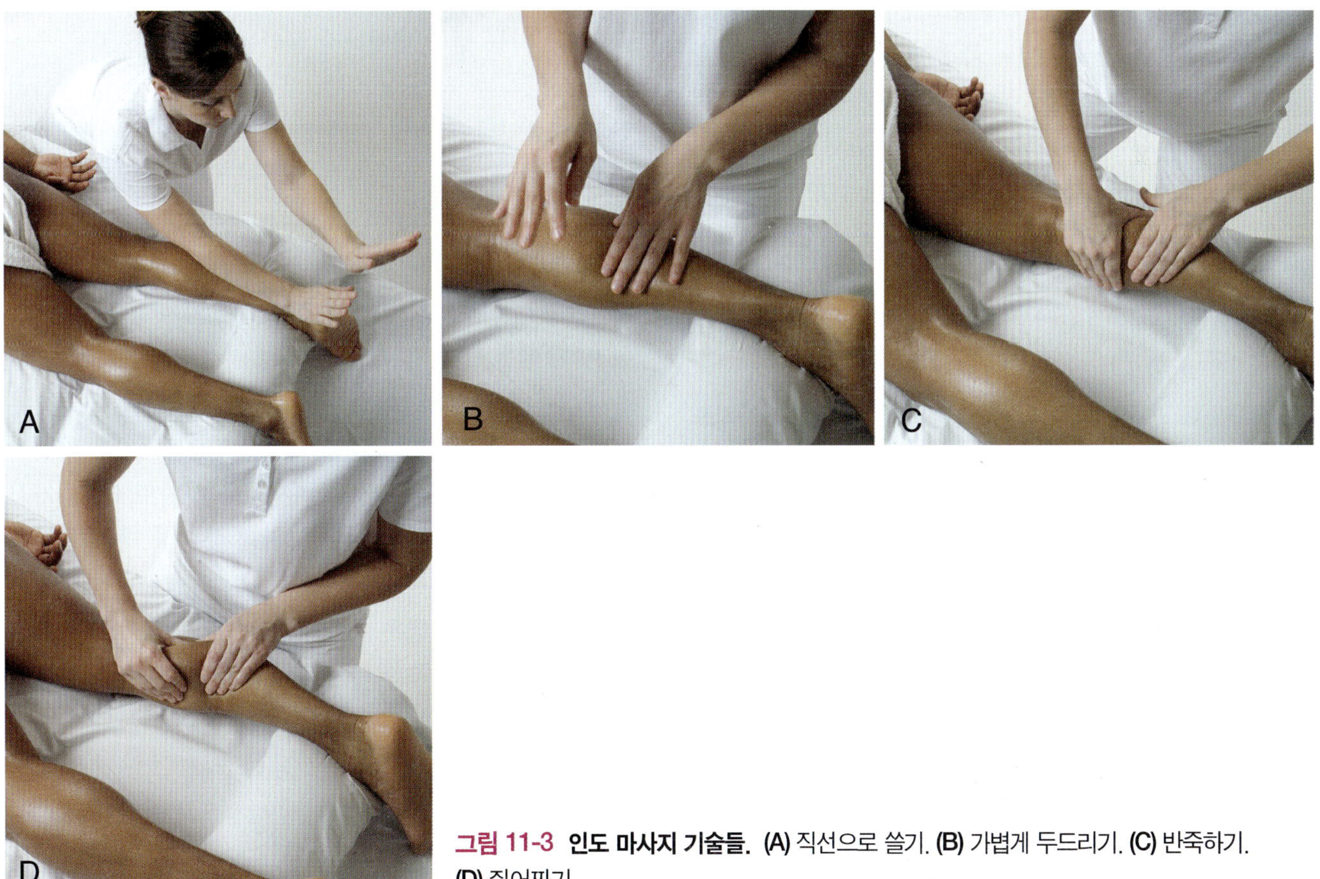

그림 11-3 인도 마사지 기술들. **(A)** 직선으로 쓸기. **(B)** 가볍게 두드리기. **(C)** 반죽하기. **(D)** 쥐어짜기.

그린다. 테라피스트가 마르마 포인트에 접근하면, 문지르기는 특정한 형태를 취한다(아래에 있는 마르마 포인트를 보라). 마사지 시퀀스의 마지막 단계는 쥐어짜기이다. 양손을 이용해 테라피스트는 마사지하는 부위의 근육을 쥐어짜고 회전시키는 동작으로 들어 올리면 된다. 손가락이나 발가락처럼 골질의 부위는 쥐어짜기와 비틀기를 함께 이용해서 마사지하면 된다. 손가락과 발가락 마사지를 마칠 때는, 손톱과 살 사이의 공간에 오일을 한 방울 떨어뜨려 그 공간을 매워준다. 마사지 시퀀스 마지막에 처음에 했던 것처럼 몸의 중심에서부터 바깥쪽까지 직선으로 쓸어준다.

마르마 포인트(에너지 포인트) (MARMA POINTS)

마르마 포인트란 인도 마사지와 아유르베다 치료에 사용되었던 인체에 있는 에너지 센터를 말한다. 마르마라는 단어에는 '비밀, 숨겨진, 중요한' 이라는 뜻이 있다. 마르마 포인트는 물리적 인체(body)와 희미한 에너지 조직(bodies)들을 연결시켜 주며, 특정한 내장 기관이나 인체 부위와 연관이 있다. 테라피스트들은 인체의 기본적인 기능을 복구하고, 인체의 에너지 균형을 맞추고, 건강 증진을 위해 인체에 에너지를 불어 넣고 긴장을 완화시켜주는 마르마 포인트를 마사지한다. 특정한 마르마 포인트와 완만한 균형 찾기 방법이 이 책에 설명이 되어 있기는 그러나, 이것은 복잡한 치유 시스템을 아주 간단하게 설명한 것이라는 것을 이해할 필요가 있다. 사실, 많은 전통 아유르베다 의사들이 특수한 훈련을 받지 않은 사람이 마르마 테라피를 시술하는 것에 대해 경고를 하고 있다. 테라피스트들은 역동적인 마르마 포인트를 다룰 때 이 점에 주의를 기울일 필요가 있다.

마르마 포인트는 인체의 동일한 출발점에서 손가락으로 측정해가면 찾을 수 있는 곳에 위치해 있다. 개인마다 각자의 마르마 포인트가 다르다. 이런 이유 때문에, 전통적으로 고객의 손가락을 사용해 측정을 한다. 마르마 포인트는 상당히 넓은 편이다(직경이 약 15 cm까지 되기도 한다). 따라서 약간 변형이 된 트리트먼트라면, 고객은 휴식을 취하게 하고, 테라피스트가 대략적으로 측정해 마르마 포인트를 찾아내는 것이 더 낫다.

마르마 포인트에 따뜻한 오일이나 특정한 타일라(치료용 오일)를 한 방울 떨어뜨린 다음, 엄지손가락으로 마사지를 한다(가끔은 손가락 끝이나 마디, 주먹, 손바닥, 발뒤꿈치 등이 이용되기도 한다). 대부분 시계 방향으로 원을 그리면서 마르마 포인트를 마사지 해서 조직을 강화시킨다. 그러나 가끔은 시계 반대 방향으로 원을 그리며 마사지를 하기도 한다. 1분 내지 3분 동안 직접적인 압력을 가해서 이 포인트들을 자극한다. 테라피스트들은 종종 마르마 포인트의 중앙에서 시작해 범위를 점점 넓혀가며, 마르마 포인트 전체를 3분 내지 5분 동안 마사지하기도 한다. 이때 압력은 견고해야 하지만, 너무 세면 안된다. 고객이 불편함을 호소한다면, 이건 포인트에 가해진 압력이 너무 센 것이다. 표 11-6에 마르마 포인트에 대한 개요를 정리해 놓았다. 그리고 그림 11-4는 마르마 포인트의 일반적인 위치를 표시한 것이다. 표 11-6에 보면 각각의 포인트에 어울리는 에센셜 오일들이 적혀 있다. 그러나 테라피스트들은 각각의 포인트를 위한 에셀셜 오일을 고객의 도샤와 컨디션, 그리고 트리트먼트 목표에 따라 선택해야 할 것이다. 그리고 아유르베트 테라피스트들이 사용하는 많은 오일들은 상당히 강하기 때문에(예를 들어, 계피와 바질) 반드시 희석을 해서 사용해야 한다는 것을 명심해야 한다(약 30 cc의 캐리어 오일에 6방울을 섞는 것이 적당하다).

아비양가는 종종 **타일라**라 불리는 치료용 오일을 사용한다(타일라는 참기름이라는 뜻이다). 타일라를 만들려면 참기름이나 코코넛 오일 같은 베이스 오일에 허브를 넣고 끓여 그 식물의 고유한 특성이 담긴 오일을 우려내야 한다. 타일라에 이용이 되는 허브는 강장제이거나 신경 진정제인 경우가 많으며, 오일 이름은 종종(항상 그런 것은 아니다) 처방전에 있는 주요 허브의 이름을 따라 지어진다. 예를 들어, 마샤 타일라는 마샤(masha, 콩의 한 종류)와 참기름으로 이뤄져 있으며, 노박덩굴 타일라는 노박덩굴과 아파마르그가(prickly chaff flower)로 이뤄져 있다. 가끔은 타일라로 전신 마사지를 하기도 하도, 가끔은 어떤 증상이나 질병 치료를 위해 특수한 타일라를 가지고 특정한 마르마 포인트를 마사지하기도 한다. 예를 들어, 호흡기 시스템은 두 개의 암사팔라카 마르마 포인트(양쪽 어깨의 위쪽 의학적 경계선에 있음) 를 마하나라얀 타일라(마하나라얀 타일라는 14가지의 허브와 참기름을 섞은 것으로 근육통과 관절통, 그리고 호흡기 시스템 지지에 이용된다)를 이용해 시계 방향으로 원을 그리면서 강하게 자극하면 지지를 받는다. 각기 다른 도샤를 위한 타일라 만드는 법은 각각의 도샤 프로필에 함께 적어 놓았다. 그러나 타일라는 아유르베다 전문점에서 구입하는 것이 가장 손쉽고 간편하다.

도샤를 다스리는 블렌딩 오일을 만들 때나 특정한 마르마 포인트에 오일을 부을 때 에센셜 오일이 이용되기도 한다. 가열한 오일은 바타와 카파를 다스릴 때 사용된다. 이때는 주로 향이 강한 오일이 사용되는데 생강, 육두구, 후추, 타임, 그리고 계피 등이 사용된다. 로즈, 일랑일랑, 자스민, 네롤리와 같은 꽃향기가 나는 달콤한 오일이나, 저먼 카모마일, 야로우와 같은 시원한 오일들은 피타는 진정시키지만 카파는 악화시킨다. 원기가 넘치는 뿌리 오일은 바타에게 특히 좋은데 이런 오일들로는 생강과 멧두릅이 있다. 중성인 많은 오일들은 모든 도샤들의 균형을 되찾아 준다. 이런 오일로는 라벤더와 클라리 세이지, 그리고 프랭킨센스가 있다. 도샤 프로필에 에센셜 오일의 스타터 리스트와 특정한 도샤를 위한 블렌딩 오일 종류를 적어 놓았다.

계절이나 그 날의 날씨가 하나의 도샤와 일치한다면, 고객의 지배적인 도샤나 도샤 불균형과는 상관없이, 그 날과 어울리는 블렌딩 오일을 사용해서 마사지를 해야 한다. 예를 들어, 날이 춥고, 건조하고, 바람이 분다면, 모든 고객에게 바타를 다스리는 블렌딩 오일과 웜팩을 제공해야 한다. 그런 날에는 피타마저 차가워지기 때문에 바타 자질을 다스려야 균형감을 느낄 수 있다.

아비양가 과정 (THE ABHYANGA PROCEDURE)

전에 얘기했던 것처럼 아비양가는 한 명, 두 명 또는 그 이상의 테라피스트들에 의해 시술 될 수 있다. 여기서 설명할 기본과정에서는, 두 명의 테라피스트들이 특정한 시리즈의 스트로크를 동시에 사용해서 마사지를 할 것이다. 테라피스트들은 이 기본과정을 출발점으로 삼아 적절하다고 생각되는 스트로크들을 더하거나 빼서 시도해 보면 좋을 것이다. 일반적인 기본 과정을 개발하는 과정은 종종 두 명의 테라피스트들에게 인체를 잡아당기고 움직이는 새로운 방법을 개척하는 기회도 줄 것이다.

테라피스트들은 반드시 누가 먼저 하고, 누가 따라할 것인지를 정해야 한다. 리더 테라피스트는 마사지 스트로크의 속도를 정한 다음, 절대 고객의 몸에서 손을 떼서는 안된다. 리더는 항상 고객과 어떤 식으로든 접촉을 유지해야 한다. 따라하는 사람은 트리트먼트에 필요한 모든 것들을 조달해야 하며(예로, 여분의 오일, 뜨거운 허브 수건, 아이 필로우 등) 리더의 속도를 따라야 한다. 아비양가 스냅샷과 그림 11-5에 이 트리트먼트에 대한 개요를 적어 놓았다.

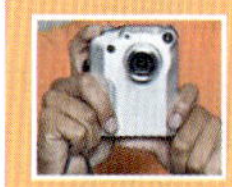

스냅샷: 아비양가

시술대상

독소 배출 촉진, 특별한 도샤의 균형을 맞추거나 정화시킴, 근육통 감소, 스트레스와 정신적 탈진 감소, 인체에 균형을 불러오고 건강을 유지시킴

금기

찢어졌거나 염증이 있는 피부, 고혈압, 순환계 질환, 질병 또는 발열, 마사지가 금지되는 모든 질환

트리트먼트 테이블 셋업(아래에서부터 제일 위까지)

1) 바텀 마사지 시트
2) 탑 마사지 시트
3) 보온을 위한 담요 또는 목욕용 시트
4) 드레이핑을 위한 수건 2장
5) 덧베개
6) 웜팩(선택사항)

워크 테이블 셋업

1) 도샤 설문지
2) 도샤에 적합한 타일라나 마사지 오일이 든 병 2개 (테라피스트 1명당 1개씩)
3) 수저 (귀에 오일을 넣기 위한 것)
4) 마른 타월
5) 오러 미스트

족욕을 위한 셋업

1) 족욕기 (구리 용기가 전통적임; 자스민 또는 다른 꽃을 족욕기에 띄어 놓는 것도 좋음)
2) 편한 의자
3) 족욕기 아래에 목욕 수건을 깔아 놓는다.
4) 여분의 따뜻한 물
5) 발 각질제거제
6) 가운
7) 마른 수건
8) 슬리퍼

절차

1) 고객에게 도샤 설문지를 작성하게 한다.
2) 발을 담그고 인디언 헤드 마사지를 실시한다.
3) 고객을 트리트먼트 테이블로 옮긴다.
4) 도샤에 따라 몸의 뒷부분을 마사지한다.

256페이지에 계속

표 11-6 마르마 포인트

포인트 번호	이름	의미	위치	기능 또는 관계	에센셜 오일
1	아디파티	대군주	머리 꼭대기	7번째 차크라, 송과선, 프라나(생명력), 자각	프랭킨센스, 몰약
2	시만타	정점	두개골의 균열(5개)	7번WO 차크라, 신경계, 프라나	프랭킨센스, 몰약, 캄포, 민트 오일
3	스다파니	지지 또는 고정시키는 것	미간	6번째 차크라, 프라나, 뇌하수체, 내적인 통찰력	샌달우드, 캄포, 바질, 민트 오일, 라벤더
4	아바타	재난	눈 위 중앙(2개)	바타, 프라나, 시각, 몸의 자세	캄포, 민트 오일, 유칼립투스
5	우트크쉬파	위로 향하는 것	귀 위쪽(2개)	바타, 마음, 대장, 후각, 인지력 증가	샌달우드, 바질, 스파이크나드, 발레리안
6	샹카	조가비	관자놀이(2개)	바타, 대장, 촉각, 깨끗한 청력	라벤더, 페퍼민트, 유칼립투스, 진저
7	아팡가	눈길을 돌림	눈의 바깥쪽 코너(2개)	시각, 맑은 생각	샌달우드, 베티버, 로즈
8	쉬링가타카	네 갈래 길이 만나는 곳	입의 부드러운 구개(4개)	생기, 맛, 시력, 청력, 냄새, 프라나와 마음을 풍요롭게 함	몰약, 프랭킨센스, 민트
9	파나	뱀의 목	콧구멍 양쪽(2개)	프라나, 후각, 인체의 왼쪽과 오른쪽 사이의 에너지 균형	캄포, 유칼립투스, 페퍼민트
10	크리카티카	목의 관절	목 양쪽에 있는 바깥쪽 후두부 돌기 아래(2개)	몸의 자세, 잠재의식, 뇌의 윤활과 만족	아틀라스 삼목, 민트, 진저, 유칼립투스
11	비두라	걱정	귀의 뒤와 아래(2개)	청각 조절, 내면에 소리에 내한 의식을 강화시킴	샌달우드
12	시라 마트리카	혈관의 어머니	목의 아래부분(8개): 기관 양쪽에 있는 목의 4부분	머리로 가는 혈액의 흐름, 신경계	안젤리카, 스파이크나드, 발레리안, 사이프러스, 샌달우드, 카예풋, 로즈마리, 몰약
13	만야	명예	귀 아래쪽의 목 앞부분(2개)	명예롭게 말하기, 혈장, 혈액, 순환계, 목, 미각, 혀	카다몸, 로즈마리, 티트리, 주니퍼, 제라늄, 라벤더
14	닐라	암청색	메인 포인트는 양쪽 기관의 측면에 있음(2개)	상승하는 프라나, 화법, 갑상선, 열의 흡수, 성량과 화술의 향상	샌달우드, 캐모마일, 코리앤더, 로즈, 페퍼민트
15	암사	어깨	승모근 위의 어깨(2개)	5번째 차크라, 열의 흡수, 상승하는 프라나, 뇌, 꿈의 상태	자스민, 샌달우드, 캐모마일, 민트, 세이지
16	암사파라카	어깨뼈	어깨뼈(2개)	호흡계, 관절 윤활, 에너지 순환, 4번째 차크라	유칼립투스, 민트, 캄포

표 11-6 *(계속)*

포인트 번호	이름	의미	위치	기능 또는 관계	에센셜 오일
17	브리하티	넓음	등 위쪽 부위(2개)	용기, 용맹, 열의 흡수, 3번째 차크라, 림프계	카다몸, 캄포, 유칼립투스
18	파르쉬반산디	허리 양쪽	요천골 관절 측면(2개)	두 번째 차크라, 부신, 난소, 생식계, 면역계	넛멕
19	니탐바	둔부	둔부 위쪽(2개)	혈장, 림프계, 골격계, 비뇨기계, 신장, 카파	카타몸, 캄포, 레몬그라스, 주니퍼, 스이프러스, 오렌지
20	쿠쿤다라	허리에 남은 흔적	천골 꼭대기(2개)	혈액 형성, 순환, 월경, 두 번째 차크라, 물의 요소	로즈마리, 터메릭, 몰약, 안젤리카, 사이프러스, 누지퍼, 비취
21	카티카타루나	엉덩이에서 올라온 것	엉덩이(2개)	뼈, 관절의 윤활, 골격계	몰약, 캄포, 윈터그린, 유칼립투스, 세이지
22	아팔라파	부주의	겨드랑이(2개)	신경계, 팔로 향하는 신경 흐름	발레리안, 스파이크나드, 바질
23	스타나로히타	유방 윗부분	유두 중앙 윗부분(2개)	근육계, 신경계, 허파, 프라나	세이지, 발레리안, 몰약, 누지퍼, 샌달우드, 유칼립투스, 캄포
24	히드라야	심장	심장	순환계, 혈액, 혈장, 마음의 힘, 활력, 강인함, 면역, 4번째 차크라, 자아 고조, 의식	샌달우드, 자스민, 로즈, 유칼립투스, 진저
25	아파스탐바	양쪽에 서 있는 것	복부 윗부분, 흉골 측면(2개)	카파 소화, 뼈, 지방	몰약, 진저, 시나몬, 유칼립투스
26	나비	중심	배꼽	세 번째 차크라, 소화, 에너지 균형, 피타 도샤, 인체 내의 불의 요소, 행동의 힘	소화 오일, 자스민, 로즈, 샌달우드
27	바스티	기포	하복부	근육계, 체지방, 비뇨기계, 생식계, 두 번째 차크라	넛멕, 발레리안, 샌달우드, 클로브, 캄포
28	구다	항문	항문	첫 번째 차크라, 생식계, 배설, 흙의 요소	
29	카크샤드하라	옆구리를 들어올리는 것	어깨 꼭대기(2개)	근육계, 몸의 자세	유칼립투스, 터메릭, 몰약
30	로히타크샤(팔)	붉게 접합된	세모가슴근 중앙(2개)	림프계, 다리의 말초 순환	유칼립투스, 민트, 카다몸, 로즈, 몰약
31	바히비	팔과 관련됨	윗팔 안쪽(2개)	혈장, 건강한 조직 배양, 림프계, 순환	캄포, 카다몸, 민트, 타임, 진저
32	아니(팔)	바늘의 끝	윗팔 아래 부분(2개)	췌장, 신장	진저, 카다몸, 파슬리, 주니퍼

표 11-6 *(계속)*

포인트 번호	이름	의미	위치	기능 또는 관계	에센셜 오일
33	쿠르파라	팔꿈치 관절	팔꿈치 중앙과 측면(2개)	혈액, 순환, 프라나 균형, 오른쪽 팔꿈치는 간을 관장하며, 간장 질환과 관렴이 있음, 왼쪽 팔꿈치는 비장과 췌장을 관장함	코리앤더, 몰약, 터메릭(오른쪽 팔꿈치), 진저, 카다몸, 몰약, 또는 터메릭(왼쪽 팔꿈치)
34	인드라바스티(팔)	인드라의 화살	팔뚝 중앙(2개)	소화계, 프라나 균형, 소장	아니스, 펜넬, 진저, 카다몸
35	마니반다	팔찌	손목(2개)	골격계, 손의 움직임, 관절의 윤활, 말초 순환, 세상에 자신을 표현함	안젤리카, 비취, 몰약, 윈터그린, 베티버, 스파이크나드, 발레리안
36	쿠르차쉬라(손)	쿠르차의 머리	엄지 관절 아래(2개)	소화계, 위장, 머리, 마음, 신경계, 불	소화 오일, 몰약, 캄포, 샌달우드, 발레리안, 스파이크나드
37	크쉬프라(손)	빨리 결과를 줌	엄지와 검지 사이(2개)	혈장, 호흡계, 심장, 허파, 프라나, 열정, 의지와의 연결	유칼립투스, 세이지, 펜넬, 샌달우드, 카다몸
38	쿠르차(손)	매듭 또는 묶음	엄지 아래쪽(2개)	보기, 예리한 감각, 프라나, 바타, 신경 에너지	샌달우드, 로즈, 캐모마닐, 캄포, 민터, 클로브
39	탈라리다야(손)	표면의 중앙	손바닥 중앙(2개)	에너지 흐름, 건장, 균형, 호흡계, 심장, 허파, 순환, 치료 에너지를 부름, 부정적인 에너지 배출	카다몸, 로즈, 오렌지, 진저, 유칼립투스, 캄포
40	로히타크샤(다리)	붉게 접합된	서혜부 인대와 일직선을 이룸(2개)	림프계, 에너지 하향	캄포, 유칼립투스, 로즈, 몰약, 세이지
41	우르비	넓은 것	위쪽 허벅지 중앙부위(2개)	혈장, 물의 요소, 카파	아틀라스 삼목, 주니퍼, 파슬리, 카다몸
42	아니(다리)	바늘의 끝	윗다리 아래부분(2개)	체액의 흐름이 아래로 향함, 균형	야보루, 로즈, 샌달우드, 아틀라스 삼목, 진저
43	자누	무릎 관절	무릎(2개)	관절 윤활, 다리로의 순환, 간(오른쪽 무릎), 비장과 췌장(왼쪽 무릎)	라임, 몰약, 코리앤더(오른쪽 무릎), 진저, 레몬, 카다몸, 터메릭(왼쪽 무릎)
44	인드라바스티(다리)	인드라의 화살	아래쪽 다리 중앙(2개)	소화계, 소화의 불, 소장	라벤더, 펜넬, 진저, 블랙페퍼
45	걸파	발목 관절	발목 관절(2개)	뼈, 지방, 생식계, 프라나 순환, 관절 윤활	클라리 세이지, 베티버, 자스민, 로즈
46	쿠르차시라(발)	쿠르차의 머리	엄지발가락 기부(2개)	근육계, 자세, 소화	몰약, 캄포, 진저

표 11-6 *(계속)*

포인트 번호	이름	의미	위치	기능 또는 관계	에센셜 오일
47	쿠르차(발)	매듭 또는 묶음	엄지발가락 기부(2개)	보기, 예리한 감각, 정신의 정화	샌달우드, 로즈, 캐모마일
48	탈라히리다야(발)	표면의 중앙	발바닥 중앙(2개)	호흡계, 순환의 힘, 흙의 요소, 심장	샌달우드, 로즈, 카다몸, 로즈마리, 진저
49	크쉬프라(발)	빨리 결과를 줌	엄지발가락과 두 번째 발가락 사이(2개)	림프계, 호흡계, 심장, 허파, 프라나의 흐름	캄포, 카다몸, 유칼립투스

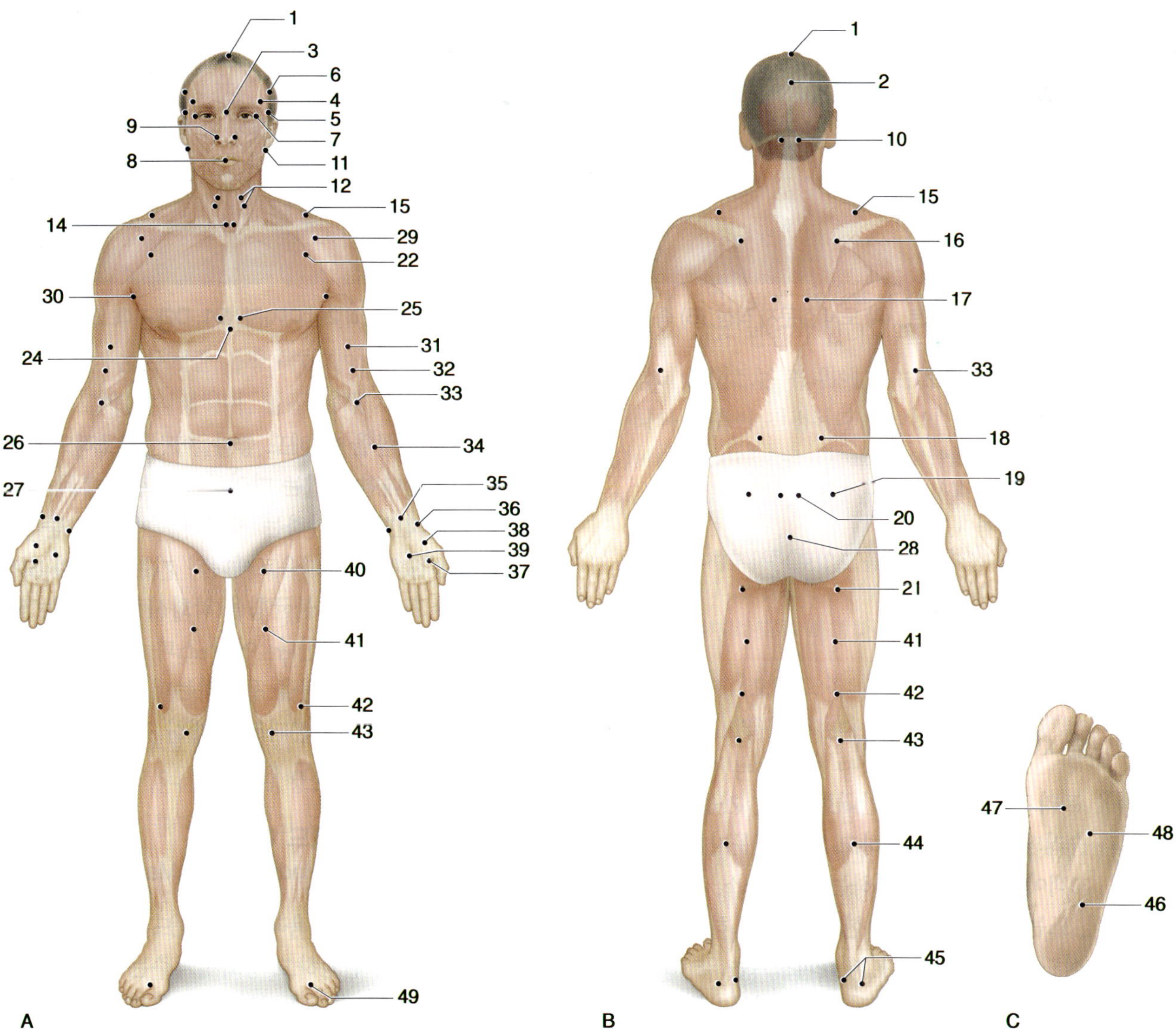

그림 11-4 마르마 포인트. (A) 마르마 포인트: 몸의 앞쪽. (B) 마르마 포인트: 몸의 뒤쪽. (C) 마르마 포인트: 발.

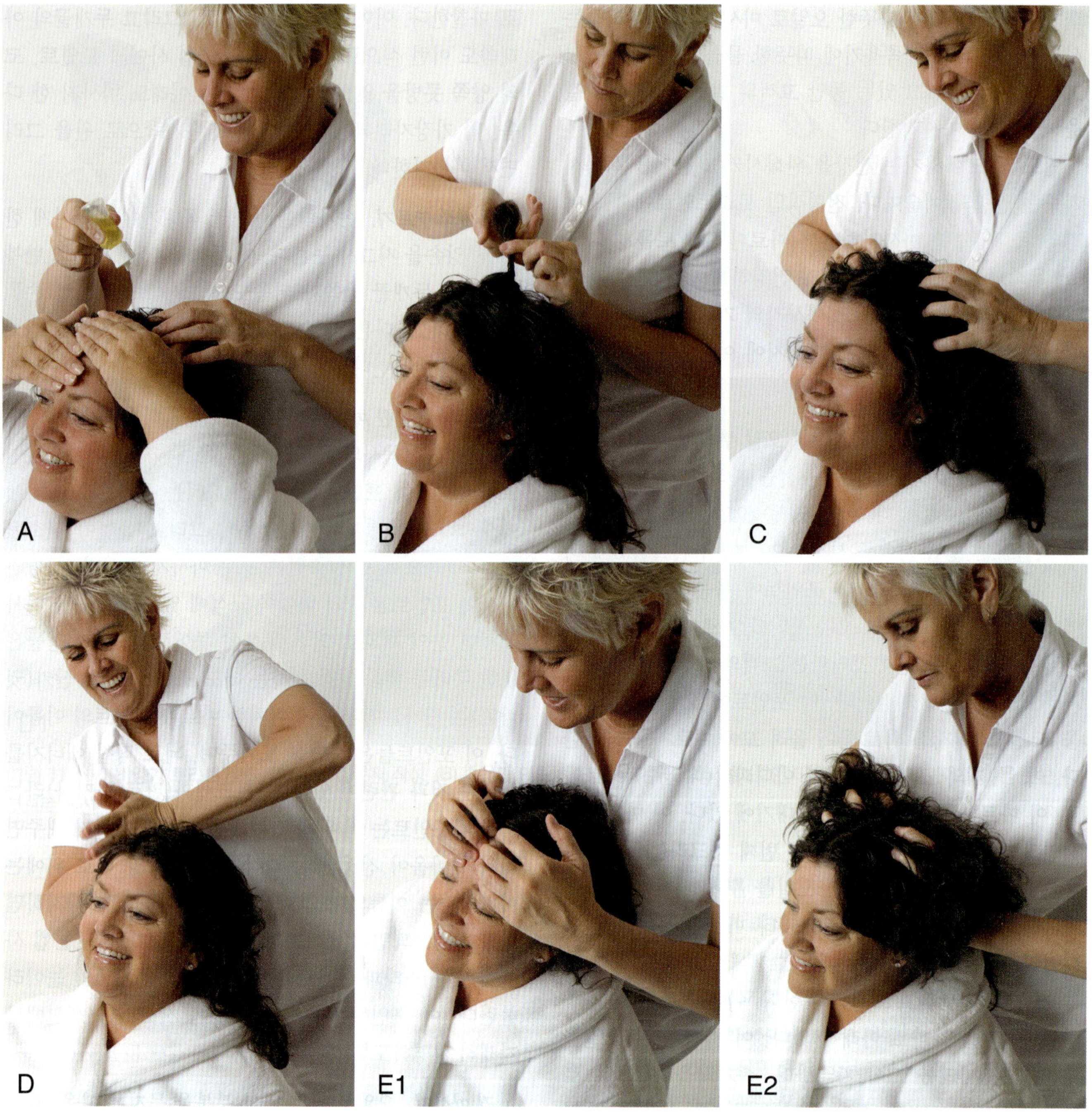

그림 11-6 11-6 인도 헤드 마사지 기술들. (A) 시만타와 크리카티카 마르마 포인트에 오일 바르기. (B) 머리카락을 꼬아 마르마 포인트 위로 당기기. (C) 손가락을 지그재그로 움직여 오일이 모발과 두피에 고르게 스며들게 하기. (D) 두드리기. (E1, E2) 손가락으로 원을 그리며 문지르기. (F1, F2) 두개골 누르기. (G) 얼굴의 마르마 포인트 마사지하기. (H) 귀 마사지.

는 동안 방에서 잠깐 나가 있거나 등을 돌리고 서 있는다.

단계 2: 마사지 (STEP 2: MASSAGE)

스트로크의 속도, 깊이, 그리고 웜팩과 같은 추가적인 도구의 사용은 고객의 도샤 또는 도샤 불균형에 따라 결정한다. 자세한 사항은 지배적인 도샤 특징에 나와 있다. 이 기본과정은 그림 11-7에 나와 있다. 마사지에 이용할 스트로크의 종류에 관계없이 두 명의 테라피스트들은 능숙하고 조화롭게 마사지를 할 수 있도록 연습을 해야 한다.

그라운드와 센터. 리더 테라피스트는 등과 뒷다리를 동시에 마사지 할 수 있도록 드레이프(둔부 드레이프)를 한

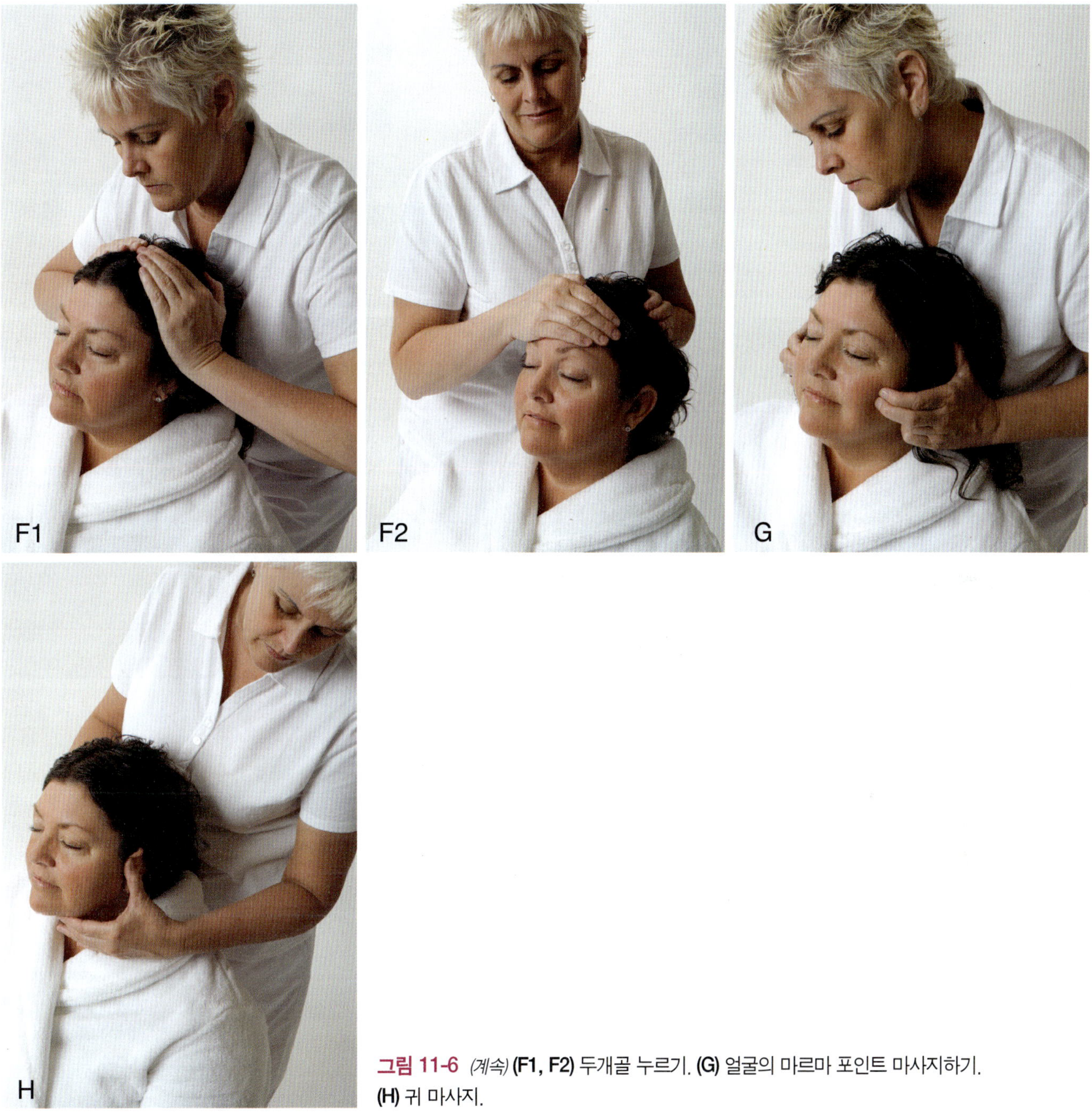

그림 11-6 *(계속)* **(F1, F2)** 두개골 누르기. **(G)** 얼굴의 마르마 포인트 마사지하기. **(H)** 귀 마사지.

다. 리더가 테이블 한쪽으로 이동하는 동안 따라하는 사람도 다른 쪽으로 이동한다. 테라피스트들은 자신의 호흡을 고객의 호흡과 일치시킨다. 서로 한쪽 손을 교차시킨 다음 그 손은 엉덩이 위에 놓고, 나머지 한 손은 어깨 위에 놓는다.

뒷몸에 오일 바르기. 리더가 오일을 한쪽 허리에서부터 시작해 윗등에 바른 다음 팔에서 손으로 발라준다. 다시 팔로 올라가 등을 지나 엉덩이로 내려온다. 동시에 따라하는 사람은 오일을 같은 쪽 엉덩이에서부터 시작해 다리를 지나 발에 바른 다음 다시 다리를 따라 올라와 엉덩이로 온다. 이 과정을 반대쪽에도 똑같이 반복한다.

오일 직선으로 펴 바르기. 리더가 오일을 상체에 바르는 동안 따라하는 사람은 오일을 다리에 골고루 펴 바른다. 리더는 오일을 한쪽 허리에서부터 시작해 윗등에 바른 다음 손까지 발라준다. 따라하는 사람은 동시에 같은 리듬으로 오일을 엉덩이에서부터 발까지 펴 바른다. 리더의

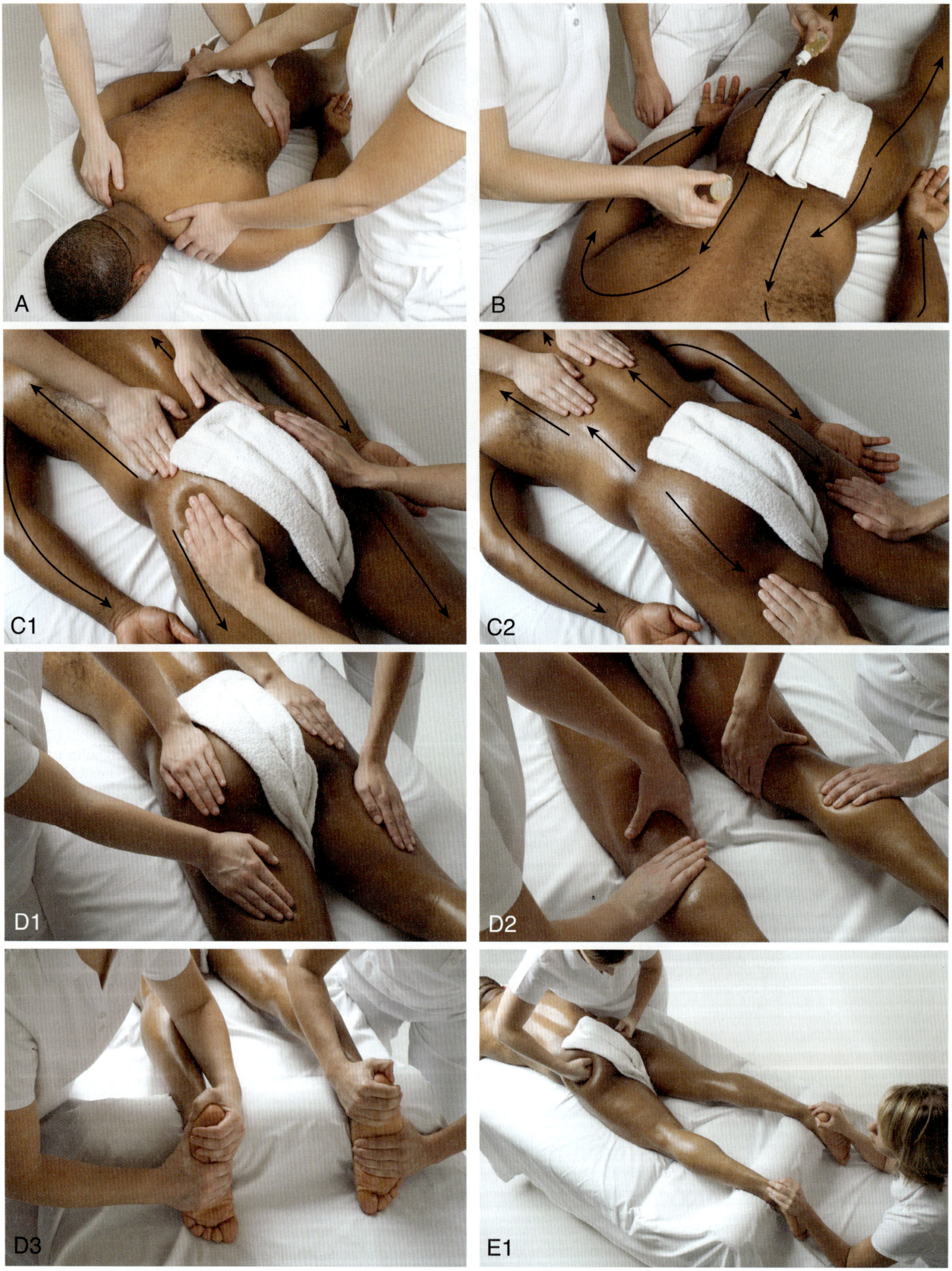

그림 11-7 아비양가 2인 마사지 절차. **(A)** 그라운드와 센터. **(B)** 몸의 뒤쪽에 오일 바르기. **(C1, C2)** 세로로 오일 펴 바르기. **(D1, D2)** 다리 뒤쪽 마사지하기. **(D3)** 직선으로 쓸기 마지막에 발에 에너지 잡아두기. **(E1, E2)** 둔부 마사지하기.

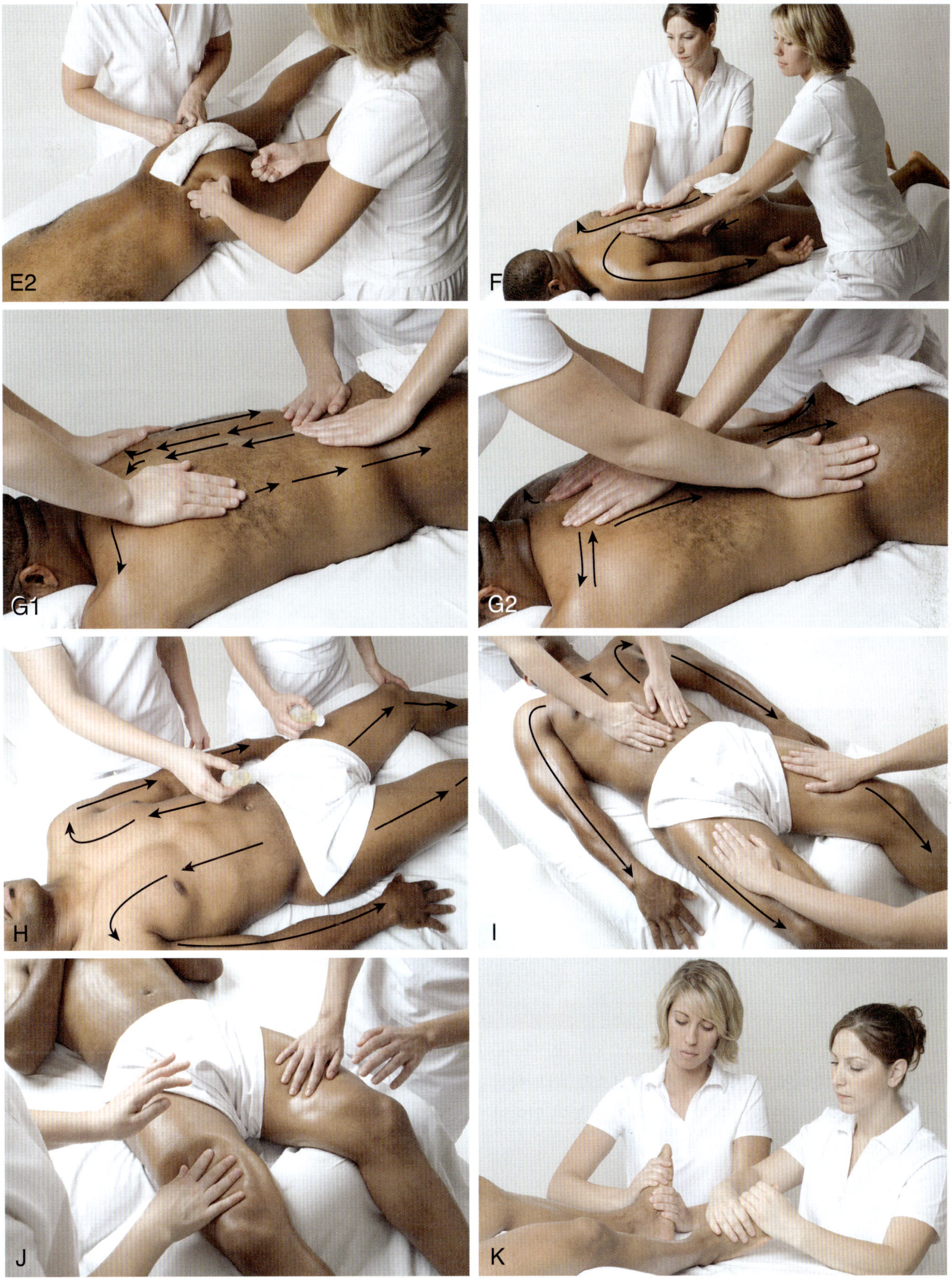

그림 11-7 *(계속)* **(F)** 등 마자시하기. **(G1, G2)** 창조적인 등 마사지 스트로크들. **(H)** 몸의 앞쪽에 오일 바르기. **(I)** 세로로 오일 펴 바르기. **(J)** 다리 앞쪽 마사지하기. 이 사진에서는 두드리기 기술을 보여주고 있다. **(K)** 발 마사지하기.

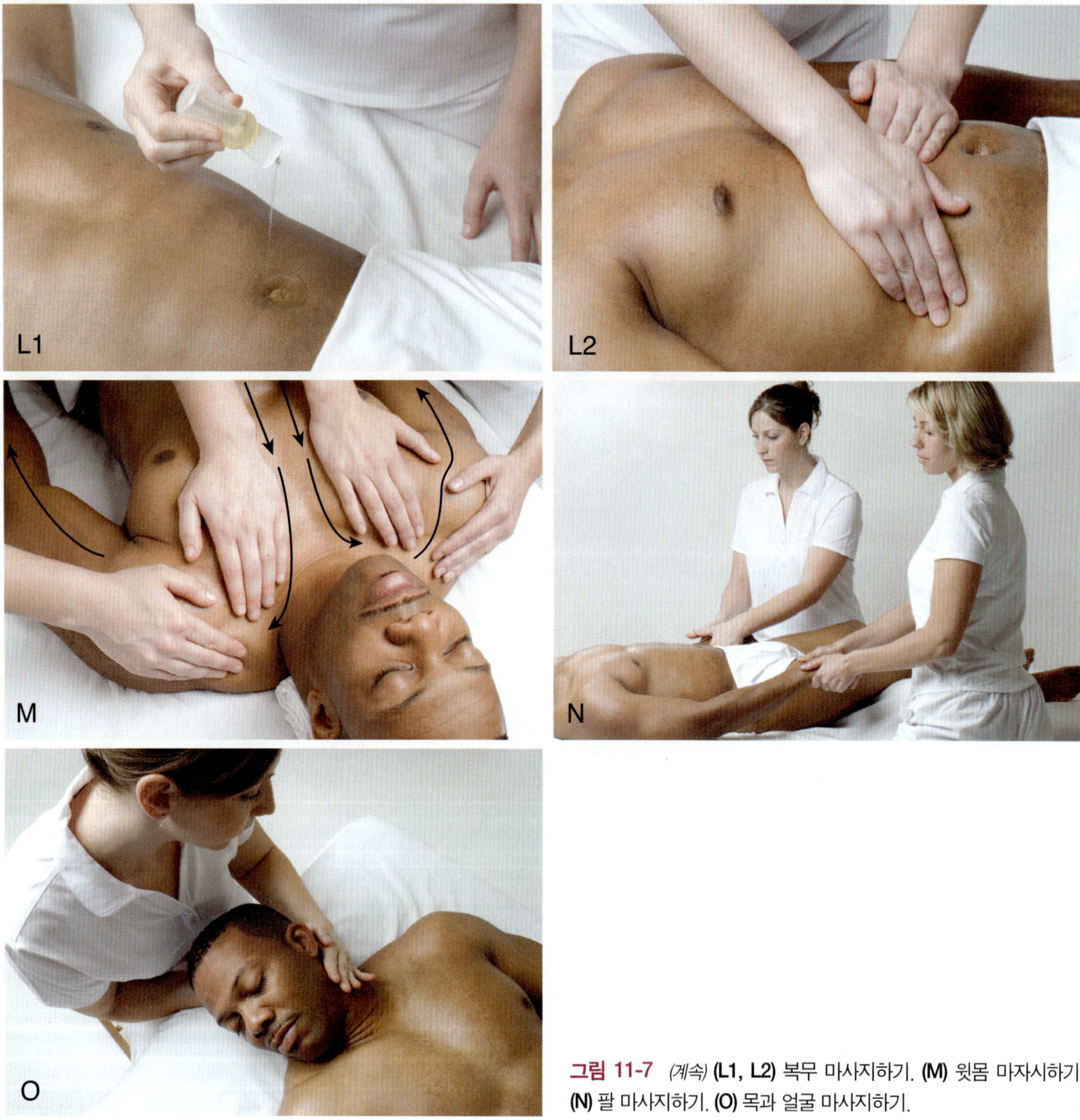

그림 11-7 *(계속)* **(L1, L2)** 복무 마사지하기. **(M)** 윗몸 마자시하기. **(N)** 팔 마사지하기. **(O)** 목과 얼굴 마사지하기.

손은 반드시 허리에 놓여 있어야 하며(스트로크 시작 시), 동시에 따라하는 사람은 손은 엉덩이에 놓여 있어야 한다(스트로크 시작 시).

뒷다리 마사지. 리더는 따라하는 사람의 손과 엉덩이에서 만나 뒷다리 마사지를 시작한다. 5개의 전통 스트로크(쓸기, 톡톡 두드리기, 반죽하기, 문지르기, 쥐어짜기)를 이용해 각각의 다리 전체를 동시에 마사지해야 한다. 테라피스트들이 서로를 주의 깊게 살펴야 같은 스트로크로 동시에 같은 구역을 마사지할 수 있다. 각각의 스트로크는 대퇴부에서 시작해 발쪽으로 움직여야 한다(에너지를 몸의 중심인 배꼽에서 밀어내 말단으로 가게 해야 한다. 이 경우는 발이다). 이 과정을 20회 내지 25회의 쓸기 스트로크로 시작한 다음, 마지막 쓸기 스트로크가 끝나면 발을 잡는다. 직선 쓸기에서 톡톡 두드리기 기술로 넘어간 다음, 반죽하기, 문지르기를 한 후에 쥐어짜기를 하면 된다. 마르마 포인트는 리더나 트리트먼트 디자이너의 결정에 따라 기본과정 안에 모두 포함이 되어야 한다. 뒷다

리 마사지를 시작할 때와 같은 방법으로 마치는데, 20회 내지 25회의 쓸기 스트로크를 한 다음, 마지막 스트로크가 끝나면 발을 잡는다.

둔부 마사지. 다리 마사지가 끝나면, 리더가 고객의 둔부를 마사지 하는 동안 따라하는 사람은 고객의 에너지가 빠져나가지 못하게 양발을 잡고 있는다. 둔부 마사지가 끝날 때쯤 등으로 자연스럽게 이동할 수 있도록 따라하는 사람도 한쪽 둔부 마사지를 시작한다.

등 마사지. 테라피스트들은 고객의 엉덩이 근처에서 고객의 머리 쪽을 향해 테이블 양쪽에 선다. 테라피스트들은 5가지의 전통 스트로크를 이용해 허리에서부터 등, 어깨, 그리고 팔과 손까지 동시에 마사지한다. 20회 내지 25회의 쓸기 스트로크로 시작한 다음, 마지막 쓸기 스트로크가 끝나면 손을 잡는다. 직선 쓸기에서 톡톡 두드리기 기술로 넘어간 다음, 반죽하기, 문지르기를 한 후에 쥐어짜기를 하면 된다. 마르마 포인트는 리더나 트리트먼트 디자이너의 결정에 따라 기본과정 안에 모두 포함이 되어야 한다. 마지막에도 쓸기 스트로크를 20회 한 다음, 마지막 스트로크가 끝나면 손을 잡는다.

테라피스트들이 독창적인 직선 스트로크를 개발해서, 등 기본과정에 포함시켜도 좋다. 테라피스트가 이용할 수 있는 한 가지 아이디어는 척추 꼭대기에서 심부 조직 스트로크를 시작해 척추 양쪽의 천골을 따라 내려오는 것이 있다. 또 다른 기분 좋은 스트로크로는 그림 11-7G에 나온 것처럼 쓸어내리기 스트로크를 리듬감 있게 교차하면서 실시하는 것을 들 수 있다.

앞몸에 오일 바르기. 리더는 고객을 앞으로 돌아눕게 한 다음, 덧베개를 받쳐 편안하게 해준다. 그리고 가슴 드레이프와 앞 골반 드레이프를 해준다. 따라하는 사람은 고객의 발쪽으로 간다. 리더는 고객의 머리를 한쪽으로 돌린 다음, 오일을 목과 어깨에 발라준다. 동시에 따라하는 사람은 오일을 엉덩이에서부터 발, 다시 발에서 엉덩이까지 발라준다. 반대쪽에도 똑같은 동작을 반복한다.

오일 직선으로 펴 바르기. 리더는 오일을 윗가슴과 목, 그리고 팔 아래쪽까지 골고루 펴 바른다. 동시에 따라하는 사람도 오일은 아래쪽 다리에 골고루 펴 바른다.

앞다리 마사지. 리더는 한쪽 엉덩이 옆에서 고객의 발을 향해 선다. 따라하는 사람도 다른 쪽 엉덩이 옆에서 고객의 발을 향해 선다. 5개의 스트로크(쓸기, 톡톡 두드리기, 반죽하기, 문지르기, 쥐어짜기)로 동시에 마사지해 다시 한 번 에너지를 배꼽에서부터 다리를 향해 밀어낸다. 마지막에 쓸기 스트로크를 20회 내지 25회 한 다음, 발을 잡는다.

발 마사지. 리더가 한쪽 발을 잡고, 따라하는 사람이 다른 쪽 발을 잡은 다음 일련의 같은 스트로크를 이용해 발을 동시에 마사지한다. 발 마사지 스트로크는 8장에 설명이 되어 있다. 이때 리더는 따라하는 사람이 발을 마사지하는 동안 테이블 위쪽으로 가서 손을 고객의 어깨에 올려놓아도 된다. 발 마사지 마지막에 따라하는 사람은 양발을 잡고 엄지손가락으로 탈라리다야(발의 중심부) 마르마를 누른다. 흥미롭게도 이 지점은 반사요법에서 태양신경총이라 불린다. 이 포인트는 바타와 몸의 중심부를 다스리는 것으로 여겨지고 있다.

복부 마사지. 리더는 복부 쪽으로 이동해서 배꼽을 오일로 채운다. 리더는 이 오일을 가지고 복부를 마사지한다. 그 동안 따라하는 사람은 발을 계속 눌러 고객의 에너지가 안정될 수 있게 한다.

윗몸 마사지. 따라하는 사람은 리더가 복부 마사지를 마치면 리더와 함께 윗몸 쪽으로 이동한다. 두 테라피스트들은 테이블 양쪽에 서서 오일을 가슴과 양팔에 동시에 바른다. 그런 다음 직선으로 쓸기 스트로크(20회 내지 25회)를 이용해 오일을 복부에서부터 윗가슴, 그리고 팔까지 골고루 바른다. 고객이 여성이라면 테라피스트들은 중간에 놓인 가슴 드레이프를 긴니뛰도록 한다.

팔 마사지. 전통 스트로크 (쓸기, 톡톡 두드리기, 반죽하기, 문지르기, 쥐어짜기)로 위팔 어깨 관절에서부터 손까지 양팔을 동시에 마사지한다. 마지막으로 직선으로 쓸기 스트로크(20회 내지 25회)를 한 다음, 스트로크가 다 끝나면 손을 잡는다.

목과 얼굴 마사지. 리더는 테이블 위쪽으로 가서 목과 얼굴을 마사지한다. 따라하는 사람은 테이블 아래쪽으로 가서 고객의 발 아래에 있는 탈라리다야 마르마 포인트를 자극해서 고객의 에너지가 보존될 수 있게 한다.

트리트먼트 마침 (Session end)

아비양가는 여러 가지 방법으로 마칠 수가 있다. 허브

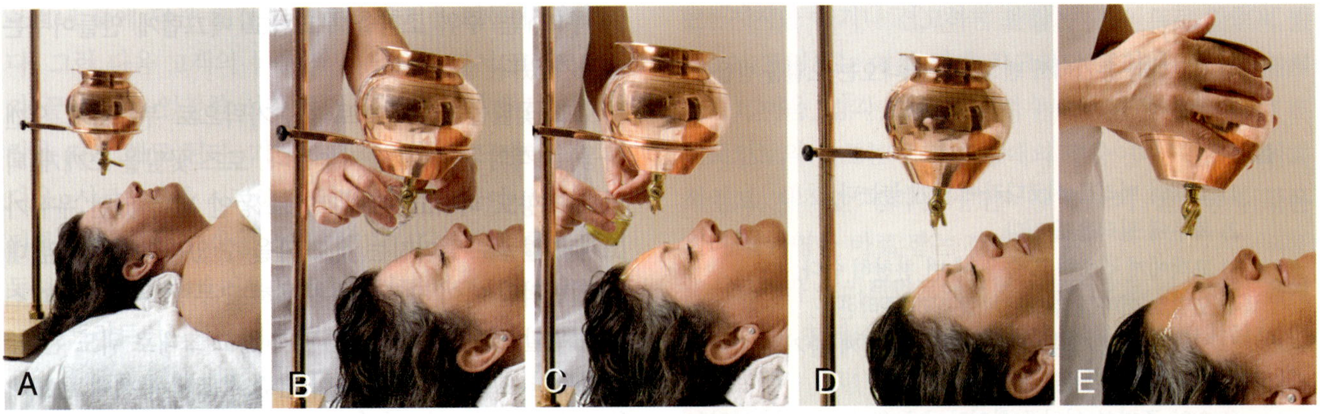

그림 11-8 시로다라. (A) 목과 얼굴을 마사지한 다음, 시로다라를 할 수 있게 고객의 머리 위치를 잡는다. (B) 오일을 작은 컵에다 받으면서 흘러나오는 양을 조절해 적당한 농도도 만든다. (C) 컵을 치워 오일이 고객의 머리 위로 떨어지게 한다. (D) 오일 줄기가 고객의 머리로 떨어지는 동안, 테라피스트는 최대한 조용히 있어야 한다. 이 시간은 아무런 방해도 받지 않는 숙고와 자기반성의 시간이 되어야 한다. (E) 선택 사항: 어떤 테라피스트들은 시로다라 용기를 손으로 들고 고객의 이마에다 오일을 골고루 뿌리기도 한다. 어떤 시로다라 세트는 트리트먼트 테이블 위에 부착이 되어 있으며, 전후 좌우로 움직일 수도 있다.

지는 것을 막을 수 있다.

시로다라를 할 때 기억해야 할 중요한 사항은 트리트먼트 룸에서 실수가 적을수록 좋다는 것이다. 고객의 감각은 트리트먼트로 인해 예민해져 있는 상태이다. 그런데 테라피스트가 쓸데없이 많이 움직인다거나, 복도에서 떠드는 소리가 들린다거나, 비닐이 버스럭거리는 소리가 들리게 되면 고객은 자신의 생각에 집중하기가 힘들어진다. 따라서 어둡고 조용한 방이 더 좋으며, 이런 이유 때문에 음악은 틀지 않는 것이 좋다.

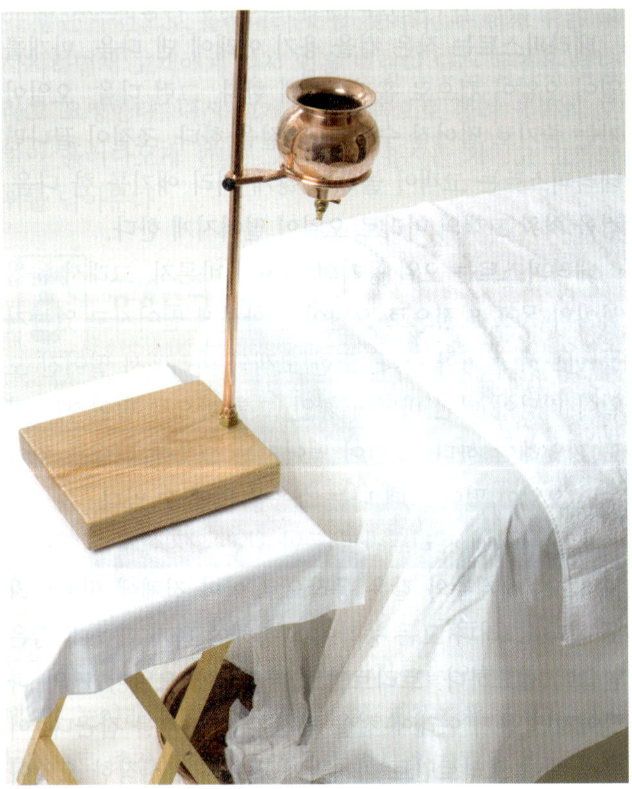

그림 11-9 시로다라 준비.

트리트먼트 마침 (SESSION END)

테라피스트는 고객의 머리 아래에 있는 돌돌 만 수건과 눈을 덮어 뒀던 로즈 꽃잎이나 아이 필로우를 치운다. 목과 어깨, 그리고 두피를 아주 부드러운 스트로크로 마사지한다. 고객의 몸 위에서 오러 미스트를 뿌리거나, 15분 동안 아무런 방해도 받지 않고 휴식을 취하게 한다. 고객이 스파에서 낮에 트리트먼트를 받았다면 시로다라를 가장 마지막에 시술하는 것이 중요하다. 고객은 종종 차분하고, 열리고, 민감하고, 깨어있는 상태로 시로다라를 마치게 된다. 이런 상태에서 다른 트리트먼트를 받게 되면 지나치게 자극이 되어 고객이 초조함과 불안감을 느낄 수 있다. 단, 욕조에 몸을 담그게 하는 것은 괜찮다. 고객이 따뜻한 물 안에서 조용히 휴식을 취하면서 모발에 묻어 있는 오일도 제거할 수 있기 때문이다.

트리트먼트 마지막에 고객에게 간단한 간식이나 허브차를 제공하는 것이 중요하다. 이렇게 하면 고객이 현실로 돌아오는 것을 돕고 저혈당이나 떨림이 발생하는 것을 막을 수 있다. 어떤 테라피스트들은 고객이 집에서 사용할 수 있게 시로다라 오일을 선물하기도 한다. 이는 오일을 재활용 하고, 고객이 일상생활에서도 아유르베다를 느끼게 할 수 있는 좋은 방법이다.

위생관리

전통적인 시로다라 용기와 그릇은 구리로 되어 있기 때문에 근사하게 보이려면 꼼꼼하게 세척을 해야 한다. 용기 안은 뜨거운 비눗물로 씻은 다음 말려서 알코올로 닦는다. 구리 세척제와 부드러운 천으로 용기 바깥과 그릇을 닦아 지문과 오일을 제거한다.

우드바타나 Udvartana

우드바타나는 허브 파우더나 페이스트를 몸에 발라 혈액순환과 세포 재생을 을 자극하고, 피부를 부드럽게 만들며, 인체의 조직을 강하게 만들고, 독소배출을 지지하며, 긴장을 완화시키는 트리트먼트를 말한다. 원래 우드바타나는 특별한 식이 요법과 허브 차, 향, 샤워, 목욕, 그리고 긴장을 완화시키는 음악을 40일 동안 사용해 인체의 건강을 되돌리는 뷰티 트리트먼트였다(몇몇 스파에서는 여전히 이렇게 이용하고 있다).

웁탄은 식물 열매와 씨, 정제되지 않은 곡물 가루에 오일과 향료, 우유를 섞어 만드는 페이스트이다. 스파에서 쉽게 만들어 이용할 수 있는 웁탄 제조법을 우드바타나 스냅샷에 소개해 놓았는데 이 외에도 다양한 조합과 재료들을 이용할 수 있나. 페이스트는 피부에 마사시한 나음, 약간 건조시킨다. 페이스트가 마르기 시작하면 장갑이나 둥글게 만 수건, 또는 맨손으로 버핑한다. 가끔은 액체를 섞지 않은 웁탄 가루를 아비양가 동안 카파를 위해 사용하기도 한다. 이 트리트먼트에 대한 개요는 우드바타나 스냅샷과 그림 11-10에 나와 있다.

스냅샷: 우드바타나

시술대상

독소 배출 지지, 순환 증가, 스트레스와 정신적 탈진 감소, 피부를 부드럽게 하고 건강한 윤기를 줌, 긴장완화와 근육통

금기

찢어졌거나 염증이 있는 피부, 고혈압, 심각한 심장 또는 순환계 질환, 질병과 발열, 임신, 마사지가 금지되는 모든 질환

트리트먼트 테이블 셋업(아래에서부터 제일 위까지)

1) 바텀 마사지 시트
2) 탑 마사지 시트
3) 보온을 위한 담요나 목욕용 시트
4) 덧베개
5) 드레이핑에 쓸 수건 2장
6) 웜팩
7) 마사지 테이블 아래에 페인트 받이 천이나 마사지 시트를 깔아둠

워크 테이블 셋업

1) 웁탄 믹스를 가열 기구에 넣어 가열
2) 도샤에 맞는 마사지 오일이나 타일라
3) 돌돌 만 마른 수건 2장
4) 아이스박스
5) 허브 우린 물에 적신 핫타월
6) 오러 미스트

족욕을 위한 셋업

1) 족욕기(구리 용기가 전통적임; 자스민 또는 다른 꽃을 족욕기에 띄어 놓는 것도 좋음)
2) 편한 의자
3) 족욕기 아래에 목욕 수건을 깔아 놓는다.
4) 여분의 따뜻한 물
5) 발 각질제거제
6) 가운
7) 마른 수건
8) 슬리퍼

절차

1) 족욕과 인도 헤드 마사지
2) 고객을 드리드민드 테이블로 옮긴다.
3) 몸의 뒷부분을 오일로 마사지한다(도샤에 따라 선택적으로 시술)
4) 등과 몸 뒷부분에 웁탄을 바른다.
5) 웁탄이 약간 마를 때까지 기다린다.
6) 웁탄 버핑
7) 핫타월로 덮는다.
8) 고객을 앞으로 돌아눕힌다.
9) 몸의 앞부분을 오일로 마사지한다(도샤에 따라 선택적으로 시술)
10) 몸 앞부분에 웁탄을 바른다.
11) 웁탄이 약간 마를 때까지 기다렸다 웁탄 버핑
12) 핫타월로 덮는데, 필요할 경우 핫타월로 고객을 감싼다.
13) 오러 미스트

스파 웁탄 레시피

치크 피(chic pea) 가루 반 컵, 겨자씨 가루 1큰 술(더 따뜻한 트리트먼트의 경우 겨자씨 가루를 추가할 수 있다), 우유 반 컵, 참기름 4분의 1컵, 터메릭 1큰 술과 다음 중 하나.
추가 1: 샌달우드 13방울, 패출리 1방울, 로즈 1방울
추가 2: 샌달우드 10방울, 베티버 1방울, 자스민 2방울
추가 3: 진저 4방울, 로즈 1방울, 몰약 5방울, 만다린 8방울

위생관리

웁탄을 몸에서 벗겨낼 때 트리트먼트 테이블이 지저분해 질 수 있다. 깨끗한 마사지 시트나 오염 방지용 천을 마사지 테이블 아래에 깔아놓으면 도움이 될 것이다. 이런 천을 깔아놓으면 테이블에서 떨어진 웁탄을 모을 수도 있고, 테라피스트가 움직여도 비닐처럼 소리가 나지 않아서 좋다.

트리트먼트 시작 (SESSION START)

이 트리트먼트도 역시 조금 전에 아비양가 과정에서 설명했던 것처럼 도샤 질문지와 족욕, 인도 헤드 마사지로 시작된다. 이 초기 단계를 마치면 고객을 트리트먼트 테이블로 오게 해 엎드리게 한다.

단계 1: 오일 마사지: 뒷몸 (STEP 1: OIL MASSAGE: POSTERIOR)

테라피스트나 트리트먼트 디자이너가 원한다면 웁탄을 바르기 직전에 오일 마사지를 해도 된다. 오일 마사지는 이 트리트먼트에 부가적인 질감을 더해주고, 바타에게는 조금 더 지성인 서비스를 제공할 것이다. 그러나 웁탄이 건조되는 데는 시간이 더 걸린다. 오일 마사지가 트리트먼트 안에 포함이 되어 있다면 웁탄에 보통 때보다 오일을 조금 덜 섞는 것이 좋다.

단계 2: 웁탄 바르기: 뒷몸 (STEP 2: APPLICATION OF UBTAN: POSTERIOR)

웁탄을 활기찬 마사지 스트로크를 이용해 뒷다리와 등에 바른다. 고객이 페이스트가 끈적거린다고 느낄 수 있으므로, 테라피스트는 긴 스트로크보다는 압력을 주는 스트로크나 손바닥으로 원을 그리며 마찰을 하는 스트로크를 쓰는 것이 낫다. 페이스트가 피부가 어느 정도 스며들면 약간 마를 때까지 기다린다. 페이스트가 마르는 동안 고객의 팔을 마사지 테이블 앞으로 당겨 손을 마사지한다.

단계 3: 웁탄 닦아내기: 뒷몸 (STEP 3: BUFF OFF THE UBTAN: POSTERIOR)

웁탄이 마르면 장갑이나 수건으로 닦아낸다. 수건을 소시지처럼 말아서 사용하면 좋다. 버핑은 활기차고 거칠기 때문에 상당히 자극적이다. 고객이 너무 자극적이라고 느낀다면(바타 체질에게는 너무 거칠 수가 있다) 웁탄을 뜨거운 물에 적신 수건으로 닦아낸다. 웁탄이 빨리 충분히 마르지 않으면 일단 웁탄을 핫타월로 닦은 다음 마른 웁탄을 마른 수건으로 버핑한다.

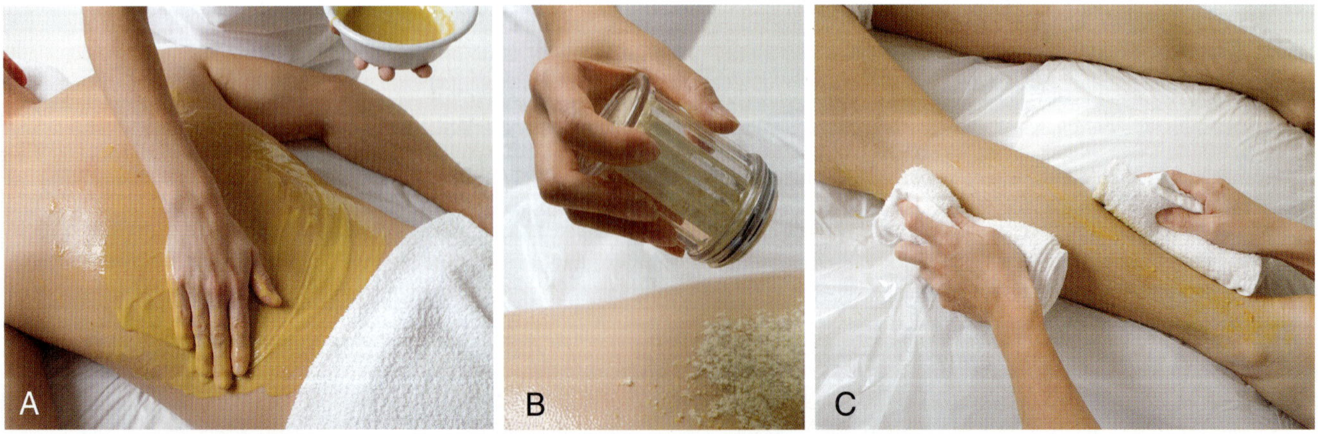

그림 11-10 우드바타나. (A) 웁탄 바르기. (B) 선택 사항: 오일을 바른 몸에 말린 웁탄을 셰이커를 이용해 뿌린다. (C) 웁탄 버핑하기.

단계 4: 허브 타월 덮기: 뒷몸
(STEP 4: APPLICATION OF HERBAL TOWELS: POSTERIOR)

양 다리와 등을 김이 나는 허브 타월로 덮는다. 수건으로 뒷몸에 김을 쐰 다음, 수건으로 나머지 웁탄을 닦아낸다. 스팀 캐노피를 이용해 스팀을 더 쐬어줘도 되고, 테라피스트나 트리트먼트 디자이너의 결정에 따라 이 과정을 생략해도 무방하다.

단계 5: 오일 마사지: 앞몸
(STEP 5: OIL MASSAGE ANTERIOR)

고객을 앞으로 돌아눕게 한 다음 덧베개를 받쳐준다. 고객의 가슴과 골반을 드레이핑한다. 오일을 가지고 고객의 앞몸을 짧게 마사지한다.

단계 6: 웁탄 바르기: 앞몸
(STEP 6: APPLICATION OF UBTAN: ANTERIOR)

웁탄을 앞다리와 팔, 배에 바른다. 웁탄이 마르는 동안 고객의 발을 마사지한다.

단계 7: 웁탄 닦아내기: 앞몸
(STEP 7: BUFF OFF THE UBTAN: ANTERIOR)

웁탄이 마르면, 장갑이나 둥글게 만 수건으로 웁탄을 닦아낸다. 핫타월로 웁탄을 일단 닦아낸 다음, 나머지를 마른 수건으로 버핑 해도 된다.

단계 8: 허브 타월 덮기: 앞몸
(STEP 8: APPLICATION OF HERBAL TOWELS: ANTERIOR)

허브 스팀 타월로 앞다리와 양팔, 배를 덮어준다. 수건이 식기 시작하면 이 수건으로 고객의 피부에 남아있는 나머지 웁탄을 닦아내거나, 수건이 아직 뜨거울 때 고객의 몸을 랩핑해 코쿤 안에서 휴식을 취할 수 있게 한다.

트리트먼트 마침 (SESSION END)

테라피스트는 아비양가 과정에서 설명했던 오일을 귀에 붓는 방법을 써서 이 트리트먼트를 마칠 수 있다. 이 트리트먼트를 여기서 마쳐도 되고, 이 다음에 시로다나 또는 스웨다나 트리트먼트를 시술해도 된다.

그림 11-11에 스파나 마사지 클리닉에서 이용할 수 있는 아유르베다 바디 트리트먼트 몇 가지를 예시해 놓았다.

요약 Summary

아유르베다는 인도에서 시작된 전통 치료 시스템으로 힌두교와 밀접한 관련이 있다. 아유르베다는 우주의 모든 만물은 5가지 요소 혹은 영원불멸한 물질로 이뤄져있다는 사상을 바탕으로 하고 있다. 이 요소들은 우주와 공기,

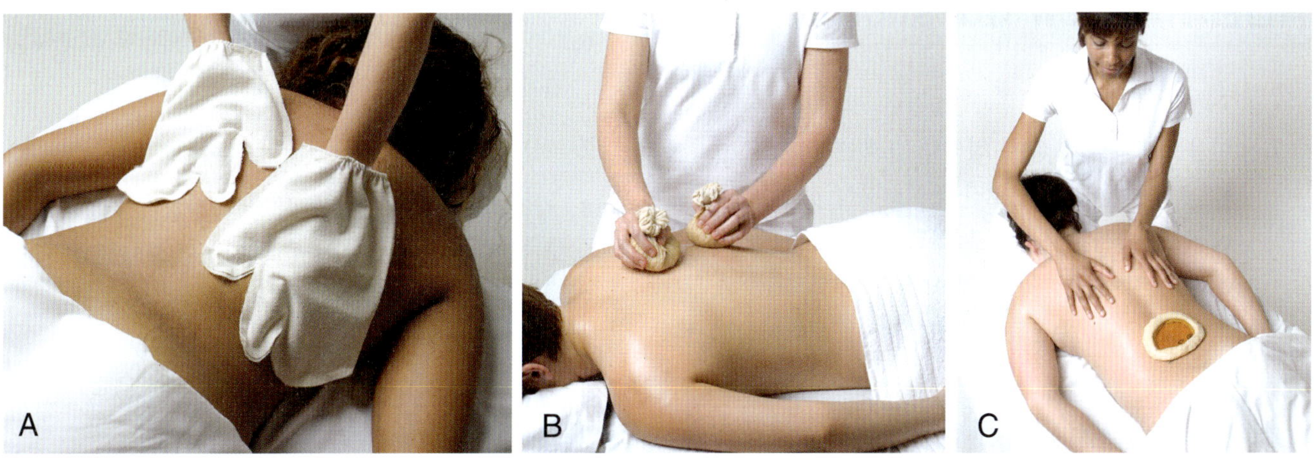

그림 11-11 기타 아유르베다 바디 트리트먼트. (A) 게르샨. 생명주 장갑을 끼고 하는 마사지. (B) 핀다. 고객을 쌀과 우유, 허브로 채운 모슬린 주머니로 마사지한다. (C) 카티바스티. 열기와 특별한 치료용 오일을 이용하는 트리트먼트로 요통에 효과가 있다. 반죽으로 만든 "바스티" 또는 주머니를 치료 부위에 얹고 그 안에 오일을 넣는다.

불, 물, 그리고 흙이다. 이 요소들이 한 개인 안에서 합쳐져 그 사람의 독특한 도샤, 또는 체질을 형성한다. 아유르베다 의사들은 개인의 도샤를 완전히 이해한 후에 진단하고 트리트먼트 한다. 대부분의 스파는 주의 깊은 삶과 건강한 식이요법, 명상으로 도샤의 균형을 이루게 하는데 가르침을 주는 아유르베다에 중점을 두고 있다. 인도 마사지, 시로다라, 우드바타나와 같은 외용 테라피들이 긴장 완화와 부드러운 독소 배출, 일반적인 웰빙, 그리고 내적 평화를 달성하기 위해 이용된다. 아유르베다는 이 장에서 다 다룰 수 없을 정도로 복잡한 시스템이다. 식이요법, 명상과 같은 중요한 영역도 아주 간단하게 다루었다.

참고문헌 References

1. Wujastyk D: *The Roots of Ayurveda: Selections from Sanskrit Medical Writings*. London: Penguin Books, 2003.
2. Warrier G, Gunawant D: *The Complete Illustrated Guide to Ayurveda: The Ancient Indian Healing Tradition*. Shaftesbury, Dorset, UK: Element Books Inc., 1997.
3. Frawley D, Ranade S. Ayurveda: *Nature's Medicine*. Twin Lakes, WI: Lotus Press, 2001.
4. Johari H: *Ancient Indian Massage: Traditional Massage Techniques Based on the Ayurveda*. New Delhi, India: Munshiram Manoharlal Publishers Pvt. Ltd., 2003.
5. Miller L, Miller B: *Ayurveda and Aromatherapy: The Earth Essential Guide to Ancient Wisdom and Modern Healing*. Twin Lakes, WI: Lotus Press, 1995.
6. Frawley D. Ranade S, Lele A: *Ayurveda and Marma Therapy*. Twin Lakes, WI: Lotus Press, 2003.
7. Morrison J: *The Book of Ayurveda: A Holistic Approach to Health and Longevity*. New York: Fireside Books, 1995.
8. Selby A: *Ayurveda*. Minnetonka, MN: Creative Publishing International, Inc., 2001.

복습문제(Review Questions)

객관식

1. 아유르베다를 가장 잘 정의내린 것은?
   a. 스파에서 힌두교 교리를 실천하는 것
   b. 인도 마사지와 스파 트리트먼트 시술
   c. 마사지에 중점을 둔 치료 시스템
   d. 균형 잡힌 삶을 사는 법에 대한 치료 시스템과 철학

2. 전통 아유르베다에서는 우주 만물이 5가지 요소로 이루어져 있다고 말한다. 이것들은 무엇인가?
   a. 우주, 공기, 불, 물, 흙
   b. 철, 나무, 우주, 공기, 호흡
   c. 우주, 호흡, 물, 불, 영혼
   d. 흙, 지구, 태양, 불, 숲

3. 모든 사람들은 3가지 도샤 요소들을 모두 가지고 있다. 그러나 그 중 하나나 그 이상이 지배적이다. 이런 독특한 도샤 결합을 그 사람의 무엇이라고 하는가?
   a. 프라크리티
   b. 바타
   c. 피타
   d. 카파

4. 하루 중 가장 중요한 식사는 _____ 시간에 하는 것이 좋다. 이 도샤가 소화를 관장하는 도샤이기 때문이다.
   a. 피타
   b. 바타
   c. 카파
   d. 프라크리티

5. 빠르고 에너지가 넘치는 시간인 _____에(아침 6시까지는) 일어나 하루를 시작하는 것이 좋다.
   a. 피타
   b. 바타
   c. 카파
   d. 프라크리티

빈 칸을 채우시오.

6. _______의 특별한 조합이 개인의 체질을 지배하는 3가지 도샤를 만든다.

7. 카파는 _______ 마사지가 필요하다.

8. 각각의 도샤는 고유한 특징을 갖고 있다. 바타의 특징은 건조하고, 가볍고, 차갑고, 희미하고, 불안정한 것이다. 카파의 3가지 특징은 _____, _____, _____이다.

9. 피타는 온도가 너무 _______ 악화가 된다.

10. 도샤 중에서 가장 불안정해서 균형이 깨지기 쉬운 도샤는 _____이다.

스톤 마사지
Stone Massage

12장

장 개요

주요 용어

현무암(basalt): 용해된 마그마가 굳어져 만들어진 화성암의 한 종류. 마그마는 지표면에서 빨리 식기 때문에 현무암은 일반적으로 극히 작은 결정과 매끄러운 조직을 갖고 있다. 현무암은 다른 암석들보다 열을 더 잘 보유한다. 그리고 바다 또는 강의 현무암은 매끄러운 표면을 갖고 있기 때문에 스톤 마사지를 위한 최적의 암석 중 하나로 꼽힌다.

라미나 그루브(lamina grove): 극상(spinous)과 가슴관의 횡근 돌기와 요추 사이에 위치해 있는 라미나 그루브는 수직의 디프레션(depression)으로 횡돌극근의 섬유(디열근, 회선근, 반기시근)와 척추기립근(극근, 최장근, 장늑근)으로 채워져 있다.

핀과 스트레치 기술(pin and stretch techniques): 짧아진 근육이 길어지기 전에 근육을 그것의 기시점, 부착점, 또는 근복에 "꼭 눌러" 주는 기술. 이 기술의 효과로는 자기 수용 감각을 초기 상태로 되돌리고, 주기적으로 짧아지는 근육을 늘려주는 것을 들 수 있다.

자기 수용 감각(proprioception): 자기 수용 감각은 감각수용기가 운동 정도, 수축, 긴장, 자세, 조직의 늘어남에 관한 정보를 받아들이는 것을 말한다. 이런 정보가 중추신경계로 전달되면 중추신경계는 다시 근육에 운동 충격 신호를 보내 수축과 이완, 회복, 또는 위치 변화 등을 일으킨다.

장비와 셋업 Equipment and Setup

스톤 마사지를 시술하기 전에 테라피스트들은 반드시 부가 장비에 투자를 해야 하며, 마사지 스톤 세트를 구입해야 하고, 서비스를 하는 동안 모든 물품을 이용하기 쉽도록 트리트먼트 룸을 미리 정리해 놓아야 한다(그림 12-1).

스톤 (STONES)

현무암(basalt)은 핫스톤 마사지에서 가장 많이 이용되는 종류의 스톤으로 열을 아주 잘 보존한다. 현무암은 화산에서 분출된 마그마가 응고되어 형성이 되기도 하고, 지구 표면 근처에서 응고된 다음, 나중에 지구 플레이트의 운동 도중 침식이나 융기에 의해 드러나기도 한다. 현무암은 강바닥이나 바닷가를 수천 년 동안 굴러다니면서 반질반질해진다.

대리석은 스톤 마사지 시 콜드 테크닉에서 주로 사용한다. 자연 상태의 대리석을 만지면 차갑게 느껴지는데, 대리석이 열을 빨리 흡수하기 때문이다. 스톤 마사지에 사용하는 대리석은 반드시 특수한 원반 모양으로 잘라서 써야 한다. 대리석이 보기에도 아름답고 독특한 질감을 가진 것은 사실이지만, 콜드 스톤 테라피에 꼭 필요한 것은 아니다. 차갑게 식힌 현무암을 사용해도 되는데 현무암이 구하기도 쉽고, 가격도 저렴하다.

많은 회사들이 스톤 마사지 교육을 제공하고 있다. 이런 회사들은 대부분 자신들만의 독특한 기술을 잘 시술할 수 있는 스톤을 세트로 판매한다. 대부분의 테라피스트들이 대략 55개의 세트로 된 스톤을 사용하는데, 이들은 고객의 몸 위에 올려놓는 스톤과 마사지용 스톤으로 구성된다.

몸 위에 올려놓는 스톤들 (Placement Stones)

몸 위에 올려놓는 스톤은 마사지용 스톤보다 크고 거칠다. 이 스톤은 몸의 특정 부위를 가열하고 그 무게로 고객의 긴장을 완화하는데 이용한다. 몸 위에 올려놓는 스톤은 한 개의 천골 스톤, 네 개의 커다란 타원형 스톤, 여섯 개 내지 여덟 개의 등 스톤, 두 개의 손바닥 스톤, 두 개의 발 스톤, 8개의 발가락 스톤, 그리고 선택사항인 목 "베개"로 구성되어 있다.

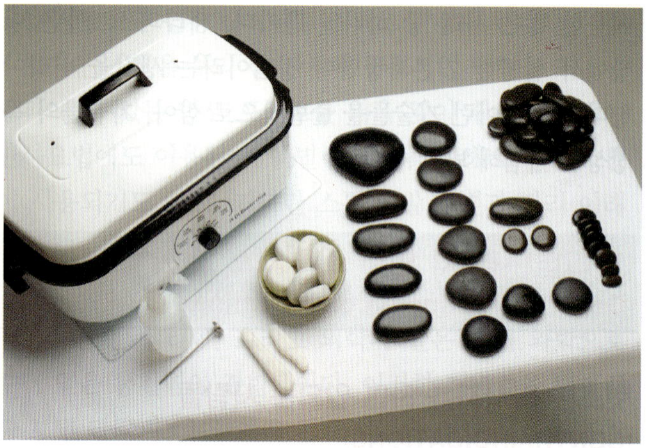

그림 12-1 스톤 마사지 장비.

- **한 개의 천골 스톤:** 천골 스톤이 세트 중에서 가장 크다. 이 스톤은 엎드렸을 때는 천골에, 누워있을 때는 배꼽에 올려놓는다.
- **네 개의 커다란 타원형 스톤:** 네 개의 커다란 타원형 스톤은 천골 스톤보다 약간 작다. 이들은 엎드린 자세를 취한 고객의 등뼈 양쪽에 있는 기립근에 열을 가할 때 이용된다. 이 스톤들을 앞몸에 올려놓을 때는 몸의 정중선과 흉근 기시점에 올려놓는다.
- **여섯 개 내지 여덟 개의 등 스톤:** 등 스톤은 고객이 엎드린 자세에서 돌아누운 자세를 취했을 때 고객의 등 아래에 놓아 "스파이널 레이아웃"을 할 때 사용한다. 이때는 스톤을 등뼈 양쪽에 일렬로 놔야하기 때문에 둥글면서 평평해야 하고, 크기도 일정해야 한다. 고객을 이 스톤 위에 바로 눕게 해서는 안된다. 대신 스톤을 수건으로 덮어서 고객이 화상을 입지 않게 해야 한다. 이 스톤들은 엎드려 있는 고객의 등이 길어서 4개의 커다란 타원형 스톤으로는 등을 모두 커버할 수 없을 때 이용해도 된다.
- **두 개의 손바닥 스톤:** 두 개의 손바닥 스톤은 마사지 오일로 손바닥을 부드럽게 만든 다음 올려놓는다(그렇지 않으면 건조하다고 느낄 것이다).
- **두 개의 발 스톤:** 발 스톤은 등 스톤과 크기가 거의 같으며 발바닥의 아치에 잘 들어맞을 수 있게 평평한 모양이다. 수건을 싼 발 스톤을 발에 올려놓은 다음 테리 천이나 수건으로 묶어 고정시킨다.
- **8개의 발가락 스톤:** 8개의 작은 스톤을 고객의 발가락 사이에 끼운다. 발이 큰 사람을 위한 큰 스톤 세

트와 작은 사람을 위한 작은 스톤 세트를 따로 구비해 놓는 것도 좋다. 발가락 스톤은 발가락 사이에 끼우기 전에 식혀놓는 것이 좋다. 이곳은 부드럽고 뼈가 많아 열에 민감하기 때문이다. 발가락 스톤은 작기 때문에 금방 식는다. 그러나 발가락 사이에 끼울 때 고객에게 반드시 너무 뜨겁지 않은지 물어봐야 한다.

- **한 개의 목 베개:** 목 "베개"는 고객이 누워 있을 때 목 아래에 놓아주면 된다. 그런 다음 살짝 후두부 위쪽으로 당겨 약간의 긴장감을 제공한다.

마사지용 스톤들 (Working Stones)

마사지용 스톤은 몸 위에 올려놓는 스톤보다 일반적으로 더 부드러우며 테라피스트의 손에도 편안하게 잘 맞는다. 다양한 기술에 사용할 수 있는 여러 가지 크기의 스톤들을 구비하고 있으면 유용하다. 끝이 뾰족한 스톤을 적어도 2개 정도 가지고 있으면 통증유발점 또는 반사요법 기술을 시술할 때 도움이 된다.

가열 기구들 (HEATING UNITS)

스톤 마사지가 널리 유행함에 따라 스파와 마사지 제품 공급업자들이 트리트먼트 룸에서 스톤을 가열하는 장비를 다양하게 선보이고 있다. 가열 기구들 중에는 실용적인 장비라기보다는 일종의 예술 작품처럼 보이도록 디자인된 것도 있다. 장비의 옵션을 꼼꼼하게 잘 살펴서, 예산과 제공하고자 하는 스톤 마사지 종류에 어울리는 가열 기구를 선택하도록 한다. 스톤 마사지에 가장 잘 어울리는 실용적인 가열 기구는 20리터짜리 로스터 오븐이다(그림 12-1 참조). 트리트먼트에 몇 개의 스톤만 이용할 계획이라면 작은 로스터 오븐이나 전기냄비를 사용해도 무방하다.

장비 배열 (EQUIPMENT ORGANIZATION)

가열 기구는 스톤을 꺼내는 동안 물이 튀면 흡수될 수 있게 수건 위에 놓아둔다. 흰색의 플라스틱 디쉬매트를 (크기에 맞게 잘라) 가열 기구 바닥에 깔고 그 위에 스톤을 올려놓는다. 흰색의 디쉬매트는 내부가 검정색인 가열 기구 안의 스톤이 도드라져 보이게 만든다. 흰색 디쉬매트를 깔아놓으면 트리트먼트 룸의 어두운 불빛 아래에서도 스톤을 쉽게 찾을 수 있고, 스톤들을 꺼낼 때 스톤들이 가열 기구 바닥에 부딪혀 소리가 나는 것도 막을 수 있다.

스톤을 배열하는 가장 효과적인 방법은 가열 기구 안에서 꺼내는 순서에 따라 늘어놓는 것이다. 천골 스톤을 가열 기구의 오른 손잡이 위쪽 코너에 놓은 다음, 그 앞에 네 개의 커다란 타원형의 스톤을 놓는다. 그 다음 줄에 등 스톤과 손바닥 스톤, 발 스톤, 발가락 스톤을 차례대로 놓는다. 발가락 스톤은 트리트먼트를 하는 동안 다른 스톤 아래로 들어가지 않게 작은 망사 주머니에 넣어 놓는다. 가열 기구의 왼쪽 손잡이 쪽에는 마사지 용 스톤들을 쌓아놓는다. 어떤 테라피스트들은 마사지 용 스톤을 크기나 모양으로 분류해 4개 내지 5개의 주머니에 나눠 넣어 놓기도 한다. 이렇게 하면 가열 기구 안에서 필요한 스톤들을 쉽고 빠르게 꺼낼 수 있다.

얼음물이 담긴 그릇에 4개 내지 6개의 마사지 용 스톤들(또는 대리석 원반)을 담아 작업 테이블 위에 올려둔다. 이 스톤은 "배스큘러 플러쉬"에 이용하거나 핫스톤과 정반대의 느낌을 제공할 때 사용한다. 고객이 등에 스톤을 올려놓고 있는 동안 마실 물도 테이블 위에 준비해 놓는다.

스톤이 너무 뜨거울 때 빨리 식힐 수 있도록 가열 기구 옆에 차가운 물이 담긴 물주전자를 놓아둔다. 가열 기구 안에 담긴 물의 온도를 계속해서 온도계를 가지고 확인한다. 디지털 온도계는 가열 기구 밖에 부착할 수가 있어서 사용이 편리하다. 디지털 온도계에 부착된 탐침을 물 안에 넣어두면 멀리서도 온도를 읽을 수가 있다. 써밀 장갑 한 쌍과 홈이 있는 튼튼한 숟가락도 가열 기구 옆에 놓아둔다. 앞몸과 뒷몸에 스톤을 올려놓을 때 장갑을 끼고 가열 기구 안에서 스톤을 꺼낸다. 홈이 있는 숟가락이(홈이 있어야 물이 빠져나갈 수 있다) 있으면 가열 기구 안의 뜨거운 물에서 스톤을 쉽게 꺼낼 수 있다.

압착 마사지 오일 한 병(해바라기 또는 헤이즐넛이 효과가 좋다. 그러나 다른 종류의 압축 착유 오일을 사용해도 된다)과 아로마 미스트를 6장 내지 8장의 마른 수건과 함께 롤링 카트에 놓아둔다. 마사지 젤이나 크림으로는 스톤 마사지를 잘 할 수가 없다. 이런 제품들은 스톤에 끈적끈적한 잔여물을 남길 뿐만 아니라, 가열 기구 안의 물도 탁하게 만든다.

마사지 테이블에는 시트를 깐 다음, 그 위에 커다란 목욕 수건을 깔아둔다. 목욕 수건을 깔아둬야 열기가 차단돼 고객이 화상을 입는 것을 막을 수 있다.

위생관리

사용한 스톤을 빨리 씻으려면, 가열 기구에서 스톤을 꺼내 알코올을 뿌리면 된다. 가열 기구 안의 물을 버린 다음, 알코올을 뿌린다. 스파 영업이 끝나면 스톤을 뜨거운 비눗물로 씻어서 완전히 말린다. 가열 기구 역시 헹궈서 알코올을 뿌려놓는다. 스톤이 끈적거리기 시작하면 알코올이 담긴 뚜껑이 있는 용기에 하룻밤 담가둔다. 스톤을 식기세척기에 넣고 세척을 해도 된다 (스톤이 떨어지지 않게 주의한다. 스톤이 떨어지게 되면 식기세척기가 망가질 수 있다). 스톤의 "에너지" 효과를 믿는 테라피스트는 스톤을 하룻밤 동안 베이킹 소다와 물, 레몬주스에 담가 놓기도 한다.

주요 기술들 Core Techniques

기본 스톤 마사지 과정을 시작하기 전에 몇 가지 주요 기술과 기본 스트로크를 연습해 두면 도움이 될 것이다. 스트로크가 익숙해지면 전신 스톤 마사지를 실시해도 된다.

고객의 몸에 스톤 갖다 대기 (INTRODUCTION OF THE STONES TO THE CLIENT'S BODY)

시술 부위에 오일을 바른 다음, 양손에 스톤을 하나씩 쥐고 스톤을 피부 위에서 활기차게 움직여 마사지를 시작한다. 이때 스톤을 절대로 피부 위에 직접 올려놓아서는 안되며, 스톤을 쥔 상태에서 너무 뜨겁지 않은지 고객에게 물어봐야 한다. 스톤이 너무 뜨거우면 고객이 마사지를 받는 내내 긴장할 수 있기 때문이다. 기억해야 할 가장 중요한 사항은 스톤을 피부 위에서 계속 활발하게 움직여야 한다는 것과 스톤이 차가워질 때까지 스톤을 계속 뒤집어야 한다는 것이다(아래에서 다시 설명하겠다). 이 동작을 서너 번 반복하면 고객은 스톤의 온도에 적응하게 될 것이다. 그리고 스톤이 충분히 식으면 깊고 느릿한 스트로크를 이용해서 다양한 방법으로 마사지하면 된다.

스톤 뒤집기 (STONE FLIPPING)

테라피스트는 자신의 손이 닿아있는 부분보다 고객의 몸에 닿아있는 스톤의 표면이 더 쉽게 식는다는 것을 알아차릴 것이다. 스톤의 온도를 일정하게 유지하려면, 롱 스트로크 마지막에 스톤을 "뒤집어"줘야 한다. 스톤이 아주 뜨거울 때는 스톤을 반복적으로 뒤집어 테라피스트 자신의 손을 보호해야 한다(스톤이 테라피스트에게는 정지된 것이지만 고객에게는 움직이는 것이 된다). 스톤을 뒤집을 때는, 스톤의 끝을 엄지손가락으로 들어 뒤집으면 된다. 자주 연습을 하면 스톤을 뒤집는 것이 쉽고 자연스러워질 것이다.

스톤 교체하기 (STONE TRANSITIONS)

차갑게 식은 스톤을 뜨거운 스톤과 자연스럽게 교체하는 것은 스톤 마사지 기술에서 아주 중요하다. 스톤은 다양한 방법으로 교체할 수 있다. 첫 번째 방법은 스톤 하나를 움직이면서 다른 한 손을 고객의 몸에서 떼는 것이다. 첫 번째 손에 있던 스톤을 교체한 다음, 두 번째 손으로 이 과정을 반복한다(그림 12-2). 두 번째 방법은 길고 느린 쓸기 동작을 이용해서 스톤을 몸에서 떼어낸 다음, 재빨리 새 스톤을 잡아 몸의 같은 부위에 대는 것이다. 세 번째 방법은 차갑게 식은 스톤을 그대로 고객의 몸 위에 올려두고 새 스톤을 집는 것이다. 고객은 차가운 스톤 덕분에 몸에 뜨거운 스톤이 올려질 때까지 테라피스트가 옆에 있다는 것을 느낄 수 있을 것이다. 마지막으로 네 번째 방법은 팔꿈치나 팔뚝으로 마사지를 하면서 스톤을 고객의 몸에서 떼어내는 것이다. 마사지를 하지 않고 있는 손으로 양손에 있는 스톤을 교체한다. 어떤 방법을 사용해도 괜찮지만, 스톤을 교체하는 동안 트리트먼트의 흐름이

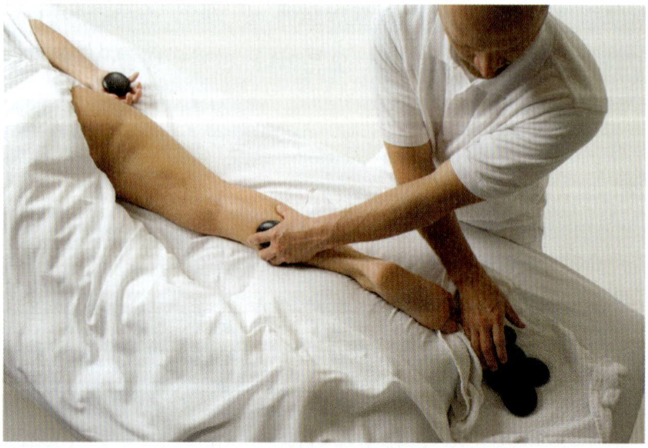

그림 12-2 돌 교체하기.

끊기지 않게 하는 것이 가장 중요하다.

테라피스트의 몸에 무리를 주는 동작들 (BAD STONE BODY MECHANICS)

초보 스톤 테라피스트들은 종종 스트로크를 실시하는 동안 스톤을 너무 "꽉 쥔다." 그리고 손목을 지나치게 꺾기도 하고, 스톤이 고객의 몸 위에서 움직이는 것을 살피기 위해 몸을 고객 쪽으로 너무 굽히기도 한다. 스톤이 미끄럽기는 하지만, 손바닥을 스톤에 댄 다음 손가락으로 감싸서 스톤들이 고객의 조직에 닿게 해야 한다. 이런 경우, 테라피스트는 손을 지나치게 긴장시키지 않도록 주의해야 한다. 테라피스트는 또한 스톤을 사용할 때의 손목의 위치도 잘 살펴야 한다. 그래야 마사지를 하는 동안 손목을 곧게 펴고 있을 수 있다. 테라피스트의 몸에 무리를 주는 기술에 대해서는 재평가를 한 다음, 다른 동작으로 바꿔서 불필요한 스트레스를 제거하거나, 기본과정 안에서 빼는 것이 좋다.

로스터 스피드 대 바디 스피드 ("ROASTER SPEED" VERSUS "BODY SPEED")

스톤 마사지에는 두 가지 다른 스피드가 있다. 로스터 스피드와 바디 스피드이다. 로스터 스피드가 좋은 테라피스트는 가열 기구에서 스톤들을 꺼내는 동작이 빠르고 정확하다. 손을 고객의 몸에서 떼는 순간, 재빨리 움직여 가열 기구에서 다음에 사용할 스톤을 꺼내서 고객에게 돌아올 것이다. 손이 고객의 몸에 닿은 다음에는 스피드가 느려져야 한다. 동작은 다시 느릿하고 차분해져야 한다. 테라피스트는 자신의 손이 고객의 몸에 닿는 순간, 집중력을 발휘해서 마사지를 시작해야 한다.

스톤 충분히 꺼내오기 (REMOVING ENOUGH STONES)

초보 스톤 테라피스트가 흔히 저지르는 실수는 마사지를 하면서 가열 기구에서 필요한 스톤들을 충분히 꺼내지 않는 것이다. 초보 테라피스트들이 스톤을 두 개나 세 개 꺼내 고객에게 다가가 시술 부위의 수건을 벗기고 마사지를 하다보면 스톤이 금방 식는다. 그럼 다시 가열 기구로 가서 차가운 스톤을 뜨거운 스톤과 바꿔 와야 한다. 이러는 대신 한 번에 적어도 스톤을 6개 내지 8개 가져오는 것이 좋다. 스톤들은 고객의 몸에 닿으면 금방 식어버린다. 그러나 수건에 싸서 고객 옆에 놓아두면 그렇게 빨리 식지 않는다. 이렇게 하면 테라피스트가 스톤을 가지러 자주 고객 곁을 떠날 필요가 없어서 좋다.

드레이핑 (DRAPING)

스톤을 올려놓기 전에 고객의 드레이프를 체크해야 한다. 누워 있든 엎드려 있든, 드레이프를 고객의 몸 위쪽으로 당겨 고객의 어깨가 드러나지 않게 한다. 대부분의 고객들은 어깨가 아래로 쳐져 있다. 특히 가슴이 큰 여성들을 더욱 심하게 쳐져 있다. 이런 고객들에게 스톤을 올려놓으면 조금만 움직여도 스톤이 굴러 떨어지게 된다. 이런 문제들이 발생하지 않게 하려면, 스톤이 제자리에 있을 수 있도록 수건으로 "주머니"를 만들어 주면 된다. 그런 다음 다른 스톤을 가지고 드레이프를 고정시켜 주면, 고객도 테라피스트도 모두 안심할 수 있다.

얼굴에 스톤 올리기 (STONES ON THE FACE)

홍보물에 보면 고객의 얼굴에 스톤이 올진 사진을 종종 볼 수 있다. 따뜻한 스톤을 이마나 눈에 올려놓으면 기분이 아주 좋아진다. 그러나 스톤에 에센셜 오일이 함유된 블렌딩 마사지 오일이 묻어 있다면, 눈 위에는 올리지 않는 것이 좋다. 눈꺼풀이 예민한 부위인데다 오일이 눈으로 들어가게 되면 눈에 염증이 생길 수 있기 때문이다. 다른 문제로는 스톤을 얼굴 위에 너무 오래 올려두게 되면, 스톤을 떨어뜨리지 않으려고 긴장을 하게 돼 고객의 목 근육에 무리가 갈 수 있다는 것이다. 얼굴에는 스톤을 아주 잠깐 동안 올려놓는 것이 좋으며, 예민한 얼굴 조직을 염증으로부터 보호하기 위해 온도도 48°C 이하로 하는 것이 좋다.

기본 스트로크 Basic Strokes

스웨디쉬 마사지와 마찬가지로 스톤 마사지 스트로크 역시 다음과 같은 순서로 진행된다. 처음에는 쓸어내리기를 한 다음, 주무르고, 마찰하고, 심부 조직 기법, **자기 수용 감각**(proprioceptor) 기술, 진동, 그리고 마지막으로 톡톡 두드리기를 하면 된다. 테라피스트들은 자신들만의 고유한 마사지 기술을 개발해도 된다. 특별히 좋아하는 마사지 스트로크가 있다면, 스톤을 가지고 같은 테크닉을 이용해 마사지하는 방법을 개발해도 좋다. 그러나 어떤 테크닉은 아주 좋기는 한데, 스톤을 이용해서는 할 수 없는 것도 있다. 이럴 때는 이 테크닉을 자유자재로 사용할 수 있을 때까지 오래 연습을 해야 할 것이다. 자신만의 독특하고 특별한 마사지 기술에 스톤을 더해서 트리트먼트를 더욱 멋진 것으로 만들 수 있도록 노력하라. 이렇게 하면 스톤 마사지가 개인적이고 창조적인 경험이 될 것이다. 기본 스트로크는 그림 12-3에 나와 있다.

평평한 스톤을 이용한 롱 스트로크 (LONG STROKES WITH THE STONE FLAT)

롱 스트로크(스톤을 가지고 쓸어내리기)는 스톤 마사지에서 이용되는 기본적인 스트로크이다(그림 12-3A). 이 스트로크는 고객의 몸에 처음 스톤을 갖다 댈 때와 다른 종류의 스트로크로 넘어갈 때 이용한다. 평평한 스톤을 몸에 댄 다음, 스톤을 몸에서 떼지 않고 몸을 따라 길게 올라갔다가 내려온다. 마사지하는 부위에 뼈가 많다면, 그 부위는 스트로크를 약하게 해야 한다. 또한 그 부위 피부에 오일이 충분히 발라져 있어야 스톤이 매끄럽게 내려갈 수 있다. 테라피스트는 뼈가 돌출된 부위를 스톤으로 치지 않도록 주의를 기울여야 한다. 손가락 끝을 피부 표면에 붙이고 있으면, 스톤 가장자리에 있는 조직을 마사지하는데 도움이 될 것이다. 이는 또한 테라피스트가 스트로크 깊이가 적당한지 판단하는데도 도움이 된다.

스톤 주무르기 (STONE PETRISSAGE)

일반적인 주무르기와 마찬가지로 손가락으로 조직을 리프팅 할 수 있도록 작은 스톤을 양손에 놓고 마사지하면 된다(그림 12-3B).

스톤으로 비틀기 (WRINGING WITH STONES)

중간 크기의 스톤을 양손으로 쥔 다음, 교차하는 동작을 이용해서 손이 만나는 스트로크 정점에서 조직을 리프팅한다(그림 12-3C).

스톤으로 길게 누르기 (STONE STRIPPING)

스톤을 바디에 직각으로 세운 다음, 시술 부위의 근육 조직을 길게 눌러준다. 이 스트로크는 고객이 아프다고 느낄 수도 있으므로 더 깊고 세심한 마사지가 필요할 때 사용하는 것이 좋다(그림 12-3D).

스톤으로 누르면서 반원 그리기 (ROTATION OF A STONE WITH COMPRESSION)

중간 크기의 마사지용 스톤의 납작한 부분을 고객의 몸에 댄 다음, 압력을 가해서 몸 바깥쪽으로 반원을 그린다. 이 스트로크는 한 손으로 해도 되고, 양손으로 해도 된다. 이 스트로크는 슬와근과 같은 살이 많은 곳에 시술하면 좋다(그림 12-3E).

스톤 바이브레이션 (STONE VIBRATION)

커다란 스톤을 시술 부위에 놓은 다음, 작은 스톤으로 큰 스톤을 친다(그림 12-3F). 이렇게 하면 기분 좋은 소리가 나면서 부드럽게 진동이 된다. 어떤 테라피스트들은 다리 마사지를 시작하기 전에 천골 스톤을 두드리는 것으로 마사지 기본과정을 시작하기도 한다. 고객의 후두부 아래에 놓인 목 베개 스톤의 양쪽 가장자리를 가볍게 두드려주는 것도 좋은 방법이다. 이렇게 하면 머리와 얼굴에 진동이 전달돼서 고객의 긴장이 완화되기도 한다.

스톤 가장자리로 심부 조직 자극하기 (DEEP TISSUE WITH THE EDGE OF A STONE)

스톤을 직각으로 세워서 시술할 부위에 댄 다음, 고객이 숨을 내쉴 때 스톤으로 그 부위를 눌러준다. 이 기술은 특히 어깨 주위에 시술하면 좋다(그림 12-3G).

스톤의 납작한 면으로 심부 조직 자극하기 (DEEP TISSUE WITH THE FLAT OF THE STONE)

중간 크기 스톤의 납작한 면을 테라피스트의 팔꿈치나 팔뚝 앞에 있는 고객의 몸에 댄다. 이 스톤은 마사지를 하기 위한 것이 아니라, 특정 부위를 따뜻하게 만들어 긴장 완화를 돕기 위한 것이다. 스톤이 완전히 식은 다음 천천히 떼어낸다(그림 12-3H).

스톤으로 문지르기 (FRICTION WITH STONES)

양손으로 스톤을 잡고 엄지손가락 대신 스톤을 이용해

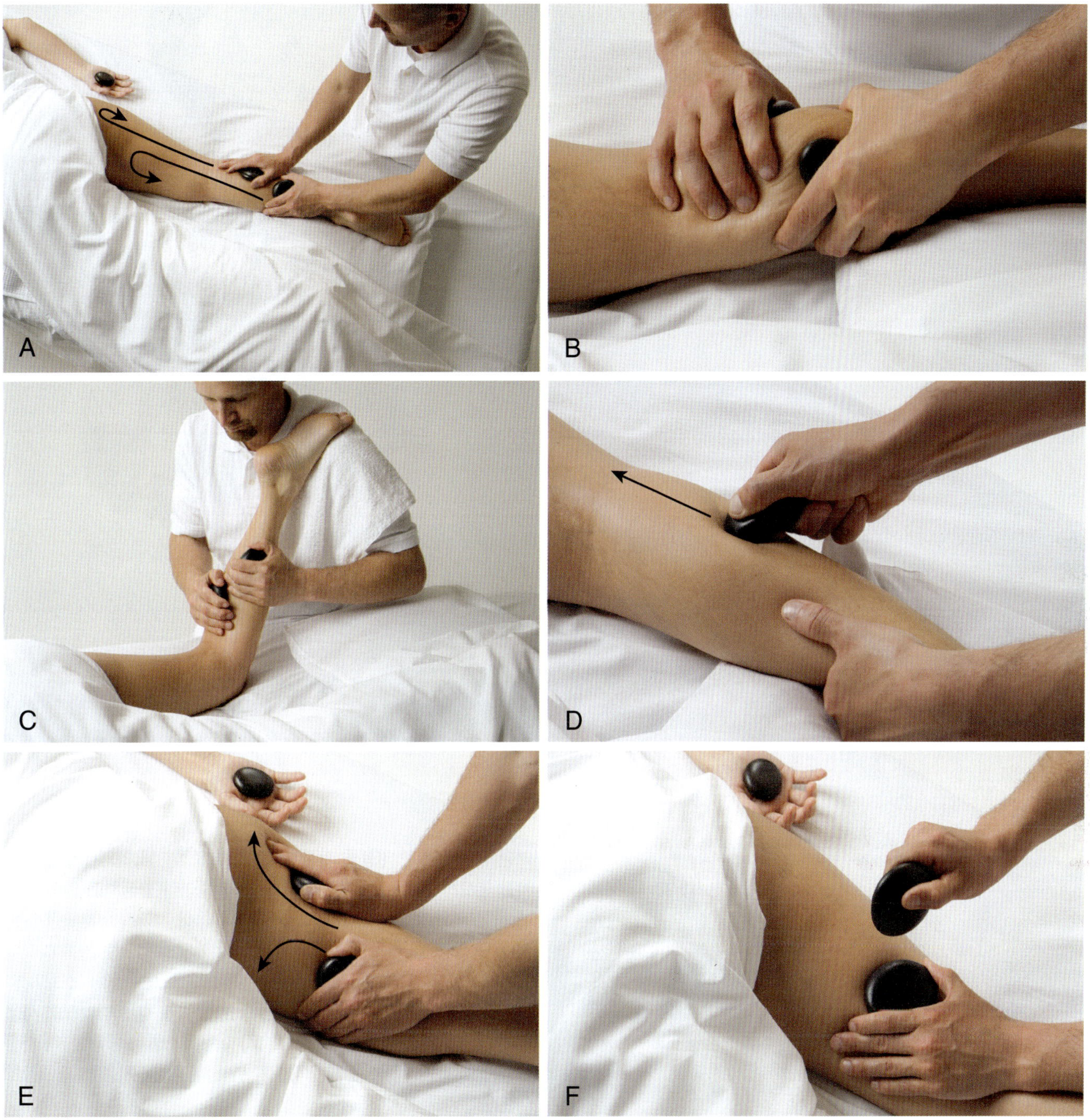

그림 12-3 **기본 스톤 스트로크.** (A) 평평한 돌을 이용한 롱 스트로크. (B) 스톤으로 주무르기. (C) 스톤으로 비틀기. (D) 스톤으로 길게 누르기. (E) 스톤으로 누르면서 반원 그리기. (F) 스톤 바이브레이션.

몸을 문지른다. **라미나 그루브**를 따라 천천히 내려가면서 마찰할 때 스톤을 이용하면 아주 좋다(그림 12-3I).

스톤으로 톡톡 두드리기 (STONE TAPOTEMENT)

양손에 스톤을 하나씩 쥐고 고객을 몸을 부드럽게 톡톡 두드린다(그림 12-3J).

스톤 배스큘러 플러쉬 (VASCULAR FLUSH WITH STONES)

한 손으로는 뜨거운 중간 크기의 스톤을 쥐고, 다른 한 손으로는 차가운 중간 크기의 스톤을 쥔다. 뜨거운 스톤을 시작으로, 두 개의 스톤을 가지고 고객의 몸을 길고, 활기차게 마사지한다. 이 스트로크는 자극적이면서도 활력을

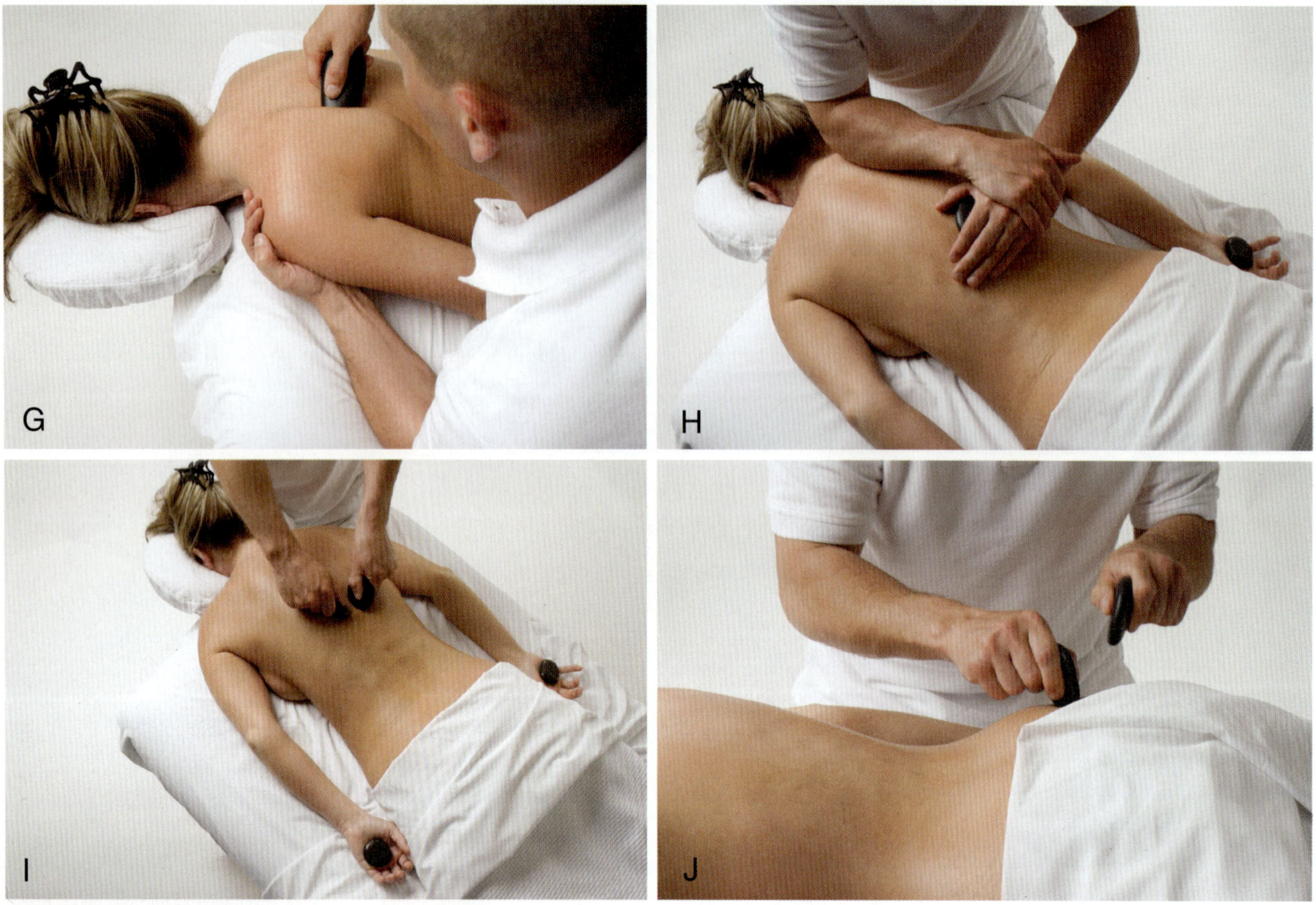

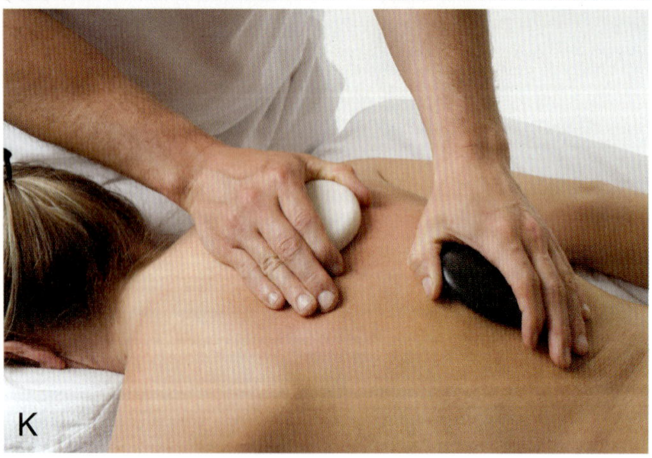

그림 12-3 *(계속)* **(G)** 돌 가장자리로 심부 조직 자극하기. **(H)** 돌의 납작한 면으로 심부 조직 자극하기. 돌은 팔뚝이나 팔꿈치로 압력을 가해 특정 부위에 열을 내기 위해 사용한다. 돌이 차가워야 부드럽게 움직일 수 있다. **(I)** 돌로 문지르기. 이 문지르기 스트로크는 돌을 라미나 그루브로 밀고 내려가면서 하면 된다. 이 스트로크는 테라피스트가 엄지손가락을 이용해서 마사지를 했던 모든 부위에 같은 방법으로 사용할 수 있다. **(J)** 돌로 톡톡 두드리기. **(K)** 스톤 배스큘러 플러쉬. 이 사진에서는 돌이 차갑다는 것을 알려주기 위해 대리석을 사용했다. 차갑게 식힌 현무암을 사용해도 된다.

돋게 한다. 이 스트로크는 드레이핑을 하고 다음 부위로 이동하기 전에 이용하면 좋다(그림 12-3K). 이 기술을 약간 변형해 뜨거운 스톤으로 시술 부위에 열을 가한 다음, 차가운 두 개의 스톤으로 그 부위를 힘차게 마사지해주면 좋다. 이 기술은 급성 부상을 당한 부위를 위한 대조적인 테라피로 이용해도 된다. 일반적인 마사지에서는 마지막에 다시 한 번 핫스톤 마사지를 해서 기본과정을 마무리한다.

특수 부위를 위한 스톤 스트로크
Stone Strokes for Specific Areas

인체의 특수 부위 마사지에 이용되는 다양한 핫스톤 기술을 일명 **"핀과 스트레치 기술"**이라 부른다. 핀과 스트레치는 근육을 일단 짧게 만든 다음, 근육을 그 기시점이나 부착점, 근복에 고정시켜 늘이는 기술을 말한다. 어떤 테라피스트들은 이 기술을 다양한 움직임을 이용해 근육을 길게 늘려주는 것이라고 표현한다. 어떤 이들은 이를 스웨디쉬 체조(Swedish gymnastic)를 이용한 심부 조직 기법이라 하기도 하며, 어떤 이들은 이를 다양한 움직임을 이용한 골지건기관 이완이라 말하기도 한다. 이 기술을 어떻게 표현하느냐와는 상관없이 이 기술을 사용하면 고유 수용 감각이 되살아나고, 만성적으로 짧아진 근육들이 늘어난다.

스톤에서 나오는 열기가 고유 수용 감각의 재시동과 만성적으로 짧아진 조직의 이완을 지지하는 것 같다. 여기서 설명한 기술들을 통해 전형적인 스톤 기본과정(스톤으로 쓸어내리기)을 뛰어넘어 더 깊고, 만족스러운 수준의 스톤 마사지를 창조하는데 필요한 아이디어를 제공하고자 한다. 인체의 특정 부위를 위한 스톤 스트로크는 그림 12-4에 나와 있다.

뒷다리: 장딴지근(비복근)과 가자미근 핀과 스트레치 (POSTERIOR LEGS: GASTROCNEMIUS AND SOLEUS PIN AND STRETCH)

하지를 90° 각도로 들어 올린 다음, 핸드 클로짓을 마사지 테이블 아래쪽에 두고 한 손으로 뒤꿈치를 잡는다. 스톤을 쥐고 있는 다른 손으로 아킬레스 건을 잡는다(그림 12-4A). 발을 발바닥 쪽으로 굽혀 장딴지근(비복근)과 가자미근을 짧게 만든 다음, 스톤을 쥔 손으로 뒷다리를 쓸어내리면서 발을 발등 쪽으로 굽힌다. 장딴지근과 가자미근의 핀과 스트레치가 끝나면 마사지 테이블 머리쪽을 향해 서서 고객의 발을 어깨에 댄 다음, 스톤 두 개로 아랫다리를 비틀어준다(그림 12-4C).

뒷다리 (POSTERIOR LEGS)

뒤넙다리근(슬괵근) 핀과 스트레치 (Hamstring Pin and Stretch)

고객의 슬와근 옆에 서서 마사지 테이블 머리쪽을 바라본다. 고객의 아랫다리를 들어 무릎을 구부린다(그림 12-4B). 중간 크기의 스톤을 뒷무릎 가까운 쪽의 슬와근에 댄 다음, 아랫다리를 중립 위치에 뒀다가 스톤을 좌골 조면 쪽으로 지그시 누르면서 무릎을 다시 구부린다. 스톤이 둔부에 닿으면, 대전자부에 스톤을 대고 원을 그리면서 길고 유려하게 스트로크한다.

양팔을 이용한 심부 조직 스트로크 (Double-Arm Deep Tissue Stroke)

중간 크기의 스톤을 양손에 쥔 다음, 뒷무릎 옆에 선다. 팔뚝을 뒷무릎 양쪽을 중심으로 밀었다가(그림 12-4C) 다시 모은다. 스톤이 다시 가져오면, 스톤을 피부에 붙이고 분리시킨다. 스톤 하나는 발쪽으로, 다른 하나는 엉덩이 쪽으로 민다. 그런 다음 다시 무릎 쪽으로 스톤을 가져온다. 이 스트로크를 처음부터 반복한다.

등 (THE BACK)

Stoning the Lamina Groove

라미나 그루브를 기준으로 삼아 다양한 스트로크를 할 수 있다. 두 개의 스톤으로 등뼈 양쪽의 라미나 그루브를 적당한 압력으로 누르면서 천골을 향해 천천히 내려가도 된다(그림 12-3I). 테라피스트는 고객의 몸 옆에 서서 모로 세운 스톤을 자신이 서 있는 곳 반대쪽의 그루브에 댄다. 스톤을 아래로 누르면서 바깥쪽으로 민다(그림 12-4D). 이 스트로크는 움직임이 작음에도 불구하고 긴장감이 느껴지지 않는다. 초보 테라피스트들은 촉진 기술을 천천히, 신중하게 연습해야 한다. 척추 마사지를 하면서 스톤을 빠르고 거칠게 움직이면 고객이 불편함을 느낄 수도 있고, 심하면 부상을 초래할 수도 있다.

광배근 핀과 스트레치 (Latissimus Pin and Stretch)

팔을 등 뒤로 잡아당겨 광배근을 짧게 만든 다음, 늘이고, 내회전시킨다. 허리 바로 위에서부터 겨드랑이까지 고객의 몸 측면을 따라 아무 곳에나 따뜻한 스톤을 고정시킨다(그림 12-4E). 고객에게 숨을 마시라고 얘기한다. 고객이 숨을 내쉴 때 팔을 밖으로 당겨 돌리고 앞으로 굽힌다. 팔을 구부리는 동안, 러닝 핀(running pin)으로 겨드랑이 근처에서부터 위뒤엉덩뼈가시까지 마사지한다.

앞다리 (ANTERIOR LEGS)

뼈가 많은 하지 앞면은 스톤 마사지를 하기가 까다로운 부위이다. 스톤은 정강이뼈 양쪽에 대야 하는데, 이곳에는 발목과 발가락의 신근으로 이어지는 여러 근육이 분포되어 있다. 긴종아리근(장비골근, peroneus longus)을

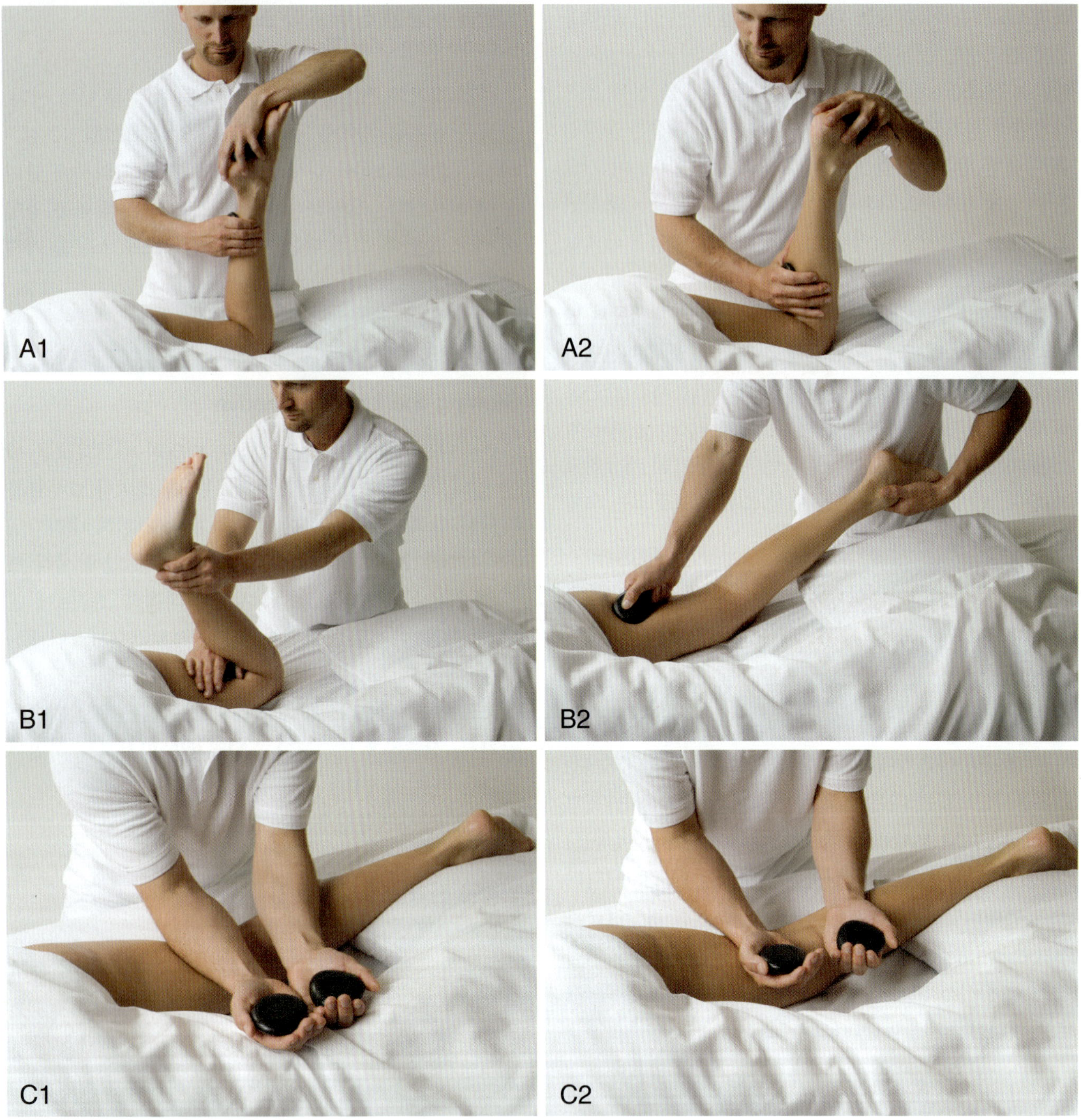

그림 12-4 특정 부위를 위한 스톤 스트로크. **(A1, A2)** 비복근과 가자미근 핀과 스트레치. **(B1, B2)** 뒤넙다리근(슬괵근) 핀과 스트레치. **(C1-C5)** 양팔을 이용한 심부 조직 스트로크. **(D)** 라미나 그루브 "플레어". **(E1, E2)** 광배근 핀과 스트레치.

위한 좋은 테크닉으로는, 하지는 내회전시켜 잡고 뜨거운 스톤으로 다리 바깥쪽을 마사지하는 것을 들 수 있다(그림 12-4F). 발을 발등 쪽으로 굽혔다 발바닥 쪽으로 굽히는 것을 반복하는 동안 스톤을 정강이뼈 한쪽에 대줘도 된다.

대퇴사두근의 핀과 스트레치 (Quadriceps Pin and Stretch)

고객의 다리를 테이블 가장자리로 떨어뜨린다(그림 12-4G). 한 손으로는 발목을 잡고 다른 손으로는 스톤을 잡는다. 스톤으로 슬개골 바로 위에 있는 대퇴직근을 적당한 압력으로 누른다. 펴진 상태의 하지를 접으면서 스

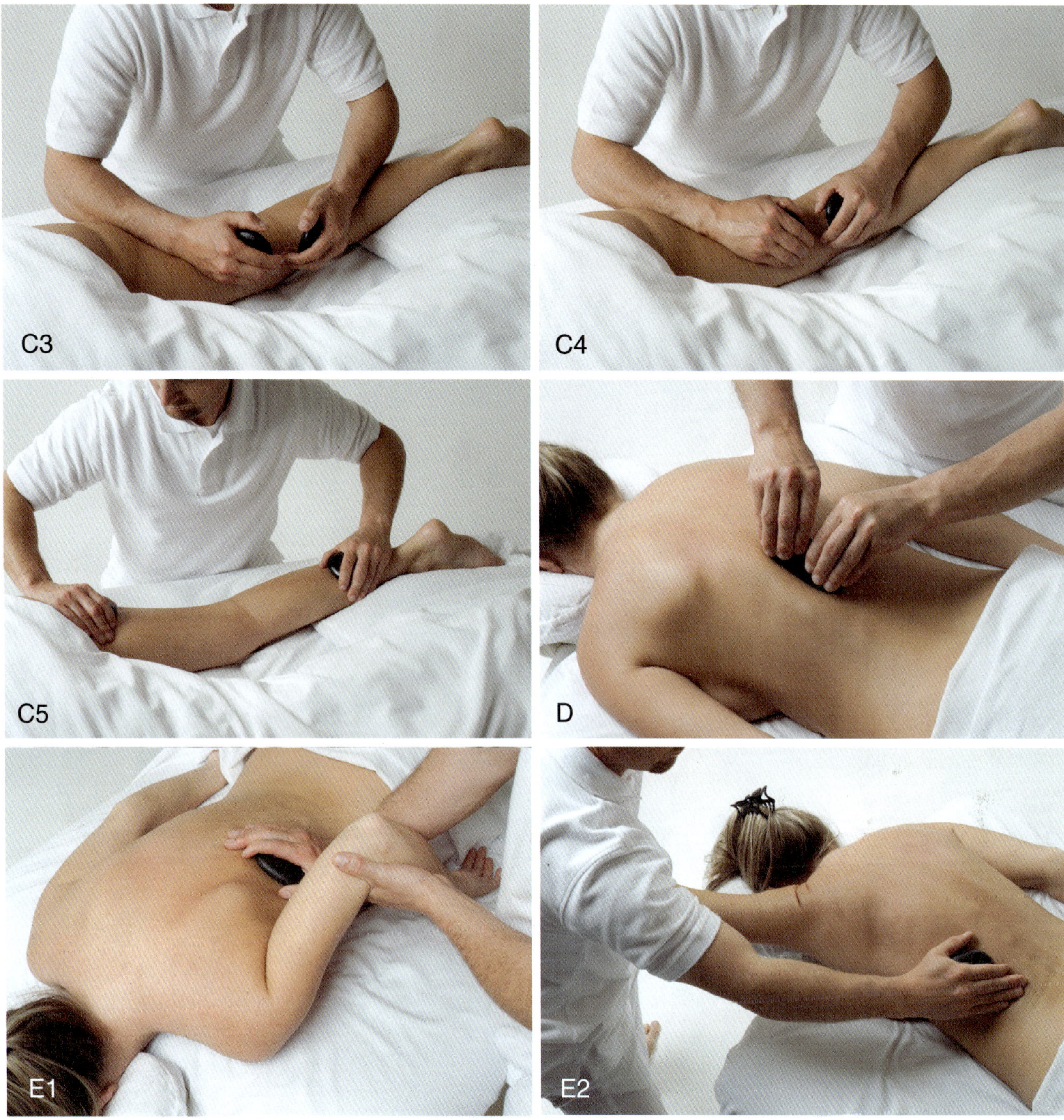

그림 12-4 *(계속)*

톤을 앞다리 전하장골극으로 민다.

스톤으로 대퇴근장막과 엉덩정강근막 스트레치하기
(Tensor Fasciae Latae and Iliotibial Tract Stretch with Stones)

무릎이 굽혀진 다리의 발을 다른 쪽 다리의 측면에다 댄다(그림 12-4H). 스톤을 엉덩정강근에 댄 다음 무릎 측면으로 밀었다가 다시 다리 측면을 따라서 민다. 그러면서 구부러져 있는 무릎을 반대편 다리 쪽으로 가볍게 눌러준다. 이렇게 하면 대퇴장막근과 엉덩정강근이 스트레치된다. 스톤을 뒷다리 아래쪽에서 대전자부, 허리까지 밀어 올려 스트로크를 마친다.

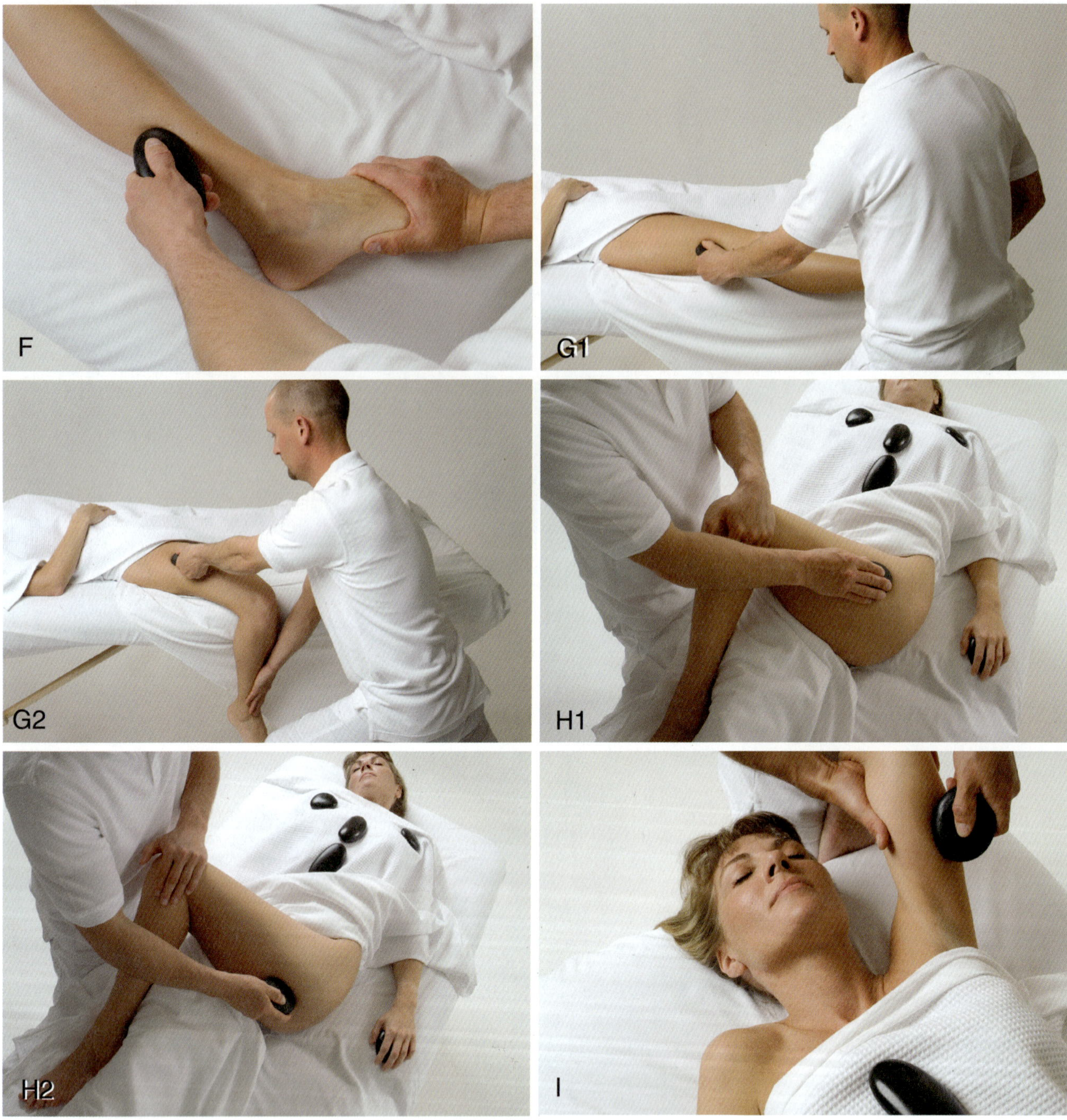

그림 12-4 *(계속)* **(F)** 종아리 근육 스톤 마사지 **(G1, G2)** 대퇴사두근의 핀과 스트레치. **(H1, H2)** 돌로 대퇴근장막과 엉덩정강근 스트레치 하기. **(I)** 삼두근 스톤 마사지.

팔 (ARMS)

삼두근 (The Triceps)

팔 마사지에서는 동작의 종류가 중요한데, 그래야 근육이 더 잘 이완이 되고, 마사지가 유연하게 느껴져 고객의 흥미가 유발되기 때문이다. 삼두근은 팔을 머리 위로 들어 올린 다음, 테라피스트의 넓적다리를 이용해 트리트먼트 테이블에 닿아 있는 고객의 손을 살짝 누른 채로 마사지하면 된다(그림 12-4I). 스톤으로 삼두근과 이두근의 중앙과 측면을 마사지한다. 고객의 팔을 뒤로 뻗게 한 다음, 스톤을 허리 측면으로 밀어내리는 것으로 이 스트로크를 마무리한다.

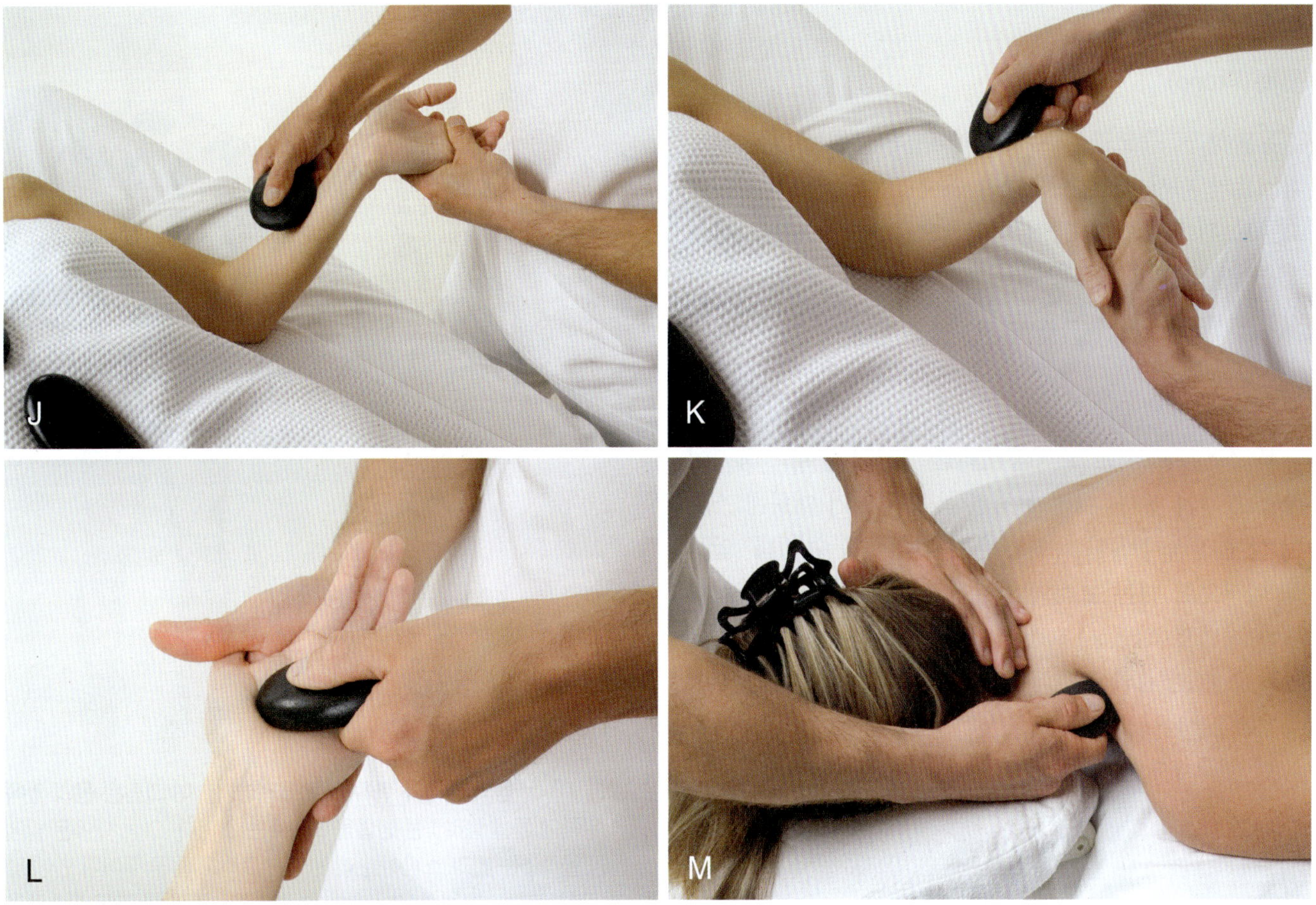

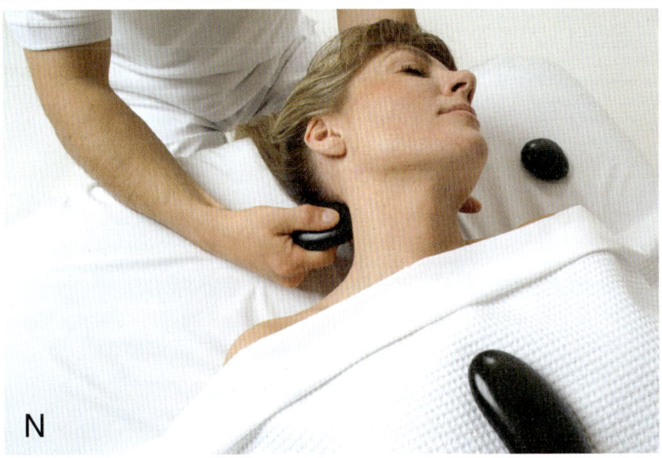

그림 12-4 *(계속)* **(J)** 굴근 핀과 스트레치. **(K)** 신근 핀과 스트레치. **(L)** 손 스톤 미시지. **(M)** 뒷목 스톤 마사지. **(N)** 잎목 스톤 마사지.

굴근과 신근의 핀과 스트레치 (Flexor or Extensor Pin and Stretch)

수동적인 핀과 스트레치는 테라피스트가 고객의 손을 잡고 손목을 굽혔다 폈다 할 때 달성이 된다. 이때 테라피스트는 작은 크기의 스톤을 이용해 굴근과 신근에 모두 러닝 핀을 제공해야 한다(그림 12-4J와 K).

손 (HANDS)

스톤이 손등에 느낌이 그다지 좋지 않다. 그러므로 손가락을 마사지하는 동안 따뜻한 스톤을 고객의 손바닥 아래에 붙여놓는 것이 좋다. 손바닥은 스톤을 가지고 반사요법 포인트를 자극하면서 마사지하면 된다(그림 12-4L).

목 (THE NECK)

뒷목 (Prone)

두판상근, 승모근, 후두하근의 위쪽 섬유 조직은 테라피스트가 마사지 테이블 머리 쪽에 앉아 스톤을 라마나 그루브 위에서 유양 돌기 바깥쪽으로 미는 동작을 통해 접근하면 된다(그림 12-4M). 후두하근에 닿으려면, 더 깊고 특별한 압력이 필요하다.

앞목 (Supine)

목 스톤 마사지는 고객의 머리를 부드럽게 계속 움직여 주면 효과가 좋다. 이렇게 하면 목이 열리기 때문에 스톤이 살에 걸리지 않아 유연하게 마사지를 할 수 있다. 앞목을 마사지할 때는 고객의 안전을 위해 스톤을 반드시 평평한 상태로 해서 사용해야 한다. 뒷목을 마사지할 때는 스톤을 모로 세워야 후두부에 있는 후두하근, 두판상근, 승모근을 마사지할 수 있다(그림 12-4N).

기본 전신 스톤 마사지 과정
A Basic Full-Body Stone Massage Procedure

트리트먼트 스냅샷에 90분짜리 전신 스톤 마사지 기본 과정의 개요를 적어 놓았다. 그림 12-5는 앞몸과 뒷몸에 스톤이 놓이는 위치를 표시한 것이다. 테라피스트들은 특정한 인체 구역의 시술을 생략한다든지(예로, 복부), 스톤을 올려놓는 것을 단순화시켜(예로, 발에 스톤을 묶는 것을 생략) 이 기본과정을 60분짜리로 변형시켜도 된다. 어떤 테라피스트들은 고객의 몸 위에 스톤을 올려놓지 않고 일반적인 마사지 기본과정을 시작하기 전에 스톤을 이용한 쓸어내리기 스트로크를 이용해서 고객의 몸을 "열리게" 하기도 한다. 시간별 옵션은 표 12-1에 나와 있다.

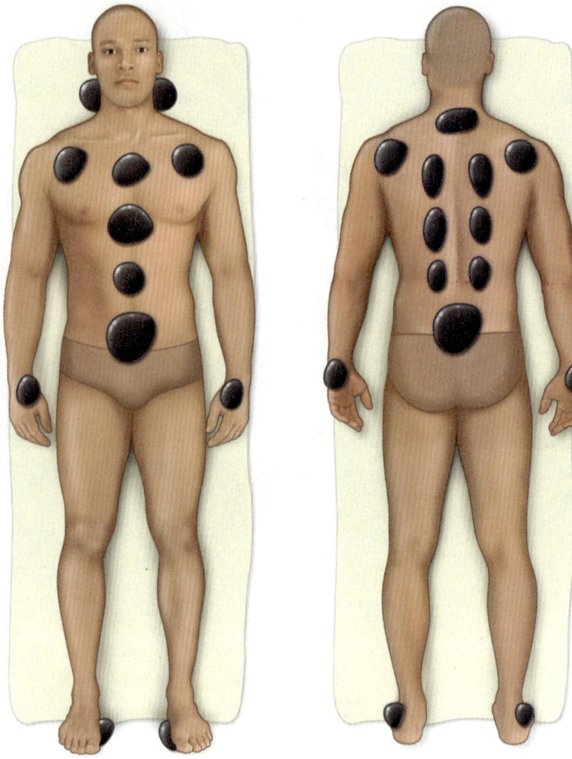

그림 12-5 몸의 앞쪽과 뒤쪽에 돌 올려놓기. 이 그림은 몸의 앞쪽과 뒤쪽에 돌을 올려놓는 방법을 보여주는 것이다. 그림 12-6은 발에 돌을 올려놓는 법과 스파이널 레이아웃, 그리고 돌을 주머니 안에 넣어 고정시키는 법 등과 같은 특별한 기술을 보여준다. 테라피스트가 돌들의 위치를 잘 파악할 수 있도록 하기 위해 이 그림에서는 드레이프를 사용하지 않았다. 고객이 화상 입는 것을 방지하기 위해 항상 드레이프를 사용해야 한다.

스냅샷: 전신 스톤 마사지

시술대상

근육통, 스트레스, 만성 근골격계 질환, 에너지 저하, 긴장완화 촉진

금기

심장 질환, 고위험 임신, 혈관 질환, 질병과 발열, 급성 질환, 염증성 질환

트리트먼트 테이블 셋업(아래에서부터 제일 위까지)

1) 바텀 마사지 시트
2) 탑 마사지 시트
3) 목욕용 시트(드레이프)
4) 덧베개

워크 테이블 셋업

1) 흰색 디쉬(dish) 매트를 안에 넣은 목욕 수건 위에 가열기를 올려놓는다
2) 가열기 안에 돌을 넣은 다음 물을 붓는다
3) 단열 장갑과/또는 홈이 있는 숟가락
4) 얼음이 담긴 그릇에 중간 크기의 현무암 또는 대리석 4개 내지 6개를 넣어둔다
5) 온도계
6) 차가운 물 한 주전자
7) 마사지 오일

8) 아로마 미스트
9) 마실 물 한 잔
10) 수건 6장 내지 8장
11) 롤링 카트(선택사항)
12) 사용한 발가락과 발 마사지 돌을 담가둘 수 있는 비눗물 한 그릇

절차

1) 몸의 뒷부분에 돌을 올린다.
2) 다리를 마사지한다.
3) 등의 돌을 제거한다.
4) 등을 마사지한다.
5) 고객의 몸을 돌린 후, 앉힌다.
6) 스파이널 레이아웃을 놓는다. 고객을 눕힌다.
7) 몸의 앞부분에 돌을 놓는다.
8) 앞쪽 다리와 발을 마사지한다.
9) 윗가슴에 올려두었던 돌과 목 베개를 제거한다.
10) 팔을 마사지한다.
11) 복부 근육을 마사지한다(선택사항).
12) 목과 얼굴을 마사지한다.
13) 모든 돌을 제거한 다음 오러 미스트를 뿌려 마무리 한다.

트리트먼트 시작 (SESSION START)

트리트먼트를 시작하기 전에 엎드려 있는 고객의 몸에 덧베개를 받쳐준다. 드레이프를 끌어올려 고객의 어깨까지 덮어준다. 그래야 스톤이 드레이프 "주머니" 안에 들어가서 미끄러지지 않는다. 스톤의 온도를 확인한 다음 가열 기구의 온도를 높이든지 찬물을 부어 스톤의 온도를 조절한다.

단계 1: 뒷몸에 스톤 올리기 (STEP 1: POSTERIOR PLACEMENT)

가열 기구 안에 있는 몸 위에 올려놓는 스톤을 써멀 장갑이나 집게, 홈이 있는 숟가락으로 꺼낸다. 스톤들을 등뼈 양쪽에 다음과 같은 순서에 따라 올려놓는다(그림 12-5A).

1. 천골 스톤을 천골에 직접 올리지 말고 고객의 미저골에 올려놓는다. 이렇게 하면 근막이 수축이 돼서 조직이 늘어난다.
2. 천골 스톤 바로 위부터 시작해 등을 따라 올라가면서 스톤을 등뼈 양쪽에 올려놓는다. 네 개의 커다란 스톤을 허리에 올려놓은 다음, 등 스톤을 등 위쪽에 올려놓는다. 뒤에 고객이 몸을 뒤집어 앞을 보고 누웠을 때도 이 스톤을 사용한다.
3. 수건으로 싼 발 스톤을 발의 아치 둘레에 묶어 놓는다. 이렇게 하려면, 수건을 길게 반으로 접은 다음 그 사이에 스톤을 집어넣으면 된다. 그런 다음 스톤을 고객의 발 아치에 정확하게 대고 수건을 고객의 발에 묶어준다(그림 12-6).
4. 두 개의 손바닥 스톤에 오일을 바른 다음, 드레이프를 들어 올려 고객의 손바닥 위에 놓아준다. 스톤이 너무 뜨거우면 고객이 스톤을 쥘 수가 없다. 고객의 손을 보호하기 위해 손바닥에 수건을 한 장 놓아주는 것이 좋다.
5. 스톤을 모두 고객의 몸 위에 놓았다면, 테라피스트는 이 트리트먼트의 마사지 섹션을 "시작할" 준비를 마친 것이다. 천골 스톤과 가운데 등에 있는 스톤을 올려 놓고 잠깐 누른다. 스톤을 눌러주면 깊이와 무게에 대한 고객의 지각이 상승될 것이다. 스톤을 누르면서 고객과 함께 심호흡을 세 번 한다. 이렇게 하면 스톤을 놓는 것과 마사지 사이의 간격을 근사하게 메울 수 있다. 어떤 테라피스트들은 천골 스톤을 작은 스톤으로 4회에서 6회 두드려 마사지 트리트먼트가 시작되었음을 알리기도 한다.

단계 2: 뒷다리 마사지 (STEP 2: MASSAGE THE POSTERIOR LEGS)

고객 다리의 드레이프를 벗기기 전에 첫 번째 다리 마사지에 사용할 스톤을 가열 기구 안에서 꺼낸다(다양한 크기의 스톤을 6개 내지 8개 꺼내거나 마사지용 스톤이 든 망사 주머니를 꺼낸다). 쉽게 집을 수 있도록 스톤을 이동식 카트에 깔아 놓은 수건에 올려놓는다.

다리의 드레이프를 벗긴 다음, 피부에 오일을 바른다. 일반 마사지보다 오일을 더 많이 사용해야 스톤이 피부 위에서 더 쉽게 미끄러진다. 핫스톤을 이용해서 다양한 마사지 스트로크로 실시한다. 마사지를 하는 동안 스톤이 차가워졌다면, 뜨거운 스톤들로 바꿔서 마사지하는 게 좋다. 몸 위에 올려져있지 않은 스톤은 모두 가열 기구 안에 넣어 재가열을 해야 한다.

뒷다리 마사지 마지막에 뜨거운 스톤과 차가운 스톤을

표 12-1 스톤 마사지 세션을 위한 타이밍 옵션 제안

설명	시간 분배(분)
90분 세션	
1. 몸의 뒷부분에 돌 올리기	6
2. 다리 뒤쪽	14(각 7분씩)
3. 등	15
4. 고객의 몸을 돌린 후 앉히기	2
5. 스파이널 레이아웃	3
6. 몸의 앞부분에 돌 올리기	3
7. 다리 앞쪽	12(각 6분씩)
8. 발	10(각 5분씩)
9. 복부	4
10. 팔	12(각 6분씩)
11. 목과 얼굴	8
12. 세션 마무리	1
합계	**90**
60분 세션	
1. 몸의 뒷부분에 돌 올리기	6
2. 다리 뒤쪽	10(각 5분씩)
3. 등	13
4. 고객 돌아눕히기(스파이널 레이아웃 생략)	1
5. 몸의 앞부분에 돌 올리기 변형(배꼽 스톤과 목 베개만 놓는다. 발 또는 손에 돌 올리는 것은 생략)	3
6. 다리 앞쪽과 발(다리 앞쪽과 발을 동시에)	12(각 6분씩)
7. 팔 (복부 마사지 생략)	8(각 4분씩)
8. 목과 얼굴	6
9. 세션 마무리	1
합계	**60**

각각 하나씩 양손에 쥐고 배스큘러 플러쉬 한다. 뜨거운 스톤과 차가운 스톤으로 뒷다리에 쓸어내리기 스트로크를 실시한다. 뒷다리에 아로마 미스트를 뿌린 다음, 스톤을 가열 기구에 넣어 재가열 시킨다. 첫 번째 다리에 다시 드레이핑을 한 다음 두 번째 다리 마사지를 시작한다.

단계 3: 등 마사지 (STEP 3: MASSAGE THE BACK)

뒷다리를 모두 마사지 한 다음, 등에 올려놓았던 스톤들을 다시 가열 기구 안에 넣어 재가열 한다(이 스톤은 고객이 앞으로 돌아누웠을 때 다시 사용할 것이다).

등 마사지용 스톤을 가열 기구 안에서 꺼내 테라피스트 근처에 놓아둔다. 등 마사지를 시작하기 전에 등의 드레이프를 벗겨내고 오일을 바른다. 광배근 핀과 스트레치나 심부 조직 기법과 같은 다양한 동작을 이용하면 등 마사지에 다양함을 줄 수 있다. 등 마사지 기본과정 마지막에 스톤을 이용해서 배스큘러 플러쉬 한다. 아로마 미스트를 고객

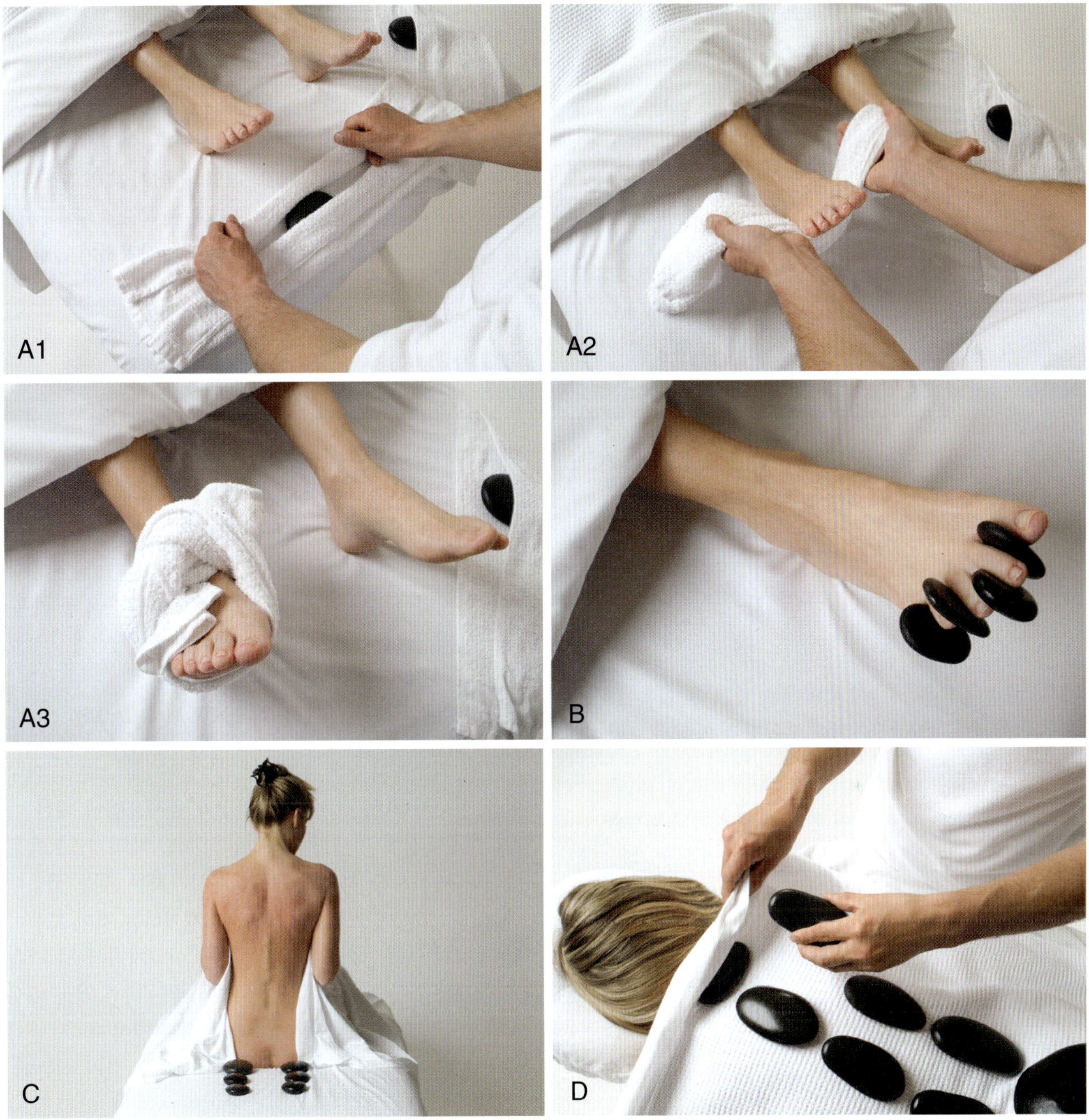

그림 12-6 12-6 특수 부위에 돌 올려놓기. **(A1, A2, A3)** 발에 돌 묶기. **(B)** 발가락 사이에 돌 끼우기. **(C)** 스파이널 레이아웃. **(D)** 몸 뒤쪽에 돌 올리기. 돌을 주머니 안에 넣어 고정시킨다.

의 몸 위에 뿌린 다음, 스톤을 가열 기구 안에 넣는다.

단계 4: 뒤로 스톤에 눕게 하기와 스파이널 레이아웃 (STEP 4: TRANSITION TO THE SUPINE POSITION AND SPINAL LAYOUT)

고객을 돌아눕게 하기 전에, 재빨리 시술 장소를 한 번 살피는 것이 좋다. 테이블 위에 남아 있는 스톤은 가열 기구 안에 넣어서 재가열 시킨다. 고객의 몸에 아직도 올려져있는 스톤이 있다면 스톤을 가열 기구 안에 넣어 재가열 시켜야 한다.

가열 기구 안에서 등 스톤을 꺼내 고객에게 돌아누워 달라고 부탁한다. 고객이 돌아누울 때 덧베개를 치운 다음, 고객에게 일어나 앉아 달라고 한 후 고객이 물을 마시는 동안 마사지 테이블 위에 스톤을 늘어놓는다. 스파이널 레이아웃을 할 때, 앉아있는 고객의 둔부 근처에 수건을 끼워 넣는다. 그림 12-6C처럼 마사지 테이블을 덮어놓은 수건 위에 6개 내지 8개의 등 스톤(고객의 신체 사이즈에 따라)을 올려놓는다. 수건으로 스톤을 덮은 다음, 끝자락을 아래에 있는 스톤 아래에 끼워 넣는다. 이 과정은 매우 중요한데, 수건으로 스톤을 덮지 않으면 고객이 그 위에 누웠을 때 화상을 입을 수 있기 때문이다.

고객이 스톤 위로 눕는 것을 도와준다. 고객을 부드럽게 앞뒤로 흔들기 전에 한 손은 고객의 어깨 위에, 한 손은 고객의 엉덩이에 댄다. 고객이 등 밑에 있는 스톤의 위치가 불편하다고 하면, 고객의 앞몸에 스톤들을 올려놓고 덧베개를 받치기 전에 스톤을 옮겨 고객을 편하게 만들어 준다.

단계 5: 앞몸에 스톤 올리기 (STEP 5: ANTERIOR PLACEMENT)

고객이 스파이널 레이아웃을 편하게 느끼는지 확인한 다음, 고객의 무릎 아래에 덧베개를 받친 후 앞몸에 스톤을 올려놓는다. 앞몸에 스톤을 올려놓는 위치는 그림 12-5A에 나와 있다.

1. 천골 스톤을 배꼽 위에 올려 배꼽 스톤의 역할을 하게 한다.
2. 두 개의 커다란 스톤을 몸의 중심선을 따라 올려놓는다.
3. 나머지 두 개의 커다란 스톤을 가슴 양쪽에 있는 소흉근 기시점 위에 올려놓는다.
4. 발을 뜨거운 스톤으로 싼 다음, 발가락 사이에 발가락 스톤을 끼워 넣는다. 발가락 스톤은 충분히 식힌 다음 사용하는 것이 중요한데, 발가락 사이처럼 뼈가 많고 보호막이 없는 부위는 뜨거움에 더 민감하기 때문이다.
5. 두 개의 뜨거운 손바닥 스톤에 오일을 바른 다음 고객의 손 위에 올려준다. 고객들 중에는 담요 밖으로 손을 꺼내서 손을 배꼽 스톤 위에 올려놓기를 좋아하는 고객도 있다.
6. 목 스톤을 목의 만곡 부위에 놓은 다음 후두부 쪽으로 당겨 목을 살짝 긴장시킨다. 이 스톤은 뜨겁게(목 아래에 넣기 전에 수건으로 싼다) 또는 차갑게 이용할 수 있다.

앞몸 마사지를 시작하기 전에, 두 개의 흉근 스톤을 누르면서 고객과 함께 심호흡을 몇 번 한다. 이렇게 하면 마사지 단계로 부드럽게 넘어갈 수 있다. 어떤 테라피스트들은 목 스톤의 양쪽 끝을(동시에) 작은 스톤으로 4회에서 6회 두드린 다음 앞몸 마사지 기본과정을 시작하기도 한다.

단계 6: 앞다리 마사지 (STEP 6: MASSAGE THE ANTERIOR LEGS)

첫 번째 다리 마사지에 쓸 스톤(다양한 크기의 스톤 6개 내지 8개)을 가열 기구에서 꺼내 테라피스트의 손이 닿기 쉽도록 이동식 카트 위에 올려놓는다. 고객 다리의 드레이프를 벗긴 다음, 손으로 피부에 오일을 바른다. 다양한 스트로크를 이용해 핫스톤을 고객의 몸에 대준다. 앞다리 마사지 마지막에 차가운 스톤으로 배스큘러 플러쉬 한 다음, 아로마 미스트를 뿌리고 다시 드레이핑 한다

단계 7: 발 마사지 (STEP 7: FOOT MASSAGE)

가열 기구에서 6개 내지 8개의 마사지용 스톤을 꺼내 발을 마사지한다. 발 마사지 기술과 반사요법에 대한 아이디어는 8장에 자세히 나와 있다. 어떤 테라피스트들은 앞다리 마사지를 하는 동안 발 마사지하는 것을 선호한다. 이럴 경우, 발가락 스톤을 먼저 제거하는 것이 도움이 될 것이다. 다른 테라피스트들은 발 마사지가 끝난 다음에 발가락 스톤을 끼우기도 한다. 이 때는 목과 얼굴 마사지까지 끝낸 후에 발가락 스톤을 빼내는 것이 좋다. 발가락 스톤은 미리 식혀놓은 상태이기 때문에 빨리 식는데, 고객이 불편해할 수 있으므로 발가락 사이에 너무 오래 끼워두지 않는 것이 좋다.

위생관리

사용하고 난 발가락 스톤과 발 스톤은 다시 가열 기구에 넣으면 안된다. 대신, 가열 기구 옆에 따로 놓아두거나 깨끗해 질 때까지 따뜻한 비눗물에 넣어 두었다가 다음 고객에게 사용하도록 한다.

단계 8: 복부 마사지 (선택사항) [STEP 8: ABDOMINAL MASSAGE (OPTINAL)]

핫스톤으로 복부 마사지를 하게 되면 진정이 되면서 긴장이 완화되는 느낌이 들기 때문에 스톤 마사지 기본과정에 추가하면 아주 좋다. 복부의 드레이프를 걷어낸 다음, 손으로 오일을 바른다. 핫스톤을 시계 방향으로 돌리면서 복부를 마사지한다. 마사지 목표가 허리의 만성적인 통증을 줄이기 위한 것이라면 요근을 마사지하는 동안 핫스톤이 복부 이완을 지지하는데 많은 도움을 줄 것이다. 그러나 요근을 다뤄본 경험이 없는 테라피스트라면 스톤을 이런 용도로 사용하지 않는 것이 좋다.

단계 9: 팔과 손 마사지 (STEP 9: ARM AND HAND MASSAGE)

윗가슴 스톤과 목 스톤, 손바닥 스톤을 마사지하는 동안 제거해야 고객의 팔을 쉽게 움직일 수가 있다. 스톤들이 이런 부위에 남아있게 되면 팔이 움직일 때 떨어지거나 자리가 바뀌어 고객이 불편해 할 수 있다.

핫스톤으로 마사지를 하기 전에 팔의 드레이프를 벗긴 다음 오일을 바른다. 여러 가지 스트로크와 부드러운 스트레칭을 이용하면 스톤 마사지에 다양함이 더해질 것이다. 손도 팔과 함께 마사지를 한다. 손은 스톤을 이용해서 마사지하기가 까다로운 부위 중의 하나이다. 반사요법과 비슷한 프레셔 포인트 기술은 효과가 크다. 그러나 손등을 스톤으로 마사지하는 것은 그다지 느낌이 좋지 않다. 손등은 스톤 없이 마사지를 하는 것이 가장 좋다. 마지막에는 차가운 스톤을 이용해 활기차게 쓸어내리는 스트로크로 마사지 한 다음, 아로마 미스트를 뿌려준다. 가열 기구에서 새 스톤들을 꺼내서 두 번째 팔을 마사지한다.

단계 10: 목 마사지 (STEP 10: NECK MASSAGE)

마사지 동안 목을 움직여 줬을 때 목 마사지의 느낌이 가장 좋다. 이렇게 하면 이 부위가 열리기 때문에 스톤으로 원을 그리면서 자유롭게 마사지할 수 있다. 앞목을 마사지할 때는 반드시 스톤의 납작한 면을 이용해야 고객의 목을 보호할 수 있다. 뒷목을 마사지 할 때는 스톤의 모서리로 후두하근과 위승모근을 깊게 마사지할 수 있다.

단계 11: 얼굴 마사지 (STEP 11: FACE MASSAGE)

얼굴은 48°C 정도의 따뜻한 스톤이나 차가운 스톤으로 마사지한다. 위쪽으로 살짝 밀어 올리는 스트로크를 사용하면 얼굴에 오일을 바르지 않고도 마사지 할 수 있다. 얼굴 마사지 기술은 3장에 설명해 놓았다. 얼굴 마사지가 끝날 때쯤 따뜻한 스톤을 이마에 올려놓는다. 스파이널 레이아웃(이 위에 고객이 누워 있다)만 제외하고 다른 스톤을 제거할 때까지 스톤을 이마에 올려놓는다.

트리트먼트 마침 (SESSION END)

트리트먼트 룸을 신선한 향기로 채울 수 있는 오러 미스트를 사용해 마사지를 마치는 것도 좋은 방법이다. 배꼽 스톤과 이마 스톤을 마지막으로 제거한 다음, 고객에게 조심스럽게 일어나 달라고 부탁한다. 고객의 몸 아래에 아직도 스파이널 레이아웃이 깔려있기 때문이다.

어떤 스파와 클리닉은 스톤 마사지가 끝난 후에 작은 스톤을 고객에게 선물하기도 한다. 이렇게 하면 고객에게 감사의 마음도 전할 수 있고, 다음에 다시 스파를 찾아 다른 트리트먼트를 이용해 달라는 뜻도 전할 수 있다.

샘플 트리트먼트

핫스톤 긴장완화 마사지는 다양한 이름으로 불린다: 바디 스톤 밸런스, 리버 락 마사지, 데저트 스톤 마사지, 시리너티 스톤 마사지, 라바 스톤 테라피, 핫 스톤 테라피 등은 핫스톤 마사지의 다른 이름들이다.

바디 스톤 밸런스: 90분

홍보 문구

우아한 핫스톤 마사지와 휴식을 주는 식물들이 복합적으로 구성되어 있어 감각을 기쁘게 하고, 영혼을 진정시켜주는 트리트먼트를 경험해 보세요! 돌의 따뜻한 기운이 근육의 긴장을 풀어주고 통증을 완화시켜 드립니다! 그리고 과일과 꽃의 향기가 신경계를 안정시켜 전신의 균형을 찾아드릴 겁니다.

트리트먼트 개요

긴장완화 스톤 마사지 트리트먼트 단계를 따를 것

에센셜 오일 블렌드

테라피스트는 아래에 있는 블렌드 중 하나를 선택해 마사지 오일로 사용할 수 있으며 다른 하나를 바디 미스트로 사용하면 고객에게 흥미로운 냄새 풍경을 만들어 줄 수 있을 것이다

시메트리

캐리어 오일 2 fl oz, 프랭킨센스 5방울, 만다린 10방울, 로즈 1방울, 스위트 비취 3방울, 클로브 1방울

바디 부스트

캐리어 오일 2fl oz, 자몽 10방울, 네놀리 2방울, 몰약 6방울, 헬리크리섬 1방울

보태니컬 밸런스

캐리어 오일 2 fl oz, 라벤더 10방울, 패출리 4방울, 로즈마리 3방울, 스위트 오렌지 1방울

피로 회복제

캐리어 오일 2 fl oz, 로즈마리 4방울, 제라늄 2방울, 레몬 15방울, 카다몸 8방울

스타 스톤 글로우: 90분

홍보 문구

당신의 몸에 올려진 핫스톤의 사치스러운 무게감이 태양의 온기를 전해줄 겁니다. 핫스톤이 액체처럼 피부 위를 활주하며 긴장 된 근육을 이완시켜 드립니다. 마사지 후에 각질제거를 하게 되면 피부와 영혼에서 윤기가 날 겁니다

트리트먼트 개요

긴장완화 스톤 마사지 트리트먼트 단계를 따르되 다음 사항을 첨가할 것. 돌로 마사지 한 다음, 그 부위에 바디 폴리쉬 제품을 바른다. 이 부위를 다시 돌을 가지고 마사지한 다음, 핫타월로 폴리쉬 제품을 닦아낸다. 각질에 과도하게 제거되는 것을 막으려면 에몰리언트 베이스의 폴리쉬 제품을 사용해야 한다. 폴리쉬 동안 테라피스트는 돌을 이용해 가벼운 스트로크로 마사지해야 한다.

요약 Summary

스톤 마사지 시, 뜨겁고 차가운 스톤을 이용해서 다양한 마사지 기술을 시술하면 각각의 고객의 요구에 부합하는 독특한 트리트먼트들을 창조해 낼 수 있다. 스톤 마사지는 긴장완화와 부상 재활, 에너지 균형 찾기, 심부 조직 마사지, 그리고 반사요법 등에 사용할 수 있다. 또한 다른 스파 트리트먼트에 결합시키면 트리트먼트에 다양한 질감을 부여할 수 있다. 일반 마사지와 마찬가지로 핫스톤 마사지는 혈액순환과 림프액 흐름을 증가시킨다. 스톤 트리트먼트는 열을 이용한 트리트먼트이기 때문에 고객이 트리트먼트에 더 강하게 반응하는 경향이 있다. 그 결과 근육이 깊이 이완이 되고, 긴장이 완화되며 스트레스가 줄어든다. 스톤 마사지에 대한 독특한 접근은 테라피스트가 스톤을 이용해서 자신들의 마사지 기술을 되풀이하고 변화시키는 과정에서 발전한다. 스톤 마사지 기술은 다양한 상황에서 사용할 수 있으며, 모든 트리트먼트에 땅이 가지고 있는 효과를 소개하는 계기가 될 것이다.

복습문제(Review Questions)

객관식

1. 몸 위에 올려놓는 스톤의 이용 목적은?
   a. 고객의 몸 위에 올려서 몸을 따뜻하게 데우기 위해
   b. 배꼽에 올려놓아 심호흡을 하도록 하기 위해
   c. 고객의 주의를 긴장된 부위로 돌려서 긴장완화를 유도하기 위해
   d. 위에 나온 보기가 모두 해당됨

2. 마사지용 스톤이란?
   a. 심부 조직 기법에만 사용되는 스톤들
   b. 긴장이 된 부위에 올려놓는 스톤들
   c. 급성 염증 주위에 크로스 파이버 마찰 기술 시술 시 이용되는 스톤
   d. 테라피스트가 마사지 기술을 구현하는 동안 손에 쥐고 있는 스톤

3. 스톤 배스큘러 플러쉬란?
   a. 스톤으로 눌러놓은 핫팩
   b. 스톤으로 눌러놓은 콜드 팩
   c. 뜨거운 스톤과 차가운 스톤을 양손에 하나씩 들고 인체를 동시에 마사지하는 것
   d. 위에 나온 보기가 모두 해당됨

4. 스파 트리트먼트에 포함이 된 스톤은 고객에게 무엇을 소개하게 되는가?
   a. 바다의 요소
   b. 하늘의 요소
   c. 물의 요소
   d. 땅의 요소

5. 핫스톤은 이 온도 이상으로 가열하면 안된다. 몇°C인가?
   a. 48°C
   b. 54°C
   c. 57°C
   d. 60°C

빈 칸을 채우시오

6. 핫스톤 마사지를 하면 안되는 고객의 상태를 3가지 나열하시오. ____________, ____________, ____________.

7. 핫스톤 마사지는 어떤 경우에 이용되는지 3가지를 나열하시오.____________, ____________, ____________.

8. 테라피스트는 항상 트리트먼트 동안 __________을 착용하고 있어야 한다. 고객이 갑자기 움직이거나 재채기나 기침을 해 고객의 몸 위에 올려놓은 스톤들이 떨어질 수 있기 때문이다.

9. 핫스톤은 절대로 고객의 __________ 위에 직접 올려놓아서는 안된다. 대신 단열 효과가 있는 드레이프를 이용해야 한다.

10. 핫스톤 마사지에서는 낮은 농도의 에센셜 오일을 이용해야 한다. 그래야 에센셜 오일에 가해진 열로 인해 __________가 발생하지 않는다.

제 Ⅲ 부

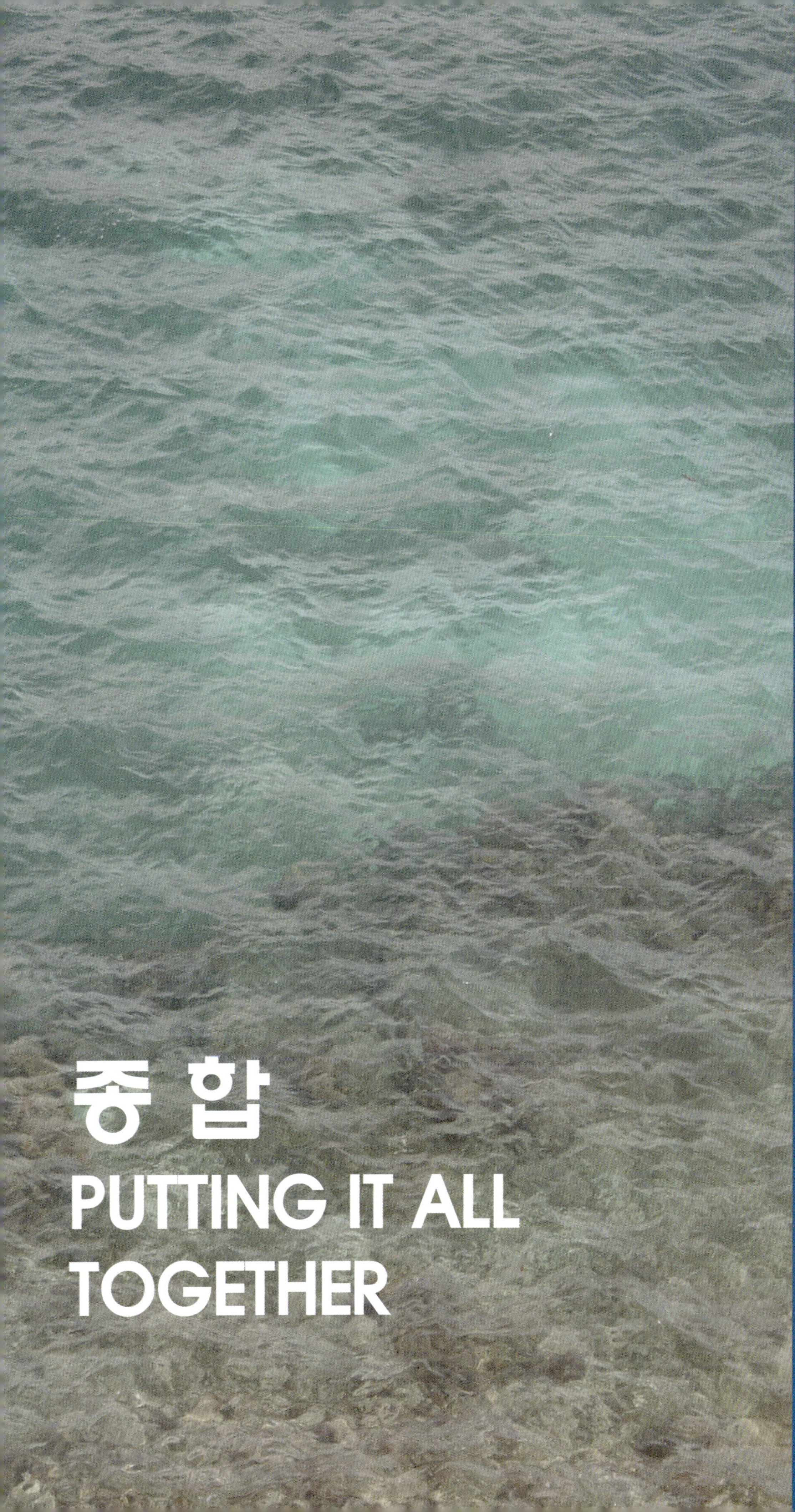

종합
PUTTING IT ALL TOGETHER

트리트먼트 디자인과 특별 스파 트리트먼트
Treatment Design and the Signature Spa Treatment

13장

장 개요

주요 용어

메뉴(menu): 스파 메뉴는 식당의 메뉴와 비슷하다. 스파 메뉴에는 고객이 스파를 방문했을 때 "주문"할 수 있는 모든 서비스들이 나열된다.

특별 스파 트리트먼트(signature spa treatment): 한 스파에서만 제공되는 특별한 트리트먼트. 이 트리트먼트는 스파의 독특한 특징과 대표적인 강점을 부각시킬 수 있게 고안된다.

스파 철학(spa philosophy): 개인 또는 사업체가 건강, 웰빙, 아름다움에 대해 가지고 있는 근본적인 믿음. 스파 철학에는 테라피스트가 관리하는 고객에 대한 고려와 테라피스트가 시술하고 싶어 하는 장소에 대한 고려도 포함되어야 한다.

스파 프로그램(spa program): 스파에서 제공되는 모든 종류의 서비스를 모아 놓은 것.

트리트먼트 콘셉트(treatment concept): 트리트먼트의 다양한 부분들을 모아 구성하는 것과 고객에게 특별한 메시지 보내는 것을 돕는 관념적인 아이디어.

구성적 요소(textural elements): 여기서 "구조"라는 단어는 트리트먼트 동안 고객이 어떤 것을 보고, 듣고, 냄새 맡고, 맛을 보고, 느끼는지를 테라피스트가 관찰해 창조하는 다양한 감흥을 묘사한다.

바디 트리트먼트가 일종의 공연 예술이라고 상상 해보라. 세심하게 계획을 짠다면, 스파 경험을 연극과 아주 흡사한 것으로 만들 수 있다. 배우(테라피스트)는 연극(트리트먼트)의 순간, 순간을 잘게 쪼개고, 검토하고, 무대에 올리고, 연습하며, 매끈하게 다듬고, 기억한다. 개막 날 저녁, 관객(고객)은 연극(트리트먼트) 안에 내재되어 있는 계획에 대해 알지 못 한다. 대신 관객은 그들이 본 것에 의해 놀라고, 색다른 감각에 의해 감동을 받으며, 그들이 맡은 냄새에 의해 활기를 되찾고, 그들이 들은 것에 의해 흥미를 느낀다. 연극(트리트먼트)이 정교하게 고안된 구조를 갖고 있다면 그 연극은 살아있고, 자연스러우며, 유연하고, 쉽게 느껴질 것이다. 감독(스파 디자이너)이 자신의 의도를 성공적으로 표현했다면, 관객(고객)은 새로움과 만족감을 안고 극장을 떠나게 될 것이다.

모든 스파 비즈니스는 그 크기나 재정적인 규모에 관계없이 자신들의 서비스를 통해 "예술"을 이룩할 수 있다. 예산이 풍부한 규모가 큰 스파라면 스파 계획과 직원 교육을 담당할 수 있는 스파 컨설턴트를 고용할 것이다. 소규모 마사지 클리닉이나 데이 스파라면 이 모든 것들을 자신들이 직접 할 것이다. 모든 디자이너들은 그 스파의 목표를 달성할 수 있는 자신들만의 고유한 비법을 갖고 있다. 그 과정은 역동적이며, 단계가 있고, 흥미롭다. 때때로 모든 계획에 수정과 융통성이 필요할 때는 당황스럽기도 할 것이다. 이 장의 목표는 테라피스트들에게 스파 트리트먼트의 예술적인 면을 고려해 볼 수 있는 시간과 독특한 스파 서비스 디자인을 위한 뼈대를 제공하는 것이다.

개별 트리트먼트 디자인
Individual Treatment Design

개별 스파 서비스 디자인을 위한 과정은 종종 스파의 철학에 대해 생각해 보는 것으로 시작된다. **스파 철학**은 한 개인이나 스파가 건강과 웰빙, 아름다움에 대해 가지고 있는 근본적인 믿음이라고 할 수 있다. 트리트먼트 디자이너는 스파를 위해 창조한 각각의 트리트먼트에 그 스파의 철학을 집어넣고자 할 것이다. 종종, 개별 트리트먼트 계획이 세워지기 전에 전반적인 **스파 프로그램**이 채택되기도 한다(표 13-1). 이럴 경우 디자이너가 **메뉴**에 있는 서비스의 균형을 맞출 수 있기 때문에 프로그램이 어떤 특정한 서비스에 치우칠 염려가 없다(마지막 스파 트리트먼트에 바디 폴리쉬 트리트먼트는 세 종류인데, 바디

표 13-1 디자인 과정 개관

1. 첫 번째 드래프트 메뉴	2. 개별 트리트먼트 디자인
▪ 스파의 철학을 확인한다. ▪ 목표 고객을 확인한다. ▪ 스파 프로그램을 결정한다. ▪ 특별한 서비스를 확인한다.	▪ 트리트먼트의 치료적 목표를 규정짓는다. ▪ 영감을 모색한다. ▪ 구조적 요소를 계획한다. ▪ 부가 트리트먼트를 계획한다. ▪ 이동 방법을 계획한다. ▪ 제품과 소매 제품을 계획한다. ▪ 독특한 트리트먼트를 창조한다.
3. 고객 관리 계획	**4. 메뉴 수정**
▪ 인사와 프리트리트먼트 ▪ 트리트먼트 동안의 고객 관리 ▪ 소매 제품 소개 ▪ 서비스료 지불과 예약	▪ 균형과 연속성 체크 ▪ 눈에 띄는 홍보 문구 작성 ▪ 각각의 트리트먼트 가격 결정

* 이 장과 밀접한 관계가 있는 스파 철학, 스파 프로그램, 스파 메뉴에 대해서는 14장에서 자세히 다룰 예정이다. 이 장은 개별 트리트먼트 디자인 과정에 초점을 맞추고 있다.

랩 트리트먼트는 한 종류만 있으면 안된다). 스파 철학, 스파 프로그램, 그리고 스파 메뉴는 이 장과 깊은 관련이 있는 14장에서 더 자세히 다루기로 하겠다.

각각의 트리트먼트 개발은 동일한 디자인 과정을 거친다. 첫째, 트리트먼트의 치료 목표를 정한 다음, 스파의 철학과 일치시킨다. **구성적 요소**를 고취시키기 위한 콘셉트를 채택하면 서비스에 풍부함과 깊이를 더할 수 있다. 중심 트리트먼트를 작은 부가 서비스와 일치시킨 다음, 적절한 스파 제품과 제품 판매시기를 확정해야 한다. 마지막으로, 트리트먼트를 여러 번 연습해야 디자이너가 트리트먼트에 변화를 주고, 문제를 발견해 제거할 수 있다. 그리고 고객들이 스파에 도착한 순간부터 스파를 떠날 때까지 어떻게 고객을 관리할 것인지도 결정할 수 있다.

치료적 목표 (THE THERAPEUTIC GOAL)

디자인 과정을 시작하기 전에 트리트먼트의 목표가 확실하게 정해져 있다면 도움이 많이 될 것이다. 트리트먼트 목표는 생리적인 것(근육통의 감소), 심리적인 것(만족감을 높임), 영적인 것(자연과의 연결감을 높임), 정신적인 것(정신적 피로와 혼란을 줄임)등이 될 수도 있고, 이 모든 것들을 조화시켜 더욱 더 통합적인 트리트먼트로 만들 수도 있다. 통합적인 트리트먼트란 고객의 정신적, 육체적, 영적인 건강을 모두 고려해 디자인한 트리트먼트를 말한다.

한 트리트먼트는 일반적으로 3개 내지 6개의 치료 목표를 달성하려고 노력하는데, 이 중에는 다른 것들보다 중요한 목표들이 있기 마련이다. 예를 들어, 허브 독소배출 랩이라면, 이 서비스의 1차적인 목표는 독소배출이다. 따라서 인체는 땀을 많이 흘려야 한다. 하지만 고객이 이 서비스를 너무 뜨겁다고 느끼고 불편해한다면, 이때는 고객의 주의를 환기시켜야 한다. 독소배출의 수준을 효과적으로 끌어올리려면, 어느 정도의 긴장 완화가 필요하다는 뜻이다. 긴장완화와 독소배출이 트리트먼트의 목표라면, 테라피스트는 트리트먼트 디자인 안에 기본적으로 림프관 드라이 브러쉬와 심부조직 마사지를 포함시켜야 한다. 이런 트리트먼트들은 인체의 노폐물 제거를 촉진해 주면서도 독소배출 랩보다는 시술 받기가 더 편하다.

트리트먼트 콘셉트를 통해 영감 얻기 (FINDING INSPIRATION THROUGH A TREATMENT CONCEPT)

트리트먼트 콘셉트란 트리트먼트의 각기 다른 면들을 이어주는 걸 도와주는 추상적인 아이디어로 이를 통해 고객에게 특별한 메시지를 전달할 수 있다. 트리트먼트 콘셉트와 스파의 철학은 서로 충돌하지 않도록 신중하게 통합되어야 한다. 트리트먼트 콘셉트에 영향을 미치는 영감은 삶의 모든 측면에서 이끌어 낼 수 있다. 그러나, 이 장에서는 예술과 세계의 문화, 영성, 신비주의, 단순함, 그리고 음식과 음료를 중심으로 탐험해 보겠다.

영감을 주는 예술 (Art as Inspiration)

Claude Monet의 그림 「The Tuileries Study, 1876」을 기초로 한 트리트먼트는 어떤 느낌일까?(그림 13-1) 프랑스식 정원인 튈르리는 파리 중심부에 있는 공원에 있다. Le Notre(루이 14세 시대의 정원사)가 1664년에 디자인한 이 정원은 그늘진 산책로와 분수, 우아한 동상들로 가득 차 있다. Monet의 이 그림은 해가 막 지려고 할 때처럼 부드러운 녹색과 오렌지 빛 아지랑이들로 넘쳐난다. 어떤 스파 디자이너가 이 그림의 초저녁 느낌을 스파 트리트먼트 안에 넣고 싶어 한다고 하자. 이 시간은 일을 끝낸 사람들이 집으로 돌아가기 전에 카페에 앉아 시원한 커피 한 잔을 마시는 시간이다. 파리는 세계에서 가장 세련되고 패셔너블한 도시 중의 하나로 유명하다. 트리트먼트는 세련되고 개성이 넘치며 자유로운 영혼을 가진 젊은 파리 여성의 느낌을 차용하고자 할 것이다. 이런 느낌은 테라피스트가 고객의 몸 위에 단순하게 돌을 올려놓고, 향을 피운다고 해서 얻어지지 않는다. 이런 느낌을 수려면, 장미 꽃잎을 띄운 물에 발을 담그게 한 다음, 손에는 파라핀 딥을 해주고, 유럽식 퍼밍 페이스 마사지와 에몰리언트 바디 폴리쉬, 퍼밍 가슴 마스크를 해서 고객이 진통적인 우아함을 즐길 수 있게 해야 한다.

이 트리트먼트를 노벨상 수상 작가인 Gabriel Garcia Marquez의 소설 「백 년 동안의 고독」에서 영감을 받은 트리트먼트와 비교해 보자. Marquez는 마콘도라는 신비한 마을에 살고 있는 부엔디아 가족의 신비한 얘기들을 늘어놓는다. 생명의 탄생과 죽음, 사랑, 슬픔, 분노, 열정, 기쁨. 이 책에 담긴 모든 인간의 감정들은 독자에게 살아 있다는 것의 의미가 무엇인지를 깊이 깨닫게 한다. 이 책

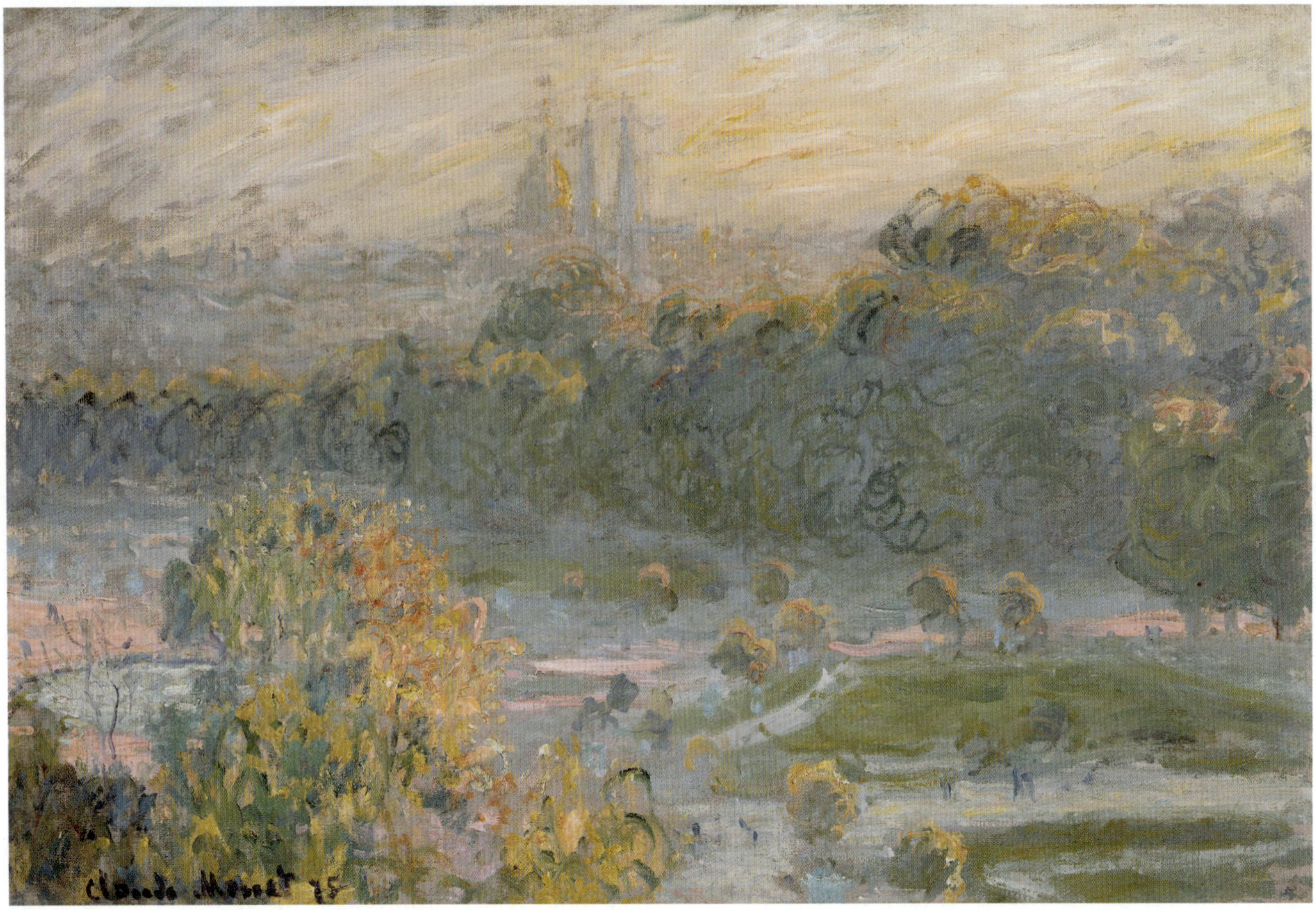

그림 13-1 **Claude Monet의 튈르리 공원, 스케치, 1876년 작** (출처: The Bridgeman Art Library.)

이 조금은 더 어려워 보인다. 하지만 「백 년 동안의 고독」을 기본으로 한 트리트먼트라면 영적이고 감정적인 면을 갖고 있어야 하고, 다양하고 대조적인 구성 요소들을 갖고 있어야 이치에 맞는다. 이 트리트먼트는 아마도 원기 왕성한 유칼립투스 루파 스크럽과 로즈마리나 월계수와 같은 자극적인 오일이 섞인 설화 석고 카올린 클레이를 두껍게 바르는 것, 긴장을 완화시키는 핫스톤 마사지, 그리고 로미로미 스트레치 등으로 구성되어 있을 것이다. 그림과 책, 노래, 시, 그리고 영화들은 각각 다른 느낌을 주며, 디자이너들에게 새로운 트리트먼트를 개발할 수 있는 아이디어를 선사해 준다.

영감을 주는 세계 문화 (World Culture as Inspiration)

많은 스파들이 자신들의 철학을 만들고, 트리트먼트에 필요한 영감을 얻는데 다양한 세계 문화를 이용하고 있다. 애리조나 주 세도나의 인챈트먼트 리조트에 있는 미아모 스파는 세도나 지역의 레드락과 미국 원주민의 전통을 영감의 원천으로 사용한다. 이런 콘셉트와 연결된 트리트먼트로는 블루 콘 폴리쉬와 세도나 클레이 랩이 있다. 메뉴의 "영혼과의 연결"이라는 섹션에서는 미아모 명상을 제공하는데, 이 서비스는 고객들에게 산쑥의 연기를 쐬어 주는 것으로 시작된다. 연기를 쐬는 것은 미국 원주민의 전통으로 사람들을 정화시키고 보호하기 위해 산쑥이나 주니퍼의 연기를 쐬어 준다.

요즘 들어 동양, 특히 아유르베다의 영향력이 스파 산업에서 커지고 있다. 이는 아마도 동양의 문화가 잘 디자인이 되어 있는데다, 서양인들이 전통적인 치료 시스템을 소중히 생각하기 때문일 것이다. 동양 문화는 또한 간결한 선과 단순하고 우아한 아름다움이 주가 된 독특한 환경적 스타일을 갖고 있다. 감각에 호소하는 이런 스타일은 트리트먼트 디자이너가 트리트먼트 콘셉트를 돋보이게 하는 룸 디자인을 할 때 사용하면 좋다.

동양 문화가 인기가 있기는 하지만, 어떤 문화든 신선한 아이디어를 자극하고, 트리트먼트 디자인에 새로운 통찰력을 제공하는 출발점이 될 수 있다. 디자이너는 반드시 그 나라와 관련된 정보를 찾아내야 하며, 그 정보를 트리트먼트 선택의 지침으로 이용해야 한다. 다음에 나오는 트리트먼트는 미국인들에게는 잘 알려져 있지 않은 가봉이라는 나라로부터 영감을 받은 것이다. 이런 낯섬이 고객들에게는 더 큰 자극이 될 수 있다.

트리트먼트 메뉴: 에쉬라: 밤의 의식. 아프리카 대륙 서쪽 해안에 위치한 가봉은 대부분의 지역이 울창한 적도 열대우림으로 덮여 있으며 해안 평야는 좁은 개펄과 내포로 이뤄져 있다. 가봉에는 40개의 반투 부족이 있는데, 이들은 4개의 부족 그룹으로 나뉘어져 있다. 에쉬라는 "밤의 의식"을 여는 반투 그룹으로 "밤의 의식"이란 노래와 춤, 그리고 환각성 식물을 이용해 부족들을 "하나의 마음"으로 모으는 축제를 말한다. 에쉬라 사람들은 스파 트리트먼트에 유용한 많은 천연 제품들을 판매하는데 이런 천연 제품들로는 바나나와 카사바, 코코아, 커피, 팜오일, 쌀, 그리고 사탕수수 등이 있다.

밤의 의식은 축제이며, 대지와의 연대감을 느끼고, 관계를 강화하는 시간이다. 밤의 의식 트리트먼트는 어두운 방에서 시술되는데 방에는 촛불만 켜놓는다. 서비스는 열대우림에서 밤에 나는 소리로 시작해 기분을 앙양시키는 리듬감 있는 아프리카 음악에 맞춰서 30분 동안 마사지를 한다. 음악과 완벽하게 조화를 이룬 마사지는 아프리카 춤의 정신을 상기시킨다(부족의 화합). 그런 다음 음악이 멈추면 다시 열대우림의 소리가 들려온다. 열대우림 소리를 들으면서 테라피스트는 고객의 몸을 팜오일과 설탕, 코코아 가루로 폴리쉬한다. 그런 다음 이것들을 핫타월로 제거하거나 비쉬 "레인" 샤워로 닦아낸다. 빌이 마사지되는 동안(관계) 따뜻한 돌을 인체의 특정 부위에 올려 지구의 에너지를 일깨운다. 그런 다음 아프리카 음악에 맞춰 "댄스 마사지"를 마지막 30분 동안 다시 시술한다. 마지막에 열대우림 향이 나는 아로마 미스트를 뿌려 세션을 마무리한다.

영감을 주는 정신과 신비주의 (Spirituality and Mysticism as Inspiration)

어떤 스파는 신비주의 철학을 내세우고 자신들의 서비스를 광범위한 정신주의와 결합시키기도 한다. 이런 서비스는 가끔은 진지하게 다뤄지기도 하지만, 가끔은 파격적이고 엉뚱한 방식을 취하기도 한다. 진지한 트리트먼트에는 레이키(Reiki), 명상, 요가, 시로다라, 그리고 정신적인 것을 지향하는 아로마테라피 등이 있다. 스파들은 독특한 트리트먼트 디자인에 신화와 고대 여왕들, 또는 신선한 장소를 이용해도 좋을 것이다.

파격적인 신비주의 콘셉트를 지향하는 스파는 그들의 모든 서비스를 별자리나 타로 카드, 룬 스톤, 오검(Ogham) 문자 등과 같은 점성술에 기초해 디자인한다. 스파의 모든 서비스를 별자리에 맞춰 디자인하려고 한다면, 각각의 트리트먼트를 12궁 중 하나에 맞춰 디자인하면 된다. 당신이 물고기자리라면, 해초 트리트먼트를 받게 될 것이다. 물고기자리는 물의 별자리이기 때문이다. 염소자리는 흙의 요소의 지배를 받는다. 따라서 머드 트리트먼트나 핫스톤 마사지 중에 하나를 받게 될 것이다. 쌍둥이자리는 그들의 분열된 성격 때문에 아로마테라피 트리트먼트를 받게 될 것이다. 하지만 이런 종류의 스파는 특정한 시장에서만 통한다는 것을 기억해야 한다. 이런 종류의 서비스는 스파가 위치한 장소와 고객의 종류에 따라 스파에게 해도 될 수도 있고, 득도 될 수도 있다. 이런 종류의 서비스로 확실한 명성을 쌓은 스파라면 그 지역에 있는 다른 스파와 분명히 차별화가 될 것이다. 하지만 마케팅을 할 수 있는 고객이 한정적이라는 문제가 있다.

영감을 주는 단순함 (Simplicity as Inspiration)

많은 스파가 자신들의 트리트먼트를 가능한 한 단순하게 디자인한다. 트리트먼트 이름과 설명이 특별히 자극적이지는 않지만, 고객은 자신이 받을 서비스에 대해 확실히 알 수 있다. 가장 일반적인 예로는, 허브 바디 랩, 머드 랩, 해초 랩, 전신 파라핀 마스크, 바디 폴리쉬 등 트리트먼트를 그냥 일반적인 이름으로 부르는 것을 들 수 있다. 이걸 조금 더 창조적으로 만들고 싶다면, 바디 트리트먼트의 이름을 먼저 써 놓은 다음, 이런 서비스들이 어떤 특정한 상황에 쓰이는지를 이름으로 만들어 추가하면 된다. 예를 들면 이런 식이다: 지친 여행객을 위한 트리트먼트(해초 목욕), 드라이 스킨 부스트(파라핀 마스크), 스트레스 강장제(머드 랩), 바디 소프트(바디 폴리쉬) 등이다. 미국에서는 이런 단순한 주제에 유럽의 명소 이름들을 붙여 조금 더 세련되게 만들기도 한다. 허브 바디 랩은 스위스 허브 랩으로, 해초 목욕은 브리타니 해조 목욕으로, 머드 마스크는 이탈리안 팡고 랩 등으로 변형을 시키는 식이다. 이런 기본 트리트먼트들은 전에 설명했던 "월드 스파"의 것과는 많이 다르다.

영감을 주는 음식과 음료 (Food or Drink as Inspiration)

스파는 때로 특정한 종류의 음식과 마실 것을 기초로 트리트먼트를 디자인하기도 하는데, 이것도 어떤 면에서는 상당히 흥미롭다. 이런 트리트먼트 이름들을 상상해 보라. 오렌지 셔벗, 샴페인 스파클러, 맨해튼, 크렘 블레 , 핫사이더 트위스트, 딸기 크림, 초콜릿 무스, 라임 마르가리타 등을 말이다. 샴페인 스파클러라는 이름의 트리트먼트는 화려한 드레스와 매끄럽게 반짝이는 피부, 그리고 명랑함을 연상시킨다. 맨해튼이라는 이름의 트리트먼트는 대도시의 느낌을 전달해 주며, 초콜릿 무스라는 이름의 트리트먼트의 느낌은 약간 퇴폐적이면서 매끈하며, 트리트먼트에 사용된 달콤한 향의 초콜릿이 피부를 부드럽게 만들어 줄 것 같은 느낌이 든다. 라임 마르가리타라는 이름은 경쾌하면서 생기가 넘치며, 트리트먼트에 소금이 포함되어 있을 것 같은 느낌을 준다.

트리트먼트 디자이너는 다양한 것으로부터 영감을 끌어낼 수 있다. 그리고 새로운 트리트먼트의 창조는 그들에게 많은 즐거움을 줄 것이다.

트리트먼트 구성 (TREATMENT TEXTURE)

트리트먼트 콘셉트는 종종 서비스를 위해 선택된 다양한 트리트먼트 구성에 영향을 준다. 좋은 스파 트리트먼트는 "구성"의 구색을 맞춰야 하며, 다양한 감각으로 전체적인 경험을 풍부한 것으로 만들 수 있어야 한다. 이렇게 하려면 디자이너는 고객이 어떤 냄새를 맡고, 어떤 걸 느끼며, 어떤 소리를 듣고, 어떤 걸 보고, 어떤 맛을 느끼는지를 고려해야 한다. 이것은 테라피스트가 고객에게 아주 뜨겁거나 차가운 느낌을 전달해야 한다는 의미가 아니라, 고객들이 트리트먼트를 더 즐길 수 있도록 트리트먼트 동안 제품들의 다양한 질감을 이용해 고객들의 촉각에 대한 인지를 상승시켜야 한다는 뜻이다. 과학자들은 우리 피부에 뜨거운 것과 찬 것, 통증, 압력을 느끼는 네 가지 종류의 수용기가 있다고 말한다. 하지만 세상에 대한 우리의 경험은 이런 단순한 감각을 훨씬 넘어선다. 모든 감각 기관이 조화를 이뤄 더욱 선명하고 다양한 디테일을 느낄 수 있게 하기 때문이다. 감각의 모든 뉘앙스를 고려해 보라. 무딘 통증도 있고, 신경 통로를 쏘아대는 통증도 있다. 타는 듯 한 통증도 있고, 쑤시고, 꼬집히는 듯 한 통증도 있다. 고양이가 우리 피부를 핥으면 축축하면서도 긁히는 듯한 느낌이 든다. 벨벳처럼 부드러운 말의 혀가 우리 손에 있는 각설탕을 먹을 때와는 그 느낌이 완전히 다르다. 「감각의 박물학」에서 애커먼은 이렇게 설명하고 있다:

> 모든 첫 번째 접촉, 또는 접촉이 바뀌면(예를 들면, 부드러운 것에서 날카로운 것으로), 뇌는 활발하게 움직이기 시작한다. 낮은 강도의 지속적인 접촉은 배경이 된다. 우리가 어떤 것을 의식적으로 만지는 것은 — 연인, 새 자동차의 범퍼 — 우리 촉각 수용기의 복잡한 섬유들을 발사시키는 것과 같다. 우리는 그들을 감각에 노출시키고, 바꾸고, 다른 것들에게 노출시킨다. 뇌는 이 발사와 "발사 정지(stop-firings)"를 모르스 부호처럼 인식해 부드럽고, 삐걱거리고, 차갑다고 기록한다.

스파 트리트먼트에서 각각의 독특한 제품, 또는 기술을 어떤 특별한 질감과 함께 제공하면, 몸과 마음의 새로운 감각을 깨울 수 있다. 드라이 브러쉬로 거칠게 긁기, 너무 부드러워 모든 것을 품어줄 듯한 가열한 머드의 온기, 따가운 민트 로션이 전하는 전율, 뜨거워진 이마에 내려앉는 시원한 미스트의 고운 나풀거림, 오렌지 꽃의 열정적인 향기, 이런 모든 것들이 즐거움의 복잡한 언어가 되어 튀어나올 것이다.

고객은 어떤 냄새를 맡는가? (What Will the Client Smell)

비버리 니콜스(Beverley Nichols)는 이렇게 썼다: "꽃향기에 압도되는 것은 즐거운 패배이다!" 좋은 냄새는 전 세계의 고대 문화와 현대 문화에서 영적이고, 감정적이고, 치료적인 목적으로 이용되어져 왔다. 스파 트리트먼트에서 향기는 영혼과 신경계, 면역계에 영향을 줘 몸과 마음 사이에 강력한 접촉면을 제공한다. 향기는 고객을 이국적인 주제나 민족성에서 영감을 받은 트리트먼트의 문화적인 배경과 연결시킨다. 또한 향기는 고객들을 사막, 바다, 평원, 꽃이 핀 정원, 숲, 과수원 등과 같은 트리트먼트의 풍경으로 안내한다.

5장에서 후각과 아로마가 기분과 감정에 미치는 영향에 대해서 설명하면서, 냄새 풍경을 이용하면 서비스에 대한 고객의 즐거움이 커질 거라고 설명했다. 테라피스트는 스파 서비스 동안 고객에게 어떤 냄새를 맡게 하고 싶어 하는 지에 대해 생각하게 한다. 테라피스트는 고객의 후각적 흥미를 유발시키기 위해 트리트먼트 동안 냄새를 바꿔줘야 한다. 동양에서 영감을 얻은 트리트먼트라면, 냄새를 특정 지역과 연결시키는 것도 좋은 방법이다. 이런 경우, 디자이너는 동양을 상징하는 만다린, 생강, 베티버, 감송과 같은 아로마를 이용하면 좋다. 자몽, 솔잎, 스파이크나드와 같은 익숙하고 편안한 향들을 사용해도 되고, 페루 발삼(부드럽고, 분과 같은 바닐라 향이 나는데 더 무겁다)과 같은 예상하지 못한 이국적인 향을 사용하는 것도 괜찮다. 중요한 것은 냄새가 고객에게 무엇인가를 전달해 줘야 하며, 서비스의 "세계"로 빠져들 수 있는 촉진제가 되어야 한다는 것이다(표 13-2).

냄새 풍경을 제공할 때, 테라피스트는 인공향이 아닌 천연향이 나는 제품을 사용하려고 노력해야 하며, 스파에서 사용하는 제품은 높은 품질의 치료 등급의 에센셜 오일로 향을 내야 한다. 인공 향은 방향 식물이나 과일, 꽃에서 추출한 것이 아니다. 고객들은 종종 인공 향에 대해 부정적인 반응을 나타낸다(두통, 인후염, 재채기, 기침, 초조함 등). 이렇게 되면 모든 강한 향의 아로마를 피하려고 하게 될 것이다.

고객들은 무엇을 느끼는가? (What Will the Client Feel?)

스파 트리트먼트의 구성 요소에 신경을 쓰는 테라피스트들은 대개 고객들이 모든 촉각을 경험할 수 있게 계획을 짠다. 고객이 트리트먼트 테이블에 오르면, 테라피스트는 고객을 따뜻하고 부드러운 질감의 것으로 감싸려고 할 것이다. 하지만 고객이 트리트먼트 동안 플라스틱 위에 누워있으면 이렇게 하기가 쉽지 않다. 이럴 때는 포멘텍 (커다란 뜨거운 물주머니)을 베개 커버 아래에 넣어 (그래야 단열이 된다) 플라스틱 아래에 놓아주면 된다. 부드러운 목욕 수건을 수평으로 트리트먼트 테이블 위쪽과 아래쪽에 놓아 플라스틱 시트를 고정시키고, 고객의 상체와 발이 휴식을 취할 수 있는 부드러운 공간을 제공한다. 트리트먼트 테이블에 사용되는 침구는 종류에 관계없이 고객이 테이블 위에 오르기 전에 미리 따뜻하게 데워 놓아야 한다.

차갑게 시술을 하는 제품들을 제외하고, 모든 제품들은 고객에게 시술하기 직전에 데워야 한다. 차가운 머드, 로션 등 차가운 것들은 모두 고객을 놀라게 하며, 주의를 흩뜨린다. 적절한 상황에서 시원한 온도를 아주 따뜻한 것으로 바꾸면 신선하고 활력이 넘치는 느낌을 줄 수 있다. 드라이룸 소금 글로우를 통해 경험하게 되는 촉각에 대해 생각해 보자. 우선, 고객의 몸을 스웨디쉬 스트로크를 이용해 따뜻한 오일로 마사지한다. 그런 다음 소금을 원을 그리면서 리드미컬한 동작으로 바르면 뭔가에 긁히는 듯한 거친 느낌이 들면서도, 동시에 매우 기분 좋고 활력이 넘치는 느낌이 들 것이다. 핫타월(아주 따뜻해야 한다. 미적지근하면 안된다)을 몸 위에 올린 다음 몇 번 들어 올려 피부에 김을 쏘여 준다. 그리고 나서 수건으로 몸을 누른 다음(열에 대한 감각을 증가시켜 줄 것이다), 심장에서 가까운 곳에서 먼 곳으로 직선을 그리면서 소금을 제거한다.

새로운 감각을 더하고 싶다면, 토너를 분무기를 이용해 몸에다 뿌려주면 된다. 이는 긴장감과 자극을 주며, 적절한 제품을 사용한다면 피부의 pH 균형도 맞출 수 있다. 바디 미스트 후에 알로에 젤을 발라주면 고객에게 또 다른 질감을 느끼게 할 수 있다. 알로에 젤은 매끄럽고 부드러운 막을 형성한다. 알로에 젤은 고객의 몸을 끈적이게 만들지 않으면서 테라피스트가 몸의 다른 부위를 마사지하기 전에 마지막으로 근사한 질감을 선사할 것이다.

이런 것들이 일반 상식처럼 보이겠지만, 트리트먼트에 부적절한 제품을 사용하는 일은 흔히 일어난다. 예를 들어, 독소배출 허브 랩 시, 고객의 몸에서 담요를 벗겨냈는데도 고객이 땀을 계속 흘리고 있다고 하자. 이런 고객에게 오일 마사지를 하는 것은 좋지 않은 생각이다. 대신 가벼운 오이나 알로에, 해초 젤을 바른 다음 시원한 물을 뿌려주면 체온도 내려가면서 피부가 답답해지는 느낌이 없이 수분을 보충해 줄 수 있다. 일반적으로 트리트먼트 처음에 각질제거를 하는데, 허브 랩을 자극적이고 시원한 자몽 스크럽으로 마쳐도 상관이 없다 이렇게 하면 고객의 몸이 식으면서 트리트먼트 목표 달성에도 도움이 되고, 다양한 질감의 즐거움도 선사할 수 있다.

스파 서비스를 웨트룸(wet room)에서 시술할 때의 문제점 중의 하나는, 방 전체가 타일로 덮여 있어 춥게 느껴

표 13-2 주제와 향기 풍경, 액센트, 그리고 연상*

주제	향기 풍경	액센트 또는 연상
여름	감귤류 오일, 플로랄 오일, 열대의 향, 스파이시 오일	기쁨, 밝음, 따뜻함, 솔직, 강함, 태양, 빛, 구릿빛 피부, 해변, 아이스크림, 레모네이드, 수상 스포츠, 해초 트리트먼트, 버핑과 태닝 트리트먼트, 일광화상 트리트먼트
겨울	페퍼민트, 클로브, 넛멕, 시나몬, 사과 주스, 전나무, 파인, 프랭킨센스	동면, 안으로 들어가기, 회복, 순환의 끝, 모직, 핫초콜릿, 스키와 같은 겨울 스포츠, 따뜻한 코쿤과 바디 랩 트리트먼트
봄	가벼운 꽃향기, 허브 향	새로운 시작, 기회, 어린이 같은 열정, 에너지의 재생, 부드러운 비, 부드러운 바람, 비쉬 샤워와 같은 하이드로테라피 트리트먼트
가을	나무 향 오일, 흙 향 오일, 따뜻하고 아늑한 아로마	느려짐, 조용함과 반성의 준비, 한밤, 달, 핫사이더, 사과, 낙엽, 바람, 따뜻한 코쿤과 독소배출 트리트먼트
대양 또는 바다	캄포, 캐모마일, 유칼립투스, 가드니아, 헬리크리섬, 자스민, 레몬, 제라늄, 샌달우드, 바닐라, 일랑일랑	지혜, 내적 평화, 조화, 감정적 균형, 직관, 잠재의식, 달, 유도된 명상, 해초 트리트먼트. 해양 팡고 트리트먼트, 해수를 이용한 하이드로테라피, 버핑과 태닝 트리트먼트
사막	세이지, 주니퍼 베리, 스파이시 오일	단순함, 정화, 전환, 변화, 솔직, 알로에 젤, 선인장 시럽(코쿤 또는 마스크 제품으로 사용됨), 각질제거를 위한 사이잘 초섬유, 세도나 클레이, 다른 사막 클레이
숲 또는 고산지대	전나무, 월계수, 스위트 비취, 시더우드, 사이프러스, 주니퍼, 파인, 스프루스, 캐나다 발삼, 케이드, 오크모스	성장, 강함, 지혜, 안식처, 보호, 탐험, 모험, 플란넬, 핫사이더, 등산객을 위한 발 트리트먼트, 스키 리조트나 겨울 리조트에서 제공되는 모든 트리트먼트
정원	플로랄 오일, 허브 오일	평온, 평화로움, 예절 수련, 정련, 내적인 아름다움, 풍요, 풍부, 식물성 제품, 아이스 티, 허브 티, 카스텔라, 티 케이크, 긴장완화를 위한 부드러운 트리트먼트
정글 또는 열대	앰브렛 씨, 아미리스, 코피아 발삼, 페루 발삼, 톨루 발삼, 웨스트 인디언 베이, 카스카릴라 바크, 카시, 클로브, 엘레미, 진저, 라임, 넛멕, 오크모스, 오포파낙스, 블랙페퍼, 로즈우드, 후추나무, 만수국, 통카 빈, 터메릭, 바닐라	본능, 흥분, 모험, 용기, 야생, 충동, 여행, 이국적이 과일들(망고, 파파야, 코코넛, 파인애플), 바디 폴리쉬 트리트먼트, 천연재로 코쿤
동양	스타 아니스, 벤조인, 버가못, 히말라야 칼라민타, 칼라무스, 캄포, 일랑일랑, 카다몸, 카시아, 계피, 클로브, 코스투스, 스위트 펜넬, 갈란갈, 가드니아, 진저, 자몽, 자스민, 레몬, 레몬그라스, 릿시아, 만다린, 매스틱, 오렌지, 네롤리, 팔마로사, 패출리, 로즈, 샌달우드, 스파이크나드, 리퀴담바, 터메릭, 베티버	평화, 조화, 영적인 수행, 사려 깊음, 간결함 속의 우아함, 몸과 마음과 영혼의 균형, 창조의 사이클, 정화, 독소배출, 명상, 자스민 차(인도), 녹차(중국), 아유르베다 트리트먼트, 중국 허브 트리트먼트

표 13-2 *(계속)*

주제	향기 풍경	액센트 또는 연상
지중해	레몬 밤, 바질, 월계수, 버가못, 커민, 사이프러스, 이눌라, 스위트 펜넬, 헬리크리섬, 이솝, 랍다넘, 라벤더, 레몬, 레몬그라스, 스위트 마조람, 매스틱, 몰약, 네놀리, 오리스, 로즈, 로즈마리, 클라리 세이지, 세이지, 산토리나, 타임, 레몬 버베나	연결, 관계, 의견 교환, 여행, 탐험, 문화. 대서양의 일부인 지중해는 거의 완벽하게 대륙으로 둘러싸여 있다. 지중해 북쪽은 유럽이며, 남쪽은 아프리카, 동쪽은 아시아이다. 고대에는 지중해가 이 지역 사람들 즉, 이집트, 로마, 그리스, 페니키아, 그리고 중동 사람들의 의 무역로 역할을 했다. 허브 트리트먼트(많은 허브들이 이 지역에서 자생하고 있다), 해초와 클레이 트리트먼트
남 또는 중앙 아메리카	캐브루바, 페루 발삼, 톨루 발삼, 카다몸(엘살바도르, 과테말라), 카스카릴라 바크, 과이악우드, 자보란디, 라임, 오렌지, 팔마로사, 블랙페퍼, 로즈우드, 후추나무, 만수국, 통카빈, 투버로즈, 바닐라, 레몬 버베나	중앙과 남아메리카는 환경과 문화가 다양한 지역이다. 이 지역에는 아마존이라는 울창한 열대 우림을 비롯해 안데스의 고지대 사막까지 분포하고 있다. 이 지역은 혁신적이고 세련된 문화를 보유했던 잉카와 마야 문명의 발생지이기도 하다. 이 지역은 또한 토착민들의 문화가 스페인, 포르투갈, 아프리카 문화와 섞여 공존하고 있다. 중앙 또는 남아메리카 컨셉트로부터 발달전시킨 모든 트리트먼트
이집트	캐모마일, 커민, 프랭킨센스, 카렌듈라, 스위트 마조람, 몰약, 로즈, 스파이크나드	문화, 아름다움, 혁신, 보존, 영원, 풍부. 이집트인들은 방향식물과 이들을 아름다움과 영혼의 연결, 그리고 조직의 보존을 위해 이용하는 법에 대한 발전된 지식을 갖고 있었다. 신과 여신, 연꽃, 예술, 재생이 목표인 모든 트리트먼트
흙의 요소	흙의 향, 머스크 향, 나무 향, 그린 향	집, 생존, 엄마, 단단함과 확고부동함, 무거움, 중량감, 정수, 진정한 자아, 스톤 마사지, 클레이, 머드, 토탄 트리트먼트, 천연 재로 코쿤
공기의 요소	시트러스 오일, 가볍고 상쾌한 향을 가진 오일, 분향이 나는 오일	숨, 정신 작용, 의사소통, 지혜, 이해, 위트, 가벼운 트리트먼트, 드라이 트리트먼트, 움직임이 포함된 트리트먼트
불의 요소	스파이시 오일, 카네이션 앱솔루트, 아틀라스 삼목, 계피, 클로브, 프랭킨센스, 몰약, 네롤리, 로즈마리	열정, 창조력, 변화, 정화, 죽음과 부활, 진실, 매운 음식들, 레몬과 진저차, 독소배출 트리트먼트, 핫스톤 마사지
물의 요소	캄포, 캐모마일, 유칼립투스, 가드니아, 헬리크리섬, 자스민, 레몬, 제라늄, 센달우드, 바닐라, 일랑일랑	감정, 직관, 여성, 삶의 흐름, 부활, 잠재의식, 내면의 맑음, 새로운 생각의 수용, 하이드로테라피 트리트먼트, 해초

* 다양한 주제와 단어, 생각, 장소와의 연관성은 주관적이므로 사실로 받아들여서는 안됨. 이 표는 트리트먼트 디자인 동안 주제를 조사하는 한 예를 보여주기 위한 것임. 이 표는 테라피스트가 작업 방법을 세팅하기 전에 즐겁게 아이디어를 탐험하는 법을 보여주기 위해 예시한 것임. 연상이 되는 것들과 함께 적어 놓은 몇몇 트리트먼트는 단순한 제안일 뿐이며 테라피스트를 제한해서는 안됨. 예를 들어, 겨울에서 영감을 받은 트리트먼트에 버핑과 태닝 트리트먼트를 함께 시술하면 안 될 이유가 없음. 그 트리트먼트의 주제가 추운 겨울과 눈 속에서 여름을 느끼게 하는 것일 수도 있음(예를 들어, 태양이 그리우신가요? 우리의 버핑과 태닝 트리트먼트로 태양을 느껴보세요...). 표 5-4에 기본적인 향의 범주에 따라 나눈 오일 리스트를 적어 놓았으니 여기에 적은 냄새 풍경과 복합적으로 사용해 볼 것.

진다는 것이다. 비쉬 샤워 시 플렉시글라스 페이스 가드가 잘 맞지 않으면, 고객의 얼굴에 물을 튈 수 있다. 그리고 때로는 샤워헤드에서 나오는 첫 번째 물줄기 때문에 고객이 깜짝 놀라기도 한다. 이런 모든 것들이 즐거운 스파 경험에 영향을 줄 수 있으므로 테라피스트는 이런 방해 요소들을 최소할 수 있도록 신중하게 트리트머트 계획을 짜야 한다.

고객은 어떤 소리를 듣는가?(What Will the Client Hear)

트리트먼트 계획을 짤 때, 청각 환경도 중요하게 고려를 해야 한다. 어울리지 않는 종류의 음악은 고객을 방해하고, 불안하게 만들 수 있다. 대부분의 테라피스트들은 고객을 깜짝 놀라게 하는 "스파" 또는 "마사지" CD를 들은 적이 있을 것이다. 시중에 나와 있는 어떤 CD에는 모든 곡에 늑대 울음소리가 들어가 있다. 고객이 먹잇감이 된 것처럼 느끼는데 어떻게 긴장이 완화된단 말인가!

적절한 음악은 강한 감정을 불러일으켜 서비스를 향상시킨다. 가봉에 있는 에쉬라 부족에게서 영감을 받은 트리트먼트(밤의 의식 트리트먼트)에서, 음악은 중심적이고 중추적인 요소이다. 트리트먼트는 아프리카 음악에 맞춰 고안된 마사지로 시작된다. 음악이 열대우림에서 나는 소리로 바뀌면, 트리트먼트 역시 바디 폴리쉬 단계로 넘어가 새로운 촉각 경험을 선사한다. 음악이 다시 아프리카 리듬으로 바뀌면, 트리트먼트도 다시 바뀌어 몸을 마사지하기 시작한다. 음악을 특별한 마사지 스트로크, 제품 시술과 짝을 지으면, 강하고 자극적인 서비스가 창조된다. 스파가 극장이 되는 것이다!

사용하는 음악 종류를 제한할 필요는 없다. 꼭 미니멀 아트 예술가의 음악일 필요도 없고, 종소리만 들리는 "스파" 배경음악 종류일 필요도 없다.

대신, 트리트먼트 분위기에 어울리는 음악을 선택해야 한다. 이런 좋은 예로 뉴저지 주의 해안에서 오토태닝 트리트먼트를 제공 중인 한 스파를 들 수 있는데, 이 스파는 파격적인 스타일의 인테리어와, 트리트먼트 이름, 그리고 직원 유니폼으로 유명하다. 그리고 일반적인 "스파 음악" 대신 테라피스트들은 서비스 동안 비치 보이스의 음악을 틀어준다. 이는 오토태닝 서비스를 보완하는 완벽하고 창조적인 방법이며, 고객들이 그 순간의 즐거움을 만끽할 수 있도록 도와주는 방법이기도 하다.

고객들은 무엇을 보는가?(What Will the Client See?)

트리트먼트의 시각적 질감은 성공적으로 창조해 내기가 가장 어려운 부분이다. 제공되는 서비스에 맞게 트리트먼트 룸의 데코레이션을 다르게 해야 하기 때문이다. 모든 트리트먼트들을 똑같이 데코레이션이 된 방에서 시술해도 된다. 아유르베다 스파라면 인도의 화려한 문화를 이용해 데코레이션 한 방에서, 사막 스파라면 미국 원주민들의 디자인을 차용해 장식한 방에서 시술하면 된다. 시각적 다양화에 이용되는 형태들을 대부분 테라피스트의 기술과 세심한 관심에 따라 달라진다. 족욕기에 꽃잎을 띄워 놓거나, 트리트먼트 테이블에다 린넨을 잘 접어 끼워 놓거나, 동양에서 영감을 받은 트리트먼트 시에 장식적인 일본 랜턴을 켜 놓거나, 여름에서 영감을 받은 트리트먼트 룸을 밝은 색으로 채워놓는 것들이 그런 것들이다. 하지만 기본적으로 트리트먼트 룸은 청결해야 하며, 스파 제품들을 워크 테이블 위에다 가지런히 정리해 놓는 것이 중요하다.

고객은 어떤 맛을 느끼는가?(What Will the Client Taste)

반투 부족(에쉬라 밤의 의식 트리트먼트에 영감을 준 부족 사람들)은 두 사람이 음식을 나눠 먹으면 "죽의 부족 의식"이 생긴다고 믿는다. 음식은 축복이다. 아이들은 아이스크림 파티로 생일을 기념하며, 결혼식에서는 케이크를 먹고, 식사에 특별한 친구들을 초대하기도 하며, 진실한 첫 사랑의 이야기는 종종 로맨틱한 저녁 식사로 시작된다. 음식물을 신중하게 선택해 스파 트리트먼트에 이용한다면, 고객의 잠재의식 속으로 메시지를 보낼 수 있다. 「감각의 박물학」에서 다이앤 애커먼(Diane Ackerman)은 이렇게 썼다:

> 친구들은 우리에게 음식과 마실 것을 권한다. 이것은 상징적인 행동으로, 이렇게 말하는 것이다: 내가 너의 영혼의 양식인 것처럼, 이 음식은 네 몸의 양식이 될 거야. 힘든 때라든지, 혹은 야생에서라면 이는 이런 뜻이 된다: 나의 생존을 위해 소비해야 하는 것을 나의 생명을 걸고 기꺼이 너와 나누겠어. 이런 절박한 상황은 고대에나 있었을 것이다. 하지만 우리는 이것이 속임수라는 것을 알면서도 형식적인 마실 것과 치즈케이크 한 조각을 받아들며, 감사한다.

문화적으로 영감을 받은 트리트먼트라면, 전통적인 음식물을 이용하는 것이 고객을 서비스의 세계 안으로 끌어들이는데 도움을 준다. 동양에서 영감을 얻은 트리트먼트 시 중국 다기에 담아 녹차를 대접한다든지, 밸런타인데이나 커플 마사지 마지막에 초콜릿을 서비스 한다든지 하는 것은 간단하면서도 매우 효과적이다. 또는, 근육 스포츠 마사지 마지막에 스포츠 음료를 제공하는 트리트먼트 계획을 짜는 것도 좋다. 여름이라면, 해초 트리트먼트를 받은 고객들에게 형형색색의 아이스캔디를 제공해 서비스의 "바닷가" 느낌을 상기시키는 것도 좋을 것이다. 테라피스트들은 최대한 간단한 음식물을 제공하되, 음식물 제공의 의도를 항상 생각해야 한다: 고객을 환영한다는 것, 고객의 영혼을 살찌우고 싶다는 것, 고객에게 관심이 있다는 것, 사려 깊다는 것, 감사하고 있다는 것을 보여줘야 한다.

부가 서비스들 (ENHANCING TREATMENTS)

부가 서비스는 서비스의 가치를 높이고, 특별한 것으로 만들어 준다. 부가 서비스들은 단독 서비스가 될 수는 없지만, 메인 트리트먼트에 추가했을 때, 특별히 "빛나는" 순간을 만들어 낸다. 기본적인 마사지 시, 세심한 것에 신경을 쓰는 테라피스트라면, 한 개나 두 개 정도의 부가 서비스를 제공할 것이다. 이 테라피스트는 로즈마리 핫스팀 타월을 등 마사지 전에 고객의 등에 올려놓을 것이다. 또한 이 테라피스트는 발 마사지 전에는 발 위에다, 얼굴 마사지 전에는 얼굴 위에다 로즈마리 핫타월을 올려놓을 것이다. 향기로운 로즈마리 타월은 기분도 좋게 하고, 예상하지 못한 기쁨도 줄 것이다. 스팀 타월 부가 서비스는 간단해서 고객의 마사지 시간을 빼앗지 않으면서도, 고객의 기억 속에 귀중한 트리트먼트의 일부분이라는 기억을 심어줄 수 있다. 핫타월 스팀과 아로마테라피 미스트를 트리트먼트에 간단하게 추가하는 것도 고객의 충성심을 높여준다. 이런 이유 때문에 많은 클리닉들이 모든 마사지에 이를 기본적인 것으로 채용하고 있다.

음식을 조금 제공하는 것도 트리트먼트에 악센트를 줄 수 있다. 이는 또한 전에도 언급했던 것처럼 한 서비스 단계에서 다른 서비스 단계로 부드럽게 넘어가는 것을 도와주기도 한다. 고객이 두 명의 테라피스트들에게 트리트먼트를 받아야 할 필요가 있는 경우도 있다. 이런 경우라면, 첫 번째 테라피스트가 두 번째 테라피스트의 도착을 확인하고, 트리트먼트를 인수해 주는 동안, 고객을 트리트먼트 룸에 있는 의자로 옮겨 앉게 한 다음, 간단한 간식을 제공하는 것이 좋다. 트리트먼트 시간이 길거나, 독소배출을 위한 트리트먼트라면, 음식만큼이나 음료수도 필요하다. 패키지 안에 있는 여러 종류의 트리트먼트를 계속해서 받는 고객에게도 꼭 음료수를 제공해야 한다. 고객이 트리트먼트 중간에 쉬면서 간식을 먹을 수 있도록 미리 계획을 짜 두어야 한다.

스파와 관련이 없는 활동들을 서비스 디자인 안에 넣어 트리트먼트를 멋진 것으로 만들 수도 있다. 스파 트리트먼트 콘셉트를 설명할 때, 별자리를 이용해 트리트먼트에 영감을 불어넣는 법을 설명했다. 창조적인 디자이너라면 고객의 별자리를 근사한 종이에 프린트한 다음 곱게 말아 멋진 리본으로 묶어 서비스 마지막에 선물할 수 있게 계획을 짤 것이다. 서비스 마지막에 고객에게 이걸 선물하면, 각각의 트리트먼트가 고유한 매력을 갖게 될 것이다. 이런 사소한 부가 서비스들이 반드시 필요한 것은 아니다. 하지만 이들을 추가하면 고객의 전체적인 경험과 스파에 대한 인식을 긍정적인 것으로 만들 수 있다.

과도기 (TRANSITIONS)

과도기란 트리트먼트 단계 사이에 있는 변화의 순간을 말한다. 제품의 시술(예를 들면, 각질제거제)과 제품을 핫타월로 제거하는 동안의 과도기는 작은 과도기라 할 수 있다. 고객을 트리트먼트 테이블에서 스위스 샤워실로 옮기는 것은 큰 과도기라 할 수 있다. 신중하게 계획을 짜지 않으면, 트리트먼트의 일부분인 과도기가 방해물처럼 느껴질 수도 있다. 예를 들어, 핫타월로 제품을 제거하는 것을 신중하게 계획해 놓지 않았다고 하자. 테라피스트는 핫타월이 있는 가열 기구로 걸어가 제품 제거에 쓸 수건을 꺼내 와야 할 것이다. 이럴 때는 테라피스트가 들고 다닐 수 있는 아이스박스에 핫타월 몇 장을 넣어 테이블 옆에 두면 편하다. 이렇게 하면, 테라피스트는 쉽게 타월을 꺼내 다음 서비스 단계로 넘어갈 수 있다.

드라이룸에서 가장 어려운 과도기는 코쿤 뒤에 고객의 몸 아래에 있는 플라스틱을 제거하는 것일 것이다. 우선, 고객의 몸이 식지 않게 최대한 빨리 제품을 제거해야 한다. 동시에, 고객의 몸 아래에 있는 플라스틱을 말아 빼내야 한다. 또한 지저분한 제품이 플라스틱 아래에 있는 깨끗한 시트에 묻지 않게 해야 한다. 이 과정은 연습이 없으면 실수 없이 하기가 어렵다.

과도기에 대해 고려해야 할 것 중 하나는 고객과 테라피스트 사이의 의사소통 문제이다. 테라피스트는 트리트먼트 단계 사이사이에 고객을 이동시킬 때 사용할 언어를 미리 연습해 둬야 한다. 긴장이 완전히 이완된 고객에게 테라피스트가 이동에 대해 명확하고 간결하게 설명하지 않으면, 고객이 당황할 수 있다. 또한 고객과의 의사소통이 잘 되지 않으면, 트리트먼트 테이블에서 고객의 위치를 조정할 때 문제가 발생할 수 있다. 테이블 위에서 어떤 자세를 취해야 하는지 고객에게 정확하게 말하면, 고객이 트리트먼트에 적응하기 위해 몸을 이쪽저쪽으로 움직이는 것을 막을 수 있다.

제품 구매 계획 (PRODUCT PLANNING)

스파 트리트먼트에 사용되는 모든 제품은 신중하게 선택해 그 적합성을 평가해야 한다. 스파 제품을 찾을 때 테라피스트는 인터넷과 스파 제품을 판매하는 웹사이트에 올라 있는 사용 후기를 검색해 봐야 한다. 그리고 다른 스파를 방문해 시장 조사도 하고, 그 스파에서는 어떤 제품들을 사용하고 있는지도 조사해야 한다. 스파 제품 판매업체는 이 책 뒤에 있는 리소스 섹션에 나와 있다.

제품을 주문하기 전에, 판매자에게 전화를 걸어 성분 분석표를 요청하는 것도 좋은 생각이다. 그런 다음 나탈리아 미캘런이 지은 <스킨케어와 화장품 성분 사전>과 같은 성분 사전을 참고해 정보를 확인해야 한다. 제품을 사용해도 안전하다는 판단이 들면, 가장 작은 사이즈로 주문을 한다(샘플 사이즈도 괜찮다). 그런 다음 대량 주문을 하기 전에 테라피스트가 직접 사용을 해 효과가 좋은지 확인한다.

디자이너들은 종종 자신들만의 독특한 트리트먼트에 맞는 적당한 스파 제품들을 찾지 못해 고민에 빠지기도 한다. 이런 경우, 판매 중인 제품을 변형시키거나, 새로운 제품을 만들어 내야 한다. 두 방법 모두 사용해도 되지만, 이렇게 되면 스파 스태프들에게 더 많은 시간과 계획이 요구되기 때문에 이상적인 방법이라고는 할 수 없다. 점점 더 많은 판매자들이 스파의 니즈에 맞춰 변형이 가능한 기초 제품들을 제공하고 있다. 어떤 판매자들은 냄새 풍경을 창조할 수 있는 블렌딩 에센셜 오일을 만들어 판매하기도 한다. 이것이 트리트먼트 디자인의 창조성을 증가시키는 긍정적인 움직임임에도 불구하고, 스파 제품 판매업자들을 종종 수준 이하의 아로마테라피 제품을 사용하고는 한다. 디자이너들은 에센셜 오일의 출처를 꼼꼼히 확인하거나, 치료 등급의 오일을 판매하는 아로마테라피 판매자들에게 에센셜 오일을 직접 구입해 사용해야 한다.

고객 관리 (CLIENT MANAGEMENT)

좋은 고객 관리는 고객 유지로 직결이 되므로, 고객 관리는 개별 서비스 계획에 반드시 포함이 되어야 한다. 고객이 클리닉이나 스파를 통해 올 경우도 미리 고려를 해야 하고, 고객이 스파에 처음 접촉하는 순간부터 고객을 따뜻하게 맞이할 수 있도록 모든 노력을 기울여야 한다. 접수계원은 친절하고 명랑하고, 지식이 풍부해야 한다. 접수계원은 스파가 제공하는 모든 서비스에 대해 알고 있어야 하며, 트리트먼트 메뉴에 있는 서비스들을 적어도 한 번씩은 받아봐야 한다. 그래야 고객이 트리트먼트에 대해 질문을 했을 때 대답을 할 수가 있다. 접수계원은 명확하고 간결하지만 매력적으로 트리트먼트에 대해 설명할 수 있도록 연습을 해야 한다. 접수계원이 소금 글로우를 단순하게 "소금으로 몸을 문지르는 것"이라고 설명했다면, 그 접수계원이 소금 글로우의 목표와 느낌에 대해 더 정확하게 설명할 수 있도록 훈련을 시켜야 한다.

스파는 고객이 문을 열고 들어왔을 때 어떻게 할 것인지에 대해서도 계획을 짜야 한다. 고객을 어떻게 맞을 것인가? 어떤 스파는 트리트먼트 시작 전에 고객의 물건을 넣어둘 수 있는 라커가 있는 탈의실로 고객을 안내해 가운과 슬리퍼로 갈아 신게 한다. 그런 다음 고객을 조용한 방으로 데려가 고객이 족욕을 하면서 건강력 질문지를 작성하는 동안, 허브 차를 마시게 한다. 소규모의 클리닉이나 스파에서는 고객에게 필요한 서류만 작성하게 한 다음, 대기실에서 기다리라고 할 것이다. 중요한 것은 고객을 따뜻하고, 전문적이며, 효율적으로 맞이하는 것이다.

고객을 배려하는 행동에는 고객이 서류를 작성하는 동안 음료수를 제공하고, 긴 트리트먼트의 경우 간식을 제공하며, 세션 마지막에 빨리 일어나 떠나라는 압력을 주는 대신 충분히 쉴 수 있게 하는 것 등이 포함된다. 모든 서비스를 족욕이나 파라핀 딥으로 시작하는 것도 고객을 배려하는 행위가 될 수 있다. 트리트먼트 테이블은 따뜻하게 데워져 있어야 하며, 좋은 품질의 린넨을 사용해야 하고, 두꺼운 양털 패딩과 가열한 젤이 든 침대 안감(a heated gel face cradle linning)과 같은 특별한 제품을 사용하는 것도 좋은 방법이다. 웜팩, 눈 베개, 좋은 향기, 그리고 온화한 조명도 고급스러운 느낌을 더해준다.

트리트먼트가 시작된 뒤에는 고객을 절대 혼자 있게 해서는 안된다. 고객이 몸에 랩을 했거나, 수치료를 받거나, 사우나나 샤워실 안에 있다면, 테라피스트는 반드시 고객이 부르는 소리가 들리는 거리 안에 있어야 한다. 고객을 혼자 두는 것은 비전문가다운 행동일 뿐만 아니라, 무척 위험하다. 그렇기 때문에 테라피스트는 세션 시작 전에 세션을 완벽하게 준비해 놓아야 한다. 장비와 제품을 점검표를 이용해 체크하면 피니쉉 로션를 찾기 위해 트리트먼트 도중에 허둥대지 않아도 된다.

세션 자체뿐만 아니라 세션을 어떻게 마무리 하느냐도 중요하며, 이것 역시 신중하게 계획을 짜야 한다. 예를 들어 한 고객이 소매 제품 판매와 서비스 요금 지불 과정을 한 치의 오차도 없이 처리하는 유명하고 명성이 높은 스파에서 페이셜을 받았다고 하자. 트리트먼트 후에 그 고객을 은은한 조명과 근사한 테이블이 있는 스파 "샵"으로 안내한다. 스파 제품들은 유리 선반에 멋지게 진열되어 있고, 다른 고객들은 허브 차나 레모네이드를 마시면서 스파 제품 팸플릿과 패션 잡지들을 보고 있다. 그 고객에게 작게 자른 빵과 치즈, 신선한 과일과 함께 레모네이드를 제공한 다음, 제품 팸플릿을 건넨다. 몇 분 후, 우아한 젊은 여성이 나가와 고객에게 궁금한 것이 있는지 묻는다. 그런 다음 자신의 이름을 말하고, 고객의 에스테티션이 고객의 피부가 매우 민감성이라고 말을 했다고 전하며, 특별한 제품을 쓰면 좋을 거라고 얘기를 한다. 샘플을 제공한 다음, 민감성 라인에 대해 잘 실명을 하면 그 고객은 나이트 크림만 사는 대신, 민감성 스킨케어라인을 모두 구입하게 될 것이다. 고객이 구입한 제품을 근사한 가방에 담은 다음, 영수증을 가죽 폴더에 넣어(좋은 식당에서 영수증을 줄 때처럼) 테이블로 가지고 온다. 고객이 신용카드를 가죽 폴더에 넣은 다음 잡지를 보면서 레모네이드를 마시는 동안, 우아한 젊은 여성이 신용카드를 프런트 데스크로 가져가 계산을 한다. 고객은 자신이 의도했던 것보다 더 오랜 시간을 스파에서 머물렀음에도 불구하고, 서비스에 매우 만족하게 될 것이다.

모든 마사지 클리닉과 많은 데이 스파들이 위에 묘사한 것과 같은 근사한 공간이나 직원들을 갖추고 있지는 않지만, 위와 같은 경험을 통해 배울 점이 많은 것은 사실이다. 스파가 소매 제품들을 어떻게 소개하고, 직원들이 서비스 이용료 계산을 얼마나 차분하고 우아하게 하느냐 하는 것은 무척 중요하다. 고객은 접수계원에게 특별한 제품에 대해 물어보기 위해, 혹은 서비스 이용료를 지불하기 위해 줄을 서 있는 것을 좋아하지 않는다. 스파는 반드시 고객을 다루는 방법에 대한 명확한 계획을 짜야 하며, 이 계획에 대해 직원들과 상의를 해야 한다. 직원들은 고객을 대기실에서 트리트먼트 룸, 그리고 제품 판매 구역으로 안내하는 방법을 연습해야 한다. 그리고 계산 과정을 간결하게 처리하는 방법도 연습을 해야 한다. 어떤 고객들은 트리트먼트 스케줄을 흐트러뜨리기도 하므로 고객들 사이에 15분 정도 간격을 두는 것이 좋다. 이렇게 하면, 접수계원이 한 번에 한 명의 고객만 상대해도 된다. 이것은 모든 클리닉이나 스파에 적용할 수 있는 쉽고도 효과적인 방법이라고 할 수 있다.

트리트먼트 일부분으로서의 제품 판매 (RETAIL SALES AS PART OF THE TREATMENT)

14장에서, 소매 제품 판매를 스파 비즈니스에 재정적인 안정감을 줄 수 있는 중요한 장치로서 다시 다룰 예정이다. 소매 제품 판매는 반드시 트리트먼트 동안 경험할 수 있는 긴장 완화를 방해하지 않도록 이뤄져야 한다. 고객이 원하지도 않고, 필요하지도 않은 제품을 사야 한다는 압박감을 느끼게 되면, 전체적인 스파 경험이 엉망이 될 수 있다. 대신, 스파 제품 판매를 트리트먼트 자체에 포함시켜 트리트먼트의 자연스러운 연장선 상에 있다는 느낌을 줘야 한다.

트리트먼트 과정을 제품 판매 기회로 활용하려면, 테라피스트가 서비스와 스파가 제공하는 제품 라인, 제품의 효과에 대해 확실한 지식을 갖고 있어야 한다. 하지만 가장 중요한 것은 고객의 니즈에 귀를 기울이는 것이다. 테라피스트들이 고객에게 팔려고 하는 제품은 고객이 받고 있는 트리트먼트와 고객의 니즈에 잘 부합이 되는 것이어야 한다. 예를 들어, 슬리밍 트리트먼트를 받기 위해 스파를 찾은 고객이라면, 스파 트리트먼트의 효과를 연장시킬 수 있는 홈케어 셀룰라이트 제품에 관심이 있을 것이다. 하지만 홈케어 셀룰라이트 크림에 관심이 없는 임산부에게 그런 종류의 제품을 팔려고 하면 안된다. 고객들은 종종 트리트먼트를 받는 동안 자신의 니즈를 표현한다. 세심한 테라피스트라면 고객의 니즈에 부합하는 제품이나 서비스를 제공해 고객의 치료 과정을 지지할 수 있어야 한다. 다음을 보라:

- 고객에게 마사지를 제공하는 동안, 에센셜 오일을 좋아하는 고객이 맞춤 블렌딩 오일을 구입하고 싶어 한다는 것을 알았다고 하자. 이럴 경우 테라피스트는 고객에게 필요한 블렌딩 오일을 만들어 줄 수 있는 스파 전속 아로마테라피스트를 찾아가 보라고 제안하면 좋다. 또는 클리닉이 제공하는 에센셜 오일이나 홈케어 블렌딩 오일 등을 고객에게 보여주면서 제품 구매를 도와도 좋다.
- 트리트먼트 디자이너는 버핑과 오토태닝 트리트먼트 마지막에 테라피스트가 고객에게 홈케어용 오토태닝 제품과 집에서도 좋은 효과를 얻을 수 있는 방법에 대해 설명할 수 있는 시간을 넣어 두어야 한다.
- 마사지 동안 어떤 고객은 자신의 몸과 피부에 미치는 해초의 효능에 대해 의구심을 표현하기도 한다. 지식이 풍부한 테라피스트라면 해초의 효능을 밝혀준 연구 결과들을 언급하면서, 클리닉 샵에서 판매 중인 해수 입욕제를 집에서 이용해 보라고 권할 것이다. 또한 자신이 그 클리닉에서 제공 중인 해초 랩을 받았던 경험을 얘기하면서 고객에게 한 번 받아보라고 권하는 것도 좋다.
- 마사지 테라피스트가 고객이 마사지 때문에 근육통이 생겼다는 것을 알아차렸다고 하자. 근육통은 이틀 내지 사흘 후면 사라질 것이다. 하지만 그 동안 고객의 다른 활동에 방해가 될 수 있다. 이럴 때는 고객에게 스파 샵에서 판매 중인 근육통에 좋은 홈케어 입욕제를 구입해 사용해 볼 것을 권하도록 한다.
- 발 트리트먼트 동안 고객이 테라피스트에게 자신의 남편 생일에 뭘 선물해야 할 지 모르겠다고 얘기를 한다면, 테라피스트는 자신의 스파에서 제공 중인 핫스톤 마사지가 남성들에게 인기가 많으며, 상품권을 프런트 데스트에서 구입할 수 있다는 것을 알려주도록 한다.

위의 예를 보면, 고객들에게 제품이나 서비스 구입 결정에 도움이 되는 정보를 수집하고, 생각할 수 있는 시간들이 주어져 있다는 것을 알 수 있다. 테라피스트들은 제품 판매에 대한 수수료를 받아 수입을 증대시킬 수 있다.

가장 중요한 것은, 고객의 요구와 직접적인 관련이 있는 조언을 제공해야 한다는 것이다. 어떠한 압력도 주지 말고 전문가다운 태도로 이런 조언들을 제공해야 트리트먼트의 분위기에 방해가 되지 않는다. 제품 판매 과정이 트리트먼트 자체의 자연스러운 연장이라는 고객에게 느낌을 줘야 한다.

트리트먼트 계획 양식 (TREATMENT PLANNING FORMS)

트리트먼트 디자이너가 이 모든 분야에 대한 고려를 마쳤다는 것은, 자신의 생각을 양식화 해 계획 과정을 시작할 준비가 되었다는 뜻이 된다. 다음에 나오는 트리트먼트 계획 양식과 샘플 트리트먼트는 디자이너들이 계획을 시작하는 것을 도와줄 것이다. 미 기입 양식은 이 책 마지막의 부록 섹션에 실어 놓았다. 아주 많은 질문들로 시작해 개발 단계 마지막에 가서 범위를 좁히는 것이 가장 좋다. 첫 번째 계획 양식은 브레인스토밍 세션에서 사용해야 하며, 두 번째 양식은 아이디어를 정리할 때 사용해야 한다. 그런 다음, 트리트먼트를 시술하려고 노력해야 한다. 시술 도중에 발생한 문제점들은 트리트먼트와 세 번째 계획 양식의 변화를 초래할 것이다. 마지막 계획 양식은 스파의 직원 매뉴얼에 첨부해 직원들을 위한 지침으로 이용하도록 한다.

서비스 가격 책정 시 주의할 점 (CONSIDERATIONS WHEN PRICING SERVICES)

트리트먼트의 가격을 결정하는 것도 개발 과정 중의 하나이다. 이것은 상당히 복잡한 과정이다. 스파나 클리닉은 환경을 가장 먼저 고려해야 한다. 같은 서비스라도 우아한 데코레이션과 많은 보조 스태프가 있는 풀서비스 데이 스파라면 작은 마사지 클리닉에 비해 그 가격이 비쌀 것이다. 스파나 클리닉은 또한 비슷한 시설을 갖춘 경쟁 업체들의 가격을 체크한 다음, 비슷한 수준의 가격을 책정해야 한다. 마사지 클리닉이 마사지 메뉴에 스파 트리

트리트먼트 계획 양식 (지침 포함)

트리트먼트 이름: 가끔은 근사한 트리트먼트 이름이 먼저 떠오르기도 하지만, 가끔은 계획을 세우는 도중에 이름이 생각나기도 한다.

스파의 전체적 콘셉트	스파의 최대 장점	영감을 준 대상
스파의 주안점은 무엇인가? 긴장 완화인가? 영적인 것인가? 건강과 피트니스인가? 스킨케어와 아름다움인가?	스파의 최대 장점을 설명하라. 예를 들어, 스파가 반사요법에 중점을 두고 있다면, 스파의 장점은 발 트리트먼트가 될 것이다.	트리트먼트에 영감을 불어넣는데 이용한 영감의 원천을 설명하고 트리트먼트 콘셉트를 결정하라.
트리트먼트 콘셉트	**홍보용 설명**	
트리트먼트의 전체 콘셉트를 아주 간단히 설명하라.	트리트먼트에 대해 메뉴에 있는 것처럼 설명하라. 트리트먼트를 위한 새 아이디어는 홍보용 설명을 개발하는 도중에 나오기도 한다.	
트리트먼트 목표	**시술 대상**	**금지 사항**
트리트먼트의 목표를 3개 내지 6가지로 설명하라. 그 목표들은 생리적인가 심리적인가? 아니면 둘 다인가?	이 트리트먼트를 시술하면 좋은 상황을 3가지 내지 6가지 나열하라.	이 트리트먼트를 시술하면 안 되는 상황을 3가지 내지 6가지 나열하라.
중심 트리트먼트	**부가 서비스**	**제품 판매**
서비스 동안 시술할 중심 트리트먼트(집중 포인트)를 나열하라. 중심 트리트먼트를 하나가 될 수도 있고, 서비스 크기나 범위에 따라 여러 개가 될 수도 있다.	트리트먼트의 요소를 강조하거나 부각시키기 위해 사용할 부가 서비스들을 나열하라.	서비스와 함께 판매할 수 있는 소매 제품들이나 기회를 나열하라.
구성 요소		
냄새 풍경	**음악/소리**	**시각적 요소**
트리트먼트에 후각적 질감을 창조하기 위해 사용할 냄새 조합을 나열하라.	이 트리트먼트에 청각적 질감을 더하기 위해 사용할 음악이나 소리를 나열하라.	이 트리트먼트를 부각시키기 위해 사용할 특수한 시각적 요소들을 나열하라.
구성 요소		
물품과 장비		**특수 장비**
사용 제품: 트리트먼트에 사용할 제품들과 반드시 수정되어야 할 사항을 나열하라.		이 트리트먼트를 시술하는데 필요한 특수 장비들을 나열하라.
트리트먼트/과도기/고객 관리 단계들		**메모**
이 트리트먼트를 시술하는데 요구되는 트리트먼트 단계, 이동 단계, 고객 관리 단계를 나열하라.		자신에게 떠오른 새 아이디어를 적는다.

코멘트: 테라피스트는 코멘트 섹션에 첫 번째나 두 번째 리허설이 어떻게 진행되었는지를 간단하게 적는다. 이런 코멘트들을 세 번째나 네 번째 리허설 직전에 읽으면 트리트먼트 시술 능력을 향상시킬 수 있다.

그림 13-2 지침이 포함된 트리트먼트 계획 양식.

트리트먼트 계획 양식 (지침 포함)

트리트먼트 이름: 이케바나 꽃의 의식

스파의 전체적 콘셉트

동양적 마사지와 영적인 수련. 지금까지 이 스파는 즐거움, 슬리밍, 또는 긴장완화 트리트먼트에 초점을 맞춘 적이 없다.

스파의 최대 장점

일본 스톤 마사지와 독특한 마사지로 유명하다. 이것이 이 스파의 장점이기는 하지만, 이 트리트먼트는 서비스 메뉴에 긴장 완화와 슬리밍 트리트먼트를 추가해 균형을 찾는 것에 중점을 두고 있다.

영감을 준 대상

이케바나는 일본식 꽃꽂이를 말한다(7세기 경부터 시작되었다). 이케바나의 주요 목표는 꽃의 아름다움을 강조하기 위해 최소한의 가지와 나뭇잎만을 이용해 우아한 작품을 탄생시키는 것이다.

트리트먼트 콘셉트

꽃의 의식으로 긴장 완화와 윤곽의 미, 우아함, 조화를 이룩한다.

홍보용 설명

오랜 역사를 지닌 일본 전통 꽃꽂이에서 영감을 받은 이 트리트먼트는 아름다움과 인체의 우아함, 내적인 조화의 깨달음을 목표로 하고 있다. 이런 아이디어들은 향기로운 오일을 이용한 마사지, 격조 높은 바디 폴리쉬, 앨러바스터 진흙과 장미꽃잎 마스크를 통해 구현된다. 따뜻한 일본 강의 돌(river stones)을 긴장 부위에 대는 것으로 이 꽃의 의식이 마무리되면 고요와 완벽한 형태, 광휘만 남게 될 것이다.

트리트먼트 목표

긴장을 완화시키고 내적 평화를 증가시키며, 몸의 형태를 단단하게 만들고 선을 살리며, 독소를 배출시킨다.

시술 대상

스트레스와 부조화의 느낌을, 아름답고 신선한 것으로.

금지 사항

찢어졌거나 염증이 있는 피부, 마사지를 하면 안되는 환자들.

중심 트리트먼트

마사지와 전신 폴리쉬, 등과 가슴의 카올린과 장미꽃잎 마스크, 핫스톤 얼굴 마사지.

부가 서비스

꽃으로 채운 족욕, 트리트먼트 마스크 단계에서 핫스톤 몸에 올려놓기.

제품 판매

이케바나 바디 폴리쉬 제품들(조절하지 않은 것)을 피부 진정 트리오로 판매.

구성 요소

냄새 풍경

재스민, 장미, 수선화, 네롤리와 같은 단일 꽃향기를 레몬그라스로 악센트를 준 생강과 심황으로 균형을 맞춘다.

음악/소리

단순한 일본 피리로 연주한 음악을 트리트먼트 동안 아주 조용히 틀어놓는다. 트리트먼트 시작과 끝에 종을 한 번씩 울려준다.

시각적 요소

일본식 램프와 작은 초로 트리트먼트 룸을 밝힌다. 고객은 방에 들어서면서 물 위에 꽃잎이 떠 있는 족욕기를 보게 될 것이다. 트리트먼트 테이블 위에 꽃을 한 송이 놓아둔다.

물품과 장비

사용 제품

바디 폴리쉬: 재스민을 조금 섞어 수정을 가한 대나무와 레몬그라스 바디 폴리쉬로 꽃이라는 주제를 소개한다. 생강, 장미, 만다린 에센셜 오일을 첨가해 녹차 바디 워쉬를 약간 변형시킨다. 해초 베이스의 피니쉬 젤은 수선화와 만다린 오일을 몇 방울 떨어뜨려 변화를 준다.

마사지: 네롤리와 스위트 오렌지 에센셜 오일을 첨가한 따뜻한 참기름으로 얼굴을 마사지한다. 바디용 마사지 오일에는 심황을 섞어 베이스 노트에 자극적인 향을 추가한다.

카올린 진흙, 녹차 우려낸 물, 가루로 만든 장미꽃잎 마스크: 이 제품은 시장에서 판매되지 않으므로 스파에서 직접 만들어야 한다.

특수 장비

핫스톤과 가열 기구

제품들을 올려 놓을 대나무와 라탄(rattan) 테이블

족욕에 사용할 커다란 일본 도기

족욕을 하는 동안 고객에게 가운 대신 기모노를 입게 하면 좋다.

그림 13-3 트리트먼트 계획 양식 샘플.

트리트먼트/과도기/고객 관리 단계들	메모
1. 고객에게 인사를 다음 고객을 트리트먼트 룸으로 데려간다. 기모노로 갈아입게 한 다음 꽃을 띄운 족욕기에 발을 담그게 한다. 고객의 의자 옆에 있는 라탄 테이블에 놓인 찻주전자에 담긴 녹차를 고객에게 따라준다. 고객이 휴식을 취하는 동안, 초기 면접(intake interview)을 하면서 트리트먼트에 대해 고객에게 설명한다. 이케바나 바디 폴리쉬 트리오를 소개하면서 제품의 효능을 강조한다. 그리고 스파 샵에서 홈케어 제품들을 판매 중이라는 것도 언급한다.	* 족욕을 위해 일본 다기 세트를 준비한다.
2. 족욕을 하는 동안에 고객의 발의 각질을 제거한다. 발을 족욕기에서 꺼내 발을 말린다. 고객에게 트리트먼트 테이블에 어떤 자세로 누워야하는지를 설명한다. 방을 나와 트리트먼트에 필요한 핫타월을 가지고 온다.	* 마스크가 바르기도 전에 말라버렸다. 잘 섞이지 않았거나 트리트먼트 전에 보온을 해두지 않아서 이다. 시술 직전에 뜨거운 물을 섞어서 마스크를 만든다.
3. 방으로 돌아와 고객에게 덧베개를 받쳐준다. 웜팩을 고객의 발에 올려준다. 한 손은 천골 위에, 한 손은 척추 위에 얹는다. 고객에게 심호흡을 세 번 하라고 요청한다. 고객의 등에서 손을 뗀 다음, 종을 울려 트리트먼트가 시작되었음을 알린다.	
4. 다음과 같은 순서로 시술 부위를 트리트먼트한다: 1) 따뜻한 참기름이나 에센셜 오일을 이용해 길고, 일정한 방향으로 연속적으로 스트로크로 마사지한다. 2) 손에 클렌저를 조금 묻힌 다음 뜨거운 물을 이용해 거품을 낸다. 이것은 시술 부위에 롱 스트로크로 바른다. 3) 바디 폴리쉬를 바디워쉬 위에 바른다(시간과 세탁물을 줄일 수 있음). 4) 바디 폴리쉬와 바디워쉬를 핫타월로 제거한다. 뒷몸의 이 모든 단계가 마무리되면, 고객을 돌아눕게 한다. 고객의 몸에 다시 덧베개를 받친 다음, 앞몸을 마사지하고 각질을 제거한다.	* 핫타월에 레몬그라스를 더하면 후각적 질감을 추가할 수 있다.
5. 진흙과 장미꽃잎 마스크를 섞는다. 등에 올리는 돌 8개를 가열 기구에서 꺼낸다. 덧베개를 치우고, 고객에게 일어나 앉아 달라고 한다(고객에게 물을 한 잔 권해 이동 시간을 커버한다). 핫스톤을 고객의 몸 아래에 놓은 다음, 고객을 수건으로 덮는다. 바디랩 플라스틱 한 장을 수건 위에 얹는다. 이 두 단계를 매우 신속하게 해야 한다. 그렇지 않으면 이동 시간이 길어진다. 플라스틱 장갑을 양손에 끼고 한 손으로 진흙 마스크를 고객의 등에 두껍게 바른다. 더러워진 쪽의 장갑을 벗고 고객에게 누우라고 말한다. 돌 때문에 불편하지 않는지 확인한다. 돌을 고객의 손 위에 올려준다.	* 마스크를 섞는데 너무 오래 걸리자 고객이 눈을 뜨고 내가 무엇을 하고 있는지 지켜봤다. 이동 시기를 부드럽게 커버할 수 있는 방법을 찾아야겠다. 두 번째 리허설 때는 핫스팀 타월을 고객의 얼굴 위에 올려 놓아야겠다.
6. 아직 장갑을 끼고 있는 손으로 진흙을 고객의 윗가슴과 유방(선택 사항), 그리고 배꼽 위에 두껍게 바른다. 장갑을 벗고 마스크 위에 플라스틱 시트를 덮은 다음, 수건을 얹는다. 커다란 돌 5개와 손바닥 스톤 2개를 가열 기구에서 꺼내 배꼽과 앞몸의 차크라 포인트, 소흉근 좌우 양쪽 기시점에 놓는다. 손바닥 스톤에 오일을 발라 고객의 손에 놓아준다.	* 문제점: 레몬그라스 오일을 떨어뜨린 수건을 고객의 얼굴 피부에 염증을 일으킬 수 있다. 레몬그라스 오일을 한 방울만 아이스박스 바닥에 떨어뜨리면 염증 발생을 막을 수 있다.
7. 가열 기구에서 작은 돌 8개를 꺼내 테이블 머리 쪽에 놓는다. 돌을 이용해 따뜻한 아로마 참기름으로 얼굴과 목을 마사지한다(20분). 얼굴 마사지 마지막에 여분의 오일을 페이셜 토너로 제거한 다음, 차가운 수건으로 얼굴을 덮는다. 고객의 얼굴 위 높은 곳에서 장미와 만다린을 섞은 아로마 미스트를 뿌려준다.	
8. 앞몸의 돌들을 치운 다음, 플라스틱 바디 랩을 이용해 진흙을 고객의 몸에서 제거한다. 남아 있는 진흙은 핫타월로 닦아낸다. 해초 피니쉬 젤을 배꼽, 유방 주변, 윗가슴에 바른다. 고객을 수건으로 덮고 피니쉬 젤을 팔과 손에 바른다. 앞쪽 다리의 드레이프를 벗기고 젤을 다리에 바른다. 고객 옆쪽에 서서 부드럽게(하지만 신속하게) 수건 밑으로 손을 넣어 고객의 몸 아래에 있는 돌들을 꺼낸다. 반대쪽도 똑같이 반복한다. 덧베개를 치운 다음 고객을 돌아눕게 한다. 다시 덧베개를 받쳐준다.	* 첫 번째 리허설 때 파이널 레이아웃 돌들이 너무 높게 놓여져 목 마사지에 방해가 됐다. 돌을 8개 대신 6개만 사용해 마름모근 끝까지만 레이아웃을 해야겠다.
9. 피니쉬 젤을 부드러운 마사지 스트로크를 이용해 뒤쪽 다리와 등에 바른다. 등의 드레이프를 벗기고 한 손은 천골 위에, 한 손은 척추 위에 얹는다. 고객에게 심호흡을 3번 하라고 요청한다. 고객의 등에서 손을 뗀 다음, 종을 울려 트리트먼트가 끝났음을 알린다. 덧베개를 치운 다음 일어나고 싶을 때까지 테이블에 누워 충분히 휴식을 취하라고 얘기한다. 트리트먼트 룸 밖에서 대기한다.	*문제: 고객의 몸집이 클 경우 테라피스트가 돌들을 고객의 몸 아래에서 꺼낼 수가 없다.
10. 고객을 접수 구역으로 안내한 다음 물을 한 잔 권한다. 트리트먼트 후에 느낌이 어땠는지 확인한다. 마사지 동안 찾아낸 긴장 부위나 고객의 요구에 잘 부합되는 스킨케어, 바디 제품 등에 대해 알려준다. 고객에게 스파 샵을 보여준다. 계산을 한 다음, 다시 와 달라고 부탁한다.	

코멘트: 첫 번째 리허설 후, 개선이 필요한 분야에 대해 알게 되었다. 가장 큰 문제는 마사지 단계에서(트리트먼트의 클라이막스인) 돌과 진흙 제거 단계로 넘어가는 시기이다. 연습 상대였던 고객은 앞몸의 돌과 진흙을 제거하는 것은 괜찮았으나 스파이널 레이아웃 스톤을 꺼내기 위해 등 밑에 손을 넣었을 때 느낌이 이상했다고 말했다. 우리는 고객을 잠깐 앉게 한 다음 돌을 치우는 것이 낫다는 결론을 내렸다. 고객은 스파이널 레이아웃의 처음 온도가 아주 적당했다면서 이동 시기가 약간 어색하기는 하지만 트리트먼트의 이 단계를 없애지는 말라고 말했다. 고객은 또한 트리트먼트에 사용되었던 모든 향이 마음에 들었지만 소매 제품들이 트리트먼트 제품들과 동일한 향이 나지 않는다는 것을 알고 실망했다고 말했다. 이것 역시 문제이다. 꽃의 의식 트리트먼트와 들어맞는 제품을 찾지 못했기 때문이다. 제품에 변화를 주어야 할 것 같다. 끼워팔 수 있는 제품을 창조해야 할 것 같다.

그림 13-3 *(계속)*

트먼트를 추가했다면, 동일한 마사지 시간에 책정된 가격보다 25달러 내지 40달러 정도를 추가해 받으면 된다. 즉, 1시간짜리 마사지 가격이 50달러라면, 1시간짜리 스파 트리트먼트 가격은 75달러에서 90달러 사이가 되어야 한다. 트리트먼트 시술에 사용되는 제품의 비용과 경쟁자들이 제공하는 동일한 트리트먼트 가격에 의해 확실히 차별화가 되어야 한다. 소금 글로우는 2달러만 받아도 되지만, 파라팡고 트리트먼트는 12달러에서 15달러까지 받을 수 있다. 제품 비용은 트리트먼트의 최종 가격에 반드시 반영이 되어야 한다. 표 13-4에 트리트먼트 시술 가격 결정 방법의 예가 나와 있다. 이 정보는 트리트먼트 디자이너가 트리트먼트 가격을 결정하고 정확한 예산을 설계하는데 도움을 줄 것이다.

특별 스파 트리트먼트
The Signature Spa Treatment

특별 스파 트리트먼트란 한 스파에서만 제공이 되는 특별한 서비스를 말한다. 스파는 자신들의 스파의 유일성과 특장점을 강조하기 위해 이런 서비스를 개발한다. 예를 들어, 어떤 스파가 치유력이 있는 지역 특산물(특수한 식물 성분, 그 지역에서 나는 머드)에 대한 권리를 갖고 있다고 하자. 이런 제품을 트리트먼트에 사용하는 것은 그 스파만의 "특징"이 된다. 사막 분위기의 스파라면 그 지역에서 자라는 선인장에서 추출한 시럽을 이용한 선인장 시럽 랩을 제공할 것이다. 스파가 위치한 지역의 치료용 머드를 이용하는 스파라면, 이 특별한 머드를 스파의 특징적인 트리트먼트의 기초로 이용할 것이다. 또한 이 스파는 고객들에게 이런 종류의 머드는 다른 곳에서 시술받을 수 없다는 점을 상기시키려고 할 것이다. 스타벅스의 고향이자 커피 문화의 본고장으로 불리는 시애틀에는 거리의 코너마다 커피샵이 있다. 시애틀에 있는 많은 스파들은 1990년대 말에 커피를 이용한 독특한 트리트먼트를 개발했다. 이런 커피 트리트먼트들은 시애틀 사람들의 유머 감각에 매력을 더하고 있으며, 피부에 퍼밍 효과도 준다.

캘리포니아 주에 있는 골든 도어 스파는 차분하고 영적인 분위기를 만들어 내는 독특하고 아름다운 미로를 갖고 있다(그림 13-5). 의도적으로 굽이쳐 흐르는 미로는 고객을 원의 가장자리에서 중심으로 이끈 다음, 다시 가장자리로 이끈다. 골든 도어 미로는 결이 거친 원의 표면을 배경으로 새겨 넣어진 부드러운 돌길로 이뤄져 있다. 나무와 풀 속에 자리 잡은 미로는 밤이 되면 가장자리 주변에 놓인 초에 불을 붙여 조명으로 이용한다. 이 미로는 정신에 집중을 하고 내적인 평화를 창조하는데 이용되었던 역사적인 미로에서 영감을 받아 만들어졌다. 이 미로가 바디 트리트먼트에 직접 쓰이지는 않지만, 이 미로는 여전이 특별한 서비스로 인정받고 있다.

좋은 특별 트리트먼트는 스파나 클리닉의 건강과 웰빙에 대한 전반적인 철학을 담고 있다. 스파는 가끔 자신들의 특별한 트리트먼트를 "의식"이라 부르기도 한다. 특별한 순서에 따라 행해지는 일련의 신중하게 고려된 동작들이 트리트먼트 안에 포함되어 있기 때문이다. 특별한 "의식"은 중심이 되는 트리트먼트(랩, 폴리쉬, 마사지)와 파라핀 딥, 수치료 목욕, 족욕, 사우나, 스팀 목욕, 미니 페이셜과 같은 부가 서비스로 이루어져 있다. 일반적인 에몰리언트 랩이라면, 고객은 랩을 시술 받은 다음, 허브 아이 필로우 또는 페이스 마사지와 같은 간단한 부가 서비스를 받는 것으로 세션을 마칠 것이다. 하지만 특별한 "의식"에서의 바디 랩은 더 복잡한 서비스의 일부분에 지나지 않는다. 고객은 사우나 안에서 세션을 시작한 다음, 바디 폴리쉬를 받고, 에몰리언트 랩을 즐긴 다음, 마사지 또는 페이셜로 세션을 마친 후, 명상의 방에서 마무리를 할 것이다. 여러 가지 면에서 특별 트리트먼트는 하나의 세션 안에 다수의 다양한 트리트먼트를 조화시킨 스파 패키지와 비슷하다.

각각의 스파에서 제공되는 독특한 트리트먼트에 더해, 어떤 스파들은 특정한 제품 라인에 기초한 특별 트리트먼트를 제공한다. 화장품 회사들은 종종 자신들의 스킨케어 제품에 기초한 바디와 페이셜 트리트먼트를 창조하곤 한다(Aveda, Decleor). 그런 다음 이들은 자신들의 제품 라인을 이용한 트레이닝을 스파에게 제공해, 특별하게 디자인된 트리트먼트에 자신들의 제품을 어떻게 사용하는지를 가르쳐준다. 이런 제품들을 효과적으로 이용해 특별한 트리트먼트를 제공하는 스파들은 이 회사들의 마케팅 에이전트로서 고객들에게 이들의 스킨케어 라인을 소개해, 이 제품들의 판매를 증가시키기도 한다.

특별 트리트먼트는 스파가 고객들을 위해 어떤 것을 가장 잘 할 수 있는지를 보여주는 마케팅 수단이 될 수 있

1단계: 일반 간접비 계산

일반간접비는 한 달 동안 스파를 경영하는데 들어가는 모든 비용을 더한 다음, 시술한 트리트먼트의 평균 횟수로 나누면 된다. 또는 한 달 동안 시술된 트리트먼트 시간으로 나누면 더 낫다. 이것이 1회 트리트먼트 시술에 얼마가 드는 지를 가르쳐 줄 것이다(간접비가). 그 액수는 한 달 동안 트리트먼트를 실질적으로 몇 번이나 시술했느냐에 따라 차이가 크다. 다른 경영 비용은 고정되어 있기 때문이다.

항목	1달 동안 드는 대략의 비용
세탁	400달러
사무실 비용(인터넷, 사무용품, 전화세 등)	700달러
접수계원 월급	2880달러
월세와 공공요금(전기세, 수도세 등)	1500달러
마케팅과 홍보 비용	1000달러
합계	6480달러/1440 트리트먼트 = 4.5달러/트리트먼트

2단계: 트리트먼트에 드는 제품 비용 계산

트리트먼트에 드는 제품 비용을 계산하려면 테라피스트는 제품의 단위 가격을 계산해 트리트먼트를 시술하는데 각각의 제품마다 얼마나 많은 단위가 필요한지 알아야 한다. 여기에 나온 가격은 대략적인 가격이며 기준 가격이 아니라는 것을 주지하기 바란다.

제품	1통 가격	÷	1통 용량	=	단위가격	×	제품 용량	합계
각질제거제	32달러		16 oz		2달러/oz		1 oz	2달러
해초 젤	100달러		1 gal (128 fl oz)		0.78달러		5 oz	3.9달러
화장용 해면	25달러		100개		0.25달러		2스푼	0.5달러
플라스틱랩	129달러		600피트		0.21달러/ft		6피트	1.26달러
스킨 토너	28달러		16 oz		1.75달러		0.5 oz	0.87달러
모이스처로션	98달러		1 gal (128 fl oz)		1.3달러/oz		2 oz	2.6달러
셀룰라이트크림	20달러		8 oz		2.5달러/oz		0.25 oz	0.62달러
라벤더에센셜오일	27달러		6 mL (1mL는 약 20방울)		4.5달러/mL		7방울	1.54달러
로즈마리에센셜오일	19달러		6 mL		3.16달러/mL		2방울	0.32달러
								13.61달러

3단계: 트리트먼트에 드는 총비용 계산

테라피스트에게 지불하는 수당까지 더해야 서비스 시술 총비용을 알 수 있다.

항목	비용
간접비	4.5달러
제품 비용	13.61달러
테라피스트 수당(스파 산업 표준을 반영하지 않은 임의 가격임)	30달러
합계	48.11달러

이 서비스는 최소한 95달러는 받아야 함.

그림 13-4 **스파 트리트먼트 시술 비용.**

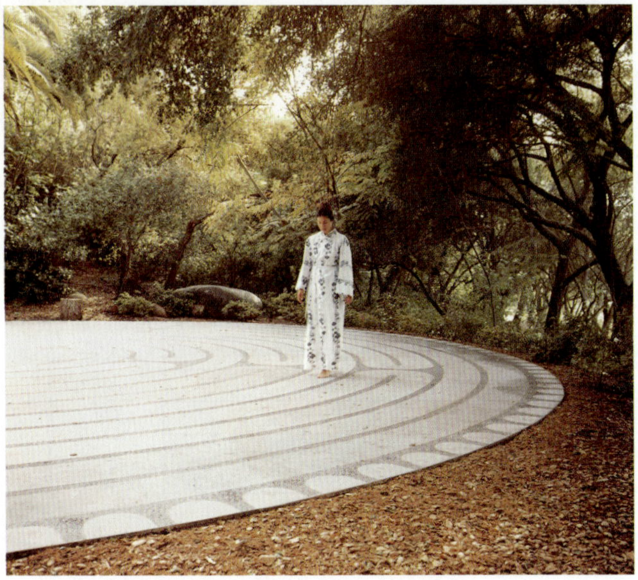

그림 13-5 캘리포니아 주 골든 도어 스파의 미로.
(Photographer: Rachel Weill. Photo courtesy of the Golden Door Spa, Escondido, CA)

다. 소규모 로컬 스파부터 대규모의 고급스런 데이 스파, 리조트, 인터내셔널 스파 모두 특별한 트리트먼트를 소개해 이익을 얻을 수 있다. 그렇기 때문에 특별한 서비스를 개발할 때는 스파의 메인 콘셉트를 신중하게 고려해야 한다. 예를 들어, 모토가 "궁극적인 사막 수련"인 스파라면, 자신들의 특별 트리트먼트에 "높은 숲으로의 탈출"이라는 이름을 붙이고 싶어 하지 않을 것이다. 이는 간단해 보이지만, 인터넷으로 검색해보면 많은 스파들이 이런 점을 간과하고 있다는 것을 알 수 있다. 이는 아마도 스파들이 뭔가 아주 다른 것을 하고 싶어 하기 때문일 것이다. 하지만 이들은 자신들의 장점과 자신들이 정말 잘하는 것에 초점을 맞춰야 한다는 점을 간과하고 있는 듯하다. 자동차 부상 트리트먼트를 잘 하는 마사지 클리닉이라면 재활에 초점을 준 스파 서비스를 제공해야 한다. 어떤 스파가 독소배출 허브 바디 랩, 균형을 찾아주는 아로마테라피 랩, 유칼립투스 스팀, 냉동 근육통 랩, 그리고 반사용법 발 스파 트리트먼트 등을 제공하고 있다고 하자. 이런 클리닉은 셀룰라이트 트리트먼트를 자신들의 특별 서비스로 내세우고 싶어 하지 않을 것이다. 이런 서비스들은 기존 스파 고객들의 관심을 끌지도 못할 뿐 아니라, 자신들이 가장 잘 할 수 있는 것들 — 재활 — 에 집중하는 것을 방해한다. 대신, 이런 스파는 관절염 환자를 위한 유럽 팡고 트리트먼트나 만성 질환자, 섬유근통 환자를 위한 파라팡고 트리트먼트를 특별 트리트먼트로 내세워야 한다. 반면, 스킨케어와 에스테틱 트리트먼트로 유명한 살롱은 근육계를 위한 트리트먼트를 강조하고 싶어 하지 않을 것이다.

요약 Summary

스파나 마사지 클리닉에서 시술되는 모든 서비스에는 트리트먼트 계획이 필요하며, 소금 글로우와 같은 기본적인 서비스에도 세심한 주의가 요구된다. 트리트먼트의 치료 목표는 적절한 스파 제품과 조화시켜야 한다. 스파 시설이나 스파의 특징에 기초해 최선의 시술 방법, 부가 서비스들, 그리고 제품 제거 기술들을 선택해 사용해야 한다. 트리트먼트 동안 트리트먼트 룸에 안에 창조되는 환경 — 고객이 보는 것과 듣는 것, 냄새 맡는 것 — 과 고객 다루는 법도 고려를 해야 한다. 어떤 트리트먼트가 스파의 특별 서비스라면, 스파의 전체적인 철학을 확실하게 표현하고 건강과 웰빙에 접근할 수 있도록 개발되어야 한다.

참고문헌 References

1. Mii amo, a Destination Spa at Enchantment Resort. Available at http://www.miiamo.com
2. Warne S: *Gabon, Sao Tome and Principe*. Chalfont St. Peter, Buckinghamshire, UK: Bradt Publications, 2003.
3. Ackerman D: *A Natural History of the Senses*. New York: Vintage Books, 1995.
4. Pert C: *Molecules of Emotion: The Science Behind Mind-Body Medicine*. New York: Touchstone Books, 1999.
5. Nichols B: *Down the Garden Path*. Cambridge, UK: Timber Press, Inc., 2005.
6. Michalun N, Michalun MV: *Skin Care and Cosmetic Ingredients Dictionary*, 2nd ed. Albany, NY: Milady, Thomson Learning, 2001.
7. The Golden Door Spa. Available at http://www.thegoldendoor.com

복습문제(Review Questions)

객관식

1. 좋은 특별 트리트먼트란?
   a. 그것이 제공되는 스파에만 있어야 함
   b. 스파의 독특한 특징과 장점을 강조해야 함
   c. 제품 라인을 홍보하고 특별한 설비에 대한 주의를 이끌어 낼 수 있어야 함
   d. 위의 것들이 모두 해당됨

2. 스파 의식을 가장 잘 정의한 것은?
   a. 정확한 순서에 따라 시행이 되는 신중하게 고려된 일련의 행동들로 특별한 상태로 귀결됨
   b. 동양적 관습을 받아들여 디자인 한 트리트먼트
   c. 특별한 영적인 집중을 갖고 있는 트리트먼트
   d. 수치료가 항상 포함이 되는 스파 패키지

3. 특별 트리트먼트를 디자인 할 때, 스파나 마사지 클리닉은 이것을 원할 것이다. 무엇인가?
   a. 현재의 단골손님들을 "동요"시키기 위해 아주 다른 것을 하는 것에 집중하는 것
   b. 유명한 스킨케어 제품 이용에 집중하는 것. 스킨케어 특별 트리트먼트가 다른 종류의 트리트먼트보다 잘 팔리기 때문이다
   c. 스파 또는 클리닉의 장점을 부각시킬 수 있는 트리트먼트에 집중해 스파의 건강과 웰빙에 대한 철학을 표현하는데 트리트먼트를 이용하는 것
   d. 고소득층 고객들을 끌어 모으기 위해 화려함에 집중하고, 트리트먼트에 고가의 가격을 매기는 것

4. 트리트먼트 콘셉트란?
   a. 스킨케어나 바디케어를 지향하는 것: 둘 다는 아님
   b. 고객에게 트리트먼트를 홍보할 때만 이용되는 것으로 제품 선택과는 전혀 관계가 없음
   c. 트리트먼트의 치료 목적을 고려한 것으로 제품 판매에 이용됨
   d. 트리트먼트의 모든 면을 통합시키는 것을 돕는 추상적인 아이디어로 고객에게 특별한 느낌이나 철학, 인상 등을 전달함

5. 부가 서비스를 가장 잘 정의한 것은?
   a. 아로마테라피 블렌딩을 몸에 뿌리는 트리트먼트의 마지막 단계
   b. 그 자체로는 독립적인 서비스가 될 수 있을 정도로 크지 않지만, 전체적인 서비스를 특별한 것으로 만들어주는 것
   c. 트리트먼트 중간에 파라핀 딥, 족욕, 간단한 간식 등을 트리트먼트 다음 단계로 이동 할 때 이용하는 것
   d. 서비스에 추가 되는 모든 종류의 수치료 트리트먼트

관계있는 것끼리 이으시오.

	냄새풍경		트리트먼트 콘셉트
6.	자몽, 장미	______	A. 동양
7.	주니퍼, 솔잎	______	B. 여름
8.	라벤더, 로즈마리	______	C. 높은 산
9.	유향, 백단향	______	D. 식물성
10.	생강, 레몬그라스	______	E. 신비주의

스파의 직업들
Careers in Spa

14장

장 개요

자신의 스파 철학 확립
- 자기 평가
- 고객 평가
- 환경 평가
- 스파 철학 기술서

명성이 높은 스파에서 근무하기
- 기본 이력서 쓰는 법
- 자기 소개서 쓰는 법
- 면접 준비
- 직원 복지제도

스파 산업의 다른 직업들
- 스파 교육 전문가
- 스파 컨설턴트
- 스파 매니저
- 스파 디렉터

개인 샵이나 마사지 클리닉에 스파 트리트먼트 추가하기
- 스파 프로그램
- 스파 메뉴
- 직원 지침
- 예산 문제
- 제품 판매
- 마케팅 활동

요약

주요 용어

백바(back bar): 스파 제품은 종종 두 가지 사이즈로 출시된다. 더 큰 사이즈 제품이 백바로 불리는데 테라피스트들이 트리트먼트 중에 사용한다. 이 제품은 고객에게 판매되지 않으며, 대중에게 판매되는 것과 동일한 표시 요구 조건을 필요로 하지 않는다. 더 작은 사이즈 제품은 고객이 홈케어 시 사용할 수 있게 소매 구역에서 판매된다. 작은 사이즈 제품은 FDA의 화장품에 관한 표시 요구 조건에 부합되어야 한다.

마케팅(marketing): 새로운 고객을 유치하고 기존의 고객들을 유지하기 위한 사업활동.

작업 매뉴얼(operations manual): 스파 스태프를 위한 정책과 절차 지침서. 여기에는 전화번호, 복장 규정, 그리고 개장과 폐장 절차 등 중요한 정보들이 수록되어 있다.

기준 소매 가격(price point): 소매 제품에 대해 대중이 지불할 가격. 사업자는 소매 제품에 대해 얼마를 가산할 것인지를 결정해야 한다. 이 가산액이 기준 소매 가격이 된다.

소매 판매(retail sales): 스파 또는 클리닉은 스파 관련 물품이나 스킨케어 제품을 도매상을 통해 도매가격으로 구입하는 것을 선택할 수 있다. 그런 다음 이런 제품들의 가격을 인상해 (평균 40에서 50%) 대중에게 판매한다. 이것이 스파 또는 클리닉에 부수적인 수입원을 제공한다.

표적 시장(target market): 사업체가 마케팅 캠페인 시에 특히 집중하고자 하는 고객 그룹. 표적 그룹은 인구학과 생활 방식 지표에 의해 규정된다. 사업체는 자신의 스파 트리트먼트와 기타 서비스를 표적 시장의 요구에 맞춰 디자인해야 한다.

독특하고 만족스러운 스파 트리트먼트를 시술하는 능력은 경험의 여러 요소들을 통합하는 특별한 기술이라고 할 수 있다. 많은 기회와 가능성들이 스파 테라피 교육을 받고 마사지와 스파 산업에 종사 중인 마사지 테라피스트들에게 열려 있다(그림 14-1). 이 장의 목표는 이런 영역에 대한 설명과 함께 안정적인 스파 일자리를 찾는 방법도 가르쳐 주고, 자신의 개인 샵(private practice)이나 마사지 클리닉에 스파 트리트먼트를 추가하고자 하는 테라피스트들에게 유용한 정보를 제공하는 것이다. 풀서비스 데이 스파를 시작하려면 많은 요소들을 고려해야 한다. 이것이 목표라면, 사장이나 테라피스트에게 에리카 밀러의 「데이 스파 경영법」을 추천한다. 세리 M. 쇼넨-모의 「비즈니스 정복」 역시 비즈니스와 경력 개발을 위한 지침이 필요한 모든 건강 관련 산업 종사자들에게 유용한 참고서가 될 것이다.

자신의 스파 철학 확립
Identify Your Spa Philosophy

마사지 테라피스트가 스파와 관계를 맺는 방법에는 여러 가지가 있다. 테라피스트가 자신의 개인 샵이나 마사지 클리닉에 스파 트리트먼트를 추가할 수도 있고, 기존 스파에서 마사지나 바디 트리트먼트를 시술하면서 스파 산업에 종사할 수도 있고, 추가적인 훈련을 통해 또 다른 기술을 개발해 스파 컨설턴트나 스파 제품 전문가, 스파 전문 강사, 또는 스파 디렉터가 될 수도 있고, 웨트룸과 에스테틱 서비스, 네일 서비스, 미장원까지 갖춘 풀서비스 데이 스파를 개업할 수도 있다. 어떤 길을 택하든, 모든 테라피스트들이 자신의 스파 철학을 확립하는 것이 중요하다.

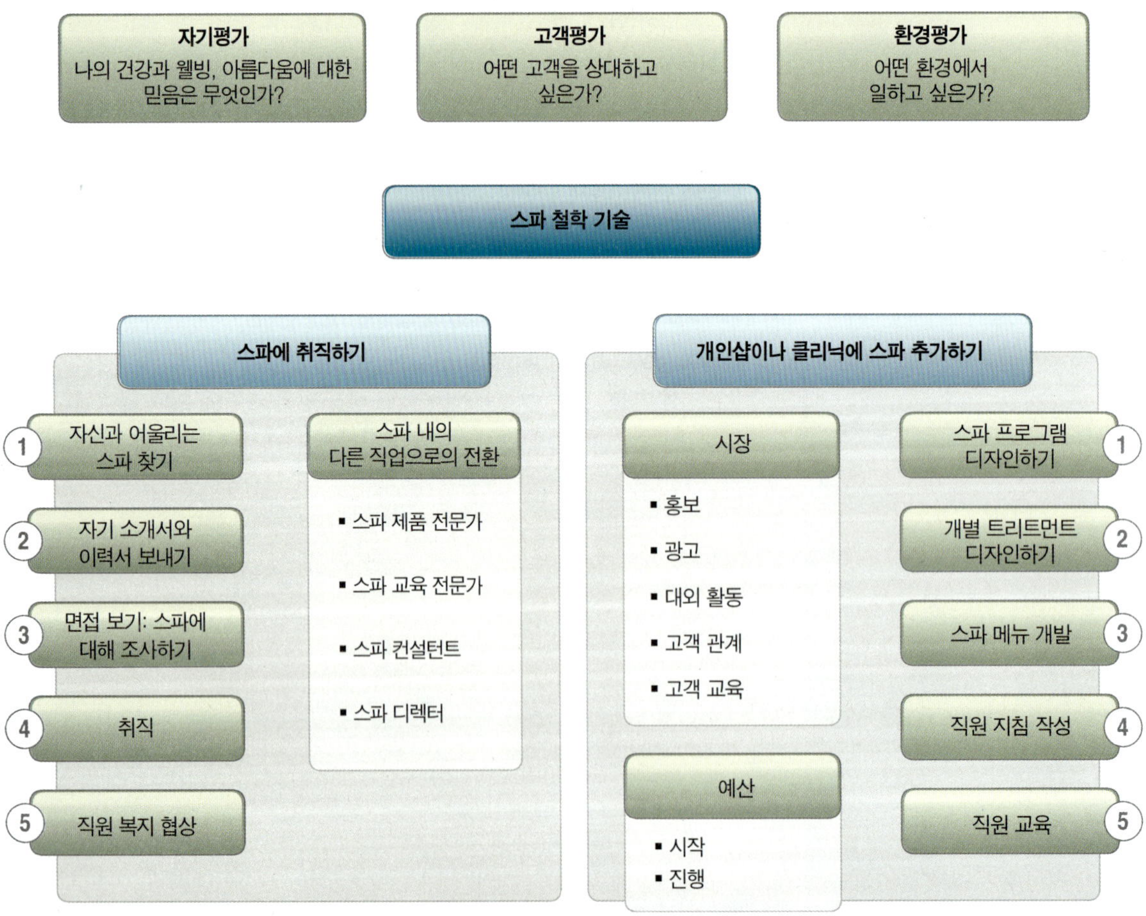
자기평가
나의 건강과 웰빙, 아름다움에 대한 믿음은 무엇인가?
고객평가
어떤 고객을 상대하고 싶은가?
환경평가
어떤 환경에서 일하고 싶은가?
스파 철학 기술
스파에 취직하기
1 자신과 어울리는 스파 찾기
2 자기 소개서와 이력서 보내기
3 면접 보기: 스파에 대해 조사하기
4 취직
5 직원 복지 협상
스파 내의 다른 직업으로의 전환
▪ 스파 제품 전문가
▪ 스파 교육 전문가
▪ 스파 컨설턴트
▪ 스파 디렉터
개인샵이나 클리닉에 스파 추가하기
시장
▪ 홍보
▪ 광고
▪ 대외 활동
▪ 고객 관계
▪ 고객 교육
예산
▪ 시작
▪ 진행
스파 프로그램 디자인하기 1
개별 트리트먼트 디자인하기 2
스파 메뉴 개발 3
직원 지침 작성 4
직원 교육 5

그림 14-1 스파 커리어 흐름도.

자기 평가 (SELF-ASSESSMENT)

스파 철학을 확립하는 첫 번째 단계는 자기 평가이다. 다음에 나오는 질문에 최대한 정직하게 답을 하는 것이 도움이 될 것이다:

1. 내가 생각하는 건강과 웰빙은 무엇인가? 건강과 웰빙을 달성하기 위해 나는 어떤 행동을 취해야 하며, 어떤 서비스를 제공해야 하는가?
2. 내가 생각하는 아름다움이란 무엇인가? 아름다움을 달성하기 위해 나는 어떤 행동을 취해야 하며, 어떤 서비스를 제공해야 하는가?
3. 스파나 마사지 산업에 어떤 이미지를 남기고 싶은가? 어떻게 해야 나의 행동과 복장, 개인적인 믿음 등이 이런 이미지 창조에 도움이 될까?
4. 내가 지금 하고 있는 일에 만족하고 있는가? 스파나 마사지 산업을 바꾸고 싶은가? 그렇다면 이런 변화를 이루기 위해 무엇을 해야 하는가?
5. 나를 다른 테라피스트들과 차별화 시키고 나의 트리트먼트를 특별한 것으로 만들어 주는 기술이나 개인적인 장점은 무엇인가?

위의 질문들에 대답을 하는 동안, 테라피스트는 특정한 환경 안에서 일을 하고 있는 자신의 모습을 그려보기 시작할 것이다. 미래를 그려보는 것은 장기적 계획의 중요한 부분이라 할 수 있다. 부정적이거나 의심스러운 생각이 들 때는, 그런 것들을 인정하는 것도 중요하지만, 명확한 스파 철학을 확립하기 위해 지속적으로 노력하는 것이 중요하다.

고객 평가 (CLIENT ASSESSMENT)

스파 철학을 확립하는 두 번째 단계는 테라피스트가 흥미를 갖고 있는 고객의 종류를 결정하는 것이다. 이것은 특정 그룹의 고객을 거부한다는 뜻이 아니라 이것이 테라피스트가 가장 흥미를 갖고 있는 특별한 그룹(그룹들)이며, 따라서 이런 그룹의 니즈를 충족시키고 이들의 관심을 끌기 위해 노력을 기울일 것이라는 의미이다. 표적 그룹은 남성, 여성, 10대, 아동, 운동선수, 임산부, 자기 개선 프로그램을 시작한 개인, 노인, 학생, 식이 요법자, 또는 영적인 경험을 추구하는 사람 등의 광범위한 범주로 나눌 수 있다. 홍보 캠페인을 계획 중인 스파는 여기서 더 나아가 **표적 그룹**을 결정하거나, 자신들의 홍보 활동을 집중시키고 싶은 고객 그룹을 정해야 한다.

비즈니스 마케팅에서 표적 시장은 인구학적 지표와 생활방식 지표에 의해 결정된다. 인구학적 지표에는 나이와 소득 수준, 직업, 성별, 지리적 위치, 그리고 교육 수준이 포함된다. 생활방식 지표에는 철학적 믿음, 사회 관습, 헬스 케어 니즈, 특별 활동, 그리고 개인적 우선 사항이 포함된다. 예를 들어, A 고객은 학사 학위(교육 수준)를 가진 여성(성별)인데 학교 선생님인 A는 연봉이 4만 달러이다(직업). A는 요가를 좋아하며(특별 활동) 불교와 유기 원예를 연습 중이다(철학적 믿음). A는 섬유근통(헬스 케어 니즈)을 앓고 있으며, 아이를 혼자 키운다(개인적 우선 사항). 이 고객은 유명한 요가 강사와 더불어 명상 클래스와 스파 내에 탁아 시설을 갖춘 스파에 관심이 있을 것이다. B 고객은 60세의 남성(나이, 성별)이며 재무 법인의 중역으로 재직 중이다(교육 수준, 수입, 직업). 그는 스트레스가 자신의 건강에 영향을 미친다는 것을 알고(헬스 케어 니즈) 자신의 나이에 맞는 건강함을 유지하는데 중점을 두고 있다(개인적 우선 사항). 그는 자신이 무신론자라고 생각하며(철학적 믿음), 비과학적이고 근거가 없는 주장을 내세우는 것을 좋아하지 않는다. B 고객은 남성을 표적으로 한 트리트먼트를 서비스하는 고급 마사지 클리닉을 선호할 것이다. 그는 아마도 영적인 본성과 관련된 트리트먼트를 언급하는 것을 싫어할 것이다.

여러분이 관심을 갖고 있는 표적 시장에 대해 생각해 보고 표적 그룹의 헬스 케어 요구, 특별 집중점, 관심사, 표적 그룹의 목표 등을 조사해 이런 시장을 이해하려고 노력해야 한다. 그런 다음 여러분이 제공하고자 하는 기술과 서비스, 그리고 여러분의 개인적 믿음을 잠재적인 고객의 니즈와 연관시켜 평가해 보아야 한다. 테라피스트들은 종종, 늘은 아니지만, 자신들과 비슷한 믿음을 갖고 있는 고객들을 상대하려는 경향이 있다.

환경 평가 (ENVIRONMENT ASSESSMENT)

세 번째 단계는 테라피스트가 일하고 싶어하는 물리적 환경의 종류를 조사하는 것이다. 스파의 물리적 환경을 건강과 웰빙에 대한 테라피스트의 개인적 믿음, 테라피스트가 상대하고 싶어 하는 고객들의 종류, 테라피스트가 제공하고자 하는 서비스의 종류와 조화시키는 것이 중요하다. 예를 들어, 범지구적인 이해와 영적인 깨달음을 주는 문화적 트리트먼트에 관심이 있는 테라피스트라면 피부 과학의 최신 발명품들을 체험하고 싶어 하는 고객들을 주요 표적으로 하는 리조트 스파와 자신이 잘 맞지 않는다고 느낄 것이다. 반면 스킨케어에 대한 자신의 이해를 넓히고 최신 수치료 장비를 이용한 트리트먼트를 시술하고자 하는 테라피스트라면 위에 언급한 리조트 스파가 자신에게 딱 맞는다고 생각할 것이다. 세 번째 평가 단계를 완성하려면, 테라피스트가 자신이 일하고 싶어 하는 환경을 최대한 구체적으로 상상할 수 있어야 한다. 여기에 상상 속의 스파에서 제공되는 트리트먼트에 대한 설명을 포함시키는 것도 도움이 될 것이다.

스파 철학 기술서(THE SPA PHILOSOPHY STATEMENT)

1에서 3단계를 거치면서 수집한 정보들을 바탕으로 개인의 스파 철학을 조합하면 된다. 이것은 테라피스트가 스파 산업 안에서 알맞은 직업을 찾을 때나 스파를 위해 프로그램을 디자인 할 때도 도움을 줄 것이다. 1에서 3단계를 거치는 동안 테라피스트들은 건강과 웰빙에 대한 자신들의 개인적인 느낌, 자신들이 상대하고자 하는 고객의 종류, 일하고 싶은 스파의 물리적 환경이 정확하게 일치하지 않는다는 것을 알게 되었을 수도 있다. 이런 경우, 테라피스트는 자신에게 자신이 현실적인지 물어봐야 한다. 그렇지 않다면, 어떤 변화가 필요한지를 물어봐야 할 것이다. 예를 들어, 스킨케어와 뷰티 트리트먼트에 아주 관심이 많은 테라피스트가 있다고 하자. 이 사람은 시술 영역에 제한을 받지 않고 더 다양한 서비스를 제공하기 위해 학교로 돌아가 공인 에스테티션이 되기 위한 공부를 하고 싶어 할 것이다. 철학 기술서는 테라피스트와 함께 발전하고, 변화하는 작업 문서(working document)가 되어야 한다. 표 14-1에 나와 있는 스파 철학 기술서 샘플을 평가한 다음, 테이들과 관련된 환경과 믿음, 고객들을 상상해 보라. 이런 기술서들에서 갈고리처럼 고객을 사로잡는 광고 문구를 뽑아낼 수도 있다. 이는 또한 테라피스트가 경력을 쌓는데 집중할 수 있도록 해주는 일종의 긍정적인 선서로도 유용하게 쓰일 수 있다.

표 14-1 스파 철학 샘플

편안함, 즐거움, 그리고 완벽한 피부
성공을 지지하고 균형을 유지합니다!
고대의 지혜 – 현대적인 접근
바쁜 일터에서 벗어나 천국으로 오세요!
최고의 아름다움, 최상의 호화로움
순수한 몸이 건강한 몸입니다.
건강한 라이프스타일을 시작하세요!
운동선수 여러분이 최고의 성적을 낼 수 있도록 전문가들이 도와드립니다!
휴식과 반성, 부활
야외 활동이 내적 평화로 이어집니다.

명성이 높은 스파에서 근무하기 Work at an Established Spa

마사지는 스파에서 제공되는 것 중에 가장 대중적인 서비스이며, 미국의 스파들은 15만 명이 넘는 직원들을 고용하고 있다. 스파 산업 내에서 확고한 명성을 쌓은 스파에서 일하고자 하는 테라피스트들에게는 아주 많은 기회가 있다. 자신들의 스파 철학 기술서와 일치하는 스파 찾는 것을 시작하기 전에, 테라피스트들이 알고 있어야 하는 스파 산업의 기준에 대해 알아보자.

첫째, 근무 조건은 스파마다 매우 큰 차이가 있다. 근무 시간도 길고, 스케줄도 빡빡한 스파가 있는가 하면 테라피스트들에게 최대한 편한 스케줄을 만들어 주려고 노력하는 스파도 있다. 스파들은 대부분 고객이 그 서비스에 대해 지불한 가격과는 상관없이 테라피스트들에게 모든 트리트먼트에 대한 시술비를 정액제로 지불한다. 유명한 스파들은 조화와 평온을 창조하는 구조를 강조하려는 경향이 있다. 복장과 외모가 중요하기 때문에 테라피스트들은 자신들의 이미지와 어울리는 스파를 선택해야 한다. 트리트먼트가 대부분 고가이기 때문에 고객과 스파 디렉터들은 테라피스트가 트리트먼트가 필요한 상황과 금지 사항, 그리고 이용하는 제품에 대해 많은 지식을 갖고 있기를 바란다. 또한 스파들은 테라피스트들이 치료사이자 영업사원이기를 바란다. 많은 테라피스트들이 이 점에 거부 반응을 보이지만, 소매 제품을 판매하는 것은 스파의 재정적 성공을 보장하는 중요한 수단이다. 대부분의 스파들은 소매 제품들을 판매한 테라피스트들에게 직원 복지의(employment package)의 일부로서 수수료를 지불하고 있다.

더 넓은 스파 산업에 종사하게 되면 다양한 서비스와 새로운 신념 구조, 제품, 접근 방법 등에 노출되는 것을 포함하여, 더 많은 이익을 얻을 수 있다. 웰빙에 대한 체계적이고 포괄적인 접근이 가능한 헬스 케어 전문가들과 함께 스파에서 일하는 것은 흥미로우면서도 고무적이다. 이런 경험으로 자극을 받은 마사지 테라피스트들을 더 넓은 범위의 서비스를 제공하기 위해 마사지와 에스테틱 모두를 훈련받기도 한다. 또한 이런 경험은 마사지 테라피스트로 하여금 로미로미, 타이, 두개 천골 요법, 스톤 마사지와 같은 마사지 양식의 전문가가 도록 영감을 주기도 한다.

스파 산업 안에서 직업을 찾는 첫 번째 방법은 적당한 스파를 골라내는 것이다. 인터넷을 이용하면 국내, 국외에 있는 스파들을 금방 찾을 수 있다. 스파 파인더는 스파와 테라피스트들이 스파 휴가 계획 짜는 것을 도와주는 회사이다. 이 회사의 웹사이트를 통해(http://www.spafinder.com) 테라피스트들은 다양한 스파들을 범주별, 서비스 별, 가격대 별로 검색해 볼 수 있다. 이 사이트는 스파 웹사이트와의 링크 서비스도 제공하고 있기 때문에 트리트먼트 메뉴와 직무 사명서도 검색해 볼 수 있다. 스파 사이트들은 종종 취직자리와 신청 절차를 열거한 구인구직 링크를 갖고 있다. 테라피스트에게 인터넷에 집속할 수 있는 컴퓨터가 없다면, 전화번호부를 이용해 그 지역 스파의 연락처를 찾아보면 된다.

기본 이력서 쓰는 법 (GUIDELINES FOR WRITING A BASIC RESUME)

이력서란 한 사람의 배경, 경험, 교육, 훈련, 기술 등의 개인적인 요약이다(그림 14-2). 이력서는 지원자가 공석을 메울 수 있을 만큼의 경험을 갖고 있는지 판단하는 기준이 된다. 잘 작성된 이력서는 면접을 잘 볼 수 있는 첫 단계이기도 하다. 가장 효과적인 이력서란 이런 것이다:

- **간결하고 정확:** 이력서 분량은 한 페이지가 가장 적당하며, 두 페이지 이상이 되어서는 안된다. 이력서가 길고 복잡하면 면접관이 이력서 부분을 건너뛰거나 이력서 전체를 안 읽을 수 있다.
- **긍정적:** 이력서는 자신의 경력 중 긍정적인 요소들을 강조해야 한다. 그리고 계획했다, 준비했다, 수집했다, 시작했다, 평가했다 등의 행위 동사를 사용해 고용주에게 자신이 달성한 것들을 확실하게 보여줘야 한다.
- **타당성:** 이력서는 고용주에게는 의미가 있고, 특정 직책에 대해서는 적절한 정보들로 채워야 한다.
- **읽기 쉽게:** 정보들을 깔끔하게 나열하는 데 신경을 써야 한다. 그래야 면접관이 한 눈에 정보를 수집하기가 쉽다. 이런 이유 때문에 지원자는 글자체와 글자 크기에도 신경을 써야 하며, 한 페이지에 들어가는 정보의 양도 조절을 해야 한다. 그리고 특히 철자법과 구두점이 틀려서는 안된다. 약어를 쓰거나 문장을 미완성으로 남겨두는 것도 피해야 한다.
- **정직하게:** 취직이 된 뒤에 이력서 상에 거짓이 있었다는 것이 밝혀지게 되면 해고를 당하게 된다. 자신의 경력을 솔직하게 기록하고, 날짜와 시간도 정확하게 적혀있는지 확인해야 한다.

연대기식 이력서 쓰는 법 (Parts of a Basic Chronological Resume)

이력서에는 여러 종류가 있지만, 연대기식 이력서가 쓰기도 쉽고, 일정 분야에 대한 개인의 발전 과정을 보여주기도 쉽다. 근무 경험이 많지 않은 새내기 졸업생들은 자신들의 교육 정보를 제일 먼저 나열해야 한다. 어느 정도의 근무 경력이 있는 사람들은 근무 경험을 먼저 적은 다음, 교육 정보를 기재해야 한다.

연락 정보. 지원자의 이름, 주소, 전화번호, 이메일 주소 등이 이에 포함된다. "시니어", "주니어", ~2세" 등과 같은 별명은 적지 않는 것이 좋으며, 주소에는 약자를 쓰지 않아야 한다(street, avenue).

경력 또는 직업 목표. 목표는 미래의 고용주에게 자신이 어떤 종류의 일을 하고 싶어 하는 지를 말해준다. 여러분이 하고 싶은 일의 종류를 구체적으로 적고, 특정한 직책이나 고용주에게 맞추어 목표를 만든다.

Jane Anybody

214 Any Street #202
Any Town, Any State 98000
(303) 222-3232
janeanybody@internet.com

목표: 저의 마사지, 바디 트리트먼트, 아로마테라피, 그리고 반사요법 기술을 발휘할 수 있는 일류 스파에서 마사지 테라피스트로 일하고 싶습니다.

교육: 2005년 6월 마사지 학위 취득
○○주 ○○시 ○○마사지 대학. 800시간 수료, 학점 평균 3.66

2005년 6월 스파 자격증 취득
○○주 ○○시 ○○마사지 대학. 200시간 수료,
학점 평균 3.66

2005년 10월 반사요법 자격증 취득
○○주 ○○시 ○○반사요법 학교. 300시간 수료

2006년 1월 아로마테라피 자격증 취득
○○주 ○○시 ○○아로마테라피 학교, 300시간 수료

경력: 2005년 1월-6월 학생 마사지 클리닉 코디네이터
○○주 ○○시 ○○마사지 대학

산학 협동 프로그램의 일부였으며, 전화 응대, 고객 보조, 고객 파일을 관리했습니다. 제가 제안한 새 고객 파일 추적 정책이 현재 위 학교의 캠퍼스 세 곳에서 사용되고 있습니다.

2005년 5월 5일, 유방암 퇴치 걷기 대회 마사지 코디네이터
○○주 ○○시 ○○마사지 대학
○○주 ○○시에서 개최된 유방암 퇴치 걷기 대회 현장에서 마사지 이벤트의 착수와 계획을 담당했습니다. ○○마사지 대학의 이벤트 코디네이터로서 이벤트 계획자를 만나 마사지가 제공될 장소를 준비했으며, 자원봉사 마사지 테라피스트들을 모집했고, 이벤트에 참가한 고객들을 관리했습니다.

가입협회: 미국 마사지 테라피 협회(AMTA)
바디워크와 마사지 전문가 협회(ABMP)
국립 통합적 아로마테라피 협회(NAHA)

레퍼런스: 요청 시 참고자료 제출 가능

그림 14-2 이력서 샘플.

교육. 교육 기관의 이름과 위치, 학위, 면허장, 자격증을 딴 날짜가 포함되어야 한다. 가장 최근에 받은 교육을 가장 먼저 적은 다음, 학점 평균이 3.0 이상이면 학점 평균도 기재하도록 한다. 주요 학습 분야에 대해 설명하고(예를 들면, 마사지와 스파), 주가 정한 최소 이수 시간을 초과했을 때는 교육 받은 시간도 적어 놓는다. 마사지 테라피스트들은 "교육"이라는 주제 아래 열린 워크샵에 지속적으로 참가했다는 것도 이력서에 포함시켜야 한다. 하지만 이런 것들은 연대기적 순서를 무시하고 주요 교육 경험을 적고 난 뒤에 적는 것이 좋다.

근무 경험. 가장 최근의 직업을 처음에 적는데, 여기에는 여러분이 기술을 배울 수 있었던 근무 경험이 포함되어야 한다. 직함과 회사 이름, 직장 위치(도시, 주), 근무 기간, 그리고 자신이 책임졌던 분야에 대해 설명한다. 경험한 것이 실제 직업이 아니더라도, 이력서 샘플처럼 "경험"이라는 항목 아래에다 적어 놓으면 된다.

기타 정보들. 지원한 일자리의 특성에 따라 자원봉사 단체에서의 리더십 경험, 특수 자격증이나 신임장, 전문 조직의 회원증, 특별한 소양, 컴퓨터 기술, 또는 외국어 구사 능력 등을 포함시키는 것도 좋다.

레퍼런스. 이력서 마지막에 레퍼런스를 첨부하지 않는 것이 좋다. 대신 "요청 시 레퍼런스 제출 가능"이라고 적어 놓는다. 미래의 고용주에게 레퍼런스들의 이름을 제출해야 할 때는 미리 그들의 양해를 구하도록 한다.

자기 소개서 쓰는 법 (GUIDELINES FOR WRITING A COVER LETTER)

자기 소개서로 자신을 고용주에게 소개하고, 그들의 흥미를 유발해 고용주가 자신의 이력서를 읽어보게 만들어야 한다(그림 14-3). 고용주가 이력시에 흥미를 가져야 면접을 볼 수 있기 때문이다. 각각의 자기 소개서는 특정한 고용주와 일자리에 맞춰 신중하게 작성해야 한다. 자기 소개서는 단락 형식으로(두서없이 나열하는 것은 피하라) 써야 하며, 어조는 회화체이면서도 격식이 있어야 한다.

1단락: 머리말 (Section One: Opening)

자기 소개서의 1단락에서 자신이 지원한 일과 그 일에 대해 어떻게 알게 되었는지를 간략하게 언급해야 한다. 회사 내에 자신과 개인적인 관계가 있는 사람이 있다든지, 회사와 개인적인 관계가 있다든지 등을 이 부분에서 반드시 언급해야 한다. 또한 자신이 이 일에 지원할 자격이 있다는 것도 언급해야 한다.

2단락: 본문 (Section Two: Body)

자기 소개서의 본문에서는 특정 직책에 필요한 자신의 자질을 부각시켜야 한다. 예를 들어, 그 스파가 아로마테라피로 유명하다면, 테라피스트는 자신의 아로마테라피 트레이닝과 경험을 강조해야 한다. 동양적인 영향에 특히 집중하는 스파라면, 테라피스트는 아유르베다 트리트먼트나 시아추 마사지, 타이 마사지에 익숙하다는 점을 부각시켜야 한다. 자신의 이력 중에서 가장 적절한 자질을 골라 자세히 설명해 자신이 그 일자리에 적합한 사람이라는 인상을 심어줘야 한다.

3단락: 맺음말 (Section Three: Conclusion)

자기 소개서를 마칠 때는 자신과 연락 가능한 시간을 알려주면서 면접을 요청해야 한다(또는 적절한 다른 회답을 요청한다). 그리고 시간을 내서 자기 소개서를 읽어준 사람에게 감사해야 한다.

가능하다면 며칠 뒤에 전화를 걸어 자신이 보낸 자기 소개서와 이력서가 잘 도착했는지 확인하는 것도 좋다. 이런 최초의 상담이 중요한데, 이것이 테라피스트에게 테라피스트 자신의 신용과 특별한 기술, 스파의 철학과 서비스에 대해 말할 수 있는 기회를 제공해 주기 때문이다. 면접 요청을 받았다면, 몇 가지 질문들을 만들어 명확하고, 정확하고, 총명하게 대답할 수 있도록 면접 기술을 다듬는다. 그리고 면접 시에 트리트먼트 시연을 해야 하는지도 물어보도록 한다. 시연을 하지 않아도 된다고 하면, 최대한 전문가다운 복장을 갖춰 입는다(비즈니스 정장을 착용하도록 한다). 시연을 해야 한다면, 전문가답게 입되 마사지나 바디 트리트먼트를 시연할 수 있도록 준비를 하는 것이 좋다. 스파가 트리트먼트 시연에 대해 돈을 지불하지 않는다면, 면접 시 마사지나 바디워크 시간이 30분을 초과하지 않아야 한다. 숙련된 스파 디렉터라면 지원자의 손동작, 전문적인 의사소통 기술, 제품 다루는 법을 보고 금방 지원자의 기술 수준을 알아차릴 것이다.

200 Any Street, Suite 300
Any Town, Any State 98000
janeanybody@internet.com

February 5, 2006

Mr. Eric Sanders
Recruiting Coordinator
Express Spa
Any Town, Any State 79000

친애하는 샌더스 씨.

귀사가 스파 스펙트럼 소식지에 내셨던 마사지 테라피스트스 구인 광고가 저의 눈길을 끌었습니다. 특히 관심이 갔던 이유는 익스프레스 스파의 주안점인 아로마테라피와 반사요법에 저도 굉장히 관심이 많기 때문입니다.

마사지와 스파 바디 트리트먼트, 아로마테라피, 반사요법 교육 과정을 이수한지 얼마 되지 않았지만, ○○마사지 대학의 학생 마사지 클리닉 코디네이터로서 작업 강도도 높고, 고객 서비스를 최우선으로 하는 환경에서 근무했던 경력을 가지고 있습니다. 저는 저의 웰빙과 긴장완화에 대한 이해를 완전한 것으로 만들어 주고, 실용적인 아로마테라피와 반사요법 기술 확립을 가능하게 해 줄 유명하고 존경받는 스파에서 일을 하고 싶습니다.

현재 공석인 마사지 테라피스트 자리에 대해 직접 만나 뵙고 이야기를 나누고 싶습니다. 면접 시간을 내주실 수 있다면, 위에 적혀 있는 이메일로 연락을 주시거나 이 번호로 전화주시기 바랍니다. (전화번호)

시간을 내 주셔서 저의 자기 소개서를 읽어주셔서 감사합니다.

Jane Anybody

제인 모모 드림

그림 14-3 자기 소개서 샘플.

면접 준비 (PREPARATION FOR THE INTERVIEW)

고용주는 면접을 통해 여러분이 특정한 직책과 전체적인 회사 분위기에 어울리는 지를 평가할 것이다. 자신감, 자신을 표현하는 방식, 전문 복장을 갖춰 입은 수준, 질문에 대한 답변의 타당성과 내용 등이 고용주의 평가에 영향을 미칠 것이다. 면접은 또한 나 자신이 그 회사의 정책에 대한 정보를 수집해 그 일이 나 개인의 스파 철학과 직업 목표에 어울리는지를 평가할 수 있는 시간이기도 하다.

면접 준비를 할 때, 친구나 아는 사람과 함께 역할극을 하면서 그 사람에게 질문을 해 달라고 하는 것도 도움이 된다. 그럼 그 사람이 여러분의 강점과 약점을 지적해 줄 것이다. 역할극을 하는 동안 말을 하는 자세(예를 들어, 말을 너무 빨리 한다든지 등)와 몸짓 언어 등을 평가받아야 한다. 예를 들어, 아이 콘택트는 면접에서 아주 중요하다. 눈을 피하게 되면 자신감의 결여돼 있거나 정직하지 못한 것으로 오해받을 수 있기 때문이다. 반면 너무 많이 쳐다보는 것도 부자연스럽다. 또한 입을 너무 꽉 다물고 있어도 불만이 있거나 비판적인 사람으로 비춰지기 쉽다. 팔짱을 끼고 있으면 방어적이라는 느낌을 주며, 구부정하게 앉아 있으면 게으르거나 면접에 흥미가 없다는 것으로 보여 질 수 있다. 주의를 산만하게 만드는 손동작을 너무 많이 하는 것도 피해야 하며, 면접 동안 머리나 얼굴을 만지지 말아야 한다.

면접 동안 나올 수 있는 예상 문제를 만들어 간결하고 완벽히게 답을 할 수 있게 준비해야 한다. 면접 동안 자신이 질문할 내용도 결정해야 하며, 어느 순간에 정중하게 끼어들어 질문을 던질 것인지도 연습을 해둬야 한다. 이 일이 자신의 직업 목표와 잘 맞는지를 평가할 수 있도록 그에 합당한 질문을 하는 것이 중요하다.

면접 예상 문제 (Practice Interview Questions)

1. 당신이 가진 기술과 경험 중 이 특별한 직책과 직접 관계가 있다고 생각되는 것에 대해 설명하시오.
2. 특별히 무엇 때문에 우리 회사에서 일하는 것에 흥미를 가지게 되었나요?
3. 자신의 약점은 무엇입니까? 참고: 어떤 이들은 자신의 약점을 솔직하게 설명한 다음, 약점을 극복할 수 있는 계획을 말하는 것이 가장 좋다고 말한다(예로, "저는 비판을 받으면 무척 예민해지는 경향이 있습니다. 그래서 건설적인 비판을 귀담아 들어 방어적이 되는 대신, 거기서 긍정적인 변화를 이끌어 내려고 노력 중입니다."). 다른 이들은 강점으로 받아들여 질 수 있는 것을 말하는 것이 낫다고 한다(예로, "저는 일종의 완벽주의자입니다." 또는 "저는 약간 일 중독자랍니다.").
4. 자신의 강점은 무엇입니까?
5. 앞으로 5년 동안 무엇을 하고 싶습니까?
6. 자신이 이룬 가장 큰 업적은 무엇입니까?
7. 우리가 왜 당신을 고용해야 합니까?
8. 학교나 직장에서 부딪혔던 문제나 갈등에 대해 설명하고, 그것을 어떻게 해결했는지 얘기해 주십시오.

면접 동안 물어보면 좋은 질문들 (Good Questions to Ask During the Interview)

1. 이 회사의 도전 과제와 현재의 목표는 무엇입니까?
2. 이 일에 대해 자세하게 설명이 된 서류나 책자가 있나요?
3. 자기 개발 기회가 주어지나요?
4. 누구한테 보고를 해야 하죠?
5. 왜 이 자리가 공석입니까?

면접장에 일찍 나타나 섭수계원, 비서 등을 포함해 모든 사람들을 진심으로 대하라. 자기소개를 할 때는 악수를 청한다. 악수를 할 때는 고용주의 눈을 보면서 미소를 지으면서 손을 꽉 잡고 악수를 한다. 고용주의 이름을 외워 면접 동안 고용주의 이름을 부르도록 한다. 면접 전에는 담배를 피워서는 안되며 면접 도중 껌을 씹거나 음료수를 마셔서는 안된다. 이력서, 학교 성적 증명서, 레퍼런스를 한 부씩 더 복사를 해 가져간다. 면접을 마칠 때는 면접관에게 시간을 내 줘서 고맙다는 인사와 함께 그 일에 대한 열정을 보여주도록 한다.

직원 복지제도 (THE EMPLOYMENT PACKAGE)

입사 제안을 받기 전에, 복지제도와 스케줄, 드레스 코드, 트레이닝 과정, 부가 임무에 대해 의논을 해야 한다. 테라피스트에게 무보수 트레이닝을 요구하는 스파도 있고, 트레이닝 동안 보수를 지급하는 스파도 있다. 웨트룸 장비 소독이나 빨래와 같은 부가적인 일들을 테라피스트에게 시키는 스파도 있지만, 이런 일들만 처리하는 직원들을 따로 두고 있는 스파도 있다. 일자리를 받아들이기 전에 스파 디렉터나 매니저가 어떤 것을 기대하고 있는지 이해하는 것이 중요하다. 표 14-2에 지원자들이 복지제도에 대해 묻고 싶어 하는 질문들을 적어 놓았다. 테라피스트들은 항상 조용하고, 전문가답고, 융통성 있게 행동해야 한다. 하지만 스케줄 짜는 것과 복지 제도에 대해서는 자신들에게 필요한 것을 요청할 수 있어야 한다. 돈을 더 달라고 하는 것도 실례가 아니다. 특히 마사지 자격증이나 면허증 외에 다른 기술이나 자격증을 갖고 있는 테라피스트들은 당연히 돈을 더 요구해야 한다. 이런 것들에 대해 상의를 한 다음, 특정한 니즈나 개인 철학, 직업 목표에 의거해 그 일에 대해 생각을 해 봐야 한다. 어떤 일은 자신과 잘 맞을 수도 있다. 하지만 잘 맞지 않는 일도 최후의 직업 목표에 도달하는 발판을 제공해 줄 수 있다.

스파 산업의 다른 직업들
Other Careers in the Spa Industry

스파 산업의 다른 직업들로는 스파 교육 전문가, 제품 전문가, 스파 컨설턴트, 마사지(혹은 에스테틱) 매니저, 스파 디렉터 등을 들 수 있다.

스파 교육 전문가 (SPA EDUCATOR)

스파 교육 전문가에는 여러 종류가 있다. 예를 들어, 스파 제품 전문가는 제품 제조업자에게 고용이 되어 자신들의 제품이 사용되고, 판매되는 스파의 직원들을 교육시키는 사람을 말한다. 몇몇 스파 제품 회사들은 미리 디자인이 된 트리트먼트 단계마다 특정한 제품을 사용하는 트리트먼트를 개발하기도 한다. 스파 제품 전문가들을 스파를 순회하면서 그 회사 제품 라인을 사용해 트리트먼트 효과를 극대화 시키는 트레이닝을 제공하기도 하고, 특정 제품을 이용한 트리트먼트 시술법을 스파 직원들에게 가르치기도 한다. 다른 종류의 스파 교육 전문가로는 스파 대표이면서 아로마테라피, 아유르베다 바디 트리트먼트, 반사요법, 핫스톤 마사지와 같은 특정 분야의 전문가인 사람들을 들 수 있다. 이들은 자신들의 서비스를 특정 스파에 제공하기도 하고, 특정 스파의 니즈에 맞춰 자신들의 전문 분야에 대한 트레이닝을 제공하기도 한다. 스파 대표가 아닌 스파 교육 전문가들은 마사지 학원, 미용 학원의 스파 교육 과정 개발에 참여하거나, 지속적인 워크샵 커리큘럼 개발에 관심을 둔다.

스파 컨설턴트 (SPA CONSULTANT)

스파 컨설턴트는 일반적으로 테라피스트의 기술과 비즈니스 퍼슨의 기술을 조화시키는 이들을 말한다. 종종 재능이 있는 테라피스트들은 스파 산업에 종사하면서 얻은 개인적인 경험을 통해 비즈니스에 대해서도 배워나간다. 가끔은 스파 사업 전문가인 비즈니스 퍼슨을 컨설턴트라고 하기도 한다. 많은 스파 사장들이 자신들의 스파를 여는 이유는 자신들이 제공하고자 하는 환경과 서비스의 종류에 확고한 비전을 갖고 있기 때문이다. 이런 사람들은 자신들의 서비스 메뉴를 점검하고, 부가적인 트리트먼트에 대한 조언을 해주고, 특별한 마케팅 전략을 세워 줄 수 있는 스파 컨설턴트를 고용하고 싶어 할 것이다.

대형 회사들은 스파를 개업하는데 필요한 모든 일들을 처리할 수 있는 고도로 숙련이 된 컨설턴트를 고용하고자 할 것이다. 이런 경우, 스파 컨설턴트는 시장 평가와 재무 평가는 물론, 스파가 자신의 철학과 표적 고객 그룹을 결정하는 것도 도와야 한다. 그리고 스파 설계를 감독해야 하며, 스파에서 이용할 장비와 제품 라인도 선정을 해야 한다. 또한 직원 지침, 직무 내용 설명서를 개발해야 하며, 직원들을 뽑아야 하고. 스파 메뉴를 창조해야 하며, 테라피스트들과 직원들의 트레이닝도 감독해야 한다. 마지막으로 컨설턴트는 스파가 시장 내에서 어떻게 자리를 잡아야 하며, 대중들에게 스파의 독특한 개성을 어떻게 알릴 것인지에 대한 정보도 제공해야 한다.

스파 매니저 (SPA DEPARTMENT MANAGERS)

규모가 큰 스파에는 마사지 테라피스트들을 관리하는 마사지 매니저와, 에스테티션들을 관리하는 에스테틱 매니저, 그리고 미용사와 네일 테크니션을 관리하는 살롱 매니저가 있다. 기획력과 야망이 있는 마사지 테라피스트들은 스파 관리와 비즈니스 기술을 익힌 자신들의 능력을

표 14-2 고용 패키지 평가

보수	작업에 대해 어떻게 보수를 받을 것인가? 시급으로 받고 자신이 시술하는 트리트먼트에 대한 커미션을 받을 것인가, 각각의 서비스에 대해 고정 요금을 받을 것인가?
스케줄 짜기	누가 근무 스케줄을 결정하며, 필요할 경우 어떤 방법으로 스케줄이 조정되나? 아프거나 사적인 응급 상황이 발생했을 때 누가 대신 근무를 해줄 것인가?
엑스트라 듀티	예약이 빈 시간에 매장 관리 등의 임무를 수행해야 하는가? 세탁은 누가 하는가? 하이드로테라피 장비들은 누가 소독하나?
직원 미팅	직원 미팅에 참여한 대가를 받을 수 있는가? 직원 미팅에는 꼭 참석해야 하나? 직원 미팅은 언제 있으며 얼마나 자주 있나?
드레스 코드	드레스 코드는 무엇인가? 유니폼이 지급되는가, 아니면 개인이 유니폼을 구입해야 하나?
부적절한 고객 행동	스파는 부적절한 고객 행동을 어떻게 정의하고 있는가? 특정 고객을 상대로 서비스하는 것이 불편할 때도 스파가 그 고객에게 계속 서비스를 제공할 것을 요구할 것인가? 고객에게 서비스를 제공하는 것을 거부했을 때, 누가 그 고객에게 그 사실을 알릴 것인가?
직무 평가와 임금 인상	1년에 한 번씩 직무 평가가 있으며 평가 결과에 따라 임금 인상이 이뤄지는가? 보너스는 전체적인 업무 수행 능력에 따라 지급되는가 아니면 특정한 회사의 목표(이 달의 제품 판매왕 등)에 도달했을 때 지급되는가?
훈련	스파 서비스에 대해 어떻게 배우나? 트레이닝은 받을 수 있는가? 트레이닝에 대한 보수를 받는가? 자신의 마사지 기술 향상에 도움이 되는 교육 워크샵과 같은 스파 외부에서 시행되는 트레이닝을 회사가 지원해 주는가?
전문 지식 교환	스파에 있는 다른 전문가들과 서비스 교환이 허락되는가? 서비스 교환에 참여할 때 제품과 세탁에 대한 비용을 지불해야 하는가?
할인	스파에서 제공되는 서비스나 제품에 대해 할인을 받을 수 있는가? 가족들에게도 할인이 가능한가?
소매 제품 판매	소매 제품 판매에 대한 보수는? 소매 제품 판매 할당량이 있는가? 특정한 달에 할당된 제품을 다 팔지 못했을 경우엔 어떻게 되는가?
건강 계획	회사가 건강 보험이나 생명 보험을 제공하는가?
책임 보험	회사가 트리트먼트 중에 고객이 부상을 입을 때에 대비해 책임 보험을 제공하는가? 아니라면 테라피스트가 개인적으로 책임 보험을 제공해야 하는가?
해고	해고 절차는 어떻게 되는가? 해고당한 뒤에는 어디서 일을 할 수 있나?(몇몇 회사는 계약서에 특정 범위 안에 있는 스파에서 근무하거나 직접적인 경쟁사에서 일을 하는 것을 금지하는 불복종 조항을 표기하기도 한다)

바탕으로 마사지 매니저 자리를 거쳐 스파 매니저가 되기 위해 노력한다.

스파 디렉터 (SPA DIRECTOR)

스파 디렉터는 스파가 순조롭고 효율적이며 수익을 내는 방향으로 운영이 될 수 있도록 책임을 지는 사람을 말한다. 스파 디렉터는 지불 시스템과 급료 총액을 관리하며, 적절한 기록이 남겨질 수 있도록 스파의 회계 실무를 감독한다. 스파 디렉터는 마케팅과 스파의 홍보를 담당하며 기존 고객 유지를 위해 노력한다. 스파 디렉터는 일반적으로 직원들을 고용하고 트레이닝을 감독하고, 스파 트렌트와 관리 규정을 살피며, 필요할 경우 서비스 프로그램을 변경하기도 한다.

다음 섹션은 소규모 스파 사장들에게 알맞은 정보들로

채워져 있다. 하지만 이 섹션은 또한 스파 직원들에게 자신들이 일하고 있는 스파와 스파 관리팀들 앞에 놓인 도전 과제를 이해할 수 있는 기회도 제공해 줄 것이다.

개인 샵이나 마사지 클리닉에 스파 트리트먼트 추가하기 Add Spa Treatments to a Private Practice or Massage Clinic

아름답고 고급스러운 환경과 풀서비스 웨트룸(wet room)이 스파 경험을 더 멋진 것으로 만들 수 있다고 하더라도, 기존의 마사지에 스파 트리트먼트를 추가하는데 있어 이것들이 꼭 필요하지는 않다. 몇몇 바디 트리트먼트는 최소한의 장비만 있어도 추가할 수 있다. 고객들 중에는 스파가 너무 고급스럽고 화려하다는 선입견 때문에 스파를 기피하는 사람들도 있다. 스파에서 기원한 마사지 클리닉이 전통 마사지 클리닉과 풀서비스 스파 사이의 간격을 메우고 있으며, 스파를 기피하는 고객들을 끌어 모으고 있다. 스파 트리트먼트는 추가는 강점이 될 수도 있지만, 약점이 될 수도 있다. 따라서 테라피스트들은 추가 장비를 구입하기 전에 이 모든 점에 대해 충분히 고려를 해야 한다.

기존 마사지에 스파 트리트먼트를 추가하면 생기는 이점 중 하나는 테라피스트가 고객들에게 더 많은 선택권을 제공할 수 있다는 것이다. 스파 트리트먼트는 마사지와 아주 잘 조화가 된다. 그리고 둘을 함께 이용하면 더 효과적이며, 편타성 손상과 손목굴증후군과 같은 심각한 근골격계 부상에도 효과가 크다. 스파 트리트먼트에 이용되는 많은 제품들은 마사지와 동일한 생리학적 효능을 갖고 있어서 증가된 혈액순환과 림프액 흐름을 통해 인체의 독소 배출을 돕는다. 해초, 머드와 같은 제품들은 항염, 항관절염, 통증 완화 기능 덕분에 유럽에서는 이미 오랜 치료적 전통을 갖고 있다.

마사지에 스파 트리트먼트를 추가하면 전신 마사지에 비해 스파 트리트먼트 시술이 덜 힘들기 때문에 테라피스트들의 손과 몸을 반복성 스트레스로부터 보호할 수 있다. 이렇게 되면 테라피스트가 하루에 제공할 수 있는 세션의 수가 증가해 힘은 덜 들면서도 수입이 증가하게 된다. 테라피스트들은 또한 동일한 양의 트리트먼트 시간에 더 많은 요금을 부가할 수 있으며, 스파와 관련된 소매 제품들을 판매해 스파를 위한 제2의 소득원을 창출해 낼 수 있다. 마지막이자, 가장 중요한 것은 스파 트리트먼트가 더 재미있다는 점이다. 스파 트리트먼트는 테라피스트들에게 창조적인 배출구를 제공해 테라피스트들이 지루함에서 빠져나올 수 있게 도와준다.

마사지에 스파 트리트먼트를 더해서 얻어지는 이점이 많기는 하지만, 마사지 테라피스트들이 장비를 구입하기 전에 반드시 생각해야 할 것들이 몇 가지 있다. 스파 트리트먼트에는 마사지보다 더 많은 준비 시간과 청소 시간이 소요된다. 이것은 테라피스트가 고객들 사이사이에 트리트먼트 룸을 준비하고 바꿀 수 있는 시간을 추가로 배정해야 한다는 의미가 된다. 테라피스트가 다른 테라피스트를 고용했다면, 이들을 준비 시간과 청소 시간에 어떻게 배치할 것인가도 생각해야 한다. 물품 명세서도 추가로 더 작성을 해야 하며, 수건과 제품, 장비들을 보관할 수 있는 장소도 만들어야 한다. 바디 제품들을 핫타월로 제거해야 한다는 것은 세탁물이 많아진다는 의미이기도 하다. 스파 제품들은 대부분 대용량으로 판매된다(고객에게 판매되는 작은 사이즈의 동일 제품과 구별하기 위해 이들을 보통 **스파 전용 제품**이라 부른다). 특정한 트리트먼트를 시술하는데 드는 비용은 낮지만(2달러에서 14달러 사이), 초기 제품 구매 비용은 높을 수 있다. 대부분의 제품들은 오랫동안 보관해도 치료적 효능에 변화가 없다. 하지만 몇몇 제품들은 변하거나 마르기 전에 모두 사용을 해야 한다.

해초나 타일라(아유르베다에서 사용되는 치료용 오일)와 같은 스파 제품들은 향이 강하기 때문에 다른 마사지 고객들에게 방해가 될 수 있다. 종종 이런 독특한 향에 자극을 받은 고객들은 트리트먼트 홍보에 도움이 되는 질문들을 던지기도 한다. 하지만 익숙하지 않은 향에 불쾌감을 표시하는 고객도 있으며, 매우 민감한 고객일 경우, 다른 마사지 클리닉으로 가 버릴 수도 있다. 이런 것들이 문제가 된다면 스파 트리트먼트를 특정한 요일에만 제공하거나(스파 토요일), 특정 시간(스파 점심)에만 제공하는 것을 고려해 볼 필요가 있다.

스파 트리트먼트는 가족, 친구 등 짝을 지어 찾아오는 고객들에게 가장 잘 판매가 되기도 한다. 이런 경우, 동시에 트리트먼트를 하려면 두 명의 테라피스트와 두 벌의 장비가 필요하다(예를 들어, 마사지 스톤 두 세트와 돌 가열 기구 두 세트). 이럴 경우, 트리트먼트를 시술할 수 있는 두 명의 테라피스트의 스케줄을 맞춰, 동일한 방식으로 트리트먼트를 시술하게 해야 한다. 고객들이 서로의 트리트먼트를 비교해 보고 자신의 테라피스트가 다른 테라피스트에 비해 실력이 낮다는 생각이 들게 해서는 안되기 때문이다.

스파 테라피스트들은 자신들의 스파 철학에 대해 생각해 보고, 자신들의 비즈니스에 스파 트리트먼트를 추가했을 때의 장단점을 저울질 한 다음, 스파가 자신들과 맞다는 생각이 든다면 스파 프로그램 디자인을 위한 준비를 하도록 한다.

스파 프로그램 (THE SPA PROGRAM)

스파 프로그램은 스파에서 제공되는 서비스와 서비스가 제공되는 방식을 말한다. 효과적인 마케팅을 위해 사장이나 테라피스트는 최종적인 스파 프로그램을 미리 파악해 둔 헬스 케어 니즈, 특별 집중점, 표적 고객 또는 고객의 목표와 일치시켜야 한다.

스파 프로그램은 마사지에 시너지 효과를 줘 이점을 늘리거나 제공해주는 트리트먼트로 이뤄진 작고 특화된 것이 될 수도 있고, 클리닉 사장이 더 다양한 프로그램을 제공하기 위해 프로그램을 분화시키고, 추가로 스파 직원들을 고용할 수도 있다. 표 14-3에 대중적인 서비스와 이 서비스들의 치료 효과, 이 서비스를 제공하는 전문가들에 대한 개요를 적어 놓았다. 풀서비스 설비를 갖춘 스파라면 매니큐어와 페디큐어, 페이셜, 헤어 서비스, 탈모 서비스, 메이크업, 수치료 트리트먼트, 바디 트리트먼트, 라이프 코칭, 명상, 영양 프로그램, 피트니스 프로그램 등과 같은 다양한 종류의 트리트먼트 제공을 목표로 할 것이다. 마사지 클리닉 사장은 주로 바디 트리트먼트로 구성이 된 프로그램을 짤 것이다. 스파의 목표가 더 넓은 스파 경험을 제공하는 것이라면 페이셜, 제모, 매니큐어, 페디큐어와 같은 에스테틱 서비스를 추가하면 된다. 표 14-4에 보통 크기의 마사지 클리닉에 적용할 수 있는 세 가지 프로그램의 예를 적어 놓았다. 첫 번째와 두 번째 프로그램은 마사지 테라피스트만을 고용하고 있는 클리닉에서 시술할 수 있는 것들이다. 세 번째 프로그램은 마사지 테라피스트와 에스테티션, 네일 테크니션이 직원으로 있는 클리닉을 위한 것이다. 첫 번째 프로그램을 위한 스파 메뉴 샘플은 그림 14-4에 나와 있다.

클리닉 사장이나 테라피스트가 스파 프로그램 개발에 자신의 스파 철학을 반영할 때, 인터넷을 이용해 다른 스파의 프로그램을 찾아보면 도움이 된다. 이렇게 하면 사장이나 테라피스트는 스파 산업 트렌드에 대한 감각도 발전시킬 수 있고 명성이 높은 스파로부터 영감도 얻을 수 있다. 아래에 설명한 스파 프로그램은 자신의 개인 스파에서 스파 테라피가 효과를 발휘하도록 하기 위해 쉽게 응용이 가능한 콘셉트를 이용한 사례를 보여주고 있다.

1인 스파 프로그램 샘플 (A Sample One Person Spa Program)

여기에 등장하는 마사지 테라피스트는 스파 메뉴를 단순화한 덕분에 고객들에게 특별한 스파 경험을 제공할 수 있었다. 시간제로 재택근무를 하면서 예약만 받는 접수계원을 예외로 하면, 이것은 1인의 쇼이다. 이 스파의 사장이자 테라피스트는 아유르베다 바디 트리트먼트(11장에서 설명한)에 특히 관심이 많았다. 그는 접수와 상담을 할 수 있는 구역과 욕조가 있는 화장실, 트리트먼트 룸이 있는 공간을 대여했다. 공간이 협소했기 때문에 그는 공간 전체를 아유르베다 원칙에 따라 장식을 할 수 있었다. 그리고 세부적인 것에 신경을 써 고객을 위한 독특한 환경을 창조해냈다. 그는 하루에 한 명 내지 두 명의 고객만 받았는데 한 사람은 아침에, 한 사람은 오후에 받았으며 영업은 화요일부터 토요일까지만 하고 일요일과 월요일에는 쉬었나. 그의 프로그램과 가격은 모든 고객들에게 동일하게 적용됐다. 세션은 아유르베다 상담과 뜨거운 재스민 차로 시작한다. 그런 다음 허브 족욕, 인도 헤드 마사지, 그리고 전신 도샤 마사지를 시술한다. 웁탄(허브 페이스트)을 피부에 발라 두었다가 전통 시로다라 트리트먼트와 퍼밍 페이스 마사지를 하기 전에 마른 수건으로 버핑한다. 시로다라 트리트먼트가 끝나면 고객에게 20분 동안 낮잠 시간을 준 다음 목욕 준비를 한다. 시로다라 트리트먼트 때 고객의 머리에 묻은 오일은 고객이 직접 샴푸를 해 제거하게 한 다음, 꽃과 허브로 채운 욕조에서 목욕을 하게 하는 것으로 서비스를 마친다. 서비스 시술이 다 끝나면 고객을 접수 — 제품 판매 — 상담 구역으로 안내해 고객에게 좋은 아유르베다 제품을 추천한다. 고객이 몇 가지 제품을 구입해 스파를 떠나면 사장은 점심을 먹고 트

표 14-3 인기 있는 스파 서비스 개관*

스파 서비스	이점	유사 분야 전문가
하이드로테라피 특화된 샤워, 물줄기, 목욕, 사우나, 그리고 기타 물을 이용한 시술	하이드로테라피 트리트먼트의 효능은 트리트먼트의 온도, 시간, 그리고 물과 함께 사용되는 특수 장치의 효능에 따라 달라진다.	내과의사, 물리치료사, 마사지 테라피스트. 에스테티션은 제품 제거나 건강과 피부 상태 개선에 특수한 목욕과 샤워를 사용한다.
전신 각질제거 루파 스크럽, 전신 폴리쉬, 솔트 글로우, 슈가 글로우, 드라이 스킨 브러싱, 아몬드 스크럽, 등등	순환과 림프액 흐름 자극, 인체의 생체 에너지 자극, 긴장 완화, 생기 부여, 딥클렌징, 죽은 피부 세포 제거, 피부결을 부드럽고 맑게, 피부를 아름답게	마사지 테라피스트, 에스테티션. 각질제거는 피부와 몸에 모두 좋음. 마사지 테라피스트는 몸에 초점을 맞추는데 반해 에스테티션은 피부에 초점을 맞춤. 에스테티션은 효소 필링을 제공할 수 있음
오토태닝 버핑과 태닝, 스프레이온 태닝, 스프레이 태닝 부스	트리트먼트 단계에 따라 이 트리트먼트는 순환과 림프액 흐름을 자극하고 근육의 긴장을 풀어줄 수 있다. 오토태닝 트리트먼트는 고객이 일광욕을 한 것처럼 보이도록 피부의 색깔을 어둡게 할 때 가장 흔히 제공되는 트리트먼트이다.	마사지 테라피스트, 에스테티션. 몇몇 주에서는 면허증이 없거나 자격증이 없는 개인도 스프레이온 태닝 부스 설치를 허가하고 있다.
바디랩 종류가 매우 다양함, 허브, 해초, 팡고, 저온요법, 슬리밍, 독소배출, 아로마테라피, 등	이 트리트먼트의 효능은 서비스 동안 사용되는 제품과 기술의 종류에 따라 달라짐	마사지 테라피스트, 에스테티션, 이 서비스가 제공하고자 하는 효능과 서비스 홍보 문구에 따라 다름.
탈라소테라피 해수, 해양 조류, 바다 공기를 이용한 트리트먼트, 그리고 해양 재료를 이용한 다이어트	딸라소테라피는 다양한 범주의 질환에 이용되어져 왔다. 일반적으로 이 트리트먼트는 인체에 생기를 부여하고 독소를 배출하며, 피부를 아름답게 한다.	마사지 테라피스트, 에스테티션, 물리치료사, 내과의사, 이 서비스가 제공하고자 하는 효능과 서비스 홍보 문구에 따라 다름
팡고테라피 치료용 머드, 클레이, 토탄을 이용하는 트리트먼트	팡고테라피는 관절염, 근골격계 질환을 포함한 다양한 범주의 질환에 이용되어져 왔으며 피부를 아름답게 하는데도 이용된다.	마사지 테라피스트, 에스테티션, 물리치료사, 내과의사, 이 서비스가 제공하고자 하는 효능과 서비스 홍보 문구에 따라 다름.
스팟 트리트먼트 셀룰라이트, 등, 유방 등	이 트리트먼트의 효능은 서비스 동안 사용되는 제품과 기술의 종류에 따라 달라짐	에스테티션, 마사지 테라피스트
발과 손 트리트먼트(페디큐어나 매니큐어 아님) 손톱이나 큐티클 정리가 포함되지 않은 트리트먼트	통증 완화, 긴장 완화, 생기 부여, 순환 자극, 운동 능력 증가, 족저근막염과 같은 연부조직 질환 치료, 긴장 완화, 딥클렌징, 손 또는 발의 피부를 부드럽게 회복시킴, 손과 발을 아름답게	마사지 테라피스트, 자격증이 있는 반사요법사(몇몇 주), 에스테티션. 마사지 테라피스트와 반사요법사는 인체의 반사와 발의 통증을 감소시키는 트리트먼트를, 에스테티션은 손과 발의 피부를 아름답게 하는 트리트먼트를 집중적으로 제공
페디큐어 발톱과 큐티클 정리가 포함된 트리트먼트	긴장 완화, 발의 전체적인 건강과 외양 향상, 발을 아름답게	네일 테크니션, 코스메톨로지스트, 에스테티션(몇몇 주)
매니큐어 손톱과 큐티클 정리가 포함된 트리트먼트	긴장 완화, 손의 전체적인 건강과 외양 향상, 손을 아름답게	네일 테크니션, 코스메톨로지스트, 에스테티션(몇몇 주)

표 14-3 *(계속)*

스파 서비스	이점	유사 분야 전문가
마사지 스웨디쉬, 시아추, 매뉴얼 림프 배농, 두개천골 요법, 로미로미, 타이, 스포츠, 심부조직, 등	이 마사지의 효능은 서비스 동안 사용되는 제품과 기술의 종류에 따라 달라짐, 일반적으로 마사지는 순환과 림프액 흐름을 자극하며, 인체의 긴장을 풀어주고, 연부조직의 불균형을 감소시킴	마사지 테라피스트, 물리치료사. 특정한 종류의 마사지를 시술하기 위해서는 특수 훈련과 자격증이 요구되기도 함.
스톤 마사지	조직의 온도를 높이고 순환을 자극하며 근육의 과도한 긴장을 풀어주고 유착을 줄여주고 인체의 긴장을 풀어줌.	마사지 테라피스트
아유르베다에서 영감을 받은 바디 트리트먼트 아이양가, 도샤 랩, 도샤 마사지, 우드바타나, 인도 헤드 마사지, 시로다라, 핀가 아비양가, 피지칠리, 가르샨, 등.	인체의 긴장을 완화시키고 순환을 자극하며 인체에 생기를 부여하고, 인체 조직의 독소배출을 촉진시키고, 인체에 균형을 찾아주며, 영적인 자각을 장려하며, 반성과 부활을 위한 공간을 창조함	아유르베다 의사, 마사지 테라피스트
아유르베다에서 영감을 받은 뷰티 트리트먼트 페이셜, 시로다라, 우드바타나, 도샤 스킨 랩, 두피 트리트먼트, 페디큐어와 매니큐어 등	아유르베다 원칙과 재료를 이용해 목표 부위를 아름답게.	아유르베다 의사, 에스테티션, 코스메톨로지스트, 네일 테크니션
천연과 전통적인 형태의 치료술 아유르베다, 중국 전통 의술, 침술, 자연요법, 허브 요법, 등	인체의 균형을 찾아주며 특수한 질병을 치료하고 질병을 예방해 줌	아유르베다 의사, 전통 중국 의술 시술가, 침술가, 자연요법사, 허브 의술 시술가
페이셜	얼굴 피부의 딥클렌징, 얼굴 피부를 매끄럽고, 정련되고, 부드럽고, 정돈되게, 그리고 얼굴의 특정한 피부 질환을 치료함. 얼굴 피부의 외관을 향상시키고 피부를 아름답게, 노화의 흔적을 지연시킴.	에스테티션, 코스메톨로지스트(몇몇 주)
얼굴과 두피 마사지	얼굴과 두피 근육의 긴장 완화, 전체적인 긴장을 줄여주고 얼굴 근육을 단단하고 고르게, 피부를 자극하고, 국부 순환을 증가시키며 제품 흡수를 돕고 모낭 안에 있는 불순물 배출시키며 얼굴과 두피에 제품 시술 촉진.	마사지 테라피스트, 에스데디션, 코스메톨로지스트
제모 서비스 물리적 탈모(왁싱), 화학적 탈모(파우더, 크림 등), 전기분해, 전류 트위저	원하지 않는 털을 제거함. 전기분해는 일종의 영구적인 제모술임: 탈모는 털을 일시적으로 제거함	에스테티션, 코스메톨로지스트, 전기분해는 면허증이 있는 전기분해요법사에 의해 시술됨
네일 네일 아트, 젤 네일, 아크릴 네일이 포함됨	손과 발을 아름답게, 손톱을 건강하게, 미용적 목적을 위해 손톱을 아름답게 꾸밈	네일 테크니션, 코스메톨로지스트

표 14-3 *(계속)*

스파 서비스	이점	유사 분야 전문가
헤어 서비스 커트, 스타일링, 하이라이팅, 염색, 퍼머, 스트레이트, 컨디셔닝, 등	모발을 건강하고 아름답게, 두피를 자극하고 모발 성장 촉진	코스메톨로지스트
메이크업	얼굴을 아름답게 하거나 피부 질환 또는 화상 상처와 같은 부상을 감춤	에스테티션, 코스메톨로지스트
영양 영양 평가 또는 프로그래밍, 건강한 요리법	고객의 식이요법의 생활력을 평가하고 영양 건강 증진을 위한 방법 제시, 식이요법을 이용해 특정 질병으로부터 회복을 도움	영양사, 피트니스 트레이너
피트니스 피트니스 평가 또는 프로그래밍, 개인 트레이닝	고객의 피트니스 레벨 평가와 육체적 건강 증진을 위한 방법 제시, 육체적 목표에 도달할 수 있도록 고객에게 동기 부여	피트니스 트레이너, 체력과 컨디셔닝 전문가
마음과 영혼을 위한 테라피 하이드로테라피, 그룹 상담, 상담, 심리요법, 유도된 명상, 라이프 코치, 요가 등	개인의 내면의 평화와 만족을 찾을 수 있도록 지지, 유도된 개인적 변화, 인간관계와 연결 고리 창조, 더 나은 삶을 위한 원천 형성	심리요법사, 심리학자, 상담사, 최면요법사, 요가 상가, 영적 지도자, 라이트 코치, 등

* 1장에서 설명한 것처럼 스파에서 일하는 전문가들에 대한 법률과 규칙, 시술 범위는 주에 따라 많이 차이가 있다. 테라피스트는 트리트먼트를 제공하기 전에 주의 법률을 검토하는 것이 중요하다. 또한 자신들이 시술하는 트리트먼트가 책임보험 안에 포함되어 있는지 확인해야 한다. 제품과 트리트먼트 기술은 종종 인체의 활기 부여와 더불어 피부를 아름답게 만드는 두 가지 이점을 갖고 있기 때문에 트리트먼트 홍보 문구가 누가 그 서비스를 제공하는지 결정짓는 요소가 되고는 한다. 일반적으로(모든 주에서는 아니지만), 마사지 테라피스는 연부조직과 인체를 위한 트리트먼트 효능에 집중하는데 반해, 에스테티션은 피부의 건강과 아름다움을 위한 트리트먼트 효증에 집중한다. 이 표는 일반적인 개관을 제공하기 위한 것으로 트리트먼트 또는 트리트먼트를 제공하는 스파 산업 전문가들의 관점을 내포한 것은 아니다.

리트먼트 룸과 목욕탕을 치운 다음, 두 번째 고객을 맞을 준비를 한다. 이 테라피스트의 프로그램은 모든 고객에게 동일하게 적용되기 때문에 제품도 작은 공간에 보관할 수 있으며, 모든 세부적인 사항을 고려해 서비스 시술 방법도 다듬을 수 있었다. 처음에는 아유르베타 패키지를 토요일에만 제공했다. 하지만 이 테라피스트의 독특한 서비스가 입소문을 타고 알려지면서 아유르베다 트리트먼트를 제공하는 날짜를 늘렸고, 지금은 이 트리트먼트만 제공하고 있다.

이런 종류의 프로그램에서 아유르베다만 성공적으로 이용될 수 있는 것은 아니다. 시술 공간이 협소한 스파도 위에 언급한 샘플을 모델로 삼아 다양한 종류의 프로그램을 제공할 수 있다. 예를 들어, 아로마테라피(예로, "관능의" 탈출), 팡고테라피(예로, 머드에 미치다!), 식물(예로, 허브 치료) 등과 같은 특정한 종류의 트리트먼트를 기초로 한 프로그램을 제공하면 된다. 몇 가지 종류의 트리트먼트를 조합해 특별한 스파 철학의 구현을 목표로 시술하는 것도 생각해 볼 수 있다. 스파 철학이 "몸을 정화하고 영혼을 확장시키자"라면, 프로그램에는 독소배출 트리트먼트와 명상 세션이 포함될 것이다. 1인 프로그램의 모토가 "반성, 휴식, 회복"이라면 여기에는 긴장을 완화시키는 트리트먼트가 꼭 포함되어야 한다.

최종적인 스파 프로그램 개발 시 고려해야 할 가장 중요한 것들은 고객의 종류와 작업 공간의 한계, 그리고 예산이다. 프로그램의 초고를 만든 다음, 스파 메뉴의 초고를 만들어 적어보고, 개별 트리트먼트를 디자인한다(13장에서 설명했음). 트리트먼트 디자인이 끝나면 서비스 메뉴를 다시 검토한 다음, 최종적으로 확정짓는다.

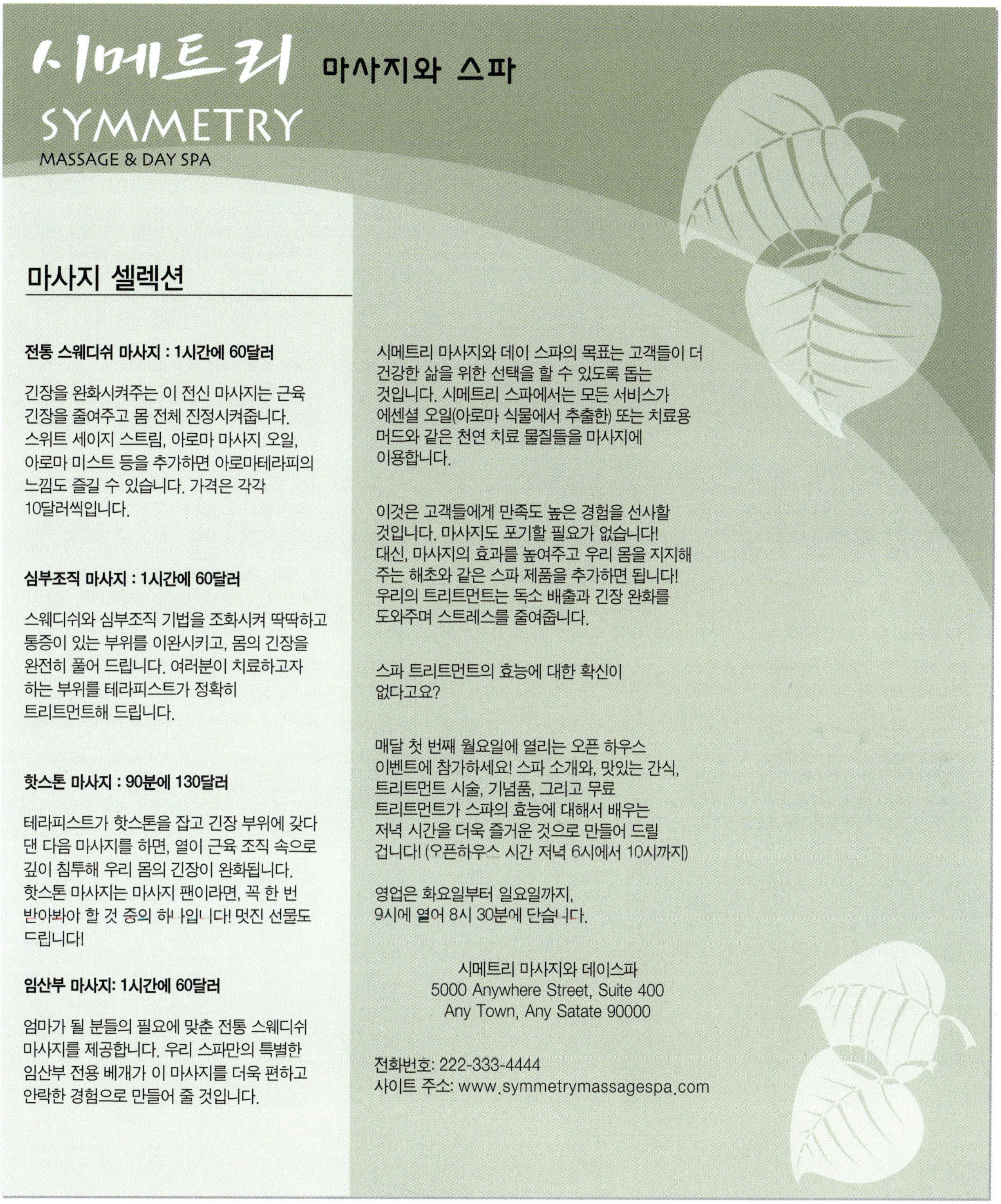

시메트리 마사지와 스파
SYMMETRY
MASSAGE & DAY SPA

마사지 셀렉션

전통 스웨디쉬 마사지 : 1시간에 60달러

긴장을 완화시켜주는 이 전신 마사지는 근육 긴장을 줄여주고 몸 전체 진정시켜줍니다. 스위트 세이지 스트림, 아로마 마사지 오일, 아로마 미스트 등을 추가하면 아로마테라피의 느낌도 즐길 수 있습니다. 가격은 각각 10달러씩입니다.

심부조직 마사지 : 1시간에 60달러

스웨디쉬와 심부조직 기법을 조화시켜 딱딱하고 통증이 있는 부위를 이완시키고, 몸의 긴장을 완전히 풀어 드립니다. 여러분이 치료하고자 하는 부위를 테라피스트가 정확히 트리트먼트해 드립니다.

핫스톤 마사지 : 90분에 130달러

테라피스트가 핫스톤을 잡고 긴장 부위에 갖다 댄 다음 마사지를 하면, 열이 근육 조직 속으로 깊이 침투해 우리 몸의 긴장이 완화됩니다. 핫스톤 마사지는 마사지 팬이라면, 꼭 한 번 받아봐야 할 것 중의 하나입니다! 멋진 선물도 드립니다!

임산부 마사지: 1시간에 60달러

엄마가 될 분들의 필요에 맞춘 전통 스웨디쉬 마사지를 제공합니다. 우리 스파만의 특별한 임산부 전용 베개가 이 마사지를 더욱 편하고 안락한 경험으로 만들어 줄 것입니다.

시메트리 마사지와 데이 스파의 목표는 고객들이 더 건강한 삶을 위한 선택을 할 수 있도록 돕는 것입니다. 시메트리 스파에서는 모든 서비스가 에센셜 오일(아로마 식물에서 추출한) 또는 치료용 머드와 같은 천연 치료 물질들을 마사지에 이용합니다.

이것은 고객들에게 만족도 높은 경험을 선사할 것입니다. 마사지도 포기할 필요가 없습니다! 대신, 마사지의 효과를 높여주고 우리 몸을 지지해 주는 해초와 같은 스파 제품을 추가하면 됩니다! 우리의 트리트먼트는 독소 배출과 긴장 완화를 도와주며 스트레스를 줄여줍니다.

스파 트리트먼트의 효능에 대한 확신이 없다고요?

매달 첫 번째 월요일에 열리는 오픈 하우스 이벤트에 참가하세요! 스파 소개와, 맛있는 간식, 트리트먼트 시술, 기념품, 그리고 무료 트리트먼트가 스파의 효능에 대해서 배우는 저녁 시간을 더욱 즐거운 것으로 만들어 드릴 겁니다! (오픈하우스 시간 저녁 6시에서 10시까지)

영업은 화요일부터 일요일까지, 9시에 열어 8시 30분에 닫습니다.

시메트리 마사지와 데이스파
5000 Anywhere Street, Suite 400
Any Town, Any Satate 90000

전화번호: 222-333-4444
사이트 주소: www.symmetrymassagespa.com

그림 14-4 스파 메뉴.

디 랩을 한꺼번에 시술하고 싶지 않을 것이다. 이렇게 되면 고객은 매번 같은 것을 해야 하기 때문에 어떤 것이 가장 좋은 트리트먼트인지 몰라 헷갈리게 될 것이다. 어떤

스파들은 동일한 트리트먼트를 아주 다양한 형태로 제공하기도 하는데, 이들은 각각의 트리트먼트 목표를 단순화한 다음 확실하게 차별화시켜 고객들이 원하는 것을 선택

스파 셀렉션

아로마테라피 소금 글로우: 1시간에 80달러

소금 글로우는 혈액순환을 자극하고, 근육 조직을 이완하고 강화하며, 피부를 부드럽게 만들어 주는 생기 회복 트리트먼트입니다! 고객은 세 가지 중 하나를 선택할 수 있습니다.

1. 젠 글로우는 진정 작용이 있는 만다린과 레몬그라스에 매콤한 생강을 섞었답니다. 마음이 차분해져요!

2. 시트러스 글로우는 자몽, 라임, 레몬, 스위트 오렌지의 향기가 끊임없이 변화하는 아로마 멜로기를 만들어 내기 때문에 신선하고 활력이 넘친답니다. 기분이 상쾌해져요!

3. 빅토리아 가든 글로우는 고객의 주위를 마음을 진정시키는 허브 정원의 향기로 채워 드린답니다. 라벤더, 로즈마리, 타임, 장미, 그리고 약간의 육두구 향이 태양이 빛나는 따뜻한 오후를 생각나게 할 거예요. 우리 몸의 긴장을 풀어줘요!

머드 스포츠: 1시간에 85달러

등이 아프거나 긴장된 근육 때문에 운동 속도가 느려졌다면, 이 트리트먼트를 받아 보세요! 여러분의 등을 심부조직 기법으로 마사지 한 다음, 혈액순환을 자극하고 근육통을 완화시키는 파라팡고* 바를 거예요. 파라팡고가 마법의 힘을 발휘하는 동안, 다리 뒤쪽도 마사지해 드립니다. 서비스 마지막에 목과 어깨도 마사지해 드려요! 지겨운 등의 통증이여, 안녕!

* 파라팡고는 녹는점이 다른 이탈리아에서 온 특수한 머드와 파라핀을 섞은 거랍니다. 파라팡고는 열기를 60분까지 보존할 있고, 피부 표면의 수분을 붙잡아 둡니다. 파라팡고의 놀라운 열 보존 능력 덕분에 독일에서는 이것을 1950년대부터 관절염과 만성 근육 질환 치료에 이용했답니다. 고객의 요청에 따라 파라팡고를 슬와근이나 둔부와 같은 특정 부위에만 시술할 수도 있습니다.

아로마 릴리프: 90분에 110달러

전통 아로마테라피 마사지는 상담과 여러분만을 위한 블렌딩 오일을 창조하는 것으로 시작됩니다. 이 블렌딩 오일은 로즈마리 페이스 스팀, 파라핀 딥과 같은 부가 서비스와 함께 전신 긴장 완화 마사지에 첨가가 됩니다. 집에서도 이 특별한 블렌딩 오일을 사용해 아로마테라피 목욕이나 샤워를 즐겨보세요! 휴식이 필요한 분들은 어서 오세요!

반사요법 발 스파 트리트먼트: 1시간에 80달러

반사요법은 발과 손과 귀에 있는 점들이 인체의 모든 부위와 일치한다는 믿음을 기초로 하고 있습니다. 이 점들을 활성화시켜 전신의 긴장 완화를 도모합니다. 아래에 설명한 각각의 트리트먼트 시, 발을 족욕기에 담가 불린 다음, 각질제거 크림으로 부드럽게 만들어 마사지하고 다양한 반사요법 기술을 사용해 트리트먼트 한 후, 독소배출을 촉진하는 마스크를 한 다음, 로션이나 파우더로 마무리합니다. 고객은 세 가지 중에 하나를 선택할 수 있습니다:

1. 발의 피로 풀기는 바다소금 족욕과 페퍼민트 독소배출, 켈프 마스크, 정신적 피로와 관계가 있는 반사점 자극을 목표로 하는 반사요법을 이용해 여러분을 발의 원기를 회복시켜 줄 겁니다. 벌써 생기가 넘치는 것 같죠?

2. 통증 제거 트리트먼트는 발의 통증 제거를 목표로 합니다. 엡슨 소금에 발을 담가 불린 다음 유칼립투스 오일을 발라 로즈마리 루파 스크럽을 실시합니다. 마사지와 반사요법 세션 중에는 월계수와 스위트 자작 오일의 치료 효능을 이용합니다. 그런 다음 따뜻한 무어* 머드를 발에 두껍게 발라 염증과 통증을 완화시킵니다. 저랑 춤추러 가실래요?

3. 발바닥 진정제는 부드럽고 온화합니다. 라벤더, 일랑일랑, 바질, 만다린, 그리고 장미 오일이 발을 부드럽게 감싸 전신의 긴장을 풀어 줍니다. 손을 위한 파라핀 트리트먼트가 마지막까지 여러분을 즐겁게 해드릴 겁니다. 마음이 평화로워 지는 것 같죠?

* 무어 머드는 오스트리아에서 나는 고위 이탄으로 유럽에서는 발의 통증과 관절염, 피부 질환, 호흡기 질환 치료에 사용됩니다. 진한 검정색의 무어 머드는 열 보존 능력이 뛰어나며 항염작용을 하는 것으로 밝혀졌습니다.

버핑과 오토태닝: 75분에 90달러

버핑과 오토태닝은 여러분을 방금 열대에서 휴가를 보낸 사람으로 만들어 주는 긴장 완화 트리트먼트입니다. 멋지게 태닝이 된 피부를 상상해 보세요! 여러분의 몸을 버핑 한 다음, 수분 크림을 발라 부드럽게 만든 뒤 오토태닝 제품을 전문가가 발라 드립니다. 3시간 후면, 오토태닝 제품이 여러분의 피부를 구릿빛으로 만들어 드릴 겁니다. 시메트리 스파에서 사용하는 제품은 전무가용 품질을 갖고 있으며 보기에도 자연스럽습니다. 태닝 효과를 지속시켜주는 홈케어 제품도 스파 샵에서 판매하고 있습니다. 바닷가에 가는 것보다 훨씬 낫답니다!

바다의 활력: 1시간에 90달러

해초는 혈액순환과 림프액 흐름을 자극하고 면역력을 강화시키며 대사활동을 자극하고 독소배출을 촉진하는 특별한 제품입니다. 이 트리트먼트에서는 따뜻한 해초를 발라 바디 랩을 하기 전에 림프액 흐름을 증가시키는 드라이 브러쉬 각질제거를 합니다. 긴장을 풀어주는 코쿤 안에 있을 때 발 마사지를 해 드립니다. 진한 바다 크림을 이용한 스웨디쉬 마사지로 서비스를 마무리합니다. 고객이 요청하시면 슬리밍이 필요한 부위에는 셀룰라이트 크림도 발라 드립니다! 정말 우아하지 않나요?

스위스 허브 슬리밍 랩: 90분에 100달러

사우나에서 긴장을 푼 다음, 허브를 우려낸 물에 담가 향기가 나는 린넨을 몸에 감습니다. 몸 안의 독소가 배출되는 동안, 시원한 시트러스 오일 미스트가 여러분의 감각에 활기를 부여하고, 마음의 긴장을 풀어줄 겁니다. 바디랩을 제거한 후에는 정력적인 자몽과 주니퍼베리 루파 스크럽을 받게 됩니다. 이 스크럽은 여러분의 몸을 식혀주면서도 혈액순환과 림프액 흐름을 계속 자극할 겁니다. 마지막에 해초와 알로에가 든 퍼밍 크림을 피부에 발라 마무리합니다. 피부에서 빛이 나네요!

Symmetry
Massage & Day Spa

그림 14-4 *(계속)*

할 수 있도록 하고 있다. 이런 경우, 첫 번째 바디랩은 독소배출을, 두 번째 바디랩은 긴장 완화를, 세 번째 바디랩은 근육통을 줄여주는 데 초점을 맞출 것이다.

클리닉의 테라피스트들은 각각의 서비스에 대해 훈련을 받아야 하며, 자신들이 시술하는 트리트먼트에 대한 적절한 수준의 지식과 기술을 가지고 있어야 한다. 위에서 설명한 아유르베다 패키지에서 그 테라피스트는 아유르베다에 특별한 관심을 갖고 있었으며, 자신이 제공하는 바디 트리트먼트에 대해 많은 지식을 갖고 있었다. 이런 것이 가장 이상적이다. 클리닉의 테라피스트는 최소한, 고객에게 트리트먼트의 치료적 효능에 대해 설명할 수 있어야 하며, 자신이 이용하는 제품에 대한 배경 지식도 갖고 있어야 한다. 광범위한 트레이닝을 받을 수 있는 기회가 없는 클리닉이나 개인은 모든 직원들이 숙달될 때까지 소수의 핵심 메뉴로 시작하는 것이 좋다. 클리닉 사장은 모든 테라피스트들이 핵심 메뉴에 숙달이 되었다는 생각이 들었을 때 새 트리트먼트를 추가해야 한다. 새 트리트먼트들은 한 번에 하나씩 "특별 트리트먼트"로 추가가 되어야 하며, 새 트리트먼트를 추가하기 전에 테라피스트들이 여기에 숙달이 됐는지 확인해야 한다. 그리고 그것을 시술할 직원들이 트리트먼트에 익숙해지기 전까지는 서비스에 대해 광고하는 것을 삼가야 한다.

고객은 종종 트리트먼트가 묘사된 방식 때문에 거기에 끌리기도 한다. 그렇기 때문에 트리트먼트 설명은 반드시 명확해야 하며(고객들은 자신들이 받는 서비스에 대해 알 필요가 있다), 주의를 환기하는 것이어야 한다. 강렬하고 자극적인 언어는 고객의 상상력을 자극해 감정적인 반응을 이끌어 낸다. 메뉴 작성자는 트리트먼트 설명만으로 고객이 트리트먼트의 냄새를 맡고, 맛보고, 느끼게 해야 한다. "기분은 향상시키는 자몽 바디 폴리쉬"는 "바디 폴리쉬"보다 훨씬 더 흥미롭게 들린다. "스위스 허브 코쿤" 역시 "랩"보다 훨씬 더 매력적으로 들린다. 스파의 철학이 홍보용 문구 스타일 안에서 빛나게 하는 것이 가장 이상적이다. 아주 선통석이고 세련된 스파도 있고, 영적이거나 혹은 파격적이고 명랑한 스파도 있다. 전체적인 철학과 스파 스타일을 조화시킨 글이 효과도 크다. 해초 랩을 명랑한 방식으로 묘사하고 싶다면 트리트먼트에 "인어의 반짝임"이라는 이름을 붙인 다음, 이런 글귀로 시작하면 된다. "피부가 비늘처럼 벗겨지고, 물이 고인 듯하며, 멍한 느낌이 드나요?" 조금 더 세련된 문구는 이런 식이 될 것이다. "피부를 매끄럽게 하고 날씬한 몸매로 만들어 주는 순수한 해조류에 여러분 자신을 맡겨 보세요!" 해초 랩을 두 가지 방법으로 묘사한 예를 아래에 적어 놓았다. 첫 번째 설명에는 감각적인 언어가 거의 사용되지 않았다. 두 번째 설명에는 강렬하고 감각적인 언어들이 포함되어 있다.

해초 랩: 긴장을 풀어주는 족욕 후에 특별 훈련을 받은 테라피스트가 여러분의 몸에 해초를 바릅니다. 그런 다음 몸에 랩을 하고, 여러분의 발을 마사지합니다. 여러분의 몸에 있는 해초를 씻어낸 다음, 모이스처라이저를 발라 피부의 수분을 보충합니다.

바다의 꿈: 따뜻한 소금물과 바다의 돌을 이용해 긴장을 풀어주는 족욕으로 대양으로의 여행을 시작해 보십시오. 여러분의 몸은 브리타니 해안의 맑은 바닷물에서 채취한 신선하고 영양이 풍부한 해초 덕분에 생기를 되찾을 것입니다. 따뜻한 코쿤 안에서 휴식을 취하다 보면 바다의 소리가 모든 걱정을 날려줄 겁니다. 그 동안 여러분의 발은 통증을 줄여주는 반사요법 발 마사지를 받게 될 겁니다. 세션은 피부를 부드럽게 만들어 주는 오션 토닉 바디 워쉬를 이용한 따뜻한 아쿠아 샤워와 향기로운 모이스처 밤으로 마무리됩니다. "바닷가에서의 하루"를 보낸 여러분의 몸과 마음, 그리고 영혼은 균형을 되찾을 것입니다.

두 가지 설명 모두 고객이 경험하게 될 트리트먼트 단계를 정확하게 기술하고 있기는 하지만, 두 번째 설명이 더 매력적이고 특별하게 들린다.

서비스 메뉴 개발이 끝나면, 클리닉 사장이나 테라피스트는 직원 지침을 작성할 준비를 해야 한다.

직원 지침 (THE OPERATIONS MANUAL)

직원 지침이란 정책과 과정 지침서라고 할 수 있다. 직원 지침은 직원들과 스파 경영을 글로 뒷받침함으로써 순조로운 비즈니스 운영과 트리트먼트 시술, 고객 서비스를 위한 적절한 기준을 만드는데 이용된다. 기본적인 직원 지침에는 다음과 같은 것들이 포함되어야 한다:

1. **업무 기술:** 각 개인의 업무 범위를 설명해 의무와 책임을 분명히 한다.
2. **서식 원본:** 헬스 인테이크(health intake), 트리트먼트 기록, 고객 정보 서식, 그리고 스파 메뉴와 같은 중요한 서식의 원본을 신속한 소개가 용이하도록 수록해 놓아야 한다.
3. **연락 정보:** 현재 근무 중인 직원들과 연락처를 상세하게 기록해 놓는다. 테라피스트들이 어떤 서비

스를 시술하도록 훈련을 받았는지 기록해 놓으면 도움이 된다.

4. **고용인 정책:** 드레스 코드, 지각, 병가, 업무 교대 등에 관한 정책을 직원 지침의 이 섹션 안에 적어 놓아야 한다.
5. **트리트먼트 가이드:** 트리트먼트 가이드를 직원 지침 안에 포함시키거나, 별도의 서류로 만들어도 된다. 트리트먼트 가이드 안에는 트리트먼트 시술에 필요한 장비, 사용할 제품, 트리트먼트가 필요한 경우와 주의 사항, 트리트먼트 단계, 트리트먼트 디자이너에 의해 규정된 소매 제품 판매 기회 등이 포함되어야 한다. 이것은 테라피스트가 트리트먼트 단계 중 하나를 빼먹었을 때 트리트먼트 단계를 상기시키는데도 도움을 준다.
6. **주문서:** 이것은 재고 조사표로 테라피스트는 거의 다 떨어진 특정 제품과 다시 주문할 필요가 있는 제품을 여기에 기입하면 된다.
7. **접수계 직원을 위한 요약 지침:** 각각의 트리트먼트와 판매 가능한 소매 제품에 관한 중요한 정보를 요약한 것을 접수계 직원이 갖고 있으면 도움이 된다. 요약 지침 안에는 트리트먼트에 대한 홍보 문구, 트리트먼트의 효능, 트리트먼트를 위한 특별 참고 사항(예를 들어, 이 트리트먼트를 받을 때는 신체가 노출되기 때문에 고객은 1회용 속옷을 입을 계획을 세우거나 오래된 수영복을 가져오셔야 합니다) 등이 들어있어야 한다. 또한 소매 제품에 대한 정보도 들어있어야 한다.
8. **청소 점검표:** 직원 지침 안에는 스파 설비가 청결하고 전문적인 분위기를 유지할 수 있도록 청소와 관리 의무를 확인할 수 있는 점검표가 수록되어 있어야 한다.
9. **개점과 폐점 절차:** 개점과 폐점 상황을 점검할 수 있는 점검표가 있으면 유용하다. 이 점검표 안에는 왁스 냄비나 테이블 워머, 스톤 마사지용 돌 등 업무 시작과 함께 전원을 켜야 하는 장비들이 포함되어야 한다. 이런 아이템들은 화재 예방을 위해 퇴근 전에 전원을 꺼야 한다.
10. **보수 일지:** 보수 일지란 보수가 필요한 것들을 적어 놓는 일지를 말한다. 모든 직원들은 근무를 하는 동안 보거나 알게 된 사항들을 여기에 적어 놓아야 한다(예를 들어, 3번 트리트먼트 룸의 캐비닛 문 오른쪽이 완전히 닫히지 않는다). 그래야 관리부가 이런 문제점들을 신속하게 파악할 수 있다.

다른 비즈니스 부문과 마찬가지로 직원 지침 역시 1년 단위로 업데이트하고, 재평가 할 필요가 있다. 어떤 비즈니스 소유주들은 직원 지침 사본을 만들어 직원들에게 다 읽고 내용을 이해한 다음 서명을 하라고 요구하기도 한다. 이렇게 하면 소유주가 스파를 어떻게 경영하고 싶어 하는지를 모든 사람에게 확실히 이해시킬 수 있다.

예산 문제 (BUDGET CONSIDERATIONS)

스파 트리트먼트를 추가하려면 새 장비와 스파 전용 제품, 소매 제품, 그리고 스파 메뉴와 같은 추가적인 마케팅 자료가 필요하다. 장비와 제품은 표적 시장과 스파 프로그램 시작에 투자할 수 있는 예산에 따라 선택해야 한다. 트리트먼트 디자인 과정 동안(13장 참고) 트리트먼트 각 단계에 필요한 스파 제품을 선택해야 한다. 각각의 트리트먼트를 시술하는 비용을 계산해야 하며, 트리트먼트 가격도 결정을 해야 한다. 이런 정보들은 예산이 얼마나 현실적인지 평가하는데 이용할 수 있다. 이를 통해 스파 사장이나 테라피스트는 스파 프로그램 시작 후 언제쯤 수익이 발생할 것인지를 예상해 볼 수 있다.

예산 과정을 시작하려면, 스파 프로그램 시작에 필요한 새 장비와 제품 목록을 만들어야 한다. 이것은 스파 프로그램을 시작하고, 예상한 횟수만큼 모든 트리트먼트를 시술하고, 직원 교육에 필요한 "개시 예산" 혹은 총비용이라고 할 수 있다. 핫타월 가열 기구, 아이스박스, 제품 믹싱 볼, 파라핀 워머와 같은 제품 구입비용은 한 번만 지출하면 된다. 다른 아이템들은 소모품이라서 일정 기간이 지나면 떨어지거나(예로, 스파 제품들), 낡기 때문에 새것으로 교체해야 한다(예로, 목욕 가운, 수건 등). 사장이나 테라피스트는 개시 예산의 일부로 비용 벌충을 위해 스파 트리트먼트를 얼마나 많이 시술할 것인지 결정해야 한다. 표 14-5에 예산 과정 동안 고려해야 할 몇 가지 분야를 적어 놓았다.

예산의 일부로 1년 동안 스파 프로그램을 제공하는데 드는 비용도 예측을 해야 한다. 각각의 트리트먼트 제공

비용을 결정한 다음, 매달 트리트먼트를 몇 번이나 시술할 것인지 계획을 세워야 한다. 서비스 메뉴를 다시 인쇄하는데 드는 비용, 마케팅 계획, 직원 교육, 새 장비 구입, 그리고 메뉴 확장을 위해 새 서비스를 추가할 때 드는 비용도 계산을 해야 한다.

예산을 세우는 데는 많은 노력과 생각이 요구된다. 하지만 예산을 세우면 소규모 비즈니스 사장들이 자신들이 잘 하고 있는지, 어떤 점을 개선해야 하는지 파악하는데 도움이 된다. 또한 직원들과 자신들에 대한 기준을 세우는데도 도움이 된다. 명확한 목표가 세워지면, 팀의 집중력이 높아져 훌륭한 고객 서비스를 제공할 수 있다.

소매 판매 (RETAIL SALES)

스파 산업의 수입 일부는 홈케어 제품을 고객에게 판매하는 것에서 창출된다(표 14-6). 스파 규모와 상관없이 **소매 판매**는 스파의 계획과 예산, 그리고 직원 기댓값 안에 포함되어야 한다. 또한 아주 소규모 스파라도 소매 구역을 반드시 만들어야 한다. 소매 구역은 시각적으로 흥미로워야 하며, 고객들이 문을 통해 들어오면서 볼 수 있는 자리에 있어야 한다. 제품에 대한 고객의 흥미를 계속 유발시키려면 색깔, 장식에 변화를 주어야 하며 몇 가지 제품들은 가을, 겨울, 봄, 여름 계절에 맞춰 홍보를 해야 한다. 중요한 소매 판매 시기로는 밸런타인데이, 어머니 날, 아버지 날, 크리스마스, 1월 1일 등을 들 수 있다. 소매 구역은 먼지 한 점 없이 깨끗하게 잘 정리가 되어 있어야 한다. 제품 테스터를 구비해 약속 시간보다 일찍 온 고객들이 다양한 제품들을 체험해 볼 수 있도록 해야 한다. 스킨케어 라인은 스킨 타입에 따라 분류해 놓아야 하며, 제품에 대한 지식을 제공할 수 있는 팸플릿도 구비해 놓아야 한다.

각각의 개별 제품의 **가격 포인트**는 스파의 표적 시장에 기준하여 고려해야 한다. 예를 들어, 어린 자녀가 둘이 있는 전업주부인 젊은 여성은 45달러짜리 나이트 크림을 구입하려 하지 않을 것이다. 생활비를 고려했을 때, 나이트 크림은 우선 사항이 아니기 때문이다. 적당한 가격이 매겨진 클렌저, 토너, 모이스처라이저 스킨케어 세트가 이 여성에게는 더 이상적이다. 스파의 표적 고객이 자녀들을 다 키운 40세 이상의 전문직 여성이라면, 이들에게는 45달러짜리 나이트 크림을 판매할 수가 있을 것이다.

어떤 스파들은 소매 제품을 스파 제품 공급자나 스파 산업만을 위해 소매 제품들을 생산하는 사업체로부터 도매가에 구입한다. 스파 사장이나 테라피스트가 개인 브랜드 제품을 구매할 여력이 있다면, 이를 통해 스파의 이미지도 개선할 수 있으며, 스파 전용 제품과 소매 제품들을 통합하는데도 도움이 된다. 특정 제품 라인을 스파 제품 공급자로부터 구입하면, 제품 교육 전문가가 찾아와 직원들을 위한 교육을 제공하기도 한다. 직원 교육은 매우 중요하다. 직원들이 제품이 대해 모를 경우, 제품에 대한 열정도 생기지 않기 때문이다. 테라피스트는 고객에게 소매 제품들을 보여주고, 특별한 제품 성분을 강조하고, 이것이 트리트먼트에서 사용되었던 것과 동일한 제품이라는 점을 지적하고, 집에서 장기간 사용했을 때의 효과에 대해 설명해야 한다. 수수료를 지급 받는데도 불구하고, 많은 테라피스트들이 소매 제품 판매를 꺼려한다. 이들이 소매 제품 판매를 꺼리는 가장 중요한 이유는 판매 기술에 대한 이해가 전혀 없기 때문이며, 제품들을 판매하려고 노력하는 것이 스트레스로 다가오기 때문이다. 어떤 스파들은 소매 판매 전문가들 고용에 투자를 하기도 한다. 이런 사람들은 스파 제품 전문가들로 이들의 일은 고객의 고민을 소매 제품으로 해결해 주는 것이다. 이들은 판매를 시작하고, 적당한 제품을 선보인 다음, 판매를 종료한다. 판매 압력이 높은 상황이라면, 그 스파는 소매 제품의 1달러가, 판매된 서비스의 모든 달러를 위해 팔리기를 기대할 것이다.

스파는 소매 제품 재고를 파악할 수 있는 시스템을 구축해야 한다. 가장 잘 팔리는 소매 제품들을 집중적으로 홍보해야 한다. 진열장 안에서 먼지만 뒤집어쓰고 있는 제품들은 특가나 할인이 된 가격에 팔아 인기 있는 제품들을 진열할 수 있는 공간을 만들어야 한다. 어떤 제품이 팔리지 않는다면 제일 먼저 가격 포인트를 체크해야 한다. 아마도 표적 시장을 위한 가격이 부적절하게 책정되었을 것이다. 규모가 큰 스파라면 컴퓨터로 프로그램이 된 재고 추적 시스템을 구입하는 것도 좋다. 소규모 스파라면 판매가 된 제품들을 표시하는 재고 목록과 같은 간단한 시스템을 만들어 어떤 직원이 그 제품을 판매했고, 어떤 고객이 그 제품을 구입했는지 기록하는 것도 좋다. 재고 파악을 주기적으로 실시해 서류에 기록된 것과 재고가 일치하는지 확인할 필요가 있다.

표 14-5 경비 예산안

스파 프로그램 시작	트리트먼트에 기초한 다른 제품들
1. 새 장비	**3. 소매 제품**
핫타월 가열 장비	**4. 홍보용 아이템**
아이스박스(트리트먼트 방마다 하나씩)	명함
제품 워머	서비스 메뉴
파라핀 딥	소식지 또는 홍보용 전단
물세탁 가능한 모직 담요	스파 프로그램 시작을 위한 오픈 하우스
써멀 스페이스 블랭킷	**5. 직원 교육**
핫랩 시트	트리트먼트 교육
플라스틱 또는 마일라 바디 랩 롤	소매 제품 판매 교육
고객 보온 장비	접수원 교육
테리천 가운	**6. 고정 지출**
테리천 랩	당좌 예금 구좌와 은행 수수료
1회용 또는 세탁 가능한 슬리퍼	임대료, 융자 할부금
1회용 속옷	사무실 비용
목욕용 수건	린넨과 세탁비
손수건	보험료
믹싱 볼	전기세와 수도세
제품을 보관할 수 있는 선반	전화세와 전화번호부 광고료
1회용 비품들	청소와 위생 관리 제품
2. 스파 전용 제품들	지속적인 교육
클렌징 제품	전문가 보수
각질제거제	가구과 비품
토닝 제품	직원 월급
트리트먼트 제품(팡고, 해초 등)	목욕탕 용품
피니쉬 제품	문화 설비(차, 생수 등)
에센셜 오일 키트	
마사지 오일	
마사지 크림	

소매 제품 판매 실적을 올리고 싶은 스파라면 테라피스트들과 직원들을 위한 수수료 계획을 세우는 것도 중요하다. 수수료 지급률은 8%에서 22% 사이이며, 10% 정도 지급하는 것이 보편적이다. 가끔은 두 명의 개인이 판매를 책임지기도 한다. 테라피스트가 트리트먼트 동안 판매를 시작한 다음, 고객을 접수계원이나 판매 전문가에게 넘겨주는 것이다. 이런 경우, 제품 판매에 대한 수수료를 두 사람이 어떻게 나눌 것인지에 대한 체계를 세워놓는 것이 좋다. 소매 제품 판매를 장려하기 위해 장려금 프로그램을 이용하는 것도 좋다. 예를 들어, 매달 가장 많은 판매 실적을 올린 테라피스트에게 식당에서 외식을 할 수 있는 상품권을 주거나, 스파에서 무료 서비스를 받을 수 있는 상품권을 주는 것이다.

스파 사장이나 테라피스트는 소매 판매 기회를 포착하

표 14-6 스파에서 자주 판매되는 소매 제품들

아로마테라피 디퓨저	각질제거 장갑	립 밤
목욕 쿠션	피부 타입에 따른 페이스 클렌저	루파 장갑
목욕용 오일	피부 타입에 따른 페이스 토너	천연 헤어 케어 제품
목욕용 소금	페이셜 마스크	영양 보충제
입욕제	손톱용 파일	페퍼민트 발 로션
바디 로션	플라워 레메디	해면
바디 스크럽	발 마스크	샤워 젤
책	족욕 보조물	미백 크림
각질 제거 파일	선물 바구니	비누
양초	핸드 로션	근육통 밤
클레이 마스크	허브로 채운 베개	스파 목욕 가운
화장품	목욕용 허브 향낭	스파 수건
큐티클 오일과 네일 폴리쉬	가정용 매니큐어 키트	특수 페이스 크림
에센셜 오일 블렌드	가정용 페디큐어 키트	티셔츠
에센셜 오일	방향제와 방향제 버너	링클 크림

고, 그것을 트리트먼트의 일부로 받아들이는 것에 관심이 아주 많을 것이다. 트리트먼트 디자이너가 과도기 안에 소매 기회를 집어넣어야 그것이 트리트먼트의 일부처럼 보여져 고객에게 방해가 되지 않는다. 트리트먼트 디자인 안에 소매 제품들을 포함시키는 방법은 13장에서 설명했다.

마케팅 활동 (MARKETING ACTIVITIES)

마케팅이란 스파나 개인이 새로운 고객을 창출하고, 기존 고객을 유지하기 위해 하는 모든 활동을 말한다. 스파의 마케팅 활동은 스파의 사장이나 테라피스트가 스파 철학을 확립할 때 했던 일과 직접적으로 관계가 있다. 그 과정에서, 사장이나 테라피스트는 스파 산업 내에서의 위치를 규성하고, 스파 프로그램을 가지고 자신들이 접촉하고자 하는 고객 그룹(표적 시장)을 결정한다. 사장이나 테라피스트는 미리 파악해 둔 표적 시장의 헬스케어 니즈와 특별 집중점에 대해 심사숙고한 다음, 이 정보를 트리트먼트를 디자인하고, 새 서비스를 채택하는 지침으로 이용한다. 바로 이 지점에서 사장이나 테라피스트는 누가 표적 고객인지 알게 되며, 서비스 메뉴가 이 고객들의 관심을 끌 수 있으리라는 확신을 갖게 된다. 다음 단계는 홍보와 광고, 공보, 고객 관계, 그리고 미래의 고객 교육까지 포함된 마케팅 계획을 짜는 것이다.

홍보 활동 (Promotional Activities)

홍보 활동이란 시장 내에서의 인지도를 높이고, 미래의 고객들의 관심을 끌어 모으는 활동을 말한다. 홍보 활동으로는 스파 오픈 하우스 개최, 무료 워크샵 제공, 지역사회에 도움이 되는 이벤트 후원하기, 지역사회 축제나 건강 엑스포 등에 부스 열기, 정보 소식지 발송하기, 지역 장거리 경보 대회에 무료 발 마사지 제공하기, 현재와 미래의 고객들에게 특별한 서비스를 제공하는 전단 발송하기, 이름을 새긴 선물 세공하기, 그리고 고객 추천 프로그램 제공하기 등이 있다. 예를 들어, 임산부가 표적 시장이라고 한다면, 그 클리닉은 토요일에만 제공되는 할인 임산부 스파 패키지를 홍보하는 전단을 만들 것이다. 이 전단은 임산부들의 눈에 가장 잘 띄는 곳에 부착을 해 놓아야 한다(예로, 라마즈 교실, 피트니스 센터, 건강 식품점, 산부인과, 조산술 센터, 임신복 가게 등). 전단에 그 패키지 안에 포함된 트리트먼트들이 임산부들에게 좋다는 것을 알려주는 교육 섹션까지 만들면 더욱 좋다. 전단에는 고객의 니즈만 강조한 정보만 싣지 말고(요통, 예방할 수 있는 튼살 자국, 피곤한 발, 에너지 저하), 임산부들이 갖고 있는 걱정을 덜어줄 수 있는 정보도 함께 실어야 한다(예를 들어, 한 자세로 너무 오래 있게 되면 아기에게 좋지 않다).

인쇄물들은 홍보에 있어 아주 중요하다. 중요한 인쇄물로는 명함, 팸플릿, 메뉴, 교육용 소책자, 레터헤드, 봉투, 소식지, 그리고 DM 등을 들 수 있다. 가능하다면, 이런 홍보물들에는 로고가 찍혀 있어야 하며, 서로 잘 조화를 이뤄 눈에 잘 띌 수 있도록 비슷한 모양과 어울리는 색깔을 사용해야 한다. 이런 홍보물들은 클리닉의 이미지를 반영하므로 고급 종이에 인쇄를 해야 하며 언제든지 전문가에게 디자인을 의뢰해야 한다.

광고 (Advertising)

광고는 홍보와는 다르다. 대중의 관심을 얻으려면 직접 돈을 지불해야 하기 때문이다. 헬스케어 전문가들이 가장 선호하는 광고 종류는 안내광고, 디스플레이 광고, 전화번호부 광고이다. 광고를 어디에다 실을지 정한 다음, 신문사에 연락해 미디어 키트를 달라고 한다. 이 키트에는 광고별 시세와 광고 신청 마감일, 광고 제작 등에 관한 정보가 들어있다. 통계 자료에 의하면 광고를 적어도 3번은 봐야 대중들이 그 광고를 인식하기 시작한다고 한다. 그리고 적어도 7번을 본 후에야 행동을 취하기로 결정한다고 한다. 그러므로 한 번만 게재가 되는 대형 광고를 낼 것이 아니라 작은 광고를 여러 번 싣는 것이 더 낫다고 할 수 있다. 광고는 강한 시각적 이미지와 장점, 특징 등을 명확하게 보여줬을 때 광고 효과가 크다.

공보 (Publicity)

일반적으로 사업장에서 개최되는 이벤트가 대중 매체에 노출되는 것을 공보라고 한다. 인터뷰, 지역사회 활동에 참가한 기사, 스파나 특정 서비스에 대한 특집 기사 등이 공보라고 할 수 있다. 예를 들어, 그 지역에서 발행되는 잡지에 "더 나은 삶을 위한 조언"이라는 섹션이 있다고 하자. 그들에게 스트레스를 줄여주는 반사요법의 효능을 설명한 보도 자료를 보내는 것이다. 그 잡지가 스트레스 해소에 대한 "새" 접근법에 관심이 있다면, 스파 사장이나 테라피스트에게 그 트리트먼트에 대해 물어볼 것이다. 그런 다음 클리닉이나 테라피스트에 관한 짧은 소개와 함께 반사요법에 대해 기사를 잡지에 실을 것이다. 그 지역에 있는 대중 매체에 대해 조사를 해서 자신과 동일한 표적 고객 시장이나 건강 관련 주제에 관심이 있는 매체를 찾아보라.

보도 자료로 대중 매체 관계자들에게 뉴스가 될 만한 기사라는 인식을 심어줘야 한다(그림 14-5). 보도 자료는 일반적으로 한 페이지 정도 길이가 적당하며 상호와 주소, 전화번호, 그리고 담당자를 페이지 왼쪽 상단 구석에 적어 놓아야 한다. 배포 날짜〔일반적으로 속보 자료(for immediate release)〕는 페이지 오른쪽 상단 구석에 적으면 된다. 보도 자료의 내용을 요약한 헤드라인은 굵은 글씨체로 써서 페이지 중앙에 위치시킨다. 보도 자료 본문은 짧고, 간결한 단락으로 구성되어야 하며, 가장 중요한 정보를 맨 위에 적도록 한다. 마지막 단락에는 그 글을 읽은 독자들이 행동을 취할 수 있도록 하는 정보를 담아 두어야 한다(약속 시간을 잡고, 이벤트에 참석하고, 인터뷰를 지시하는 등). 지역 사회 이벤트에 스파가 참여하거나, 무료 정보 워크샵을 제공할 때, 자선 활동 지원을 위해 스파 서비스를 기증할 때, 새 트리트먼트를 소개할 때, 특정 고객 그룹(예로, 월요일마다 노인들을 위한 무료 건강 체크를 실시)에게 중요한 서비스를 제공할 때마다 보도 자료를 발행해야 한다.

고객 관계 (Client Relations)

고객 관계란 기존 고객을 관리하고, 고객 충성도를 확립하기 위해 스파가 기울이는 노력을 말한다. 대부분의 마사지 테라피스트들은 고객들을 진심으로 걱정하며, 좋은 건강을 위한 파트너로서 고객들과 친밀한 유대감을 쌓는 것을 즐긴다. 고객들과 긍정적으로 관계를 맺는 테라피스트들의 이런 본능적인 성향은 좋은 고객 관계의 초석이 된다. 스파는 또한 효율적인 고객 기록을 갖고 있어야 하며, 높은 품질의 제품을 사용해야 하고, 서비스에 대해 현실적인 주장을 해야 하며, 안전하고, 편안하고, 위생적인 환경을 제공해야 하고, 신속하고 믿음직해야 하며, 적당한 때 다른 헬스 케어 전문가를 소개해야 하고, 즉시 회신 전화를 해야 하고, 고객이 "까다롭다"고 느껴졌을 때도 고객들을 따뜻하고 정중하게 대해야 한다. 성공적인 클리닉과 스파는 대부분 이런 기초적인 것들을 잘 처리한

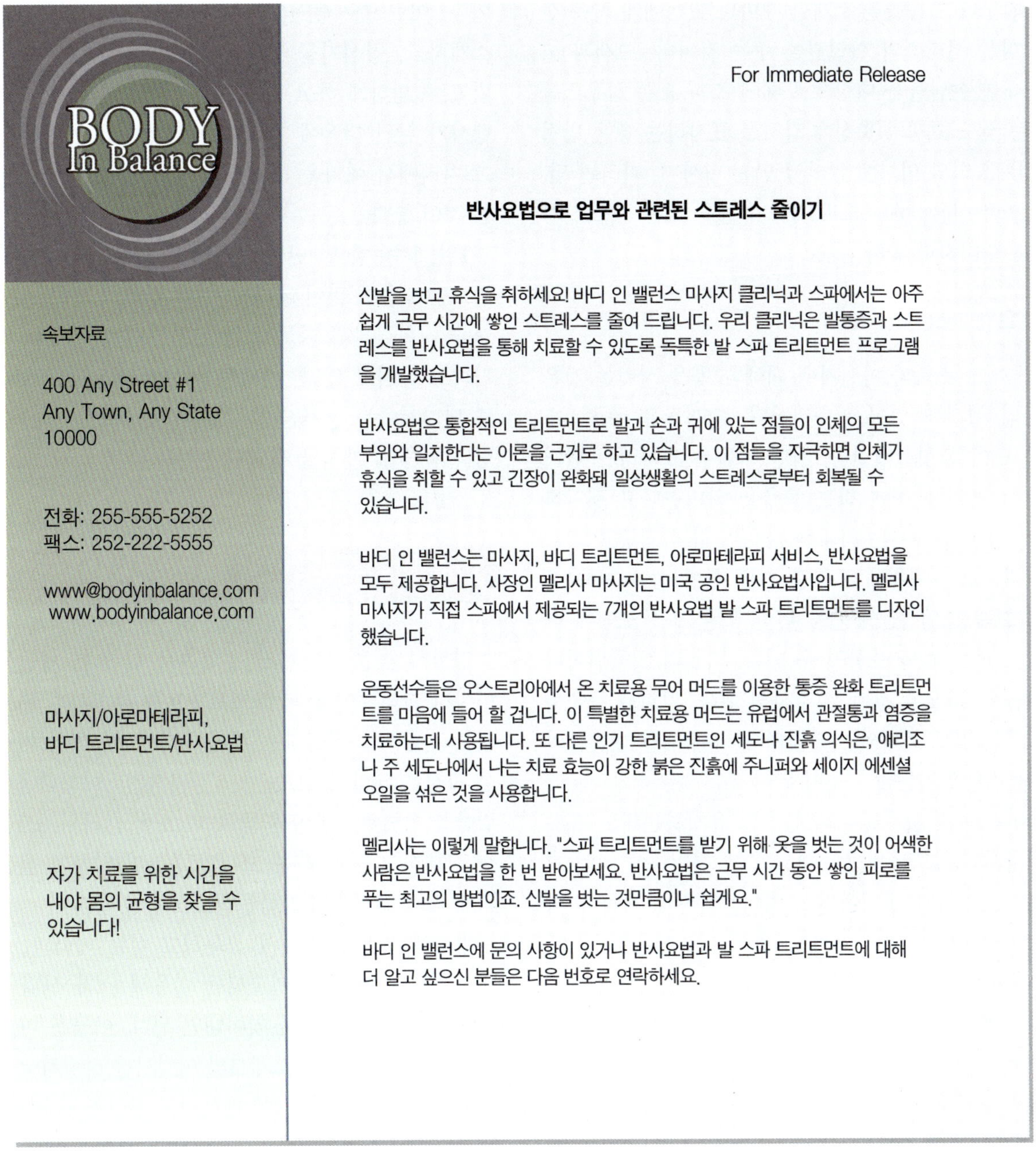

For Immediate Release

BODY In Balance

반사요법으로 업무와 관련된 스트레스 줄이기

속보자료

400 Any Street #1
Any Town, Any State
10000

전화: 255-555-5252
팩스: 252-222-5555

www@bodyinbalance.com
www.bodyinbalance.com

마사지/아로마테라피,
바디 트리트먼트/반사요법

자가 치료를 위한 시간을 내야 몸의 균형을 찾을 수 있습니다!

신발을 벗고 휴식을 취하세요! 바디 인 밸런스 마사지 클리닉과 스파에서는 아주 쉽게 근무 시간에 쌓인 스트레스를 줄여 드립니다. 우리 클리닉은 발통증과 스트레스를 반사요법을 통해 치료할 수 있도록 독특한 발 스파 트리트먼트 프로그램을 개발했습니다.

반사요법은 통합적인 트리트먼트로 발과 손과 귀에 있는 점들이 인체의 모든 부위와 일치한다는 이론을 근거로 하고 있습니다. 이 점들을 자극하면 인체가 휴식을 취할 수 있고 긴장이 완화돼 일상생활의 스트레스로부터 회복될 수 있습니다.

바디 인 밸런스는 마사지, 바디 트리트먼트, 아로마테라피 서비스, 반사요법을 모두 제공합니다. 사장인 멜리사 마사지는 미국 공인 반사요법사입니다. 멜리사 마사지가 직접 스파에서 제공되는 7개의 반사요법 발 스파 트리트먼트를 디자인 했습니다.

운동선수들은 오스트리아에서 온 치료용 무어 머드를 이용한 통증 완화 트리트먼트를 마음에 들어 할 겁니다. 이 특별한 치료용 머드는 유럽에서 관절통과 염증을 치료하는데 사용됩니다. 또 다른 인기 트리트먼트인 세도나 진흙 의식은, 애리조나 주 세도나에서 나는 치료 효능이 강한 붉은 진흙에 주니퍼와 세이지 에센셜 오일을 섞은 것을 사용합니다.

멜리사는 이렇게 말합니다. "스파 트리트먼트를 받기 위해 옷을 벗는 것이 어색한 사람은 반사요법을 한 번 받아보세요. 반사요법은 근무 시간 동안 쌓인 피로를 푸는 최고의 방법이죠. 신발을 벗는 것만큼이나 쉽게요."

바디 인 밸런스에 문의 사항이 있거나 반사요법과 발 스파 트리트먼트에 대해 더 알고 싶으신 분들은 다음 번호로 연락하세요.

그림 14-5 보도 자료 샘플.

다. 이들은 표적 시장의 특별한 니즈에 초점을 맞춘 실행 계획을 개발해 고객이 스파의 문을 열고 들어오는 순간부터 고객을 따뜻하게 맞아준다. 13장에서 고객 관리는 고객 유지와 관련지어 설명을 했으며, 고객을 환대하는 행동에 대해서도 자세히 설명했다.

약속된 세션 사이사이에 고객과 연락을 할 수 있는 시스템을 만들어 놓는 것도 좋은 생각이다. 트리트먼트 받고 돌아간 날에 전화하기, 생일 축하 카드 보내기, 소식지 보내기, 기념일에 카드 보내기(매년 고객이 클리닉에 처음 온 날짜에 보냄), 그리고 스파를 다른 고객에게 추천해 준 것에 대한 감사 편지 보내기 등이 여기에 포함된다. 특별한 날(생일, 기념일)에는 카드 안에 무료 트리트먼트(무료 파라핀 딥, 무료 미니 페이셜, 30분짜리 마사지)를 받을 수 있는 상품권이나 제품(소금 입욕제, 립 밤) 교환권을 넣어 고객이 다음에 방문했을 때 사용하게 해도 좋다. 고객 추천 프로그램도 이런 식으로 짜 놓으면 된다.

고객이 친구나 가족들을 소개할 때마다 고객에게 작은 선물이나 다음 서비스의 할인권을 주는 것이다. 고객과 고객이 초대한 손님들을 대상으로 매년 스파 오픈 하우스를 개최하는 것도 고객의 충성에 감사를 표시하는 좋은 방법이다. 전채요리와 의자에 앉아서 받는 마사지, 파라핀 딥, 목욕용 소금 선물, 무료 스파 패키지 등을 오픈 하우스 참가상으로 준비하면 좋다.

고객 교육 (Client Education)

고객들에게 스파와 마사지에 대해 교육을 시키는 것은 스파 산업 성장에 있어 필수적이다. 고객들은 종종 "스파"라는 단어를 헛갈려한다. 어떤 이들은 스파라는 단어가 단순히 뜨거운 물에 하는 목욕을 의미한다고 생각한다. 표적 시장 교육에는 최대한 많은 노력과 집중을 기울여야 한다. 교육 계획에는 특정 질환 환자(섬유근통) 혹은 특정 그룹(노인, 임산부)를 위한 후원 그룹 모임에 나가 얘기를 하는 것도 포함될 수 있다. 피트니스 클럽이나 건강 식품점, 스포츠 경기, 지역사회 행사, 커피숍 등에서 시연을 하는 것도 스파와 마사지의 효과에 대한 대중들의 관심을 불러일으키는데 도움이 된다.

소식지는 현재 고객들과의 접촉을 유지하는데도 유용하지만 미래의 고객들에게 스파와 스파 서비스에 대해 교육시키는 효과적인 방법이기도 하다. 기존 고객들이 새 서비스를 받으러 오게 하는데도 소식지를 이용할 수 있고, 한 번도 방문한 적이 없는 고객이 소식지를 들고 왔을 때 특별 서비스를 제공하는데도 이용할 수 있다. 소식지를 이용해 제품을 홍보하고, 스파의 신용을 쌓고, 고객의 삶의 질을 향상시킬 수 있는 정보도 제공할 수 있다. 소식지의 스타일, 색깔, 디자인은 스파에서 이용 중인 다른 홍보물들과 잘 어울려야 한다. 많은 홍보 회사들이 헬스 케어 제공자들을 위해 미리 디자인이 된 팸플릿이나 소식지 양식을 보유하고 있다. 미리 디자인이 된 홍보물은 생각과 노력이 덜 든다는 장점이 있지만 특별하게 창조되었다는 느낌이 덜 하다는 단점이 있다. 미리 디자인이 된 견본이 들어 있는 컴퓨터용 출판 프로그램을 이용하면 간단하게 자신들의 특별한 정보를 담은 소식지를 만들 수 있다. 조금만 연습을 하면 초보자들도 근사한 홍보물을 제작할 수 있다.

스파 오픈 하우스는 새 고객들에게 다가가는 좋은 방법이다. 이런 행사들을 통해 클리닉과 스파의 프로그램을 소개하고, 참석자들에게 스파 제품들을 느끼고, 향기를 맡고, 체험하게 하고, 트리트먼트를 시연해 보일 수 있다. 행사가 끝난 다음에 고객이 전화 걸기를 기다리지 말고, 그 자리에서 예약을 하고 돌아갈 수 있도록 준비를 해 두는 것이 좋다.

1일, 1주, 한 달 단위로 세분화 한 마케팅 스케줄을 짜놓으면 도움이 많이 된다. 시간은 빨리 흐른다. 따라서 스케줄을 확실하게 짜놓지 않으면 스파를 홍보할 수 있는 기회도 놓치고 만다. 마케팅 예산이 적은 소규모 스파라도 단기간이든 장기간이든 일주일에 6내지 8시간은 마케팅 활동을 할 계획을 세워둬야 한다.

요약 Summary

명성이 높은 스파에서 일자리를 찾거나, 개인 스파나 마사지 클리닉에 스파 트리트먼트를 추가하기 전에 스파 철학 기술서를 작성하는 것이 좋다. 스파 철학 기술서 작성 과정은 테라피스트들이 건강과 웰빙, 아름다움에 대한 믿음을 확립하는데 도움을 준다. 또한 테라피스트들이 가장 상대하고 싶어 하는 고객의 종류와 일하고 싶은 스파의 물리적 환경을 결정하는데도 도움을 준다.

명성이 높은 스파에서 근무하고 싶은 테라피스트들은 자신들의 스파 철학 기술서를 이용해 스파 산업 내에서 자신과 잘 맞는 스파를 찾아내면 된다. 이들은 마음에 드는 스파를 골라 자기 소개서와 이력서를 작성하고 면접을 요청한 다음, 직원 복지에 대해서도 협상을 할 것이다. 어떤 테라피스트들은 추가 트레이닝과 경험을 발판으로 스파 제품 전문가, 스파 교육 전문가, 스파 컨설턴트, 스파 디렉터로의 변신을 꾀하기도 한다.

어떤 테라피스트들은 개인 샵이나 마사지 클리닉에 스파 트리트먼트를 추가하기도 한다. 스파 프로그램을 위해 디자인한 트리트먼트는 이들의 스파 철학과 일치해야 한다. 스파 사장이나 테라피스트는 서비스 메뉴와 직원들을 위한 직원 지침을 만들 것이다. 또한 스파 프로그램 시작을 지원할 수 있는 마케팅 계획도 세울 것이다. 소매 제품 판매는 새 비즈니스의 중요한 부분이다.

스파 산업에 종사 중인 마사지 테라피스트들에게는 많

은 기회가 있다. 모든 테라피스트들은 자기 평가, 좋은 계획, 지속적인 교육, 그리고 새 생각과 서비스에 대한 도전이 성공적이고 성취감 높은 스파 커리어를 만들어 준다는 것을 알게 될 것이다.

참고문헌 References

1. The FDA Manual on Cosmetic Labeling. Available at http://www.cfsan.fda.gov/~dms/cos-labl.html
2. Miller ET: *Salon Ovations: Day Spa Operations.* Albany, NY: Milady Publishing, 1996.
3. Sohnen-Moe C: *Business Mastery: A Guide for Creating a Fulfilling, Thriving, Business and Keeping it Successful*, 3rd ed. Tuscon, AZ: Sohnen-Moe Associates, 1997.
4. The ISPA 2003 Spa Goer Study. Available at http://www.experienceispa.com/learn/resources.html

복습문제(Review Questions)

객관식

1. 개인의 스파 철학을 가장 설명한 것은?
   - a. 건강과 아름다움, 웰빙에 관한 개인의 근본적인 믿음
   - b. 테라피스트들이 가장 상대하고 싶어 하는 고객 그룹
   - c. 테라피스트들이 일하고 싶어 하는 물리적 환경의 종류
   - d. 위의 것들이 모두 해당됨
2. 스파 전용 제품이란?
   - a. 트리트먼트 룸에서 제공되는 음료
   - b. 스파의 뒷쪽
   - c. 트리트먼트에 사용되는 대용량 사이즈의 전문가용 제품
   - d. 고객들에게 판매되는 소매 제품
3. 표적 시장이란 무엇인가?
   - a. 새 고객을 끌기 위해 사업체가 하는 모든 행동
   - b. 현재 고객을 유지하기 위해 사업체가 하는 모든 행동
   - c. 사업체가 홍보 노력을 기울이는 특정 고객 그룹
   - d. 위의 것들이 모두 해당됨
4. 스파 일자리를 찾고 있는 개인은 어떻게 해야 하나?
   - a. 고용 담당자에게 자기 소개서와 이력서를 보낸다.
   - b. 스파에 대해 조사해 보고 그 스파의 철학과, 트리트먼트, 제품 라인 등을 면접 전에 이해한다.
   - c. 면접에서 마사지나 스파 기술을 시연할 준비를 한다.
   - d. 위의 것들이 모두 해당됨
5. 스파 디렉터란?
   - a. 스파 티르트먼트를 디자인하는 사람
   - b. 스파 영업과 스파 이윤 창출을 책임지는 사람
   - c. 전화와 예약을 받는 사람
   - d. 마케팅 캠페인을 계획하는 사람

참, 거짓을 고르시오.

6. ____ 인구학적 지표와 생활방식 지표를 스파의 표적 시장 결정에 사용할 수 있다.
7. ____ 마사지는 스파에서 제공되는 것 중 가장 대중적인 트리트먼트이다. 그리고 미국에서 마사지 테라피스트를 가장 많이 고용하고 있는 곳은 스파이다.
8. ____ 소매 판매는 스파에서 장려되어서는 안된다. 스파는 휴식을 취하는 곳이지 장사를 위한 곳이 아니다.
9. ____ 스파 컨설턴트는 스파 트리트먼트를 고객에게 시술하는 사람이다.
10. ____ 스파 트리트먼트는 마사지보다 준비와 청소에 더 많은 시간이 걸린다. 하지만 테라피스트는 동일한 트리드먼트 시간에 더 많은 돈을 청구할 수 있다.

부록 A

에센셜 오일과 학명
Essential Oils and Their Botanical Names*

COMMON NAME	BOTANICAL NAME AND AUTHORITY
Allspice	*Pimenta dioica* (L.) Merr.
Amyris	*Amyris balsamifera* L.
Angelica	*Angelica archangelica* L.
Balsam fir	*Abies balsamea* (L.) Miller
Basil eugenol	*Ocimum gratissimum* L.
Basil reunion (exotic)	*Ocimum basilicum* L.
Basil sweet	***Ocimum basilicum* L.**
Basil tyymol	*Ocimum gratissimum* L.
Bay laurel	*Laurus nobilis* L.
Benzoin	*Styrax benzoin* Dryander
Bergamot	*Citrus x bergamia* Rissoe Poit
Black pepper	*Piper nigrum* L.
Cabbage rose	*Rosa x centifolia* L.
Cade	*Juniperus oxycedrus* L.
Cajeput (or cajuput)	*Melaleuca cajuputi* Powell
Caraway	*Carum carvi* L.
Cardamom (or cardomon)	*Elettaria cardamomum* (L.) Maton
Carrot seed	*Daucus carota* L.
Cassia	*Cinnamomum aromaticum* Nees
Cassie	*Acacia farnesiana* (L.) Willd.
Catnip	*Nepeta cataria* L.
Cedar texas	*Juniperus ashei* Buchholz
Cedar virginian	*Juniperus virginiana* L.
Cedarwood atlas	***Cedrus atlantica* (Endl.) Carr.**
Chamomile German	***Matricaria recutita* (L.) Rauschert**
Chamomile maroc	*Chamaemelum multicaulis*
Chamomile Roman	***Chamaemelum nobile* (L.) All.**
Cinnamon	*Cinnamomum verum* J. Presl.
Clary sage	***Salvia sclarea* L.**
Clove bud	*Syzygium aromaticum* (L.) Merr. & Perry
Copaiba balsam	*Copaifera officinalis* (Jacq.) L.
Coriander	*Coriandrum sativum* L.
Cypress	*Cupressus sempervirens* L.
Dill	*Anethum graveolens* L.
Elemi	*Canarium luzonicum* (Blume) A. Gray
Eucalyptus bluegum	*Eucalyptus globulus* Labill.
Eucalyptus dives	*Eucalyptus dives* Schauer
Eucalyptus lemon	*Eucalyptus citriodora* Hook
Eucalyptus smithii	*Eucalyptus smithii* R.T. Baker
Eucalyptus radiata	***Eucalyptus radiata* Labill.**
Fennel sweet	*Foeniculum vulgare* Miller var. *dulce* Battand & Trabut
Fir needle silver	*Abies alba* Miller
Frankincense	*Boswellia carteri* Birdw.
Galbanum	*Ferula gummosa* Boiss.

*일반적인 이름(common name)에 굵은 글씨체는 아로마테라피에서 사용되는 오일이다.

COMMON NAME	BOTANICAL NAME AND AUTHORITY
Geranium	*Pelargonium graveolens* L'Hérit.
Ginger	*Zingiber officinale* Roscoe
Grapefruit	*Citrus x paradisi* Macfady
Helichrysum	*Helichrysum italicum* (Roth) G.Don.f.
Hyssop	*Hyssopus officinalis* L.
Jasmin	***Jasminum officinale L. form grandiflorum* (L.) Kobuski**
Jasmin	*Jasminum sambac* (L.) Aiton
Juniper	*Juniperus communis* L.
Lavandin	*Lavandula x intermedia* Emeric ex Lois.
Lavender spike	*Lavandula latifolia* Medik
Lavender English or true	***Lavandula angustifolia* Miller**
Lemon	*Citrus x limon* (L.) Osb.
Lemongrass East Indian	*Cymbopogon flexuosus* (Steudel) W. Watson
Lemongrass West Indian	***Cymbopogon citratus* (DC) Stapf**
Lime	*Citrus x aurantiifolia* (Christm.) Swingle
Linden	*Tilia x europaea L.* (old name or *T. x vulgaris*)
Litsea	*Litsea cubeba* (Lour.) Pers.
Mandarin	*Citrus reticulata* Blanco
Marjoram Spanish	*Thymus mastichina* L.
Marjoram sweet	***Origanum majorana*** L.
Melissa lemon balm	*Melissa officinalis* L.
Mimosa	*Acacia dealbata* Link
Mint cornmint	*Mentha arvensis* L.
Mint peppermint	*Mentha x piperita* L.
Mint spearmint	*Mentha spicata* L.
Myrrh	*Commiphora myrrha* (Nees) Engl.
Myrtle	*Myrtus communis* L.
Niaouli	*Melaleuca quinquenervia* (Cav.) S.T. Blake
Nutmeg	*Myristica fragrans* Houtt.
Orange bitter	*Citrus x aurantium* L. "amara"

COMMON NAME	BOTANICAL NAME AND AUTHORITY
Orange blossom (niroli)	*Citrus x aurantium* L. "amara"
Orange pettigrain	*Citrus x aurantium* L. "amara"
Orange sweet	*Citrus sinensis* (L.) Osbeck
Origanum	*Origanum heracleoticum* Benth.
Palmarosa	*Cymbopogon martinii* (Roxb.) W. Watson
Patchouli	*Pogostemon cablin* (Blanco) Benth.
Pennyroyal	*Mentha pulegium* L.
Peru balsam	*Myroxylon balsamum var. pereirae* (Royle) Harms
Pine dwarf	*Pinus mugo* Turra.
Pine longleaf	*Pinus palustris* Miller
Pine Scots	***Pinus sylvestris* L.**
Ravensara	*Cryptocarya aromatica (Becc.) Costerm (*old name *Ravensara aromatica* Sonn.*)*
Rock rose	*Cistus ladanifer* L.
Rose	***Rosa x damascena*** Miller
Rosemary	*Rosmarinus officinalis* L.
Rosewood	*Aniba rosaeodora* Duke
Sage common	*Salvia officinalis* L.
Sage Spanish	***Salvia lavandulifolia*** Vahl
Sandalwood	*Santalum album* L.
Savory summer	*Satureja hortensis* L.
Savory winter	*Satureja montana* L.
Spikenard	*Nardostachys grandiflora* DC
Spruce Canadian	***Picea mariana*** (Miller) Britton
Spruce hemlock	*Tsuga canadensis* (L.) Carrière
Sweet birch	*Betula lenta* L.
Tagetes	*Tagetes minuta* L.
Tarragon	*Artemisia dracunculus* L.
Tea tree	*Melaleuca alternifolia* Cheel.
Thuja white cedar	*Thuja occidentalis* L.
Thyme sweet (linalol type)	***Thymus vulgaris* L.**

COMMON NAME	BOTANICAL NAME AND AUTHORITY
Thyme Moroccan	*Thymus saturejoides* Coss. & Balansa
Tolu balsam	*Myroxylon balsamum* (L.) Harms
Turmeric	*Curcuma longa* L.
Vanilla	*Vanilla planifolia* Andr.
Vetiver	*Vetiveria zizanioides* (L.) Nash
Violet	*Viola odorata* L.
West Indian bay	*Pimenta racemosa* (Miller) J. Moore
Wintergreen	*Gaultheria procumbens* L.
Yarrow	*Achillea millefolium* L.
Ylang ylang	*Cananga odorata* (Lam.) Hook.f. and Thomson

부록 B

참고자료 RESOURCES

이 책은 특정 상품과 회사를 보증하지 않는다. 다음 용어를 찾아 보시오. "salon and spa equipment," "spa equipment and supplies," or "hydrotherapy equipment."

GENERAL EQUIPMENT AND SUPPLIES

American Salon and Spa
888-230-2040
http://www.americansalonandspa.com

Bio Jouvance
http://www.biojouvance.com

Bouvier Hydrotherapy
http://www.bouvier-hydro.qc.ca

Equipment for Salons
http://www.equipmentforsalons.com

Heat Inc. Spa Kur Therapy Development
800-473-4328
http://www.h-e-a-t.com

International Beauty and Barber Equipment
800-824-7007
http://www.ibbe.net

New Life Systems
800-852-3082
http://www.newslifesystems.com

Skin for Life Salon and Spa Products
866-312-7546
http://www.skinforlife.com

Touch America
800-678-6824
http://www.touchamerica.com

Universal Companies, Inc.
800-558-5571
http://www.universalcompanies.com

SKIN CARE LINES

Aveda
800-644-4831
http://www.aveda.com

Bidwell Botanicals
888-360-3398
http://www.bidwellbotanicals.com

Bioelements
http://www.bioelements.com

Decleor
http://www.decleor.com

Dr. Hauschka Skin Care, Inc.
800-247-9907
http://www.drhauschka.com

Phytomer
http://www.phytomer.com

Skinceuticals
800-811-1660
http://www.skinceuticals.com

Spa Skin
http://www.spaskin.com

MD Formulations
http://www.mdformulations.com

Many others: Try the search terms "spa skin care," "skin spa," or "professional skin care."

SPECIALIZED PRODUCTS AND TRAINING

Abano Terme Bath and Beauty
http://www.abanousa.com

African Shea Butter Company
http://www.africansheabuttercompany.com

The American Institute of Aromatherapy and Herbal Studies
http://www.aromatherapyinst.com

Argiletz Clays
http://www.argiletz.com

Aroma-the People Aromatherapy (products made with therapeutic grade essential oils for the massage therapist)
253-238-6375
http://www.aromathepeople.com

Australia's Earth Beauty Clays and Minerals
http://www.australiasearth.com.au

Dead Sea Cosmetics Company
http://www.deadsea-cosmetics.com

Elizabeth Van Buren Aromatherapy (aromatherapy, natural products, bases, carriers, and trainings)
800-710-7759
http://www.evb-aromatherapy.com

Essential Aura (aromatherapy, natural products, bases and carriers)
250-758-9464
http://www.essentialaura.com

Essential Wholesale (oils, butters, clay, seaweed)
http://www.essentialwholesale.com

Golden Moor, Moor Mud Products
613-764-6667
http://www.goldenmoor.com

Fragrant Earth Aromatherapy
http://www.fragrant-earth.co.uk

The Institute of Intergrative Aromatherapy (aromatherapy training)
http://www.aroma-rn.com

Mana Essentials (aromatherapy and products for spas)
http://www.manaessentials.com

Moor Spa Moor Mud Products
http://www.moorspa.co.uk

Natures Body Beautiful Clay
http://www.naturesbodybeautiful.com

The Northwest Center for Herbal and Aromatic Studies
http://www.theida.com

Northwest Essence Aromatherapy
253-884-5600
http://www.northwestessence.com

Original Swiss Aromatics (aromatherapy and trainings)
415-479-9120
http://www.originalswissaromatics.com

Pascalite Clay
http://www.pascaliteclay.com

Premier Dead Sea Company (Dead Sea Products, salts and mud)
http://www.premierdeadsea.com

Purely Shea (shea butter)
http://www.purelyshea.com

Repechage Beauty from the Sea (seaweed products)
http://www.repechage.com

R.J. Buckle Associates (aromatherapy training)
http://www.rjbuckle.com

Salt Works (Dead Sea and other spa and bath salts)
http://www.saltworks.com

Samara Botane (aromatherapy, natural products, and trainings)
800-782-4532
http://www.wingedseed.com

San Francisco Bath Salt Company
http://www.sfbscompany.com

Shea Butter Hut
http://www.sheabutterhut.com

SMB Essentials (seaweed powders and more)
http://www.smbessentials.com

Spectrix Lab Essential Oil Analysis (to have essential oils tested for purity)
Larry Jones
831-427-9336
http://www.spectrixlab.com or larry@spectrixlab.com

Thalgo Marine Beauty (seaweed products)
http://www.thalgo.co.uk

Torf Spa Organic Moor Mud
877-811-1008
http://www.torfspa.com

Tsenden Aromatherapy (aromatherapy training)
http://www.spabodywork.com

Well Naturally Products (seaweed powder, clay powder, bulk lotions)
http://www.wellnaturally.com

Many others: Try the search terms "aromatherapy," "essential oils," "aromaterapy training,"aromathrapy certification," or "essential oil analysis."

STONE MASSAGE

Aromatic Body Stone Therapy (hot stone workshops and equipment)
http://www.spabodywork.com

European Stone Massage (hot stone workshops and equipment)
http://www.europeanstonemassage.com

Stone Temple Institute (hot stone workshops and equipment)
http://www.healingstonema.com

Many others: Try the search terms "stone massage."

AYURVEDA

American Institute of Vedic Studies (ayurveda studies)
http://www.vedanet.com

The Ayurveda Company (products)
http://www.bytheplanet.com

Ayurveda Inspired Spa (ayurveda inspired spa treatment trainings)
http://www.spabodywork.com

The Ayurveda Institute (ayurveda studies)
http://www.ayurveda.com

Banyan Botanicals (ayurveda products)
http://www.banyanbotanicals.com

Diamond Way Ayurveda (ayurveda trainings and equipment)
http://www.diamondwayayurveda.com

Kerala Ayurvedic Pharmacy (products directly from India)
http://www.kapleyayurveda.com

Light on Ayurveda Education Foundation (information on instructors and schools)
http://www.loaj.com

Maharisha Ayurveda (products, studies)
http://www.mapi.com

Many others: Try the search terms "ayurveda studies," "ayurveda training," or "ayurveda products and supplies."

REFLEXOLOGY

American Reflexology Certification Board (ARCB)
303-933-6921
http://www.arcb.com

The International Institute of Reflexology
727-343-4811
http://www.reflexology.com

REFLEXOLOGY

Med Spa Solutions (spa consulting, products)
http://www.medspasolutions.com

Plus One (spa design and management)
http://www.plusone.com

Preston, Inc. (spa consulting)
http://www.prestoninc.net

Spa Elegance (a resource site for the spa business or therapist)
http://www.spaelegance.com

Spa Equip (equipment, consulting, products)
http://www.spaequip.com

Spa Trade (a resource site for the spa business or therapist)
http://www.spatrade.com

Many others: Try the search terms "spa consulting," "spa managment," or "spa business."

SPA ASSOCIATIONS

Day Spa Association
http://www.dayspaassociation.com

The International Medical Spa Association
http://www.medicalspaassociaton.org

International Spa Association
http://www.experienceispa.net

SEARCH FOR SPAS

About Spas
http://www.spa.about.com

Spa Finder
http://www.spafinder.com

Preston, Inc. (spa consulting)
http://www.thespasdirectory.com

부록 C

스파에서 사용할 수 있는 여러 가지 서식들
Ready-to-Copy Forms

스파 건강 정보

고객 이름 ______________________________ 날짜 ______________

주소 ______________________________ State ________ Zip ________

전화번호 ______________ 직업 ______________________

비상 연락 ______________________________ 번호 ______________

과거 주치의

이름 ______________________________ 번호 ______________

주소 ______________________________ State ________ Zip ________

현재 건강 정보

주치의에 의해 최근에 발견된 모든 질병을 나열하시오.

____

____

오늘 복용한 약을 적으시오(진통제와 허브 치료약도 포함됨).

____

____

최근 3개월 인에 복용한 약을 직으시오.

____

____

다음 항목에 대해 간단한 설명을 적으시오(날짜와 받았던 치료도 포함됨).

수 술 ____

____

사 고 ____

____

주요 질환 ____

____

흡연 ☐ 현재 ☐ 과거 설명 ____________________________________

음주 ☐ 현재 ☐ 과거 설명 ____________________________________

마약 ☐ 현재 ☐ 과거 설명 ____________________________________

최근에 생리를 했나요? ☐ 네 ☐ 아니오

전에 스파 트리트먼트를 받은 적이 있나요? ☐ 네 ☐ 아니오

받은 적이 있다면 어떤 종류의 스파 트리트먼트를 받으셨나요? ______________

____

현재와 과거의 질병들

현재나 과거에 앓았던 질병들에 모두 표시하고 이 서식 마지막에 있는 설명란에 짧게 설명하시오.

현재	과거	
☐	☐	두통
☐	☐	통증
☐	☐	수면 장애
☐	☐	피로
☐	☐	전염병
☐	☐	발열
☐	☐	부비동 질환
☐	☐	피부 질환
☐	☐	무좀
☐	☐	사마귀
☐	☐	피부 민감성
☐	☐	일광 화상
☐	☐	화상
☐	☐	멍
☐	☐	냄새 혐오
☐	☐	오일 혐오
☐	☐	알레르기
☐	☐	세제에 민감함
☐	☐	더위 혐오
☐	☐	추위 혐오
☐	☐	폐소 공포증
☐	☐	류머티스 관절염
☐	☐	골관절염
☐	☐	척추 문제
☐	☐	디스크 문제
☐	☐	낭창
☐	☐	건염, 점액낭염
☐	☐	섬유근통
☐	☐	현기증, 이명
☐	☐	의식 혼돈
☐	☐	저림
☐	☐	신경염
☐	☐	신경통
☐	☐	좌골 신경통, 콕콕 쑤심
☐	☐	우울증
☐	☐	불안, 공황 발작
☐	☐	심장 질환
☐	☐	혈전
☐	☐	뇌졸증

현재	과거	
☐	☐	림프부종
☐	☐	고혈압
☐	☐	저혈압
☐	☐	혈액순환 장애
☐	☐	부어오른 발목
☐	☐	정맥류성 정맥
☐	☐	천식
☐	☐	배변 장애
☐	☐	배뇨 장애
☐	☐	복통
☐	☐	갑상선 장애
☐	☐	당뇨
☐	☐	임신
☐	☐	암
☐	☐	섬유 낭종
☐	☐	박동 조율기
☐	☐	정맥염
☐	☐	레이노 증후군

다른 질병들

____
____
____
____
____

설명

____
____
____
____
____
____

테라피스트 성명 ______________________

서명 ______________________

날짜 ______________________

스파 트리트먼트 기록

고객 성명: ______________________________ 전화번호: ______________

날짜: 시술 받은 트리트먼트:	테라피스트:	설명:	고객이 구입한 제품:
날짜: 시술 받은 트리트먼트:	테라피스트:	설명:	고객이 구입한 제품:
날짜: 시술 받은 트리트먼트:	테라피스트:	설명:	고객이 구입한 제품:
날짜: 시술 받은 트리트먼트:	테라피스트:	설명:	고객이 구입한 제품:
날짜: 시술 받은 트리트먼트:	테라피스트:	설명:	고객이 구입한 제품:
날짜: 시술 받은 트리트먼트:	테라피스트:	설명:	고객이 구입한 제품:

트리트먼트 디자인 서식

트리트먼트 이름		
스파의 전체 콘셉트	스파의 최대 장점	영감을 준 대상
트리트먼트 콘셉트	홍보용 설명	
트리트먼트 목표	시술 대상	금지 사항
중심 트리트먼트	부가 서비스	제품 판매
구성 요소		
냄새 풍경	음악/소리	시각적 요소
물품과 장비		
사용 제품		특수 장비

트리트먼트/과도기/고객 관리 단계들	메모

설명

도샤 질문지

고객 성명: ______________________ 날짜: ______________

	섹션 1: 프라크리티 방법: 여러분에 대해 가장 정확하게 설명한 문장을 고르시오. 완벽하게 들어맞는 답은 없으니 주어진 문장들 중에 자신과 가장 비슷한 것을 고르시오. 왼쪽 빈 칸에 V, P, K 중 하나를 적으시오.
	태어날 때 몸이 작았다. (V) 태어날 때 평균 크기였다. (P) 태어날 때 몸이 컸다. (K)
	몸이 말랐으며 키가 작거나 아주 크다. (V) 중간 정도의 키와 몸집을 갖고 있다. (P) 키가 크고 건장하거나, 키가 작고 땅딸막하다. (K)
	살이 잘 찌지 않는다. (V) 살이 쉽게 찌고 빠진다. (P) 살이 쉽게 찐다. (K)
	길고 끝이 가는 손가락과 발가락을 가졌다. (V) 중간 길이의 손가락과 발가락을 가졌다. (P) 손이 네모나며, 짧은 손가락과 발가락을 가졌다. (K)
	둥글고 돌출이 된 관절을 가졌다. (V) 비율이 좋은 관절을 가졌다. (P) 크고 잘 형성된 관절을 가졌다. (K)
	약한 턱과 작은 이마를 가졌다. (V) 주름이 잘 생기는 보통 크기 턱과 이마를 가졌다. (P) 커다란 턱과 커다란 이마를 관절을 가졌다. (K)
	차가운 것이나 뜨거운 것에 민감한 고르지 않은 이나, 뻐드렁니를 가졌다. (V) 노란색에 가까운 중간 내지는 작은 크기의 고른 이를 가졌다. (P) 크고, 하얗고, 고른 이를 가졌다. (K)
	입술이 얇고 좁다. (V) 입이 중간 크기이다. (P) 입술이 두텁다. (K)
	건조하고, 거칠고, 차가운 느낌의 피부를 가졌다. (V) 희고, 부드럽고, 따뜻한 느낌의 피부를 가졌다. (P) 창백하고, 차갑고, 끈끈하고, 지성인 피부를 가졌다. (K)
	내 머리카락은 가늘고, 거칠고, 건조하며, 질감은 곱거나 중간 정도이다. (V) 내 머리카락은 가늘고, 숱이 많으며, 불그스레하다. (P) 내 머리카락은 굵고, 기름기가 많고, 광택이 있고, 웨이브가 있다. (K)
	내 목은 가늘고, 매우 길거나 매우 짧다. (V) 내 목은 일반적인 비율이다. (P) 내 목은 견고하고 튼튼하다. (K)
	내 눈은 작고, 좁거나 주름이 많으며 눈동자 색이 흐리다. (V) 내 눈은 보통 크기이며, 눈동자는 밝은 색이다. (P) 내 눈은 크고 빛이 난다. (K)

	내 얼굴 모양은 길고 각이 졌다. (V) 내 얼굴은 하트 모양이며, 턱이 뾰족하다. (P) 내 얼굴 모양은 둥글고 통통하다. (K)
	내 혀는 얇은 회색으로 덮여 있으며 잘 마른다. (V) 내 혀는 노란색 또는 오렌지 색으로 덮여 있다. (P) 내 혀는 두꺼운 흰색으로 덮여 있으며 잘 붓는다. (K)
	난 더위를 잘 견디며 더운 날씨를 좋아한다. (V) 난 더위에 약하며 덥지 않거나 시원한 날씨를 좋아한다. (P) 난 더위를 잘 견디며 뜨겁고 건조하고 바람이 부는 날을 좋아한다. (K)
	보통 때 나의 체온은 시원하며, 발과 손이 차가운 편이다. (V) 보통 때 나의 체온은 따뜻하며, 종종 너무 따뜻하거나 뜨겁다고 느낀다. (P) 보통 때 나의 체온은 차갑다. (K)
	난 잠을 얕고 단속적으로 잔다. (V) 잠은 잘 자지만 가끔 깨기도 한다. (P) 난 깊고, 긴 잠을 잔다. (K)
	에너지가 폭발하는 시간은 짧은데 지구력은 약하며, 힘이 금방 빠진다. (V) 나는 적당한 에너지와 지구력을 가졌으며 힘도 잘 보존된다. (P) 나는 지구력이 강하며, 에너지 보존량이 크다. (K)
	더울 때, 나는 땀을 조금 흘린다. (V) 더울 때, 나는 땀을 많이 흘린다. (P) 더울 때, 끈적끈적해지기는 하는데 땀은 나지 않는다. (K)
	난 항상 다른 일들을 한다. 안절부절 못하는 경향이 있다. (V) 나의 활동량은 집중적이며 적당하다. (P) 나는 동작이 느리고 게으르기까지 하다. (K)
	나에게는 실행에 옮기지 못할 정도로 많은 아이디어가 있다. 나는 끊임없이 상상한다. (V) 나는 조직적이고, 능률적이고, 지적이고, 완벽주의자 기질이 있다. (P) 나는 한결 같고, 침착하며, 쉽게 동요하지 않지만 재촉받는 것을 좋아하지 않는다. (K)
	나는 최근의 일들은 잘 기억하지만, 오래 전 일은 잘 기억하지 못한다. (V) 나는 기억력이 좋다. (P) 나는 정보는 느리게 흡수하지만 한 번 흡수한 정보는 오래 기억한다. (K)
	나는 창조적이며 표현을 잘 한다. 난 종종 신념이 바뀐다. (V) 나는 목표 지향적이며 야망이 많으며 내 행동을 제어할 수 있다는 강한 확신을 갖고 있다. (P) 나는 느긋하고 침착하다. 나는 내가 쉽게 변하지 않을 거라는 깊고 단단한 믿음을 갖고 있다. (K)
	나는 쉽게 결정을 내리지 못하며 자주 생각이 바뀐다. (V) 나는 결정을 빨리 내리며 그 결정이 옳다고 믿는다. (P) 나는 결정을 내리는데 긴 시간이 걸리지만 내가 선택한 것은 끝까지 고수한다. (K)
	나는 판에 박힌 일을 싫어하며 많은 변화가 필요하다. (V) 나는 내 인생의 계획을 짜고 조직하는 것을 즐긴다. (P) 나는 일상적인 것을 좋아하며 변화가 일어나는 것을 좋아하지 않는다. (K)
	스트레스를 받으면, 나는 소심해지고, 걱정이 많아지고, 불안해한다. (V) 스트레스를 받으면, 나는 대립적이 되고, 공격적이 되며 비판적이 되고, 화를 잘 낸다. (P) 스트레스를 받으면, 나는 움츠러드는 경향이 있다. 가끔은 탐욕스러워지고 소유욕이 강해지기도 한다. (K)
	나는 자유로운 영혼이다. 나는 삶의 계획을 신중하게 세우지 않고 그냥 흘러가게 내버려 둔다. (V) 나는 목표가 분명하고 야망이 크다. 난 인생의 모든 단계를 신중하게 계획한다. (P) 나는 내 인생이 안전하고, 견고하며, 평온하다고 느낀다. 나는 모든 것들이 원래 그대로 있는 것이 좋다. (K)

	기분이 좋은 날은 안정적이고, 침착하고, 차분하다. (V) 기분이 좋은 날은 자신감이 넘치고 온화하고 재기가 있고 재치가 있다. (P) 기분이 좋은 날은 친절하고 사랑스러우며 활동적이다. (K)
	기분이 나쁜 날은 차갑고 냉담하고 불안정하다. (V) 기분이 나쁜 날은 질투가 많고 지배적이다. (P) 기분이 나쁜 날은 소유욕이 강하고 활기가 없고 의존적이다. (K)
	나는 많은 사람을 알고 있다. 하지만 친한 친구는 몇 명 없다. (V) 친한 친구들이 몇 명 있다. 의도하지 않았는데도 적이 생긴다. (P) 나에게는 친한 친구들이 많이 있다. (K)
	나는 가진 돈을 충동적으로 쉽게 써 버린다. (V) 나는 계획을 세워 돈을 쓴다. (P) 나는 돈을 잘 쓰지 않는다. 저축하는 걸 좋아한다. (K)

총계: V의 총개수는 바타에, P의 총개수는 피타에, K의 총개수는 카파에 기록하시오.

______ 바타 ______ 피타 ______ 카파

섹션 2: 비크리티-불균형 지표 방법: 여러분에 대해 가장 정확하게 설명한 문장을 골라 왼쪽 빈 칸에 V, P, K 중 하나를 적으시오. 아래의 설명 중 자신에게 해당되는 것이 없을 때는 왼쪽 빈 칸에 X표 하시오.	
	최근, 피부가 매우 건조해졌거나, 건선(dry patches)이 생겼다. (V) 최근, 발진이 발생했다. (P) 최근, 피부가 평소보다 더 지성이 됐다. (K)
	최근, 머리카락이 건조하고, 부서지는 경향이 있으며 머리카락 끝이 갈라져 있다. (V) 머리카락이 평소보다 더 빨리 얇아지거나 세는 것 같다. (P) 최근 들어 머리카락에 과도하게 유분감이 있다. (K)
	체중이 평균 이하이며 노력을 하는데도 불구하고 살이 잘 찌지 않는 것 같다. (V) 4.5 kg 정도가 계속 쪘다 빠졌다 한다. (P) 과체중이며 살을 빼는데 어려움을 겪고 있다. (K)
	최근, 추위를 많이 탄다. (V) 요즘 들어, 종종 열감과 따끔거림이 느껴진다. (P) 최근, 춥고 활기가 없다고 느껴진다. (K)
	잠에서 계속 깨며, 다시 잠이 들기가 힘들다. (V) 잠이 들기는 힘들지만 한 번 잠이 들면 잠은 잘 잔다. (P) 잠을 많이 자는데도(밤에 9시간 내지 10시간), 일어나기가 싫다. (K)
	지치고, 들뜨고, 불안하다. (V) 긴장이 되고 피곤하지만 일을 마칠 수 있는 결단력을 있다. (P) 노곤하고 기운이 없으며 새 일을 시작하기가 힘들다. (K)
	최근 들어, 우유부단하고 혼란스러우며 잘 잊어버린다. 그리고 집중하는데 어려움이 있다. (V) 최근 들어, 내 자신이 다른 사람에 대해 비판적이고, 지나치게 야심이 크며, 종종 부정적으로 느껴진다. (P) 최근 들어, 활력이 없고 변화에 부정적이다. 그리고 정보를 기억하는데 어려움이 있다. (K)
	눈물이 날 것 같고 불안하다. (V) 화가 나고, 공격적이며, 대립적이다. (P) 이 세상을 피해 숨고 싶다는 기분이 든다. (K)

총계: V의 총개수는 바타에, P의 총개수는 피타에, K의 총개수는 카파에 기록하시오.

_______ 바타 _______ 피타 _______ 카파

테라피스트의 코멘트: ____

____

____

____

____

____

부록 D

복습문제 해답
Answers to Chapter Review Questions

1 장

1. D
2. C
3. C
4. B
5. D
6. 커
7. 냉수치료법(프라이스니츠)
8. 세바스티안 크나이프
9. 라돈
10. 여성

2 장

1. C
2. B
3. D
4. 고체, 액체
5. 전신
6. 독소세거
7. 1회용
8. 159, 99
9. B
10. B

3 장

1. D
2. A
3. B
4. C
5. 거짓
6. 참
7. 참
8. 거짓
9. 참
10. 거짓

4 장

1. D
2. A
3. B
4. D
5. C
6. 온도
7. 시술 시간
8. 더 넓은
9. 반사
10. 항상성

5 장

1. A
2. A
3. B
4. A
5. C
6. 스팀증류법
7. 1년에서 2년, 6개월
8. 퀸칭
9. 기후 상태, 토양 상태, 추출 기법, 수확 방법, 저장 방법, 운반 방법
10. 두통, 오심, 경미한 인후통

6 장

1. C
2. B
3. C
4. A
5. 일광 화상 피부, 제모 피부, 피부에 상처가 있을 경우
6. 식용
7. "가죽" 처럼
8. 의사
9. 에스테피션

7 장

1. A
2. B
3. A
4. B
5. D
6. C
7. A
8. E
9. B
10. D

8 장

1. C
2. A
3. B
4. D
5. A
6. X
7. A
8. X
9. A
10. A

9 장

1. D
2. D
3. A
4. C
5. D
6. D
7. 20분에서 30분
8. 너비, 100
9. 흰
10. 숙성

10 장

1. D
2. B
3. C
4. C
5. B
6. B
7. A
8. C
9. E
10. D

11 장

1. D
2. A

3. A
4. A
5. B
6. 다섯 가지 요소
7. 정열적인
8. 무거움, 차가움, 끈적끈적함
9. 높으면(뜨거우면)
10. 바타

12 장

1. D
2. D
3. C
4. D
5. D
6. 고위험 임산부, 류머티즘 관절염 환자, 고혈압 환자
7. 근육통, 스트레스, 긴장완화 촉진
8. 신발
9. 피부
10. 피부염 (skin irritation)

13 장

1. D
2. A
3. C
4. D
5. B
6. B
7. C
8. D
9. E
10. A

14 장

1. D
2. C
3. C
4. D
5. B
6. 참
7. 참
8. 거짓
9. 거짓
10. 참

용어 해설
Glossary

각질제거 (exfoliation): 죽은 피부 세포를 제거해서 피부 결과 안색을 개선시키는 과정. 각질 제거를 하면 혈액순환과 림프액 흐름이 개선되고, 면역력이 강화되며, 긴장이 완화된다.

각질층 (stratum corneum): 피부의 표피 중에서 가장 바깥쪽 층으로 피부에 장벽 기능을 제공한다.

갈바닉 머신 (galvanic current machine): 페이셜 트리트먼트 시 에스테티션들이 사용하는 기계. 사용되는 전류의 극성에 따라 두 가지 용도가 있다. 작업 전극(working electrode)이 음극이면 디스인크러스테이션 솔루션을 이용해서 모공에 있는 피지를 부드럽게 만드는 데 이용한다. 그리고 반대의 극으로 세팅이 되었을 때는(즉, 작업 전극이 양극이면) 피부를 매끄럽고 하고, 수용성 트리트먼트 제품의 흡수력을 증가시키는 데 이용한다.

고정유(캐리어 오일) (fixed oils): 스위트 아몬드, 해바라기와 같은 비휘발성의 식물성 오일. 에센셜 오일은 고정유에 잘 녹는다. 따라서 고정유는 종종 에센셜 오일의 캐리어 역할을 한다.

고주파 기계 (high-frequency machine): 유리 전극을 통해 전달되는 빠르게 진동하는 전류를 발생시키는 기계. 이 전류는 피부에 열기를 발생시켜 혈액순환을 촉진시킨다. 이 전류는 또한 오존을 발생시키는데 오존은 박테리아를 죽이는 살균제로 작용한다.

구성적 요소 (textural elements): 여기서 "구조"라는 단어는 트리트먼트 동안 고객이 어떤 것을 보고, 듣고, 냄새 맡고, 맛을 보고, 느끼는지를 테라피스트가 관찰해 창조하는 다양한 감흥을 묘사한다.

극저온 제품 (cryogenic products): 적용된 인체 부위를 차갑게 식혀주는 제품.

기계적 각질제거 (mechanical exfoliation): 연마용 제품 또는 루파와 같은 손에 쥐는 아이템을 가지고 몸을 문지르는 물리적 과정.

기계적 효과 (mechanical effect): 압력을 받아 스프레이, 월풀, 또는 분출구를 통해 나오는 물이 인체에 미치는 영향.

기준 소매가격 (price point): 소매 제품에 대해 대중이 지불할 가격. 사업자는 소매 제품에 대해 얼마를 가산할 것인지를 결정해야 한다. 이 가산액이 기준 소매 가격이 된다.

냉동요법(cryotherapy): 치료를 위해 낮은 온도를 적용시키는 것.

네일 테크니션 (nail technician): 네일 케어를 제공하거나 젤 네일, 아크릴 네일을 붙이고, 보수하고, 꾸며주는 자격증을 가졌거나 그런 면허를 취득한 시술자.

다당류 (polysaccharides): 단당류로 구성된 긴 사슬의 설탕 종류로 스킨케어 시에 종종 항산화제와 수분 결합 에이전트로 이용된다.

딸라소테라피 (thalassotherapy): 해수와 해양 머드, 해초, 해산물 등이 포함된 해양 환경과 제품을 치료와 웰빙을 위해 이용하는 것.

도샤 (doshas): 세 가지 미묘한 에너지(바타, 피타, 카파) 중 하나로 다섯 가지 요소 중에서 두 가지를 함께 보유하고 있다.

드라이 룸 (dry room): 샤워 설비나 수치료 장비가 없는 트리트먼트 룸. 대신 고객의 몸에서 제품을 제거할 때 핫 타월을 사용하거나 고객이 다른 곳에서 샤워를 해야 한다.

디히드록시아세톤 (dihydroxyacetone, DHA): 셀프태닝 제품의 성분으로 피부 세포의 색깔을 변화시켜 일광욕을 한 것처럼 보이게 만든다.

라돈 (radon): 자연적으로 발생되는 대기 중의 방사성 가스로 바위와 토양이 분해될 때 우라늄으로 방출된다. 라돈은 유럽에서 관절염과 천식 트리트먼트에 소량 이용된다.

라미나 그루브 (lamina groove) : 극상(spinous)과 가슴관의 횡근 돌기와 요추 사이에 위치해 있는 라미나 그루브는 수직의 디프레션(depression)으로 횡돌극근의 섬유(다열근, 회선근, 반가시근)와 척추기립근(극근, 최장근, 장늑근)으로 채워져 있다.

럭셔리 스파 (luxury spa): 특별한 편의 시설과 종합적인 트리트먼트, 최신 스파 기술, 웨트룸(wet-room) 시설, 그리고 잘 교육 받은 직원들이 있는 스파.

마케팅 (marketing): 새로운 고객을 유치하고 기존의 고객들을 유지하기 위한 사업 활동.

머드 (mud): 부드러운 젖은 흙으로 미네랄이 주성분이며 (바위에서 나온) 유기 물질(부식된 식물에서 나온)도 약간 함유되어 있다.

메뉴 (menu): 스파 메뉴는 식당의 메뉴와 비슷하다. 스파 메뉴에는 고객이 스파를 방문했을 때 "주문"할 수 있는 모든 서비스들이 나열된다.

무어 머드 (moor mud): 호주의 네이드하팅(Neydharting)에서 나오는 낮은 습지의 이탄으로 항염효과가 탁월한 것으로 유명하다. 이 머드는 미국의 스파 트리트먼트를 위해 정기적으로 채취가 되어 미국으로 보내진다.

물이끼 (sphagnum): 이끼의 한 종류로 축축한 산성 지역에서만 자라며, 거기서 이 시간이 흐르면서 잔존물이 적어져서(가끔은 다른 식물들과 함께) 토탄이 형성된다.

미네랄 (minerals): 자연적으로 발생해 인체의 대사 작용에서 중요한 역할을 담당하는 물질들. 인체가 적절하게 기능하려면 반드시 필요하다.

바타 (vata): 우주와 공기가 결합된 도샤.

반사요법 (reflexology): 손과 귀, 발에 있는 특정한 지점이 기관과 선을 포함한 인체의 특정 부분과 상응한다는 믿음에 기초를 둔 전인적 테라피.

발등굽힘 (dorsiflexion): 정강이 쪽으로 발의 윗부분(뒤면)을 구부리는 것.

백바 (back bar): 스파 제품은 종종 두 가지 사이즈로 출시된다. 더 큰 사이즈 제품이 백바로 불리는데 테라피스트들이 트리트먼트 중에 사용한다. 이 제품은 고객에게 판매되지 않으며, 대중에게 판매되는 것과 동일한 표시 요구 조건을 필요로 하지 않는다. 더 작은 사이즈 제품은 고객이 홈케어 시 사용할 수 있게 소매 구역에서 판매된다. 작은 사이즈 제품은 FDA의 화장품에 관한 표시 요구 조건에 부합되어야 한다.

변연계 (limbic system): 뇌의 가장 오래된 부분으로 여기서 후각 신호가 냄새와 관련된 반응을 활성화한다.

분무기 (atomizer): 액상 제품을 입자가 작은 연무로 쪼개 인체에 뿌릴 수 있게 만들어 주는 장치.

비쉬 샤워 (Vichy shower): 구멍이 나거나 샤워헤드가 있는 수평 막대로 웨트테이블 위에서 고객에게 물이 쏟아짐.

비크르티 (vikrti): 개인의 식이요법, 환경, 일로 인한 스트레스, 정신적 또는 감정적 트라우마(상처), 인간관계, 또는 육체적 부상이 그들의 프라크리티(체질)의 불균형을 초래하는데 이렇게 불균형한 상태를 이형상태(vikrti state)라고 부른다.

빈센트 프라이스니츠 (Vincent Priessnitz): 오스트리아 농부로 많은 양의 차가운 물을 마시고, 차가운 물을 습포로 적용하거나, 차가운 물에 몸을 담그고, 냉수로 관주법을 실시하는 냉수치료로 유명해졌다.

산화 (oxidation): 에센셜 오일 안의 화학물질이 공기 중에 있는 산소와 상호 작용할 때 일어나는 반응. 산화는 오일의 품질을 떨어뜨리는 결과를 초래한다.

살균제 (antiseptic): 미생물들의 성장을 억제하고 예방하는 약품.

세바스티안 크나이프 신부 (Father Sebastian Kneipp): 독일의 성직자로 프라이스니츠의 트리트먼트를 현대화하고 허브 트리트먼트와 수치료를 결합시켰다.

소독약 (disinfectant): 해로운 미생물을 파괴하는 화학물질; 일반적으로 바닥, 벽, 주방의 조리대와 같은 무생물의 사물 소독에 사용한다.

소매 판매 (retail sales): 스파 또는 클리닉은 스파 관련 물품이나 스킨케어 제품을 도매상을 통해 도매가격으로 구입하는 것을 선택할 수 있다. 그런 다음 이런 제품들의 가격을 인상해 (평균 40에서 50%) 대중에게 판매한다. 이것이 스파 또는 클리닉에 부수적인 수입원을 제공한다.

수렵 작용 (hunting reaction): 추위에 대한 반응으로 수

축과 확장의 순환이 번갈아 일어나는 것.

수치료 (hydrotherapy): 세 가지 형태(액체, 고체, 또는 기체) 중 한 가지의 형태의 물을 치료 목적으로 사용하는 것.

스위스 샤워 (Swiss shower): 사면에 모두 파이프가 있는 샤워부스로 각각의 파이프에는 8개에서 16개의 샤워 헤드가 달려 있다.

스파 철학 (spa philosophy): 개인 또는 사업체가 건강, 웰빙, 아름다움에 대해 가지고 있는 근본적인 믿음. 스파 철학에는 테라피스트가 관리하는 고객에 대한 고려와 테라피스트가 시술하고 싶어 하는 장소에 대한 고려도 포함되어야 한다.

스파테라피 (spa therapy): 건강과 웰빙을 지지하기 위해 다양한 세팅 안에서 여러 전문가들에 의해 이용되는 광범위한 스파 트리트먼트 방법 또는 기술을 일반적으로 이르는 말.

스파 트리트먼트 (spa treatment): 물, 특별한 제품들, 그리고 다양한 기술들 이용해 긴장 완화와 특정한 병의 치료, 그리고 일반적인 건강과 웰빙을 주기 위해 시행하는 트리트먼트를 일컫는 말.

스파 프로그램 (spa program): 스파에서 제공되는 모든 종류의 서비스를 모아 놓은 것.

스파 (spa): 건강과 웰빙 트리트먼트를 제공하는 상업적인 시설.

습포제 (poultice): 열을 가한 허브, 진흙으로 채운 천, 또는 천에 치료용 제품을 발라 상처에 대는 것.

상승작용 (synergy): 전체가 그것의 부분들의 합보다 더 크고 이러한 부분들이 상호적으로 가치를 높일 때.

시로다라 (shirodhara): 바타 질환을 줄이고 마음과 몸을 진정시키기 위해 가는 줄기의 오일을 이마에 적용하는 것.

실리콘 (silicone): 해초에 들어있는 성분 중 하나로 수분을 피부와 결합시켜주며, 화장품에 넣으면 실크와 같은 감촉을 준다.

써멀 머드 (thermal mud): 온천 근처에서 나오는 머드. 온천수 때문에 뜨거워져 있을 때 그 자리에서 발라도 되고, 다른 곳으로 가지고 와서 다시 데워서 사용해도 된다.

써모테라피 (thermotherapy): 열기를 치료적으로 적용하는 것.

썸 (terme): 온천욕. 그리스어인 Therme은 열을 의미하며, Thermia에는 '온천과 관련된' 이라는 뜻이 있다.

아로마테라피 (aromatherapy): 치료를 위해 에센셜 오일을 이용하는 것.

아비양가 (abhyanga): 한 명, 두 명 또는 그 이상의 테라피스트들이 오일을 가지고 하는 마사지.

아유르베다 (ayurveda): 5000년 이상의 역사를 가진 인도의 전통 자연 치유 시스템.

아치 (arch): 세 개의 강한 아치를 형성하고 있는 발의 뼈들(내측종아치, 외측종아치, 횡아치)로 이는 보통 발에 있는 장심을 불리는 말로 쓰인다. 장심은 유연성과 이동성을 갖고 있으며 발이 인체를 지탱할 수 있는 힘을 제공한다.

알긴산/알기네이트 (alginate): 해초 안에서 발견되는 물질로 인간의 피부와 몸을 치료하는 기능을 갖고 있으며 종종 화장물 조제 시 점도조절제로 사용된다.

에멀견 (emulsion): 두 가지 혹은 그 이상의 액체들의 혼합물로 극히 작은 물방울로 제공되는 한 성분이 다른 성분에 의해 배포된다.

에센셜 오일 (essential oils): 방향 식물에서 추출한 휘발성의 식물성 오일로 인체에 생리적, 심리적 영향을 미친다.

에스테티션 (esthetician): 이 단어는 aesthetician의 이형으로 미의 본성을 다루는 철학의 한 분야인 aesthetic에서 파생되었다. 에스테티션은 300 시간에서 750 시간의 훈련을 받은 미용전문가들이나. 이들의 시술 범위에는 스킨케어, 제모, 그리고 화장이 포함된다.

오러 미스트 (aura mist): 트리트먼트 마지막 단계에서만 사용되는 아로마테라피 바디 미스트. 오러 미스트는 커다란 호를 그려 가며 고객의 머리에서부터 발끝까지 뿌려주면 된다. 오러 미스트는 트리트먼트 제품과는 반대가 되는 아로마를 가지고 있어야 하며 트리트먼트 룸을 상쾌한 향으로 채워야 한다.

용해성 각질제거제 (dissolving exfoliants): 용해성 각질제거제는 AHAs와 BHAs으로 구성된다. AHAs는. 글리콜산, 구연산, 사과산을 포함한다. 화장품에서 가장 광범위하게 사용되는 BHAs는 살리신산 또는 그것과 관련된 물질, 살리신산 나트륨, 그리고 버드나무 추출물이 주성분이다.

웁탄 (ubtan): 독소배출과 피부결을 매끄럽게 만드는 것을 도와주는 허브 페이스트. 인체의 외부에 바른다.

유화제 (emollient): 수분의 증발을 느리게 해 피부를 부드럽게 만드는 물질.

웨트 룸 (wet room): 고객의 몸에 있는 스파 제품을 씻어낼 수 있는 샤워기와 수치료 욕조, 스카치 호스와 같은 특별한 수치료 장비들을 갖추고 있는 트리트먼트 룸.

위생 규약 (sanitation protocol): 영업시간 동안 시설을 청결하고 소독된 상태로 유지하기 위한 스파 또는 클리닉의 조치.

인터페론 (interferons): 바이러스 감염으로부터 세포(와 다른 세포들)를 보호하기 위해 분비되는 단백질.

일반적 예방조치 (Universal Precautions): 질병 관리 센터(CDC)의 혈액과 체액에 관한 정책으로 혈액과 체액은 후천성 면역 결핍 증후군, B형 간염, 그리고 기타 혈액성 병원군의 잠재적 감염원이다.

자기 수용 감각 (proprioception): 자기 수용 감각은 감각 수용기가 운동 정도, 수축, 긴장, 자세, 조직의 늘어남에 관한 정보를 받아들이는 것을 말한다. 이런 정보가 중추신경계로 전달되면 중추신경계는 다시 근육에 운동 충격 신호를 보내 수축과 이완, 회복, 또는 위치 변화 등을 일으킨다.

작업 매뉴얼 (operations manual): 스파 스태프를 위한 정책과 절차 지침서. 여기에는 전화번호, 복장 규정, 그리고 개장과 폐장 절차 등 중요한 정보들이 수록되어 있다.

장벽 기능 (barrier function): 조직을 손상시키거나 순환을 방해할 수 있는 세균과 화학 물질의 침투를 막는 피부의 기능. 피부의 장벽 기능을 또한 수분 손실도 줄여준다.

점액 (mucilage): 식물과 동물에서 발견이 되는 아교질의 물질로 해초와 같은 식물의 점액은 미용 목적으로 추출이 된다. 점액은 단백질과 다당류로 구성이 되어 있으며 화장품에 크림과 같은 질감을 주고, 피부에 수분을 공급하며, 피부를 보호한다.

작용기 (functional group): 반응이 있는 산소나 질소를 함유한 화학적 혼합물(에센셜 오일 안에서)

진흙 (clay): 습기가 있으면 "플라스틱"이 되는 고운 입자를 가진 다양한 군의 천연 재료들. 클레이의 주요 성분은 미네랄이다.

발바닥쪽굽힘 (plantar flexion): 발의 바닥을 아래로 굽힘.

참기름(타일라) (taila): 참기름이나 코코넛 오일과 같은 지방성 베이스에 요리용 허브를 넣어 만드는 치료용 마사지 오일.

카파 (kapha): 흙과 물이 결합된 도샤.

커 시스템 (the Kur system): 더 넓은 건강과 웰빙 시스템의 한 부분으로 스파 트리트먼트를 포함하는 독일 의료 시스템. 커 트리트먼트는 의료적으로 처방전이 발행되며 국립 건강 보험 시스템에 의해 요금이 지불된다.

퀀칭 (quenching): 에센셜 오일 내의 한 성분의 작용이 다른 성분에 의해 억제될 때 일어나는 과정으로 그것에 의해 오일 사용이 더 안전하게 된다.

큐티클 (cuticle): 손톱 경계를 덮고 있는 피부층. 페디큐어(혹은 손의 매니큐어)시, 큐티클을 뒤로 밀어야 발톱의 표면이 더 깨끗하고 매끄럽게 보인다.

토탄 (peat): 다양한 식물에서 나온 액체 안에서 분해되어 형성된 부분적 탄화 유기 조직. 그러나 대부분이 물이끼 종류이다.

트리트먼트 콘셉트 (treatment concept): 트리트먼트의 다양한 부분들을 모아 구성하는 것과 고객에게 특별한 메시지 보내는 것을 돕는 관념적인 아이디어.

특별 스파 트리트먼트 (signature spa treatment): 한 스파에서만 제공되는 특별한 트리트먼트. 이 트리트먼트는 스파의 독특한 특징과 대표적인 강점을 부각시킬 수 있게 고안된다.

파라팡고 (parafango): 파라핀과 머드로 이루어진 제품. 인체 부위에 열기를 제공할 때 주로 사용된다.

팡고 (fango): 머드라는 뜻의 이탈리아어. 이 용어는 머드와 진흙, 토탄이 포함된 제품을 설명할 때 광범위하게 쓰인다.

페디큐어 (pedicure): 발을 불려 피부 경결을 제거하고, 발톱을 정리하고 파일로 다듬고, 큐티클을 뒤로 밀어 정리한 다음, 발톱 표면을 갈거나 윤을 내는 트리트먼트. 네일케어는 자격증이 있는 네일 테크니션이나 미용사만이(특정한 주의 법률에 따름) 제공할 수 있다.

폐소공포증 (claustrophobia): 좁은 공간에 갇히는 것에 대한 두려움.

포멘텍 주머니 (fomentek): 일종의 물주머니로 마사지 테이블에 납작하게 올려놓을 수 있게 만들어져 있다.

표적 시장 (target market): 사업체가 마케팅 캠페인 시에 특히 집중하고자 하는 고객 그룹. 표적 그룹은 인구학과 생활 방식 지표에 의해 규정된다. 사업체는 자신의 스파 트리트먼트와 기타 서비스를 표적 시장의 요구에 맞춰 디자인해야 한다.

프라크리티 (prakriti): 어떤 사람의 체질, 또는 타고난 개성. 육체적, 정신적, 감정적 타입이 모두 포함이 된다.

피부 경결 (callus): 지속적인 마찰이나 압력으로 인해 두꺼워진 피부의 작은 부위. 이 표피는 순하고 반복적인 염증에 대한 반응으로 더욱 활성화된다. 피부의 표면에 있는 두꺼워진 조직에 집중된 증식을 불러일으킨다.

피타 (pitta): 불과 물이 혼합된 도샤.

핀과 스트레치 기술 (pin and stretch techniques): 짧아진 근육이 길어지기 전에 근육을 그것의 기시점, 부착점, 또는 근복에 "꾹 눌러" 주는 기술. 이 기술의 효과로는 자기 수용 감각을 초기 상태로 되돌리고, 주기적으로 짧아지는 근육을 늘려주는 것을 들 수 있다.

하맘 (Hamam): 둥근 천장과 하라랏이라 불리는 가열이 된 높은 대리석 바닥이 특징인 이슬람 욕실. 하라랏은 마사지 또는 각질제거 시에 이용된다.

학습 향기 반응 (learned-odor response): 향기가 특정한 사람, 장소, 물건, 또는 기억과 연결되어 형성될 때 나타나는 반응.

항상성 (homeostasis): 변화하는 외부 조건에도 불구하고 인체가 내부 환경을 비교적 일정하게 유지하려고 하는 경향.

해조류 (algae): 조류는 물이 있는 모든 해양, 육상 생태계에서 발생한다. 조류와 해초라는 단어는 혼용이 되는데, 가끔 혼란을 야기한다. 해초는 특정한 성장 형태를 갖고 있는 조류를 말한다. 그러나 조류라는 단어는 다양한 진화 역사를 갖고 있는 육상, 해양 유기체를 모두 이르는 말이다.

해초 (seaweed): 해양에 서식하는 다세포 조류로 다음과 같은 세 부류로 나눌 수 있다: 녹조류(Chlorophycota spp.), 갈조류(Phaeophycota spp.), 적조류(Rhodophyta spp.).

허브 우려낸 물 (herbal infusions): 허브를 물에 담가 우려낸 것을 말한다. 시트, 목욕 타월, 또는 핸드 타월을 허브 우려낸 물에 담가 치료적 목적을 위해 인체에 적용한다.

현무암 (basalt): 용해된 마그마가 굳어져 만들어진 화성암의 한 종류. 마그마는 지표면에서 빨리 식기 때문에 현무암은 일반적으로 극히 작은 결정과 매끄러운 조직을 갖고 있다. 현무암은 다른 암석들보다 열을 더 잘 보유한다. 그리고 바다 또는 강의 현무암은 매끄러운 표면을 갖고 있기 때문에 스톤 마사지를 위한 최적의 암석 중 하나로 꼽힌다.

혈관 수축 (vasoconstriction): 혈관의 관강이 수축되면, 혈관의 직경이 줄어들고 인체 부위로 흘러드는 혈류가 감소된다.

혈관 확장 (vasodilatation): 혈관이 관강이 이완되면, 혈관의 직경이 늘어나고 인체 부위로 흘러드는 혈류가 증가된다.

황 (sulfur): 많은 단백질의 중요한 구성 요소가 되는 화학적 성분으로 온천이나 몇몇 치료 효과가 있는 머드에서 종종 발견이 된다. 황은 인체의 산화 스트레스를 감소시키는 것으로 여겨지며 관절염과 근육통, 피부병, 그리고 다른 질병들을 치료하는데 쓰인다.

효소 각질제거제 (enzymatic exfoliation): 물리적 삭마보다는 생물학적 활동에 의존하는 각질제거제. 이런 종류의 각질제거제는 피부에 적용한 다음, 물로 헹구면 된다. 효소는 피부에 있는 케라틴을 용해하는데 이용되는데 이것이 죽은 세포들을 제거하고 각질제거의 자연스러운 과정을 지지해 준다. 파파야에서 추출한 파파인이 이러한 효소의 한 종류이다.

후각 반응 (olfactory response): 후각은 냄새를 맡는 감각을 말한다. 후각 반응에는 향기에 의해 유도된 정신적, 감정적, 영적인 변화를 포함한다.

휘발성 (volatility): 특정한 성분이 실온에서 액체에서 가스로 바뀌는 비율(증발할 때).

UVA〔ultraviolet A (UVA) rays〕: 노화 촉진 광선이라고

불림. 태양에서 나온 UVA는 UVB보다 피부에 더 깊숙이 침투해 광과민반응을 일으킨다.

UVB〔ultraviolet B (UVB) rays〕: 화상 광선이라고도 알려짐. UVB는 태양광선의 대부분을 차지하며 피부에 손상을 입혀 피부암을 일으킴.

찾아보기
Index